国家卫生健康委员会"十三五"规划教材

全国高等学历继续教育（专科）规划教材

供护理学类专业用

内科护理学

第 4 版

主　编　魏秀红　任华蓉

副主编　杨雪梅　李红梅　罗　玲

人民卫生出版社

图书在版编目（CIP）数据

内科护理学 / 魏秀红，任华蓉主编. —4 版. —北京：人民卫生出版社，2019

全国高等学历继续教育"十三五"（护理专科）规划教材

ISBN 978-7-117-26962-9

Ⅰ. ①内… Ⅱ. ①魏…②任… Ⅲ. ①内科学－护理学－成人高等教育－教材 Ⅳ. ①R473.5

中国版本图书馆 CIP 数据核字（2019）第 000386 号

| 人卫智网 | www.ipmph.com | 医学教育、学术、考试、健康，购书智慧智能综合服务平台 |
| 人卫官网 | www.pmph.com | 人卫官方资讯发布平台 |

内科护理学

第 4 版

主　　编：魏秀红　　任华蓉

出版发行：人民卫生出版社（中继线 010-59780011）

地　　址：北京市朝阳区潘家园南里 19 号

邮　　编：100021

E - mail：pmph @ pmph.com

购书热线：010-59787592　010-59787584　010-65264830

印　　刷：三河市宏达印刷有限公司（胜利）

经　　销：新华书店

开　　本：850×1168　1/16　　印张：28

字　　数：827 千字

版　　次：2000 年 6 月第 1 版　2019 年 4 月第 4 版
　　　　　2022 年 12 月第 4 版第 4 次印刷（总第 31 次印刷）

标准书号：ISBN 978-7-117-26962-9

定　　价：65.00 元

打击盗版举报电话：010-59787491　E-mail：WQ @ pmph.com

（凡属印装质量问题请与本社市场营销中心联系退换）

数字负责人　魏秀红

编　者（以姓氏笔画为序）

王笑蕾（泰山医学院护理学院）

冯德香（滨州医学院附属医院）

任华蓉（川北医学院护理学院）

刘美芳（哈尔滨医科大学附属第二临床医学院）

孙龙凤（中国医科大学第一临床学院）

李　菁（北京协和医学院护理学院）

李红梅（山西医科大学汾阳学院）

杨　茜（西南医科大学护理学院）

杨言玲（烟台市烟台山医院）

杨雪梅（兰州大学第二医院）

张　洪（广东医科大学护理学院）

罗　玲（重庆医科大学附属第二医院）

柳秋实（济宁医学院护理学院）

郭庆平（长治医学院附属和济医院）

魏秀红（潍坊医学院护理学院）

秘　书　王　晓（潍坊医学院护理学院）

第四轮修订说明

随着我国医疗卫生体制改革和医学教育改革的深入推进，我国高等学历继续教育迎来了前所未有的发展和机遇。为了全面贯彻党的十九大报告中提到的"健康中国战略""人才强国战略"和中共中央、国务院发布的《"健康中国2030"规划纲要》，深入实施《国家中长期教育改革和发展规划纲要(2010—2020年)》《中共中央国务院关于深化医药卫生体制改革的意见》，贯彻教育部等六部门联合印发《关于医教协同深化临床医学人才培养改革的意见》等相关文件精神，推进高等学历继续教育的专业课程体系及教材体系的改革和创新，探索高等学历继续教育教材建设新模式，经全国高等学历继续教育规划教材评审委员会、人民卫生出版社共同决定，于2017年3月正式启动本套教材护理学专业(专科)第四轮修订工作，确定修订原则和要求。

为了深入解读《国家教育事业发展"十三五"规划》中"大力发展继续教育"的精神，创新教学课程、教材编写方法，并贯彻教育部印发《高等学历继续教育专业设置管理办法》文件，经评审委员会讨论决定，将"成人学历教育"的名称更替为"高等学历继续教育"，并且就相关联盟的更新和定位、多渠道教学模式、融合教材的具体制作和实施等重要问题进行了探讨并达成共识。

本次修订和编写的特点如下：

1. 坚持国家级规划教材顶层设计、全程规划、全程质控和"三基、五性、三特定"的编写原则。

2. 教材体现了高等学历继续教育的专业培养目标和专业特点。坚持了高等学历继续教育的非零起点性、学历需求性、职业需求性、模式多样性的特点，教材的编写贴近了高等学历继续教育的教学实际，适应了高等学历继续教育的社会需要，满足了高等学历继续教育的岗位胜任力需求，达到了教师好教、学生好学、实践好用的"三好"教材目标。

3. 本轮教材从内容和形式上进行了创新。内容上增加案例及解析，突出临床思维及技能的培养。形式上采用纸数一体的融合编写模式，在传统纸质版教材的基础上配数字化内容，以一书一码的形式展现,包括 PPT、同步练习、图片等。

4. **整体优化。**不仅优化教材品种,还注意不同教材内容的联系与衔接,避免遗漏、矛盾和不必要的重复。

本次修订全国高等学历继续教育"十三五"规划教材护理学专业专科教材 13 种,于 2018 年出版。

第四轮教材目录

序号	教材品种	主编	副主编
1	护理学导论(第3版)	张金华	夏立平　张涌静　沈海文
2	护理管理学(第4版)	郑翠红　张俊娥	韩　琳　马秀梅
3	护理心理学(第4版)	曹枫林	曹卫洁　张殿君
4	健康评估(第3版)	桂庆军	王丽敏　刘　蕾　李玉翠
5	内科护理学(第4版)	魏秀红　任华蓉	杨雪梅　李红梅　罗　玲
6	外科护理学(第4版)	芦桂芝　韩斌如	崔丽君　郑思琳　于亚平
7	妇产科护理学(第4版)	柳韦华　郭洪花	刘立新　吴筱婷
8	儿科护理学(第4版)	仰曙芬	高　凤　薛松梅
9	急危重症护理学(第3版)	刘雪松	王欣然　谭玲玲
10	临床营养学(第3版)	史琳娜	李永华　谭荣韶　葛　声　张片红
11*	基础护理学(第2版)	杨立群　高国贞	崔慧霞　龙　霖
12*	社区护理学(第3版)	涂　英　沈翠珍	张小燕　刘国莲
13*	临床护理技能实训	李　丹	李保刚　朱雪梅　谢培豪

注:1. * 为护理学专业专科、专科起点升本科共用教材

　　2. * 为配有在线课程,激活教材增值服务,通过内附的人卫慕课平台课程链接或二维码免费观看学习

评审委员会名单

前　言

　　为适应我国医学高等学历教育的现状和发展需要，以现代护理观为指导，使教材更好地为培养护理专业人才服务，人民卫生出版社启动了全国高等学历继续教育（专科）规划教材《内科护理学》第3版的编写工作，并邀请了全国多所院校临床实践经验丰富的护理教师共同参与编写。

　　《内科护理学》第3版教材的编写思路是：①坚持以人为本的护理理念；②体现护理领域的扩展，即护理向预防、康复、健康指导、社区人群干预、家庭护理等领域扩展；③四个贴近，即贴近国家护士执业资格考试，贴近教师的教学要求，贴近学生的学习习惯，贴近临床；④注重知识的更新和疾病谱的变化；⑤突出护理学专业特色；⑥内容取舍符合护理学专业继续教育专科培养目标，遵循"必需、够用、实用、能用、会用"的原则；⑦遵循教材编写的"三基""五性""三特定"原则；⑧强调全书结构规范风格一致、内容科学严谨。

　　本教材共分为十章，第一章为绪论，其余各章依次为呼吸、循环、消化、泌尿、血液、内分泌与代谢疾病、风湿性疾病、传染病和神经系统疾病病人的护理。各部分均配有学习目标、学习小结、复习参考题，同时还配有相关链接、问题与思考、理论与实践和案例等模块，以启发学生积极思考，提高学生的知识应用能力和评判性思维能力。本书还搭配了融合内容，包括PPT、同步练习等，扫描书中二维码即可查看。本教材适用于继续教育专科护理学专业学生，也可以作为护理教师、临床护理人员的参考书。

　　本次《内科护理学》的编写得到了各有关学校的大力支持和帮助，在此表示衷心的感谢；本书全体编者都以高度认真负责的态度参与了编写工作，但由于时间和编写能力有限，难免有疏漏和欠妥之处，恳请各院校师生、护理界同仁谅解并提出宝贵意见。

魏秀红

2018 年 12 月

目 录

第五章　泌尿系统疾病病人的护理 • 201

第六章　血液系统疾病病人的护理 • 233

第一章 　　绪　　论

01章

学习目标

熟悉 　　内科护理学内容、学习目的及方法。

了解 　　内科护理学的发展与展望。

内科护理学是关于认识疾病及其预防和治疗、护理病人、促进康复、增进健康的科学。它是建立在基础和临床医学、人文社会科学基础上的一门综合性应用学科，是临床各科护理学的基础。

一、内科护理学的范围和内容

内科护理学作为主干课程和核心课程，其内容主要包括绪论、呼吸、循环、消化、泌尿、血液、内分泌与代谢性疾病、风湿病、传染病和神经系统疾病病人的护理，共十章。基本的编写结构为：除第一章绪论外，其余各章的第一节为该系统疾病或该类疾病病人共性的常见症状与体征的护理（第九章传染病病人的护理为第二节）；第二节以后为常见疾病病人的护理，首先是学习目标，具体内容编写基本按照概述、病因与发病机制、临床表现、实验室及其他检查、治疗要点、护理诊断和护理措施；最后一节多为该系统疾病常用的诊疗技术及护理；传染病病人的护理一章最后附传染病区护理常见传染病的潜伏期、隔离期、观察期，预防接种。内容丰富，涉及面广，知识体系整体性强。

《内科护理学》在课程设计上始终坚持"以人的健康为中心"的现代护理理念，强调关注护理对象在生理、心理、社会等各方面对健康问题的反应和对护理的需求，贯穿整体护理理念。本课程的主要特色是突出护理、注重整体、加强保健、强调应用。

二、内科护理学的学习目的和方法

内科护理学的学习目的主要是使学生树立"以人的健康为中心"的现代护理理念，能运用护理程序对内科病人实施整体护理，为护理对象提供"生理-心理-社会"的整体护理，提供促进健康和保持健康的护理服务。通过"内科护理学"课程的学习，学生能够掌握内科疾病的基本知识，包括疾病基本的病因、主要的发病机制、常见的身心状况、主要的检查项目、治疗要点；采用科学的护理工作方法，对病人进行护理评估、确定护理诊断、制订并实施护理措施、进行有效的护理评价；学会内科常用的护理技术操作、初步学会对危重病病人的应急处理和抢救配合；运用预防保健知识和人际沟通技巧，按护理对象的基本需求向个体、家庭、社区提供健康服务，开展健康教育。要达到这个目的，在学习内科护理时，必须坚持理论与实践相结合的原则，注重内科护理学的"三基"知识，培养学生的批判与辩证思维能力、良好的职业形象、合理的知识结构、完善的技能素质、健康的心理和社会责任感，使学生能正确地理解与应用内科护理学知识，运用批判与辩证思维，去认识、思考、计划、实施和评价患有各种内科疾病的病人。

三、内科护理学的发展与展望

1. **科技发展对内科护理学的推动** 近年来,随着遗传学、免疫学、超微结构等医学基础的理论和技术及计算机技术的快速发展,使很多内科疾病的病因和发病机制得以进一步明确。临床上各种技术的发展、新型有效药物的推广使用,使得内科疾病的治疗呈现多元化,大大地促进了内科护理学的发展。

2. **社会需求变化对内科护理学的影响** 随着社会发展,卫生保健事业同其他行业一样,经历了许多重大变化,如疾病谱变化、医学模式转变、老年护理对象增加、医疗费用增长等,由此导致护理需求有了明显的改变,护理工作从医院延伸至社区和家庭、从生理疾病至身心疾病、从病人到所有人,从个体向群体扩展,从以"疾病为中心"到以人的"健康为中心",所以内科护理学必须随之不断变化、更新、发展。

3. **整体护理观的形成** 整体护理观强调关注病人在生理、心理、社会等各方面对健康的反应和对护理的需求。以人的健康为中心的现代护理观,要求护理工作的重心向促进健康、预防疾病、协助康复、减轻痛苦的人的生命全过程延伸,着眼于人整体的生理、心理、文化、精神、环境需求。

4. **实施人文关怀及多元文化护理** 实践"以人为本"的人文关怀的护理服务理念,是 21 世纪的优质护理服务的宗旨,把对服务对象的关怀作为护理工作的出发点,是今后一个时期提升护理服务质量的主题。同时,随着全球化进程的加快,跨国界、跨区域的人与人之间的交往,已逐渐形成一个拥有多元文化的社会体系。由此,护理工作者应了解最新的国际和国内的护理动态,对来自不同国家、不同民族、不同文化背景、不同宗教信仰、不同生活习俗等方面存在差异的服务对象提供适宜的差异化护理。

(魏秀红)

学习小结

内科护理学是治疗和护理病人、促进康复、增进健康的一门学科。内容主要包括绪论、呼吸、循环、消化、泌尿、血液、内分泌与代谢性疾病、风湿病、传染病和神经系统疾病病人的护理。

复习参考题

1. 内科护理学包括哪些内容?

2. 学习内科护理学的目的是什么?

第二章 呼吸系统疾病病人的护理

呼吸系统疾病是危害我国人民健康的常见疾病,2009 年我国部分城市及农村前十位主要疾病死亡原因统计结果显示,在城市和农村人口的死亡原因中,呼吸系统疾病仅次于恶性肿瘤、脑血管疾病和心血管疾病,居第四位。近年来,肺癌已成为我国大城市居民的首位高发恶性肿瘤,慢性阻塞性肺疾病在我国居民前十位慢性疾病中居第七位,我国也是全球慢性阻塞性肺疾病发病率最高的国家之一。2010 年全国传染病报告显示,肺结核发病数和死亡数仍居传染病的第二位。因此,呼吸系统疾病的研究和防治任务仍然艰巨。

呼吸系统主要包括呼吸道和肺。呼吸道以环状软骨为界分为上、下呼吸道。上呼吸道由鼻、咽、喉构成,鼻对吸入的气体有加温、湿化和净化作用。环状软骨以下的气管和支气管称为下呼吸道,是气体的传导通道。呼吸性细支气管以下直到肺泡,为气体交换场所。呼吸系统疾病病变部位主要在支气管和肺泡,最常见的症状有咳嗽与咳痰、肺源性呼吸困难、咯血和胸痛。

第一节 呼吸系统疾病病人常见症状体征的护理

学习目标	
掌握	呼吸系统疾病的常见症状和体征的临床特点。
熟悉	呼吸系统常见疾病的主要护理诊断、治疗要点。
了解	呼吸系统疾病常见症状和体征的病因与发病机制。

一、常见症状体征

(一)咳嗽与咳痰

1. 咳嗽(cough) 咳嗽是因感受器受刺激引起的一种呈突然、爆发性的呼气运动,借以清除气道分泌物和异物。咳嗽本质上是一种保护性反射,一旦咳嗽反射减弱或消失可引起肺不张和肺部感染,甚至窒息而死亡。但过于频繁且剧烈的咳嗽会引起病人不适,甚至引起咳嗽性晕厥及气胸等症,骨质疏松的老年人可引起肋骨骨折等并发症。咳嗽分为干性咳嗽和湿性咳嗽两类,前者为无痰或痰量甚少的咳嗽,后者伴有咳痰。突然出现的干性或刺激性咳嗽多是急性上、下呼吸道感染初期的表现或与异物吸入、过敏有关;持续性干咳常见于慢性肺间质病变;夜间咳嗽明显者多见于左心衰竭、肺结核;常年咳嗽秋冬季加重者提示慢性阻塞性肺疾病;咳嗽变异型哮喘常在夜间咳嗽,慢性支气管炎、支气管扩张症病人清晨起床或夜间平卧时咳嗽加剧并咳出较多的痰液;较重的干咳常见于咳嗽变异型哮喘、咽炎、气管异物、胸膜炎、支气管肿瘤、服用血管紧张素转换酶抑制剂和胃食管反流等;慢性肺间质病变,尤其是各种原因所致的肺间质纤维化常表现为持续性干咳；犬吠样咳嗽常见于会厌、喉部疾患或异物吸入；金属音调咳嗽见于纵隔肿瘤、主动脉瘤或支气管肺癌压迫气管；嘶哑性咳嗽多见于喉炎、喉结核、喉癌和喉返神经麻痹等。

2. 咳痰（expectoration） 借助支气管黏膜上皮的纤毛运动、支气管平滑肌的收缩及咳嗽反射，将呼吸道分泌物经口腔排出体外的动作。慢性咳嗽伴咳痰常见于慢性支气管炎、支气管扩张症、肺脓肿和空洞型肺结核等。慢性咳嗽伴咳痰常见于慢性支气管炎、支气管扩张症、肺脓肿和空洞型肺结核等。痰液颜色改变常有重要意义，黄绿色脓痰常为感染的表现；肺结核、肺癌、肺梗死出血时，因痰中含有血液或血红蛋白而呈红色或红棕色；铁锈色痰可见于肺炎球菌肺炎；红褐色或巧克力色痰考虑阿米巴肺脓肿；粉红色泡沫样痰提示急性肺水肿；砖红色胶冻样痰或带血液者常见于克雷伯杆菌肺炎。痰有恶臭味是厌氧菌感染的特征。痰量少时仅数毫升，多可达数百毫升，一般 24 小时痰量超过 100ml 定为大量痰。

（二）肺源性呼吸困难

肺源性呼吸困难（pulmonary dyspnea）是呼吸系统疾病引起的通气和（或）换气功能障碍，引起机体缺氧和（或）二氧化碳潴留所致。病人自我感觉空气不足、呼吸费力，客观表现为呼吸频率、深度与节律的异常。常见病因有呼吸系统疾病，如呼吸系统阻塞性疾病如慢性支气管炎、阻塞性肺气肿、支气管哮喘，喉、气管与支气管的炎症、水肿、肿瘤或异物导致狭窄或梗阻等，其他如肺炎、肺脓肿、肺不张等；胸廓疾病如气胸、大量胸腔积液、严重胸廓畸形等；也可见于神经肌肉疾病、药物导致的呼吸肌麻痹、膈运动障碍等。临床上分三种类型：①吸气性呼吸困难。吸气时呼吸困难明显，发生时常伴干咳及吸气性喘鸣音，重者出现"三凹征"，即胸骨上窝、锁骨上窝及肋间隙在吸气时凹陷，其发生常与大气道的狭窄和梗阻有关，如喉头水肿、炎症、异物和肿瘤引起的上呼吸道狭窄等。②呼气性呼吸困难。呼气费力，呼气时间延长，常伴有哮鸣音，其发生与支气管痉挛、狭窄和肺组织弹性减弱，影响肺通气功能有关，多见于支气管哮喘和慢性阻塞性肺疾病。③混合性呼吸困难。肺部病变广泛使呼吸面积减少，影响换气功能所致。病人在呼气与吸气时均感费力，出现呼吸频率增快、变浅，常伴有呼吸音减弱或消失。常见于重症肺炎、重症肺结核、特发性肺纤维化、大量胸腔积液和气胸等。

（三）咯血

咯血（hemoptysis）是指喉及喉以下呼吸道或肺组织出血并经口咳出。应注意与呕血相鉴别。咯血的颜色多为鲜红色，混有痰液和泡沫，不易凝固，呈碱性；呕血多呈咖啡色、暗红色，混有食物残渣、胃液，呈酸性，且出血前有上腹部不适、恶心、呕吐等先兆症状。常见的咯血原因是呼吸系统疾病如肺结核、支气管扩张、肺癌等。在我国咯血病人最多的是肺结核。因病变引起支气管或肺部血管破坏程度不同，病人咯血量也有所不同，根据咯血量临床分为：痰中带血，少量咯血（<100ml/d），中等量咯血（100~500ml/d），大咯血（>500ml/d 或 1 次 >300ml）。大量咯血前可有喉痒、胸闷、咳嗽等先兆症状，主要见于空洞型肺结核、支气管扩张和慢性肺脓肿。咯血者因血液滞留可引起窒息，如病人咯血量突然减少或终止，病人表情紧张或惊恐，两手乱抓，提示可能出现了窒息，应立即给予促进气道通畅的抢救措施。详见于本章第五节"支气管扩张病人的护理"。

（四）胸痛

胸痛是临床上常见的症状，主要由胸部疾病所致，少数由其他疾病引起。

1. 胸痛的部位 大部分疾病引起的胸痛常有一定部位，除患病器官的局部疼痛外，还可见放射痛或牵涉痛。如肋软骨炎胸痛常在第 1、2 肋软骨，患部隆起、疼痛剧烈，但皮肤多无红肿；心绞痛与急性心肌梗死的疼痛常位于胸骨后和心前区或剑突下，可向左侧肩部、颈部放射；食管疾患、膈疝、纵隔肿瘤的疼痛位于胸骨后；胸膜炎疼痛多在胸侧部等。

2. 胸痛的性质与程度 胸痛的性质多种多样，如肋间神经痛呈阵发性灼痛或刺痛；食管炎常呈灼痛或灼热感；心绞痛常呈压榨样痛，可伴有窒息感；肺梗死可出现突发胸部剧痛或绞痛，常伴呼吸困难与发绀。胸痛的程度与疾病病情轻重程度不完全一致。

3. 疼痛持续时间　炎症、肿瘤、栓塞或梗死所致疼痛呈持续性,心绞痛发作时间短暂(持续1～5分钟),心肌梗死疼痛持续时间较长(数小时或更长)且不易缓解。

4. 影响胸痛的因素　胸膜炎的胸痛常因咳嗽或深呼吸而加剧;心绞痛常于用力或精神紧张时诱发,含服硝酸甘油片迅速缓解,心肌梗死服上述药物常不缓解。

二、护理

(一)护理评估

1. 病史评估

(1)了解病人患病及诊疗经过:包括患病的起始时间、主要症状及伴随症状,如咳嗽与咳痰、呼吸困难、咯血、胸痛等临床表现及其特点;有无诱因、症状加剧和缓解的相关因素或规律性等;曾做过何种检查,结果如何;曾用药物的名称或种类、用法、末次用药的时间等。了解与呼吸系统疾病有关的疾病史,如有无过敏性疾病、麻疹、百日咳及心血管系统疾病等。了解病人的生活史与家族史,包括出生地和居住地环境情况、生活条件、工作环境;家庭、工作环境中是否有主动或被动吸烟的情况,近期有无相关的传染病接触史等。

(2)咳嗽与咳痰:咳嗽需评估咳嗽的急缓、性质、出现及持续时间、音色及是否为有效咳嗽。

咳痰需评估痰液的颜色、性状、气味、量,是否容易咳出,有无肉眼可见异物等。正常痰液呈无色或灰白色,痰液颜色和性状改变有重要临床意义。

(3)肺源性呼吸困难:主要评估起病的缓急、诱因、伴随症状、严重程度及心理反应等。①起病的缓急:突发性呼吸困难多见于呼吸道异物、张力性气胸等;起病较急者应考虑支气管哮喘、气胸、肺炎等;起病缓慢者多为慢性阻塞性肺疾病、肺结核等。②诱因:支气管哮喘发作可有过敏物质的接触史;自发性气胸发病前多有过度用力或屏气用力史。③伴随症状:有无咳嗽、咳痰、胸痛、发热、咯血等。④严重程度:可分为轻、中、重度呼吸困难。轻度呼吸困难由中度及中度以上体力活动引起;中度呼吸困难由轻度体力活动引起;重度呼吸困难可由洗脸、穿衣等活动引起。⑤心理反应:有无失眠、抑郁、紧张、焦虑或恐惧等。

2. 身体评估

(1)一般评估:评估全身状态、皮肤、淋巴结,有无体温升高、脉率增快、意识障碍、发绀、淋巴结肿大等情况;评估头颈部有无鼻翼扇动、咽及扁桃体有无充血红肿、颈静脉充盈情况等;腹部评估注意有无肝大、肝颈静脉回流征等;四肢有无杵状指(趾)等。

(2)胸部检查:视诊,应注意呼吸频率、方式、深度、对称性。快速、用力、辅助肌群的参与说明呼吸需求增加或呼吸功的增加。胸廓或呼吸的不对称性提示大气道内阻塞、单侧肺实质或胸膜病变等。触诊时,应检查气管的位置和活动度,锁骨上淋巴结有无肿大,胸壁触诊时应注意有无压痛,以及语音震颤的检查,有无胸膜摩擦感等。叩诊时,要注意叩诊音的改变。胸腔积液、肺实变、巨大胸内肿瘤或肺不张,叩诊音为浊音或实音。气胸或过度含气如肺气肿和哮喘发作时,叩诊音为过清音;气胸叩诊则呈鼓音。听诊时,听诊器的体件应紧贴胸壁,让病人平静呼吸,注意呼吸音的性质、强度及啰音的情况,进行双侧对比非常重要。有时肺部听诊需要病人做深呼吸,有助于提高听诊质量,避免漏诊。

3. 实验室及其他检查的评估

(1)血液检查:过敏性疾病血液中嗜酸性粒细胞增多,如支气管哮喘等;感染性疾病血液中白细胞总数增多,中性粒细胞比例增多。

(2)痰液检查:痰液收集非常重要,收集经口咳出的痰标本极易受到污染,应注意清水漱口后收集。痰不易咳出者,可考虑应用湿化雾化方法,刺激排痰。吸痰和痰定量培养技术可以提高痰培养的敏感性和特异性。痰培养可提高检查的敏感性并能确定致病菌。注意"痰标本"收集,最好在应用抗生素之前并及时送检。

(3)脱落细胞检查:痰脱落细胞检查常用于肺癌的诊断,方法简单,阳性率高,一般在70%～80%。

（4）皮肤过敏原测定（PPD）：此测定有助于对支气管哮喘病人确定过敏原，PPD试验对结核病的诊断特异性在小儿要比成年人高。

（5）影像学检查：①X线检查技术。包括胸部平片、体层摄影和造影。②CT检查技术。常规CT扫描、高分辨率CT扫描、增强CT扫描和螺旋CT扫描。③胸部超声检查、普通超声检查和心血管超声成像。④放射性核素显像技术。肺通气和灌注核素显像、心肌核素显像等。⑤磁共振成像技术（MRI）等。

（6）纤维支气管镜和胸腔镜检查：利用纤维支气管镜还可进行活检、刷检、灌洗、针吸术等，对肺部疾病的诊断和治疗起到了重要作用，使很多疾病的病因得以明确，也使很多肺部疾病得到了治疗。目前电视支气管镜已逐渐取代传统的纤维支气管镜，电视支气管镜能获得优良的支气管内图像，并可用作教学活动。

（7）呼吸功能测定：通过对肺通气和肺换气功能进行测定，以了解疾病对肺功能损害的性质及程度，有利于某些呼吸系统疾病的早期诊断。

（8）血气分析：血气分析在呼吸系统疾病中应用非常广泛，尤其对呼吸衰竭等急危重病人的监测，可了解酸碱失衡、缺氧、二氧化碳潴留等情况，也可指导及调整临床用药及治疗方案。

（9）肺活体组织检查：其方法有经纤维支气镜活检，经X线、超声或CT引导下定位活检，必要时可行开胸肺活检，主要是对病原微生物、细胞或组织病理检查。

4. 心理与社会评估　了解病人对疾病的发生、病程、预后及健康保健等知识的掌握情况；了解疾病有无导致病人产生不良情绪、恐惧、自卑、抑郁等心理；了解病人的家庭组成、经济状况、教育背景等基本情况，还应询问病人的主要照顾者对疾病的认识及对病人的关心和支持程度；医疗费用的来源及医疗负担水平等。

（二）护理诊断/问题

1. 清理呼吸道无效　与呼吸道分泌物过多、黏稠，病人疲乏、胸痛、咳嗽无力或无效有关。

2. 气体交换受损　与呼吸道痉挛、呼吸面积减少、换气功能障碍有关。

3. 活动无耐力　与呼吸功能受损导致机体缺氧有关。

4. 潜在并发症：窒息　与大咯血所致呼吸道血液潴留有关。

（三）护理目标

1. 病人能够掌握有效咳嗽的方法，能运用正确方法将痰液排出。

2. 病人自述呼吸困难程度减轻。

3. 病人活动耐力逐渐提高。

（四）护理措施

1. 一般护理　保持环境整洁、舒适、空气流通，温度保持在18~20℃，湿度在50%~60%，以便充分发挥呼吸道的自然防御功能。使病人保持舒适体位，坐位或半坐位有助于改善呼吸和咳嗽排痰。给予足够热量、高蛋白、高维生素的饮食，尤其是增加维生素C及维生素E的摄入；避免油腻、辛辣等刺激食物。每日饮水1.5~2L，有利于痰液稀释排出。每日两次清洁口腔，预防口腔感染。对于过敏性咳嗽病人，避免接触过敏原。

2. 病情观察　密切观察咳嗽、咳痰情况，咳嗽出现的时间、频率、程度，详细记录痰液的颜色、性状、气味、量及能否自行排痰。剧烈咳嗽要警惕发生晕厥，慢性阻塞性肺疾病病人警惕发生气胸等合并症。咯血时观察有无窒息情况发生。

3. 促进有效排痰

（1）有效咳嗽：适用于神志清醒，一般状况良好、能够配合的病人。有效咳嗽方法：病人尽可能采用坐位，先进行深而慢的腹式呼吸5~6次，深吸气至膈肌完全下降，屏气2~3秒，身体前倾，从胸腔进行2~3次短促有力的咳嗽，同时收缩腹肌，也可用手按压上腹部或双手环抱一个枕头于腹部，有利于膈肌上升帮助痰液咳出。也可取俯卧屈膝位，借助膈肌、腹肌收缩，增加腹压，咳出痰液。指导病人经常变换体位有利于痰液咳出。对于胸痛病人，可用双手或枕头轻压伤口两侧以减轻伤口带来的疼痛。疼痛剧烈时可遵医嘱给予镇痛剂，30分钟后指导病人进行有效咳嗽。

（2）气道湿化：适用于痰液黏稠不易咳出者，包括湿化治疗和雾化治疗两种方法。湿化治疗是将水或溶液蒸发成水蒸气或小液滴，提高吸入气体的湿度。雾化治疗是将药物或水分形成气溶胶的液体微滴或固体颗粒，通过吸入的方法进入呼吸道和肺部，达到治疗和改善症状的作用。应用气道湿化的注意事项：①湿化后及时鼓励病人咳嗽、咳痰或协助翻身、叩背，更换体位排痰时，应注意观察病人反应，防止分泌物阻塞气道引起窒息。②密切观察湿化效果，湿化不足或过度需及时调整湿化量和湿化时间，过度湿化可引起黏膜水肿和气道狭窄，使气道阻力增加，甚至诱发支气管痉挛，还可导致体内水钠潴留而加重心脏负荷；湿化不足易致痰液黏稠，难于咳出；湿化时间不宜过长，一般以10～20分钟为宜。③湿化温度宜在35～37℃，温度过高易灼伤呼吸道，损害气道黏膜纤毛运动；温度过低可诱发哮喘、寒战等反应。④湿化器应按照规定消毒，专人使用，注意无菌操作，以预防呼吸道疾病的交叉感染，使用中的呼吸机湿化器内的液体应每天更换，减少细菌繁殖。⑤吸入过程中应避免降低吸入氧浓度。

（3）胸部叩击：是通过叩击产生的振动和重力作用，使气管壁上滞留的分泌物松动，并移行到中心气道易于排出的胸部物理治疗方法。适宜久病体弱、长期卧床、排痰无力者，禁用于未经引流的气胸、肋骨骨折、有病理性骨折史、咯血、低血压及肺水肿等病人。方法是病人取侧卧位或在他人协助下取坐位，叩击者两手手指弯曲并拢，掌侧呈杯状，以手腕力量，从肺底自下而上，由外向内、迅速而有节律地叩击胸壁，震动气道，每一肺叶叩击1～3分钟，每分钟120～180次，叩击时发出一种空而深的拍击音则表明叩击手法正确。注意事项：①叩击前听诊肺部呼吸音明确痰液潴留部位。②用单层薄布保护胸廓，叩击时避开乳房、心脏、骨突部位（如脊柱、肩胛骨、胸骨）及衣物拉链、纽扣等。③叩击力量要适中，以不引起病人疼痛为宜。每次叩击5～15分钟，在餐后2小时或餐前30分钟进行，以避免操作中发生呕吐，操作时应密切观察病人反应及生命体征。④操作后协助病人咳痰，做好口腔护理，监测肺部呼吸音及啰音的变化。

（4）体位引流：体位引流是利用重力作用使肺、支气管内分泌物排出体外，又称重力引流，适宜于肺脓肿、支气管扩张等有大量痰液排出不畅的病人；禁用于有明显呼吸困难和发绀者、近1～2周内曾有大咯血史、严重心血管疾病或年老体弱不能耐受者。原则上抬高病变部位，引流支气管开口向下，有利于分泌物随重力作用流入支气管和气管排出。具体方法见本章第五节"支气管扩张病人的护理"。

（5）机械吸痰：是指经病人的口、鼻腔或人工气道将呼吸道分泌物吸出。适用于无力咳痰、意识障碍或建立人工气道者。在吸痰前、后适当提高吸氧浓度，机械通气者可给予100%氧气吸入1～2分钟，预防吸痰中出现低氧血症；每次吸引压力（成人）不超过80～120mmHg，时间小于15秒，两次抽吸间隔时间大于3分钟；严格无菌操作，避免呼吸道疾病的交叉感染。有窒息危险的病人，做好抢救准备。

4. 用药护理　遵医嘱给予抗生素、镇咳、祛痰、平喘药物，正确给药，观察药物的疗效和不良反应。为减轻病人咳嗽，遵医嘱给予镇咳药，湿性咳嗽病人不宜单独使用强镇咳药，尤其对年迈体弱者，以免造成窒息。

（五）护理评价

1. 病人自述痰液易咳出，痰量减少。

2. 病人能正确进行有效咳嗽、排痰。

3. 能运用体位引流等方法排出痰液。

4. 病人无发绀，呼吸频率、深度趋于正常或呼吸平稳。

5. 日常活动量增加且不感乏力。

（张　洪）

呼吸系统常见的症状与体征有咳嗽与咳痰、呼吸困难、咯血等，其中咳嗽与咳痰最常见，一旦咳嗽反射减弱或消失可引起肺不张或肺部感染，甚至因窒息而死亡。咳痰是将呼吸道分泌物经口排出体外的动作。

引起咳嗽咳痰的病因有哪些？

第二节　急性上呼吸道感染病人的护理

掌握	急性上呼吸道感染的病因、主要护理诊断与护理措施。
熟悉	急性上呼吸道感染的临床表现与治疗要点。
了解	急性上呼吸道感染的发病机制。

急性上呼吸道感染（acute upper respiratory tract infection）简称上感，是外鼻孔至环状软骨下缘包括鼻腔、咽或喉部急性炎症的概称。常见病原体为病毒，少数为细菌。其发病无年龄、性别、职业和地区差异。一般病情较轻，病程较短，预后良好。但由于发病率高，具有一定的传染性，有时可引起严重的并发症，应积极防治。

本病是人类最常见的传染病之一，多发生于冬春季节，可通过咳嗽、喷嚏的飞沫或被污染过的物品而传播，多为散发，有时可流行。由于病毒类型较多，人体对其感染后产生的免疫力较弱且短暂，病毒间也无交叉免疫，故可反复发病。

【病因与发病机制】

急性上呼吸道感染 70%～80% 由病毒引起，其中主要包括鼻病毒、冠状病毒、腺病毒、流感病毒等。细菌感染占 20%～30%，可单独或继发于病毒感染后发生，以溶血性链球菌、流感嗜血杆菌、肺炎链球菌和葡萄球菌为多。接触病原体后是否发病，取决于传播途径和人群易感性。各种可导致全身或呼吸道局部防御功能降低的原因如受凉、淋雨、过度紧张或疲劳等，均可诱发本病。年老体弱、儿童和有慢性呼吸道疾病者易患本病。

【临床表现】

根据病因和临床表现不同，可分为以下类型。

1. 普通感冒（common cold）　是一种轻度、能自限的上呼吸道病毒感染，又称"伤风"、急性鼻炎或上呼吸道卡他，常见病原体有鼻病毒、冠状病毒、流感病毒、副流感病毒、呼吸道合胞病毒、柯萨奇病毒和腺病毒等。起病较急，以鼻咽部卡他症状为主要表现。严重者有发热、轻度畏寒和头痛等。体检可见鼻腔黏膜充血、水肿，有分泌物，咽部可轻度充血。一般经 5～7 天痊愈，伴并发症者可致病程迁延。

2. 急性病毒性咽炎和喉炎　急性病毒性咽炎由鼻病毒、腺病毒、流感病毒、副流感病毒、肠病毒及呼吸道合胞体病毒等引起。临床特征为咽部发痒和灼热感，咽痛不明显。当有吞咽疼痛时，常提示有链球菌感染，咳嗽少见。急性喉炎多为流感病毒、副流感病毒及腺病毒等引起，临床特征为声嘶、讲话困难、咳嗽时疼痛，常有发热、咽痛或咳嗽。查体可见咽部充血，喉部水肿、充血，局部淋巴结轻度肿大和触痛，有时可闻及喉部的喘息声。

3. **急性疱疹性咽峡炎** 主要由柯萨奇病毒 A 所致。夏季多发，多见于儿童。表现为明显咽痛，常伴有发热，病程一周左右。体检可见咽充血，软腭、腭垂（悬雍垂）、咽和扁桃体表面有灰白色疱疹及浅表溃疡，周围有红晕。

4. **急性咽结膜炎** 常由腺病毒、柯萨奇病毒引起。夏季好发，儿童多见，易通过游泳传播。病程 4～6 天，表现为咽痛、畏光、流泪、发热和咽、结膜明显充血。

5. **急性咽扁桃体炎** 多由溶血性链球菌引起，其次由流感嗜血杆菌、肺炎链球菌和葡萄球菌等引起。起病急，咽痛明显，伴畏寒、发热，体温超过 39℃。可见咽部明显充血，扁桃体肿大、充血，表面有黄色点状渗出物，颌下淋巴结肿大伴压痛。肺部检查无异常体征。

【实验室及其他检查】

1. **血常规** 病毒感染者，白细胞计数正常或偏低，淋巴细胞比例升高。细菌感染者，可见白细胞计数和中性粒细胞增多，并有核左移现象。

2. **病原学检查** 因病毒类型繁多，且明确类型对治疗无明显帮助，一般无需明确病原学检查。可利用免疫荧光法等方法判断病毒类型。细菌培养可判断细菌类型和药物敏感试验以指导临床用药。

【诊断要点】

急性上呼吸道感染为常见病。临床上，根据病史、症状、体征、实验室检查可做出初步诊断，白细胞计数正常或偏低、病原学检查有助于病因诊断。由于许多疾病发病初期或机体抵抗力下降、免疫缺陷等原因以本病为首发表现，应值得注意，以免误诊或漏诊。

【治疗原则】

急性上呼吸道感染，多为病毒所致，目前，尚无特殊有效的药物，临床上以休息、多饮水、对症处理、中医中药应用及防治继发性感染为主。

1. **对症治疗** 头痛、发热、全身肌肉酸痛者可给予解热镇痛药；鼻塞可用盐酸伪麻黄碱等选择性收缩上呼吸道黏膜血管的药物，也可用 1% 麻黄碱滴鼻；频繁喷嚏、多量流涕给予抗过敏药物；咳嗽明显可使用镇咳药。

2. **抗菌药物治疗** 对确有细菌感染或临床症状重、估计有继发细菌感染者，可选用抗生素，否则不予应用。可选用青霉素族、头孢菌素类、大环内酯类或喹诺酮类抗生素。

3. **抗病毒药物治疗** 应早期应用，利巴韦林有较广的抗病毒谱，对流感病毒、副流感病毒和呼吸道合胞病毒等有较强的抑制作用。奥司他韦对甲、乙型流感病毒神经氨酸酶有强效的抑制作用，可缩短病程。金刚烷胺、吗啉胍也可考虑选用。

4. **中医治疗** 中药汤剂及清热解毒的抗病毒中成药有较好的疗效。咽喉炎症时，可选用中成药含化片。

【常用护理诊断／问题】

1. **舒适受损** 如鼻塞、流涕、咽痛、头痛，与病毒、细菌感染等有关。

2. **体温过高** 与病毒、细菌感染等有关。

【护理措施】

（一）一般护理

1. **休息与活动** 保持室内温、湿度适宜和空气流通，症状较轻者应适当休息，病情较重或年老者以卧床休息为主。

2. **饮食护理** 给予清淡、富含维生素、易消化、足够热量饮食。发热者适当增加饮水量。

3. **口腔护理** 进食后漱口或按时给予口腔护理，防止口腔感染。

（二）病情观察

注意观察体温，咽喉部有无充血、水肿及分泌物，扁桃体有无肿大、充血；观察有无声音嘶哑、讲话困难，有无淋巴结肿大等。

（三）症状、体征的护理

指导病人休息、多饮水。高热者可选用退热剂及清热解毒、具有退热作用的中成药。对有细菌感染或临床症状重者可选用抗生素，注意隔离病人，减少探视，避免交叉感染。指导病人咳嗽或打喷嚏时避免对着他人，并用纸巾捂住口鼻。病人使用的餐具、痰盂等用具应按规定消毒。

（四）用药护理

遵医嘱用药且注意观察药物疗效和不良反应。对于可导致头晕、嗜睡等不良反应的抗过敏药物，指导病人夜间服用，避免在工作或驾车时使用。

（五）健康指导

1. 疾病知识指导　帮助病人及家属掌握上呼吸道感染的常见诱因，避免受凉、过度疲劳，注意保暖；保持室内空气清新、阳光充足；在高发季节少去人群密集的公共场所；戒烟；防止交叉感染等。药物治疗后症状不缓解，或出现耳鸣、耳痛、外耳道流脓等中耳炎症状，或恢复期出现胸闷、心悸、眼睑水肿、腰酸或关节痛者，应及时就诊。

2. 疾病预防指导　注意劳逸结合，避免受凉和过度劳累，加强锻炼，增强体质，生活饮食规律，改善营养，提高机体抵抗能力。必要时注射疫苗预防，如流感疫苗。年老体弱易感者应注意防护，上呼吸道感染流行时应戴口罩，尽量避免出入人多的公共场合。

（张　洪）

学习小结

急性上呼吸道感染冬、春季多发，常见病原体为病毒，有较强的传染性，主要表现为鼻塞、流涕、咽痛、头痛等，以对症和中医治疗为主要治疗手段。护理重点是指导病人合理休息；提供清淡、富含维生素、易消化、足够热量饮食，发热者适当增加饮水量；观察体温及主要症状变化，必要时给予降温；遵医嘱合理用药和注意药物不良反应；防止交叉感染；给予疾病及预防知识的指导。

复习参考题

请简述急性上呼吸道感染常见的临床类型。

第三节　肺炎病人的护理

学习目标

掌握	肺炎的感染途径、临床表现、主要护理诊断与护理措施。
熟悉	肺炎的分类与治疗要点。
了解	肺炎的病因与发病机制。

【肺炎概述】

肺炎（pneumonia）是指终末气道、肺泡和肺间质的炎症，可由病原微生物、理化因素、免疫损伤、过敏及药物所致。细菌性肺炎是最常见的肺炎，也是最常见的感染性疾病之一。本病是呼吸系统的常见病，多见于儿童及老年人。肺炎病死率门诊病人为 1%～5%，住院病人平均为 12%，发病率和病死率高，与人口老龄化、吸烟、伴有基础疾病和免疫功能低下有关。另外,病原学诊断困难、不合理使用抗生素导致细菌耐药性增加和部分人群贫困化加剧等也与高发病率和高死亡率有关。

【病因与发病机制】

当呼吸道局部和全身免疫防御系统受损时,病原体可经空气吸入、血行播散、邻近部位的感染直接蔓延及上呼吸道定植菌的误吸等途径侵入下呼吸道引起肺炎。除金黄色葡萄球菌、铜绿假单胞菌和肺炎克雷伯杆菌等可引起肺组织的坏死性病变易形成空洞外,肺炎治愈后多不留瘢痕,肺的结构与功能均可恢复。

【分类】

1. 按病因分类　病原学分类对于肺炎的治疗有决定性意义。

(1)细菌性肺炎:如肺炎链球菌、金黄色葡萄球菌、甲型溶血性链球菌、肺炎克雷伯杆菌、流感嗜血杆菌、铜绿假单胞菌等。

(2)典型病原体所致肺炎:如军团菌、支原体和衣原体等。

(3)病毒性肺炎:如冠状病毒、腺病毒、呼吸道合胞病毒、流感病毒、麻疹病毒、巨细胞病毒、单纯疱疹病毒等。

(4)真菌性肺炎:如白色念珠菌、曲霉菌、放线菌等。

(5)其他病原体所致肺炎:如立克次体、弓形虫、原虫、寄生虫等。

(6)理化因素所致的肺炎:如放射性损伤引起的放射性肺炎等。

2. 按解剖分类

(1)大叶性(肺泡性)肺炎:典型表现为肺实质炎症,通常不累及支气管。

(2)小叶性(支气管性)肺炎:病原体通过支气管侵入,引起细支气管、终末细支气管及其远端小肺泡的炎症。

(3)间质性肺炎:病变主要累及支气管壁、支气管周围组织和肺泡壁。

3. 按患病环境和宿主状态分类　社区获得性肺炎和医院获得性肺炎。

(1)社区获得性肺炎(community acquired pneumonia,CAP):又称医院外获得性肺炎。是指在医院外罹患的感染性肺实质炎症,包括具有明确潜伏期的病原体感染而在入院后平均潜伏期内发病的肺炎。

(2)医院获得性肺炎(hospital acquired pneumonia,HAP):又称医院内肺炎。是指病人入院时不存在、也不处于潜伏期,而于住院48小时后在医院内发生的肺炎,也包括出院后48小时内发生的肺炎。

一、肺炎链球菌肺炎

案例 2-1

病人,男,25岁。因寒战、高热、咳嗽、呼吸困难4天入院。

病人于4天前受凉后突然出现寒战、高热,体温40.2℃,伴咳痰、咳暗红色血性痰,胸痛且逐渐加重,呼吸困难、烦躁、四肢厥冷入院。既往体健,无重要病史。

体格检查:T 39.6℃,P 120次/min,R 28次/min,BP 75/40mmHg。神志恍惚,烦躁不安,对提出的问题不能正确回答,急性面容,口唇发绀,四肢冰凉。右肺下野叩诊呈浊音,语颤增强,可闻及支气管呼吸音。心率120次/min,心律齐,各瓣膜听诊区未闻及杂音。腹软,无压痛,肝脾未触及,双下肢无水肿,指端发绀。

实验室检查:血常规,WBC 15.0×10^9/L,L 0.08,N 0.92。X线胸片显示右肺下野可见大片致密阴影。

思考:

1. 护士接诊病人时应采取哪些措施?

2. 为明确病情,还需要进行哪些检查?

3. 护士应注意监测病人哪些指征?

肺炎链球菌肺炎（streptococcus pneumonia）或称肺炎球菌肺炎（pneumococcal pneumonia），是由肺炎链球菌引起的肺炎，居社区获得性肺炎的首位，约占半数以上。本病主要为散发，可借助飞沫传播，冬季与初春多见，病人多为无基础疾病的青壮年及老年人，男性多见。临床起病急骤，以高热、寒战、咳嗽、血痰和胸痛为特征。

【病因及发病机制】

肺炎球菌是革兰氏阳性双球菌；在干燥痰中能存活数月，但在阳光直射下 1 小时或加热至 52℃ 10 分钟即可杀灭，对苯酚等消毒剂亦甚敏感。肺炎链球菌为革兰氏阳性球菌，常寄生于正常人呼吸道，仅在呼吸道防御功能受到损害或全身抵抗力下降时进入下呼吸道而致病。好发于冬春季，诱因为上呼吸道感染、受寒、饥饿、疲劳、醉酒等。

【临床表现】

1. 前驱症状　病人发病前常有淋雨、受凉、醉酒、疲劳、病毒感染和生活在拥挤密闭环境中等诱因，可有数日上呼吸道感染的前驱症状。

2. 全身感染中毒症状　典型表现为起病急骤、畏寒、高热，体温可在数小时内达 39～40℃，呈稽留热，全身肌肉酸痛，胸痛常见，深呼吸或咳嗽时加重，病人常取患侧卧位。痰少，可带血丝，24～28 小时后可呈铁锈色痰。

3. 体征　病人呈急性病容，鼻翼扇动，面颊绯红，口角和鼻周有单纯疱疹，严重者可有发绀、心动过速、心律不齐。早期肺部无明显异常体征；肺实变时，可出现实变体征；消散期可闻及湿啰音。

本病自然病程为 1～2 周。起病 5～10 天，体温可自行骤降或逐渐消退；使用有效抗菌药物后，体温于 1～3 天内恢复正常。同时，其他症状与体征亦随之逐渐消失。老年人神经、循环和消化系统症状相对多见，呼吸系统症状可不明显。

【实验室及其他检查】

1. 血常规　血白细胞计数升高，多在（10～30）×10^9/L，中性粒细胞比例多在 80% 以上，伴核左移，细胞内可见中毒颗粒。

2. 细菌学检查　痰涂片可见革兰氏阳性成对的球菌，在白细胞内者对诊断意义较大。痰培养 24～48 小时可确定病原菌。聚合酶链反应（PCR）检测和荧光标记抗体检测可提高病原学诊断水平。

3. 影像学检查　X 线检查早期仅见肺纹理增粗，或受累的肺段、肺叶稍模糊。随着病情进展，肺泡内充满炎性渗出物，表现为大片炎症浸润阴影或实变影。在消散期，X 线显示炎性浸润逐渐吸收，可有片状区域吸收较快，呈现"假空洞"征，多数病例在起病 3～4 周后才完全消散。

【诊断要点】

根据寒战、高热、胸痛、咳铁锈色痰、鼻唇疱疹等典型症状和肺实变体征，结合胸部 X 线检查，可作出初步诊断。病原菌检测是本病确诊的主要依据。

【治疗原则】

1. 抗菌药物治疗　一旦诊断即用抗生素治疗，不必等待细菌培养结果。青霉素 G 仍是治疗肺炎链球菌肺炎首选药，用药剂量和途径视病情、有无并发症而定，重症者还可用头孢菌素。对青霉素过敏或耐药者，可用氟喹诺酮类、头孢噻肟或头孢曲松等药物，多重耐药菌株感染者可用万古霉素、替考拉宁等。

2. 支持疗法　卧床休息；增加营养；补充水分；慎用阿司匹林或其他解热药；剧烈胸痛者，可酌情使用少量镇痛药，如可待因 15mg。烦躁不安、谵妄、失眠者可使用地西泮肌内注射或水合氯醛灌肠，禁用抑制呼吸的镇静药。

3. 并发症处理　高热常在抗菌药物治疗后 24 小时内消退，或数日内逐渐下降。如体温 3 天后不降或降而复升时，应考虑肺炎链球菌的肺外感染，如脓胸、心包炎或关节炎等。持续发热可能由于尚有耐青霉素的肺炎链球菌或混合细菌感染、药物热或并存其他疾病。有感染性休克者给予抗休克治疗。

二、葡萄球菌肺炎

葡萄球菌肺炎（staphylococcal pneumonia）是由葡萄球菌引起的急性肺部化脓性炎症。病情严重，病死率高，其发病率近年有所增加。常发生于有基础疾病如糖尿病、血液病、艾滋病等免疫功能低下或原有肺疾病者。儿童在患流感或麻疹后易并发肺炎。

【病因与发病机制】

葡萄球菌为革兰氏阳性菌，主要分为金黄色葡萄球菌（简称金葡菌）和表皮葡萄球菌两种。葡萄球菌是需氧和兼性厌氧革兰氏阳性球菌，具有溶血、坏死、杀白细胞和致血管痉挛等作用。

金葡菌肺炎分原发（吸入）性与继发（血源）性两类。前者经呼吸道感染，成人多发生于体弱、免疫缺陷、呼吸道传染病、糖尿病、肺囊性纤维化及应用激素、抗癌药物和其他免疫抑制剂治疗者。后者常来自皮肤疖肿、创口感染等，经血液播散至肺，有时原发灶不明。主要病理变化为化脓性炎症，有单个或多发性脓肿，累及胸膜并发脓胸或脓气胸。

【临床表现】

1. 症状　起病常急骤，寒战、高热、胸痛、咳嗽、咳痰，痰液多呈脓性、脓血性或粉红色乳状。病人呈急性重病容，严重者早期出现周围循环衰竭。院内感染者一般起病隐匿，体温逐渐上升，咳少量脓痰。血源性葡萄球菌肺炎常有皮肤伤口、疖痈、中心静脉导管置入或静脉吸毒史等，咳脓性痰少见。

2. 体征　早期肺部体征不明显，与临床严重中毒症状、呼吸道症状不平行。其后可出现两肺散在湿啰音，典型的肺实变体征少见。血源性葡萄球菌肺炎应注意肺外病灶，静脉吸毒者多有皮肤针口和三尖瓣赘生物，可闻及心脏杂音。

【实验室及其他检查】

血白细胞总数增高，中性粒细胞比例增加及核左移，有中毒颗粒。胸部 X 线显示肺段或肺叶实变，可形成空洞，或呈小叶状浸润，其中有单个或多发的液气囊腔。X 线阴影易变，一处炎性浸润消失，另一处出现新的病灶，或很小的单一病灶发展为大片阴影。治疗有效时，病变消散，阴影密度逐渐减低，2～4 周后病变完全消失，偶可遗留少许条索状阴影或肺纹理增多等。

【诊断要点】

根据全身毒血症状，咳脓痰，白细胞计数增高、中性粒细胞比例增加、核左移及胸部 X 线征象即可作出初步诊断，胸部 X 线检查随访追踪肺部病变的变化对诊断有帮助，细菌学检查是确诊依据。

【治疗原则】

治疗原则是早期清除原发病灶，强有力抗感染治疗，加强支持疗法，预防并发症。

因金葡菌对青霉素 G 多耐药，首选耐青霉素酶的半合成青霉素或头孢菌素，若加用氨基糖苷类，可增强疗效。本病抗生素治疗总疗程较其他肺炎长，常采取早期、联合、足量、静脉给药，不宜频繁更换抗生素。对气胸或脓气胸应尽早引流治疗。本病发展迅速，预后与治疗是否及时有关，应及时处理。

三、其他肺炎

【肺炎支原体肺炎】

肺炎支原体肺炎（mycoplasmal pneumonia）是由肺炎支原体引起的呼吸道和肺部的急性炎症病变。常伴有咽炎、支气管炎。全年均可发病，多见于秋冬季节，可散发或流行。好发于儿童及青年人。

1. 病因与发病机制　肺炎支原体是介于细菌和病毒之间，兼性厌氧、能独立生活的最小的微生物，经口、鼻的分泌物在空气中传播。健康人吸入后感染，发病前 2～3 天至病愈数周，可在呼吸道分泌物中发现肺炎支原体，其致病性可能是病人对支原体或其代谢产物的过敏反应所致。潜伏期为 2～3 周。

2. 临床表现　起初有数天到 1 周的无症状期，继而出现咳嗽、发热、咽痛、头痛、乏力、食欲下降、腹泻、肌痛等症状。咳嗽逐渐加剧,呈发作性干咳,可咳黏液痰,偶有血丝。发热可持续 2～3 周,体温正常后仍可有咳嗽。体格检查可见咽部充血;胸部体格检查无明显体征。

3. 实验室及其他检查 血白细胞多正常或稍高,以中性粒细胞为主。血清肺炎支原体 IgM 抗体阳性可作为急性感染的指标,尤其是儿科病人。胸部 X 线呈多种形态的浸润影,节段性分布,以下肺野多见。病变可于 3～4 周后自行消散。

4. 治疗原则 本病有自限性,多数病例不经治疗可自愈。早期使用适当的抗菌药物可减轻症状及缩短病程。治疗的首选药物为人环内酯类抗生素,喹诺酮类及四环素类也用于肺炎支原体的治疗。疗程一般为 2～3 周。对剧烈咳嗽者,可适当给予镇咳药。若继发细菌感染,应针对性选用有效抗生素治疗。

【肺炎衣原体肺炎】

肺炎衣原体肺炎(chlamydia pneumonia)是由肺炎衣原体引起的急性肺部炎症,常累及上下呼吸道,引起咽炎、喉炎、扁桃体炎、支气管炎和肺炎等。可出现小范围的流行,如家庭、学校、军队等半封闭的环境中,通常感染所有家庭成员,但 3 岁以下儿童极少受到感染。

1. 病因和发病机制 肺炎衣原感染方式主要通过人与人之间呼吸道的飞沫传播,也可通过污染物传播。年老体弱、营养不良、慢性阻塞性肺疾病、免疫功能低下者易被感染。感染后免疫力很弱,易于反复。

2. 临床表现 起病多隐袭,早期表现为上呼吸道感染症状。临床上与支原体肺炎颇为相似。通常症状较轻,发热、寒战、肌痛、干咳、非胸膜炎性胸痛、头痛、不适和乏力,少有咯血。发生咽喉炎者表现为咽喉痛、声音嘶哑;也可伴有肺外表现,如中耳炎、关节炎、甲状腺炎、脑炎等。体格检查肺部偶闻湿啰音,随肺炎病变加重湿啰音可变得明显。

3. 实验室及其他检查 血白细胞计数正常或稍高,常有红细胞沉降率加快。微量免疫荧光试验(MIF)是目前国际上标准的且是最常用的肺炎衣原体血清学诊断方法,咽拭子分离出肺炎衣原体是诊断的金标准。X 线胸片开始主要表现为单侧肺泡浸润,以后可进展为双侧间质和肺泡浸润。

4. 治疗原则 与肺炎支原体肺炎相似。

【病毒性肺炎】

病毒性肺炎(viral pneumonia)是由上呼吸道病毒感染向下蔓延,侵犯肺实质所致的肺部炎症。可发生在免疫功能正常或抑制的儿童和成人。多发生于冬春季,散发或暴发流行。密切接触的人群或有心肺疾病者容易罹患。婴幼儿、老年人、妊娠妇女或原有慢性心肺疾病者,病情较重,甚至导致死亡。

1. 病因与发病机制 引起成人肺炎的常见病毒有甲、乙型流感病毒,腺病毒,副流感病毒,呼吸道合胞病毒和冠状病毒等。病毒可通过飞沫和直接接触而广泛迅速传播。病人可同时受一种以上的病毒感染,并常继发细菌感染,免疫抑制宿主还常继发真菌感染。

2. 临床表现 以冬春季多见。起病多较急,但症状较轻,先有鼻塞、咽痛、发热、全身肌肉酸痛等上呼吸道感染症状,累及肺部时出现干咳、少痰、胸痛等。小儿或老年人易发生重症病毒性肺炎,表现为呼吸困难、发绀、嗜睡、精神萎靡,甚至发生休克、心力衰竭和呼吸衰竭等合并症。常无明显肺部体征,病情严重者有呼吸浅速、心率增快、发绀、肺部干湿性啰音。

3. 实验室及其他检查 痰涂片所见的白细胞以单核细胞为主。痰培养常无致病细菌生长。胸部 X 线见肺纹理增多,小片状或广泛浸润;致病原不同,其 X 线征象亦有不同的特征。免疫学检查、病毒分离及抗原检测是确诊依据,但对早期诊断作用有限。

4. 治疗原则 本病主要以对症支持治疗为主。选用有效的病毒抑制剂,如利巴韦林、阿昔洛韦、更昔洛韦、奥司他韦、阿糖腺苷、金刚烷胺等,可辅助用中药和生物制剂治疗。原则上不宜应用抗菌药物预防继发性细菌感染,一旦明确已合并细菌感染,应及时选用敏感的抗菌药物。如为传染性强的病毒感染(严重急性呼吸综合征、人感染高致病性禽流感病毒肺炎),则应严格按传染病防治措施隔离治疗。

【肺真菌病】

肺真菌病(pulmonary mycosis)是真菌所引起的肺病,是最常见的深部真菌病。近年来由于广谱抗菌药物、糖皮质激素、细胞毒药物及免疫抑制剂的广泛应用,器官移植的开展,以及免疫缺陷病如艾滋病增多,肺真菌病有增多的趋势。

1. 病因与发病机制　真菌广泛存在于大自然中,孢子随尘土飞扬易吸入呼吸道,被吸入到肺部引起肺真菌病。有些真菌为寄生菌,当机体免疫力下降时可引起感染。体内其他部位真菌感染亦可经淋巴或血液到肺部,为继发性肺真菌病。

2. 临床表现　常表现为持续发热、咳嗽、咳痰,痰液黏稠或呈乳白色、棕黄色,也可有血痰。病人可有胸痛、消瘦、乏力等症状,肺部体征无特异性变化。

3. 实验室及其他检查　X线检查无特异性改变,痰液培养出真菌有助于诊断,确诊有赖于肺组织病理学检查。

4. 治疗要点　轻症病人去除诱因后病情可逐渐好转,念珠菌感染选用氟康唑、氟胞嘧啶治疗;肺曲霉病首选两性霉素 B。肺真菌病重在预防,合理应用抗生素、糖皮质激素,改善营养状况,加强口鼻腔的清洁,是减少肺真菌病的主要措施。

四、护理

【常用护理诊断/问题】

1. 体温过高　与细菌感染有关。
2. 清理呼吸道无效　与呼吸道分泌物过多、痰液黏稠、胸痛、咳嗽无力等有关。
3. 潜在并发症:感染性休克。

【护理措施】

(一)一般护理

1. 休息与活动　高热病人由于新陈代谢增快、消耗大而进食少,体质虚弱,故应卧床休息,减少活动,以减少组织对氧的需要,帮助机体组织修复。在临床应尽量将治疗和护理集中在同一时间内完成,以保证病人有足够的休息时间。

2. 饮食护理　补充营养和水分,予高热量、高蛋白和富含维生素的流质或半流质饮食,并鼓励病人进食,少量多餐。对不能进食者,必要时用鼻饲补充营养,以弥补代谢消耗。发热可使机体丧失大量水分,因此应鼓励病人多饮水或饮料,每日摄入量在 1～2L,可加快毒素排泄和热量散发。需静脉补液者,滴速不宜过快,以免引起肺水肿。若有明显麻痹性肠梗阻或胃扩张,应暂时禁食、禁饮和胃肠减压,直至肠蠕动恢复。

(二)病情观察

1. 监测并记录生命体征　重点观察儿童、老人、久病体弱者的病情变化。为明确诊断,最好在使用抗生素前采集血、痰、胸腔积液标本进行涂片和培养。

2. 观察药物不良反应　如用氨基糖苷类抗生素时应注意前庭功能和肾功能,定期留尿检查;用喹诺酮类抗生素时应注意观察胃肠道反应;如病人出现发热、皮疹、胃肠道不适、心律失常、肝肾毒性、耳毒性等,或突然出现呼吸困难、血压下降、意识障碍,应立即停药并报告医生,做好抢救准备。大量抗生素的应用,可能诱发真菌感染及维生素缺乏,因此必须检查口腔中有无鹅口疮,痰中有无真菌,并及时采取相应措施。

(三)症状、体征的护理

1. 高热护理　可采用温水擦浴、冰袋、冰帽等物理降温措施,以逐渐降温为宜,防止虚脱。病人大汗时,及时协助擦拭和更换衣服,避免受凉。必要时遵医嘱使用退热药。遵医嘱静脉补液,补充因发热而丢失较多的水分和盐,加快毒素排泄和热量散发。

2. 口腔护理 高热病人,唾液分泌减少,口腔黏膜干燥,口腔内食物残渣易于发酵,促使细菌繁殖,同时机体抵抗力下降及维生素缺乏,易引起口唇干裂、口唇疱疹、口腔炎、溃疡,故应加强口腔护理。应在清晨、餐后及睡前协助病人漱口,或用漱口液清洁口腔,口唇干裂可涂润滑油保护。

3. 促进有效排痰 见本章第一节。

4. 重症肺炎的护理 肺炎严重性决定于局部炎症程度,肺部炎症的播散和全身炎症反应程度。目前普遍认为,如果肺炎病人需要通气支持、循环支持和加强监护和治疗可认为是重症肺炎。我国重症肺炎的标准为:①意识障碍;②呼吸频率≥30 次 /min;③ $PaO_2 < 60mmHg$, $PaO_2/FiO_2 < 300$,需行机械通气治疗;④血压 $< 90/60mmHg$;⑤胸片显示双侧或多肺叶受累,或入院 48 小时内病变扩大≥50%;⑥尿量 $< 20ml/h$,或 $< 80ml/4h$ 或急性肾衰竭需要透析治疗。迅速、积极地控制感染是治疗重症肺炎的重要环节,抗生素选用有效、强力及联合静脉给药,最好根据病菌的药敏试验结果选用抗生素。对症支持治疗包括给氧、保暖、保持呼吸道的湿化和通畅,同时应保护心、脑、肾功能,防止多器官功能衰竭。

5. 感染性休克的护理

(1)病情观察:病人取仰卧中凹位,头胸部抬高约 20°,下肢抬高约 30°,以利于呼吸和静脉回流,增加心排血量,尽量减少搬动,并注意保暖。密切观察病人的神志、生命体征、皮肤、黏膜、尿量等变化,准确记录出入液量,按医嘱进行中心静脉压测定,评估病人的组织灌流情况,及时发现早期休克征象,协助医生及时采取救治措施。

(2)氧疗:迅速给予高流量吸氧,维持 $PaO_2 > 60mmHg$ 有助于改善组织器官的缺氧状态。

(3)药物的应用及护理:迅速建立两条静脉通道,给予补液、碳酸氢钠溶液及血管活性药物,以恢复正常组织灌注,改善微循环功能。

1)扩充有效循环血容量:扩容是抗休克治疗最基本的措施,要根据病人生命体征、年龄、基础疾病、心功能情况、液体出入量及中心静脉压水平决定补液速度及补液量。若血压低,中心静脉压 $< 5cmH_2O$ 应迅速补液;中心静脉压达到或超过 $10cmH_2O$ 时,输液速度不宜过快,以免诱发急性心力衰竭。下列证据提示血容量已经补足:口唇红润、肢端温暖、收缩压 $> 90mmHg$,脉压 $> 30mmHg$,尿量 $> 30ml/h$ 以上。若血容量已经基本补足,尿比重 < 1.018 及尿量 $< 20ml/h$ 应及时报告医生,警惕发生急性肾衰竭。

2)纠正酸中毒:酸中毒是由于组织缺氧所致。纠正酸中毒可以加强心肌收缩力,增强血管对升压药的反应,改善微循环。常用 5% 碳酸氢钠溶液静脉滴注,因其配伍禁忌较多,应单独输入。

3)血管活性药物的应用:应用血管活性药物如多巴胺、间羟胺等时应根据血压的变化调整输入速度,维持收缩压在 90~100mmHg 为宜。输液过程中要防止药液外渗,以免局部组织缺血坏死。

(四)用药护理

1. 诊断不明确时,慎用阿司匹林或其他解热药,以免过度出汗、脱水及干扰真实热型,导致临床判断失误。

2. 严格遵照药品说明书配制和使用抗生素皮试液,注意观察药物过敏反应,尤其对于病人从未使用的抗生素,首次输液速度宜慢,以免发生过敏反应;即使皮试阴性,仍可能发生过敏反应,用药过程中应密切观察,并做好抢救准备,迟发反应如出现皮疹或发热应立即停药并报告医生。

3. 严格遵照医嘱,避免发生药物不良反应,如两性霉素 B,应溶于 5% 葡萄糖溶液静脉滴注,注意避光和控制滴速,以免发生药物毒性反应。

(五)心理护理

肺炎对病人日常生活、工作或学习带来影响,部分病人不能适应疾病所带来的角色转变。高热、咳嗽、咳痰、呼吸困难等症状会给病人带来很大的精神压力,对治疗失去信心。因此,要重点对病人进行知识宣教,告知预后从而减轻心理负担。

（六）健康指导

1. 疾病知识宣教　①向病人宣传有关肺炎的基本知识，保证充足的休息时间，增加营养摄入，以增加机体对抗感染的能力；②出院后继续用药者，应嘱其按疗程服药，如更换抗生素应注意迟发过敏反应，出现发热、心率增快、咳嗽、咳痰、胸痛等症状时，应及时就诊。

2. 疾病预防知识指导　①指导病人病情好转后，注意锻炼身体，加强耐寒锻炼；②天气变化时随时增减衣服，避免受凉、淋雨、酗酒及吸烟，预防上呼吸道感染；③改善营养状况；④维持室内空气流通，保持良好的个人卫生习惯，避免交叉感染；⑤还应注意避免滥用抗生素、糖皮质激素；⑥年龄大于 65 岁，或不足 65 岁但有心血管、肺疾病、糖尿病、酗酒、肝硬化和免疫抑制者（如 HIV 感染、肾衰竭、器官移植受者等）等易感人群可注射流感疫苗或肺炎疫苗。

（张　洪）

学习小结

肺炎最常见的病因是感染，细菌性肺炎是最常见的肺炎。典型的表现为突然畏寒、发热，随后咳嗽、咳痰或原有呼吸道症状加重，不同病原体感染咳痰情况有所不同。治疗主要是抗感染、对症和支持治疗、预防并处理并发症。护理的重点是指导病人合理休息；提供高热量、高蛋白和富含维生素的流质或半流质饮食，并鼓励病人进食，少量多餐，必要时用鼻饲或静脉补充营养以增加营养；观察病人有无药物过敏及不良反应；高热病人注意增加液体摄入，密切观察病人病情变化；出现感染性休克给予中凹位、补液、纠正酸中毒及血管活性药物等抢救配合；促进痰液引流；给予疾病及预防指导。

复习参考题

1. 简述肺炎的分类。

2. 简述重症肺炎的标准。

3. 简述感染性休克的护理措施。

第四节　肺脓肿病人的护理

学习目标

掌握	肺脓肿的分类、主要护理诊断与护理措施。
熟悉	肺脓肿的病因与治疗要点。
了解	肺脓肿的发病机制。

肺脓肿（lung abscess）是肺组织化脓性病变，早期为化脓性肺炎，继而坏死、液化、脓肿形成。临床上以高热、咳嗽、咳大量脓臭痰，X 线显示一个或数个含气液平的空洞为特征。

【病因与发病机制】

肺脓肿绝大多数是内源性感染，主要由于吸入口咽部菌群所致。常见病原体与上呼吸道、口腔的寄居菌一致。厌氧菌是肺脓肿最常见的病原体，肺脓肿病原谱中需氧菌和兼性厌氧菌也占一定比例，主要包括金黄色葡萄球菌、肺炎链球菌、溶血性链球菌和肺炎克雷伯杆菌、大肠埃希菌、变形杆菌、铜绿假单胞菌等。根据不同病因和感染途径，肺脓肿可分为以下三种类型：

1. 吸入性肺脓肿　口鼻咽腔寄居菌经口咽吸入，是急性肺脓肿的最主要原因。正常情况下，吸入物经气道黏液-纤毛运载系统、咳嗽反射和肺巨噬细胞可迅速清除，但在意识障碍、全身免疫力低下或气道防御功能减弱时吸入病原菌可致病。还可因吸入鼻部和口腔内的脓性分泌物致病。吸入性肺脓肿常为单发性，其发病部位与支气管解剖和体位有关。因右主支气管较左侧粗且陡直，吸入物易进入右肺。在仰卧时，好发于肺上叶后段或下叶背段；坐位时，好发于下叶后基底段；右侧位时，好发于右上叶前段或后段。病原体多为厌氧菌。

2. 继发性肺脓肿　多继发于其他肺部疾病。空洞型肺结核、支气管扩张、支气管囊肿和支气管肺癌等继发感染，可引起肺脓肿。肺部邻近器官化脓性病变或外伤感染、膈下脓肿、肾周围脓肿、脊柱旁脓肿、食管穿孔等，穿破至肺亦可形成脓肿。阿米巴肺脓肿多继发于阿米巴肝脓肿。

3. 血源性肺脓肿　因皮肤外伤感染、疖、痈、中耳炎或骨髓炎等所致的菌血症，细菌栓子随血行播散到肺，引起小血管栓塞、炎症和坏死而形成脓肿。常为两肺外野的多发性脓肿。如急性肺脓肿治疗不彻底，或支气管引流不畅，导致大量坏死组织残留脓腔，炎症迁延3个月以上则称为慢性肺脓肿。

【临床表现】

1. 症状　急性吸入性肺脓肿急性起病，畏寒、高热，体温达39~40℃，伴有咳嗽、咳少量黏液痰或黏液脓性痰，病变范围大时，可有气促伴精神不振、全身乏力和食欲减退。如感染不能及时控制，于发病的10~14天，突然咳出大量脓臭痰及坏死组织，每天痰液量可达300~500ml，静置后可分为3层。之后，体温开始下降，全身症状随之减轻，数周内一般情况逐渐恢复正常。若肺脓肿破溃到胸膜腔，则有突发性胸痛、气急，出现脓气胸。

慢性肺脓肿病人可有慢性咳嗽、咳脓痰、反复咯血、继发感染和不规则发热等，常有贫血、消瘦等消耗症状。

血源性肺脓肿多先有原发病灶引起的畏寒、高热等感染中毒症的表现。经数日或数周后才出现咳嗽、咳痰，痰量不多，极少咯血。

2. 体征　肺部体征与肺脓肿的大小和部位有关。初起时肺部可无阳性体征，或患侧可闻及湿啰音；病变继续发展，可出现肺实变体征，可闻及支气管呼吸音；肺脓腔增大时，可出现空瓮音；病变累及胸膜，有胸膜摩擦音或胸腔积液体征。慢性肺脓肿常有杵状指（趾）、贫血和消瘦。

【实验室及其他检查】

1. 影像学检查　吸入性肺脓肿在早期化脓性炎症阶段，典型的X线征象为大片浓密模糊炎性浸润阴影，边缘不清，分布在一个或数个肺段，与细菌性肺炎相似。脓肿形成后，大片浓密炎性阴影中出现圆形或不规则透亮区及液平面。在消散期，脓腔周围炎症逐渐吸收，脓腔缩小而至消失，或最后残留少许纤维条索阴影。

慢性肺脓肿脓腔壁增厚，内壁不规则，周围纤维组织显著增生，邻近胸膜增厚，纵隔可向患侧移位。

血源性肺脓肿在一肺或两肺边缘部见多发、散在的小片状炎症阴影，或呈边缘较整齐的球形病灶，其中可见脓腔及平面或液化灶。

胸部CT扫描多有浓密球形病灶，其中有液化；或呈类圆形的厚壁脓腔，脓腔内可有液平面出现，脓腔内壁常表现为不规则状，周围有模糊炎性影。

2. 纤维支气管镜检查　有助于明确病因和病原学诊断，并可用于治疗。例如，可取出气道内异物使气道引流通畅；可取病理标本、痰液标本；还可吸引脓液、冲洗支气管及注入抗菌药物。

3. 周围血象　急性肺脓肿血白细胞总数可达（20~30）×10^9/L，中性粒细胞在90%以上，核明显左移，常有中毒颗粒。慢性病人的血白细胞计数可稍升高或正常，但可有轻度贫血，红细胞沉降率加快。

【诊断要点】

患病前多有麻醉、意识障碍、口腔感染、手术、醉酒、劳累等造成机体抵抗力下降的病史。突发畏寒、高热、咳嗽、咳大量脓臭痰。血象表现白细胞及中性粒细胞计数增高、典型胸部 X 线表现（大片炎性浸润，有液平面的空腔），可诊断为急性肺脓肿。痰培养有助于病因学诊断。

【治疗原则】

治疗的原则是选择敏感药物抗感染和采取适当方法进行脓液引流，必要时手术治疗。

1. 抗感染治疗　吸入性肺脓肿以厌氧菌感染为主，首选青霉素治疗。可根据病情严重程度决定青霉素剂量，体温降至正常后可改为肌内注射。若青霉素疗效不佳，可用林可霉素或克林霉素、甲硝唑。血源性肺脓肿多为金黄色葡萄球菌感染，可选用耐青霉素酶的半合成青霉素，如耐甲氧西林的葡萄球菌，应选用万古霉素或替考拉宁。抗生素治疗一般 8～12 周，直至 X 线胸片脓腔和炎症消失，或仅有少量的残留纤维化。

2. 脓液引流　可使用祛痰药、雾化吸入治疗、体位引流、机械吸引、纤维支气管镜吸引等方法促进病人痰液引流，还可经胸壁插入导管到脓腔进行脓液引流。

3. 外科治疗　适应证为：①肺脓肿病程超过 3 个月，经内科治疗无效，或脓腔过大（直径 5cm 以上）不易闭合者；②大咯血经内科治疗无效或危及生命；③伴有支气管胸膜瘘或脓胸经抽吸、引流和冲洗疗效不佳者；④支气管阻塞限制气道引流，如肺癌。对病情重不能耐受手术者，可经胸壁插入导管到脓腔进行引流。

【常用护理诊断 / 问题】

1. 体温过高　与肺组织感染、坏死有关。

2. 清理呼吸道无效　与痰液黏稠、脓痰聚积且位置较深有关。

3. 营养失调：低于机体需要量　与肺部感染导致机体消耗增加有关。

【护理措施】

（一）一般护理

1. 休息与活动　高热及全身症状重者应卧床休息，定时开窗通风，保持室内空气流通。

2. 饮食护理　给予清淡、易消化、富含维生素及足够热量的饮食。对不能进食者，必要时用鼻饲补充营养，以弥补代谢的消耗。需静脉补液者，滴速不宜过快，以免引起肺水肿。高热可使机体丧失大量水分，因此应鼓励病人多饮水或选择喜欢的饮料，以稀释痰液，每日摄入量在 3000ml 以上为宜。

（二）病情观察

1. 密切监测生命体征，观察并记录痰量、颜色、性质、气味；如发生咯血且咯血量较大时，嘱病人患侧卧位，床边备好抢救用物，加强巡视，警惕大咯血或窒息的发生。

2. 观察用药效果及药物的不良反应　大量抗生素的应用，可能诱发真菌感染及维生素缺乏，因此必须检查口腔中有无鹅口疮，痰中找真菌，并及时采取相应措施，如制霉菌素 500 万单位加入 0.9% 生理盐水 500ml 中予病人漱口，每 4～6 小时一次；补充维生素 B 与维生素 K；鼓励病人从口中进食，以调整菌群，抑制真菌生长。

（三）症状、体征的护理

1. 高热护理　密切监测体温变化，高热时予以物理降温或药物降温。病人寒战时注意保暖，协助饮温开水，适当增加盖被，大量出汗者应及时更换衣服和盖被，并注意保持皮肤清洁干燥。

2. 口腔护理　肺脓肿病人高热时间较长，口腔唾液分泌减少，黏膜干燥；又因咳大量脓臭痰，利于细菌繁殖，易引起口腔炎及黏膜溃疡；大量抗生素的应用，易因菌群失调诱发真菌感染；同时机体抵抗力下降及维生素缺乏，易引起口唇干裂、口唇疱疹、口腔炎症、溃疡，因此在晨起、饭后、体位引流后、临睡前做好口腔护理。

3. 咳嗽、咳痰的护理　鼓励病人进行有效的咳嗽，经常活动和变化体位，以利于痰液排出。体位引流有利于大量脓痰排出体外，具体促进有效排痰方法见本章第一节及第五节。

（四）用药护理

肺脓肿病人应用抗生素治疗时间较长，应向病人强调坚持治疗的重要性、疗程及可能出现的不良反应，使病人坚持治疗。用药期间要密切观察药物疗效及不良反应。

（五）心理护理

肺脓肿高热、咳嗽、咳大量脓痰等症状，尤其是呼吸困难、咯血等会给病人带来很大的精神压力，病情较长，病人对治疗容易失去信心，担心生命受到威胁。因此，要重点对病人进行知识宣教，告知治疗方案，减轻思想负担。

（六）健康指导

1. 疾病知识指导　①教会病人有效咳嗽、体位引流的方法，及时排出呼吸道分泌物，必要时采取胸部物理治疗协助排痰，以保持呼吸道通畅，患有基础疾病、年老体弱者，指导家属为其翻身、叩背，促进排痰；②指导病人遵守治疗方案，防止病情反复，如出现高热、咯血、呼吸困难应立即就诊；③保证充足的休息时间，避免过度劳累，开展力所能及的体育锻炼；增加营养摄入，以增强机体对感染的抵抗能力。

2. 疾病预防知识指导　①指导病人要重视口腔、上呼吸道慢性感染病灶如龋齿、化脓性扁桃体炎、鼻窦炎、牙龈脓肿等疾病的治疗。重视口腔清洁，经常漱口，多饮水，预防口腔炎的发生。积极治疗皮肤感染、痈、疖等化脓性病灶，不挤压痈、疖，防止血源性肺脓肿的发生。疑有异物吸入时要及时清除。②昏迷病人更要注意口腔清洁，合并肺炎应及时使用抗菌药物治疗。指导病人咳嗽时要轻捂嘴，不随地吐痰，将痰吐在纸上或痰杯中，及时清理痰杯、痰液，防止病菌污染空气而传染给他人。

（张　洪）

学习小结

肺脓肿主要病原体为细菌，其中厌氧菌感染为主，多见于青壮年男性、年老体弱及有基础疾病者，以吸入性感染为主。主要表现为发病急骤、畏寒、高热，伴有咳嗽、咳少量黏液痰或黏液脓性痰。治疗主要是抗感染治疗和痰液引流，必要时手术外科治疗。护理的重点是指导病人合理休息；给予清淡、易消化、富含维生素及足够热量的饮食，高热者多饮水（>3000ml/d），必要时用鼻饲或静脉补液，控制滴速；重视口腔护理；促进痰液引流；合理应用抗生素，观察药物过敏现象及不良反应；给予疾病及预防知识的健康教育指导。

复习参考题

请简述肺脓肿实验室及其他检查。

第五节　支气管扩张病人的护理

学习目标

掌握	支气管扩张的主要临床特点、主要护理诊断与护理措施。
熟悉	支气管扩张的病因与治疗要点。
了解	支气管扩张的发病机制。

支气管扩张（bronchiectasis）是由于支气管急、慢性呼吸道感染和支气管阻塞后，反复发生支气管炎症、致使支气管壁结构破坏，引起近端中等大小的支气管异常和持久性扩张。主要症状为慢性咳嗽，咳大量脓性痰和（或）反复咯血。多见于儿童和青年。近年来随着急、慢性呼吸道感染的恰当治疗，本病的发病率已明显减少。

【病因与发病机制】

支气管扩张的主要病因是支气管-肺组织感染和支气管阻塞，两者相互影响，最终导致支气管壁结构破坏而发生支气管扩张。引起感染的病原体有细菌、真菌、病毒等。引起阻塞的常见管内原因有结核产生的肉芽肿或瘢痕性狭窄、支气管内异物、支气管腺瘤及其他良性或恶性肿瘤。管外原因有肿瘤或肿大淋巴结的压迫。

支气管扩张亦可由先天性发育障碍和遗传因素引起，但较少见。各种遗传性或后天获得性的免疫缺陷病，因有各种细菌或体液免疫的异常，造成气道防御功能缺陷，经常伴有细菌感染，并常累及鼻窦和呼吸道，从而导致支气管扩张。

以上疾病损伤了气道清除机制和防御功能，易发生感染和炎症。反复感染使气道内充满炎性介质和病原菌黏稠液体而逐渐扩大、形成瘢痕和扭曲。扩张的支气管主要包括柱状扩张、囊状扩张和不规则扩张。支气管扩张常伴有毛细血管、支气管动脉和肺动脉终末支的扩张和吻合，形成血管瘤，容易导致反复咯血。继发于支气管肺组织感染支气管扩张常见于下肺，尤以左下肺多见，继发于肺结核的支气管扩张多见于上肺叶。

【临床表现】

支气管扩张病程多呈慢性过程，可发生于任何年龄。但以小儿和青年为多见。部分病人在幼年曾有麻疹、百日咳或支气管肺炎的病史。多数支气管扩张病人呈慢性咳嗽、脓痰、发热、乏力和体重下降。

（一）症状

1. 慢性咳嗽、大量脓痰　咳嗽通常发生于晨起和晚上，痰量与体位改变有关，这是由于分泌物储积于支气管的扩张部位，改变体位使分泌物刺激支气管黏膜引起咳嗽和排痰。其严重程度可用痰量估计：轻度每天少于 10ml；中度每天 10～150ml；重度每天多于 150ml。合并感染时每日痰量可达 500～600ml。有厌氧菌感染者，常有臭味和呼出气有恶臭。收集全日痰量并静置于玻璃瓶中，数小时后痰液可分离成四层：上层为黏液泡沫，中层为浑浊浆液，下层为脓液，最下层为坏死组织，此为典型支气管扩张的痰液改变。

2. 反复咯血　反复咯血为本病特点，50%～70% 的病人有不同程度的咯血，可为痰中带血或大量咯血，咯血量与病情严重程度、病变范围有时不一致。一些病人可以咯血为首发症状；另一些病人无咳嗽和咳痰，而以咯血为唯一表现，称为干性支气管扩张，可出现反复咯血。

3. 反复肺部感染　因扩张的支气管清除分泌物的功能下降，引流差，表现为同一肺段反复发生感染并迁延不愈。

4. 慢性感染中毒症状　可出现发热、乏力、食欲下降、消瘦、贫血等，儿童可影响发育。

（二）体征

早期或干性支气管扩张肺部体征可无异常，病变重或继发感染时，在下胸部、背部可闻及固定而持久的局限性粗湿啰音，有时可闻及哮鸣音，部分病人伴有杵状指（趾）。出现肺气肿、肺心病等并发症时有相应体征。

【实验室及其他检查】

1. 胸部 X 线检查　胸片常显示一侧或双侧下肺纹理明显粗乱、增多，边缘模糊，在增多的纹理中可有管状透亮区，为管壁明显增厚的支气管影，称为"轨道征"。严重病例肺纹理可成网状，其间有透亮区，类似蜂窝状，提示为被纤维组织包围的肺气肿病变。部分扩张支气管内因有分泌物潴留而呈杵状增粗影。囊性支气管扩张时，较为特征性的改变为卷发样阴影，表现为多个圆形的薄壁透亮区，直径为 0.5～3cm，有时囊底有小液平面,多见于肺底部或肺门附近。

2. 胸部 CT 检查　高分辨诊断的敏感性和特异性达到了 90% 以上。支气管扩张在 HRCT 上比较特征性的表现包括:支气管扩张,支气管管壁增厚,支气管由中心向外周逐渐变细的特点消失及扩张气管内气液平面的存在。当支气管内径大于相伴行支气管动脉时,可以考虑支气管扩张的诊断。

3. 支气管碘油造影　支气管碘油造影是诊断支气管扩张的最重要方法,它可以确定支气管扩张的存在,病变的部位、程度和范围,也是考虑是否手术和决定手术范围不可或缺的检查。

4. 纤维支气管镜检查　有助于发现病人的出血、扩张或阻塞部位。还可局部灌洗,取灌洗液进行细菌学和细胞学检查。

【诊断要点】

根据慢性咳嗽、大量脓痰、反复咯血且进行性加重,如同一肺叶或肺段有反复发作肺炎时应高度怀疑本病。肺部 CT 有重要的诊断意义,支气管造影术可以确诊,并可以明确支气管扩张的部位、范围,为手术切除提供依据。

【治疗原则】

支气管扩张的治疗原则是治疗基础疾病,控制感染,引流痰液,处理并发症,有适应证者可手术治疗。

1. 治疗基础疾病　对活动性肺结核伴支气管扩张者应积极抗结核治疗,低免疫球蛋白血症者可用免疫球蛋白治疗。

2. 控制感染　支气管扩张急性加重并感染,治疗的重点是应用抗生素。支气管扩张由于反复细菌感染,多长期使用抗生素,因此,其呼吸道感染的耐药性致病菌较多。对急性感染发作者,应尽可能根据痰培养及药敏试验结果选择抗生素,可能使用的时间要较长。开始时给予经验治疗,存在铜绿假单胞菌感染时可口服喹诺酮、静脉给氨基糖苷类或第三代头孢菌素。慢性咳脓痰的病人可口服阿莫西林或吸入氨基糖苷类药物,或间断并规则使用单一抗生素及轮换使用不同的抗生素。

3. 改善气流受限　部分病例由于气道敏感性增高或支气管炎的刺激,可出现支气管痉挛,影响痰液的排出。在不咯血的情况下,可应用支气管扩张药,如氨茶碱等。

4. 清除气道分泌物　应用祛痰药物、振动、叩背、体位引流和雾化吸入等方法促进气道分泌物的清除。祛痰剂可使痰液稀薄,便于排出,如蛋白分解酶制剂能使黏液糖蛋白裂解,对支气管扩张病人的脓痰有效,临床常用脱氧核糖核酸酶。

5. 外科治疗　经充分的内科治疗后仍反复发作且病变为局限性支气管扩张,可通过外科手术切除病变组织。保守治疗不能缓解的反复大咯血且病变局限者可考虑手术治疗。

【常用护理诊断/问题】

1. 清理呼吸道无效　与痰多黏稠和无效咳嗽有关。

2. 潜在并发症:大咯血、窒息。

3. 营养失调:低于机体需要量　与慢性感染导致机体消耗有关。

4. 焦虑　与疾病迁延、个体受到威胁有关。

【护理措施】

(一)一般护理

1. 休息与活动　急性感染或病情严重者应卧床休息。小量咯血者以静卧休息为主,大量咯血病人绝对卧床休息,取患侧卧位,头偏一侧。尽量避免搬动病人,减少肺活动度。

2. 饮食护理　提供高热量、高蛋白、高维生素饮食,少量多餐,避免冰冷食物。保持口腔卫生,鼓励多饮水,每日饮水在 1500ml 以上,以保证呼吸道黏膜的湿润与黏膜病变的修复,有利于痰液的排出。大量咯血者应禁食;小量咯血者宜进少量温、凉流食,过冷或过热食物均易诱发或加重咯血;多饮水,多吃富含纤维素的食物,以保持大便通畅,避免排便腹压增加而引起再度咯血。

3. 环境　室温保持 18～20℃,相对湿度 55%～60% 为宜。室内每日通风 2 次,每次 15～30 分钟,但避免病人直接吹风,以免受凉。保持温湿度可避免因空气干燥降低气管纤毛运动的功能,使痰液易于咳出。及时清理痰杯、痰液,保持环境清洁、整齐。

(二)病情观察

1. 仔细观察咳嗽和咳痰、咯血的情况,准确记录痰的颜色、性质和量,痰液静置后是否有分层现象。注意观察病人有无呼吸困难、窒息征象。

2. 按医嘱使用抗生素、祛痰药和支气管舒张剂,注意观察药物的疗效和不良反应。

(三)症状、体征的护理

1. 咳嗽、咳痰护理　指导病人进行有效咳嗽、更换卧位、叩背、体位引流,痰液黏稠无力咳出者,可行吸痰,重症病人在吸痰前后应当提高吸氧浓度,以防吸痰引起低氧血症。体位引流的原则是抬高病灶部位的位置,使支气管开口端向下,引流部位在上,利用重力的作用促使呼吸道分泌物排出体外,体位引流的方法如下(图 2-5-1):

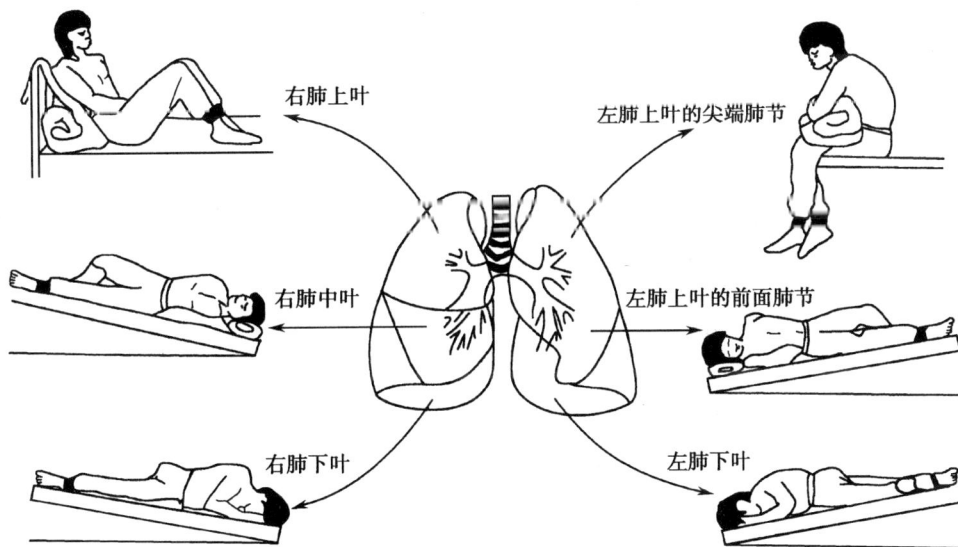

右肺上叶　左肺上叶的尖端肺节

右肺中叶　左肺上叶的前面肺节

右肺下叶　左肺下叶

图 2-5-1　体位引流

(1)引流前准备:向病人解释体位引流的目的、过程和注意事项,监测生命体征,肺部听诊明确病变部位。引流前 15 分钟遵医嘱给予支气管舒张剂或进行雾化吸入以稀释痰液。备好排痰用的纸巾或一次性容器。

(2)引流体位:引流体位的选择取决于分泌物潴留的部位和病人的耐受程度。按照体位引流的原则,先引流上叶,然后引流下叶后基底段,因为自上到下的顺序有利于痰液完全排出。如果有两个以上需引流的部位,应引流痰液较多的部位。如果病人不能耐受,应及时调整姿势。头外伤、胸部创伤、咯血、严重心血管疾病和病情不稳定者,不宜采取头低位进行体位引流。

(3)引流时间:根据病变部位、病情和病人状况,每天 1～3 次,每次 15～20 分钟。一般于饭前 1～2 小时,饭后 2 小时进行,晨起进行效果最好。

(4)引流中护理:注意观察病人有无出汗、脉搏细弱、头晕、疲劳、面色苍白等症状。评估病人对体位引流的耐受程度,若病人出现心率超过 120 次/min、心律失常、高血压、低血压、眩晕或发绀等,应立即停止引流。在体位引流过程中,协助病人在保持引流体位时进行有效咳嗽,鼓励并指导病人做腹式深呼吸,辅以胸部叩击或震荡等措施,也可取坐位以产生足够的气流促进排痰,提高引流效果。

(5)引流后护理:引流结束后,帮助病人采取舒适体位,处理污物。给予清水或漱口液漱口,保持口腔清洁。观察病人咳痰的情况,如性质、量及颜色,并记录。听诊肺部呼吸音的改变,评价体位引流的效果并记录。

2. 咯血的护理

（1）对症护理:安排专人护理病人,保持口腔清洁、舒适,咯血后协助病人漱口,擦净血迹,防止因口咽部异味刺激引起剧烈咳嗽而诱发再度咯血。及时清理咯出的血块及污染的衣物、被褥,有助于稳定情绪,增加安全感,避免因精神过度紧张而加重病情。对精神极度紧张的病人建议给予小剂量镇静剂,咳嗽剧烈的病人可给予镇咳剂。

（2）保持呼吸道通畅:鼓励病人将气管内痰液和积血轻轻咳出,保持呼吸道通畅。咯血时协助轻轻拍击健侧背部,嘱病人不要屏气,以免诱发喉头痉挛,使血液引流不畅形成血块,导致窒息。

（3）病情观察:观察病人有无胸闷、气促、呼吸困难、发绀、面色苍白、出冷汗、烦躁不安等窒息征象;观察咯血频次、量、性质及出血的速度,生命体征及意识状态的变化;有无阻塞性肺不张、肺部感染及其他合并症表现。记录 24 小时咯血量。

（4）窒息的抢救:对大咯血及意识不清的病人,必须在病床边备好急救的物品,一旦病人出现窒息的征象,立即取头低足高位,头偏向一侧,轻叩背部,迅速清除口咽部的血块,或直接刺激咽部促使咳出血块。必要时用吸痰管进行机械吸引,并给予高流量吸氧。做好气管插管或气管切开的准备和配合工作,以解除呼吸道阻塞。

（四）用药护理

1. 遵医嘱使用抗生素、支气管舒张剂和祛痰剂等,指导病人掌握药物的疗效、剂量、用法和不良反应。

2. 止血药护理　①垂体后叶素可收缩小动脉,减少肺血流量,从而减轻咯血。但也能引起子宫、肠道平滑肌收缩和冠状动脉收缩,故冠心病、高血压病人及孕妇忌用。静脉输液速度勿过快,以免引起心悸、恶心、面色苍白等不良反应。②年老体弱、肺功能不全者在应用镇静剂和镇咳药后,应注意观察呼吸中枢和咳嗽反射受抑制情况,以早期发现因呼吸抑制导致的呼吸衰竭和不能咯出血块发生的窒息。

（五）心理护理

支气管扩张病程多呈慢性过程,疾病迁延不愈,病人容易产生焦虑。当出现咯血尤其大量咯血时,病人会感觉到生命受到威胁。要关注病人的心理状态,有无焦虑、忧郁等不良情绪,做好心理疏导。

（六）健康指导

1. 疾病预防指导　支气管扩张是可以预防的,如积极治疗婴幼儿的呼吸道感染和肺不张,早期通过支气管镜或支气管切除术去除异物或腺瘤,积极早期治疗支气管结核和淋巴结结核等。只要支气管壁各层的组织尚未受到严重破坏,扩张的支气管有可能恢复正常。支气管扩张病情演变与感染密切相关,要积极预防呼吸道感染,增加营养的摄入,注意锻炼身体,天气变化随时增减衣物,避免受凉、酗酒及吸烟,预防感冒,减少刺激性气体吸入等对预防支气管扩张症有重要意义。

2. 疾病知识宣教　向病人及家属讲解有关支气管扩张的发生、发展与治疗、护理过程,与病人和家属共同制订长期防治计划。指导病人学会清除痰液的方法,学会自我监测病情,劳逸结合,维护心、肺功能,病情变化及时就诊。

（张　洪）

学习小结

支气管扩张指中等大小支气管管腔不可逆性扩张和变形。典型表现为慢性咳嗽、大量脓痰、反复咯血。典型体征为固定而局限的湿啰音。胸部 CT 检查和支气管碘油造影是确诊的主要辅助检查方法。

治疗原则是治疗基础疾病,控制感染,引流痰液,处理并发症,有适应证者可手术治疗。护理的特色为控制感染、体位引流和预防咯血窒息的护理。

1. 简述支气管扩张的临床表现。　　　　　　　2. 简述咯血窒息的护理措施。

第六节　肺结核病人的护理

学习目标

掌握	肺结核的传播途径、临床表现、主要护理诊断与护理措施。
熟悉	肺结核的病因、分类与治疗要点。
了解	肺结核的发病机制及影像学检查特点。

案例 2-2

　　李某，女，55岁，下岗职工，小学文化。因乏力、食欲减退半个月，发热、咳嗽、痰中带血6天前来就诊，以"右上肺继发性肺结核，痰结核涂片检查（+）"收住院治疗。病人于半个月前无明显诱因感乏力，食欲减退，无恶心、呕吐。6天前渐感胸痛、咳嗽、咳痰，偶有痰中带血，色红，伴发热，以午后为甚，夜间盗汗。既往身体健康，无类似病史。无外伤手术史，无传染病史，无药物过敏史，家人无结核病史。

　　体检：T 38℃，P 100次/min，R 24次/min，BP 105/75mmHg。急性病容，神清，全身淋巴结不肿大；右上肺呼吸音稍增粗，锁骨上下区有细湿啰音，心率100次/min，心律齐，无杂音。其余检查正常。

　　辅助检查：血常规：RBC 4.5×10^{12}/L，Hb 115g/L，WBC 11×10^9/L，N 54%，L 44%。单核细胞2%；痰结核菌涂片检查（+）；X线胸片，右上肺野有斑片状阴影，密度欠均匀，边缘模糊，其余肺及心、膈显示正常。

　　思考：

　　1. 肺结核的常见临床表现有哪些？该病人还应做哪些方面的检查？

　　2. 李女士的主要护理诊断有哪些？简述护理措施。

　　3. 李女士说："我该怎么做病才会好得快，并且不会传染给别人？"请针对此拟定健康教育方案。

　　4. 该病人的治疗手段是什么？用药的注意事项有哪些？

　　肺结核（pulmonary tuberculosis）是由结核分枝杆菌引起的肺部慢性传染性疾病，可侵袭人体的诸多脏器，但以感染肺部形成肺结核最为常见。肺结核是全球关注的公共卫生和社会问题，也是我国重点控制的慢性传染病疾病之一。肺结核属于国家法定乙类传染病，是我国重点控制的主要传染病之一，排菌病人为其重要的传染源。肺结核的基本病理特征为渗出、干酪样坏死及其他增殖性病变，可形成空洞，除少数病人起病急骤外，大多数病人呈慢性过程。主要表现有低热、盗汗、消瘦、乏力等全身症状及咳嗽、咯血等呼吸系统表现。若能及时诊断及合理治疗，大多数病人可获临床治愈。

　　20世纪80年代中期以来，结核病出现全球恶化趋势，WHO陆续发布了《全球结核病紧急状态宣言》，将每年3月24日作为世界防治结核病日，随后WHO又制订和启动了特别项目以积极推动全球（尤其是发展中国家）实施结核病的全程督导短程化疗（directly observed treatment short-course，DOTS）以期遏制全球结核病疫情。

　　在我国，结核病的疫情虽有明显下降，但流行形势仍十分严峻。中国是世界上结核病疫情负担最重、危险性最高的22个国家之一，疫情呈感染率高、患病率高、死亡人数多、地区患病率差异大的特点。2000

年统计结果显示,活动性肺结核病人约 500 万,中青年患病多,每年因结核病死亡的人数约 13 万,是全国十大死亡病因之一。因此,结核病的防治不容忽视。

【病因与发病机制】

1. **结核分枝杆菌的特点** 典型的结核分枝杆菌是细长、稍弯曲、两端圆形的杆菌,分为人型、牛型、非洲型和鼠型 4 类,其中引起人类结核病的主要为人型结核分枝杆菌。结核分枝杆菌的生物学特性有:①多形性。痰标本中结核分枝杆菌呈现 T、V、Y 字形,细菌数量多时也可呈束状、丛状等多种形态排列。②抗酸性。一般细菌无抗酸性,结核分枝杆菌耐酸染色为红色,并可以抵抗盐酸酒精的脱色作用,故被称为抗酸杆菌。抗酸染色是鉴别分枝杆菌和其他细菌的方法之一。③生长缓慢。结核分枝杆菌为需氧菌,生长比较缓慢,培养时间一般需要 2～8 周,最适生长温度为 37℃。④对干燥、酸、碱、冷的抵抗力强。在干燥的环境中可存活 6～8 个月,甚至数年,在室内阴暗潮湿处能生存数月;一般除污剂对结核分枝杆菌不起作用;但对热、光照和紫外线比较敏感,阳光下曝晒 2～7 小时、紫外线灯消毒 30 分钟均有明显的杀菌作用;湿热对结核分枝杆菌杀伤力强,煮沸 100℃达 5 分钟即可杀死;常用杀菌剂当中,70% 的酒精最佳,接触 2 分钟即可杀死;将痰吐在纸上直接焚烧是最简易的灭菌方法。⑤菌体结构复杂。主要是类脂质、蛋白质和多糖类,其成分与结核病的组织坏死、干酪液化、空洞发生及结核过敏反应有关。

2. **肺结核的传播特点** 结核病的传染源主要是痰中带菌的肺结核病人,尤其是未被发现和未经治疗管理或治疗不合理的痰涂片阳性病人。主要传染途径是通过飞沫经呼吸道传染。病人通过咳嗽、喷嚏、大声谈话等方式将含有结核分枝杆菌的飞沫排到空气中传播。肺结核病人随地吐痰的痰液干燥后结核分枝杆菌也会随灰尘四处飞扬,被其他人吸入呼吸道后可能引起感染。人类对结核分枝杆菌普遍易感,影响人群对结核分枝杆菌易感性的主要因素是机体的自然抵抗力及获得性特异性抵抗力两个方面。婴幼儿细胞免疫功能不完善、老年人免疫功能减退、HIV 感染者、免疫抑制药物长期使用者、慢性疾病等引起机体的免疫功能低下,这些原因使病人成为结核病的易感人群。另外生活贫困、居住条件拥挤和营养低下的人群很可能成为结核病的易感人群。

3. **结核分枝杆菌感染和肺结核的发生与发展**

(1) 原发感染:首次吸入结核分枝杆菌微滴的人,是否感染取决于入侵结核分枝杆菌的数量和毒力及人体肺泡内巨噬细胞固有的吞噬杀菌能力。如果结核分枝杆菌能够存活下来,并在肺泡巨噬细胞内外生长繁殖,这部分肺组织即出现炎症病变,称为原发病灶。原发病灶中的结核分枝杆菌沿着肺内引流淋巴管到达肺门淋巴结,引起淋巴结肿大。原发病灶和肿大的气管、支气管、淋巴结合称为原发综合征。原发病灶继续扩大,可直接或经血流播散到邻近组织的器官,发生结核病。结核分枝杆菌首次侵入人体开始繁殖时,人体产生特异性免疫,使机体内的结核分枝杆菌停止繁殖或被消灭,大多数病灶可自行吸收或钙化,但仍有少量结核分枝杆菌可长期处于休眠期,存活数年,成为继发性结核的潜在来源。

(2) 结核病的免疫反应和迟发型过敏反应:人体对结核菌的自然免疫力(先天免疫力)是非特异性的。接种卡介苗或感染结核分枝杆菌后获得的免疫力(后天性免疫力)则具有特异性,能将入侵的结核分枝杆菌杀死或严密包围,制止其扩散,使病灶愈合。结核分枝杆菌为细胞内寄生菌,免疫主要是细胞免疫。结核分枝杆菌侵入人体后 4～8 周,身体组织对结核分枝杆菌及其代谢产物可发生迟发型(Ⅳ)过敏反应。机体对结核分枝杆菌再感染和初感染的反应表现不同,称为 Koch 现象。

(3) 继发性结核:继发性感染是指在原发感染时期遗留的潜在病灶中的结核分枝杆菌重新活动发生的结核病。原发感染遗留于体内的结核分枝杆菌引起的继发性结核病为内源性复发;而受到外来结核分枝杆菌的再度感染则为外源性重染。继发性结核病病人的临床症状比较明显,表现也呈现多样化,更为重要的是结核病灶容易形成空洞和排菌,成为结核病的重要传染源。

4. **结核的基本病理改变** 结核病的基本病理变化是炎症渗出、增生和干酪样坏死,以破坏与修复同时进行为特点,故上述三种病理变化多同时存在,或以某种变化为主,且可相互转化。基本病变的转归有吸收、纤维化、钙化、恶化等。

【分类】

2004年我国肺结核分类标准,突出了对痰结核分枝杆菌检查和化学治疗史的描述,符合现代结核病控制的概念和实用性。肺结核分类有:

1. 原发型肺结核　含原发综合征和胸内淋巴结结核。多见于儿童及从边远山区、农村初进城市的成人。无症状或症状轻微,结核菌素试验多为强阳性。X线胸片表现为哑铃型阴影,即原发病灶、引流淋巴管炎和肿大的肺门淋巴结,形成典型的原发综合征(图2-6-1)。原发病灶一般吸收较快,不留任何痕迹。

2. 血行播散型肺结核　包括急性、亚急性和慢性血行播散型肺结核三种。急性血行播散型肺结核(急性粟粒型肺结核)常见于婴幼儿和青少年,特别是营养不良、患传染病或长期应用免疫抑制剂导致免疫力下降的小儿,多同时伴有原发型肺结核。由大量结核分枝杆菌在较短时间内,多次侵入血液循环所致。病人多起病急,持续高热,有全身毒血症状,常伴发其他脏器结核。X线显示双肺布满粟粒状阴影,常在出现症状2周左右出现,大小、密度和分布均匀,结节直径2mm左右。亚急性和慢性血行播散型肺结核起病较缓,症状较轻,X线胸片呈双上、中肺野为主的大小不等、密度不同和分布不均的粟粒状或结节状阴影,新鲜渗出与陈旧硬结和钙化灶共存(图2-6-2)。

3. 继发型肺结核　是成人中最常见的肺结核类型,病程长,易反复,多由体内潜伏病灶中的结核菌重新活动而发病,少数为外源性感染。

(1)浸润型肺结核(最常见):多发生在肺尖和锁骨下。X线显示为片状、絮状阴影,可融合成空洞。

(2)空洞型肺结核:空洞形态不一,多由干酪渗出病变溶解形成,洞壁不明显,有多个空腔,病人痰中常排菌,临床表现为发热、咳嗽、咳痰和咯血。

(3)结核球:干酪样病变吸收,周围形成纤维包膜或空洞阻塞性愈合。

(4)干酪样肺炎:发生于免疫力低下、体质衰弱、大量结核分枝杆菌感染者,或有淋巴结支气管瘘,淋巴结内大量干酪样物质经支气管进入肺内。

(5)纤维空洞型肺结核:病程长,反复进展恶化,肺组织破坏重,双侧或单侧出现空洞壁增厚和广泛纤维增生,造成肺门抬高,肺纹理呈垂柳样,纵隔向患侧移位,常见胸膜粘连和代偿性肺气肿(图2-6-3)。

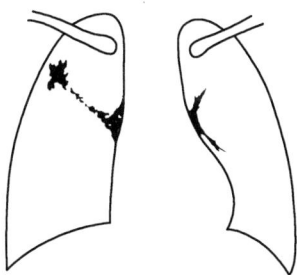

图2-6-1　原发型肺结核-原发综合征　　　图2-6-2　急性粟粒型肺结核　　　图2-6-3　纤维空洞型肺结核

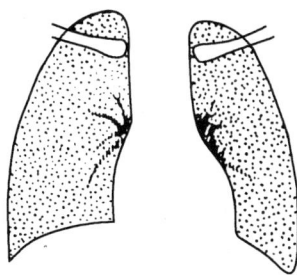

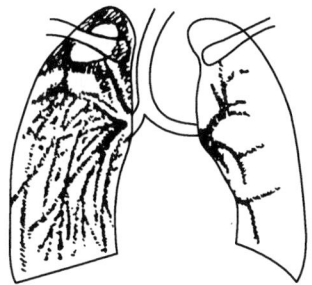

4. 结核性胸膜炎　包括结核性干性胸膜炎、结核性渗出性胸膜炎(最常见)、结核性脓胸。

5. 其他肺外结核　按部位和脏器命名,如骨关节结核、肾结核、肠结核等。

6. 菌阴肺结核　三次痰涂片及一次培养阴性的肺结核。诊断标准为:①典型肺结核临床症状和胸部X线表现;②抗结核治疗有效;③临床可排除其他非结核性肺部疾患;④纯蛋白衍化物(purified protein derivative, PPD)(5IU)强阳性,血清抗结核抗体阳性;⑤痰结核分枝杆菌PCR和探针检测呈阳性;⑥肺外组织病理证实结核病变;⑦BAL液中检出抗酸分枝杆菌;⑧支气管或肺部组织病理证实结核病变。具备①~⑥中的3项或⑦~⑧条中任何1项可确诊。

【临床表现】

各型肺结核的临床表现不尽相同,但有共同之处。

（一）症状

1. 全身症状 表现为午后低热、乏力、食欲减退、消瘦、盗汗等。在肺结核发生急性血行播散或继发性肺结核出现干酪样坏死、病灶播散等病变恶化进展时,病人常出现不规则高热。育龄妇女有月经失调或闭经。

2. 呼吸系统症状

（1）咳嗽、咳痰:是肺结核最常见的症状。多为干咳或有少量白色黏液痰。有空洞形成时,痰量增多;合并细菌感染时,痰呈脓性;合并厌氧菌感染时痰液有脓臭味。

（2）咯血:1/3～1/2病人有不同程度咯血,咯血量不等,多为小量咯血,少数严重者可大量咯血,甚至发生失血性休克。

（3）胸痛:炎症累及壁层胸膜时有胸壁刺痛,并随呼吸和咳嗽而加重。

（4）呼吸困难:多见于干酪样肺炎和大量胸腔积液病人。

（二）体征

早期病灶范围较小或病灶位于肺组织深部的病人,多无异常体征。若病变范围较大,则可出现相应的体征。当出现大范围的渗出性病变或干酪样坏死时,检查病人的肺部可发现肺实变体征。较大的空洞性病变听诊可闻及支气管呼吸音。结核性胸膜炎时有胸腔积液体征。支气管结核可有局限性哮鸣音。肺有纤维化或胸膜粘连增厚者,对侧可有代偿性肺气肿体征。

（三）并发症

可并发自发性气胸、脓气胸、支气管扩张、慢性肺源性心脏病。结核分枝杆菌随血行播散可并发淋巴结、脑膜、骨及泌尿生殖器官等肺外结核。

【实验室及其他检查】

1. 痰结核分枝杆菌检查 痰中查到结核分枝杆菌是确诊肺结核的最重要依据,也是发现传染源、观察抗结核治疗的疗效和进行结核病流行病学调查的主要指标。

（1）痰涂片检查:痰涂片查结核分枝杆菌的方法主要有直接涂片法和集痰涂片法。是简单、快速、易行和可靠的方法,但敏感性欠佳。痰涂片阳性只能说明痰中含有抗酸杆菌,不能区分结核分枝杆菌和非结核分枝杆菌,由于非结核分枝杆菌少,故痰中查出抗酸杆菌有重要的意义。

（2）培养和药物敏感性测定法:痰结核分枝杆菌培养查结核分枝杆菌的结果比较准确可靠,痰结核分枝杆菌培养阳性是诊断肺结核的金指标,也可以为菌种鉴定和药物敏感性测定提供菌株。一般2～6周出阳性结果,8周报告阴性结果。

（3）其他:PCR、核酸探针检测结核分枝杆菌的DNA片段,应用ELISA方法测定结核分枝杆菌的特异性抗原、抗体等方法,均是快速诊断结核病的新手段,但是这些检验技术尚待改进和完善。

2. 影像学检查 胸部X线检查是诊断肺结核十分有效的辅助手段,对确定病变部位、范围、性质及其演变有重要价值,典型X线胸片可以初步诊断肺结核,如果疑诊肺结核病人的X线胸片缺乏肺结核的特征性表现,则应该注意与其他肺部疾病相鉴别。胸部CT检查有助于微小或隐蔽性肺结核病灶的发现、了解病变范围及鉴别诊断。

3. 结核菌素试验 结核菌素是结核分枝杆菌培养物经过加热灭活和过滤提炼制出的结核菌代谢产物。结核菌素试验对儿童和青少年结核病的诊断有参考价值。WHO和国际防痨和肺病联合会推荐使用的结核菌素为PPD,便于国际结核感染率的比较。通常在左前臂屈侧中部皮内注射0.1ml(5IU),48～72小时后测量皮肤硬结的横径和纵径,得出平均直径=(横径+纵径)/2,而不是红晕的直径,硬结是特异性过敏反应,红晕是非特异性过敏反应。硬结直径≤4mm为阴性,5～9mm为弱阳性,10～19mm为阳性,≥20mm或

虽 <20mm 但局部有水疱和淋巴管炎为强阳性反应。结核菌素试验受多种因素影响,结核分枝杆菌感染后需 4～8 周才建立充分过敏反应,在此之前,结核菌素试验可呈阴性;营养不良、HIV 感染、麻疹、水痘、癌症、严重细菌感染等,结核菌素试验则为阴性和弱阳性。

4. 纤维支气管镜检查　纤维支气管镜检查可直接观察支气管病变,常用于支气管结核及淋巴结支气管瘘的诊断;纤维支气管镜冲洗、刷检的标本也可行结核菌检测,或经纤维支气管镜钳取支气管或肺内病灶的活体组织,进一步做病理学检查明确诊断。因此纤维支气管镜检查尤其适用于痰菌阴性及临床诊断困难的病人。

【诊断要点】

（一）诊断方法

根据结核病的症状和体征、肺结核接触史,结合胸部 X 线检查及痰结核分枝杆菌检查可做出诊断。

（二）肺结核的诊断程序

对于出现下列可疑病症者,如呼吸道感染病程慢性迁延,且抗感染治疗效果不明显或无效的病人;痰中带血、咯血或长期低热的病人;有与肺结核病人密切接触史或有结核病好发危险因素（糖尿病、HIV 感染、AIDS 等）的病人近期出现呼吸道感染症状及胸部 X 线异常病变;既往有肺外结核病的病人等应该高度警惕,及时行相关检查以明确或排除肺结核的诊断,暂时不能确诊者更要严密追踪观察。如果肺结核的诊断已经成立,要根据临床表现、实验室检查及 X 线胸片检查结果确定有无活动性。最后依据痰菌检查结果判定有无传染性。

（三）肺结核的记录方式

1. 痰菌检查情况的记录　以涂（+）、涂（-）、培（+）、培（-）表示。当病人无痰或未查痰时,需记录“无痰”或“未查”。

2. 治疗状况的记录

（1）初治:尚未开始抗结核化疗的病人;正在进行标准化疗方案但用药未满疗程的病人;不规律化疗未满 1 个月的病人。

（2）复治:初治失败的病人;规律用药满疗程后痰菌又复阳的病人;不规律化疗超过 1 个月的病人;慢性排菌病人。

3. 诊断记录案例　按结核病分类、病变部位、范围、痰菌情况、化学治疗史、并发症、并存症、手术等顺序书写。例如,纤维空洞型肺结核　双上涂（+）复治　肺不张　糖尿病　肺切除术后。

【治疗原则】

（一）肺结核化学治疗（简称化疗）

肺结核化学治疗的目标是治愈疾病,达到杀菌灭菌的目的,中断传播、防止复发、防止耐药性产生。

1. 化学治疗的原则　早期、联合、适量、规律和全程治疗是化学治疗的原则。整个治疗方案分强化和巩固两个阶段。①早期:对所有检出和确诊病人均应立即给予化学治疗。早期化学治疗有利于迅速发挥早期杀菌作用,促使病变吸收和减少传染性。②联合:同时采用多种抗结核药物治疗,可提高疗效;同时通过交叉杀菌作用减少或防止耐药性的产生。③适量:严格遵照适当的药物剂量用药,剂量过低不能达到有效的血浓度,影响疗效和易产生耐药性,剂量过大易发生药物毒副反应。④规律:严格遵照医嘱要求规律用药,不漏服,不停药,以避免耐药性的产生。⑤全程:保证完成规定的治疗期是提高治愈率和减少复发率的重要措施。用药不规则或未完成疗程是化疗失败的最重要原因。

2. 常用抗结核药物　依据抗菌能力分为全杀菌剂、半杀菌剂和抑菌剂。全杀菌剂能够杀死在巨噬细胞内外的结核菌,半杀菌剂仅能杀死巨噬细胞内或外的结核菌。血液中（包括巨噬细胞内）药物浓度在常规剂量下,达到试管内最低抑菌浓度的 10 倍以上时才能起杀菌作用,否则仅有抑菌作用。抑菌剂与其他抗结核药物联用可以延缓其他药物耐药性的发生。常用抗结核药物分类及主要不良反应、注意事项见表 2-6-1。

表2-6-1 常用抗结核药物分类及主要不良反应、注意事项

药名（缩写）	分类	每天剂量(g)	主要不良反应	注意事项
异烟肼（H，INH）	全杀菌剂	0.3	周围神经炎，偶有肝功能损害	避免与抗酸药同时服用，注意消化道反应、肢体远端感觉及精神状态
利福平（R，RFP）	全杀菌剂	0.45~0.6	肝功能损害，过敏反应	服药后尿、唾液、汗液等排泄物均可显橘红色，食物可阻碍本品吸收，宜空腹服药，用药期间应检查肝功能
链霉素（S，SM）	半杀菌剂	0.75~1.0	听力障碍，眩晕，肾功能损害	注意听力变化，有无平衡失调，了解尿常规和肾功能变化
吡嗪酰胺（Z，PZA）	半杀菌剂	1.5~2.0	胃肠道不适，肝功能损害，高尿酸血症，关节痛	监测肝功能，注意关节疼痛、皮疹反应，监测血尿酸浓度
乙胺丁醇（E，EMB）	抑菌剂	0.75~1.0	视神经炎	监测视觉灵敏度和颜色鉴别力

3. 标准化学治疗方案 整个化疗全程分为强化和巩固两个治疗阶段。在强化期抓住结核菌大量繁殖、药物最能发挥杀菌效能的有利时机，采取强有力的化疗方案，尽快地杀死繁殖期菌群，使菌量急剧减少，可防止或减少继发性耐药菌的产生，还有可能杀灭可能存在的原发耐药菌及自然突变耐药菌。巩固期则主要针对病灶内仍残留的少数代谢低下或半静止状态的结核菌，这部分细菌相对比较顽固，因此该期的化疗所需时间明显长于强化期。

我国国家卫生健康委员会推荐的化疗初治方案初治方案：强化期2个月/巩固期4个月。常用初治菌阳肺结核治疗方案有2HRZE/4HR、2H$_3$R$_3$Z$_3$/4H$_3$R$_3$，如果第2个月末痰菌仍阳性，则延长1个月强化期，相应缩短1个月巩固期。初治菌阴肺结核（除外有空洞、粟粒型肺结核）：2HRZ/4HR、2H$_3$R$_3$Z$_3$/4H$_3$R$_3$。复治常用方案：2HRZSE/4~6HRE；2H$_3$R$_3$Z$_3$S$_3$E$_3$/6H$_3$R$_3$E$_3$。

（二）对症治疗

1. 毒性症状 在有效抗结核治疗1~2周内，毒性症状多可消失，无需特殊处理。在充分应用有效抗结核药物同时，可加用糖皮质激素如泼尼松，可能减轻炎症和过敏反应引起的症状，疗程在1个月以内。

2. 咯血 咯血量小，以卧床休息、镇咳、镇静等对症治疗为主。大咯血时应严格卧床休息，可用垂体后叶素缓慢静脉滴注；并注意观察病人有无出现咯血窒息，及时抢救。

3. 手术治疗 适用于经合理化学治疗无效、多重耐药的厚壁空洞、大块干酪灶、结核性脓胸、支气管胸膜瘘和大咯血保守治疗无效者，如有明显心、肺、肝、肾功能不全者，则不宜手术。

【常用护理诊断/问题】

1. 知识缺乏：缺乏有关结核病防治的知识。

2. 营养失调：低于机体需要量 与机体消耗增加、食欲减退有关。

3. 潜在并发症：大咯血、窒息。

4. 疲乏 与结核毒性症状有关。

5. 有孤独的危险 与隔离性治疗有关。

【护理措施】

（一）一般护理

1. 休息与活动 合理休息可以调整新陈代谢，使机体耗氧量降低，呼吸次数和深度亦降低，使肺脏获得相对休息，有利于病灶愈合。休息的程度与期限决定于病灶性质与病变趋势。肺结核病人症状明显，有咯血、高热等严重症状，或结核性胸膜炎伴大量胸腔积液者，应卧床休息。恢复期可适当增加活动，适当体育锻炼，提高机体抗病能力。症状较轻的病人应避免劳累和重体力劳动，保证充足的睡眠和休息，做到劳逸结合。痰涂片阴性和经有效抗结核治疗4周以上的病人，没有传染性或只有极低的传染性，应鼓励病人恢复正常的家庭和社会生活，有助于减轻肺结核病人的孤独感，降低焦虑情绪。

2. 饮食与营养

（1）制订营养计划：肺结核是一种慢性消耗性疾病，宜提供高热量、高蛋白、富含维生素的饮食，忌烟酒及辛辣食物。蛋白质不仅能提供热量，还可增加机体的抗病能力及机体修复能力，病人饮食中应有鱼、肉、蛋、牛奶、豆制品等动植物蛋白，成人每天蛋白质摄入量为 1.5～2.0g/kg，其中优质蛋白应占一半以上。多进食新鲜蔬菜和水果，补充维生素。食物中的维生素 C 有减轻血管渗透性的作用，可以促进渗出病灶的吸收；维生素 B 对神经系统及胃肠神经有调节作用，可促进食欲。

（2）增进食欲：增加食物的种类，饮食中注意添加促进消化、增进食欲作用的食物，如山楂、新鲜水果等；采用合适的烹调方法；创造温馨的进餐环境。食欲减退者可少量多餐。

（3）监测体重：每周测体重 1 次并记录，了解病人营养状况是否改善。

3. 环境　有条件的病人尽量单居一室，室内保持良好的通风，有阳光照射；痰涂片阳性的肺结核病人住院治疗时需进行呼吸道隔离，病房每天用紫外线消毒。

（二）病情观察

1. 症状观察　注意观察病人全身症状及呼吸系统症状，重点观察发热、胸痛、咳痰、咯血情况，如有大咯血，严密观察病人有无窒息征象。

2. 用药观察　结核化疗药联合使用，不良反应较多，注意观察病人有无肝功能损害、肾功能损害、周围神经炎、过敏反应、听力障碍、眩晕、胃肠道不适、关节痛及视神经炎等。

（三）症状、体征的护理

1. 咯血的护理　参见本章第五节。

2. 咳嗽、咳痰的护理

（1）指导病人正确留取痰标本：肺结核病人有间断且不均匀排痰的特点，需要多次查痰，应指导病人正确留取痰标本。通常初诊病人应留即时痰、清晨痰和夜间痰 3 份痰标本，夜间无痰者，应在留取清晨痰后 2～3 小时再留 1 份。复诊病人应送检夜间痰和清晨痰 2 份痰标本。

（2）痰中带菌是重要的传染源，飞沫传播是重要的传播途径，结核病人严禁随地吐痰，不可面对他人打喷嚏或咳嗽。在咳嗽或打喷嚏时，用双层纸巾遮住口鼻，纸巾和痰按传染性废弃物处理，最好进行焚烧。

（四）用药护理

1. 介绍有关药物治疗的知识及药物不良反应，指导病人如出现巩膜黄染、肝区疼痛、胃肠不适、眩晕、耳鸣等不良反应要及时与医生联系，不要自行停药，大部分不良反应经相应处理可以完全消失。

2. 强调早期、联合、适量、规律、全程化学治疗的重要性，督促病人严格按医嘱服药，建立按时服药的习惯，防止治疗失败而产生耐药结核分枝杆菌，增加治疗的困难和经济负担。

（五）心理护理

结核病感染率高、患病死亡率高，病人容易产生焦虑。肺结核具有传染性，病人担心传染给周围的人，易导致自卑自责心理。疗程长，药物毒副反应较多，病人经济负担较重。向病人及家属介绍结核病有成熟的预防和治疗手段，只要严格执行治疗措施，本病大部分可以临床治愈或痊愈。

（六）健康指导

1. 结核病的预防指导

（1）控制传染源：早期发现并给予合理化学治疗和良好护理，是预防结核病疫情的关键。肺结核病程长、易复发和具有传染性，必须长期随访。掌握病人从发病、治疗到治愈的全过程，实行全程督导短程化学治疗（DOTS）。

（2）指导病人做好隔离防护措施：①有条件的病人应单居一室；开窗通风，保持空气新鲜。痰涂片阳性的肺结核病人住院治疗时需进行呼吸道隔离，每天用紫外线消毒。②注意个人卫生，严禁随地吐痰，在咳嗽或打喷嚏时，用双层纸巾遮住口鼻，不可面对他人打喷嚏或咳嗽，以防飞沫传播。③餐具煮沸消毒或用消毒液浸泡消毒,同桌共餐时使用公筷。④衣物、被褥、书籍在烈日下暴晒杀菌。⑤排菌病人外出时戴口罩。

（3）保护易感人群：①未受过结核分枝杆菌感染的新生儿、儿童及青少年应接种卡介苗（活的无毒力牛型结核分枝杆菌疫苗），使人体产生对结核分枝杆菌的获得性免疫力；②密切接触者或对受结核分枝杆菌感染易发病的高危人群,如 HIV 感染者、硅沉着病、糖尿病等,应定期到医院进行有关检查,必要时给予预防性治疗。

2. 疾病知识指导　嘱病人合理安排休息,恢复期适当体育锻炼;保证营养的摄入,戒烟酒。向病人强调坚持规律、全程、合理用药,保证 DOTS 顺利完成。督促病人定期复查肝、肾功能,指导病人观察药物疗效和不良反应,若出现药物不良反应及时就诊。督促病人定期随访,不适随访。

（张　洪）

学习小结

结核分枝杆菌具有抗酸性、生长缓慢、抵抗力强、菌体结构复杂的特点。飞沫传播是肺结核最重要的传播途径。浸润型肺结核是成人最常见的一种类型。肺结核主要表现为乏力、盗汗、低热、咳嗽、咳痰,可有不同程度咯血。治疗主要是化学治疗和对症处理。

护理的重点是指导病人合理休息;提供高热量、高蛋白、富含维生素的饮食;正确留取痰标本;提高病人对化学治疗的依从性,观察药物不良反应;给予疾病预防与控制及疾病相关知识的健康教育指导。

复习参考题

1. 简述结核的分类和诊断要点。

2. 简述肺结核的临床表现。

3. 简述如何切断结核的传播途径。

第七节　支气管哮喘病人的护理

学习目标

掌握	支气管哮喘的病因、主要护理诊断与护理措施。
熟悉	支气管哮喘的临床表现、治疗原则。
了解	支气管哮喘的发病机制、辅助检查及哮喘病人的管理。

支气管哮喘（bronchial asthma）简称哮喘,是一种慢性气道炎症性疾病。气道炎症由多种炎症细胞（如嗜酸性粒细胞、肥大细胞、T 细胞、中性粒细胞等）、气道结构细胞（如平滑肌细胞、气道上皮细胞等）和细胞因子参与。这种炎症常伴随引起气道反应性增高和出现广泛多变的可逆性气流受限,并引起反复发作性的喘息、气急、胸闷和（或）咳嗽等症状,常在夜间和（或）清晨发作、加剧,大多数病人可经药物治疗得到缓解。支气管哮喘如诊治不及时,随病程的延长可产生气道不可逆性狭窄和气道重塑。

全球各地哮喘患病率不同,且在世界范围内仍呈增加趋势,1995 年 WHO 成立《全球哮喘防治倡议》（Global Initiative for Asthma, GINA）。全球约有 3.0 亿病人,各国哮喘患病率 1%～30%,我国为 0.5%～5%,且逐年上升。本病累及所有人群,约半数病人 12 岁以前起病,老年人也易患本病,成人男女患病率大致相同,发达国家高于发展中国家,城市高于农村,约 40% 的病人有家族史。

【病因与发病机制】

哮喘发病机制十分复杂，许多因素参与其中，主要包括宿主因素（遗传因素）和环境因素两个方面。

1. 病因

（1）遗传因素：哮喘具有遗传倾向。哮喘病人亲属患病率高于群体患病率，且亲缘关系越近，患病率越高；病人病情越严重，其亲属患病率也越高。

（2）环境因素：是哮喘病人最主要的激发因素。包括：①特异性和非特异性吸入物，如尘螨、花粉真菌、动物毛屑、二氧化硫、氨气等；②感染，如细菌、病毒、原虫、寄生虫等；③食物，如鱼、虾、蟹、蛋类、牛奶等；④药物，如普萘洛尔、阿司匹林等；⑤其他，气候变化、运动、妊娠、胃食管反流等。

2. 发病机制　哮喘的本质是气道慢性炎症，其发病机制不完全清楚，有多个学说，如过敏反应、气道炎症和神经 - 受体失衡学说等。心理因素也可能是哮喘发作的一个诱因。

【临床表现】

1. 症状　典型的哮喘表现为发作性伴有哮鸣音的呼气性呼吸困难或发作性胸闷和咳嗽。严重者可呈坐位或端坐呼吸，干咳或咳大量白色泡沫痰，甚至出现发绀等，但有时仅以咳嗽为唯一症状（咳嗽变异性哮喘）。哮喘症状可在数分钟内发作，持续数小时至数天，应用支气管舒张药后缓解或自行缓解，"日轻夜重"即在夜间及凌晨发作和加重，常是哮喘的特征之一。有些青少年，可在运动时出现胸闷、咳嗽和呼吸困难（运动性哮喘）。

2. 体征　发作时胸部呈过度充气状态，双肺可闻及广泛的哮鸣音、呼气音延长、呼吸音减弱，叩诊过清音，呼吸辅助肌和胸锁乳突肌收缩增强。但在轻度哮喘或非常严重哮喘发作时，哮鸣音可不出现。严重者常出现心率增快、奇脉、胸腹反常运动和发绀。非发作期体检可无异常。

3. 并发症　发作时可并发气胸、纵隔气肿、肺不张，长期反复发作和感染可并发慢性支气管炎、肺气肿、支气管扩张症、间质性肺炎、肺纤维化和肺源性心脏病。

【实验室及其他检查】

1. 痰液和呼出气检查　痰涂片可见较多嗜酸性粒细胞。呼出气成分如 NO（FeNO）可作为哮喘时气道炎症的无创性标志物。痰液和呼出气的检查有助于选择最佳哮喘治疗方案。

2. 呼吸功能检查

（1）通气功能：发作时呈阻塞性通气功能障碍，表现为哮喘发作时，有关呼气流速的全部指标均显著下降。

（2）支气管激发试验：用以测定气道反应性，常用吸入激发剂为醋甲胆碱、组胺。激发试验只适用于第一秒用力呼气量（FEV_1）在正常预计值的 70% 以上的病人。在设定的激发剂量范围内，如 FEV_1 下降≥20%，可诊断为激发试验阳性。

（3）支气管舒张试验：用以判断气流受限的严重程度及其可逆性和变异性，为确诊哮喘和评估哮喘控制程度提供依据。常用吸入型支气管舒张药有沙丁胺醇、特布他林等。舒张试验阳性：① FEV_1 较用药前增加≥12%，且其绝对值增加≥200ml；② PEF 较治疗前增加 60L/min 或≥20%。

（4）呼气流速峰值（PEF）及其变异率测定：PEF 可反映气道通气功能的变化。哮喘发作时 PEF 下降。若昼夜或 24 小时内 PEF 变异率≥20%，则符合气道气流受限可逆性改变的特点。

3. 血气分析　严重发作时可有 PaO_2 降低，由于过度通气可使 $PaCO_2$ 下降，pH 上升，表现为呼吸性碱中毒。如重症哮喘，可出现缺氧及 CO_2 潴留，$PaCO_2$ 上升，表现为呼吸性酸中毒；如缺氧明显，可合并代谢性酸中毒。

4. 胸部 X 线检查　哮喘发作早期可见两肺透亮度增加，呈过度充气状态，如并发感染，可见肺纹理增加及炎性浸润阴影。

5. 特异性过敏原的检测　哮喘病人大多数对众多的过敏原和刺激物敏感，通过过敏原检测结合病史有助于了解导致个体哮喘发生和加重的危险因素，也可帮助筛选适合特异性免疫治疗方法的病人。

【诊断要点】

1. 反复发作喘息、气急、胸闷、咳嗽等，多与接触过敏原、冷空气、物理、化学性刺激及上呼吸道感染、运动等有关。

2. 双肺可闻及散在或弥漫性以呼气相为主的哮鸣音。

3. 上述症状和体征可经治疗缓解或自行缓解。

4. 除外其他疾病所引起的喘息、气急、胸闷和咳嗽。

5. 临床表现不典型者（如无明显喘息或体征），可根据条件做以下检查，如任一结果阳性，可辅助诊断为支气管哮喘。①简易峰流速仪测定最大呼气流量（日内变异率≥20%）；②支气管舒张试验阳性［一秒钟用力呼气容积（FEV_1）增加≥12%，且 FEV_1 增加绝对值≥200ml ］。

符合 1～4 条或 4、5 条者，可以诊断为支气管哮喘。

【分期及控制水平分级】

支气管哮喘可分为急性发作期、非急性发作期（慢性持续期）和临床缓解期。

1. 急性发作期　气促、咳嗽、胸闷等症状突然发生或原有症状急剧加重，常有呼吸困难，以呼气流量降低为其特征，常因接触过敏原刺激物或呼吸道感染而诱发。急性发作严重程度分为轻度、中度、重度和危重 4 级（表 2-7-1）。

表 2-7-1　哮喘急性发作时病情严重程度分级

临床特点	轻度	中度	重度	危重
活动受限	影响不大	轻度	受限	
体位	可平卧	喜坐位	端坐呼吸	
谈话方式	连续成句	说话有中断	单字	不能讲话
气短	步行、上楼时	稍事活动	休息时	
呼吸频率	轻度增加	增加	常 >30 次 /min	辅助呼吸肌活动
哮鸣音	呼吸末期	响亮、弥漫	响亮、弥漫	减弱乃至无
脉率（次 /min ）	<100	100～120	>120	>120 或脉率变慢或不规则
焦虑	可有	有	常有	嗜睡、意识模糊
PaO_2（mmHg）	正常	60～80	<60	<60
$PaCO_2$（mmHg）	<45	≤45	>45	>45
血氧饱和（% ）	>95	91～95	≤90	<90
支气管扩张剂	能被控制	仅有部分缓解	无效	无效

2. 慢性持续期　是指病人每周均不同频率和（或）不同程度地出现症状（喘息、气急、胸闷、咳嗽等）。

3. 哮喘控制水平分级　新版 GINA 主张根据病人既往 4 周中的症状和肺功能测定指标将哮喘控制水平分为控制、部分控制和未控制 3 级（表 2-7-2）。临床也常用 ACT 和 ACQ 等问卷来评价症状控制水平，见附表。

表 2-7-2　哮喘控制水平分级

临床特征	控制	部分控制	未控制
白天症状	无（或≤2 次 /周）	>2 次 /周	任何一周内出现，部分控制中的 3 项或 3 项以上
活动受限	无	有	
夜间症状 / 憋醒	无	有	
需要使用缓解药的次数	无（或≤2 次 /周）	>2 次 /周	
肺功能（PEF 或 FEV_1）	正常或≥80% 正常	<80% 正常预计值（或本人最佳值）	

注：控制：达到所有条件；部分控制：任何 1 周内出现 1～2 项特征；PEF：呼气峰流量；FEV_1：第 1 秒用力呼气容积

4. 缓解期　是指经过治疗或未经治疗，症状、体征消失，肺功能恢复到急性发作前水平，并维持 3 个月以上。

"哮喘总体控制"应包含两个方面：①达到当前控制：无或很少有症状（每周≤2 次）、不需要或很少需要（每周≤2 次）使用缓解症状的药物（如吸入短效 β₂ 受体激动剂）、肺功能正常或接近正常、正常活动不受影响等；②降低未来风险：无病情不稳定或恶化，无急性发作，无肺功能的持续下降，无因长期用药引起的不良反应等。

【治疗原则】

目前尚无特效的治疗方法，经长期规范化治疗可使哮喘症状得到控制，减少复发乃至不发作。

（一）脱离过敏原

如病人能找到引起哮喘发作的过敏原或其他非特异性刺激因素，应立即脱离过敏原，这是防治哮喘最有效的方法。

（二）药物治疗

治疗哮喘药物主要分为两类：控制药物和缓解药物。控制药物（抗炎药）主要通过抗炎作用使哮喘维持临床控制，是需要长期每天使用的药物，其中包括糖皮质激素（可吸入、口服、静脉用药）、白三烯调节剂、色甘酸钠、酮替芬、抗 IgE 抗体等。缓解药物（支气管舒张药）是通过迅速解除支气管痉挛从而缓解哮喘症状，是按需使用的药物，其中包括速效吸入 β₂ 受体激动剂、吸入性抗胆碱能药物、短效茶碱及短效口服 β₂ 受体激动剂等。

1. **糖皮质激素** 是当前控制气道炎症最有效的药物，分为吸入、口服和静脉用药，首选吸入性糖皮质激素（ICS）。①吸入给药：吸入激素的局部抗炎作用强，所需剂量较小，全身不良反应少，是长期抗感染治疗哮喘的最常用方法。吸入激素是长期治疗哮喘的首选药物。吸入激素可与长效 β₂ 受体激动剂、控释茶碱或白三烯受体拮抗剂联合使用，减少激素的使用量。②口服给药：适用于吸入激素联合治疗无效或需要短期加强治疗的病人。③静脉用药：严重急性哮喘发作时，应经静脉及时给予琥珀酸氢化可的松（100～400mg/d）或甲泼尼龙（80～160mg/d）。哮喘症状控制后改为口服和吸入剂维持治疗。

2. **β₂ 受体激动剂** 是控制哮喘急性发作的首选药物，首选速效吸入 β₂ 受体激动剂。主要通过作用于呼吸道的 β₂ 受体，松弛支气管平滑肌。分为吸入、口服和静脉用药，吸入是首选方法。①短效 β₂ 受体激动剂（作用维持 4～6 小时）：沙丁胺醇（舒喘宁）、特布他林（博利康尼、喘康速）和非诺特罗；②长效 β₂ 受体激动剂（维持 10～12 小时）：福莫特罗（奥克斯都保）、沙美特罗（施立稳）及丙卡特罗（美喘清）；与吸入型糖皮质激素联用是目前最常用的哮喘控制性药物；③缓释型及控释型 β₂ 受体激动剂：疗效维持时间较长，用于防治反复发作性哮喘；④注射用药：用于严重哮喘。

3. **茶碱类** 具有舒张支气管平滑肌作用，并具有强心、利尿、扩张冠状动脉、兴奋呼吸中枢和呼吸肌等作用，是目前治疗哮喘的有效药物，与糖皮质激素合用具有协同作用。

（1）口服给药：包括氨茶碱和控（缓）释型茶碱，用于轻至中度哮喘发作和维持治疗。氨茶碱 0.1～0.2g，每日三次；多索茶碱 0.1～0.2g，每日二次；茶碱缓释片 0.2～0.4g，每日二次。口服控（缓）释型茶碱尤其适用于夜间哮喘症状的控制。

（2）静脉给药：主要应用于重、危症哮喘，氨茶碱加入葡萄糖溶液中，缓慢静脉注射[注射速度≤0.25mg/（kg•min）]或静脉滴注，适用于哮喘急性发作且近 24 小时内未用过茶碱类药物的病人，首次剂量为 4～6mg/kg，维持剂量为 0.5～0.8g/kg，多索茶碱 0.3g，每日一次。注射量一般不超过 1.0g/d。

4. **抗胆碱药** 为胆碱能受体（M 受体）拮抗剂，有舒张支气管及减少痰液分泌的作用，与 β₂ 受体激动剂联合吸入有协同作用，尤其适用于夜间哮喘及多痰的病人。短效：经定量雾化吸入器（MDI）吸入溴化异丙托溴铵气雾剂，常用剂量为 20～60μg，3～4 次/d；经雾化泵吸入溴化异丙托溴铵溶液的常用剂量为

0.25~0.5mg, 3~4 次 /d。长效：塞托溴铵干粉剂每次 18μg，每天一次。本品对有吸烟史的老年哮喘病人较为适宜，但妊娠早期妇女、青光眼或前列腺肥大者应慎用。

5. LT（白三烯）调节剂 是目前除吸入型糖皮质激素外唯一可单独应用的哮喘控制性药物。通过调节 LT 的生物活性而发挥抗炎作用，具有舒张支气管平滑肌的作用。孟鲁斯特片 10mg，每日一次。

6. 其他 酮替芬和新一代组胺 H_1 受体拮抗剂等在轻症哮喘和季节性哮喘有一定效果，可与 $β_2$ 受体激动剂联合用药。

（三）急性发作期治疗

急性发作的治疗目的是尽快缓解气道阻塞，纠正低氧血症，恢复肺功能，预防进一步恶化或再次发作，防止并发症。一般根据病情的分度进行综合性治疗，治疗原则：去除诱因，解痉平喘，纠正缺氧，适时、足量全身使用糖皮质激素。

1. 轻度 经 MDI 吸入短效 $β_2$ 受体激动剂，第 1 小时每 20 分钟吸入 1~2 喷，随后轻度急性发作可调整为 3~4 小时吸入 1~2 喷。效果不佳时可加服 $β_2$ 受体激动剂控释片、小量茶碱控释片（每天 200mg）或抗胆碱药如异丙托溴铵气雾剂吸入。

2. 中度 每天吸入短效 $β_2$ 受体激动剂，第 1 小时可持续雾化吸入，联合雾化吸入短效抗胆碱药、激素混悬液。

3. 重度至危重度 持续雾化吸入短效 $β_2$ 受体激动剂，或合用雾化吸入短效抗胆碱药，激素混悬液及静脉点滴氨茶碱吸氧，静脉滴入糖皮质激素。

（四）哮喘的长期治疗

哮喘经过急性期治疗症状得到控制，但哮喘的慢性炎症改变仍然存在，需要根据哮喘的病情程度制订合适的长期治疗方案，治疗方案分 5 级（表 2-7-3）。对以往未经规范治疗的初诊哮喘病人可选择第 2 级治疗方案，哮喘病人症状明显，应直接选择第 3 级治疗方案。从第 2 级到第 5 级的治疗方案中都有不同的哮喘控制药物可供选择，而在每一级中都应按需使用缓解药物，以迅速缓解哮喘症状。如果使用该分级治疗方案不能够使哮喘得到控制，治疗方案应该升级直至达到哮喘控制为止。当哮喘控制并维持至少 3 个月后，治疗方案可考虑降级。

表 2-7-3 根据哮喘病情控制分级制订治疗方案

第 1 级	第 2 级	第 3 级	第 4 级	第 5 级
		哮喘教育、环境控制		
		按需使用短效 $β_2$ 受体激动剂		
控制性药物	以下选用 1 种： 低剂量的 ICS 白三烯调节剂	以下选用 1 种： 低剂量的 ICS 加长效 $β_2$ 受体激动剂（LABA） 中高剂量的 ICS 低剂量的 ICS 加白三烯调节剂 低剂量的 ICS 加缓释茶碱	以下加用 1 种或以上： 中高剂量的 ICS 加 LABA 白三烯调节剂 缓释茶碱	以下加用 1 种或 2 种： 口服最小剂量的糖皮质激素 抗 IgE 治疗

（五）免疫疗法

分为特异性和非特异性两种，前者称脱敏疗法（又称减敏疗法），采用特异性过敏原（如螨、花粉、猫毛等）行定期反复皮下注射，剂量由低到高，以产生免疫耐受性，使病人脱敏。非特异性免疫疗法，如注射卡介苗、转移因子、疫苗等生物制品抑制过敏原反应的过程。

（六）哮喘管理

哮喘管理目标是达到并维持症状的控制；维持正常活动，包括运动能力；维持肺功能水平尽量接近正常；预防哮喘急性加重；避免因哮喘药物治疗导致的不良反应；预防哮喘导致的死亡。哮喘病人自我健康管理需引起重视,通常包括以下 5 个部分:病人健康教育;通过联合评价症状和肺功能指标,监测哮喘的病情;确认并避免接触危险因素;规律随访,制订长期管理计划;建立预防急性发作的预案。

【护理诊断/问题】

1. 气体交换受损　与支气管痉挛、气道阻力增加有关。

2. 清理呼吸道无效　与无效咳嗽、痰液增加和黏稠有关。

3. 知识缺乏:缺乏正确使用解痉气雾剂的知识。

【护理措施】

(一)一般护理

1. 休息与活动　注意身体和心理的休息,降低氧耗。尤其在哮喘发作时,应协助病人取半卧位或坐位,并给予床旁小桌伏案休息以减轻体力消耗。

2. 饮食护理　大约 20% 的成年病人和 50% 的患儿可因不适当饮食而诱发或加重哮喘,应提供清淡、易消化、足够热量的饮食,避免进食硬、冷、油煎食物。若能找出与哮喘发作有关的食物,如鱼、虾、蟹、蛋类、牛奶等,应避免食用。某些食物添加剂如酒石黄和亚硝酸盐可诱发哮喘发作,应当引起注意。有烟酒嗜好者应戒酒、戒烟。哮喘发作的病人,应注意补充液体,有利于痰液的稀释和补充水分,应鼓励病人每天饮水 2500～3000ml。

3. 环境　避免接触环境中的过敏原,病人对气体的温度和气味很敏感,应保持室内空气流通、新鲜,温度、湿度适宜,不宜摆放花草及使用羽毛枕头,避免尘埃飞扬。

4. 氧疗护理　重症哮喘病人常伴有不同程度的低氧血症,应遵医嘱给予 1～3L/min 吸氧,吸氧时应注意呼吸道湿化、保暖和通畅,避免干燥和冷空气刺激而导致气道痉挛。如哮喘严重发作,经一般药物治疗无效,或病人神志改变,$PaO_2 < 60mmHg$,$PaCO_2 > 50mmHg$ 时,应准备进行机械通气,维持呼吸功能。

5. 口腔与皮肤护理　保持皮肤的清洁、干燥和舒适。病人哮喘发作时,常会大量出汗,应每天以温水擦浴,勤换衣服和床单,协助并鼓励病人咳嗽后用温水漱口,保持口腔清洁。

(二)病情观察

1. 注意观察哮喘发作的前驱症状,如鼻咽痒、喷嚏、流涕、眼痒等黏膜过敏症状。观察病人的咳嗽情况、痰液性状、颜色和量。哮喘发作时,应注意观察病人意识状态,呼吸频率、节律、深度及辅助呼吸肌是否参与呼吸运动等。加强对急性期病人的监护,哮喘在夜间和凌晨易发作,应严密监测病情变化。

2. 监测呼吸音、哮鸣音、血气分析和肺功能情况。

3. 注意观察有无用药后不良反应,如咽部不适、声音嘶哑、恶心、呕吐、心悸等。

(三)症状、体征的护理

1. 呼吸困难的护理　密切注意病情变化;指导病人脱离过敏原;正确使用缓解和控制哮喘发作的药物;避免紧张,学会放松;根据血气分析结果选择合适的氧疗器具、氧疗方式和氧疗浓度,保证氧疗有效供给。

2. 咳嗽、咳痰的护理　教会病人掌握深呼吸和有效咳嗽、咳痰的技巧,协助病人拍背。遵医嘱给予痰液稀释剂或雾化治疗,以促进痰液排出。必要时经鼻腔或口腔吸痰,出现呼吸困难、严重发绀、神志不清时,做好气管插管或气管切开的准备,建立人工气道以清除痰液。

(四)用药护理

1. 指导病人正确用药、观察药物不良反应

(1)糖皮质激素:激素吸入的主要不良反应为长期使用可引起声音嘶哑、咽部不适和口腔念珠菌感染,指导病人喷药后立即用清水漱口;口服激素宜在饭后服用,以减少对胃肠道的刺激;气雾吸入糖皮质激素可减少其口服量,当用吸入剂替代口服剂时,通常需同时使用 2 周后再逐步减少口服量。长期或大剂量使用糖皮质激素可加重骨质疏松、高血压、糖尿病和下丘脑-垂体-肾上腺轴的抑制等不良反应;指导病人应按医嘱进行阶梯式逐渐减量,不得自行减量或停药。

（2）β₂ 受体激动剂：①指导病人按医嘱用药，间歇使用，不宜长期、单一使用，也不宜过量应用，因为长期应用可引起 β₂ 受体功能下降和气道反应性增高，出现耐药性；②指导病人正确使用雾化吸入器，以保证药物的疗效；③注意观察药物的不良反应如骨骼肌震颤、低血钾、心律失常等不良反应。

（3）茶碱类：茶碱安全有效的血药浓度范围为 6～15mg/L，静脉注射时浓度不宜过高，速度不宜过快，注射时间宜在 10 分钟以上，氨茶碱用量过大或静脉注射（滴注）速度过快可引起胃肠道症状、心血管症状及多尿，严重者可引起室性心动过速、癫痫样症状、昏迷甚至心脏骤停等。在有条件的情况下应监测其血药浓度，及时观察药物毒性作用。合用西咪替丁（甲氰咪胍）或喹诺酮类、大环内酯类等药物可使茶碱类药物代谢速度减慢。发热、妊娠、小儿或老年，患有肝脏疾患、充血性心力衰竭及甲状腺功能亢进者应慎用。由于茶碱缓释片（舒弗美）或氨茶碱控释片内有控释材料，必须整片吞服。

（4）其他：抗胆碱药吸入后，少数病人有口苦或口干感。酮替芬有镇静、头晕、口干、嗜睡等不良反应。白三烯调节剂主要是胃肠道症状，少数有皮疹、血管性水肿、转氨酶水平升高，停药后可恢复正常。

2. 指导病人正确使用吸入器。

（1）定量雾化吸入器（MDI）：①介绍雾化吸入器具。根据病人文化层次、学习能力，提供雾化吸入器的学习资料。②演示 MDI 使用方法。打开盖子，摇匀药液，深呼气至不能再呼时张口，将 MDI 喷嘴置于口中，双唇包住咬口，以慢而深的方式经口吸气，同时以手指按压喷药，至吸气末屏气 10 秒，使较小的雾粒沉降在气道远端，然后缓慢呼气，休息 3 分钟后可再重复使用 1 次。特殊 MDI 的使用：对不易掌握 MDI 吸入方法的儿童或重症病人，可在 MDI 上加储药罐，可以简化操作，增加吸入到下呼吸道和肺部的药物量，减少雾滴在口咽部沉积引起的刺激，增加雾化吸入疗效。③医护人员演示后，指导病人反复练习，直至病人完全掌握。

（2）干粉吸入器的使用方法

1）都保装置的使用方法：①旋转并拔出瓶盖，确保红色旋柄在下方；②使都保直立，握住底部红色部分和都保中间部分，向某一方向旋转到底，再向相反方向旋转到底，听到"咔"的声响后即完成一次装药；③先呼气（勿对吸嘴呼气），再将吸嘴含于口中，双唇包住吸嘴用力深长吸气，然后将吸嘴从嘴部移开，继续屏气 5 秒后恢复正常呼吸。

2）准纳器的使用方法：①一手握住准纳器外壳，另一手拇指向外推动准纳器的滑动杆直至发出"咔嗒"声，表明准纳器已做好吸药的准备；②握住准纳器但远离口含嘴，在保证平稳呼吸的前提下，尽量呼气；③将口含嘴放入口中，深深地平稳吸气，将药物放入口中，屏气约 10 秒；④拿出准纳器，缓慢恢复呼气，关闭准纳器（听到"咔嗒"声表示关闭）。

（五）心理护理

哮喘新近发生和重症发作的病人，通常会出现紧张、甚至惊恐不安的情绪，应多巡视病人，耐心解释病情和治疗措施，给予心理疏导和安慰，消除过度紧张情绪，对减轻哮喘发作的症状和控制病情有重要意义。

（六）健康指导

1. 疾病知识指导 帮助病人及其家人增加对哮喘的概念、诱因，控制哮喘发作及治疗知识的认识，了解药物的主要不良反应及预防措施。病人应与医生共同制订有效、可行的个人治疗计划，使病人了解到哮喘虽不能彻底治愈，但只要坚持充分的正规治疗，哮喘是可以控制的，即病人可达到没有或仅有轻度症状，能进行日常工作和学习。另外，还要指导病人及家属积极配合哮喘的管理，尤其是积极参加各种形式的健康教育，重视并执行相关内容。

2. 避免诱发因素 针对个体情况，学会有效的环境控制，如减少与空气中过敏原的接触，避免冷空气刺激、戒烟、避免被动吸烟，预防呼吸道感染，避免摄入可引起过敏的食物，避免精神刺激和剧烈运动，避免养宠物。缓解期加强体育锻炼、耐寒锻炼及耐力锻炼，增强体质。

3. 自我监测病情 指导病人识别哮喘发作的先兆表现和病情加重的征象，学会使用峰速仪来监测自我 PEFR 值（最大呼气峰流速），做好哮喘日记，为疾病预防和治疗提供参考资料。峰流速仪的使用方法：取站立位，尽可能深吸一口气，然后用唇齿部分包住口含器后，以最快的速度，用 1 次最有力的呼气吹动游标滑动，游标最终停止的刻度，就是此次峰流速值。峰流速测定是发现早期哮喘发作最简便易行的方法，在没有出现症状之前，PEFR 下降，提示将发生哮喘的急性发作。如果 PEFR 经常有规律地保持在 80%～100%，为安全区，说明哮喘控制理想；PEFR 50%～80% 为警告区，说明哮喘加重，需及时调整治疗方案；PEFR＜50% 为危险区，说明哮喘严重，需要立即到医院就诊。

（七）随访

每 1～3 个月随访 1 次，急性发作后每 2～4 周随访 1 次，随访要检查居家 PEFR 和症状记录，吸入技术的掌握，危险因素及哮喘控制，即使哮喘达到控制，也应要求病人定期随访。记录哮喘日记包括每日症状、每日 2 次 PEFR 值和每 4 周 1 次的哮喘控制测试（ACT），监测维持哮喘控制水平，调整治疗方案、减少治疗药物需求量。

（孙龙凤）

学习小结

支气管哮喘是一种气道慢性炎症性疾病，气流受限可逆。遗传和环境因素是主要的致病因素。主要表现为发作性呼气性呼吸困难或发作性胸闷和咳嗽，伴有哮鸣音。治疗主要是控制气道炎症和缓解症状，达到并维持哮喘控制。护理的重点是脱离过敏原，提供清淡、易消化、足够热量的饮食，哮喘发作者注意补充液体；指导病人合理休息，促进排痰；指导病人正确使用糖皮质激素、茶碱类、抗胆碱药，注意药物相互作用和不良反应；教会病人正确使用 MDI、干粉吸入器；学会使用峰流速仪等方法进行自我监测病情；做好疾病及预防知识的健康指导。

复习参考题

1. 简述 MDI 的使用方法。
2. 简述哮喘病人用药的护理。
3. 简述哮喘病人自我病情监测的方法。

第八节　慢性阻塞性肺疾病病人的护理

学习目标

掌握	慢性阻塞性肺疾病的临床表现、主要护理诊断与护理措施。
熟悉	慢性阻塞性肺疾病的治疗、严重程度分级和病程分期。
了解	慢性阻塞性肺疾病的病因与发病机制。

案例 2-3

女性，68 岁，咳嗽、咳痰伴气喘 15 年，近两天来因受风寒，咳嗽加剧，痰呈黄色，不易咳出，夜间烦躁不眠，白昼嗜睡。体检：T 38℃，P 116 次 /min，R 32 次 /min，BP 150/85mmHg，消瘦，半卧位，问话回答有时不切题，发绀，皮肤温暖。球结膜充血水肿，颈静脉曲张，桶状胸，呼吸浅而快，肺部叩诊呈过清音，两肺散在哮鸣音,肺底湿啰音。实验室检查:RBC $5.6 \times 10^{12}/L$,Hb 160g/L,WBC $14.5 \times 10^9/L$,动脉血 PaO_2 43mmHg,$PaCO_2$ 70mmHg。

思考:

1. 请列出该病人主要的医疗诊断。

2. 该病人的主要护理诊断有哪些?

3. 该病人的治疗要点应包括哪些?

4. 如何对该病人进行护理措施?

慢性阻塞性肺疾病(chronic obstructive pulmonary disease,COPD),简称慢阻肺,是一种以持续气流受限为特征的可以预防和治疗的疾病,其气流受限多呈进行性发展,与气道和肺组织对烟草烟雾等有害气体或有害颗粒的慢性炎症反应增强有关。COPD 主要累及肺脏,但也可引起全身(或称肺外)的不良效应。COPD 可存在多种合并症。急性加重和合并症影响病人整体疾病的严重程度。COPD 是呼吸系统疾病中的常见病和多发病,其患病率和死亡率高,并给病人、其家庭及社会带来沉重的经济负担。我国对 7 个地区 20 245 名成年人进行调查,结果显示 40 岁以上人群中 COPD 的患病率高达 8.2%。据全球疾病负担研究项目(The Global Burden of Disease Study)估计,2020 年 COPD 将位居全球死亡原因的第 3 位。世界银行和世界卫生组织的资料表明,至 2020 年,COPD 将位居世界疾病经济负担的第 5 位。

COPD 与慢性支气管炎及肺气肿密切相关。如病人每年咳嗽、咳痰达 3 个月以上,连续 2 年或更长,并排除其他已知原因的慢性咳嗽,即可诊断为慢性支气管炎。肺气肿是指肺部终末细支气管远端气腔出现异常持久的扩张,并伴有肺泡壁和细支气管的破坏而无明显肺纤维化。当慢性支气管炎和(或)肺气肿病人肺功能检查出现气流受限并且不能完全可逆时,则诊断为 COPD。如病人只有慢性支气管炎和(或)肺气肿,而无气流受限,则不能诊断为 COPD。支气管哮喘也具有气流受限,但支气管哮喘是一种特殊的气道炎症性疾病,其气流受限具有可逆性,故不属于 COPD。

【病因与发病机制】

确切的发病机制尚不清楚,吸入有害颗粒或气体可引起肺内氧化应激、蛋白酶和抗蛋白酶失衡及肺部炎症反应。自主神经系统功能紊乱(如胆碱能神经受体分布异常)等也在 COPD 的发病中起重要作用。下列是引起 COPD 的危险因素:包括个体易感因素和环境因素,两者相互影响。

(一)个体因素

COPD 有遗传易感性。已知的遗传因素为 α_1- 抗胰蛋白酶缺乏;哮喘和气道高反应性是 COPD 的危险因素,气道高反应性可能与机体某些基因和环境因素有关。

(二)环境因素

1. 吸烟 为重要的发病因素。吸烟者慢性支气管炎的患病率比不吸烟者高 2~8 倍,吸烟时间越长,吸烟量越大,COPD 患病率越高。

2. 职业性粉尘和化学物质 烟雾、过敏原、工业废气及室内空气污染等,浓度过大或接触时间过长,均可导致与吸烟无关的 COPD。

3. 空气污染 大气中的二氧化硫、二氧化氮、氯气等有害气体可损伤气道黏膜和其细胞毒作用,使纤毛清除功能下降,黏液分泌增多,为细菌感染增加条件。

4. 感染 病毒、细菌和支原体等感染是 COPD 发生发展的重要因素之一。

5. 生物燃料烟雾 柴草、木头、木炭、庄稼秆和动物粪便等生物燃料,其烟雾的主要有害成分包括碳氧化物、氮氧化物、硫氧化物和未燃烧完全的碳氢化合物颗粒与多环有机化合物等。使用生物燃料烹饪时产生的大量烟雾可能是不吸烟妇女发生 COPD 的重要原因。生物燃料所产生的室内空气污染与吸烟具有协同作用。

6. 社会经济地位　室内外空气污染程度不同、营养状况等与社会经济地位的差异也许有一定内在联系;低体重指数也与 COPD 的发病有关,体重指数越低,COPD 的患病率越高。吸烟和体重指数对 COPD 存在交互作用。

【临床表现】

1. 症状　特征性症状是慢性和进行性加重的呼吸困难,咳嗽和咳痰。大多数病人慢性咳嗽和咳痰常先于气流受限多年而存在。主要症状如下:

(1)气短或呼吸困难:最重要的症状,也是病人体能丧失和焦虑不安的主要原因。早期在劳力时出现,后随着病情发展逐渐加重,日常活动甚至休息时也感到气短。

(2)慢性咳嗽:通常为首发症状,晨间起床时咳嗽明显,白天较轻,睡眠时有阵咳或排痰,随病程发展可终身不愈。

(3)咳痰:清晨排痰较多,一般为白色黏液或浆液性泡沫痰,偶可带血丝。急性发作伴有细菌感染时,痰量增多,可有脓性痰。

(4)喘息和胸闷:重度病人或急性加重时出现喘息。

(5)其他:晚期病人有体重下降、食欲减退等全身症状。

2. 体征　早期可无异常,随着疾病进展出现桶状胸,呼吸浅快,严重者可有缩唇呼吸等;触觉语颤减弱或消失;叩诊呈过清音,心浊音界缩小,肺下界和肝浊音界下降;听诊两肺呼吸音减弱,呼气延长,部分病人可闻及干性啰音和(或)湿性啰音。

3. COPD 的严重程度分级　根据第一秒用力呼气容积占用力肺活量的百分比(FEV₁/FVC)、第一秒用力呼气容积占预计值百分比(FEV₁% 预计值)对 COPD 的严重程度做出分级(表 2-8-1)。除 FEV₁ 外,体重指数(BMI)、呼吸困难症状严重程度和病人活动耐力(用 6 分钟行走距离来判断)等对于 COPD 病人病情严重程度的评估都具有一定实用价值。生活质量评估(常用圣•乔治呼吸问卷进行)也有一定临床应用价值。

表2-8-1　慢性阻塞性肺疾病的严重程度分级

分级	分级标准
Ⅰ级:轻度	FEV₁/FVC<70%; FEV₁≥80% 预计值
Ⅱ级:中度	FEV₁/FVC<70%; 50%≤FEV₁<80% 预计值
Ⅲ级:重度	FEV₁/FVC<70%; 30%≤FEV₁<50% 预计值
Ⅳ级:极重度	FEV₁/FVC<70%; FEV1<30% 预计值;或 FEV1<50% 预计值,伴慢性呼吸衰竭

4. COPD 病程分期　根据病人症状和体征的变化对 COPD 病程进行分期。①急性加重期:指在短期内咳嗽、咳痰、气短和(或)喘息加重、脓痰量增多,可伴发热等症状;②稳定期:指咳嗽、咳痰、气短等症状稳定或轻微。

5. 并发症　COPD 可并发慢性呼吸衰竭、自发性气胸、慢性肺源性心脏病等。

【实验室及其他检查】

1. 肺功能检查　是判断气流受限的主要客观指标。吸入支气管扩张剂后 FEV₁/FVC<70% 及 FEV₁<80% 预计值者,可确定为不能完全可逆的气流受限。肺总量(TLC)、功能残气量(FRC)、残气量(RV)增高,肺活量(VC)减低,表明肺过度充气。

2. 影像学检查　早期 X 线胸片可无变化,可逐渐出现肺纹理增粗、紊乱等非特异性改变。胸部 CT 检查主要用于鉴别诊断。

3. 脉搏氧饱和度(SpO₂)监测和血气分析　COPD 稳定期病人如果有呼吸衰竭或右心力衰竭时应监测 SpO₂。如果 SpO₂<92%,应该进行血气分析检查。血气分析检查早期无异常,随病情进展可出现低氧血症、高碳酸血症、酸碱平衡失调等,用于判断呼吸衰竭的类型。

4. 其他　低氧血症(SpO_2<55mmHg)时血红蛋白和红细胞可以增多,血细胞比容>0.55可诊断为红细胞增多症,有些病人表现为贫血。病人合并感染时,痰涂片中可见大量中性粒细胞,痰培养可检出各种病原菌。

【诊断要点】

COPD的诊断应根据临床表现、危险因素接触史、体征及实验室检查等资料,综合分析确定。任何有呼吸困难、慢性咳嗽或咳痰,且有暴露于危险因素病史的病人,临床上需要考虑COPD的诊断。持续存在的气流受限是诊断COPD的必备条件。肺功能检查是诊断COPD的金标准。

【治疗原则】

(一)稳定期治疗

1. 教育与管理　最重要的是劝导病人戒烟,脱离粉尘环境,认识及自身处理疾病的能力。

2. 药物治疗

(1)支气管舒张药:短期应用以缓解症状,长期规律应用可预防和减轻症状。与口服药物相比,吸入剂的不良反应小,因此首选吸入治疗。①β_2受体激动剂:常选用短效β_2受体激动剂如沙丁胺醇气雾剂,每次100~200μg(1~2喷),定量吸入,疗效持续4~5小时,每24小时不超过8~12喷;β_2受体激动剂的长效制剂如沙美特罗等,作用持续12小时以上,每天仅需吸入2次;茚达特罗(indacaterol)是一种新型长效β_2受体激动剂,该药起效快,支气管舒张作用长达24小时,每日1次吸入150μg或300μg可以明显改善肺功能和呼吸困难症状,提高生命质量,减少慢阻肺急性加重。②抗胆碱药:短效异丙托溴铵气雾剂,定量吸入,开始作用时间较沙丁胺醇等短效β_2受体激动剂慢,但其持续时间长,30~90分钟达最大效果,可维持6~8小时,使用剂量为40~80μg(每喷20μg),每日3~4次,不良反应小;噻托溴铵是长效抗胆碱药,作用长达24小时以上,吸入剂量为18μg,每日1次。③茶碱类:茶碱缓(控)释片0.2g,每12小时1次,或氨茶碱0.1g,3次/d。

(2)祛痰药:对痰不易咳出者可选用盐酸氨溴索或羧甲司坦。FEV_1<50%预计值并有并发症或反复加重的COPD病人可规律性吸入糖皮质激素治疗。

3. 长期家庭氧疗(LTOT)　对COPD慢性呼吸衰竭者可提高生活质量和生存率。LTOT的指征:①PaO_2≤55mmHg或SaO_2≤88%,有或没有高碳酸血症;②$PaO_2$55~60mmHg或SaO_2<89%,并有肺动脉高压、心力衰竭所致的水肿或红细胞增多症,持续低流量鼻导管吸氧,1~2L/min,每天吸氧持续10~15小时以上。目的是使病人在海平面水平,静息状态下,达到PaO_2≥60mmHg和(或)SaO_2升至90%。

4. 夜间无创机械通气治疗　常用方法包括经鼻持续气道正压(CPAP)、经鼻间歇正压通气(IPPV)和经鼻/面罩双水平气道正压通气(BiPAP)。

(二)急性加重期治疗

首先确定导致急性加重期的原因,最常见的是细菌或病毒感染。根据病情严重程度决定门诊或住院治疗。

1. 控制性氧疗　发生低氧血症可用鼻导管持续低流量吸氧。

2. 药物治疗　根据病原菌种类及药物敏感试验,选用抗生素积极治疗。如出现持续气道阻塞,可使用糖皮质激素。有严重喘息症状者可给予较大剂量支气管舒张药雾化吸入治疗,酌情加用祛痰剂稀释痰液。磷酸二酯酶-4(PDE-4)抑制剂能够改善应用沙美特罗或噻托溴铵治疗病人的FEV_1。

3. 其他　对症处理,咳嗽剧烈影响休息时慎用镇咳药,呼吸衰竭病人必要时可使用无创或有创机械通气治疗。

【护理诊断/问题】

1. 气体交换受损　与气道阻塞、通气不足、呼吸肌疲劳、分泌物过多和肺泡呼吸面积减少有关。

2. 清理呼吸道无效　与分泌物增多而黏稠、气道湿度减低和无效咳嗽有关。

【护理措施】

（一）一般护理

1. 休息与活动　病人采取舒适利于呼吸的体位，如可协助病人取半卧位或坐位；重症病人宜采取身体前倾位，使辅助呼吸肌参与呼吸。视病情进行适当的活动，以不感到疲劳、不加重症状为宜。

2. 饮食指导　呼吸功的增加可使热量和蛋白质消耗增多，导致营养不良，应制订出高热量、高蛋白、高维生素的饮食计划。正餐进食量不足时，应安排少量多餐，避免在餐前和进餐时过多饮水。餐后避免平卧，有利于消化。腹胀的病人应进软食，细嚼慢咽。避免进食产气食物，如汽水、啤酒、豆类、马铃薯和胡萝卜等；避免进食易引起便秘的食物，如油煎食物、干果、坚果等。

3. 环境　室内保持适宜的温湿度，秋冬季注意保暖，避免直接吹冷风或吸入冷空气。

4. 氧疗护理　呼吸困难伴低氧血症者，遵医嘱给予氧疗。一般采用鼻导管持续低流量吸氧，应避免吸入浓度过高而引起二氧化碳潴留。提倡进行 LTOT。长期持续低流量吸氧不但能改善缺氧症状，还有助于降低肺循环阻力，减轻肺动脉高压和右心负荷。氧疗有效的指标：病人呼吸困难减轻、呼吸频率减慢、发绀减轻、心率减慢、活动耐力增加。

（二）病情观察

观察咳嗽、咳痰的情况及呼吸困难的程度，监测动脉血气分析和水、电解质、酸碱平衡情况。

（三）症状、体征护理

1. 呼吸困难的护理　COPD 病人需要增加呼吸频率来代偿呼吸困难，这种代偿多数依赖于辅助呼吸肌参与呼吸。然而胸式呼吸的有效性低于腹式呼吸，病人容易疲劳。因此，护理人员应指导病人进行缩唇呼气、腹式呼吸等呼吸功能锻炼，以加强胸、膈呼吸肌肌力和耐力，改善呼吸功能。

（1）缩唇呼吸：缩唇呼吸的技巧是通过缩唇形成的微弱阻力来延长呼气时间，增加气道压力，延缓气道塌陷。病人闭嘴经鼻吸气，然后通过缩唇（吹口哨样）缓慢呼气，同时收缩腹部。吸气与呼气时间比为 1:2 或 1:3。缩唇大小程度与呼气流量，以能使距口唇 15~20cm 处，与口唇等高点水平的蜡烛火焰随气流倾斜又不至于熄灭为宜。

（2）膈式或腹式呼吸：病人可取立位、平卧位或半卧位，两手分别放于前胸部与上腹部。用鼻缓慢吸气时，膈肌最大程度下降，腹肌松弛，腹部凸出，手感到腹部向上抬起。呼气时用口呼出，腹肌收缩，膈肌松弛，膈肌随腹腔内压增加而上抬，推动肺部气体排出，手感到腹部下降。另外，可以在腹部放置小枕头、书等锻炼腹式呼吸。如果吸气时，物体上升，证明是腹式呼吸。缩唇呼吸和腹式呼吸每天训练 3~4 次，每次重复 8~10 次。腹式呼吸需要增加能量消耗，因此指导病人只能在疾病恢复期如出院前进行训练。

2. 咳嗽、咳痰的护理　详见本章第一节。

（四）用药护理

遵医嘱应用抗生素、支气管舒张药和祛痰药物，注意观察疗效及不良反应（详见本章第七节）。可待因具有麻醉性中枢镇咳作用，不良反应包括恶心、呕吐、便秘等，有成瘾的可能，可因抑制咳嗽而加重呼吸道阻塞。喷托维林是非麻醉性中枢镇咳药，不良反应有口干、恶心、腹胀、头痛等。溴己新偶见恶心、转氨酶增高，胃溃疡者慎用。盐酸氨溴索是润滑性祛痰药，不良反应较轻。PDE-4 抑制剂最常见的不良反应有恶心、食欲下降、腹痛、腹泻、睡眠障碍和头痛，发生在治疗早期，可能具有可逆性，并随着治疗时间的延长而消失。

（五）心理护理

引导病人适应慢性病并以积极的心态对待疾病，培养生活兴趣，如听音乐、培养养花种草等爱好，以分散注意力，减少孤独感，缓解焦虑、紧张的精神状态。

（六）安全护理

COPD 病人如并发呼吸衰竭、肺性脑病，应注意病人安全，做好坠床、跌倒等风险防范。

（七）健康指导

1. **疾病知识**　指导病人了解 COPD 的相关知识，学会识别使病情恶化的因素，掌握一般治疗方法。对于患有慢性支气管炎的病人应指导其进行肺通气功能的监测，及早发现慢性气流阻塞，及时采取措施。指导家庭氧疗病人注意供氧装置周围严禁烟火，防止氧气燃烧爆炸；定期更换、清洁、消毒氧疗装置。了解赴医院就诊的时机；接受社区医生定期随访管理。营养支持的要求应达到理想体重，同时避免摄入高碳水化合物和高热量饮食，以免产生过多二氧化碳。

2. **疾病预防知识**　劝导病人戒烟；避免吸入粉尘和刺激性气体；避免接触呼吸道感染病人，在呼吸道传染病流行期间，尽量避免去人群密集的公共场所。指导病人要根据气候变化，及时增减衣物，避免受凉感冒，预防呼吸道感染。

3. **康复锻炼**　使病人理解康复锻炼的意义，充分发挥病人进行康复的主观能动性，学会自我控制病情的技巧，如有效咳嗽、腹式呼吸及缩唇呼吸锻炼等；选择空气新鲜、安静的环境，进行步行、慢跑、登楼梯、踏车等体育锻炼。

（孙龙凤）

学习小结

慢性阻塞性肺疾病有不能完全可逆的气流受限，呈进行性发展。吸烟是重要的致病因素。主要表现为气短或呼吸困难并呈进行性加重。治疗主要是抗炎、平喘、化痰、氧疗、机械通气治疗。护理的重点是指导病人合理休息；提供高热量、高蛋白、高维生素的饮食，腹胀的病人应进软食，避免进食产气或易引起便秘的食物；进行并观察氧疗效果，鼓励进行 LTOT；合理用药并观察药物不良反应及效果；教会病人缩唇呼气、腹式呼吸的呼吸功能锻炼方法；给予疾病及预防的健康指导。

复习参考题

1. 简述呼吸功能锻炼的方法。
2. 简述长期家庭氧疗的方法。
3. 简述 COPD 病人饮食指导内容。

第九节　肺血栓栓塞症病人的护理

学习目标

掌握	肺血栓栓塞症的病因、主要护理诊断与护理措施。
熟悉	肺血栓栓塞症的临床表现与治疗原则。
了解	肺血栓栓塞症的发病机制及辅助检查。

肺血栓栓塞症（pulmonary thromboembolism，PTE）是指来自静脉系统或右心的血栓阻塞肺动脉或其分支所致的疾病，以肺循环和呼吸功能障碍为其主要临床和病理生理特征。肺栓塞（pulmonary embolism，PE）是以各种栓子阻塞肺动脉系统为其发病原因的一组疾病或临床综合征的总称，包括 PTE、脂肪栓塞综合征、羊水栓塞、空气栓塞等。PTE 为 PE 最常见的一种类型，占 PE 中绝大多数，通常所称 PE 即指 PTE。肺动脉发生栓塞后，若其支配区的肺组织因血流受阻或中断而发生坏死，称为肺梗死（pulmonary infarction，PI）。引

起 PTE 的血栓主要来源于深静脉血栓形成(deep venous thrombosis, DVT)。PTE 常为 DVT 的并发症。PTE 与 DVT 共属于静脉血栓栓塞症,是一种疾病过程在不同部位、不同阶段的表现,两者合称为静脉血栓栓塞症(venous thromboembolism, VTE)。由于 VTE 发病过程和临床表现较为隐匿和复杂,确诊需特殊技术,易导致漏诊和误诊现象,而早期诊断直接影响预后,所以应当给予充分关注。

【病因与发病机制】

PTE 的血栓来源于上、下腔静脉径路或右心腔,其中 50% ~ 90% 来源于下肢深静脉。近年来,由于颈内和锁骨下静脉留置导管和静脉内化疗的增加,使来源于上腔静脉径路的血栓较以前增多。

1. 危险因素　任何可以导致静脉血液淤滞、静脉系统内皮损伤和血液高凝状态的因素,都可使 DVT 和 PTE 发生的危险性增高,一般可分为原发性和继发性因素两大类。原发性危险因素由遗传变异引起;继发性危险因素是指后天获得的易发生 DVT 和 PTE 病理和生理改变的因素,如骨折、创伤、手术、恶性肿瘤、脑卒中、急性心肌梗死、中心静脉导管、慢性静脉疾病、易栓症、血液黏稠度高、血小板异常、吸烟、妊娠和产褥期、肥胖、高龄、长途旅行、口服避孕药等。上述危险因素可以独立存在,也可同时存在,协同作用。年龄可作为独立的危险因素,随着年龄的增长,DVT 和 PTE 的发病率逐渐增高。

2. 发病机制　外周静脉血栓形成后,一旦血栓脱落,即可随静脉血流移行至肺动脉内,形成 PTE。急性肺栓塞发生后,血栓机械性堵塞肺动脉及由此引发的神经、体液因素的作用,可导致呼吸和循环功能的改变。栓子的大小和数量、多个栓子的递次栓塞间隔时间、是否同时存在其他心肺疾病、个体反应的差异及血栓溶解的快慢,对发病过程和预后有重要影响。

【临床表现】

1. 症状　PTE 症状的多种多样,严重程度有很大差别,但缺乏特异性。常见的症状包括以下内容:

(1)不明原因的呼吸困难和气促:是最常见的症状,多于栓塞后即刻出现,尤在活动后明显。

(2)胸痛:包括胸膜炎性胸痛或心绞痛样胸痛。胸膜炎性胸痛较为常见,呼吸运动可加重胸痛;心绞痛样胸痛由冠状动脉血流减少、低氧血症和心肌耗氧量增加所致,不受呼吸运动影响。

(3)晕厥:可为 PTE 的唯一或首发症状,表现为突然发作的一过性意识丧失。

(4)烦躁不安、惊恐甚至濒死感:由严重的呼吸困难和(或)剧烈胸痛引起,为 PTE 的常见症状。

(5)咯血:常见为小量咯血,大咯血少见。当呼吸困难、胸痛和咯血同时出现时,称为"肺梗死三联征"。

(6)咳嗽、心悸、腹痛等。

2. 体征　可出现低热、呼吸和循环系统等体征。

3. DVT 形成的症状与体征　在考虑 PTE 诊断时,必须注意是否存在下肢 DVT,其主要表现为患肢肿胀、周径增粗、疼痛或压痛、皮肤色素沉着,行走后患肢易疲劳或肿胀加重。但约半数以上的下肢 DVT 病人无自觉症状和明显体征。可测量双下肢的周径来评价其差别。

4. 临床分型

(1)急性肺血栓栓塞症:①大面积 PTE,以休克和低血压为主要表现,须除外新发生的心律失常、低血容量或感染中毒所致的血压下降;②次大面积 PTE,血压正常,但出现右心室功能不全或超声心动图表现有右心室运动功能减弱;③非大面积 PTE,未出现休克和低血压的 PTE。

(2)慢性肺血栓栓塞性肺动脉高压:以慢性、进行性发展的肺动脉高压的相关临床表现为主,后期出现右心衰竭的体征;影像学证实肺动脉阻塞。

【实验室及其他检查】

1. 疑诊 PTE 的检查　如病人存在前述危险因素,出现上述临床症状、体征,应进行血浆 D- 二聚体(D-dimer),若含量 <500μg/L 基本可以排除急性 PTE。动脉血气分析表现为低氧血症、低碳酸血症。心电图、X 线胸片、超声心动图、下肢血管超声等检查也有改变。

2. 确诊 PTE 的检查　对于上述检查提示 PTE 者,应进行确诊检查,如螺旋 CT、肺血管造影、肺通气/灌注扫描、磁共振成像（MRI）检查，其中一项检查阳性即可确诊。

3. 寻找 PTE 成因和危险因素的检查　只要疑诊 PTE，无论其是否有 DVT 的症状，均应进行体检，以帮助明确是否存在 DVT 及栓子的来源；对于 40 岁以下的病人或年龄小于 50 岁的复发性 PTE 或有突出 VTE 家族史病人，应同时注意易栓症的可能性；不明原因的 PTE 病人，应进行隐源性肿瘤筛查。

【诊断要点】

存在 DVT 危险因素，出现突发、原因不明的呼吸困难和呼吸急促、胸痛和心动过速，即可按照疑诊、确诊完成诊断，同时应寻找 PTE 的成因和危险因素，明确有无 DVT 并寻找发生 DVT 和 PTE 的诱发因素。

【治疗原则】

1. 一般处理与呼吸循环支持治疗　急症需给予严密监护，采用吸氧，维持血压、液体平衡；同时应卧床休息，避免用力，以免血栓脱落；给予对症治疗。

2. 溶栓治疗　溶栓治疗适用于急性高危 PTE（出现休克与低血压者）且没有溶栓绝对禁忌证的病人，建议经外周静脉给药。常用的 3 种溶栓方案：①尿激酶 20 000U/kg 持续静脉滴注 2 小时；②组织型纤溶酶原激活剂（rt-PA）50mg 持续静脉滴注 2 小时；③链激酶 150 万 U 持续静脉滴注 2 小时。对于中 - 高危 PTE（同时合并右室功能不全和心肌损伤），且没有溶栓禁忌证，应先进行抗凝治疗，如病情恶化可考虑溶栓。

3. 抗凝治疗　是 PTE 的基本治疗方法，能够预防血栓再形成和复发，为机体发挥自身的纤溶机制溶解血栓创造条件。常用药物为普通肝素、低分子肝素、磺达肝癸钠、华法林、新型抗凝药，抗凝治疗时间因人而异。临床疑诊 PTE 时，可开始进行有效的抗凝治疗。对于溶栓治疗的病人，溶栓结束后每 4~6 小时测定 APTT，当 APTT 降至正常值 2 倍以下时，开始抗凝治疗。活动性出血、凝血功能障碍、未予控制的严重高血压等为抗凝的禁忌证，对于确诊的 PTE，大部分禁忌证属于相对禁忌证。

4. 其他疗法　肺动脉血栓摘除术；肺动脉导管碎解和抽吸血栓；放置腔静脉滤器等。

【护理诊断 / 问题】

1. 气体交换受损　与肺血管阻塞所致通气 / 血流比例失调有关。

2. 恐惧　与突发的严重呼吸困难、胸痛有关。

3. 潜在并发症：重要脏器缺氧性损伤、出血、再栓塞。

【护理措施】

（一）一般护理

1. 休息与活动　指导病人绝对卧床休息，协助病人翻身、饮水、进食及排尿便等基本生活需要；指导病人采用深慢呼吸和采用放松等方法减轻恐惧心理，保证病人生理和心理休息，以降低病人耗氧量。高度疑诊或确诊 PTE 病人注意不要过度屈曲下肢。由于病人有呼吸困难的表现，可予床头抬高 30°，使病人膈肌下降，增加通气。

2. 饮食护理　进食易消化饮食，避免便秘。服用华法林药物需要避免使用富含维生素 K 的饮食。如并发右心功能不全，应注意限制钠水的摄入，并注意保持 24 小时液体出入量的平衡。

3. 氧疗　有低氧血症的病人，可经鼻导管或面罩吸氧以保持氧气供需平衡。

（二）病情观察

1. 症状、体征变化　对高度疑诊或确诊 PTE 病人，可收入重症监护病房进行严密监测，包括：①意识状态。监测病人有无烦躁不安、嗜睡、意识模糊定向力障碍等脑缺氧的表现。②呼吸状态。严密监测病人的呼吸频率、节律及动脉血氧饱和度（SaO_2）等，当病人出现呼吸浅促，心率增快，SaO_2 下降及动脉血氧分压（PaO_2）下降等表现，提示病人呼吸功能受损，机体缺氧。③循环状态。由于肺动脉栓塞，可以导致肺动脉高压、右心功能障碍和左心功能障碍等循环功能的改变，因此需密切观察病人心率、心律、血压变化，以便及时应用正性肌力药物和血管活性药物。

2. 辅助检查　持续、动态的心电监测、动脉血气分析和凝血相关指标，有利于肺栓塞的诊断，以及溶栓治疗效果的观察。

3. 不良反应　密切观察正性肌力药物、血管活性药物的药效、不良反应。溶栓和抗凝治疗者应注意观察病人是否有出血。

（三）症状、体征的护理

1. 呼吸困难的护理　指导病人身体和心理合理休息；遵医嘱进行合理氧疗；配合有效的溶栓治疗；合并右心功能不全者注意控制出入液量。

2. 疼痛的护理　胸痛严重者可以适当使用镇痛药物，但如果存在循环障碍，应避免使用具有血管扩张作用的阿片类制剂，如吗啡等。

（四）用药护理

按医嘱及时、正确给予溶栓及抗凝治疗，监测疗效及其不良反应。

1. 溶栓制剂　溶栓治疗的主要并发症是出血，最常见的出血部位为血管穿刺处，严重的出血包括腹膜后出血和颅内出血，一旦发生，预后差，近半数死亡。因此应做到：①用药前应充分评估出血的危险性，必要时应进行交叉配血，做好输血准备，备好急救药品和器材。溶栓前留置外周静脉套管针，以方便溶栓中取血监测，避免反复穿刺血管。静脉穿刺部位压迫止血应加大力量并延长按压时间。②在溶栓治疗过程中和治疗结束后都要严密观察病人的意识状态、血氧饱和度的变化，血压过高或偏低都应及时报告医生给予适当处理。③观察皮肤及黏膜、尿液等是否有出血征象；血管穿刺的部位是否有血肿形成；病人有无头痛、腹部或背部的疼痛等。④溶栓结束后，应每2～4小时测定一次PT或APTT，当其水平降至正常值的2倍（≤60秒）时，应开始肝素抗凝治疗。

2. 肝素或低分子肝素　肝素的不良反应主要包括：①出血。为抗凝治疗的最重要的并发症，可表现为皮肤紫斑、咯血、血尿或穿刺部位、胃肠道、阴道出血等，故用药前应评估出血的危险性；抗凝过程中APTT宜维持在正常值的1.5～2.5倍。②肝素诱导的血小板减少症（heparin-induced thrombocytopenia，HIT）。治疗第1周应每1～2天、第2周起每3～4天监测血小板计数，若出现血小板下降达50%以上，并除外其他因素引起的血小板减少，应停用肝素。低分子肝素与普通肝素的抗凝作用相仿，但低分子肝素引起出血和HIT的发生率低，只需根据体重给药，无需监测APTT和调整剂量。

3. 华法林　华法林的疗效主要通过监测INR，INR未达到治疗水平时每天监测，达到治疗水平时每周监测2～3次，共监测2周，以后延长至每周监测1次或更长。华法林的主要不良反应是出血，发生出血时可用维生素K拮抗。在用华法林治疗的前几周还可能引起血管性紫癜，导致皮肤坏死，需注意观察。

（五）心理护理

1. 给病人以安全感　当病人突然出现严重的呼吸困难和胸痛时，医务人员需保持冷静，避免紧张慌乱的气氛而加重病人的恐惧心理，护士应尽量陪伴病人，运用语言技巧进行疏导、安慰、解释、鼓励，并以从容镇定的态度、熟练的技术、忙而不乱的工作作风取得病人的信任；同时采用非言语性沟通技巧，如抚摸、握住病人的手等增加病人的安全感，减轻其恐惧，并让病人知道医护人员正在积极处理目前的紧急状态，减轻其痛苦。

2. 鼓励病人充分表达自己的情感。

（六）安全护理

消除再栓塞的危险因素。

1. 急性期　绝对卧床，避免下肢过度屈曲，一般在充分抗凝的前提下卧床时间为2～3周，必要时要平车运送；保持大便通畅，避免便秘、咳嗽等，以免增加腹腔压力，影响下肢静脉血液回流；指导病人及家属严禁挤压、按摩、热敷患肢，以防止下肢血管压力突然升高，血栓再次脱落。

2. 恢复期　如病人仍需卧床，下肢须进行适当的运动或被动关节活动，穿抗栓袜，避免加重下肢循环障碍的因素。观察下肢深静脉血栓形成的征象：局部皮肤有无颜色改变测量和记录双侧下肢周径（进行大、小腿周径的测量点分别为髌骨上缘以上 15cm 处和髌骨下缘以下 10cm 处，双侧相差 >1cm 即考虑有临床意义)，以观察溶栓和抗凝治疗的效果。

（七）健康指导

1. DVT 的预防措施　①一般措施：长时间垂腿静坐如乘长途车、乘飞机也应经常活动下肢，或离开座位走动，减轻下肢血液淤滞，促进回流。卧床时应抬高患肢至心脏以上水平可促进下肢静脉血流回流；术后鼓励病人多做被动运动：多做深呼吸及咳嗽动作，病情允许时尽早下床活动；鼓励病人适当增加液体摄入，防止血液浓缩。②机械预防措施：目的是增进下肢静脉的血液回流。包括分级加压弹力袜、下肢间歇序贯加压充气泵、足底静脉泵。患肢无法或不宜应用机械性预防措施者可以在对侧实施预防。掌握机械预防禁忌证：严重下肢动脉硬化性缺血、充血性心力衰竭、肺水肿、下肢 DVT（GCS 除外）、血栓性静脉炎、下肢局部严重病变如皮炎、坏疽、近期手术及严重畸形等。③药物预防措施：主要是使用抗凝药对抗血液的高凝状态，防止血小板聚集，注意观察药物不良反应，如出血。

2. 疾病知识指导　向病人及家属讲解疾病的发生、发展和转归。DVT 和 PTE 的危险因素及临床表现。对于长时间卧床病人，若出现一侧肢体疼痛、肿胀，应注意 DVT 发生的可能；若突然出现胸痛、呼吸困难等应及时告知医务人员或就诊。抗凝治疗药物应遵循医嘱，严格按剂量服用；并指导病人学会自我观察出血征象，如皮肤瘀斑、牙龈出血、眼结膜出血、血尿等。指导病人定期随诊，监测血抗凝指标。

（孙龙凤）

学习小结

肺血栓栓塞症栓子大部分来源于下肢深静脉血栓脱落，主要表现为呼吸困难和气促、胸痛、晕厥、烦躁不安、惊恐甚至濒死感等。治疗主要是休息、呼吸循环支持、溶栓、抗凝治疗等。护理的重点是指导病人合理休息；严密监测病情变化；按医嘱及时、正确给予溶栓及抗凝治疗，监测疗效及其不良反应，做好出血的观察和处理；采取测量和记录双侧下肢周径等方法预防并观察再栓塞的发生；可适当使用镇痛药物；提供心理支持；给予疾病及预防的健康指导。

复习参考题

1. 简述 DVT 的预防措施有哪些？
2. 简述肺栓塞病人的活动指导内容。
3. 简述肺栓塞病人溶栓治疗的护理要点。

第十节　慢性肺源性心脏病病人的护理

学习目标

掌握	慢性肺源性心脏病的临床表现、主要护理诊断与护理措施。
熟悉	慢性肺源性心脏病的病因与治疗原则。
了解	慢性肺源性心脏病的发病机制。

肺源性心脏病（pulmonary heart disease），简称肺心病，是指支气管 - 肺组织、胸廓或肺血管病变致肺血管阻力增加，产生肺动脉高压，继而右心室结构和（或）功能改变的疾病。根据起病缓急和病程长短，可分为

急性和慢性肺心病两类。临床上以后者多见。急性肺心病常见于急性大面积肺栓塞，详见本章第九节"肺血栓栓塞症病人的护理"。

慢性肺源性心脏病（chronic pulmonary heart disease），简称慢性肺心病（chronic cor pulmonale），是指由肺组织、肺血管或胸廓的慢性病变引起肺组织结构和（或）功能异常，产生肺血管阻力增加，肺动脉压力增高，使右心室扩张和（或）肥厚，伴或不伴右心功能衰竭的心脏病，并排除先天性心脏病和左心病变引起者。慢性肺心病是我国呼吸系统的常见病，其患病率存在地区差异，寒冷地区高于温暖地区，高原地区高于平原地区，农村高于城市，并随年龄增高而增加。吸烟者比不吸烟者患病率明显增多，男女无明显差异。冬春季节和气候骤变时，易出现急性发作。

【病因与发病机制】

1. 病因　按原发病的不同部位，主要分为以下4类：

（1）支气管、肺疾病：最多见为慢性阻塞性肺疾病，占80%～90%，其次为支气管哮喘、支气管扩张症、重症肺结核等。

（2）胸廓运动障碍性疾病：气道肺纤维化、各种疾病造成的严重胸廓或脊椎畸形及神经肌肉疾患，均可引起胸廓活动受限、肺受压、支气管扭曲或变形、气道引流不畅、肺部反复感染、并发肺气肿或纤维化导致肺功能受损。

（3）肺血管疾病：慢性血栓栓塞肺动脉高压、肺小动脉炎、累及肺动脉的过敏性肉芽肿病（allergic granulomatosis），以及原因不明的原发性肺动脉高压等引起肺血管阻力增加、肺动脉高压和右心室负荷加重，发展成慢性肺心病。

（4）其他：原发性肺泡通气不足及先天性口咽畸形、睡眠呼吸暂停综合征等均可引起肺动脉高压而发展成慢性肺心病。

2. 发病机制　先决条件是肺功能和结构的不可逆性改变，发生反复的气道感染和低氧血症、高碳酸血症和呼吸性酸中毒，从而导致一系列体液和肺血管的变化，使肺血管阻力增加，肺动脉血管的结构重塑，产生肺动脉高压，进而引起右心功能的改变，其他重要器官的损害。

【临床表现】

本病病程缓慢，临床上除原有肺、胸疾病的各种症状和体征外，主要是逐步出现肺、心功能衰竭及其他器官损害的表现。按其功能可分为代偿期和失代偿期。

1. 肺、心功能代偿期

（1）症状：咳嗽、咳痰、气促，活动后可有心悸、呼吸困难、乏力和活动耐力下降。急性感染可加重上述症状。少有胸痛或咯血。

（2）体征：可有不同程度的发绀和肺气肿体征。心音遥远，三尖瓣区可闻及收缩期杂音和剑突下心脏搏动增强，提示右心室肥大；部分病人可有颈静脉充盈；膈肌下降致肝浊音界下移。

2. 肺、心功能失代偿期

（1）呼吸衰竭：①症状。呼吸困难加重，夜间为甚，常有头痛、失眠、食欲下降、白天嗜睡，甚至出现表情淡漠、神志恍惚、谵妄等肺性脑病表现。②体征。明显发绀，球结膜充血、水肿，严重时出现颅内压升高的表现。因高碳酸血症可出现周围血管扩张的表现，如皮肤潮红、多汗。

（2）右心衰竭：①症状，气促更明显、心悸、食欲下降、腹胀、恶心等。②体征。发绀更明显，颈静脉曲张，心率增快，可出现心律失常，剑突下可闻及收缩期杂音，甚至舒张期杂音。肝大并有压痛，肝颈静脉回流征阳性，下肢水肿，重者可有腹水。少数可出现肺水肿及全心衰竭的体征。

3. 并发症肺性脑病、酸碱失衡及电解质紊乱、心律失常、休克、消化道出血和弥散性血管内凝血等。

【实验室及其他检查】

1. X线检查　除原有肺、胸基础疾病及急性肺部感染的特征外，可有肺动脉高压症，中央动脉扩张，外周血管纤细,形成"残根"征;右心室增大等。

2. 超声心动图检查　右心室流出道内径≥30mm、右心室内径≥20mm、右心室前壁厚度≥5mm、左右心室内径比值<2、右肺动脉内径或肺动脉干及右心房增大等,可诊断为慢性肺心病。

3. 心电图检查　主要表现有电轴右偏、肺性P波,也可见右束支传导阻滞及低电压图形,可作为慢性肺心病的参考条件。

4. 实验室检查

(1)血液检查:红细胞及血红蛋白可增多,全血黏度及血浆黏度增加;合并感染时白细胞计数增高,中性粒细胞增多。部分病人可有肝肾功能改变及电解质的紊乱。

(2)血气分析:慢性肺心病失代偿期可出现低氧血症或高碳酸血症。呼吸衰竭时 $PaO_2 < 60mmHg$, $PaCO_2 > 50mmHg$。

(3)痰细菌学检查:可指导急性加重期慢性肺心病病人的抗生素选用。

5. 其他　肺功能检查对早期或缓解期慢性肺心病病人有意义。

【诊断要点】

根据病人有慢性支气管炎、肺气肿、其他胸肺疾病或肺血管病变,临床上有肺动脉高压、右心室增大或右心功能不全的表现,心电图、X线胸片和超声心动图有右心增大肥厚的征象,可作出诊断。

【治疗原则】

(一)急性加重期

积极控制感染;保持呼吸道通畅,改善呼吸功能;纠正缺氧和二氧化碳潴留;控制呼吸和心力衰竭;积极处理并发症。

1. 积极控制感染,参考痰培养及药敏试验结果针对性选用抗生素。在还没有培养结果前,根据感染的环境及痰涂片革兰氏染色选用抗生素。

2. 保持呼吸道通畅,改善呼吸功能,给予氧疗,纠正缺氧和二氧化碳潴留。

3. 控制呼吸衰竭和心力衰竭　慢性肺源性心脏病病人一般在积极控制感染,改善呼吸功能后心力衰竭可得到缓解,但对治疗后无效的较重者,可适当选用利尿剂、正性肌力药或血管扩张药。

(1)利尿剂:具有减少血容量、减轻右心负荷、消除水肿的作用,原则上选用作用轻的利尿药,宜短期、小剂量使用,如氢氯噻嗪25mg,每天1~3次,一般不超过4天,重度而急需利尿者可用呋塞米(速尿)20mg,口服或肌内注射。

(2)正性肌力药:对于感染已控制、呼吸功能已改善、用利尿剂后仍有反复水肿的心力衰竭病人,以右心衰竭为主要表现而无明显感染的病人及合并急性左心衰竭者可使用正性肌力药,由于慢性缺氧和感染,病人对洋地黄类药物耐受性降低,易发生毒性反应,应选用作用快、排泄快的洋地黄类药物,剂量宜小,一般为常规剂量的1/2或2/3量。常用毒毛花苷K或毛花苷丙缓慢静点。

(3)血管扩张药:可使肺动脉扩张,减低肺动脉高压,减轻右心负荷,但效果不理想,钙通道阻滞剂和前列腺素等有降低肺动脉压作用,具有一定的疗效。

4. 抗凝治疗　应用普通肝素或低分子肝素钠防止肺微小动脉原位血栓形成。

5. 控制心律失常　一般经过治疗慢性肺心病的感染、缺氧后,心律失常可自行消失。如果持续存在可根据心律失常的类型选用药物。

6. 防治并发症　注意观察和预防肺性脑病、酸碱失衡及电解质紊乱、心律失常、休克、消化道出血等。

(二)缓解期

原则上采用中西医结合的综合治疗措施,目的是增强免疫功能、去除诱发因素,减少或避免急性加重期的发生,使肺、心功能得到部分或全部的恢复,如长期家庭氧疗、营养疗法和调节免疫功能等,有利于增强呼吸肌力,改善缺氧。

【护理诊断／问题】

1. 气体交换受损　与低氧血症、二氧化碳潴留、肺血管阻力增高有关。

2. 清理呼吸道无效　与呼吸道感染、痰液过多而黏稠有关。

3. 活动无耐力　与心、肺功能减退有关。

4. 体液过多　与心排血量减少、肾血流灌注量减少有关。

5. 潜在并发症：肺性脑病。

【护理措施】

（一）一般护理

1. 休息与活动　让病人认识到充分休息有助于心肺功能恢复的重要性。

（1）在心肺功能代偿期应遵循量力而行、循序渐进的原则，鼓励病人进行适量活动，活动量以不引起疲劳、不加重症状为宜。

（2）在心肺功能失代偿期应绝对卧床休息，协助病人采取舒适体位，如半卧位或坐位，减少机体耗氧量，促进心肺功能的恢复，减慢心率和减轻呼吸困难，必要时予双足下垂位，可减少回心血量从而减轻肺淤血，利于呼吸。

（3）长期卧床的病人应协助其定时翻身、更换姿势，并保持舒适安全的体位，可依据病人的耐受能力指导病人在床上进行缓慢的肌肉松弛活动，如上肢交替前伸、握拳，下肢交替抬离床面，使肌肉保持紧张5秒后，松弛平放床上，并鼓励病人进行呼吸功能锻炼，提高活动耐力。

（4）指导病人采取既有利于气体交换又能节省能量的姿势。如站立时，背倚墙，使腘肌和胸廓松弛，全身放松。坐位时凳高合适，两足正好平放在地，身体稍向前倾，两手摆在双腿上或趴在小桌上，桌上放软枕，使病人胸椎与腰椎尽可能在一直线上。卧位时抬高床头，并略抬高床尾，使下肢关节轻度屈曲。

（5）协助病人排尿便时，尽量避免病人过度用力；保持大便通畅，必要时按医嘱予通便药物如杜密克等；协助生活护理时，最好分阶段进行，避免劳累加重心脏负担。

2. 饮食护理　给予高蛋白、高热量、高纤维素、易消化清淡饮食，防止因便秘、腹胀而加重呼吸困难。避免含糖高的食物，以免引起痰液黏稠。如病人出现水肿、腹水或尿少时，应限制钠水摄入，每天钠盐＜3g、水分＜1500ml、蛋白质 1.0～1.5g/kg。因碳水化合物可增加 CO_2 生成量，增加呼吸负担，应减少碳水化合物的摄入，一般碳水化合物≤60%。少食多餐，减少用餐时的疲劳，进餐前后漱口，保持口腔清洁，促进食欲。必要时遵医嘱静脉补充营养。

3. 氧疗与机械通气治疗　气急发绀者，应给予氧气吸入，4～6L/min，以提高血氧饱和度，纠正组织缺氧，改善呼吸困难症状。对于Ⅱ型呼衰的病人，应依据血气分析结果，若 $PaCO_2$＞60mmHg，应予 1～2L/min 氧气吸入，以免加重二氧化碳的潴留。必要时进行机械通气并做好相关的护理配合。

（二）病情观察

观察病人的生命体征及意识状态；注意有无发绀和呼吸困难及严重程度；观察有无右心衰竭的表现；密切观察病人有无头痛、烦躁不安、神志改变等肺性脑病的临床表现。定期监测动脉血气分析、心电图。准确记录24小时出入液量，依据出入量而定，量出为入。注意观察用药不良反应。

（三）症状、体征的护理

1. 水肿的护理　因肺心病病人常有营养不良，身体下垂部位水肿，若长期卧床，极易形成压疮。应注意观察全身水肿情况及有无皮损、压疮的发生。指导病人穿宽松、柔软的衣服；定时更换体位，受压处垫海绵垫或使用气垫床。

2. 呼吸困难的护理　根据病人处于心肺功能代偿期或失代偿期给予针对性的活动指导；充分休息，减少机体耗氧量，促进心肺功能的恢复，减慢心率和减轻呼吸困难；限制钠水的摄入，准确记录出入液量；及时、准确用药，观察疗效和不良反应；病情危重者给予心电监护。

3. 积极排痰,保持呼吸道通畅(详见本章第一节"呼吸系统疾病病人常见症状和体征的护理")。

(四)用药护理

1. 对二氧化碳潴留、呼吸道分泌物多的重症病人慎用镇静剂、麻醉药、催眠药,如必须用药,使用后注意观察是否有抑制呼吸和咳嗽反射的情况出现。

2. 应用利尿剂后易出现低钾、低氯性碱中毒、痰液黏稠不易排出和血液浓缩等不良反应,应注意观察和预防。使用排钾利尿剂时,监测病人血钾,督促病人遵医嘱补钾。利尿剂尽可能在白天给药,避免夜间频繁排尿而影响病人睡眠。

3. 使用洋地黄类药物时,应询问有无洋地黄用药史,遵医嘱准确用药,注意观察药物毒性反应。用药前注意防止缺氧和低钾血症,以免发生毒性反应。

4. 血管扩张药在扩张肺动脉的同时也扩张体动脉,往往造成体循环血压下降,反射性心率增快、氧分压下降、二氧化碳分压上升等不良反应。应用血管扩张剂时,注意观察病人心率及血压情况,严格控制输液速度。

5. 使用抗生素时,注意观察感染控制的效果、有无继发性感染。

6. 使用抗凝药物时应注意观察病人有无皮肤黏膜出血等情况。

(五)心理护理

肺心病病程长,病情多反复,严重者不能平卧,病人容易产生焦虑。要关注病人的心理状态,有无焦虑、忧郁等不良情绪,做好心理疏导。

(六)安全护理

肺心病病人易并发肺性脑病,应注意肺性脑病的护理,保证病人安全。

1. 吸氧护理　持续低流量、低浓度给氧,氧流量 1~2L/min,浓度在 25%~29%。防止高浓度吸氧抑制呼吸,加重二氧化碳潴留。

2. 病情观察　定期监测动脉血气分析,密切观察病情变化,如出现头痛、烦躁不安、表情淡漠、神志恍惚、精神错乱、嗜睡和昏迷等症状时,及时上报并协助处理。

3. 用药护理　遵医嘱使用呼吸兴奋剂,注意控制输液速度,并观察药物的疗效和不良反应,如心悸、呕吐、震颤、惊厥等症状。

4. 休息与安全　病人绝对卧床休息,呼吸困难者取半卧位。有意识障碍者,给予床挡和约束带进行安全保护,必要时专人护理。

(七)健康指导

1. 疾病预防指导　积极采取各种措施,广泛宣传提倡戒烟,必要时辅以有效的戒烟药。积极防治原发病的诱发因素,开展多种形式的群众性体育活动和卫生宣教,普及人群的疾病防治知识,增强抗病能力。

2. 提高自身免疫力　加强饮食营养,保证机体康复的需要。病情缓解期应根据病人肺、心功能及体力情况进行适当的体育锻炼和呼吸功能锻炼,以改善呼吸功能、提高机体免疫功能。

3. 疾病知识宣教　向病人和家属讲解疾病发生、发展过程及防止原发病的重要性,减少反复发作的次数。积极防治原发病,避免各种可能导致病情急性加重的诱因。坚持家庭氧疗等。

4. 定期门诊随访　告知病人及家属病情变化的征象,如体温升高、呼吸困难加重、咳嗽剧烈、咳痰不畅、尿量减少、水肿明显或病人出现神志淡漠、嗜睡、躁动、口唇发绀加重等,均提示病情变化或加重,需要及时就医诊治。

(孙龙凤)

学习小结

慢性肺源性心脏病最多见病因为慢性阻塞性肺疾病;肺、心功能的代偿期和失代偿期临床表现有所不同;治疗主要是控制感染,保持呼吸道通畅,改善呼吸功能,控制呼吸衰竭和心力衰竭,防治并发症。护理重点是指导病人合理安排休息与活动;给予高蛋白、高热量、高纤维素、易消化、清淡饮食,少食多餐;出现水肿、腹水或尿少者,应限制钠水摄入,减少碳水化合物的摄入;必要时遵医嘱静脉补充营养。保证氧疗;保护皮肤;遵照医嘱合理用药,并观察药物不良反应;严密观察病情变化,出现肺性脑病等并发症者应保证病人安全,积极配合治疗工作;做好疾病及预防的健康指导。

复习参考题

1. 简述肺心病病人用药护理内容。

2. 简述肺心病病人饮食指导内容。

3. 简述肺心病病人活动指导原则。

第十一节　原发性支气管肺癌病人的护理

学习目标

掌握	原发性支气管肺癌的临床表现、主要护理诊断与护理措施。
熟悉	原发性支气管肺癌的分类与治疗原则。
了解	原发性支气管肺癌的病因与发病机制。

原发性支气管肺癌(primary bronchogenic carcinoma)简称肺癌(lung cancer),是肺部最常见的原发性恶性肿瘤,肿瘤细胞源于支气管黏膜或腺体,常有区域性淋巴结转移和血行转移。早期常有刺激性干咳和痰中带血等呼吸道症状,其病情进展速度与细胞的生物特性有关,是一种严重威胁人类健康和生命的疾病。世界卫生组织(WHO)2003 年报告显示肺癌的发病率和死亡率均居全球癌症的首位,我国肺癌发病人数呈上升趋势。

【病因与发病机制】

病因和发病机制尚未明确,认为与下列因素有关:

1. 吸烟　是肺癌死亡率进行性增加的首要原因。开始吸烟年龄越小、吸烟时间越长、吸烟量越大,肺癌的发病率越高。包括被动吸烟和环境吸烟。戒烟后肺癌发病危险性逐年减少,戒烟 1～5 年后可减半。

2. 职业致癌因子　石棉、砷、铬、镍、铍、煤焦油、芥子气、三氯甲醚、氯甲醚、烟草的加热产物及铀、镭等放射物质衰变时产生的氡和氡子气,电离辐射和微波辐射等和肺癌发生也有密切关系。吸烟可明显加重以上危险。

3. 空气污染　室内被动吸烟、燃料燃烧和烹调过程均能产生致癌物。室外大环境污染包括城市中汽车尾气、工业废气、公路沥青等都含有致癌物质,其中主要是苯并芘。

4. 电离辐射　大剂量电离辐射可引起肺癌,不同射线产生效应不同。

5. 饮食与营养　较少食用含 β 胡萝卜素的蔬菜和水果,肺癌发生的危险性升高。较多地食用含 β 胡萝卜素的绿色、黄色和橘黄色的蔬菜和水果及含维生素 A 的食物,可减少肺癌发生的危险性。对于吸烟者结果更明显。

6. 遗传和基因改变　遗传基因与肺癌易感性有关。肺癌可能是一种外因通过内因发病的疾病,上述的外因可诱发细胞的恶性转化和不可逆的基因改变。

7. 慢性肺部疾病　COPD、肺纤维化、肺结核等慢性肺部疾病病人发生肺癌风险增高。

【分类】

1. 按解剖学部位分类

（1）发生在段及段以上支气管的中央型肺癌，约占 3/4，以鳞状上皮细胞癌和小细胞癌较多见。

（2）发生在段支气管以下的周围型肺癌，约占 1/4，以腺癌较为多见。

2. 按组织病理学分类

（1）非小细胞肺癌（non-small cell lung cancer，NSCLC）：主要包括鳞癌（以中央型肺癌多见）、腺癌、大细胞肺癌、腺癌混杂亚型等。

（2）小细胞肺癌（small cell lung cancer，SCLC）：主要包括燕麦细胞型、中间细胞型、复合燕麦细胞型。

【临床分期】

以美国联合癌症分类委员会和国际抗癌联盟 2002 年制订的 TNM 分期为基础，2009 年国际肺癌研究会公布了修订的肺癌 TNM 分期（表 2-11-1、表 2-11-2）。

表 2-11-1　肺癌的 TNM 分期

T　原发肿瘤
T_0: 没有原发肿瘤的证据
T_1: 肿瘤最大直径≤3cm；周围为肺或脏层胸膜所包绕，镜下肿瘤没有累及叶支气管近端
T_{1a}: 癌肿最大直径≤2cm
T_{1b}: 癌肿最大直径 >2cm，≤3cm
T_2: 肿瘤最大直径 >3cm，≤7cm 或符合以下任何一点： ①累及脏层胸膜 ②累及主支气管，但距隆突≥2cm ③原发肿瘤扩展到肺门区伴肺不张或阻塞性肺炎，但不累及全肺
T_{2a}: 癌肿最大直径 >3cm，≤5cm
T_{2b}: 癌肿最大直径 >5cm，≤7cm
T_3: 癌肿最大直径 >7cm 或侵犯胸壁、膈神经、纵隔胸膜、壁层心包 或肿瘤位于距隆突 2cm 以内的支气管，但尚未累及隆突 或全肺的肺不张或阻塞性炎症 或同叶有卫星结节
T_4: 任何大小的肿瘤已直接侵犯下述结构之一者，心脏、大血管、喉返神经、气管、食管、椎体、隆突，或原发肿瘤同一肺叶内出现卫星结节
N　区域性淋巴结
N_0: 没有区域淋巴结转移
N_1: 转移至同侧支气管周围淋巴结和（或）同侧肺门淋巴结，和原发肿瘤直接侵及肺内淋巴结
N_2: 转移至同侧纵隔和（或）隆突下淋巴结
N_3: 转移至对侧纵隔、对侧肺门淋巴结、同侧或对侧斜角肌或锁骨上淋巴结
M　远处转移
M_0: 没有远处转移
M_1: 有远处转移（包括同侧非原发肿瘤所在肺叶内出现肺叶结节）
M_{1a}: 对侧肺叶有转移灶 　　转移至胸膜
M_{1b}: 远处转移
特殊情况
TX/NX/MX　T，N，M
Tis: 原位癌
T_{1ss}　局限于隆突或主气管内任何大小的沿气道表面转移的癌肿

表 2-11-2 TNM 与临床分期的关系

I a 期	$T_{1a,b}, N_0, M_0$	III a 期	$T_{1\sim3}, N_2, M_0$
I b 期	T_{2a}, N_0, M_0		T_3, N_1, M_0
II a 期	$T_{1a,b}, N_1, M_0$		$T_4, N_{0,1}, M_0$
	T_{2a}, N_1, M_0	III b 期	T_4, N_2, M_0
	T_{2b}, N_0, M_0		$T_{1\sim4}, N_3, M_0$
II b 期	T_{2b}, N_1, M_0	IV 期	$T_{any}, N_{any}, M_{1a,b}$
	T_3, N_0, M_0		

【临床表现】

肺癌的临床表现与肿瘤发生部位、大小、类型、发展阶段、有无并发症或转移有密切关系。5%～15% 的病人于发现肺癌时无症状。

1. 由原发肿瘤引起的症状和体征

（1）咳嗽：是常见的早期症状，癌细胞生长在较大的气道时，为阵发性刺激性干咳或少许泡沫痰；细支气管肺泡癌可有大量浆液痰；肺泡癌可有大量的黏液痰；当继发感染时，痰量增多，呈黏液脓性。肿瘤引起远端支气管狭窄，咳嗽加重，多为持续性，呈高调金属音或刺激性呛咳，是一种特征性的阻塞性咳嗽。

（2）血痰或咯血：肿瘤向管腔内生长可出现间歇或持续痰中带血，表面糜烂严重侵蚀大血管可出现咯血，大咯血少见，多为痰中带血或间断血痰。

（3）气短或喘鸣：肿瘤向支气管内生长，或转移到肺门淋巴结导致肿大的淋巴结压迫主支气管或隆突引起支气管部分阻塞，可有呼吸困难、喘息，偶可出现局限性或单侧喘鸣音。

（4）发热：肿瘤组织坏死引起发热，多继发肺炎所致。

（5）体重下降：肿瘤发展到晚期，由于肿瘤毒素、长期消耗、感染及疼痛导致食欲减退，病人消瘦明显，表现为恶病质。

2. 肿瘤胸内侵犯引起的症状和体征

（1）胸痛：近半数病人有模糊或难以描述的胸痛或钝痛，由于肿瘤细胞侵犯所致，也可因阻塞性炎症波及部分胸膜或胸壁引起。肿瘤侵犯部位不同，产生的疼痛的范围、性质、加重因素也不同。

（2）声音嘶哑：肿瘤直接压迫或转移至纵隔淋巴结压迫喉返神经（多见左侧）可引起声音嘶哑。

（3）咽下困难：癌肿侵犯或压迫食管，可引起咽下困难，尚可引起气管 - 食管瘘，导致肺部感染。

（4）胸腔积液：如肿瘤转移累及胸膜或淋巴回流受阻，可引起不同程度的胸腔积液。

（5）上腔静脉阻塞综合征：肿大的转移性淋巴结压迫或右上肺的原发肺癌侵犯上腔静脉，以及腔静脉内癌栓阻塞静脉回流引起，表现为头面部和上半身淤血水肿，颈部水肿，颈静脉扩张，在前胸壁可见扩张的静脉侧支循环。病人常主诉领口进行性变紧。

（6）Horner 综合征：肺尖部的肺癌又称肺上沟瘤，易压迫颈部交感神经，引起患侧眼睑下垂、瞳孔缩小、眼球内陷、同侧额部与胸壁少汗或无汗。也常有压迫臂丛神经造成以腋下为主、向上肢内侧放射的火灼样疼痛。

3. 胸外转移引起的症状和体征　如肿瘤转移至中枢神经系统、骨骼、腹部、淋巴结等可引起相应的系统部位症状和体征。包括肌无力样综合征、肥大性肺性骨关节病、分泌促肾上腺皮质激素样物、分泌抗利尿激素、神经肌肉综合征、高钙血症、类癌综合征等表现。

【实验室及其他检查】

1. 胸部影像学检查　是发现肺癌的最基本的方法之一，可通过透视或正侧位 X 线胸片和 CT 检查发现肺部阴影。

（1）中央型肺癌：①肿瘤向管腔内生长引起支气管阻塞征象，呈现段、叶局限性气肿或不张，肺不张伴有肺门淋巴结转移时呈现"倒S状影像"（右上叶中央型肺癌的典型征象）；②肿瘤向管腔外生长，可产生单侧性、不规则的肺门肿块。CT可明显提高分辨率，还可发现段支气管以上管腔内的肿瘤或狭窄。

（2）周围型肺癌：早期常呈局限性小斑片状阴影，边缘不清，逐渐呈圆形或类圆形，边缘呈分叶状，有脐凹或细毛刺。高分辨CT可清晰显示肿瘤的分叶、边缘毛刺、胸膜凹陷征，支气管充气征和空泡征，甚至钙质分布类型。如肿瘤向肺门淋巴结蔓延，癌组织坏死与支气管相通后，表现为癌性空洞。

（3）细支气管-肺泡细胞癌：有结节型和弥漫型两种表现。结节型与周围型肺癌类似。弥漫型为两肺大小不等的结节状播散病灶，随病情发展，可见肺炎样片状影或支气管充气征。CT能够显示小病灶、早期病变及侵犯邻近气管情况。

2. 磁共振成像（MRI）　在明确肺癌与心脏大血管、支气管胸壁的关系上优于CT，但在发现小病灶（＜5mm）方面则不如CT敏感。

3. 正电子发射计算机断层显像（PET）　用于肺癌及淋巴结转移的定性诊断。PET扫描对肺癌的敏感性可达95%，特异性可达90%。

4. 痰脱落细胞学检查　痰标本收集方法正确，连续3日留取清晨深咳后的痰液进行痰细胞学涂片检查，液基细胞检查可提高诊断率。

5. 支气管镜检查　纤维支气管镜检查、纤维超声支气管镜检查、自荧光支气管镜检查对诊断、明确手术指征与方式有帮助。

6. 其他　纵隔镜检查是评价肿瘤纵隔淋巴结状态的金标准。胸腔镜检查、胸腔穿刺、胸膜活检、肿瘤标志物检查、开胸肺活检等为制订全面治疗方案提供可靠依据。

【诊断要点】

组织病理学诊断是肺癌确诊和治疗的依据，并进行免疫组织化学检查，进一步鉴别组织学类型。

【治疗原则】

根据肺癌的组织学决定治疗方案。小细胞肺癌以化学药物治疗为主加以放疗，必要时辅以手术。非小细胞肺癌以手术治疗为主，辅以化疗和放疗。

（一）非小细胞肺癌（NSCLC）

1. 局限性病变

（1）手术：可耐受手术的Ⅰa、Ⅰb、Ⅱa、Ⅱb期病人首选手术治疗。Ⅲa期病人若其年龄、心肺功能和解剖位置合适，也可考虑手术。术前化疗（新辅助化疗）可使不能手术者降级而能够手术。

（2）根治性放疗：Ⅲa期及拒绝或不能耐受手术的Ⅰ、Ⅱ期病人均可考虑根治性放疗。已有远处转移、恶性胸腔积液或累及心脏者一般不考虑根治性放疗。

（3）根治性综合治疗：对产生Horner综合征的肺上沟瘤可采用放疗和手术联合治疗。对于部分Ⅲ期病人可选择手术加放疗、新辅助放化疗加手术等治疗。

2. 播散性病变　70%不能手术的NSCLC病人预后较差，可根据行动状态评分为0分（无症状）、1分（有症状，完全能走动）、2分（＜50%的时间卧床）、3分（＞50%的时间卧床）和4分（卧床不起），选择适当化疗和放疗，或支持治疗。

（1）化学药物治疗：联合化疗可增加生存率、缓解症状及提高生活质量。病人行为状态评分≤2分，且主要器官功能可耐受，可给予化疗。化疗应使用标准方案：①基础的化疗方案。紫杉醇＋卡铂、多西紫杉醇＋顺铂或长春瑞滨＋顺铂、吉西他滨＋顺铂、丝裂霉素C＋长春地辛＋顺铂等。②适当的支持治疗。镇吐药，用顺铂时补充液体，需要时给予红细胞生成素等，并根据最低粒细胞计数调整化疗剂量。

（2）放射治疗：病人的原发瘤阻塞支气管引起阻塞性肺炎、上呼吸道或上腔静脉阻塞等症状者，应考虑放疗。通常一个疗程2～4周。

（3）靶向治疗：肿瘤分子靶向治疗是以肿瘤组织或细胞中所具有的特异性分子为靶点，利用分子靶向药物特异性阻断该靶点的生物学功能,选择性从分子水平来逆转肿瘤细胞的恶性生物学行为,从而达到抑制肿瘤生长甚至消退的目的。部分药物在晚期 NSCLC 治疗中显示出较好的临床疗效如吉非替尼、厄洛替尼等。

（4）转移灶治疗:伴脑转移可考虑放疗,气管内肿瘤复发可激光治疗。

（二）小细胞肺癌

小细胞肺癌(SCLC)是以化疗为主的综合治疗延长病人生存期。

1. 化疗常用方案 足叶乙苷加顺铂或卡铂,每 3 周一个周期,共 4~6 周期,并注意血常规变化。治疗后应重新分期以确定是否进入完全临床缓解(所有临床明显的病变和癌旁综合征完全消失)、部分缓解、无反应或无进展,以此调换方案。

2. 放疗 放射线对癌细胞有杀伤作用,对明确有颅脑转移的病人、对有症状且胸部或其他部位病灶进展的病人,给予全剂量放疗。放疗对小细胞肺癌效果较好,其次为鳞癌和腺癌。

3. 综合治疗 根据病人肺癌的分期、分类、行动状态评分及全身状态选择化疗、放疗及手术治疗的综合性治疗。

（三）其他

生物反应调节剂可作为辅助治疗,如干扰素、转移因子、左旋咪唑等,能增加机体对化疗和放疗的耐受性,提高疗效。中医中药治疗在巩固、促进、恢复机体功能中也可起到辅助作用。

【护理诊断/问题】

1. 恐惧 与肺癌的确诊、不了解治疗计划及预感到治疗对机体功能的影响和死亡威胁有关。

2. 疼痛 与癌细胞浸润、肿瘤压迫或转移有关。

3. 营养失调:低于机体需要量 与癌肿致机体过度消耗、压迫食管致吞咽困难、化疗反应致食欲下降、摄入量不足有关。

4. 潜在并发症:化疗药物不良反应。

【护理措施】

（一）一般护理

1. 休息与活动 指导病人合理休息。

2. 饮食护理 向病人及家属讲解增加营养与促进康复、配合治疗的关系,安排品种多样化饮食。根据病人的饮食习惯共同制订饮食计划,原则是给予高蛋白、高热量、高维生素、易消化饮食,动、植物蛋白应合理搭配,如鱼、蛋、鸡肉、大豆等。避免产气食物,如地瓜、韭菜等。注意调配好食物的色、香、味,以刺激食欲。创造清洁、舒适、愉快的进餐环境,鼓励病人与他人共同进餐,少量多餐;有吞咽困难者应给予流质饮食,进食宜慢,取半卧位以免发生吸入性肺炎或呛咳,甚至窒息。病情危重或不能经口进食者应采取喂食、鼻饲或静脉输入高营养液体。

（二）病情观察

观察病人咳嗽、咳痰、气短等原发肿瘤引起的症状和体征变化,病人有无因肿瘤侵犯胸内、胸外转移引起的胸痛、Horner 综合征等情况。观察因放疗、化疗引起的不良反应。

（三）疼痛的护理

1. 疼痛的评估 ①视觉模拟评分法(visual analogue scale, VAS):用于疼痛的评估,在我国临床使用较为广泛。基本的方法是使用一条游动标尺,一面标有 10 个刻度,两端分别"0"分端和"10"分端,"0"分表示无痛,"10"分代表难以忍受的、最剧烈的疼痛,让病人在直尺上标出能代表自己疼痛程度的相应位置,为其评出分数,临床治疗前后使用同样的方法即可较为客观的做出评分,并对疼痛治疗的效果进行较为客观的评价。②评估疼痛加重或减轻的因素:疼痛持续、缓解或再发的时间。③评估影响病人表达疼痛的因素:如性别、年龄、文化背景、教育程度、性格等。④评估疼痛对睡眠、进食、活动等日常生活的影响程度。

2. 减少可诱发和加重疼痛的因素 ①提供安静的环境,调整舒适的体位,保证病人充分的休息;②预防上呼吸道感染,尽量避免咳嗽,必要时给予镇咳剂;③指导、协助胸痛病人用手或枕头护住胸部,以减轻深呼吸、咳嗽或变换体位所引起的胸痛;④小心搬运病人,滚动式平缓地给病人变换体位,避免拖、拉动作,必要时寻求协助,防止用力不当引起病变部位疼痛,告知病人不要突然扭曲或转动身体;⑤倾听病人诉说,教会病人正确描述疼痛程度及转移疼痛的注意力和技巧,帮助病人找出适宜的减轻疼痛的方法。

3. 控制疼痛 ①药物镇痛:按医嘱及早用药,尽量口服给药,有需要时按时给药,3~6小时给药1次,而不是在疼痛发作时给药;也可根据病人疼痛再发时间,提前按时用药。用药期间应取得病人及家属的配合,以确定维持有效镇痛作用的药物和最佳剂量。镇痛药的剂量要根据病人的需要由小到大直至病人的疼痛消失为止。给药时应遵循 WHO 推荐的按阶梯给药(表 2-11-3)。应用镇痛药物后要注意观察用药的效果,了解疼痛缓解程度和镇痛作用持续时间,当所制订的用药方案已不能有效镇痛时,应及时通知医生并重新调整镇痛方案。在应用镇痛药期间,注意预防药物的不良反应,如阿片类药物有便秘、恶心、呕吐、镇静和精神紊乱等不良反应,嘱病人多进食富含纤维素的蔬菜和水果,或饮服番泻叶冲剂等措施,缓解和预防便秘。②病人自控镇痛(PCA),该方法是用计算机化的注射泵,经由静脉、皮下或椎管内连续性输注镇痛药,并且病人可自行间歇性给药,护士应指导病人掌握操作方法。

表 2-11-3 三阶梯疗法

阶梯	治疗药物
轻度疼痛	非阿片类镇痛药±辅助药物
中度疼痛	弱阿片类±非阿片类镇痛药±辅助药物
重度疼痛	强阿片类±非阿片类镇痛药±辅助药物

(四)用药护理

使用化疗药物者,注意毒性反应的预防与护理,包括骨髓抑制反应、胃肠道反应、口腔溃疡、静脉炎及其他毒副反应的护理(详见第六章第五节"白血病病人的护理")。

(五)心理护理

1. 倾听与交流 多与病人交谈,了解其病情、心理状况、年龄、职业、文化程度、性格等情况,鼓励病人表达自己的感受,耐心倾听病人诉说,尽量解答病人提出的问题和提供有意义的信息,与病人建立良好的护患关系,鼓励病人之间的交流,介绍治疗成功的病例,增强病人的治疗信心,调整病人的情绪,使其以积极的心态面对疾病。

2. 病情的告知 确诊后根据病人的心理承受能力和家属意见,决定是否告知病人病情真实情况。根据病人对病情的关心和知晓程度、心理承受能力和家属的意见,以适当的方式和语言与病人讨论病情、检查和治疗方案。家属有保密病人病情的要求时,应协同家属采取保护性措施,合理隐瞒,以配合家属的要求。对于了解病情的病人应引导其面对现实,正确认识和对待疾病,积极配合检查及治疗,与病人家属共同保证病人人身安全。

3. 心理与社会支持 当病人得知自己患肺癌时,会面临巨大的身心应激,而心理应对结果会对疾病产生明显的积极或消极影响,护士应通过多种途径给病人及家属提供心理与社会支持。在未明确诊断之前,应向病人解释各种诊断性检查的目的、意义和过程,劝说病人接受并配合检查;确诊后,帮助病人正确估计所面临的情况,鼓励病人及家属积极参与治疗和护理计划的制订过程,让病人了解肺癌及将接受的治疗。帮助病人建立起良好、有效的社会支持系统,安排家庭成员和亲朋好友定期看望病人,使病人感受到关爱,激起对生活热情,增强对治疗的信心。帮助病人和家属面对现实,积极应对癌症的挑战,让病人了解到癌症不是只等于痛苦和死亡,随着科学技术的发展,减轻痛苦,提高生存率已不是不可能的,从而使病人克服恐惧、绝望心理,保持积极、乐观情绪,充分调动机体的潜在力量,战胜疾病。

（六）安全护理

当病人得知自己患肺癌时，会面临巨大的身心应激，感到恐惧、绝望，有产生轻生甚至自杀的心理变化，应帮助病人建立起良好、有效的社会支持系统，安排家庭成员和亲朋好友定期看望病人，陪伴在病人身边，使病人感受到关爱，激起对生活热情，增强对治疗的信心，打消轻生的念头。

（七）健康指导

1. 疾病预防知识指导　提倡健康的生活方式，宣传吸烟对健康的危害，提倡不吸烟或戒烟，并注意避免被动吸烟。改善工作和生活环境，加强职业接触中的劳动保护，减少或避免吸入被致癌物质污染的空气、粉尘。肺癌高危人群要定期进行体检，早期发现肿瘤，早期治疗。

2. 心理指导　护士要以丰富的疾病知识为基础，健全自己对癌症的看法，给予病人及家属适当的心理支持，提供有关资料，使之尽快脱离过激的心理反应，保持较好的精神状态，增强治疗疾病的信心。同时，应向病人解释治疗中可能出现的反应，消除病人的恐惧心理，使病人做好必要的准备，完成治疗方案。采取分散注意力的方式，如看书、听音乐等，以减轻痛苦。

3. 疾病知识指导　指导病人加强营养支持，进食高蛋白、高热量、高维生素、高纤维、易消化的食物，加强饮食、饮水卫生，多吃新鲜蔬菜、水果；合理安排休息，适当活动，保持良好的精神状态，避免呼吸道感染。鼓励病人坚持化疗或放射治疗，若出现呼吸困难、疼痛等症状加重时应及时到医院诊治。对晚期癌肿转移病人，要指导家属对病人临终前的护理，告知病人及家属对症处理的措施，使病人平静地走完人生最后旅途。

（孙龙凤）

学习小结

原发性支气管肺癌是起源于支气管黏膜或腺体的恶性肿瘤，分为小细胞肺癌和非小细胞肺癌两大类；吸烟是首要原因；临床表现因其发生的部位、类型、大小、有无转移和并发症等有所不同。小细胞肺癌选用化疗加放疗，必要时辅以手术；非小细胞肺癌首选手术治疗，辅以化疗和放疗。护理重点是给予病人心理支持；提供高蛋白、高热量、高维生素、易消化饮食，有吞咽困难者应给予流质饮食；正确评估疼痛，减少可诱发和加重疼痛的因素，合理使用药物缓解病人疼痛；防治骨髓抑制反应、胃肠道反应、口腔溃疡、静脉炎及其他化疗相关并发症。

复习参考题

1. 简述肺癌病人饮食护理要点。

2. 简述肺癌病人疼痛的护理要点。

3. 简述肺癌病人心理护理要点。

第十二节　胸腔积液病人的护理

学习目标

掌握	胸腔积液病人的临床表现、主要护理诊断与护理措施。
熟悉	胸腔积液的分类与治疗原则。
了解	胸腔积液的病因与发病机制。

胸膜腔是位于肺和胸壁之间的一个潜在的腔隙,内有少量的液体,在呼吸运动时起润滑作用,利于肺在胸腔内的扩张与回缩,每一次呼吸周期中胸膜腔形状和压力均有很大变化。胸膜腔中的积液其形成与吸收处于动态平衡,任何原因使胸膜腔内液体形成过快或吸收过缓,导致产生胸腔积液(pleural effusion)。

【病因和发病机制】

许多肺、胸膜和肺外疾病引起胸膜毛细血管内静水压增加、胸膜通透性增加、胸膜毛细血管内胶体渗透压降低、壁层胸膜淋巴回流障碍,损伤及药物、放疗、消化内镜检查、腹膜透析等医源性操作均能打破胸液形成与吸收的动态平衡,导致胸腔积液异常积聚。

【分类】

按胸腔积液发生机制分漏出性和渗出性胸腔积液。渗出液病因在我国多为结核性胸膜炎(多见于青壮年)。漏出液病因可能为充血性心力衰竭、肝硬化、肾病综合征、低蛋白血症等。另外,强烈利尿可引起假性渗出液。恶性肿瘤积液很难确切划入漏出液或渗出液。

【临床表现】

1. 症状　呼吸困难是最常见的症状,多伴有胸痛和咳嗽。呼吸困难与胸廓顺应性下降,患侧膈肌受压,纵隔移位,肺容量下降刺激神经反射有关。积液量少于300～500ml时可无明显症状或仅有胸痛,胸痛部位多为单侧锐痛,并随呼吸或咳嗽加重,可向肩、颈或腹部放射;当胸腔积液量超过500ml时可出现胸闷、呼吸困难、心悸,并随积液量的增多而加重。随着胸腔积液增多胸痛可缓解。

2. 体征　少量积液或早期时,可无明显体征,或可闻及胸膜摩擦音;中至大量积液时,可有呼吸运动受限,语颤减弱或消失,叩诊呈浊音或实音;严重者可伴有气管、纵隔向健侧移位。肺外疾病引起的胸腔积液多有原发病的体征。

【实验室及其他检查】

1. 诊断性胸腔穿刺和胸液检查　有助于明确胸腔积液的性质和病原,渗出液必须做胸腔穿刺,漏出液避免胸腔穿刺。主要包括:①常规检查,如外观和细胞学检查;②生化检查,如 pH、葡萄糖、蛋白质、类脂;③酶学测定,如乳酸脱氢酶(LDH)、淀粉酶、腺苷脱氨酶(ADA);④免疫学检查;⑤肿瘤标志物,如癌胚抗原(CEA);⑥病原学检测。

2. X 线检查　少量胸腔积液时,患侧肋膈角变钝或消失;中等量积液时,呈内低外高的弧形积液影;大量积液时整个患侧胸部呈均匀致密阴影,纵隔向健侧移位,平卧时积液散开,使整个肺野透亮度降低,常遮盖肺内原发病灶。

3. CT 检查　CT 能正确鉴别支气管肺癌的胸膜侵犯或广泛转移,良性或恶性胸膜增厚,对恶性胸腔积液的病因诊断、肺癌分期与选择治疗方案至关重要。

4. 超声检查　准确性优于 X 线检查,灵敏度高,定位准确。用于判断有无胸腔积液及量,协助胸腔穿刺定位。

5. 其他检查　胸膜活检、纤维支气管镜检查、胸腔镜或开胸活检等。

【诊断要点】

确定有无胸腔积液,区别漏出液和渗出液,寻找胸腔积液的病因。

【治疗原则】

临床治疗包括胸腔积液消除和病因治疗。漏出液常在纠正病因后吸收,不需要抽液。渗出性胸腔积液根据不同病因而处理有所差异。结核性胸膜炎主要是抗结核药物治疗,胸腔穿刺抽液,糖皮质激素治疗。脓胸主要是控制感染、引流胸腔积液及促使肺复张。类肺炎性胸腔积液经有效的抗生素治疗后可吸收,必要时抽液,胸腔积液 pH < 7.2 应肋间插管引流。恶性胸腔积液主要包括病因治疗;胸腔穿刺抽液;局部注入抗肿瘤药物,胸腔内注入生物免疫抑制剂;胸膜粘连术,必要时可行胸 - 腹腔分流术或胸膜切除术。此外,一般支持治疗亦相当重要,给予高能量、高蛋白及富含维生素的食物,纠正水电解质紊乱及维持酸碱平衡。

【常用护理诊断／问题】

气体交换受损　与大量胸液压迫使肺不能充分扩张，气体交换面积减少有关。

【护理措施】

（一）一般护理

1. 休息与活动　呼吸困难或发热者，应卧床休息，减少氧耗，以减轻呼吸困难症状。胸液消失后还需继续休养2～3个月，避免疲劳，一般取半卧位或患侧卧位，减少胸液对健侧肺的压迫。渗出性胸液宜卧向健侧。

2. 饮食护理　鼓励病人进食高能量、高蛋白及富含维生素的食物。

3. 氧疗　按病人的缺氧情况给予低、中流量的持续吸氧，改善病人的缺氧状态。

（二）病情观察

注意观察病人胸痛及呼吸困难的程度、体温的变化。监测血氧饱和度或动脉血气分析的改变。应密切观察胸腔穿刺抽液后病人的呼吸、脉搏、血压的变化，注意穿刺处有无渗血或液体渗出，如出现复张后肺水肿、循环衰竭或"胸膜反应"，应立即给予抢救措施。

（三）症状、体征的护理

1. 呼吸困难的护理

（1）协助胸腔抽液或置管行闭式引流的护理：大量胸腔积液者每周抽液2～3次，直至胸腔积液完全消失。首次抽液不要超过700ml，以后每次抽液量不应超过1000ml。过快、过多抽液可使胸腔压力骤降，若发生复张后肺水肿或循环衰竭（表现为剧咳、气促、咳大量泡沫状痰，双肺满布湿啰音，PaO$_2$下降，X线显示肺水肿征），应立即吸氧，酌情应用糖皮质激素及利尿剂，控制液体入量，严密监测病情与酸碱平衡，必要时气管插管机械通气。若抽液时发生"胸膜反应"（表现：头晕、冷汗、心悸、面色苍白、脉细等），应立即停止抽液，使病人平卧，必要时皮下注射0.1%肾上腺素0.5ml，密切观察病情，注意血压变化，防止休克。一般情况下，抽胸腔积液后，没必要胸腔内注入抗结核药物，但可注入链激酶等防止胸膜粘连。

（2）鼓励病人进行深呼吸和有效的咳嗽、咳痰，保持呼吸道通畅。

（3）呼吸锻炼：胸膜炎病人在恢复期，每天督导病人进行缓慢的腹式呼吸。经常进行呼吸锻炼可减少胸膜粘连的发生，提高通气量。

（4）康复锻炼：待体温恢复正常，胸液抽吸或吸收后，鼓励病人逐渐下床活动，增加肺活量。

2. 胸痛的护理　协助病人取患侧卧位，必要时用宽胶布或胸带固定胸壁，以减少胸廓活动幅度，减轻疼痛，或遵医嘱给予镇痛剂。

（四）心理护理

病人因疼痛和呼吸困难会出现紧张、焦虑和恐惧，应陪伴在病人身边，及时回应病人需求，做任何检查和治疗顾及病人感受。

（五）安全护理

应保证实施胸腔闭式引流病人的管路安全，避免脱管、管路移位，保证引流安全。

（六）健康指导

1. 休息与活动　病人应得到充分休息，采取措施减轻疼痛，逐渐增加活动量、肺活量，减少胸膜粘连的发生。

2. 疾病知识指导　向病人及家属解释本病的特点及目前的病情，介绍所采用的治疗方法、药物剂量、用法和不良反应。胸腔排液前向病人或家属解释排液的目的、基本过程及配合注意事项。指导病人合理调配饮食，进食高蛋白、高热量、富含维生素的易消化食物，增强机体抵抗力。

3. 坚持规律全程用药　在胸腔积液的病因治疗中，如结核性胸膜炎需要长期用药，强调坚持用药及遵从治疗方案的重要性，即使临床症状消失，也不可自行停药，并定期复查。

（孙龙凤）

任何使胸膜腔内液体形成过快或吸收过缓的原因，均可导致产生胸腔积液；按积液发生机制分漏出性和渗出性胸腔积液；呼吸困难为其主要的临床表现；治疗包括胸腔积液消除和病因治疗。护理重点是指导病人合理休息，患侧卧位；提供高能量、高蛋白及富含维生素的食物；给予氧疗；协助胸腔抽液或置管行闭式引流，首次抽液≤700ml，以后每次抽液≤1000ml；注意观察病人病情变化，如有复张后肺水肿、循环衰竭或"胸膜反应"，应立即给予相应抢救措施；给予疾病及预防的健康指导。

1. 简述胸腔积液抽液的原则。
2. 简述胸腔积液抽液过程中，病人出现"胸膜反应"的表现。
3. 简述胸腔积液病人的活动指导原则。

第十三节 睡眠呼吸暂停综合征病人的护理

掌握	睡眠呼吸暂停综合征病人的临床表现、主要护理诊断与护理措施。
熟悉	睡眠呼吸暂停综合征的病因与治疗要点。
了解	睡眠呼吸暂停综合征的发病机制。

睡眠呼吸暂停综合征（sleep apnea syndrome，SAS）是各种原因导致睡眠状态下反复出现呼吸暂停和（或）低通气，引起低氧血症、高碳酸血症，使机体发生一系列病理生理改变的临床综合征。临床上以每晚睡眠7小时中发生30次以上呼吸暂停，或每小时睡眠发作5次以上呼吸暂停，或呼吸紊乱指数＞5次为诊断标准。其中，呼吸暂停是指睡眠过程中口和鼻呼吸气流均停止10秒以上；低通气是指睡眠过程中呼吸气流幅度较基础水平降低50%以上，并伴有血氧饱和度较基础水平下降≥4%或微醒觉；睡眠呼吸暂停低通气指数（apnea hypopnea index，AHI）指每小时睡眠时间内呼吸暂停加上低通气的次数。

临床上根据睡眠过程中呼吸暂停时胸腹运动的情况，将睡眠呼吸暂停综合征分为中枢型（呼吸中枢神经曾经受发生卒中及创伤等损害而受到障碍，不能正常传达呼吸的指令引致睡眠呼吸功能失调）、阻塞型（喉附近的软组织松弛而造成上呼吸道阻塞，呼吸道收窄引致睡眠时呼吸暂停）和混合型（一次呼吸暂停过程中前半部分为中枢型特点，后半部分为阻塞型特点），其中以阻塞型最常见。

相关链接

所谓睡眠呼吸暂停，是指睡眠时停止换气10秒钟以上，而SAS则指一夜睡眠中，在人的快速眼球运动睡眠（rapid eyes movement，REM）期和慢速眼球运动睡眠（non-rapid eye movements，NREM）期至少出现30次以上的呼吸暂停。呼吸暂停的结果是引起低氧血症（尤以REM睡眠时低氧最明显）和高碳酸血症及呼吸性酸中毒等。由于低氧感憋气，经常被憋醒，严重影响睡眠质量。病程较长时可出现智能障碍、抑郁不安、人格变化、行为异常等精神神经方面的症状群；病情较重者可发生高血压、右心功能不全、肺泡换气低下等呼吸及循环系统的种种改变，甚至可为夜间猝死的原因之一。

【病因及发病机制】

1. 中枢型睡眠呼吸暂停综合征（central sleep apnea syndrome，CSAS） 多数与神经系统或运动系统的病变有关，部分充血性心力衰竭经常出现称为 Azeyne-Stokes 呼吸的中枢性呼吸暂停。其发病机制可能与下列因素有关：①睡眠时呼吸中枢对各种不同刺激的反应性降低；②中枢神经系统对低氧血症特别是 CO_2 浓度改变引起的呼吸反馈调控的不稳定性；③呼气与吸气转换机制异常等。

2. 阻塞型睡眠呼吸暂停低通气综合征（obstructive sleep apnea hypopnea syndrome，OSAHS） 有家庭聚集性和遗传因素。多数有解剖学因素：鼻和鼻咽部阻塞，如鼻中隔偏曲、鼻息肉、鼻甲肥大、鼻腔肿瘤、腺样体肥大和鼻咽肿瘤等因素；口咽和软腭也是睡眠时出现阻塞的常见部位，如扁桃体Ⅲ度肥大、口咽狭窄及软腭和腭垂过长者。再者，肥胖是导致 OSAHS 的常见原因，如肥胖所致的气道狭窄、鼻和咽喉部结构异常、鼻息肉、咽壁肥厚等。部分内分泌疾病如甲状腺功能减低、肢端肥大症等常合并 OSAHS。老年性变化，如老年期组织松软，肌张力减弱，致使咽壁松弛、塌陷而内移，引起打鼾或 OSAHS。其发病机制可能与睡眠状态下上气道软组织、肌肉的塌陷性增加、睡眠期间上气道肌肉对低氧和二氧化碳的刺激反应性降低有关，此外，还与神经、体液、内分泌等因素的综合作用有关。

【临床表现】

睡眠呼吸暂停综合征 40～60 岁多见，男性超重中老年人更常见。临床特征是由响亮鼾声、短暂气喘及持续 1 秒以上的呼吸暂停交替组成，呼吸暂停表现口鼻气流停止，但胸腹式呼吸仍存在。

（一）日间临床表现

由于夜间反复呼吸暂停、低氧血症，使睡眠连续性中断，醒觉次数增多，睡眠质量下降，病人日间出现以下表现：白天感觉疲劳、困倦、头晕乏力、晨起头痛、迟钝、过度嗜睡（最常见的症状），以及记忆力、注意力、分析判断力和警觉力下降，工作效率减退，容易出现差错事故。另外，可出现抑郁、焦虑、易激惹、口干、性欲减退和高血压等。

（二）夜间临床表现

1. 打鼾 98% 以上病人可出现此症状，往往是鼾声-气流停止-喘气-鼾声交替出现，气流中断的时间为 20～30 秒，个别长达 2 分钟以上，此时病人可出现明显的发绀。

2. 呼吸暂停 睡眠时常有呼吸暂停，呼吸暂停多随着喘气、憋醒或响亮的鼾声而终止，OSAHS 病人有明显的胸腹矛盾呼吸。

3. 憋醒 呼吸暂停后突然憋醒，常伴有翻身，四肢不自主运动甚至抽搐，或突然坐起，感觉心悸、胸闷或心前区不适。

4. 睡眠行为异常 恐惧、惊叫、呓语、夜游、幻听等。

5. 多动不安 夜间翻身、焦虑、烦躁等较频繁。

6. 多汗

7. 夜尿 部分病人夜间排尿次数增多，个别出现遗尿。

（三）全身器官损害表现

高血压、冠心病、肺心病和呼吸衰竭、缺血性或出血性脑血管病、精神异常、糖尿病及各种类型的心律失常。

【实验室及其他检查】

1. 血液检查 病程长、低氧血症严重者，血红细胞计数和血红蛋白可有不同程度增加。

2. 动脉血气分析 病情严重或已合并其他心肺疾病者，可有低氧血症，高碳酸血症和呼吸性酸中毒。

3. 肺功能检查 可有不同程度的限制性通气功能障碍。

4. 心电图 累及循环系统疾病时，可出现心室肥厚、心肌缺血或心律失常等变化。

5. 多导睡眠图 是确诊本病的方法。同步记录病人睡眠时的脑电图、肌电图、口鼻气流、胸腹呼吸运动、动脉血氧饱和度、心电图等多项指标,可准确了解病人睡眠时呼吸暂停及通气的情况,并能确定其类型及病情轻重。睡眠呼吸暂停低通气综合征的病情分度见(表2-13-1)。

表2-13-1　睡眠呼吸暂停低通气综合征的病情分度

病情分度	AHI(次/h)	夜间最低SaO$_2$(%)
轻度	5~14	85~89
中度	15~30	80~84
重度	>30	<80

理论与实践

多导睡眠图(polysomnogram, PSG)又称睡眠脑电图。多导睡眠图检查主要用于诊断睡眠呼吸障碍,包括睡眠呼吸暂停综合征、鼾症、上气道阻力综合征,也用于其他睡眠障碍的辅助诊断,如发作性睡病、不宁腿综合征、失眠分类等。包含:脑电(分析睡眠结构)、眼电、下颌肌电、口鼻气流和呼吸动度、心电、血氧、鼾声、肢动、体位等多个参数。多导睡眠图检查是在全夜睡眠过程中,连续并同步地描记脑电、呼吸等10余项指标,全部记录次日由仪器自动分析后再经人工逐项核实。监测主要由三部分组成:①分析睡眠结构、进程和监测异常脑电;②监测睡眠呼吸功能,以发现睡眠呼吸障碍,分析其类型和严重程度;③监测睡眠心血管功能。此外还可根据需要,记录肢体活动或阴茎勃起情况等,以了解失眠的某些原因和阳痿的性质等。

6. 内镜检查　如用纤维喉镜、鼻内镜等器械检查有助于明确病变性质、原因及部位。

7. 影像学检查　为进一步明确上呼吸道阻塞部分,可作头颅X线、CT扫描或MRI检查。

【治疗原则】

(一)非手术治疗

1. 一般治疗　对能够引起上气道阻塞的原发病进行治疗,还应戒烟、戒酒,多锻炼,提高身体素质,避免长时间仰卧。避免驾驶、高空作业等有潜在危险的工作或要求精细的操作。避免服用镇静剂或安眠药,以减少危险因素。调整睡眠姿势,采取侧卧位或半卧位。

2. 减肥　包括饮食控制、药物或手术。

3. 药物治疗　按医嘱使用氨茶碱、孕酮、普罗替林等以提高呼吸中枢驱动力。鼻塞病人睡前用血管收缩剂滴鼻,有呼吸道感染者给予抗感染治疗。

4. 器械治疗

(1)经鼻持续气道正压治疗(continuous positive airway pressure, CPAP):是治疗中重度OSAHS病人的首选方法,采用气道内持续正压送气,可使病人的功能残气量增加,同时防止睡眠时上气道塌陷。适应证:①AHI≥15次/h的病人;②AHI<15次/h,但白天嗜睡等症状明显的病人;③手术治疗失败或复发者;④不能耐受其他方法治疗者。禁忌证:昏迷,有肺大疱、咯血、气胸和血压不稳定者。

(2)双水平气道正压治疗(bilevel positive airway pressure, BiPAP):在吸气和呼气相分别给予不同的送气压力,既保证上气道开放,又更符合呼吸生理过程,适用于CPAP压力需求较高的病人,老年人有心、肺血管疾病病人(如合并COPD)。

(3)自动调压智能(auto-CPAP)呼吸机治疗:根据病人睡眠时气道阻塞所致血压饱和度降低程度不同,呼吸机送气压力自行随时调节。

(4)口腔矫治器(oral appliance, OA)治疗:通过下颌前移,使舌根部及舌骨前移,上气道扩大。

（二）**手术治疗**

1. 鼻部手术　包括鼻中隔偏曲矫正术、鼻甲肥大部分切除术、鼻息肉或肿瘤切除术等。

2. 咽部手术　包括扁桃体切除术和（或）腺样体切除术、悬雍垂术、腭咽成形术、激光悬雍垂腭成形术、腭咽成形术等。

3. 其他　舌部手术、下颌骨前移手术、舌骨手术、气管切开术等。

【常用护理诊断/问题】

1. 气体交换障碍　与肥胖、扁桃体肥大有关。

2. 睡眠型态紊乱　与咽峡狭窄、高血压、环境的改变有关。

3. 营养失调：高于机体需要量　与疾病致内分泌紊乱有关。

4. 有皮肤完整性受损危险　与使用呼吸机面罩有关。

5. 知识缺乏：与缺乏睡眠呼吸暂停综合征的相关知识有关。

6. 潜在并发症：缺血性脑卒中、猝死、心肌梗死、呼吸衰竭。

【护理措施】

1. 休息与卧位　合理安排治疗护理操作，尽量勿打扰病人的睡眠。建议病人侧卧或半坐卧位，抬高床头。可在病人腰背部固定一适当大小的硬球，仰卧位睡眠时因腰背置球部位不适可转为侧卧睡眠。最好安排本病病人住单人病房，以免鼾声影响其他病人睡眠及休息。

2. 病情观察　密切观察病人入睡后呼吸、神态变化，必要进行心电监护。定期测量血压，密切观察呼吸暂停情况，尤其于夜晚时要加强巡视。如果病人患气时间过长，应将其推醒。

3. PAP治疗的护理

（1）提高认识：PAP治疗前进行治疗相关知识的健康指导以取得病人的配合，治疗压力由低到高逐步提高，以利于病人适应。治疗中鼓励病人坚持佩戴会获得很好的治疗效果。鼓励病人努力调整自己的心态，使心情平静、按平常的节律呼吸。治疗开始的阶段应有医护人员陪伴在病人的身边，给予心理支持和技术支持。

（2）选择合适的面罩：有义齿者佩戴义齿，根据病人的脸型和适应性选择合适的鼻罩、面罩或全面罩。

（3）保证夜间治疗时间：指导病人PAP治疗的关键在于长期佩戴PAP呼吸机，经常（≥70%）夜晚使用PAP机，每晚使用≥4小时。当病人体型肥胖、病情重，需要的PAP压力较高时，容易在睡梦中将鼻罩扯掉中断治疗，应调整合适的PAP压力，或使用BiPAP呼吸机增加舒适度。

（4）气道湿化：PAP治疗时使用湿化器可减轻口咽鼻部的不适症状（鼻塞、通气不畅、鼻内干燥），从而提高病人对PAP治疗的依从性。

（5）防止皮肤破损：在每次用鼻罩之前应洗脸，清洗鼻罩，可防止皮肤过敏。使用气泡型鼻罩、额部垫海绵垫等防止鼻背破溃。

（6）减少噪音：采取带耳塞、隔音玻璃罩或将PAP呼吸机置于壁橱内等方法可减少噪音的影响。

4. 心理辅导　对病人进行有关睡眠呼吸暂停综合征的科普教育，并对其进行心理护理，同情和关心病人的痛苦，使其消除对手术治疗的紧张和恐惧心理。

5. 术后护理

（1）鼻息肉、鼻中隔偏曲、扁桃体肥大、鼻咽部肿瘤等所致OSAHS所施手术的术后护理：①根据不同手术和麻醉的要求采取不同的体外；②采取面罩吸氧；③注意呼吸情况；④注意鼻腔或口腔渗血情况；⑤嘱病人将分泌物或血液吐出勿吞咽等。

（2）腭垂腭咽成形术的术后护理：①饮食。术后病人咽痛明显、吞咽困难应在术后3天给予流质或半流质饮食为妥。②床旁备吸引器，嘱病人及时将咽部分泌物或血液吐至口边吸除。③密切观察术后出血情况，对高血压病人应注意控制血压，并采取适当的止血措施。④少数病人术后数日内因暂时性软腭功能障碍,进食过程中易发生食物自鼻腔呛出,此时应嘱病人取坐位或半坐位进食,并消除进食时的紧张情绪。⑤保持口腔卫生,经常用生理盐水或含漱液漱口。

6. 健康指导

(1)生活习惯指导:①采取侧卧位睡眠。改变习惯于仰卧位的睡眠,采取侧卧位睡眠,可以防止咽部软组织和舌体后坠堵塞气道,减轻颈部和胸部脂肪对气道造成的压力,从而有助于减轻鼾声甚至防止睡眠呼吸暂停。②鼓励病人戒烟,避免喝酒和随意用镇静安眠药物等中枢神经系统抑制药,以免直接导致睡眠窒息的发作。③减轻体重。肥胖使打鼾加剧,是引起睡眠呼吸暂停的原因之一,帮助病人一起制订减肥计划,鼓励病人进行有效的体育锻炼和减少高热量高脂肪饮食的摄入量,减轻体重,增加有效通气,如散步、步行上下楼梯。也可采取其他自己所喜爱的运动方式。

(2)保持鼻部通畅:预防感冒,及时治疗鼻腔阻塞性疾病,有助于鼾症和睡眠呼吸暂停的改善。积极治疗过敏性鼻炎和鼻窦疾病,手术纠正偏曲的鼻中隔、摘除鼻息肉等。

(3)指导病人学会正确使用PAP呼吸机,并定期随访评价和提高PAP治疗的依从性,保证治疗效果。

(杨 茜)

学习小结

睡眠呼吸暂停综合征可分为中枢型、阻塞型和混合型,以阻塞型最常见。病人白天嗜睡、头痛、头晕乏力;夜间打鼾、呼吸暂停、憋醒。多导睡眠图是确诊本病的方法。治疗主要是指导病人改变不良生活习惯、减肥、药物治疗和器械治疗、手术治疗等。护理重点是指导病人睡眠时侧卧或半坐卧位,抬高床头;避免饮酒或随意使用中枢神经系统抑制药;减轻体重;观察病人睡眠时的病情;合理使用并提高PAP治疗的依从性,预防其并发症;给予疾病及预防相关的健康指导。

复习参考题

1. 何谓睡眠呼吸暂停综合征?

2. 请简述PAP治疗的护理。

3. 睡眠呼吸暂停综合征的非手术治疗包括哪些?

4. 如何为睡眠呼吸暂停综合征病人进行健康指导?

第十四节 呼吸衰竭病人的护理

学习目标

掌握	呼吸衰竭病人的临床表现、主要护理诊断与护理措施。
熟悉	呼吸衰竭的分类与治疗要点。
了解	呼吸衰竭的病因与发病机制。

呼吸衰竭(respiratory failure)简称呼衰,是指各种原因引起的肺通气和(或)换气功能严重障碍,以致在静息状态下亦不能维持足够的气体交换,导致低氧血症伴(或不伴)高碳酸血症,从而引起一系列病理生理改变和相应临床表现的综合征。因其临床表现缺乏特异性,明确诊断需依据动脉血气分析。若在海平面、静息状态、呼吸空气条件下,动脉血氧分压(PaO_2)< 60mmHg,伴或不伴二氧化碳分压($PaCO_2$)> 50mmHg,

并排除心内解剖分流和原发于心排血量降低等因素所致的低氧血症，即可诊断为呼吸衰竭。

【病因及发病机制】

气道阻塞性病变、肺组织病变、肺血管疾病、胸廓与胸膜病变、神经肌肉病变等引起肺泡通气不足、弥散障碍、通气/血流比例失调、肺内动-静脉解剖分流增加、氧耗量增加，导致低氧血症和高碳酸血症，从而影响全身各系统器官的代谢、功能甚至使组织结构发生变化。通常先引起各系统器官的功能和代谢发生一系列代偿适应反应，以改善组织的供氧，调节酸碱平衡和适应已改变的内环境；当呼吸衰竭进入严重阶段时，则出现代偿不全，表现为各系统器官严重的功能和代谢紊乱直至衰竭。

（一）病因

引起呼吸衰竭的病因很多，参与肺通气或肺换气任何一个环节的严重病变，都可导致呼吸衰竭，包括：①气道阻塞性病变如慢性阻塞性肺疾病、重症哮喘等，引起气道阻塞和肺通气不足，导致缺氧和 CO_2 潴留，发生呼吸衰竭；②肺组织病变如重症肺炎、肺气肿、肺水肿等，均可导致有效弥散面积减少、肺顺应性减低、通气/血流比例失调，造成缺氧和 CO_2 潴留；③肺血管疾病如肺栓塞可引起通气/血流比例失调，导致呼吸衰竭；④胸廓与胸膜病变如胸外伤造成的连枷胸、胸廓畸形、广泛胸膜增厚、气胸等，造成通气减少和吸入气体分布不均，导致呼吸衰竭；⑤神经肌肉病变如脑血管疾病、脊髓颈段或高位胸段损伤、重症肌无力等均可累及呼吸肌，造成呼吸肌无力或麻痹，导致呼吸衰竭。

（二）发病机制

1. 低氧血症和高碳酸血症的发生机制　各种病因通过引起肺泡通气不足、弥散障碍、肺泡通气/血流比例失调、肺内动-静脉解剖分流增加和氧耗量增加五个主要机制，使通气和（或）换气过程发生障碍，导致呼吸衰竭。

2. 低氧血症和高碳酸血症对机体的影响

（1）对中枢神经系统的影响：脑组织耗氧量大，为全身耗氧量的 $1/5 \sim 1/4$，因此对缺氧十分敏感。通常供氧完全停止 $4 \sim 5$ 分钟即可引起不可逆的脑损害。缺氧对中枢神经系统的影响取决于缺氧的程度（表2-14-1）和发生速度。

表2-14-1　缺氧程度对中枢系统的影响

PaO_2（mmHg）	临床表现
<60	注意力不集中、视力和智力轻度减退
40~50	头痛、烦躁不安、定向力和记忆力障碍、精神错乱、嗜睡、谵妄
<30	神志丧失甚至昏迷
<20	数分钟即可出现神经细胞不可逆转性损伤

（2）对循环系统的影响：缺氧和 CO_2 潴留均可引起反射性心率加快、心肌收缩力增强、心排血量增加。同时可使交感神经兴奋，引起皮肤和腹腔器官血管收缩，而冠状血管主要受局部代谢产物的影响而扩张，血流量增加。

（3）对呼吸的影响：缺氧和 CO_2 潴留对呼吸的影响都是双向的，既有兴奋作用又有抑制作用。

（4）对消化系统和肾功能的影响：严重缺氧可使胃壁血管收缩，胃黏膜屏障作用降低。而 CO_2 潴留可增强胃壁细胞碳酸酐酶活性，使胃酸分泌增多，出现胃肠黏膜糜烂、坏死、溃疡和出血。

（5）对酸碱平衡和电解质的影响：严重缺氧可抑制细胞能量代谢的中间过程，使能量产生降低，并产生大量乳酸和无机磷，引起代谢性酸中毒。

【分类】

临床上呼吸衰竭主要有以下几种分类方法：

1. 按照动脉血气分析结果分类

（1）Ⅰ型呼衰：$PaO_2 < 60mmHg$，$PaCO_2$ 降低或正常，见于换气功能障碍的疾病，如严重肺部感染性疾病、间质性肺疾病、急性肺栓塞等。

（2）Ⅱ型呼衰：$PaO_2 < 60mmHg$，伴 $PaCO_2 > 50mmHg$，系肺泡通气不足所致，若还伴有换气功能障碍，则缺氧更为严重，如COPD。

2. 按照起病急缓分类

（1）急性呼衰：某些突发致病因素使通气和（或）换气功能迅速出现严重障碍，在短时间内发展为呼衰，如不及时抢救将危及生命。

（2）慢性呼衰：由于呼吸和神经肌肉系统的慢性疾病，导致呼吸功能损害逐渐加重，经较长时间发展为呼衰，以 COPD 为最常见。

3. 按照发病机制分类

（1）泵衰竭：由呼吸泵（驱动或制约呼吸运动的神经、肌肉及胸廓）功能障碍引起，主要表现为Ⅱ型呼衰。

（2）肺衰竭：由肺组织、气道阻塞和肺血管病变引起，可表现为Ⅰ型或Ⅱ型呼吸衰竭。

【临床表现】

除呼吸衰竭原发病的症状和体征外，主要是缺氧和 CO_2 潴留引起的呼吸困难和多脏器功能障碍。

1. 呼吸困难　是最早出现的症状。急性呼吸衰竭早期表现为呼吸频率加快，重者出现"三凹征"，即在吸气时可出现胸骨上窝、锁骨上窝及肋间隙凹陷；慢性呼吸衰竭轻者表现为呼吸费力伴呼气延长，重者呼吸浅快，并发 CO_2 麻醉时转为浅慢呼吸或潮式呼吸。

2. 发绀　是缺氧的典型表现。当动脉血氧饱和度低于 90% 或氧分压 < 50mmHg 时，在口唇、甲床等处出现发绀。因其程度与还原血红蛋白含量相关，故红细胞增多者发绀更明显，贫血者则不明显。

3. 精神神经症状　急性呼吸衰竭可迅速出现精神错乱、狂躁、昏迷、抽搐等症状。慢性呼吸衰竭随 CO_2 潴留表现为先兴奋后抑制现象。严重缺氧可表现为烦躁不安、精神错乱、狂躁、昏迷、抽搐等症状。出现肺性脑病时，可表现为肌肉震颤、间歇抽搐、意识障碍等抑制症状。

相关链接

肺性脑病（pulmonary encephalopathy，PE）又称肺气肿脑病、二氧化碳麻醉或高碳酸血症，是因各种慢性肺胸疾病伴发呼吸衰竭、导致低氧血症和高碳酸血症而出现的各种神经精神症状的一种临床综合征。早期可表现为头痛、头昏、记忆力减退、精神不振、工作能力降低等症状。继之可出现不同程度的意识障碍，轻者呈嗜睡、昏睡状态，重则昏迷。主要系缺氧和高碳酸血症引起的二氧化碳麻醉所致。此外还可有颅内压升高、视神经乳头水肿和扑击性震颤、肌阵挛、全身强直-阵挛样发作等各种运动障碍。精神症状可表现为兴奋、不安、言语增多、幻觉、妄想等。

4. 循环系统表现　多数病人有心动过速，严重者出现血压下降、心律失常、心脏骤停。CO_2 潴留使外周浅表静脉充盈、皮肤充血、温暖多汗，早期心率增快、血压升高、心排血量增多致洪脉，后期可并发肺心病出现右心衰的表现，因脑血管扩张可致搏动性头痛。

5. 消化和泌尿系统表现　呼吸衰竭时肝细胞缺氧发生变性坏死或肝淤血，出现血清丙氨酸氨基转移酶水平增高。严重缺氧和二氧化碳潴留可引起胃肠黏膜充血、水肿、糜烂、渗血、消化道出血。肾功能表现尿中红细胞、管型、蛋白尿、氮质血症。

【实验室及其他检查】

1. 动脉血气分析　在海平面、标准大气压、静息状态、呼吸空气条件下，$PaO_2 < 60mmHg$，伴或不伴 $PaCO_2 >$

50mmHg，pH 值可正常或降低。

2. 影像学检查　胸部 X 线、CT、放射性核素肺通气/灌注扫描和肺血管造影等有助于分析呼吸衰竭的原因。

3. 肺功能检测　肺功能检测有助于判断原发病的种类和严重程度。纤维支气管镜检查可以明确大气道的情况并取得病理学证据。

【治疗原则】

治疗原则为在保持呼吸道通畅的前提下，迅速纠正缺氧、改善通气，积极治疗原发病、消除诱因，加强一般支持治疗和对其他重要脏器功能的监测与支持，防治并发症。

1. 保持呼吸道通畅　是最基本、最重要的治疗。方法有：①昏迷病人用仰头提颌法将呼吸道打开；②清除呼吸道分泌物及异物；③必要时可采用简易人工气道(口咽通气道、鼻咽通气道、喉罩)或气管内导管(气管插管和气管切开)建立人工气道；④应用缓解支气管痉挛的药物。

2. 氧疗　是重要治疗措施。由于呼吸衰竭的病因、类型不同，则氧疗的指征、给氧的方法不同。急性呼吸衰竭病人应使 PaO_2 维持在接近正常范围；慢性缺氧病人吸入的氧浓度应使 PaO_2 在 60mmHg 以上或 SaO_2 在 90% 以上；一般状态较差的病人应尽量使 PaO_2 在 80mmHg 以上。常用的给氧法为鼻导管、鼻塞、面罩、气管内机械给氧。吸入氧浓度(FiO_2)与吸入氧流量大致呈如下关系：$FiO_2 = 21 + 4 \times$ 吸入氧流量(L/min)。Ⅰ型呼衰可给予较高浓度(>35%)吸氧。长期吸入高浓度氧可引起氧中毒，因此，宜将吸入氧浓度控制在 50% 以内。Ⅱ型呼衰应给予低浓度(<35%)持续吸氧。

3. 增加通气量，改善 CO_2 潴留

(1) 呼吸兴奋剂：主要用于以中枢抑制为主、通气量不足所致的呼衰，病人的呼吸肌功能基本正常；不宜用于以换气功能障碍为主所致的呼衰。常用药有尼可刹米、洛贝林和多沙普仑。脑缺氧、水肿未纠正而出现频繁抽搐者慎用；不可突然停药。

理论与实践

呼吸兴奋剂常用于如下情况：①各种危重疾病所致呼吸抑制或呼吸衰竭，如一氧化碳中毒致呼吸衰竭在救治脑水肿的同时应用。②慢性阻塞性肺疾病引起缺氧和(或)二氧化碳潴留所致的呼吸衰竭，可作为抢救的综合措施之一。由于此时呼吸中枢对二氧化碳的敏感性降低，二氧化碳增多的刺激引起呼吸中枢兴奋性下降，呼吸主要依靠缺氧时颈动脉体及主动脉体化学感受器的反射性刺激来维持，这时如果给氧，则缺氧对呼吸中枢的兴奋作用被减弱，致使呼吸受到抑制，使血中二氧化碳分压更高。应用呼吸兴奋剂则是为了应用氧疗法而不引起呼吸抑制，防止单纯吸氧所引起的通气减少及二氧化碳潴留。同时，由于不少呼吸兴奋剂还有苏醒作用，可使病人意识恢复和保持清醒，所以是治疗肺性脑病的重要措施。③中枢抑制药过量时引起的意识障碍及呼吸衰竭，对其轻型病例可通过呼吸兴奋剂的治疗使病症得以改善。而重症者使用呼吸兴奋剂仅作为获得机械通气之前的应急措施，现已不主张单独应用此类药物来救治。④新生儿窒息时，应用呼吸兴奋剂的同时必须清除呼吸道分泌物，并辅以人工呼吸或机械通气、吸氧、纠正酸中毒、保暖等综合措施。

(2) 机械通气：用于经上述处理不能有效地改善缺氧和 CO_2 潴留的严重呼衰病人。机械通气过程中应根据血气分析和临床资料调整呼吸机参数。机械通气的主要并发症为通气过度，造成呼吸性碱中毒；通气不足，加重原有的呼吸性酸中毒和低氧血症；出现血压下降、心排血量下降、脉搏增快等循环功能障碍；气道压力过高或潮气量过大可致气压伤，如气胸、纵隔气肿或间质性肺气肿；人工气道长期存在，可并发呼吸机相关肺炎(ventilator associated pneumonia，VAP)。无创正压通气(non-invasive positive pressure ventilation，NPPV)

为经鼻/面罩行正压通气，无需建立有创人工气道，简便易行，机械通气相关的严重并发症的发生率低，近年用于呼吸衰竭的治疗已取得了良好效果。

4. 纠正酸碱平衡失调　急性呼吸衰竭较慢性呼吸衰竭更易合并代谢性酸中毒，应积极纠正，加强液体管理，防止血容量不足和液体负荷过大以维持氧输送能力和防止肺水过多。慢性呼吸衰竭常因 CO_2 潴留致呼吸性酸中毒，宜采用改善通气的方法纠酸，但应注意呼吸性酸中毒迅速纠正后，已增加的碱储备使 pH 升高而严重危害机体，故在纠酸的同时给予盐酸精氨酸和氯化钾以防产生代谢性碱中毒。

5. 抗感染治疗　呼吸道感染是呼吸衰竭最常见的诱因，应结合痰培养及药敏试验选择合适的抗生素，但通常需要使用广谱高效的抗菌药物，如第三代头孢菌素、氟喹诺酮类等，以迅速控制感染。

6. 合并症的防治　慢性呼吸衰竭常见的合并症是慢性肺源性心脏病、右心衰竭，急性加重时可能合并消化道出血、休克和多器官功能衰竭等，应积极防治。

7. 营养支持　呼吸衰竭病人因热量摄入不足和呼吸功增加、发热等，常存在营养不良。营养支持有利于提高呼衰的抢救成功率，故抢救时应常规鼻饲高蛋白、高脂肪、低碳水化合物，以及适量多种维生素和微量元素的流质饮食，必要时给予静脉高营养治疗。

【常用护理诊断/问题】

1. 清理呼吸道无效　与呼吸道阻塞、分泌物过多或黏稠、无效咳嗽有关。

2. 气体交换受损　与低氧血症、CO_2 潴留、肺血管阻力增高有关。

3. 低效性呼吸形态　与肺的顺应性降低、呼吸肌疲劳、气道阻力增加、不能维持自主呼吸、气道分泌物过多有关。

4. 语言沟通障碍　与气管插管、气管切开、脑组织缺氧和 CO_2 潴留导致语言表达障碍、意识障碍有关。

5. 液体不足　与大量痰液排出、出汗增加、摄入减少有关。

6. 营养失调：低于机体需要量　与食欲下降、进食减少、消耗增加有关。

7. 潜在并发症：肺性脑病、消化道出血、心力衰竭、休克等。

【护理措施】

1. 一般护理

（1）环境：保持病室整洁、安静、舒适，光线柔和。尽量减少探视。

（2）休息与活动：病人需卧床休息以降低氧耗量，可取半卧位或坐位，以利于增加肺泡通气量；机械通气病人可采取俯卧位辅助通气，以改善氧合。保证充足的营养及热量供给。

（3）饮食护理：根据呼吸衰竭病人病情轻重及其对饮食护理要求不同，给予相应的指导。重症期：给予高蛋白、高热量、高维生素、易消化的流质或半流质饮食。在心功能允许的情况下，鼓励病人多饮水，补充足够的水分，使痰液易于咳出，减少并发症。缓解期：指导病人逐步增加食物中的蛋白质和维生素，食物以软、易于消化的半流质为主，可选用稀肉粥、馒头、新鲜蔬菜及水果等，每天 5～6 餐。恢复期：指导病人进食普通饮食，食物易软，清淡可口。呼吸衰竭病人体力消耗大，尤其在施人工通气者，机体处于应激状态，分解代谢增加，蛋白质供应量需增加 20%～50%，每日至少需要蛋白质 1g/kg。

2. 病情观察　定时测体温、脉搏、呼吸、血压，观察瞳孔变化、唇、指（趾）甲发绀，特别注意：①神志。对缺氧伴二氧化碳潴留病人，在吸氧过程中，应密切观察神志的细小变化，有无呼吸抑制。②呼吸。注意呼吸的节律、快慢深浅的变化。如发现异常，应及时通知医生，③痰液。观察痰量及性状，痰量多、黄稠，表示感染加重，应及时通知医生，留取本送检。昏迷病人要检查瞳孔大小、对光反射、肌张力、腱反射病理特征。及时发现肺性脑病及休克；注意尿量及粪便颜色，及时发现上消化道出血。

3. 吸氧　氧疗可提高 PaO_2，使 PaO_2 和 SaO_2 升高，从而纠正缺氧和改善呼吸功能，减轻组织损伤，恢复脏器功能。Ⅰ型呼吸衰竭和 ARDS 病人需吸入较高浓度（35%＜FiO_2＜50%）氧气，使 PaO_2 提高到 60mmHg 或 SaO_2＞90%；Ⅱ型呼吸衰竭的病人一般在 PaO_2＜60mmHg 时才开始氧疗，应给予低浓度（FiO_2＜35%）持续吸氧,使 PaO_2 控制在 60mmHg 或 SaO_2 在 90% 或略高。常用鼻导管、鼻塞、面罩给氧或配合机械通气行气管内给氧。鼻导管和鼻塞法用于轻度和Ⅱ型呼吸衰竭的病人;面罩包括简单面罩、无重复呼吸面罩和文丘面罩等。简单面罩用于缺氧较严重的Ⅰ型呼吸衰竭和急性呼吸窘迫综合征(acute respiratory distress syndrome,ARDS)病人;无重复呼吸面罩用于有严重低氧血症、呼吸状态极不稳定的Ⅰ型呼吸衰竭和 ARDS 病人;文丘面罩尤适用于 COPD 所致呼衰,且能按需调节 FiO_2。氧疗过程中,若呼吸困难缓解、神志转清、发绀减轻、心率减慢、尿量增多、皮肤转暖,提示氧疗有效;若意识障碍加深或呼吸过度表浅、缓慢,可能是 CO_2 潴留加重。应根据血气分析结果和病人临床表现,即时调整吸氧浓度,保证氧疗效果,防止氧中毒和 CO_2 麻醉。

4. 促进病人排痰 神清者,指导其深吸气而有效的咳嗽、咳痰;咳嗽无力者协助其翻身、拍背;不能自行排痰者,及时吸痰,每次吸痰时间不超过 15 秒钟,防止缺氧窒息;机械通气者可给予气管内吸痰或间歇气管内滴入,必要时可用纤维支气管镜吸痰并冲洗。机械通气病人注意气道管理,防止吸入性肺炎的产生;ARDS 病人宜使用密闭系统进行吸痰,防止因 PEEP 中断致严重低氧血症和肺泡内分泌物重新增多;鼓励病人多饮水;给予祛痰药等。

5. 用药护理 及时准确用药,并观察疗效和不良反应。①茶碱类、$β_2$ 受体兴奋剂等药物,能松弛支气管平滑肌,减少气道阻力,改善气道功能,缓解呼吸困难。指导病人正确使用支气管解痉气雾剂,减轻支气管痉挛。②呼吸兴奋剂通过刺激呼吸中枢或外周化学感受器,增加呼吸频率和潮气量,改善通气,但同时增加呼吸肌做功,增加氧耗量和 CO_2 的产生量。所以使用呼吸兴奋剂时要保持呼吸道通畅,适当提高吸入氧浓度,静脉滴注时速度不宜过快,注意观察呼吸频率、节律、睫毛反应、神志变化及动脉血气的变化,以便调节剂量。如出现恶心、呕吐、烦躁、面色潮红、皮肤瘙痒等现象,需要减慢滴速。若经 4~12 小时未见效,或出现肌肉抽搐等严重副作用时,应及时通知医生停用药物。③Ⅱ型呼吸衰竭病人常因呼吸困难、咳嗽、咳痰,或缺氧、二氧化碳滞留引起烦躁不安、失眠,护士在执行医嘱时应结合临床表现认真判别,禁用对呼吸有抑制作用的药物,如吗啡等,慎用其他镇静剂,如地西泮,以防止发生呼吸抑制。

问题与思考

呼吸衰竭病人常使用呼吸兴奋剂,以刺激呼吸中枢或外周化学感受器,增加呼吸频率和潮气量,改善通气。

思考:呼吸衰竭病人在使用呼吸兴奋剂治疗时需注意什么?如果病人出现恶心、呕吐、烦躁、面颊潮红、肌肉颤动等现象,说明出现了什么副作用?该如何处理?

6. 心理护理 呼吸衰竭的病人常对病情和预后有顾虑、心情忧郁、对治疗丧失信心,应多了解和关心病人的心理状况,特别是对建立人工气道和使用机械通气的病人,应经常巡视,让病人说出或写出引起或加剧焦虑的因素,教会病人自我放松等各种缓解焦虑的办法,以缓解呼吸困难,改善通气。

7. 健康指导

(1)疾病知识指导:向病人及家属讲解疾病的发生机制、诱发因素、发展和转归,使病人理解康复保健的意义与目的。告知药物的用法、剂量和注意事项等,嘱其遵医嘱准确用药。指导病人加强营养,合理膳食,达到改善体质目的。对出院后仍需吸氧的低氧血症者,指导病人和家属学会合理的家庭氧疗方法及其注意事项。根据活动耐力制订合理的休息与活动计划,以避免耗氧量增加。若有气急、发绀加重等变化,及时就医。

(2)预防及康复指导:鼓励病人进行呼吸运动锻炼,如缩唇呼吸、腹式呼吸。加强耐寒锻炼如冷水洗脸,教会病人和家属有效咳嗽、咳痰、体位引流、拍背等技术和家庭氧疗法。指导病人避免各种引起呼吸衰竭的诱因,如预防上呼吸道感染,避免吸入刺激性气体,劝告吸烟病人戒烟,避免劳累、情绪激动等不良因素刺激,少去人群拥挤的地方,尽量避免与呼吸道感染者接触,减少感染的机会。告诫病人若痰液增多且颜色变黄、咳嗽加剧、气急加重或出现神志改变等病情变化时,应尽早就医。

(杨 茜)

学习小结

呼吸衰竭是各种原因引起并导致低氧血症伴(或不伴)高碳酸血症,从而引起一系列病理生理改变和相应临床表现。明确诊断需依据动脉血气分析。治疗上必须兼顾原发病及缺氧、CO_2潴留引起的损害,机械通气是有效治疗手段。护理重点是指导病人卧床休息,半卧位或坐位;保证充足的营养及热量供给;Ⅰ型呼衰者吸入氧浓度35%~50%,Ⅱ型呼衰者予低于35%的持续吸氧;根据病情选择合理的氧疗工具并观察氧疗的效果;采取促进排痰的措施;严密观察病情变化,积极配合并保证机械通气的有效实施;给予疾病及预防的健康指导。

复习参考题

1. 何谓呼吸衰竭?如何进行分类?

2. 呼吸衰竭的临床表现包括哪些?

3. 如何对呼吸衰竭病人进行吸氧的护理?

4. 简述呼吸衰竭病人的健康指导。

第十五节 呼吸系统常用诊疗技术及护理

一、胸腔穿刺术

胸膜腔穿刺术(thoracentesis)简称胸穿,是指对有胸腔积液(或气胸)的病人,为了诊断和治疗疾病的需要而通过胸腔穿刺抽取积液或气体的一种技术。

【适应证】

1. 诊断性 原因未明的胸腔积液,可行诊断性穿刺,做胸腔积液涂片、培养、细胞学和生化学检查以明确病因,并可检查肺部情况。

2. 治疗性 通过抽液、抽气或胸腔减压治疗单侧或双侧胸腔大量积液、积气产生的压迫、呼吸困难等症状;向胸腔内注射药物(抗肿瘤药或促进胸膜粘连药物等)。

【禁忌证】

1. 体质衰弱、病情危重难以耐受穿刺术者。

2. 对麻醉药过敏。

3. 凝血功能障碍,严重出血倾向,病人在未纠正前不宜穿刺。

4. 有精神疾病或不合作者。

5. 疑为胸腔包虫病病人,穿刺可引起感染扩散,不宜穿刺。

6. 穿刺部位或附近有感染。

【操作过程】

1. 体位 病人多取坐位(面向椅背),两手交叉抱臂,置于椅背,前额俯于前臂上,使肋间隙增宽;不能坐起者,可采取半卧位,举起患侧上臂,完全暴露胸部或背部。

2. 穿刺部位 穿刺点选在胸部叩诊实音最明显部位,胸腔积液较多时一般选肩胛下角线或腋后线第7~8肋间,也可在腋中线第6~7肋间或腋前线第5肋间穿刺。包裹性积液可结合X线或超声检查确定穿刺方向与深度。气胸者取患侧锁骨中线第2肋间隙或腋前线第4~5肋间隙。应避免在第9肋间以下穿刺,以免穿透膈肌损伤腹腔脏器。

3. 穿刺方法

（1）常规消毒皮肤：以穿刺点为中心进行消毒,直径15cm左右,两次。

（2）打开一次性使用胸腔穿刺包,戴无菌手套,覆盖消毒洞巾,检查胸腔穿刺包内物品,注意胸穿针与抽液用注射器连接后检查是否通畅,同时检查是否有漏气情况。

（3）助手协助检查并打开2%利多卡因安瓿,术者以5ml注射器抽取2%利多卡因2~3ml,在穿刺部位由表皮至胸膜壁层进行局部浸润麻醉。如穿刺点为肩胛线或腋后线,肋间沿下位肋骨上缘进麻醉针,如穿刺点位于腋中线或腋前线则取两肋之间进针。

（4）将胸穿针与抽液用注射器连接,并关闭两者之间的开关保证闭合紧密不漏气。术者以一手示指与中指固定穿刺部位皮肤,另一只手持穿刺针沿麻醉处缓缓刺入,当针锋抵抗感突感消失时,打开开关使其与胸腔相通,进行抽液。助手用止血钳(或胸穿包的备用钳)协助固定穿刺针,以防刺入过深损伤肺组织。注射器抽满后,关闭开关(有的胸穿包内抽液用注射器前端为单向活瓣设计,也可以不关闭开关,视具体情况而定)排出液体至引流袋内,记录抽液量。

（5）抽液结束拔出穿刺针,局部消毒,覆盖无菌纱布,稍用力压迫片刻,用胶布固定。

【护理】

1. 术前护理

（1）病人准备：向病人及家属解释穿刺目的、操作步骤及术中注意事项,为其消除顾虑,以配合穿刺,并签署知情同意书。

（2）病人指导：指导病人练习穿刺体位,并向其解释在操作过程中需保持穿刺体位,避免随意活动,避免咳嗽或深呼吸,以免损伤胸膜或肺组织。必要时给予镇静药。

2. 术中配合

（1）病情观察：穿刺过程中密切观察病人的脉搏、面色等变化,以判定病人对穿刺的耐受性。注意询问病人有无异常感觉,如有异常,应减慢或立即停止抽吸。抽吸时,若病人突觉头晕、心悸、冷汗、面色苍白、脉细、四肢发凉,提示病人可能出现"胸膜反应",应立即停止抽吸,病人平卧,并皮下注射0.1%肾上腺素0.3~0.5ml,或进行其他对症处理。

（2）抽液抽气量：每次抽液、抽气时,不宜过快、过多,防止抽吸过多过快使胸腔内压骤然下降,发生复张后肺水肿或循环障碍、纵隔移位等意外。首次总抽液量不宜超过700ml,抽气量不宜超过1000ml,以后每次抽吸量不应超过1000ml。如为明确诊断,抽液50~100ml即可,置入无菌试管中送检;如治疗需要,抽液抽气后可注射药物。

3. 术后护理

（1）指导病人静卧,24小时后方可沐浴,以免穿刺部位潮湿感染。鼓励病人深呼吸,促进肺膨胀。

（2）记录穿刺的时间、抽液抽气量、胸液的颜色及病人在术中状态;根据临床需要填写检验单,分送标本;清洁器械及操作场所。

（3）监测病人穿刺后的反应,观察病人的脉搏和呼吸状况,注意血胸、气胸、肺水肿等并发症的发生。观察穿刺部位,如出现红、肿、热、痛、体温升高或液体溢出等及时通知医生予以处理。

4. 注意事项

（1）操作前应向病人说明穿刺目的,消除顾虑,同时签好知情同意书;对精神紧张者,可于术前半小时给予地西泮10mg或可待因0.03g以镇静镇痛。

（2）操作中应密切观察病人的反应,如病人有头晕、面色苍白、出汗、心悸、胸部压迫感或剧痛、晕厥等胸膜过敏反应;或出现连续性咳嗽、气短、咳泡沫痰等现象时,立即停止抽液,并皮下注射0.1%肾上腺素0.3~0.5ml,或进行其他对症处理。

（3）一次抽液不应过多、过快。诊断性抽液，50～100ml 即可。减压抽液，首次不超过 600ml，以后每次不超过 1000ml。如为脓胸，每次尽量抽尽，疑有化脓性感染时，助手用无菌试管留取标本，行涂片革兰氏染色镜检、细菌培养及药敏试验。检查瘤细胞，至少需要 100ml，并应立即送检，以免细胞自溶。

（4）严格无菌操作，操作中要始终保持胸膜负压，防止空气进入胸腔。

（5）应避免在第 9 肋间以下穿刺，以免穿透膈肌损伤腹腔脏器。

（6）操作前、后测量病人生命体征，操作后嘱病人卧位休息 30 分钟。

（7）对于恶性胸腔积液，可注射抗肿瘤药物或硬化剂诱发化学性胸膜炎，促使脏层与壁层胸膜粘连，闭合胸腔，防止胸液重新积聚。具体操作：于抽液 500～1200ml 后，将药物（如米诺环素 500mg）加生理盐水 20～30ml 稀释后注入。推入药物后回抽胸液，再推入，反复 2～3 次后，嘱病人卧床 2～4 小时，并不断变换体位，使药物在胸腔内均匀涂布。如注入药物刺激性强，可致胸痛，应在药物前给布桂嗪或哌替啶等镇痛剂。

5. 并发症和处理原则

（1）气胸：胸腔穿刺抽液时气胸发生率 3%～20%。产生的原因，一种为气体从外界进入，如接头漏气、更换穿刺针或三通活栓使用不当，这种情况一般不需处理，预后良好；另一种为穿刺过程中误伤脏层胸膜和肺脏所致。无症状者应严密观察，摄片随访。如有症状，则需行胸腔闭式引流术。

（2）出血、血胸：穿刺针刺伤可引起肺内、胸腔内或胸壁出血。少量出血多见于胸壁皮下出血，一般无需处理。如损伤肋间动脉可引起较大量出血，形成胸膜腔积血，需立即止血，抽出胸腔内积血。肺损伤可引起咯血，小量咯血可自止，较严重者按咯血常规处理。

（3）膈肌损伤、肝等腹腔脏器损伤：穿刺部位过低可引起膈肌损伤，肝等腹腔脏器损伤。

（4）胸膜反应：部分病人穿刺过程中出现头昏、面色苍白、出汗、心悸、胸部压迫感或剧痛、昏厥等症状，称为胸膜反应。多见于精神紧张病人，为血管迷走神经反射增强所致。此时应停止穿刺，嘱病人平卧、吸氧，必要时皮下注射肾上腺素 0.5mg。

（5）胸腔内感染：是一种严重的并发症，主要见于反复多次胸腔穿刺者。为操作者无菌观念不强，操作过程中引起胸膜腔感染所致。一旦发生应全身使用抗菌药物，并进行胸腔局部处理，形成脓胸者应行胸腔闭式引流术，必要时外科处理。

（6）复张性肺水肿：多见于较长时间胸腔积液者经大量抽液或气胸病人。由于抽气过快，肺组织快速复张引起单侧肺水肿，病人出现不同程度的低氧血症和低血压。大多发生于肺复张后即刻或 1 小时内，一般不超过 24 小时。病人表现为剧烈咳嗽、呼吸困难、胸痛、烦躁、心悸等，继而出现咳大量白色或粉红色泡沫痰，有时伴发热、恶心及呕吐，甚至出现休克及昏迷。处理措施包括纠正低氧血症，稳定血流动力学，必要时给予机械通气。

二、纤维支气管镜检查术

纤维支气管镜（简称纤支镜）是一种导光器械，能将图像从一端传至另一端，具有镜体细、可弯曲、视野范围大、可直接看清气管的第三甚至第四级分支，并且可以直接吸痰、钳夹咬取组织做病理检查或用毛刷刷出细胞行细胞学检查等优点，操作简单易行、病人痛苦小、安全性大，为目前早期诊断肺癌的重要手段之一。通过纤支镜不但能直接观察气管、肺叶、肺段及亚段的病变，还可在直视下行活检或刷检，钳取异物、吸引或清除阻塞物，并可做支气管肺泡灌洗，行细胞系或液体成分的分析，另外利用支气管镜可注入药物，或切除气管内腔的良性肿瘤等。纤维支气管镜检查成为支气管、肺和胸腔疾病及治疗不可缺少的手段。

【适应证】

1. 原因不明的咯血，需明确病因及出血部位或需局部止血治疗者。

2. 胸部 X 线占位改变或阴影而致肺不张、阻塞性肺炎、支气管狭窄或阻塞、刺激性咳嗽，经抗生素治疗不缓解，疑为异物或肿瘤者。

3. 用于清除黏稠的分泌物、黏液栓或异物。

4. 行支气管肺泡灌洗及用药等治疗。

5. 原因不明的喉返神经麻痹、膈神经麻痹或上腔静脉阻塞。

6. 引导气管导管,进行经鼻气管插管。

7. 痰中查到癌细胞,胸部影像学阴性。

8. 肺部感染需经防污染毛刷或 BAL 分离鉴定病原菌。

9. 诊断不清的肺部弥漫性病变。

10. 需做 BAL 和 TBLB 检查者。

11. 怀疑气管食管瘘者。

12. 观察有毒气体引起的气道损伤、烧伤。

【禁忌证】

1. 严重心脏病,心肺功能不全,严重心律失常,频发心绞痛,新近发生心肌梗死者。

2. 严重肺功能不全者。

3. 活动性肺结核未经治疗者。

4. 出凝血机制严重障碍者。

5. 急性上呼吸道感染、高热、哮喘发作或大咯血者暂缓检查。

6. 主动脉瘤有破裂危险者。

7. 对麻醉药过敏,不能用其他药物代替者。

8. 影响纤支镜检查的颈椎畸形者。

【操作过程】

纤维支气管镜可经鼻或口插入,目前大多数经鼻插入。

1. 病人体位　病人常取仰卧位,不能平卧者,可取坐位或半坐位。

2. 纤支镜操作方法　术者用左手或右手持纤支镜的操纵部,拨动角度调节环和钮,持纤支镜快速送入气管,在直视下边向前推进边观察气管内腔,达到隆突后观察隆突形态,看清两侧主支气管开口后,先进入健侧再进入患侧,依据各支气管的位置,拨动操纵部调节钮,依次插入各段支气管。

3. 检查　观察气管黏膜形态,对直视下的可见病变,先取标本活检,再用毛刷刷取涂片,或用无菌生理盐水注入病变部位进行支气管灌洗,做细胞学或病原学检查。

【护理】

1. 术前护理

(1)病人准备:向病人及家属说明检查目的、操作过程及有关配合注意事项,以消除其紧张情绪,取得合作,并签署知情同意书。术前详细采集病史和体格检查,对拟经插管的鼻腔做鼻内镜检查,需经口插入者应取下义齿。术前 4 小时禁食水,以防误吸。

(2)物品准备:核实申请单并准备好病历、X 线胸片、CT 片等资料。备好吸引器和复苏设备(以防术中出现喉痉挛和呼吸窘迫,或因麻醉药物的作用抑制病人的咳嗽和呕吐反射,使分泌物不易咳出),心电监护设备,标本瓶和载物片等。

(3)术前用药:评估病人对消毒剂、局部药或术前用药是否过敏,防止发生过敏反应。术前半小时遵医嘱给予阿托品 1mg 或地西泮 10mg 肌内注射,以减少呼吸道分泌和镇静。

2. 术中配合

(1)用 2% 利多卡因行咽喉喷雾麻醉。麻醉时,嘱病人张口吸气,喷 3～4 次,剂量约 5ml,同时用 0.5% 麻黄素液滴鼻腔 3～4 次,以收缩鼻腔毛细血管,减少黏膜充血、水肿。麻醉成功的病人咽喉有麻涩感,吞咽困难,咽部对刺激反应弱或消失。年轻病人或咽喉反应敏感者可多喷雾 2～3 次。根据病情,术前酌情卧床吸氧3～4L/5～10min。

（2）取仰卧位，根据病情选择经口或鼻插管，并经纤维支气管镜滴入麻醉剂做黏膜表面麻醉。入声门前注入2%利多卡因2ml，停留1～2分钟，让病人有适应过程，同时告诉病人纤支镜进入声门时会有恶心、咳嗽、气憋感觉，属正常反应，应精神放松，张口呼吸，不能抬头或摇头，有痰可咳出或咽下。及时清除口腔分泌物，保持上呼吸道通畅。进入总支气管腔后，立即注入2%利多卡因2ml，停留休息1分钟，安慰病人，利用谈话以转移病人注意力，同时要防止忍耐力差的病人强行翻身及拔管。注意观察病人神志，有无发绀、出汗、烦躁、呼吸困难等情况，心电监护者应观察监护情况。术中必要时听诊心音及呼吸音变化，出现肺部哮鸣音，呼吸、心跳停止等意外情况，立即报告医生，停止操作，并及时抢救。

（3）按需配合医生做好吸引、活检、治疗等措施。活检前，备好0.1%肾上腺素或1KU血凝酶10ml，对于估计活检部位易出血者，可先注入2ml肾上腺素或血凝酶。活检后轻度出血者可经纤支镜吸出，出血多时立即经导管注入2ml肾上腺素或血凝酶，也可用活检钳按压出血部位止血。当活检钳（或穿刺针）进入支气管腔内时，注意电视屏幕上活检钳（或穿刺针）所达部位，同时叮嘱病人减少呼吸动度，尽量控制咳嗽，一旦病人出现剧烈咳嗽，应立即关闭活检钳（或穿刺针）并迅速退回活检管道内，以防损伤肺组织。

3. 术后护理

（1）拔镜后嘱病人卧床或静坐休息30分钟，禁食3小时，以免误吸。告诫病人少讲话，多休息，不可用力咳嗽、咳痰，可能出现鼻腔咽喉不适、疼痛、鼻出血、声嘶、头晕、胸闷、吞咽不畅等，休息后可逐渐缓解。3小时后可试进少量温凉流食。术后两天可用复方硼酸液漱口，每4小时1次。

（2）呼吸观察：术后注意观察呼吸频率、深度、节律的变化和口唇颜色，呼吸不畅者予以吸氧2～3L/min。

（3）咯血的观察和护理：行纤支镜活检术出现少量咯血属正常现象，表现为痰中带血或少量血痰。原因是支气管黏膜擦伤，活检或细胞刷检时黏膜损伤，一般不必特殊处理，1～3天可自愈。大咯血则可能与凝血功能不佳、病变组织血管丰富、活检钳不锐利、钳夹撕拉等有关。一旦出现大咯血，立即报告医生，及时抢救，并采取有效的护理措施：①去枕平卧，头偏向患侧，或头低足高位，轻拍背部，消除鼻腔、口咽内的积血，保持呼吸道通畅；②消除病人的恐惧、紧张情绪，必要时给小量镇静剂应用，避免用力咳嗽，吸氧3～4L/min；③建立静脉输液通道，给予止血药应用，必要时输血；④严密观察生命体征变化，观察有无面色苍白、皮肤湿冷等休克状态，准备好抢救药品、器械，避免窒息致死的后果发生。

（4）按医嘱常规应用抗生素，预防呼吸道感染。如有声嘶或咽喉疼痛，可给雾化吸入。

（5）纤支镜主要并发症发生率为1.5%，以咯血（0.43%），喉、支气管痉挛（0.42%），术后发热（0.36%），鼻出血（0.19%）常见。其他如肺炎、气胸、心脏和脑血管意外、麻醉药过敏则极少见。

（杨　茜）

学习小结

纤维支气管镜（简称纤支镜）是一种导光器械，能将图像从一端传至另一端，具有镜体细、可弯曲、视野范围大、可直接看清气管的第三甚至第四级分支，并且可以直接吸痰、钳夹咬取组织做病理检查或用毛刷刷出细胞行细胞学检查等优点，操作简单易行、病人痛苦小、安全性大，为目前早期诊断肺癌的重要手段之一。掌握纤维支气管镜检查术的适应证和禁忌证。熟悉整个操作流程。掌握纤维支气管镜检查术前、术中及术后的护理要点。

复习参考题

1. 简述纤维支气管镜检查术前的护理要点。

2. 简述纤维支气管镜检查术中的护理要点。

3. 简述纤维支气管镜检查术后的护理要点。

第三章　循环系统疾病病人的护理

循环系统由心脏、血管和调节血液循环的神经体液组成，其主要功能是为全身器官组织运输血液，通过血液将氧、营养物质和激素等供给组织，并将组织代谢废物运走，以保证人体新陈代谢的正常进行。

循环系统疾病包括心脏和血管病变，合称心血管病。《中国心血管病报告 2017》指出，我国心血管病危险因素流行趋势明显，导致心血管病的发病人数持续增加，估计全国心血管病人 2.9 亿，其中高血压 2.7 亿，冠心病 1100 万，心肌梗死 250 万，心力衰竭 450 万，肺心病 500 万，风湿性心脏病 250 万，先天性心脏病 200 万，每 5 位成年人中有 1 名患心血管病，今后 10 年心血管病患病人数仍将快速增长。目前，心血管病死亡占城乡居民总死亡原因的首位，农村为 45.01%，城市为 42.61%。心血管病已成为重大的公共卫生问题，防治心血管病刻不容缓。

第一节　循环系统疾病病人常见症状体征的护理

学习目标

掌握	循环系统疾病常见症状体征及其常用护理诊断／问题与护理措施。
熟悉	循环系统疾病常见症状体征的护理评估内容。
了解	循环系统疾病常见症状体征的病因。

一、常见症状体征

（一）心源性呼吸困难

心源性呼吸困难（carcinogenic dispend）是指由于各种心血管疾病引起病人呼吸时感到空气不足、呼吸费力并有呼吸频率、深度与节律的异常。最常见病因为左心衰竭，亦见于右心衰竭、心包积液、心脏压塞。心源性呼吸困难随着病情发展的严重程度常表现为以下四种形式。

1. 劳力性呼吸困难　常为左心衰竭最早出现的症状，表现为体力活动时发生或加重，休息后缓解或消失。引起呼吸困难的体力活动包括上楼、步行、穿衣、洗漱、吃饭、讲话等。

2. 夜间阵发性呼吸困难　病人在夜间入睡后因突然胸闷、气急而憋醒，被迫采取坐位，呼吸深快，绝大多数病人坐起休息或下床活动后症状逐渐缓解。重者可伴有气喘、咳嗽、咳白色泡沫痰、发绀、肺部哮鸣音，称为心源性哮喘。

3. 端坐呼吸　常为严重心功能不全的表现之一。表现为病人因呼吸困难而不能平卧，常被迫采取高枕卧位、半卧位及端坐位。

4. 急性肺水肿 呼吸困难最严重的表现形式，见于急性左心衰竭。

（二）心源性水肿

心源性水肿（carcinogenic edema）是指因心血管疾病致使机体内钠、水潴留及静脉淤血、毛细血管静水压升高和组织液回吸收减少等所致。最常见病因为右心衰竭或全心衰竭，也可见于心包炎。其特点是水肿首先出现在身体低垂部位，如卧床病人的腰骶部、会阴或阴囊部，非卧床病人的足踝部、胫前区。重者可延及全身，出现胸腔积液、腹水。水肿常在下午出现或加重，休息一夜后减轻或消失，用指端加压水肿部位，局部可出现凹陷，称为凹陷性水肿。此外，病人还会表现为尿量减少、近期体重增加等。

（三）胸痛

胸痛（chest pain）常由冠状动脉粥样硬化性心脏病（心绞痛、急性心肌梗死）、急性主动脉夹层、急性心包炎、梗阻性肥厚型心肌病、心血管神经症等导致。不同疾病所致胸痛，其发生的部位、性质、诱因、持续时间、缓解方式等亦各不相同。典型心绞痛位于胸骨后，呈发作性压榨样痛，常于体力活动或情绪激动时诱发，休息或含服硝酸甘油后可缓解；急性心肌梗死导致的胸痛与心绞痛相似，但程度更剧烈，伴心律、血压改变，含服硝酸甘油常不能缓解；急性主动脉夹层动脉瘤病人可出现胸骨后或心前区撕裂样剧痛或烧灼痛，可向背部放射；急性心包炎引起的疼痛可因呼吸或咳嗽加剧，呈锐痛，持续时间较长；1/3 梗阻性肥厚型心肌病常出现劳力性胸痛，含服硝酸甘油无效甚至加重；心血管神经症病人可出现心前区针刺样疼痛，常无固定部位，与劳累、休息无关，常伴神经衰弱症状。

（四）心源性晕厥

心源性晕厥（cardiac syncope）指心脏疾病引起心排血量骤减、中断或严重低血压，使脑供血突然减少或停止导致脑组织缺血、缺氧而出现的突发短暂意识丧失。常见病因包括严重心律失常（如病窦综合征、房室传导阻滞、室性心动过速）和器质性心脏病（如严重主动脉瓣狭窄、急性心肌梗死、梗阻性肥厚型心肌病、心脏压塞等）。一般认为，心脏供血暂停 2～4 秒可产生黑矇，5～10 秒可出现晕厥，10 秒以上除意识丧失外，可出现抽搐，称阿-斯综合征（Adams-Stokes syndrome），是心源性晕厥最严重的类型。

（五）心悸

心悸（palpitation）指病人自觉心脏跳动或心慌，伴心前区不适感。常见病因：①心律失常，如心动过速、心动过缓、期前收缩、心房扑动或颤动等；②心脏搏动增强，可为生理性（健康人剧烈运动、精神过度紧张、饮酒、喝浓茶或咖啡、应用加快心率药物）或病理性（各种器质性心血管疾病心功能代偿期，甲亢、贫血、发热、低血糖反应等全身性疾病）；③心血管神经症。心悸严重程度不一定与病情成正相关，初发或突发心律失常、焦虑、紧张、注意力集中时心悸易于出现或表现明显。心悸发作持续时间较长者逐渐适应后则会感觉症状减轻。

二、护理

（一）护理评估

1. 病史评估 了解病人患病及诊疗经过，包括患病的起始情况和时间、有无明显诱因、危险因素，主要症状及其特点（症状出现的部位、严重程度、加重或缓解的相关因素或规律性），有无伴随症状及对日常生活的影响等，曾做过何种检查，结果如何，曾用治疗方法及药物的名称、种类、用法、用药时间等。

了解有无与循环系统疾病相关的病史及诊治情况，如风湿热、甲亢、贫血、糖尿病等。了解病人的生活史与家族史，包括饮食习惯、吸烟与饮酒、排便是否规律、出生地和居住地环境状况、生活条件、从事职业、工作环境、运动情况等，直系亲属中有无与遗传相关的心血管疾病，如肥厚型心肌病、原发性高血压、冠心病等。

2. 身体评估 评估病人的生命体征，是否有体温升高，脉搏、心率、心律的改变情况，呼吸频率、节律、深度，血压及脉压值；意识状况、面容与表情、营养状况、体位；皮肤黏膜的颜色、温度与湿度，有无水肿、发绀、颈静脉充盈、低垂部位水肿、有无胸腔积液征、腹水征等；胸部有无三凹征、双侧肺底是否可闻及湿啰音及与体位变化的关系或哮鸣音；心前区有无隆起，心尖搏动的位置和范围是否正常，有无震颤和心包摩擦感，有无心音改变及病理性杂音等。

3. 实验室及其他检查评估

（1）血液、尿液检查：如血常规、血脂、血糖、电解质、心肌坏死标志物、脑钠肽（前体）、血培养、病毒核酸及抗体测定、尿常规等。

（2）心电图检查：包括常规心电图、24小时动态心电图、心电图运动负荷试验、遥测心电图、食管心电图、心室晚电位和心率变异性分析等。主要介绍临床常用的前三种。①常规心电图（electrocardiogram，ECG）：循环系统疾病病人常用的检查，无创、经济、方便，可诊断心律失常、心肌缺血／梗死、电解质紊乱等。②运动负荷试验：诊断冠心病较常用的辅助检查。常用活动平板运动试验，通过运动增加心脏负荷而诱发心肌缺血，从而出现缺血性心电图改变。③动态心电图：又称 Halter 监测（Halter ECG monitoring），可连续记录24小时甚至更长时间内日常生活或工作状态下的心电信号，用于诊断各种心律失常、不明原因的晕厥及了解起搏器工作情况等。

（3）动态血压监测：按照设定的时间测量并记录24小时血压数值，用于早期高血压、轻型高血压、阵发性高血压等病人的检测，并指导其合理用药。

（4）心脏超声检查：包括 M 型超声心动图、二维超声心动图、多普勒超声心动图、经食管超声心动图、实时三维心脏超声、冠状动脉内超声等。用于了解心脏结构、心脏或大血管内血流方向和速度、心脏瓣膜功能、冠状动脉内斑块性质等。

（5）X 线检查：能显示心脏及大血管的大小、形态、位置和轮廓及心脏与相邻器官的关系和肺内血管的变化，可用于瓣膜性心脏病、全心衰竭、心包积液、先天性心脏病等的诊断。

（6）心脏 CT：主要用于观察心脏结构、心肌、心包和大血管的改变。冠状动脉 CT 造影（CTA）是筛查和诊断冠心病的重要手段。

（7）放射性核素检查：利用正常或有功能的心肌显影而坏死和缺血的心肌不显影（缺损）或影像变淡（稀疏），可以定量分析心肌灌注、心肌存活和心脏功能。常用的成像技术包括单光子发射计算机断层显像（SPECT）和正电子发射计算机断层显像（PET）。

（8）心导管检查和心脏电生理检查：是有创介入诊疗术。经外周血管，采用经皮穿刺术，在 X 线透视下，将专用的心导管送入相应部位进行检查或治疗。详见本章第十节"循环系统常见诊疗技术及护理"。

4. 心理与社会评估　评估病人对疾病的发生、病程、预后及防治知识是否了解，病人能否尽快适应角色转变，正确应对疾病；了解病人的性格特征，是否有情绪激动、紧张、焦虑、抑郁、悲观等心理反应及其严重程度；了解病人的家庭组成、经济状况、文化程度等基本情况；询问病人的主要看护者对病人所患疾病的认识及关怀和支持程度；明确医疗付费方式及费用的来源和担负能力；了解病人出院后的继续就医条件，包括居住地有无比较完备的社区保健资源等。

（二）常用护理诊断／问题

1. 气体交换功能受损　与肺淤血、肺水肿或伴肺部感染有关。

2. 活动无耐力　与氧的供需失衡有关。

3. 体液过多　与水钠潴留、低蛋白血症有关。

4. 疼痛：胸痛　与心肌缺血、缺氧或心肌坏死有关。

5. 有受伤的危险　与心律失常致心悸、晕厥等有关。

（三）护理目标

1. 病人呼吸困难减轻或消失，发绀减轻，检查指标逐步恢复正常。

2. 病人主诉活动耐力逐渐增加,活动时无明显不适症状。

3. 病人水肿症状减轻或消失。

4. 病人主诉疼痛症状减轻或消失。

5. 病人无晕厥发作,未受伤。

(四)护理措施

1. 一般护理

(1)休息与活动:病人有明显呼吸困难时应卧床休息,以减轻心脏负荷。根据病人呼吸困难的类型和程度选择恰当的体位减轻症状,如高枕卧位、端坐位等,保证病人舒适与安全,必要时加用床挡防止坠床。卧床期间,加强生活护理,并协助和指导病人生活自理。护士应为病人自理活动提供方便和指导,如抬高床头使病人容易坐起,利用床上小桌,让病人可以在床上用餐;将经常使用的物品放在病人容易取放的位置等。

评估病人的活动耐力,与病人及家属共同制订活动计划和目标,告知病人遵循循序渐进的活动原则,如卧床休息-床上活动-床边活动-病室内活动-病室外活动-上下楼梯。根据病人身体状况和活动时的反应,确定活动的持续时间和频度。病人开始下床活动时,最好由专业人员陪同,指导病人使用病房中的辅助设备,如床挡、椅背、走廊、厕所及浴室中的扶手等。教会病人保存体力、减少氧耗的技巧,如以恒定的速度进行自理活动或其他活动,在较长的活动中适当休息。做好活动过程中的监测:若病人出现心悸、心前区不适、呼吸困难、头晕眼花、面色苍白、极度疲乏时,应立即停止活动,就地休息,并以此作为限制最大活动量的指征。

(2)饮食护理:给予低盐、低脂、低热量、易消化饮食,少食多餐,多食蔬菜、水果等富含纤维素的食物,控制体重。保持大便通畅,避免排便时过度用力。

(3)氧疗:遵医嘱鼻导管给氧或面罩加压给氧,选择合适的湿化液,氧流量一般为 $2 \sim 4L/min$。急性左心衰竭时应高流量($6 \sim 8L/min$)给氧,咳粉红色泡沫痰时需用 $20\% \sim 30\%$ 乙醇做湿化液。肺心病病人宜低流量($1 \sim 2L/min$)持续给氧。

(4)环境:保持室内安静、整洁,为病人创造良好的休养环境。适当开窗通风,每次 15~30 分钟。

2. 病情观察　密切观察病情变化,如呼吸困难有无改善,皮肤发绀是否减轻,血气分析结果是否正常,活动耐力是否增强等;水肿有无消退,腹水有无减少,皮肤有无发生压疮等;胸痛是否减轻;有无心律失常发生。若病情发生变化,应及时通知医生。

3. 用药护理　熟悉常用药物的作用及不良反应,准确及时地按医嘱给药,观察药物疗效及不良反应。如利尿剂尽量在白天给药,防止因频繁排尿而影响病人夜间休息;胸痛在连续含服硝酸酯类药物 3 次后若不能缓解,应考虑发生心肌梗死的可能,应立即通知医生;应用抗心律失常药物时密切监测病人的心率、心律变化,避免晕厥发生等。

4. 心理护理　由于循环系统疾病病人的病情反复发作而影响日常生活及睡眠质量,导致病人易产生焦虑、烦躁、痛苦、悲观、失望等心理变化。应及时安慰病人及家属,鼓励其采取积极的态度应对疾病,多与自信的病友交流、沟通,提高病人战胜疾病的信心。

5. 健康指导　告知病人及家属引起呼吸困难、水肿、胸痛、心悸等常见的原因及防治措施,指导其正确服用药物并掌握药物注意事项。出院前根据病人病情及居家生活条件进行活动指导,指导病人在职业、家庭、社会关系等方面进行必要的角色转换,出现病情变化时及时就诊。

(五)护理评价

1. 病人呼吸困难及发绀症状减轻或消失,检查指标逐步恢复正常。

2. 病人主诉活动耐力逐渐增加,能根据自身耐受能力完成活动计划,知晓限制最大活动量的指征,活动时无明显不适症状。

3. 病人水肿症状减轻或消失,皮肤黏膜完整,未发生压疮。

4. 病人主诉疼痛减轻或消失,胸痛发作时会服用硝酸酯类药物。

5. 病人无晕厥发作,未受伤。

(郭庆平)

学习小结

循环系统疾病常见症状、体征包括心源性呼吸困难、心源性水肿、胸痛、心源性晕厥、心悸。心源性呼吸困难根据病情严重程度表现分为:劳力性呼吸困难、夜间阵发性呼吸困难、端坐呼吸、急性肺水肿。心源性水肿的特点是水肿首先出现在身体低垂部位。不同疾病所致胸痛其发生的部位、性质、诱因、持续时间、缓解方式等亦各不相同。阿-斯综合征是心源性晕厥最严重的类型。心悸最常见的病因是心律失常。循环系统疾病病人应注意合理休息与活动,选择低盐、低脂、低热量、易消化饮食,保持大便通畅。护士应密切观察病人病情变化,准确及时地按医嘱给药,观察药物疗效及不良反应。

复习参考题

1. 何谓心源性呼吸困难? 心源性呼吸困难有几种表现形式?

2. 何谓阿-斯综合征?

第二节 心力衰竭病人的护理

学习目标

掌握	心力衰竭的定义、慢性心力衰竭的基本病因及诱因、心功能分级、临床表现及护理措施。
熟悉	心力衰竭的分类、治疗要点、常用护理诊断/问题。
了解	心力衰竭的发病机制。

案例3-1

病人,女性,46岁。主因心悸、气促3年,加重伴双下肢水肿3天就诊。病人5年前由于心悸、气促曾被诊断为风湿性心脏瓣膜病而住院治疗,出院后遵医嘱服用药物,能胜任日常工作。一周前由于上呼吸道感染后,再次出现心悸、气促、水肿而入院。既往史:间断咯血5年。查体:体温37.3℃,脉搏130次/min,呼吸22次/min,血压110/60mmHg;呼吸略促,口唇发绀,可见颈静脉曲张,双肺底可闻及湿啰音;心率130次/min,律规整,心尖部可听到舒张中晚期隆隆样杂音,第一心音亢进,并可听到清脆响亮的开瓣音。

思考:

1. 请列出该病人主要的医疗诊断。

2. 请列出该病人主要的护理诊断。

3. 请写出该病人主要的护理措施。

心力衰竭（heart failure，HF）简称心衰，是由任何心脏结构或功能异常导致心室充盈和（或）射血功能受损的一组复杂临床综合征。临床表现以肺循环和（或）体循环淤血及器官、组织血液灌注不足为主要特征。

心力衰竭的临床类型按其发展速度和严重程度可分为慢性心衰和急性心衰，以慢性居多；按其发生的部位分为左心、右心和全心衰竭。

一、慢性心力衰竭

慢性心力衰竭是大多数心血管疾病的严重和终末阶段，也是最主要的死亡原因。统计资料表明，我国引起心衰的基础心脏病病因过去以风湿性心脏瓣膜病为主，如今以冠心病居首，其次为高血压。

【病因及发病机制】

（一）基本病因

1. 原发性心肌损害　包括缺血性心肌损害如冠心病心肌缺血和（或）心肌梗死；心肌炎和心肌病，如病毒性心肌炎及原发性扩张型心肌病；心肌代谢障碍性疾病以糖尿病心肌病最为常见。

2. 心脏负荷过重

（1）压力负荷（后负荷）过重：左心室压力负荷过重常见于高血压、主动脉瓣狭窄；右心室压力负荷过重常见于肺动脉高压、肺动脉瓣狭窄、肺栓塞等。

（2）容量负荷（前负荷）过重：①心脏瓣膜关闭不全，血液反流，如二尖瓣关闭不全、主动脉瓣关闭不全等；②左、右心或动静脉分流性先天性心脏病，如间隔缺损、动脉导管未闭等。此外，伴有全身循环血量增多的疾病如慢性贫血、甲状腺功能亢进症等，心脏容量负荷亦会增加。

（二）诱因

有基础心脏病的病人，其心力衰竭的发生常由一些增加心脏负荷的因素所诱发。

1. 感染　呼吸道感染是最常见、最重要的诱因，其次如感染性心内膜炎、全身感染等。

2. 心律失常　心房颤动是诱发心力衰竭的最重要因素。各种类型的快速性心律失常及严重的缓慢性心律失常也可诱发心力衰竭。

3. 血容量增加　如摄入钠盐过多，静脉输液或输血过快、过多等。

4. 生理或心理压力过大　如劳累过度、情绪激动、精神过度紧张等。

5. 治疗不当　如不恰当停用利尿药、洋地黄类药物或降血压药等。

6. 妊娠和分娩　妊娠和分娩可加重心脏负荷，增加心肌耗氧量，诱发心力衰竭。

7. 原有心脏病加重或并发其他疾病　如冠心病发生心肌梗死、风湿性心脏瓣膜病出现风湿活动，合并甲状腺功能亢进或贫血等。

（三）发病机制

1. 代偿机制　当心肌收缩力减弱和（或）心室负荷增加时，为了保证正常的心排血量，机体通过以下机制进行代偿。

（1）Frank-starling机制：即增加心脏的前负荷，使回心血量增多，心室舒张末期容积增加，从而增加心排血量及心脏做功量。心室舒张末期容积增加，心室扩张，舒张末压力增高，心房压、静脉压也随之升高（图3-2-1）。

（2）心肌肥厚：当心脏后负荷增高时常以心肌肥厚作为主要的代偿机制，可伴或不伴心室扩张。心肌肥厚心肌收缩力增强，克服后负荷阻力，使心排血量在相当长时间内维持正常。心肌肥厚以心肌细胞肥大、心肌纤维化为主，心肌细胞数目并不增多，以心肌纤维增多为主，细胞核及作为供给能源的物质线粒体增大和增多，但程度和速度均落后于心肌纤维的增多。心肌从整体上显得能源不足，继续发展终至心肌细胞死亡。

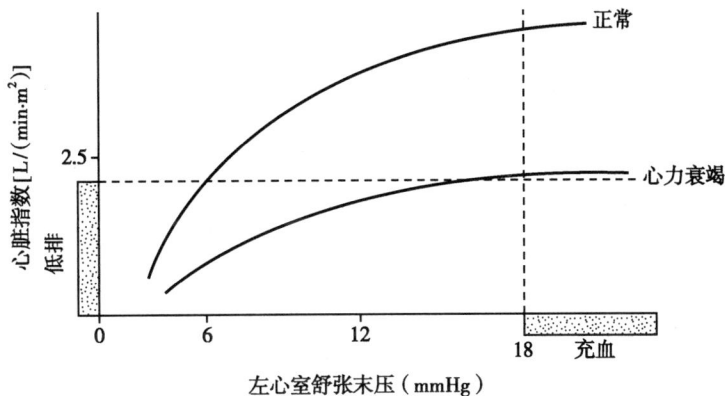

图 3-2-1 左心室功能曲线

表明在正常人和心力衰竭时左心室收缩功能(以心脏指数表示,为纵坐标)和左心室前负荷(以左心室舒张末压表示,为横坐标)的关系。在心力衰竭时,心功能曲线向右下偏移。当左心室舒张末压 >18mmHg 时,出现肺充血的症状和体征;若心脏指数 <2.2L/($min·m^2$)时,出现低心排血量的症状和体征

（3）神经体液的代偿机制:①交感神经兴奋性增强。心力衰竭病人血液中去甲肾上腺素水平升高,作用于心肌 $β_1$ 肾上腺素能受体,增强心肌收缩力并加快心率,从而增加心排血量。但同时周围血管收缩,心脏后负荷增加,心率加快,均使心肌耗氧量增加。此外,去甲肾上腺素对心肌细胞有直接毒性作用,可促使心肌细胞凋亡,参与心脏重塑的病理过程。②肾素-血管紧张素-醛固酮系统(RAAS)激活。由于心排血量降低,导致肾血流量减少,RAAS 被激活。RAAS 激活主要产生以下两方面效应:一方面,使心肌收缩力增强,周围血管收缩以维持血压,调节血液再分配,保证心、脑等重要脏器的血液供应;另一方面,促进醛固酮分泌,使水、钠潴留,增加总体液量及心脏前负荷,对心力衰竭起代偿作用。

2. **心肌损害和心室重塑** 原发性心肌损害和心脏负荷过重使心脏功能受损,导致心室扩大或心室肥厚等各种代偿性变化。在发生代偿性变化的过程中,心肌细胞、胞外基质、胶原纤维网等均发生相应变化,即心室重塑。目前大量的研究表明,心力衰竭发生发展的基本病理机制是心室重塑。肥厚心肌在长期负荷过重的状态下,心肌细胞能量相对或绝对供给不足及能量的利用障碍导致心肌相对缺血、缺氧,最终使心肌细胞死亡,继以纤维化。心肌细胞减少使心肌整体收缩力下降,纤维化的增加又使心室的顺应性下降,重塑更趋明显,心肌收缩力不能发挥其应有的射血效应,形成恶性循环,最后发展至不可逆的心肌损害终末阶段。

3. **心力衰竭时各种体液因子的改变**

（1）利钠肽:人类的利钠肽包括心钠肽(atria natriuretic peptide,ANP)、脑钠肽(brain natriuretic peptide,BNP)和 C 型心钠肽(C-type natriuretic peptide,CNP)。心钠肽主要由心房分泌,当心房压力增高,房壁受牵引时分泌增加,其生理作用为扩张血管,利尿排钠,对抗肾上腺素、肾素-血管紧张素等的水、钠潴留效应。脑钠肽主要由心室肌细胞分泌,其分泌量亦随心室充盈压的高低变化,其生理作用与心钠肽相似。心力衰竭时,心室壁张力增加,心钠肽和脑钠肽分泌明显增加,其增加的程度与心衰的严重程度呈正相关,在心衰状态下,循环中的心钠肽和脑钠肽降解很快,其生理效应明显减弱。C 型心钠肽主要位于心血管内,生理作用尚不明确。

（2）精氨酸加压素(argentine vasopressin,AVP):由垂体分泌,具有抗利尿和促进周围血管收缩的生理作用。对维持血浆渗透压起关键作用。精氨酸加压素的释放受心房牵张受体的调节和控制。心衰时心房牵张受体敏感性下降,使精氨酸加压素的释放不能受到相应的抑制,血液中精氨酸加压素水平升高,导致水的潴留增加,且因其周围血管的收缩作用又使心脏后负荷增加。精氨酸加压素的效应对于心衰早期有一定的代偿作用,而长期精氨酸加压素的增加,其负面影响将使心衰进一步恶化。

（3）内皮素：是由血管内皮释放的肽类物质，具有较强的收缩血管作用。内皮素还可导致细胞肥大增生，参与心脏重塑过程。

【临床表现】

（一）左心衰竭

以肺淤血和心排血量降低为主要表现。

1. 症状

（1）呼吸困难：左心衰竭最早出现的症状。表现为劳力性呼吸困难、夜间阵发性呼吸困难、端坐呼吸或急性肺水肿。急性肺水肿是左心衰竭呼吸困难最严重的形式。

（2）咳嗽、咳痰和咯血：咳嗽、咳痰是肺泡和支气管黏膜淤血所致，常发生在夜间，坐位或立位时可减轻或消失。痰液呈白色浆液性泡沫状，偶见痰中带血丝。当肺淤血明显加重或出现肺水肿时，可咳粉红色泡沫痰。长期慢性肺淤血，肺静脉压力升高，导致肺循环和支气管血液循环在支气管黏膜下形成侧支，一旦破裂可引起大咯血。

（3）头晕、心悸、疲倦、乏力：心排血量降低使器官组织灌注不足及代偿性心率加快所致。

（4）少尿及肾功能损害症状：严重左心衰竭时，血液进行重新分配，首先是肾血流量明显减少，病人可出现少尿。长期慢性的肾血流量减少可出现血尿素氮、肌酐水平升高及肾功能不全的相应症状。

2. 体征

（1）肺部湿性啰音：由于肺毛细血管压增高，液体渗出至肺泡所致，以双肺底多见。随着病情由轻到重，肺部啰音可从局限于肺底部进展至全肺，并可伴有哮鸣音。

（2）心脏体征：除基础心脏病的体征外，慢性左心衰竭病人均有心脏扩大及相对性二尖瓣关闭不全的反流性杂音，肺动脉瓣区第二心音亢进及舒张期奔马律。

（二）右心衰竭

以体循环静脉淤血为主要表现。

1. 症状

（1）消化道症状：胃肠道及肝淤血引起腹胀、食欲减退、恶心、呕吐等，是右心衰竭最常见的症状。

（2）劳力性呼吸困难：右心衰竭呼吸困难常继发于左心衰竭。单纯性右心衰竭是分流性先天性心脏病或肺部疾患所致，也有明显的呼吸困难。

2. 体征

（1）水肿：主要是水、钠潴留和静脉淤血使毛细血管内压增高所致。其特征为水肿首先出现在身体低垂部位，常为对称性、凹陷性。也可表现为胸腔积液，双侧多见，单侧时右侧更为常见，主要见于全心衰竭。腹水多发生于疾病晚期，与心源性肝硬化有关。

（2）肝大：持续慢性右心衰竭可导致心源性肝硬化，肝因淤血增大常伴有压痛，晚期可出现肝功能受损、黄疸和大量腹水。

（3）颈静脉征：颈静脉搏动增强、充盈、曲张是右心衰竭时的主要体征，提示体循环静脉压增高；肝-颈静脉反流征阳性则更具特征性。

（4）心脏体征：除基础心脏病的相应体征外，右心衰竭时可因右心室显著扩大而出现三尖瓣关闭不全的反流性杂音。

（三）全心衰竭

临床常先发生左心衰竭，之后继发右心衰竭，形成全心衰竭。当右心衰竭出现后，右心排血量减少，阵发性呼吸困难等肺淤血症状反而有所减轻。扩张型心肌病表现为左、右心室同时衰竭者，肺淤血常不严重。

（四）心功能分级

1. 美国纽约心脏病学会（NYHA）分级　心力衰竭的严重程度通常采用美国纽约心脏病学会（NYHA）1928年提出的分级方案（表3-2-1）。

表3-2-1　心功能分级（NYHA，1928）

心功能分级	症状
Ⅰ级	病人患有心脏病，但日常活动不受限制，一般活动不引起疲乏、心悸、呼吸困难或心绞痛等症状
Ⅱ级	体力活动轻度受限。休息时无自觉症状，但平时一般活动可出现上述症状，休息后很快缓解
Ⅲ级	体力活动明显受限。休息时无症状，低于平时一般活动量时即可引起上述症状，休息较长时间后症状方可缓解
Ⅳ级	不能从事任何体力活动。休息时亦有心衰的症状，体力活动后加重

2. 心力衰竭分期　2001年美国心脏病学会及美国心脏学会（ACC/AHA）提出以心力衰竭相关危险因素、心脏的器质性及功能性改变、心力衰竭的症状等为依据将心力衰竭分为四期（表3-2-2）。

表3-2-2　心力衰竭分期（ACC/AHA，2001）

分期	特征
A期（前心衰阶段）	病人为心衰的高发危险人群，但目前尚无心脏结构或功能异常，也无心衰的症状和（或）体征
B期（临床前心衰阶段）	病人无心衰的症状和（或）体征，但已发展为结构性心脏病
C期（临床心衰阶段）	病人已有基础结构性心脏病，以往或目前有心衰的症状和（或）体征
D期（难治性终末期心衰阶段）	病人有进行性结构性心脏病，虽经积极内科治疗，休息时仍有症状，且需特殊干预

3. 6分钟步行试验　是一项简单易行、安全方便的测定方法。要求病人在平直走廊里尽可能快地行走，测定6分钟的步行距离。若6分钟步行距离<150m，为重度心衰；150~425m为中度心衰；426~550m为轻度心衰。本试验除用于评估病人的运动耐力和心衰的严重程度外，还用来评价心衰治疗的疗效及预后。

【实验室及其他检查】

1. 血液检查

（1）血浆脑钠肽（BNP）及氨基末端脑钠肽前体（NT-proBNP）测定：为心衰病人的重要检查之一，有助于心衰的诊断与鉴别诊断，判断心衰严重程度、疗效及预后。BNP<35ng/L，NT-proBNP<125ng/L时不支持慢性心衰诊断。对于缺氧状态、肾功能不全、肝硬化、感染、败血症、高龄等病人，其特异性不高。

（2）动脉血气分析、肌钙蛋白测定、血液生化等检查均可协助临床诊断。

2. X线检查　确认左心衰竭的主要依据，且有助于心衰与原有肺部疾病的鉴别。

（1）心影大小及外形可为心脏病的病因诊断提供重要的依据。

（2）心脏扩大的程度和动态改变可间接反映心功能状态。

（3）肺淤血的有无及其程度直接反映心功能状态。Kerley B线是在肺野外侧清晰可见的水平线状影，是肺小叶间隔内积液的表现，是慢性肺淤血的特征性表现。

3. 心电图　可提供心肌梗死、左心室肥厚、广泛心肌损害及心律失常等信息。有心律失常或怀疑存在无症状性心肌缺血时应作24小时动态心电图。

4. 超声心动图　较X线更准确地提供各心腔大小变化、心瓣膜结构及功能情况，评估心功能和判断病因，是诊断心力衰竭最主要的检查。通过测定左室射血分数（LVEF值）可作为收缩性心力衰竭的诊断指标。正常LVEF>50%。

5. 放射性核素检查　可诊断心肌缺血和心肌存活情况，并对鉴别扩张型心肌病或缺血性心肌病有一定帮助。放射性核素心血池显影除有助于判断心室腔大小外，还可反映心脏收缩及舒张功能。

6. 有创性血流动力学检查　急性重症心衰病人可采用床旁右心漂浮导管（Swan-Ganz 导管）检查，测定各部位的压力及血液含氧量，直接反映左心功能。

7. 其他　心脏磁共振（CMR）检查、心肺运动试验等。

【诊断要点】

1. 心力衰竭须综合病史、症状、体征、实验室及其他检查而诊断。

2. BNP 测定也可作为诊断依据。

3. 明确器质性心脏病引起的心力衰竭易诊断。

【治疗原则】

心力衰竭的治疗目标不仅是改善症状，更重要的是针对心肌重构的机制，防止和延缓心肌重构的发展，降低心衰的病死率和住院率，提高病人的生活质量。因此，心力衰竭的治疗必须采取综合措施。

（一）基本病因治疗

对所有可能导致心脏功能受损的常见疾病，在尚未造成心脏器质性改变前均应早期有效治疗，如控制高血压，应用药物、介入及手术治疗改善冠心病心肌缺血，心脏瓣膜病的瓣膜置换治疗、先天畸形的矫治手术等。

（二）消除诱因

积极控制呼吸道感染，控制心室率，注意排查并及时纠正电解质紊乱和酸碱失衡、甲亢、贫血、肾功能损害、过量摄盐、过度静脉补液及应用损害心肌或心功能的药物等。

（三）药物治疗

1. 利尿剂　利尿剂是心衰标准治疗中最常用的药物，通过排钠排水减轻心脏的容量负荷，对缓解淤血症状，减轻水肿有显著的效果。常用的利尿剂包括排钾和保钾两大类，排钾利尿剂主要有氢氯噻嗪（双克）、呋塞米（速尿）等；保钾利尿剂主要有螺内酯（安体舒通）、阿米洛利等。

2. 肾素 - 血管紧张素 - 醛固酮系统抑制剂

（1）血管紧张素转换酶抑制剂（ACEI）：ACEI 是治疗心衰的基石和首选药物，也是降低心衰病人病死率的第一类药物。ACEI 通过抑制肾素 - 血管紧张素系统，达到扩张血管、抑制交感神经兴奋性的作用，并在改善和延缓心室重塑中发挥关键作用。常用药物：卡托普利、依那普利等。

（2）血管紧张素受体拮抗剂（ARB）：心衰病人不能耐受 ACEI 引起的干咳症状时，改用 ARB。常用药物：替米沙坦、氯沙坦等。

（3）醛固酮拮抗剂：对抑制心血管重塑、改善慢性心衰的远期预后有较好的作用。常用药物：螺内酯。

3. β受体阻滞剂　可抑制交感神经激活对心力衰竭代偿的不利作用。常用药物：美托洛尔、比索洛尔。

4. 正性肌力药物

（1）洋地黄类药物：洋地黄可增强心肌收缩力，减慢心率，降低神经内分泌系统活性，从而改善心力衰竭病人的血流动力学变化。常用洋地黄制剂包括：①地高辛（digoxin），适用于中度心力衰竭维持治疗，目前采用自开始即使用维持量的给药方法称为维持量法，以减少洋地黄中毒的发生率；②毛花苷丙（lanatoside C，西地兰），适用于急性心力衰竭或慢性心力衰竭加重时，特别适用于心力衰竭伴快速心房颤动者；③毒毛花苷 K（strophanthin K），适用于急性心力衰竭。

（2）其他正性肌力药物：常用药物有 β 受体兴奋剂如多巴胺、多巴酚丁胺，磷酸二酯酶抑制剂如米力农等。

5. 扩血管药物　伴有心绞痛或高血压的病人可使用扩血管药物，通过扩张容量血管和外周阻力血管而减轻心脏前、后负荷，减少心肌耗氧，改善心功能。常用药物包括：①降低前负荷的药物，以扩张静脉和肺小动脉为主，如硝酸甘油、硝酸异山梨酯（消心痛）；②降低后负荷的药物，以扩张小动脉为主，如血管紧张素转换酶抑制剂（ACEI）；③同时降低前后负荷的药物，可同时扩张小动脉及静脉，常用药物为硝普钠。

（四）非药物治疗

1. 心脏再同步化治疗（cardiac resynchronization therapy，CRT） CRT通过植入三心腔起搏装置，改善房室、室间和（或）室内收缩同步性，增加心排血量，达到治疗目标。

2. 其他 左室辅助装置、心脏移植、细胞替代治疗等。

【常用护理诊断/问题】

1. 气体交换受损 与左心衰竭致肺循环淤血有关。

2. 体液过多 与右心衰竭致体循环静脉淤血、水钠潴留、低蛋白血症有关。

3. 活动无耐力 与心排血量下降有关。

4. 潜在并发症：洋地黄中毒。

【护理措施】

（一）一般护理

1. 休息与活动 休息是减轻心脏负荷的重要措施。休息与活动的时间、方式应根据心功能情况安排，坚持动静结合、循序渐进增加活动量的原则（表3-2-3）。需卧床休息者采取舒适体位，明显呼吸困难者取高枕卧位或半卧位，伴胸腔积液、腹水者宜采取半卧位，下肢水肿无呼吸困难者抬高下肢等，鼓励其经常变换体位，进行主动或被动的床上运动，以避免压疮、肺部感染、下肢静脉血栓形成、肌肉萎缩等并发症发生。若病人活动中出现面色苍白、头晕、心悸、疲乏、呼吸困难、胸痛、低血压等症状时应立即停止活动，并协助病人休息，医护人员与病人共同调整活动计划。

表3-2-3 心功能分级与活动计划

心功能分级	活动计划
I级	不限制一般的体力活动，积极参加体育锻炼，但避免剧烈运动和重体力劳动
II级	适当限制体力活动，增加午睡时间，下午多休息，可不影响轻体力工作和家务劳动
III级	严格限制一般的体力活动，每天有充分的休息时间，日常生活可以自理或他人协助下自理
IV级	绝对卧床休息，生活由他人照顾。可在床上做肢体被动运动，轻微的屈伸运动和翻身，逐步过渡到床上坐起或下床活动，病情好转后，应尽早做适量的活动，避免因长期卧床导致静脉血栓形成、肺栓塞、便秘、虚弱、直立性低血压的发生

2. 饮食护理 给予低盐、低脂、清淡易消化、富含维生素和纤维素饮食，少量多餐，避免过饱，限制总热量。水肿者限制钠盐和水的摄入，每天钠盐摄入量应低于5g，并限制含钠量高的食品如腌或熏制品、罐头、香肠、海产品等，水的入量遵循"量出为入"的原则。低蛋白血症者给予高蛋白饮食。

3. 环境 保持病室安静、整洁，避免各种不良刺激，限制探视。

（二）病情观察

1. 密切观察呼吸困难、发绀、水肿等症状体征有无改善，监测血氧饱和度、血气分析等数值是否正常。若病情加重或血氧饱和度降至90%以下，应立即通知医生。

2. 观察用药效果及药物的不良反应，如有无洋地黄中毒、低钾血症等表现。

（三）症状、体征的护理

1. 呼吸困难 呼吸困难明显者应卧床休息，以减轻心脏负荷，促进心功能恢复。劳力性呼吸困难者应减少活动量，以不引起症状为度。夜间阵发性呼吸困难者，加强夜间巡视，给予高枕卧位或半卧位。端坐呼吸者，可使用床上小桌、软枕或软垫等支托身体，保证病人舒适与安全，必要时双腿下垂。病人应着宽松衣服，轻软盖被，以减轻憋闷感。病人卧床期间，加强生活护理，注意口腔清洁，协助排尿便。

2. 水肿 观察水肿的部位、范围及其他受压部位皮肤有无发红、破溃现象发生，用手指压水肿部位5秒钟后松开，观察凹陷程度及水肿严重程度的变化。保持床单位柔软、平整、干燥，必要时加用海绵垫，严重水肿者须使用气垫床或压疮保护贴，防止压疮发生。保持皮肤清洁，指导病人选择柔软、宽松的衣服和鞋袜。病人出现胸腔积液或腹水时，须定时协助或指导其更换体位。发生会阴部水肿时，应保持局部皮肤清洁、干燥，男性病人可用托带支托阴囊部。

（四）用药护理

1. 利尿剂　遵医嘱使用利尿剂，观察用药后尿量、体重、血压、心率变化及水肿消退情况，监测有无电解质紊乱等不良反应发生。使用袢利尿剂和噻嗪类利尿剂易致低钾血症，严重时可伴碱中毒，从而诱发心律失常或洋地黄中毒，故应监测血钾，观察有无乏力、腹胀、肠鸣音减弱等低钾血症的表现，同时多补充含钾丰富的食物，如鲜橙汁、西红柿汁、柑橘、香蕉、马铃薯、葡萄干、枣、杏、无花果、深色蔬菜等。必要时遵医嘱口服或静脉补充钾盐。口服补钾时间应选择在饭后，将水剂钾盐与果汁同饮，以减轻胃肠道不适。噻嗪类利尿剂的其他不良反应还表现为胃部不适、呕吐、腹泻、高血糖、高尿酸血症等。氨苯蝶啶的不良反应有胃肠道反应、嗜睡、乏力、皮疹等，长期用药可产生高钾血症，伴肾功能减退，少尿或无尿者应慎用。螺内酯的不良反应有嗜睡、运动失调、男性乳房发育、面部多毛等，肾功能不全及高钾血症者禁用。非紧急情况下，利尿剂的应用时间选择早晨或日间为宜，避免夜间排尿过频而影响病人休息。

理论与实践

利尿剂是直接作用于肾，影响尿液生成过程，促进电解质和水的排出，消除水肿的一类药物。利尿剂主要分为三类。高效利尿药：也称袢利尿药，常用药物有呋塞米、依他尼酸、布美他尼、托拉塞米等；中效利尿药：噻嗪类，是临床广泛应用的一类口服利尿药和降压药，代表药物主要有氢氯噻嗪（双氢克尿噻）；低效利尿药：螺内酯（安体舒通）是抗醛固酮药物，拮抗醛固酮的排钾保钠作用，促进钠和水的排出。

2. 洋地黄

（1）注意事项：洋地黄用量个体差异较大，使用前应监测脉搏、心率、心律及心电图变化，预防洋地黄中毒。口服地高辛前应严密监测脉搏，若病人脉搏<60次/min，应及时报告医生。洋地黄不能与奎尼丁、普罗帕酮、维拉帕米、钙剂、胺碘酮等药物合用，以免增加药物毒性。长期使用地高辛的病人应定期监测血清地高辛浓度。

（2）洋地黄毒性表现：洋地黄中毒最重要的反应是各类心律失常，最常见的是室性期前收缩，多呈二联律或三联律，其他如房性期前收缩、心房颤动、房室传导阻滞等；胃肠道反应如食欲减退、恶心、呕吐；神经系统表现如头痛、乏力、头晕、视物模糊、黄视、绿视等。

（3）洋地黄中毒的处理：立即停用洋地黄；低血钾病人可口服或静脉补充氯化钾，及时停用排钾利尿剂；纠正快速性心律失常可用利多卡因或苯妥英钠，禁用电复律，因易致心室颤动；有传导阻滞及缓慢性心律失常病人可用阿托品静脉注射或安置临时心脏起搏器。

3. 肾素-血管紧张素-醛固酮系统抑制剂

（1）ACEI与ARB：均可引起低血压、肾功能不全、高血钾。ACEI还易引起咳嗽和血管性水肿症。

（2）螺内酯：可引起男性乳房增生症，为可逆性，停药后消失。

4. β受体阻滞剂　可导致心动过缓和房室传导阻滞及心衰加重，用药期间须密切观察病情变化，及时通知医生调整用量或及时停药。

5. 扩血管药物　扩血管药物可致头痛、面红、心动过速、血压下降、直立性低血压等不良反应，注意掌握药物的用量及给药途径，尤其是硝酸甘油、硝普钠等血管扩张剂静脉用药时应严格控制滴速、监测血压；硝普钠静脉给药时注意避光且不宜长期应用，以免发生氰化物中毒。

6. 输液护理　病人输液期间，控制输液量和速度，加强巡视，并告知病人及家属不可随意调快滴速，以免加重心脏负荷,诱发急性肺水肿。24 小时输液量应控制在 1500ml 以内,输液滴速一般控制在 20～30 滴 /min,必要时使用输液泵控制速度。

(五)心理护理

心力衰竭病人因病情易反复发作而致运动耐力下降,生活质量降低,影响日常生活及睡眠,常出现焦虑、抑郁、悲观失望等心理变化。根据病人病情严重程度给予恰当的心理指导,及时安慰并鼓励病人采取积极的态度应对疾病,促进其早日康复。

(六)健康指导

1. 疾病相关知识指导 指导病人积极治疗原发疾病,避免诱因(如感染、情绪激动、过度劳累、输液过多过快、妊娠等),按照活动计划适量运动,注意限制最大活动量的指征。定期门诊随访。

2. 饮食指导 指导病人及家属饮食宜低盐、清淡、易消化、富营养,每餐不宜过饱,多食蔬菜、水果,防止便秘。

3. 用药指导 告知病人及家属须遵医嘱按时按量服药,不可随意增减或撤换药物。服用地高辛的病人服药前应自测脉搏,当脉搏低于 60 次 /min 时应暂停服药,及时就诊。学会识别所用药物的不良反应及注意事项,如服用洋地黄者能判定其中毒反应并及时就诊;使用血管扩张剂者,改变体位时动作不宜过快,以防发生直立性低血压。

二、急性心力衰竭

急性心力衰竭(acute heart failure,AHF)是指心力衰竭急性发作和(或)加重的一种临床综合征。临床上以急性左心衰竭较为常见,多表现为急性肺水肿或心源性休克,是临床最常见的急危重症之一,抢救是否及时合理与预后密切相关。

【病因及发病机制】

(一)病因

心脏解剖或功能的突发异常,使心排血量急剧降低和肺静脉压突然升高均可发生急性左心衰竭。

1. 急性心肌坏死和(或)损伤 如急性广泛前壁心肌梗死、乳头肌梗死断裂、室间隔破裂穿孔、急性重症心肌炎等。

2. 急性血流动力学障碍 如感染性心内膜炎引起的瓣膜穿孔、腱索断裂所致瓣膜性急性反流、重度主动脉瓣或二尖瓣狭窄等。

3. 慢性心力衰竭急性加重 如高血压性心脏病血压急剧升高、在原有心脏病的基础上出现快速性心律失常或严重缓慢性心律失常、输液过多过快、体力突然增加(如排便用力)、精神负荷突然加重(如精神过度紧张、情绪激动)等。

(二)发病机制

心脏收缩力突然严重减弱或左室瓣膜急性反流,心排血量急剧减少,左室舒张末压迅速升高,肺静脉回流不畅,肺静脉压迅速升高,肺毛细血管压随之升高使血管内液体渗入到肺间质和肺泡内形成急性肺水肿。肺水肿早期可因交感神经激活,血压升高,随着病情持续进展,血管反应减弱,血压逐步下降。

【临床表现】

1. 症状 突发严重呼吸困难,呼吸频率常达 30～40 次 /min,强迫坐位、面色苍白、发绀、大汗、烦躁、频繁咳嗽、咳粉红色泡沫痰。发病开始可有一过性血压升高,如病情持续发展,血压可逐渐下降甚至休克。严重者可因脑缺氧而出现意识变化。

2. 体征 听诊两肺满布湿啰音和哮鸣音,心尖部第一心音减弱,心率增快,可闻及舒张期奔马律,肺动脉瓣第二心音亢进。

心源性哮喘与支气管哮喘的鉴别

左心衰竭病人发生夜间阵发性呼吸困难,称为心源性哮喘,应与支气管哮喘相鉴别。心源性哮喘多见于病人有冠状动脉粥样硬化性心脏病、高血压、风湿性心脏病等器质性心脏病者,发作时病人被迫坐起,重症者肺部可闻及干、湿啰音,甚至咳粉红色泡沫痰,心率增快,心尖部可闻及奔马律。支气管哮喘多见于接触过敏原及有过敏史者,发作时双肺可闻及典型哮鸣音,咳出白色黏痰后呼吸困难常可缓解。测定BNP水平对鉴别二者有较大的参考价值。

【诊断要点】

根据典型症状与体征,如突发极度呼吸困难,咳粉红色泡沫痰,两肺满布湿啰音,心源性休克等,可作出诊断。

【抢救配合】

（一）体位

立即协助病人取坐位,双腿下垂,以减少回心血量而减轻肺水肿,减轻心脏负荷。

（二）氧疗

立即给予 6~8L/min 的高流量氧气吸入,并用 20%~30% 的乙醇湿化,使肺泡内泡沫的表面张力降低而破裂,以利于改善肺泡通气。注意高流量吸氧时间不宜过长。如 PaO_2 仍 <60mmHg,应予机械通气辅助呼吸,包括持续气道正压通气（CPAP）或无创性正压机械通气（NIPPV）,必要时给予气管插管,保证气道通畅。

（三）救治准备

迅速建立两条静脉通道,遵医嘱正确、及时使用药物,观察药物疗效与不良反应。

1. 吗啡　吗啡 3~5mg 静脉注射或皮下注射可使病人镇静,降低心率,同时扩张小血管而减轻心脏负荷,必要时每间隔 15 分钟重复给药一次,共 2~3 次。肺水肿伴颅内出血、意识障碍、慢性肺部疾病者禁用,以免呼吸抑制。老年病人应减量或改为肌内注射。注意观察病人有无呼吸抑制、心动过缓或血压下降等不良反应。

2. 快速利尿剂　呋塞米 20~40mg 静脉注射,10 分钟内起效,4 小时后可重复一次。

3. 血管扩张剂　可选用硝酸甘油、硝普钠或酚妥拉明静滴,严密监测血压,有条件者用输液泵控制滴速,并根据血压调整剂量。

4. 洋地黄制剂　适用于快速心房颤动或已知有心脏增大伴左心室收缩功能不全的病人。常用毛花苷丙缓慢静脉注射。

5. 氨茶碱　对解除支气管痉挛有效,并有一定的正性肌力及扩张血管、利尿作用。静脉给药时注意速度。

（四）病情观察

严密监测病人血压、呼吸、血氧饱和度、心率、心律、心电图,检查血电解质、血气分析等,对安置漂浮导管者应监测血流动力学指标的变化,记录 24 小时出入量。观察呼吸频率和深度、意识、精神状态、皮肤颜色及温湿度、肺部啰音的变化。

问题与思考

急性左心衰竭是临床最常见的急危重症,多表现为急性肺水肿或心源性休克,抢救是否及时、合理与预后密切相关。

思考： 如何救治急性左心衰竭病人？病情观察具体包括哪些内容？

（五）心理护理

急性心力衰竭病人常因极度呼吸困难而表现出恐惧或焦虑等不良心理反应，而不良心理反应可导致交感神经兴奋性增高，加重呼吸困难，形成恶性循环。医护人员在抢救时必须保持镇静、操作熟练、忙而不乱，使病人产生信任、安全感。避免在病人面前讨论病情。指导病人进行自我心理调整，如深呼吸、放松疗法等，向病人说明恐惧对病情的不良影响，如增加心脏负荷，诱发心律失常，加重支气管痉挛等，取得病人主动配合，减轻不良心理反应。

（六）健康指导

1. 向病人及家属讲解导致本病的诱因，并指导其如何尽量避免诱发因素。

2. 遵医嘱积极治疗原有心脏病。

3. 嘱病人在静脉输液前主动告诉护士自己有心脏病史，便于护士在输液时控制输液量及速度。

（郭庆平）

学习小结

心力衰竭是由于任何心脏结构或功能异常导致心室充盈和（或）射血功能受损的一组复杂临床综合征。临床表现以肺循环和（或）体循环淤血及器官、组织血液灌注不足为主要特征。临床以慢性心力衰竭居多，其治疗原则主要为消除诱因、减轻心脏负荷（休息、限盐、限水、利尿、扩血管）、增加心肌收缩力（洋地黄）；护理措施主要包括按心功能分级帮助病人合理制订休息与活动计划，选择低盐低脂、清淡易消化、

富含维生素和纤维素饮食，少量多餐，避免过饱，水肿者限制钠盐和水的摄入；密切观察病情，并做对相应症状、体征的护理；遵医嘱合理应用药物，观察药物不良反应，尤其是使用洋地黄者。

急性心力衰竭以急性左心衰竭为主，护理抢救配合包括病人取坐位、高流量给氧、应用吗啡、利尿剂、血管扩张剂、洋地黄、氨茶碱等，并做好病情观察。

复习参考题

1. 何谓心力衰竭？心力衰竭常见的诱因有哪些？

2. 洋地黄中毒表现有哪些？洋地黄中毒的处理措施包括哪些？

3. 心力衰竭常见的护理诊断有哪些？

4. 急性心力衰竭的抢救配合措施包括哪些？

第三节　心律失常病人的护理

学习目标

掌握	心律失常的定义、临床常见心律失常的心电图特点、护理措施。
熟悉	心律失常病人治疗原则、常用护理诊断/问题。
了解	心律失常的病因及发病机制。

病人，男性，65 岁。主因胸前区疼痛 5 小时就诊。3 天前，病人无明显诱因出现乏力、胸前区不适，5 小时前晨练时突然出现胸骨后疼痛，呈压榨性，有濒死感，伴头晕、气促、大汗，经休息及服用硝酸甘油后症状未缓解。查体：T 36.8℃，P 54 次 /min，R 26 次 /min，BP 80/50mmHg；急性病容、表情痛苦，烦躁不安，面色苍白；心电图检查：V_1 ~ V_5 导联出现 ST 段弓背向上抬高。血液检查结果：肌钙蛋白（cTnI）46.0ng/ml（正常值 0 ~ 0.02ng/ml）、CK-MB 正常、肌红蛋白水平升高。

思考：

1. 列出该病人主要的医疗诊断。

2. 列出该病人主要的护理诊断。

3. 写出该病人主要的护理措施。

4. 如何对该病人进行活动指导？

一、概述

心律失常（cardiac arrhythmia）是指心脏冲动的频率、节律、起源部位、传导速度、传导途径或激动次序的异常。

【病因及发病机制】

1. 病因　引起心律失常的原因很多，可以是生理性的，但更多是病理性的。正常人在吸烟、饮酒（茶、咖啡）、饱餐、劳累、紧张、情绪激动等情况下可出现心律失常。病理状态包括各种器质性心脏病、自主神经功能紊乱、药物中毒、内分泌代谢异常、酸碱平衡失调、电解质紊乱、急性感染、手术和心导管刺激等。

2. 发病机制　包括冲动形成异常和（或）冲动传导异常。

（1）冲动形成异常：①自律性异常。窦房结、结间束、冠状窦口附近、房室结的远端和希氏束 - 浦肯野纤维等处的心肌细胞均有自律性。自主神经系统兴奋性改变或其内在病变，均可导致不适当的冲动发放。此外，心肌缺血、药物、电解质紊乱、儿茶酚胺增多等因素均可使无自律性的心肌细胞（如心房、心室肌细胞）在病理状态下出现自律性异常增高而形成各种快速性心律失常。②触发活动。指心房、心室与希氏束 - 浦肯野纤维在动作电位后产生除极活动，称为后除极，多发生于局部儿茶酚胺浓度增高、心肌缺血 - 再灌注、低血钾、高血钙、洋地黄中毒时。若后除极的振幅增高并抵达阈值，则可引起反复激动，持续的反复激动构成持续性快速性心律失常。

（2）冲动传导异常：折返是所有快速心律失常中最常见的发生机制。产生折返需具备以下基本条件：①心脏两个或多个部位的传导性与不应期各不相同，相互连接形成一个闭合环；②其中一条通道发生单向传导阻滞；③另一通道传导缓慢，使原先发生阻滞的通道有足够时间恢复兴奋性；④原先阻滞的通道再次激动，从而完成一次折返激动。冲动在环内反复循环，从而产生持续而快速的心律失常。

【分类】

按照心律失常发生的原理，可分为冲动形成异常和冲动传导异常两大类。按心律失常时心率的快慢，可分为快速性心律失常和缓慢性心律失常。本节主要依据心律失常发生部位和发生机制，同时参照心律失常时心率快慢进行分类。

1. 冲动形成异常

（1）窦性心律失常：包括窦性心动过速、窦性心动过缓、窦性心律不齐、窦性停搏。

（2）异位心律失常：①被动性异位心律，如逸搏（房性、房室交界区性、室性）、逸搏心律（房性、房室交界区性、室性）；②主动性异位心律，如期前收缩（房性、房室交界区性、室性）、阵发性心动过速（房性、房室交界区性、室性）、心房扑动、心房颤动、心室扑动、心室颤动。

2. 冲动传导异常

（1）生理性：干扰及房室分离。

（2）病理性：①心脏传导阻滞，如窦房传导阻滞、房内传导阻滞、房室传导阻滞、束支或分支阻滞（左右束支及左束支分支传导阻滞）和室内阻滞；②折返性心律，如阵发性心动过速（常见房室结折返、房室折返和心室内折返）。

（3）房室间传导途径异常：预激综合征。

【诊断要点】

1. 病史与身体评估　可提供：①心律失常是否存在及其类型；②心律失常的诱发因素，如烟、酒、咖啡、运动及精神刺激等；③心律失常发作的频繁程度、起止方式；④心律失常对病人造成的影响；⑤心律失常对药物和非药物方法（如体位、呼吸、活动等）的反应。

2. 心电图　是诊断心律失常最重要的一项无创性检查，应记录 12 导联心电图，并记录清楚显示 P 波导联的心电图长条以备分析，通常选择 II 或 V_1 导联。

3. 其他检查　动态心电图、运动试验、食管心电图、心脏电生理检查等均有助于心律失常的诊断、治疗和预后判断。

二、常见心律失常

【窦性心律失常】

1. 窦性心动过速（sinus tachycardia）　正常窦性心律的冲动起源于窦房结，频率为 60～100 次 /min。在成人窦性心律的频率超过 100 次 /min，即为窦性心动过速。

（1）病因：①健康人群，如吸烟、饮酒、饮茶或咖啡、剧烈运动、情绪激动等；②某些病理状态，如甲状腺功能亢进、发热、贫血、休克、心肌缺血、心力衰竭等；③药物影响，如应用肾上腺素、阿托品等。

（2）心电图特征：成人窦性心律的频率 >100 次 /min，大多在 100～150 次 /min，偶有高达 200 次 /min（图 3-3-1）。

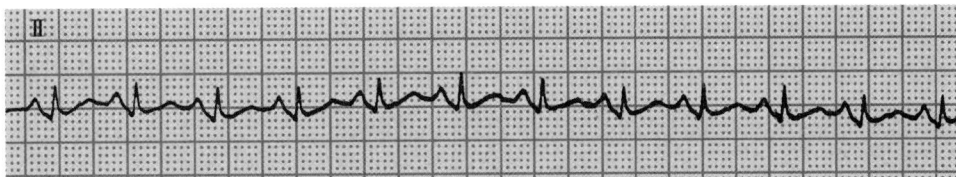

图 3-3-1　窦性心动过速

（3）治疗原则：针对病因和去除诱发因素，如治疗心力衰竭、控制甲状腺功能亢进等，必要时可用 β 受体阻滞剂如美托洛尔（倍他乐克）减慢心率。

2. 窦性心动过缓（sinus bradycardia）　指成人窦性心律的频率低于 60 次 /min。

（1）病因：①健康的青年人、运动员和睡眠状态；②颅内疾病、严重缺氧、低温、甲状腺功能低下、阻塞性黄疸等；③服用洋地黄及抗心律失常药物如 β 受体阻滞剂、胺碘酮、钙通道阻滞剂等；④器质性心脏病，如急性下壁心肌梗死、窦房结病变等。

（2）心电图特征：成人窦性心律的频率 <60 次 /min，常伴有窦性心律不齐（图 3-3-2）。

（3）治疗原则：无症状时通常无需治疗。如因心率过慢而出现症状者可用阿托品或异丙肾上腺素等药物，症状不能缓解者可考虑心脏起搏治疗。

3. 窦性停搏　又称窦性静止（sinus pause or sinus arrest），指窦房结不能产生冲动，由低位的潜在起搏点（如房室结或心室）发出逸搏或逸搏心律控制心室。

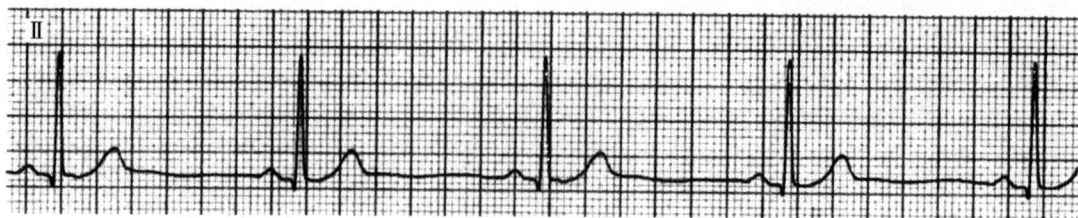

图 3-3-2　窦性心动过缓

（1）病因：①迷走神经张力增高或颈动脉窦过敏；②心肌梗死、窦房结变性与纤维化、脑血管意外和应用洋地黄药物等。

（2）临床表现：长时间的窦性停搏如无逸搏，病人可出现黑矇、头晕、短暂意识障碍或晕厥，严重时可发生阿-斯综合征。

（3）心电图特征：较正常 PP 间期显著延长的间期内无 P 波或 P 波与 QRS 波均不出现，长的 PP 间期与基本的窦性 PP 间期无倍数关系（图 3-3-3）。

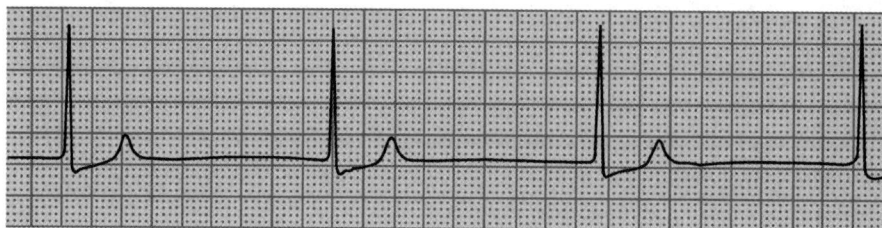

图 3-3-3　窦性停搏

（4）治疗原则：可参照病态窦房结综合征。

4. 病态窦房结综合征（sick sinus syndrome，SSS）　简称病窦综合征，是由于窦房结病变导致功能减退，产生多种心律失常的综合表现。

（1）病因：①损害窦房结导致窦房结起搏与窦房传导障碍的病变，如纤维化与脂肪浸润、硬化与退行性变、淀粉样变性、甲状腺功能减退、某些感染等；②窦房结周围神经和心房肌的病变，窦房结动脉供血减少；③迷走神经张力增高及某些抗心律失常药物抑制窦房结功能等。

（2）临床表现：病人出现与心动过缓有关的心脑供血不足的症状如头晕、黑矇、乏力等，严重者发生晕厥。有心动过速发作时出现心悸、心绞痛等症状。

（3）心电图特征：①持续而显著的窦性心动过缓，心率＜50 次/min，且非药物引起；②窦性停搏与窦房传导阻滞；③窦房传导阻滞与房室传导阻滞并存；④心动过缓-心动过速综合征，即心动过缓与房性快速性心律失常（心房扑动、心房颤动或房性心动过速）交替发作。

（4）治疗原则：无症状者定期随诊观察，有症状者应接受心脏起搏治疗。心动过缓-心动过速综合征者应用起搏治疗后，若病人仍有心动过速发作，同时应用抗快速心律失常药物。

【房性心律失常】

1. 房性期前收缩（atrial premature beats）　指激动起源于窦房结以外心房的任何部位。

（1）病因：正常成人进行 24 小时心电监测，大约 60% 有房性期前收缩发生。过度疲劳、情绪激动、吸烟、饮酒与咖啡等可作为诱因，各种器质性心脏病如冠心病、肺心病、心肌病等病人房性期前收缩的发生率明显增加，并可引发其他快速性房性心律失常。

（2）临床表现：主要表现为心悸，部分病人有胸闷、乏力，也可无任何症状。

（3）心电图特征：房性期前收缩的 P 波提前发生，形态与窦性 P 波不同；下传的 QRS 波形态正常，少数无 QRS 波出现（阻滞的或未下传的房性期前收缩），或出现宽大畸形的 QRS 波（室内差异性传导）；常见不完全性代偿间歇（图 3-3-4）。

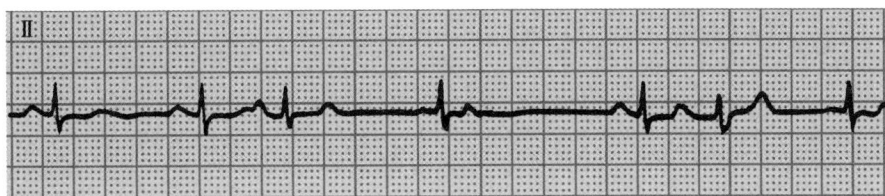

图 3-3-4 房性期前收缩

（4）治疗原则：房性期前收缩通常无需治疗，当有明显症状或因房性期前收缩触发室上性心动过速时，应给予治疗。治疗药物包括 β 受体阻滞剂、普罗帕酮（心律平）、胺碘酮等。

2. 房性心动过速（atrial tachycardia） 简称房速，根据发生机制与心电图表现的不同，可分为自律性房性心动过速、折返性房性心动过速与紊乱性房性心动过速三种。

（1）自律性房性心动过速：①病因。常见病因为心肌梗死、慢性阻塞性肺疾病、大量饮酒、代谢障碍、洋地黄中毒，尤其是低血钾时也易发生。②临床表现。病人可有胸闷、心悸、头晕、乏力等症状，发作呈短暂、间歇或持续。③心电图特征。心房率通常为 150~200 次/min；P 波与窦性 P 波形态不同；常出现二度Ⅰ型或Ⅱ型房室传导阻滞，呈 2:1 房室传导者常见，但心动过速不受影响；P 波之间的等电位线仍存在；刺激迷走神经不能终止心动过速，仅加重房室传导阻滞；发作开始时心率逐渐加速（图 3-3-5）。④治疗原则。房速合并房室传导阻滞者，心室率通常较慢，无须紧急处理。若心室率达 140 次/min 以上或伴有严重心力衰竭或休克时，应紧急处理。

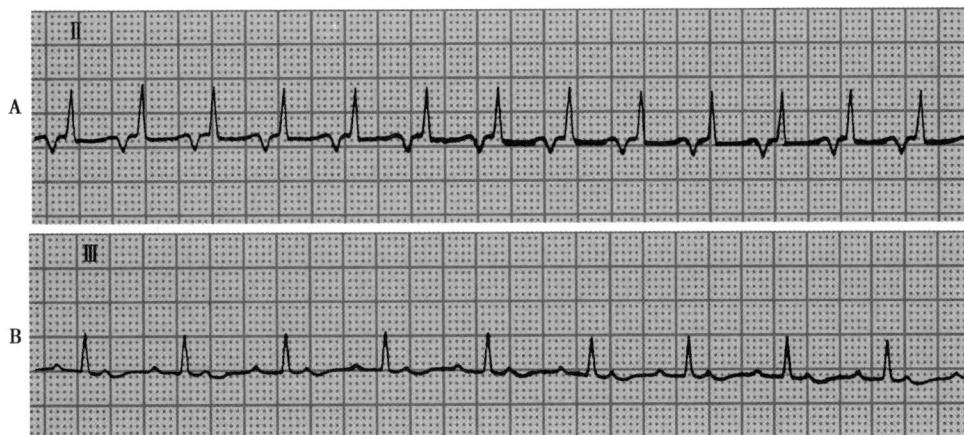

图 3-3-5 房性心动过速

（2）折返性房性心动过速：本型较少见，折返发生于手术瘢痕或解剖缺陷的邻近部位。心电图显示 P 波与窦性者形态不同，PR 间期通常延长。

（3）紊乱性房性心动过速：①病因。常发生于有慢性阻塞性肺疾病或充血性心力衰竭的老年人，也见于洋地黄中毒与低血钾病人。②心电图特征。有三种或三种以上形态各异的 P 波，PR 间期各不相同；心房率为 100~300 次/min；大多数 P 波能下传心室，但部分 P 波因过早发生而受阻，心室率不规则，最终可能发展为房颤（图 3-3-6）。③治疗原则。针对原发病治疗，肺部疾病者给予供氧，控制感染，停用氨茶碱、去甲肾上腺素和异丙肾上腺素等药物；使用维拉帕米和胺碘酮可能有效；补充钾盐、镁盐可抑制心动过速发作。必要时可选用利多卡因、β 受体阻滞剂，亦可考虑射频消融治疗。

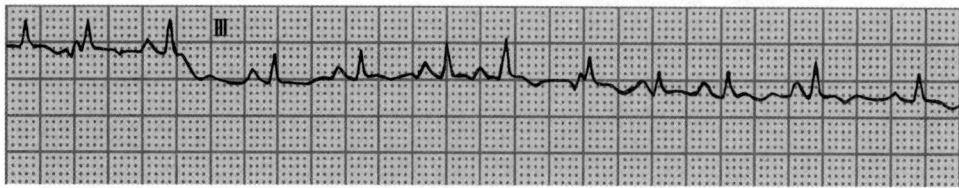

图3-3-6 紊乱性房性心动过速

3. 心房扑动(atrial flutter) 简称房扑。

（1）病因：多见于心脏病病人，如风湿性心脏病、冠心病、心肌病、高血压性心脏病等。此外，导致心房扩大的疾病，如肺栓塞，慢性心力衰竭，二、三尖瓣狭窄与反流等，亦可出现房扑。其他病因有甲状腺功能亢进、酒精中毒和心包炎等。房扑也可见于无器质性心脏病者。

（2）临床表现：房扑心室率不快时病人可无任何症状。房扑伴有极快的心室率，可诱发心绞痛和心力衰竭。体格检查可见快速的颈静脉扑动。

（3）心电图特征：①P波消失，代之以规律的锯齿状扑动波，称为F波，其间的等电位线消失，在Ⅱ、Ⅲ、aVF或V$_1$导联最明显。典型房扑的心房率为250～300次/min；②心室率规则与否，取决于房室传导比率是否恒定（以2:1房室传导最常见）。不规则的心室率是由于房室传导比率发生变动；③QRS波形态正常，当发生室内差异传导或原有束支传导阻滞时，QRS波可增宽、形态异常（图3-3-7）。

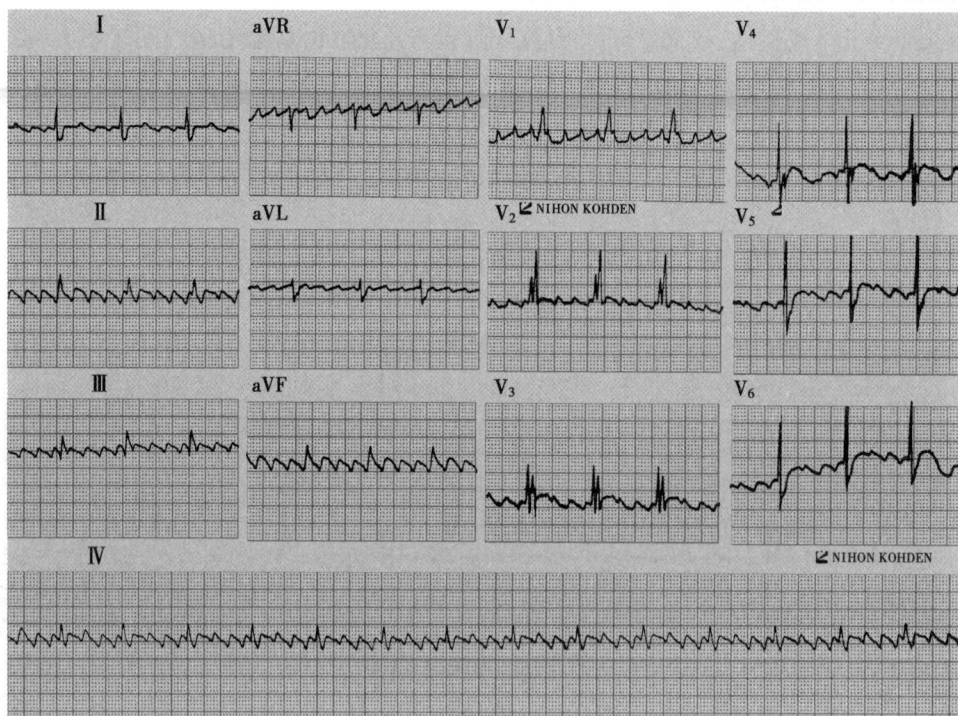

图3-3-7 心房扑动

（4）治疗要点：针对原发病治疗。终止房扑最有效的方法为同步直流电复律。β受体阻滞剂、钙通道阻滞剂（维拉帕米或地尔硫草）可有效减慢房扑病人的心室率。若上述方法无效或房扑发作频繁，可应用洋地黄制剂减慢心室率。普罗帕酮和胺碘酮对转复房扑及预防复发有一定疗效。对于症状明显或引起血流动力学不稳定的房扑，应选用射频消融治疗。

4. 心房颤动(atrial fibrillation) 简称房颤，是指规则有序的心房电活动丧失，代之以快速无序的颤动波，呈阵发性或持续性发作，是严重的心房电活动紊乱。在临床上十分常见，并随年龄增长其发病率增加。

（1）病因：房颤常发生于原有心血管疾病者，如风湿性心脏病、冠心病、高血压性心脏病、缩窄性心包炎、心肌病、感染性心内膜炎和慢性肺源性心脏病。甲状腺功能亢进者也可发生。正常人在情绪激动、运动、手术后或急性酒精中毒时也可发生房颤。

（2）临床表现：房颤病人症状的轻重受心室率快慢的影响。心室率不快时，病人可无不适症状，心室率超过150次/min，病人可表现为心绞痛和心力衰竭的症状。房颤并发体循环栓塞的危险性很大，二尖瓣狭窄或二尖瓣脱垂合并房颤时，脑栓塞的发生率更高。心脏听诊第一心音强弱不等和心律极不规则，可有脉搏短绌。一般将房颤分为首诊房颤（首次发作或首次发现）、阵发性房颤（持续时间一般≤48小时，最长时间不超过7天，能自行终止）、持续性房颤（持续时间超过7天，非自限性）、长期持续性房颤（持续时间≥1年，病人有转复愿望）、永久性房颤（持续时间超过1年，不能终止或终止后又复发，无转复愿望）。

（3）心电图特征：①P波消失，代之以小而不规则的基线波动，形态与振幅均变化不定，称f波，频率为350～600次/min；②R-R间距绝对不等，心室率极不规则，多在100～160次/min；③QRS波形态一般正常（图3-3-8）。

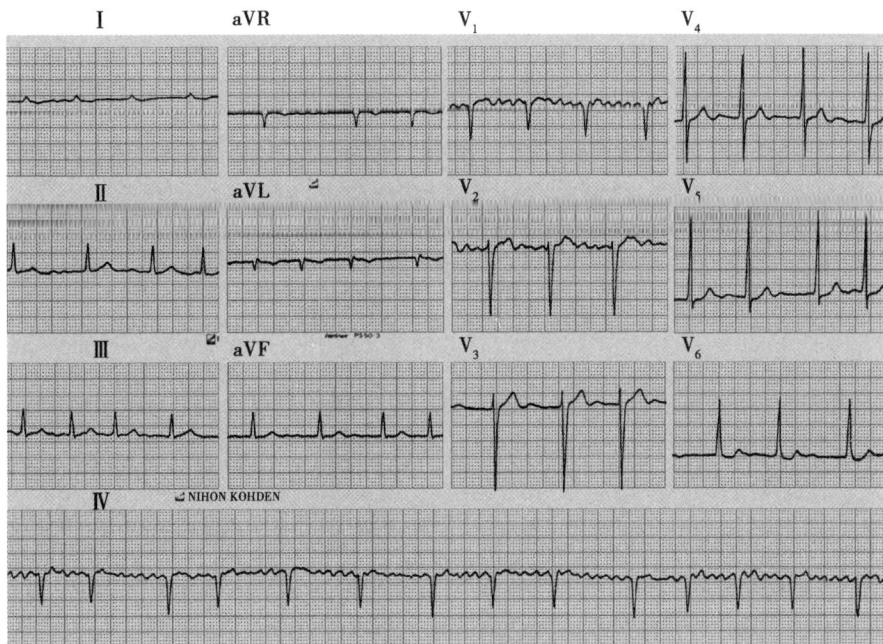

图3-3-8　心房颤动

（4）治疗原则：应针对房颤的原发病和诱发因素进行治疗。①抗凝治疗：合并瓣膜病者，应用华法林抗凝。非瓣膜病病人，既往有血栓、栓塞或一过性脑缺血发作史、糖尿病、慢性心力衰竭（EF≤40%）、年龄＞75岁、高血压等高危病人，应重视和坚持有效的抗凝治疗。口服华法林抗凝，应使凝血酶原时间国际标准化比值（INR）维持在2.0～3.0。②转复并维持窦性心律：包括药物转复、电复律、导管消融治疗。抗心律失常药可转复，成功率60%左右，常选用胺碘酮。药物转复无效时行电复律或导管消融。③控制心室率：常用β受体阻滞剂、非二氢吡啶类钙通道阻滞剂或洋地黄制剂等。对于无器质性心脏病的病人，心室率目标值为＜110次/min。药物治疗无效者，可施行房室结阻断消融术，同时按需安置心室或双腔起搏器。房颤伴较慢心室率，最长RR间歇＞5秒或症状显著者，可考虑植入起搏器治疗。

理论与实践

INR为国际标准化比率（international normalized ratio）的缩写。INR值越高，说明血液凝固所需时间越长，如此可以防止血栓形成（如血栓导致的卒中），但如果 INR 值非常高时，就会出现无法控制的出血风险。健康成年人，INR 值约为 1.0；静脉血栓病人 INR 值一般应维持在 2.0～2.5 之间；房颤病人 INR 值一般应维持在 2.0～3.0 之间；INR 值高于 4.0 时，提示血液凝固需要很长时间，可能引起无法控制的出血，甚至死亡。因此，对于使用华法林病人，应及时监测 INR，密切观察病人的皮肤、黏膜瘀斑及其他部位出血情况，防止意外发生。

【阵发性室上性心动过速】

阵发性室上性心动过速（paroxysmal supraventricular tachycardia，PSVT）简称室上速。

1. 临床表现　心动过速突然发作与终止，持续时间长短不一。发作时病人常表现为心悸、胸闷、焦虑不安、头晕，少见晕厥、心绞痛、心力衰竭或休克。听诊心尖部第一心音强度恒定，心律绝对规则。

2. 心电图特征　①心率 150～250 次/min，节律规则；② QRS 波形态与时限正常，若有室内差异性传导或原有束支传导阻滞，QRS 波的形态异常；③ P 波为逆行性（Ⅱ、Ⅲ、aVF 导联倒置），P 波与 QRS 波的关系固定；④起始突然，通常由一个房性期前收缩触发，随之引起心动过速发作（图 3-3-9）。

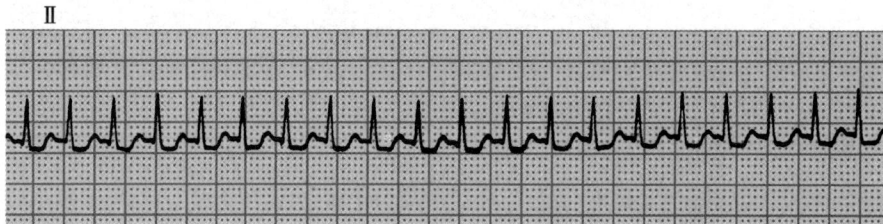

图 3-3-9　阵发性室上性心动过速

3. 治疗原则

（1）急性发作期：刺激迷走神经，如 Valsalva 动作（深吸气后屏气，再用力做呼气动作）、压迫眼球、刺激咽后壁诱导恶心、将面部浸没于冰水内、按摩颈动脉窦（病人取仰卧位，先按摩右侧，每次 5～10 秒，忌双侧同时按摩）等；无效时使用静脉注射药物，首选腺苷，无效时使用维拉帕米、地尔硫草、普罗帕酮等，可终止心动过速。各种药物治疗无效者，可行同步直流电复律、食管心房调搏术和射频消融术。

（2）预防复发：导管消融术具有安全、迅速、有效且根治心动过速的优点，优先考虑应用。

【预激综合征】

预激综合征（preexcitation syndrome）指心电图呈预激（心房冲动提前激动心室的一部分或全部）表现，临床上有心动过速发作。

1. 病因　可发生于任何年龄，以男性居多，常无其他心脏异常征象。先天性心血管病如三尖瓣下移畸形、二尖瓣脱垂与心肌病等可并发预激综合征。

2. 临床表现　预激综合征本身不会引起症状，并发心动过速可表现为发作性心悸，频率过快的心动过速可导致心室颤动、心力衰竭或低血压。

3. 心电图特征　① P-R 间期 <0.12 秒；②某些导联 QRS 波≥0.12 秒，QRS 波起始部分粗钝，终末部分正常；③ ST-T 波呈继发性改变，与 QRS 波主波的方向相反（图 3-3-10）。

4. 治疗原则　预激综合征病人无心动过速发作或偶有发作但症状轻微者，通过无创心电图检查、药物激发、运动试验及有创的经食管或经心腔内电生理检查等危险分层评估后，决定是否接受导管消融治疗。如心动过速发作频繁，症状明显则应积极治疗。治疗方法包括药物和导管消融术，首选导管消融术。如无条件行消融治疗者可选用 β 受体阻滞剂或维拉帕米等药物治疗。预激综合征病人发作心房扑动与颤动伴有晕厥或低血压者，应立即电复律。

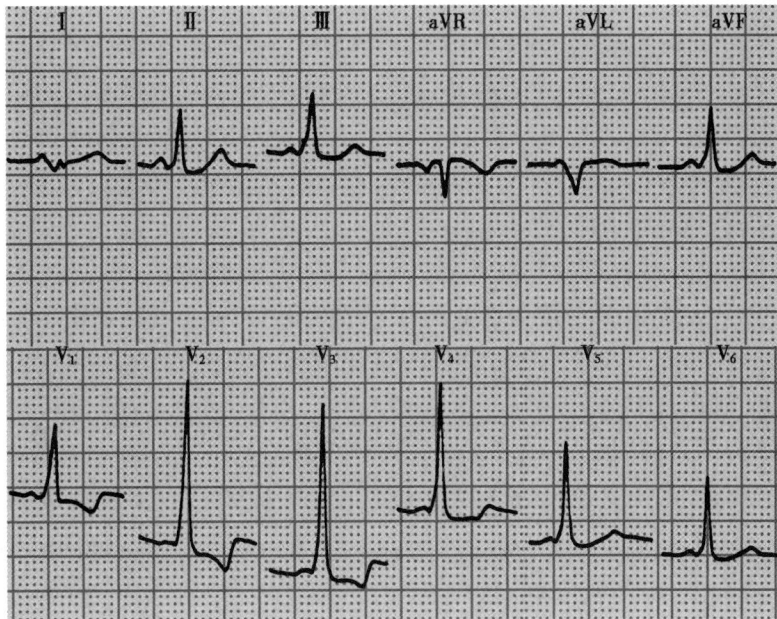

图 3-3-10　预激综合征

【室性心律失常】

1. 室性期前收缩(premature ventricular beats)　是一种常见的心律失常。

(1)病因:可发生于正常人,也可发生于器质性心脏病病人。心肌炎、缺血、缺氧、麻醉和手术等均可发生室性期前收缩。电解质紊乱、精神紧张、情绪激动、过量吸烟、饮酒或咖啡时,亦能诱发室性期前收缩。洋地黄和三环类抗抑郁药中毒发生严重心律失常之前常有室性期前收缩出现。

(2)临床表现:室性期前收缩病人是否有症状或症状的轻重程度与其频发程度不直接相关。病人可有心悸、类似电梯快速升降的失重感或代偿间歇后心脏搏动增强等表现。

(3)心电图特征:①QRS波群提前出现,宽大畸形,时限超过0.12秒,其前无P波,ST段与T波的方向与QRS波群主波方向相反;②室性期前收缩与其前面的窦性搏动之间期(称为配对间期)恒定;③室性期前收缩后有完全性代偿间歇;④室性期前收缩可孤立或规律出现,每隔一个窦性搏动后出现一个室性期前收缩,称为二联律;每隔两个正常搏动后出现一个室性期前收缩称为三联律;如此类推,连续发生两个室性期前收缩称为成对室性期前收缩;连续发生三个或三个以上室性期前收缩称为室性心动过速。同一导联内,室性期前收缩形态相同者,称为单形性室性期前收缩;形态不同者,称为多形性或多源性室性期前收缩。室性期前收缩的R波落在前一个心搏的T波上,称为R-on-T现象(图3-3-11)。

(4)治疗原则:室性期前收缩无器质性心脏病病人若无明显症状,一般不需特殊治疗;若症状明显,应充分解释,减轻病人的焦虑与不安,去除诱发因素如吸烟、饮酒、咖啡和应激等,适当应用β受体阻滞剂、美西律(慢心律)和普罗帕酮等药物。急性心肌梗死发生室性期前收缩,早期应用β受体阻滞剂能降低心室颤动的危险。心肌梗死后或心肌病病人如有频发室性期前收缩使用胺碘酮治疗有效。

2. 室性心动过速(ventricular tachycardia)　简称室速。

(1)病因:常发生于器质性心脏病的病人,最常见为冠心病,特别是心肌梗死,其次是心肌病、心力衰竭、二尖瓣脱垂和心瓣膜病等,其他如代谢障碍、电解质紊乱、长QT间期综合征等。

(2)临床表现:临床症状轻重与发作时心室率、持续时间、基础心脏病变和心功能状况不同而异。非持续性室速(室速发作持续时间短于30秒,能自行终止)病人通常无症状;持续性室速(发作时间超过30秒,需药物或电复律才能终止)病人常伴有明显血流动力学障碍与心肌缺血,可出现低血压、少尿、晕厥、气促、心绞痛等。

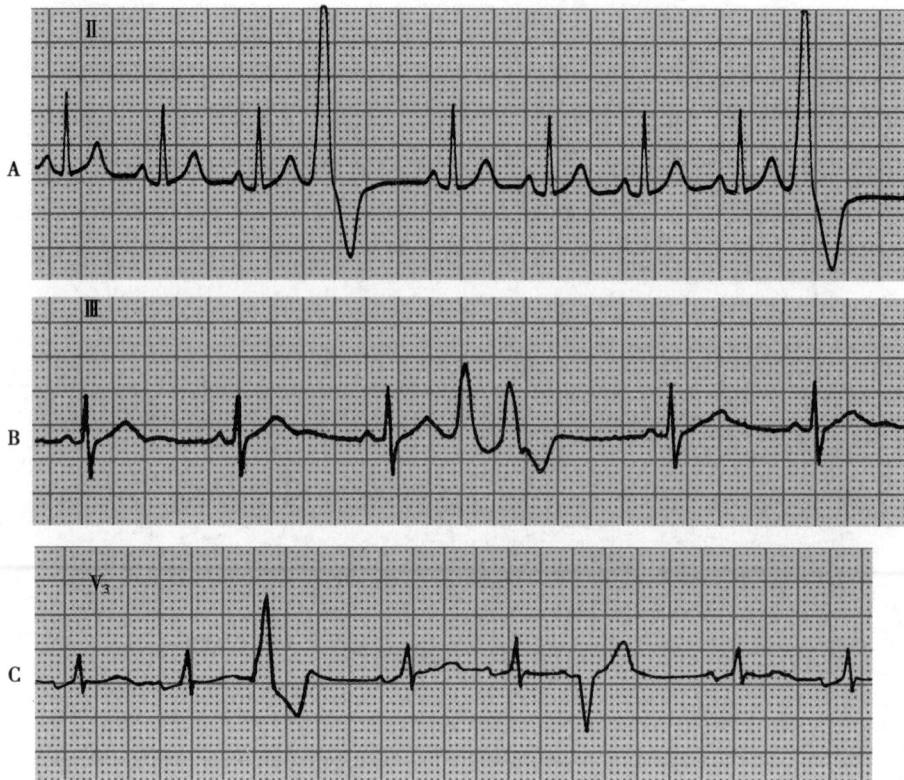

图 3-3-11　室性期前收缩

（3）心电图特征：①连续出现三个或三个以上室性期前收缩；② QRS 波形态宽大畸形，时限大于 0.12 秒，ST-T 波方向与 QRS 波主波方向相反；③心室率一般为 100～250 次 /min，心律规则或略不规则；④心房独立活动与 QRS 波无固定关系，形成房室分离；⑤心室夺获与室性融合波：室速发作时少数室上性冲动可下传心室，产生心室夺获，表现为 P 波之后提前发生一次正常的 QRS 波；室性融合波的 QRS 波形态介于窦性与异位心室搏动之间，其意义为部分夺获心室；心室夺获与室性融合波是确立室速诊断的重要依据。（图 3-3-12）。

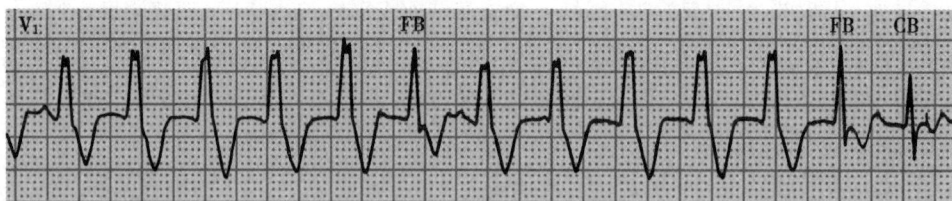

图 3-3-12　室性心动过速

（4）治疗原则：有器质性心脏病或有明确诱因者应首先给予针对性治疗。无器质性心脏病病人发生非持续性短暂室速，如无症状或血流动力学改变，处理的原则与室性期前收缩相同。持续性室速发作，无论有无器质性心脏病，均应给予治疗。终止室速发作首先给予胺碘酮、利多卡因或普鲁卡因胺静脉注射，同时静脉持续滴注，也可选用普罗帕酮（不宜用于心肌梗死或心力衰竭病人）或直流电复律。洋地黄中毒引起的室速不宜使用电复律，应首选利多卡因或苯妥英钠静脉注射。窦性心动过缓或房室传导阻滞，心室率过于缓慢时，易发生室性心律失常，可给予阿托品治疗或应用心脏起搏。复发性室速，可将抗心律失常药物与埋藏式心室起搏装置合用。对于无器质性心脏病的特发性、单源性室速，导管射频消融根除发作疗效甚佳。

3. 心室扑动与心室颤动（ventricular flutter and ventricular fibrillation） 简称室扑与室颤，是致命性心律失常。

（1）病因：心室扑动与颤动常见于缺血性心脏病。应用抗心律失常药物（引起 QT 间期延长与尖端扭转的药物）、严重缺氧、缺血、预激综合征合并房颤与极快的心室率、电击伤和抗心律失常药物等亦可引起。

（2）临床表现：突发意识丧失、抽搐、呼吸停止，甚至死亡，触诊大动脉搏动消失，听诊心音消失，血压测不到。

（3）心电图特征：①心室扑动呈正弦波图形，波幅宽大而规则，频率为 150～300 次 /min，有时难与室性心动过速鉴别（图 3-3-13）；②心室颤动的波形、振幅与频率极不规则，无法分辨 QRS 波、ST 段及 T 波，频率为 150～500 次 /min（图 3-3-14）。

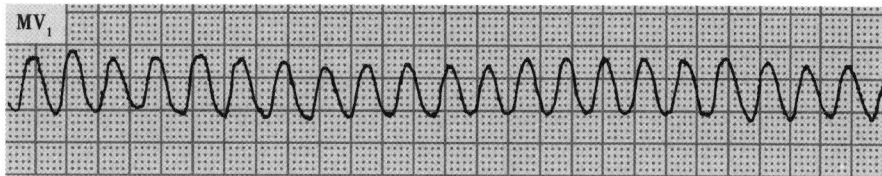

图 3-3-13　心室扑动

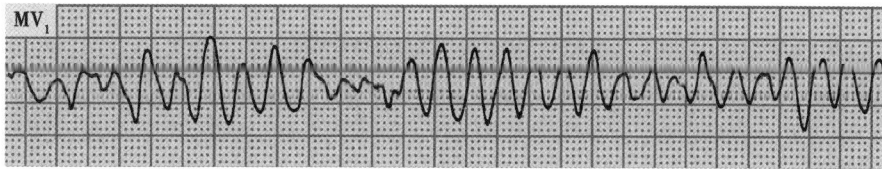

图 3-3-14　心室颤动

（4）治疗原则：心室扑动与颤动抢救成功的关键是尽早进行电复律和心肺复苏。

【房室传导阻滞】

房室传导阻滞（atrioventricular block，AVB）又称房室阻滞，是指房室交界区脱离了生理不应期后，心房冲动传导延迟或不能传导至心室。阻滞可发生在房室结、希氏束及束支等不同部位。

1. 病因　正常人或运动员可发生不完全性房室传导阻滞，与迷走神经张力增高有关，常于夜间发生。器质性心脏病如急性心肌梗死、冠状动脉痉挛、病毒性心肌炎、心内膜炎、心肌病、先天性心脏病、原发性高血压等可导致房室传导阻滞。亦可见于心脏手术、药物中毒和电解质紊乱等。

2. 临床表现　一度房室传导阻滞病人通常无症状。二度房室传导阻滞病人可有心悸和心搏脱漏感。三度房室传导阻滞可出现疲乏、晕厥、心绞痛、心力衰竭等症状。若心室率过慢导致脑缺血，病人可发生阿 - 斯综合征。

3. 心电图特征

（1）一度房室传导阻滞：每个心房冲动都能传导至心室，P-R 间期延长大于 0.20 秒（图 3-3-15）。

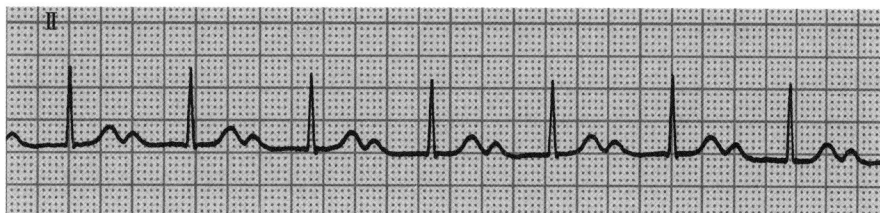

图 3-3-15　一度房室传导阻滞

（2）二度房室传导阻滞：分为Ⅰ型和Ⅱ型。①二度Ⅰ型房室传导阻滞：PR间期进行性延长，直至一个P波受阻不能下传心室；相邻的RR间期进行性缩短，直至一个P波不能下传心室；包含受阻P波在内的RR间期小于正常窦性PP间期的2倍（图3-3-16）；②二度Ⅱ型房室传导阻滞：心房冲动传导突然阻滞，PR间期恒定不变（图3-3-17）。

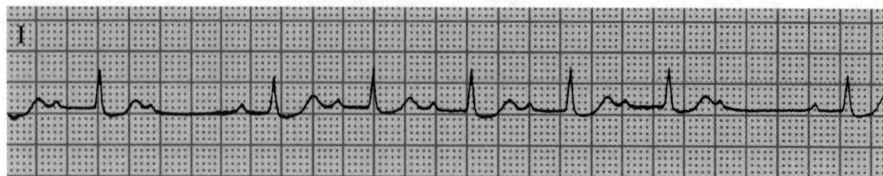

图3-3-16　二度Ⅰ型房室传导阻滞

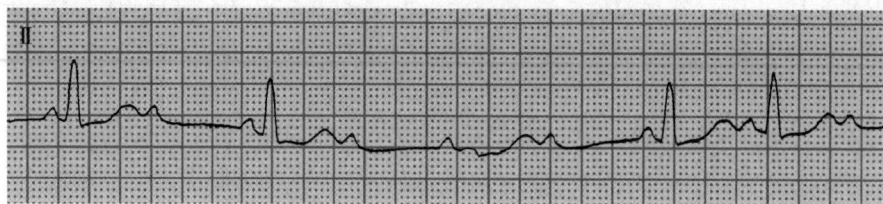

图3-3-17　二度Ⅱ型房室传导阻滞

（3）三度房室传导阻滞：全部心房冲动均不能传导至心室。特点为：①心房与心室活动各自独立、互不相关；②心房率快于心室率；③心室起搏点通常在阻滞部位稍下方；如位于希氏束及其近邻，心室率为40～60次/min，QRS波正常；如位于室内传导系统的远端，心室率可低至40次/min以下，QRS波增宽（图3-3-18）。

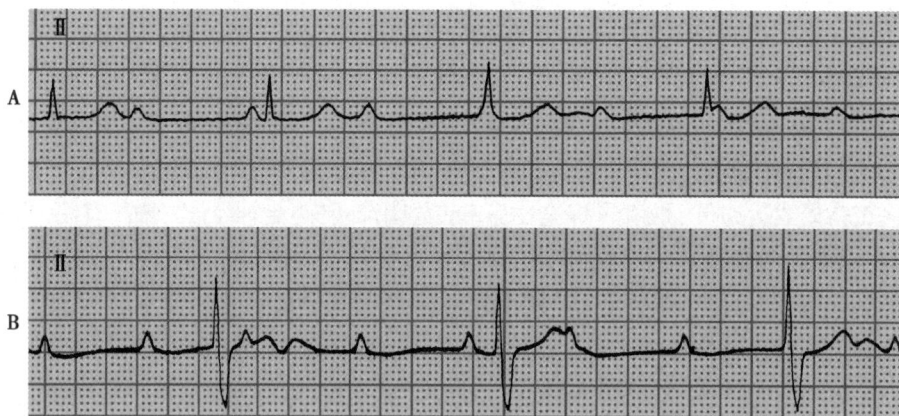

图3-3-18　三度房室传导阻滞

4. 治疗要点　针对病因进行治疗。一度房室传导阻滞与二度Ⅰ型房室传导阻滞心室率不太慢者，无需特殊治疗。二度Ⅱ型与三度房室传导阻滞，如心室率显著缓慢且症状明显或血流动力学障碍，甚至阿-斯综合征发作者，应尽早选用临时或永久性心脏起搏治疗。无心脏起搏条件的应急情况，可用阿托品或异丙肾上腺素治疗。

三、护理

【常用护理诊断/问题】

1. 活动无耐力　与心律失常致心排血量减少有关。

2. 有受伤的危险　与心律失常引起的头晕、晕厥有关。

3. 潜在并发症:猝死、脑栓塞、心力衰竭。

【护理措施】

(一) 一般护理

1. 休息与活动　无器质性心脏病的心律失常病人,鼓励其正常工作和生活,建立健康的生活方式,保证充足的休息和睡眠,避免剧烈活动、情绪激动、过度劳累。窦性停搏、二度Ⅱ型或三度房室传导阻滞、持续性室性心动过速等严重心律失常导致胸闷、心悸、头晕、晕厥发作或曾有跌倒史者应卧床休息,采取高枕卧位、半卧位或其他舒适卧位,避免左侧卧位,因左侧卧位时病人易感觉到心脏搏动而加重不适;避免单独外出,防止发生意外。

2. 饮食护理　戒烟,避免饱餐及摄入刺激性食物如酒、咖啡、浓茶等。多食富含纤维素的食物,保持大便通畅,避免诱发心律失常。

3. 环境　保持病室安静舒适,避免噪音干扰。

(二) 病情观察

严密观察病人的生命体征和心电图变化,防止恶性心律失常发生。

1. 心电监护　严重心律失常者,持续心电监护,严密监测心率、心律和血氧饱和度变化。发现频发、多源、成对或 RonT 现象的室性期前收缩,阵发性室性心动过速,窦性停搏,二度Ⅱ型或三度房室传导阻滞,须立即通知医生。安放监护电极前注意清洁皮肤,电极放置部位应避开胸骨右缘及心前区,以免影响心电图检查和紧急电复律;1~2 天更换电极片一次(电极片松动时及时更换),观察有无皮肤发红、瘙痒等过敏反应发生。

2. 抢救配合　迅速建立静脉通道,备好抢救仪器(如除颤器、心电图机、心电监护仪、临时心脏起搏器等)及各种抗心律失常药物和其他抢救药品,做好抢救准备。及时遵医嘱给予药物治疗,必要时积极配合临时起搏器或电复律治疗(详见本章第十节中的"心脏电复律术、人工心脏起搏术")。一旦发生猝死的表现如意识突然丧失、抽搐、大动脉搏动消失,呼吸停止,立即进行心肺复苏。

问题与思考

出现心室颤动时,病人表现为突发意识丧失、抽搐、呼吸停止,甚至死亡,触诊大动脉搏动消失,听诊心音消失,血压测不到。

思考:心室颤动的心电图特征是什么? 出现心室颤动时,护士应采取哪些急救措施?

(三) 用药护理

遵医嘱及时、准确应用抗心律失常药物,注意给药途径、剂量、速度等,静脉注射时在心电监护下缓慢给药(腺苷除外),一般 5~15 分钟内注射完毕,尽量使用微量泵调节速度,注意观察用药前、中、后病人的意识、心率、心律、血压、PR 间期、QT 间期等变化,以判断疗效和有无不良反应。胺碘酮静脉用药易引起静脉炎,使用期间应严密观察穿刺部位情况,防止药液外渗。

相关链接

抗心律失常药物分类

常用抗心律失常药物分为四大类,其中Ⅰ类又分为三个亚类。Ⅰ类药物阻断快速钠通道。ⅠA类药物减慢动作电位 0 相上升速度,延长动作电位时程,如奎尼丁、普鲁卡因胺等;ⅠB类药物不减慢动作电位 0

相上升速度，缩短动作电位时程，如美西律、苯妥英钠、利多卡因等；ⅠC类药物减慢动作电位0相上升速度，减慢传导与轻微延长动作电位时程，如氟卡尼、恩卡尼、普罗帕酮等。Ⅱ类药物阻断β肾上腺素能受体，如美托洛尔、阿替洛尔、比索洛尔等。Ⅲ类药物阻断钾通道与延长复极，如胺碘酮、索他洛尔等。Ⅳ类药物阻断慢钙通道，如维拉帕米、地尔硫草等。

（四）心理护理

加强心理疏导，关心、安慰病人，保持情绪稳定，必要时遵医嘱给予镇静剂。

（五）健康指导

1. 疾病相关知识指导　向病人及家属讲解心律失常的常见病因、诱因及防治知识。说明继续按医嘱服用抗心律失常药物的重要性，不可自行减量、停药或擅自改用其他药物。告知病人药物可能出现的不良反应，嘱其出现异常及时就医。

2. 生活指导　指导病人建立健康的生活方式，注意劳逸结合，保证充足的休息和睡眠；保持乐观、稳定的情绪；避免劳累、感染，防止诱发心律失常。戒烟酒，避免摄入刺激性食物如咖啡、浓茶等，避免饱食；多食粗纤维食物，保持大便通畅，心动过缓病人避免排便时过度屏气，以免兴奋迷走神经而加重心动过缓。

3. 病情自我监测指导　教会病人自测脉搏的方法以利于自我监测病情。对反复发生严重心律失常，危及生命者，教会家属心肺复苏术以备应急。

（郭庆平）

学习小结

心律失常是指心脏冲动的频率、节律、起源部位、传导速度、传导途径或激动次序的异常。引起心律失常的病因可以是生理性的，但更多是由各种器质性心脏病、药物中毒、酸碱平衡失调、电解质紊乱等病理性因素导致。临床表现主要取决于心律失常的性质、类型及其发生后对于心功能与血流动力学的影响。治疗原则主要是针对病因、合理应用抗心律失常药物等。护理措施应根据病因及临床症状合理选择休息与活动，指导病人戒烟，多食富含纤维素的食物，避免饱餐及摄入刺激性食物如酒、咖啡、浓茶等；严格遵医嘱应用抗心律失常药，并注意观察用药后病人的反应、心电变化及血流动力学情况，备好抢救物品。

复习参考题

1. 何谓病窦综合征？
2. 心房颤动的心电图特征有哪些？
3. 何谓房室传导阻滞？房室传导阻滞具体分为几度？
4. 心律失常病人的病情观察主要包括哪些内容？

第四节　冠状动脉粥样硬化性心脏病病人的护理

学习目标

掌握	心绞痛及心肌梗死的定义、临床表现、护理措施。
熟悉	心绞痛及心肌梗死的治疗要点、常用护理诊断/问题。
了解	心绞痛及心肌梗死的病因与发病机制。

冠状动脉粥样硬化性心脏病（coronary atherosclerotic heart disease）是指冠状动脉发生粥样硬化引起血管腔狭窄或闭塞和（或）因冠状动脉功能性改变（痉挛），导致心肌缺血缺氧或坏死而引起的心脏病，统称为冠状动脉性心脏病（coronary heart disease，CHD），简称冠心病。

冠心病是动脉粥样硬化导致器官病变的最常见类型，也是严重危害人类健康的常见病。世界卫生组织2011年统计资料显示，我国冠心病死亡人数已列世界第二位。

【病因】

本病病因目前尚未完全明确，研究认为是多种危险因素作用于不同环节所致的冠状动脉粥样硬化，主要危险因素包括：

1. 年龄、性别　多见于40岁以上人群，男性多于女性，女性在更年期后发病率明显增加。近年来，发病年龄有年轻化趋势。

2. 血脂异常　脂质代谢异常是动脉粥样硬化最重要的危险因素。总胆固醇（TC）、三酰甘油（TG）、低密度脂蛋白胆固醇（LDL）或极低密度脂蛋白胆固醇（VLD-L）水平增高；高密度脂蛋白胆固醇（HDL）水平减低，载脂蛋白A（apoA）水平降低和载脂蛋白B水平增高都被认为是危险因素。临床以TC及LDL增高最受关注。近年来的研究认为脂蛋白（a）[Lp（a）]水平增高是冠心病的独立危险因素。

3. 高血压　血压增高与本病密切相关，60%～70%的冠状动脉粥样硬化病人有高血压。高血压病人患本病较血压正常者高3～4倍。

4. 糖尿病和糖耐量异常　与非糖尿病病人相比，糖尿病病人心血管疾病风险增加数倍，胰岛素抵抗与动脉粥样硬化的发生也有密切关系。糖耐量减低也常见于本病病人。

5. 吸烟　可造成动脉壁氧含量不足，促进动脉粥样硬化的形成。吸烟者与不吸烟者相比较，本病的发病率和病死率增高2～6倍，且与每天吸烟的支数成正相关，被动吸烟也是冠心病的危险因素。

6. 肥胖　肥胖可导致三酰甘油及胆固醇水平增高，并常伴发高血压或糖尿病，且常有胰岛素抵抗，均会导致动脉粥样硬化的发病率明显增高。

7. 家族史　有冠心病、糖尿病、高血压、血脂异常的家族史病人，冠心病的发病率增加。家族中有年龄＜50岁时患本病者，其近亲发病率为无此情况家族的5倍。

其他的危险因素包括：①A型性格；②口服避孕药；③进食过多的动物脂肪、胆固醇、糖和钠盐。

【临床分型】

冠心病临床上可分为无症状性心肌缺血、心绞痛、心肌梗死、缺血性心肌病及猝死5型。目前更趋于将本病分为急性冠脉综合征和慢性心肌缺血综合征。前者包括不稳定型心绞痛、非ST段抬高型心肌梗死、ST段抬高型心肌梗死和冠心病猝死。后者包括稳定型和冠脉正常的心绞痛、无症状性心肌缺血和缺血性心力衰竭。本节主要介绍心绞痛和心肌梗死。

一、心绞痛

（一）稳定型心绞痛

稳定型心绞痛（stable angina pectoris）又称劳力性心绞痛，是在冠状动脉狭窄的基础上，由于心肌负荷增加而引起心肌急剧、暂时缺血缺氧的临床综合征。其典型表现为发作性胸骨后压榨性疼痛或憋闷，可放射至心前区和左上肢尺侧，常发生于劳力负荷增加时，持续数分钟，休息或用硝酸酯制剂后消失。疼痛发生的程度、频率、性质及诱发因素在数周至数月内无明显变化。

【病因及发病机制】

1. 病因　最基本病因是冠状动脉粥样硬化。其他病因以重度主动脉瓣狭窄或关闭不全较为常见，肥厚型心肌病、先天性冠状动脉畸形、冠状动脉扩张症、冠状动脉栓塞等也是本病病因。

2. 发病机制　当冠状动脉的供血与心肌的需血之间发生矛盾，冠状动脉血流量不能满足心肌代谢的需要时,心肌急剧、暂时的缺血缺氧引发心绞痛。正常情况下,冠状动脉循环储备量很大,通过神经和体液的调节,其血流量可随身体的生理情况发生显著变化,使冠状动脉的供血和心肌的需血两者之间保持动态平衡;当在劳力、情绪激动、饱食、受寒等对氧的需求增加时,冠状动脉适当扩张,血流量可增加至休息时的6~7倍,达到供求平衡。如果冠状动脉存在显著的固定狭窄或冠状动脉发生痉挛时,限制了血流量的增加,安静时尚能代偿,而在劳累、情绪激动、心力衰竭等使心脏负荷增加,心肌耗氧量增加时,心肌对血液的需求增加,可导致短暂的心肌供氧和需氧之间的不平衡,称为需氧增加性心肌缺血,即可引起心绞痛。

在缺血缺氧的情况下,心肌内积聚过多的代谢产物如乳酸、丙酮酸等酸性物质或类似激肽的多肽类物质,刺激心脏内自主神经的传入纤维末梢,传至大脑,产生痛觉。

【临床表现】

1. 症状　以发作性胸痛为主要临床表现。其特点为:

(1)部位:位于胸骨体上段或中段之后,可波及心前区,有手掌大小范围,界限不很清楚。常放射至左肩、左臂内侧达无名指和小指,或至咽、颈、背、上腹部等。

(2)诱因:体力劳动、情绪激动、饱餐、寒冷、吸烟、心动过速、急性循环衰竭、休克等。疼痛多发生在劳动或激动的当时,而不是在劳累之后。典型的心绞痛常在相似的诱因下反复发作。

(3)性质:为压迫性不适或紧缩、发闷、烧灼感,但无锐痛或刺痛,偶伴濒死感。发作时,病人常不自觉地停止原来的活动,直至症状缓解。

(4)持续时间:疼痛出现后常逐渐加重,持续3~5分钟,很少超过半小时。可数天或数周发作1次,亦可1天内发作多次。

(5)缓解方式:一般在停止诱发因素后即可缓解;含服硝酸甘油等硝酸酯类药物后能在几分钟内迅速缓解。

2. 体征　平时一般无异常体征。心绞痛发作时常见面色苍白、表情焦虑、皮肤湿冷、血压升高、心率增快,有时心尖部可闻及第四心音、一过性收缩期杂音。

【实验室及其他检查】

1. 实验室检查　血糖、血脂检查可了解冠心病危险因素;胸痛明显者需查血清心肌坏死标志物。

2. 心电图检查　心电图是发现心肌缺血、诊断心绞痛的最常用检查方法。

(1)静息心电图:约半数病人正常。最常见的心电图异常是非特异性ST段和T波异常,有时出现房性、室性期前收缩及传导阻滞等心律失常的心电图表现。

(2)心绞痛发作时的心电图检查:约95%的病人心绞痛发作时出现特征性的心电图改变,表现为暂时性心肌缺血引起的ST段压低(≥0.1mv),发作缓解后恢复。有时出现T波倒置。

(3)心电图负荷试验:对可疑冠心病病人通过运动给心脏增加负荷而激发心肌缺血的心电图检查,最常用的方法为活动平板或蹬车。

(4)心电图连续检测:连续记录24小时及以上的心电图,从中发现心电图ST-T改变和各种心律失常,出现时间可与病人的活动和症状对照。

3. 放射性核素检查　正电子发射计算机断层显像可观察心肌的血流灌注,了解心肌的代谢变化,判断心肌存活性。利用放射性铊心肌显像所示灌注缺损提示心肌供血不足或血供消失,对心肌缺血诊断有一定的价值。

4. 冠状动脉造影　目前诊断冠心病最准确的方法。

5. 其他检查　二维超声心动图、多层螺旋CT冠状动脉成像等。

【诊断要点】

有典型心绞痛发作病史者诊断不难。症状不典型者,结合年龄、冠心病易患因素、心电图及其负荷试验等检查也多可建立诊断。诊断仍有困难者,行冠状动脉造影或多层螺旋CT等检查。

【治疗原则】

1. 发作时的治疗

（1）休息：发作时应立即休息。

（2）药物治疗：宜选用作用快、疗效高的硝酸酯制剂，此类药物可扩张冠状动脉，增加冠脉循环的血流量；还可扩张周围血管，减少静脉回心血量，减轻心脏前、后负荷，从而缓解心绞痛。常用药物有：硝酸甘油片、硝酸异山梨酯。

（3）药物治疗：宜选用作用快、疗效高的硝酸酯制剂，此类药物可扩张冠状动脉，增加冠脉循环的血流量；还可扩张周围血管，减少静脉回心血量，减轻心脏前、后负荷，从而缓解心绞痛。常用药物有：硝酸甘油片、硝酸异山梨酯。

2. 缓解期的治疗

（1）一般治疗：尽量避免各种诱发因素，如过度劳累、情绪激动等，积极治疗和预防诱发或加重冠心病的危险因素，如高血压、高脂血症、糖尿病等。

（2）药物治疗：使用作用持久的抗心绞痛药物，可单独选用、交替联合应用。常用药物：硝酸酯制剂、β受体阻滞剂、钙拮抗剂、抗血小板聚集和抗凝治疗类药物。

（3）冠状动脉介入治疗：对符合适应证的心绞痛病人行经皮冠状动脉腔内成形术及冠状动脉内支架植入术。

（4）外科治疗：对病情严重、药物治疗效果不佳者，应及时行冠状动脉旁路移植术。

相关链接

冠状动脉正常的心绞痛——X综合征

X综合征通常指病人有心绞痛或类似心绞痛的症状，运动负荷试验出现ST段下移而冠状动脉造影结果正常，但病人由于胸痛发作，常反复就医，导致医疗过度及生活质量下降，日常工作、生活受到影响。本病以更年期女性多见，病因尚不明确，可能与微血管灌注功能障碍、自主神经功能失调、痛觉阈值降低等相关，无特异治疗方法，β受体阻滞剂和钙通道阻滞剂均可减少胸痛发作次数，硝酸甘油也可以改善部分病人的症状，可尝试使用。

（二）不稳定型心绞痛

不稳定型心绞痛（unstable angina，UA）是由于冠状动脉硬化斑块破裂、血栓形成，引起血管痉挛及病变血管不同程度的阻塞所导致的一组临床症状。目前，临床上已趋向将除上述典型的稳定型劳力性心绞痛以外的缺血性胸痛统称为不稳定型心绞痛。

【发病机制】

与稳定型劳力性心绞痛的差别主要在于冠状动脉内不稳定的粥样斑块继发的病理改变，使局部的心肌血流量明显下降，如斑块内出血、斑块纤维帽出现裂隙、表面有血小板聚集和（或）刺激冠状动脉痉挛，导致缺血性心绞痛，虽然也可因劳力负荷诱发，但劳力负荷终止后胸痛并不能缓解。

【临床表现】

胸痛的部位、性质与稳定型心绞痛相似，但具有以下特点之一：

1. 原为稳定型心绞痛，在1个月内疼痛发作的频率增加、程度加重、时限延长、诱发因素变化，硝酸酯类药物缓解作用减弱。

2. 1个月之内新发的心绞痛，并因较轻的负荷所诱发。

3. 休息状态下发作心绞痛或较轻微活动即可诱发，发作时表现有ST段抬高的变异型心绞痛也属此类。

此外,由于贫血、感染、甲亢、心律失常等原因诱发的心绞痛称为继发性不稳定型心绞痛。

临床上根据不稳定型心绞痛的严重程度不同,分为低危组、中危组和高危组。低危组是指新发的或原有劳力性心绞痛恶化加重,发作时 ST 段≤1mm,持续时间 <20 分钟;中危组就诊前 1 个月内(但近 48 小时未发作)发作 1 次或数次,静息心绞痛及梗死后心绞痛,发作时 ST 段下移 >1mm,持续时间 <20 分钟;高危组就诊前 48 小时内反复发作,静息心电图 ST 段下移 >1mm,持续时间 >20 分钟。

【诊断要点】

根据病史中典型的心绞痛症状、缺血性心电图(新发或一过性 ST 段压低≥0.1mV,或 T 波倒置≥0.2mV)及心肌坏死标志物测定,可诊断不稳定型心绞痛。

【治疗原则】

1. 一般处理 卧床休息 1~3 天,床边 24 小时心电监护,密切观察心电、脉搏、呼吸、心率、心律的变化,必要时给予氧气吸入。

2. 缓解疼痛 烦躁不安、剧烈疼痛者可给予吗啡 2~4mg 皮下注射;硝酸甘油或硝酸异山梨酯含服或持续滴注,直至症状缓解或出现血压下降。另外,可根据病人有无并发症等具体情况,选用钙通道阻滞剂或 β 受体阻滞剂。

3. 抗血小板和抗凝治疗 应用阿司匹林、氯吡格雷和肝素(包括低分子肝素)防止血栓形成,阻止病情发展为心肌梗死。

4. 急诊冠状动脉介入治疗 对于个别病情极严重,保守治疗效果不佳,心绞痛发作时 ST 段下移 >1mm,持续时间 >20 分钟,或血肌钙蛋白水平升高者,在有条件的医院可行急诊冠脉造影,考虑冠状动脉介入或外科治疗。

5. 调脂治疗 他汀类药物有抗炎症和稳定斑块作用,能降低冠状动脉疾病的死亡率和心肌梗死发生率。

6. 血管紧张素转换酶抑制剂(ACEI)或 ARB 长期应用 ACEI 能降低心血管事件发生率,应在发病第一个 24 小时内给予口服。

(三)护理

【常用护理诊断 / 问题】

1. 疼痛:胸痛 与心肌缺血、缺氧有关。

2. 活动无耐力 与心肌氧的供需失调有关。

3. 潜在并发症:心肌梗死。

【护理措施】

(一)一般护理

1. 休息与活动 心绞痛发作时应立即停止活动,就地休息。为病人创造安静、舒适、轻松的休养环境。稳定型心绞痛缓解期病人一般不需卧床休息,鼓励病人参加适当的体力劳动和体育锻炼,最大活动量以不引起疲乏、不引发心绞痛及气促为宜。心绞痛发作经积极处理后仍未缓解,疑为心肌梗死先兆的病人,应卧床休息,并严密观察病情变化。

评估不稳定型心绞痛病人由于胸痛发作而带来的活动受限程度,根据病人的活动能力制订合理的活动计划,避免重体力劳动、竞赛性运动和屏气用力动作,如推、拉、抬、举、用力排便等,注意限制最大活动量的指征。

2. 饮食护理 合理饮食,控制体重。摄入低热量、低脂、低胆固醇、低盐饮食,多食蔬菜、水果和粗纤维食物如芹菜、糙米等,注意少量多餐,避免暴饮暴食。

(二)病情观察

评估疼痛的部位、性质、程度、持续时间,严密观察血压、心率、心律变化和有无面色改变、大汗、恶心、呕吐等。嘱病人胸痛发作或加重时及时告知护士,警惕心肌梗死的发生。

（三）用药护理

心绞痛发作时给予硝酸甘油0.5mg或硝酸异山梨酯（消心痛）5～10mg舌下含服，若服药后3～5分钟仍不缓解，可再服一次，一般连用不超过3次。心绞痛发作频繁或含服硝酸甘油效果差的病人，遵医嘱静滴硝酸甘油，注意严格控制滴速，监测血压及心率变化，并嘱病人及家属切不可擅自调节滴速，以免造成低血压。部分病人应用硝酸酯类药物后可出现面部潮红、头部胀痛、头昏、心动过速、心悸等不适，告知病人是由于药物致血管扩张造成，以解除其顾虑。首次使用硝酸酯类药物时，为防止用药后出现直立性低血压，嘱病人用药后平卧休息，防止发生意外；青光眼、低血压时忌用。应用他汀类药物需严密监测转氨酶、肌酸激酶等生化指标，及时发现药物可能引起的肝脏损害和肌病。

（四）心理护理

建立良好的护患关系，安慰病人，消除其紧张、不安情绪，以减少心肌耗氧量，避免心绞痛发作。告知病人保持平和、积极乐观的心态，对本病的恢复非常重要，情绪变化可导致肾上腺素分泌增多、心脏负荷加重而诱发心绞痛。

（五）健康指导

1. 疾病相关知识指导　①避免体力劳动、情绪激动、饱餐、寒冷、吸烟、用力排便、心动过速等诱因；②合理休息，适当参加体力活动或有氧运动，注意运动强度和时间及限制最大活动量的指征；③积极治疗高血压、糖尿病、高脂血症等原发病，定期进行心电图、血糖、血脂等检查，及时发现病情变化；④逐渐改变急躁易怒、争强好胜的性格，保持心态平和，减轻精神负担。

2. 饮食指导　指导病人选择低热量、低盐、低脂、低胆固醇、富含膳食纤维的食物，少量多餐，控制体重。保持大便通畅，防止便秘，必要时服用缓泻剂。

3. 用药指导　指导病人坚持按医嘱服药，自我监测药物不良反应，如β受体阻滞剂与钙通道阻滞剂合用时应测量脉搏，发生心动过缓时应暂停服药并及时到医院就诊。硝酸甘油应放在易取之处，用后放回原处，并告知家人药物的位置。外出时随身携带硝酸甘油以应急。此外，硝酸甘油见光易分解，应放在棕色瓶中，开瓶后6个月更换一次，以防止药物受潮、变质而失效。

4. 生活指导　告诉病人沐浴时应告知家属，且不宜在饱餐或饥饿时进行，水温勿过冷过热，时间不宜过长，门不要上锁，防止发生意外。

5. 病情监测指导　教会病人及家属心绞痛发作时的缓解方法。胸痛发作时应立即停止活动或舌下含服硝酸甘油。如连续含服硝酸甘油3次仍不缓解，或心绞痛发作比以往频繁、程度加重、疼痛时间延长，应及时就医，警惕心肌梗死的发生。

二、心肌梗死

心肌梗死（myocardial infarction，MI）是指在冠状动脉病变的基础上，发生冠状动脉供血急剧减少或中断，使相应的心肌严重而持久地缺血导致心肌坏死。临床上表现为持久的胸骨后剧烈疼痛、血清心肌坏死标志物水平增高、心电图进行性改变。可发生心律失常、休克或心力衰竭，属冠心病的严重类型。

本病男性多于女性，男女之比为（2～5）:1。40岁以上病人占绝大多数。冬春两季发病率较高，北方地区较南方地区为多。

【病因及发病机制】

心肌梗死的基本病因是冠状动脉粥样硬化，造成管腔严重狭窄和心肌血供不足，而侧支循环尚未完全建立，在此基础上，一旦血供进一步急剧减少或中断，使心肌严重而持久地急性缺血达20～30分钟以上，即可导致心肌坏死。大量研究证明，绝大多数的急性心肌梗死是由于不稳定的冠状动脉粥样硬化斑块破溃，继而出血或管腔内血栓形成，而使血管腔完全闭塞，少数情况是粥样斑块内出血或血管持续痉挛。

心肌梗死的诱因以重体力活动、情绪过分激动、血压急剧升高或用力排便最为多见，其次为饱餐、严重心律失常、上呼吸道或其他部位感染，少数为手术大出血或其他原因的低血压、休克等。气候寒冷、气温变化大亦可诱发本病。

【临床表现】

与心肌梗死面积的大小、部位、侧支循环情况密切相关。

1. 先兆　约半数以上病人在起病前数日至数周有乏力、胸部不适、活动时心悸、气急烦躁等前驱症状，其中以初发型心绞痛或恶化型心绞痛最为突出。如及时发现并处理先兆，可使部分病人避免发生心肌梗死。

2. 症状

（1）疼痛：为最早出现、最突出的症状。心肌梗死疼痛的性质和部位与心绞痛相似，但多无明显诱因，且常发生于清晨、安静时，程度较重，持续时间较长，可达数小时或更长，休息和含服硝酸甘油多不能缓解。部分病人疼痛位于上腹部，或疼痛放射至下颌、颈部，常被误诊为急腹症或骨关节炎。少数急性心肌梗死病人可无疼痛，一开始即表现为休克或急性心力衰竭。

（2）心律失常：见于75%～95%的病人，多发生在起病1～2天内，以24小时内最多见，可伴有乏力、头晕、晕厥等症状。前壁MI易发生室性心律失常，如发生房室传导阻滞表明梗死范围广泛，情况严重。下壁MI易发生房室传导阻滞及窦性心动过缓。

（3）胃肠道症状：疼痛剧烈时常伴有恶心、呕吐、上腹胀痛。肠胀气亦多见，重者可发生呃逆。

（4）全身症状：表现为发热、心动过速、白细胞增高和红细胞沉降率增快等。体温可升高至38℃左右，很少达到39℃，持续约1周。

（5）低血压和休克：疼痛发作期间多有血压下降，但不一定发生休克，如疼痛缓解而收缩压仍低于80mmHg，病人出现休克的全身表现，则警惕休克发生。休克多发生在起病后数小时至数日内，约20%的病人出现，主要是心源性休克。

（6）心力衰竭：主要为急性左心衰竭，可在起病最初几天内发生。右心室心肌梗死开始即出现右心衰竭表现，伴血压下降。

3. 体征

（1）心脏体征：心脏浊音界可正常或轻至中度增大，心率可增快也可减慢，心律不齐，心尖部第一心音减弱，可闻及奔马律。二尖瓣乳头肌功能失调或断裂时，心尖区可出现粗糙的收缩期杂音或伴收缩中晚期喀喇音。

（2）血压：除急性心肌梗死早期血压可增高外，几乎所有病人都有血压降低。

（3）其他：伴有心律失常、休克、心力衰竭时可出现相应的体征。

4. 并发症

（1）乳头肌功能失调或断裂：二尖瓣乳头肌因缺血、坏死等使收缩功能发生障碍，造成二尖瓣脱垂及关闭不全。轻者可以恢复，重者可严重损害左心功能致使发生急性左心衰竭，最终导致死亡。

（2）心脏破裂：少见，常在起病一周内出现，多为心室游离壁破裂，偶有室间隔破裂，可引起心力衰竭和休克而在数日内死亡。

（3）栓塞：发生率为1%～6%，见于起病后1～2周，如为左心室附壁血栓脱落所致，则引起脑、肾、脾或四肢等动脉栓塞。下肢静脉血栓脱落引起肺动脉栓塞。

（4）心室壁瘤：主要见于左心室，发生率为5%～20%。较大的室壁瘤体检时可见左侧心界扩大，超声心动图可见心室局部有反常运动，心电图示ST段持续抬高。

（5）心肌梗死后综合征：发生率为10%。于心肌梗死后数周至数月内出现，可反复发生，表现为心包炎、胸膜炎或肺炎，有发热、胸痛等症状，可能为机体对坏死组织的过敏反应。

【实验室及其他检查】

1. 心电图　ST段抬高型心肌梗死的心电图常有典型的特征性及动态改变。特征性改变：ST段呈弓背向上抬高(面向坏死区周围心肌损伤区导联出现);宽而深的 Q 波,即病理性 Q 波(面向透壁心肌坏死区导联出现);T 波倒置(面向损伤区周围心肌缺血区导联出现)。动态性改变:起病数小时内,尚可正常或出现异常高大两肢不对称的 T 波,为超急性期改变;数小时后,ST 段明显抬高,弓背向上,与直立的 T 波连接,形成单相曲线。数小时至 2 日内出现病理性 Q 波,同时 R 波减低,为急性期改变。Q 波大多永久存在;抬高的 ST 段持续数日至 2 周内逐渐回到基线水平,T 波平坦或倒置,为亚急性期改变;数周至数月后,T 波呈 V 形倒置,为慢性期改变。T 波倒置可永久存在,也可逐渐恢复直立。ST 段抬高性心肌梗死的定位和范围可根据出现特征性改变的导联来判断:$V_1 \sim V_3$ 导联示前间壁心肌梗死,$V_1 \sim V_5$ 导联示广泛前壁心肌梗死,$V_3 \sim V_5$ 导联示局限前壁心肌梗死,Ⅱ、Ⅲ、aVF 导联示下壁心肌梗死,Ⅰ、aVL 导联示高侧壁心肌梗死,V_7、V_8 导联示正后壁心肌梗死,Ⅱ、Ⅲ、aVF 导联伴右胸导联(尤其是 V_4R)ST 段抬高,可作为下壁并发右室心肌梗死的参考指标(图 3-4-1)。

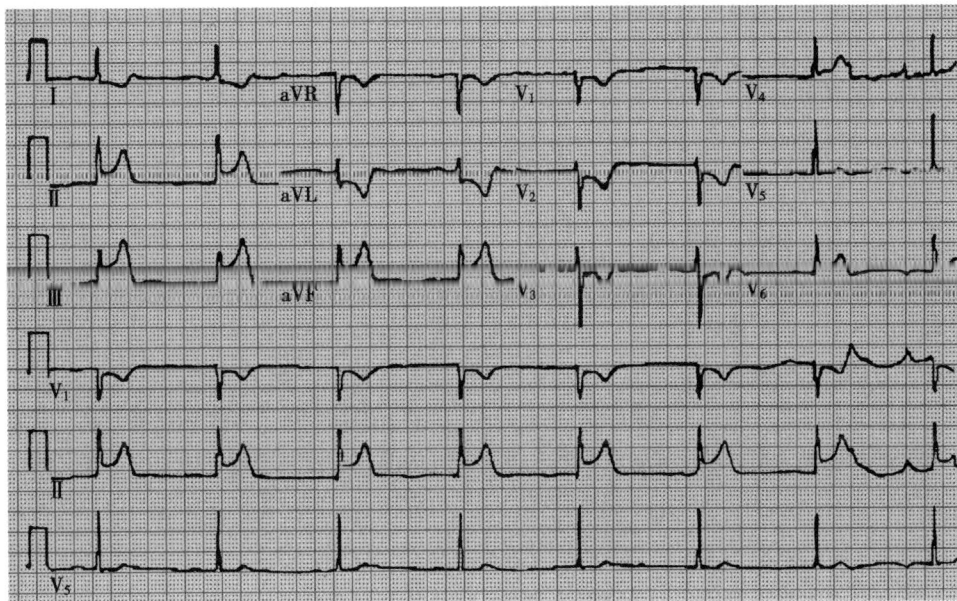

图 3-4-1　急性下壁心肌梗死心电图

非 ST 段抬高型心肌梗死心电图常表现为 ST 段压低≥0.1mV,或 T 波倒置≥0.2mV。

2. 实验室检查

(1)血液检查常见白细胞计数增高,红细胞沉降率增快,可持续 1~3 周。

(2)血清心肌坏死标志物增高:①肌红蛋白。病人起病后 2 小时内升高,12 小时内达到高峰,24~48 小时内恢复正常。②肌钙蛋白 I(cTnI)或 T(cTnT)。起病 3~4 小时后增高,cTnI 于 11~24 小时达高峰,7~10 天降至正常,cTnT 于 24~48 小时达高峰,10~14 天降至正常。cTnI 或 cTnT 此类心肌结构蛋白含量的增高是诊断心肌坏死最特异和敏感的首选指标,在症状出现后 6 小时内测定为阴性则 6 小时后应重新复查。③心肌酶。肌酸激酶及其同工酶(CK、CK-MB)可在起病后 6 小时以内升高,24 小时达高峰,3~4 天恢复正常。

3. 超声心动图　可了解心室壁的运动情况,评估心室梗死面积,测量心功能,诊断室壁瘤和乳头肌功能不全,为临床治疗及预后判断提供重要依据。

4. 放射性核素检查　可显示心肌梗死的部位与范围。正电子发射计算机断层显像可观察心肌的代谢变化,判断心肌存活性。

【诊断要点】

主要依据典型临床表现、特征性心电图改变及实验室检查,前三项中具备两项即可确诊。对于老年病人，突然发生严重的心律失常、休克、心力衰竭而原因未明，或突然发生较重而持久的胸闷或胸痛者都应考虑本病的可能。

【治疗原则】

1. 一般治疗

（1）休息：急性期需绝对卧床3～7天。

（2）吸氧：间断或持续吸氧2～3天，重症者可使用面罩给氧。

（3）监测：入冠心病监护病房（CCU）行心电、血压、呼吸等监测3～5天，有血流动力学改变者可行漂浮导管作肺毛细血管楔压和静脉压监测。

2. 解除疼痛　尽快解除病人疼痛。常用哌替啶、吗啡、硝酸甘油或硝酸异山梨酯。严重者可行亚冬眠治疗即哌替啶与异丙嗪（非那根）合用。病人有剧烈的缺血性胸痛或伴血压显著升高且其他处理未缓解时，可静脉应用β受体阻滞剂，如美托洛尔，但应注意禁忌证。

3. 再灌注心肌　为防止梗死面积扩大，缩小心肌缺血范围，要尽早使闭塞的冠状动脉再通，使心肌得到再灌注。

（1）经皮腔内冠状动脉介入治疗（PCI）：有条件的医院对具备适应证的病人应尽快实施PCI，可获得更好的治疗效果。详见本章第十节"循环系统常见诊疗技术及护理"。

（2）溶栓疗法：无条件施行急诊介入治疗、无禁忌证者应立即行静脉溶栓治疗。常用药物有尿激酶（urokinase，UK）、链激酶（streptokinase，SK），新型溶栓药物有重组组织型纤溶酶原激活剂（rtPA）。溶栓疗法适应证：①2个或2个以上相邻导联ST段抬高（胸导联≥0.2mV，肢导联≥0.1mV），或病史提示AMI伴左束支传导阻滞，起病时间<12小时，病人年龄<75岁；②ST段显著抬高的MI病人年龄>75岁，经慎重权衡利弊仍可考虑；③ST段抬高的MI发病时间已达12～24小时，如有进行性缺血性胸痛，广泛ST段抬高者也可考虑。禁忌证：①既往发生过出血性脑卒中，6个月内发生过缺血性脑卒中或脑血管事件；②中枢神经系统受损、颅内肿瘤或畸形；③近期（2～4周）有活动性内脏出血；④未排除主动脉夹层；⑤入院时严重且未控制的高血压（>180/110mmHg）或慢性严重高血压病史；⑥目前正在使用治疗剂量的抗凝药或已知有出血倾向；⑦近期（2～4周）创伤史，包括头部外伤、创伤性心肺复苏或较长时间（>10分钟）的心肺复苏；⑧近期（3周内）外科大手术；⑨近期（2周）曾有在不能压迫部位的大血管行穿刺术。

4. 其他药物治疗

（1）硝酸酯类药物：主要作用是松弛血管平滑肌扩张血管，周围静脉扩张可降低心脏前负荷，动脉扩张可减轻心脏后负荷，从而减少心脏做功和心肌耗氧量。硝酸酯类药物还可直接扩张冠状动脉，增加心肌血流。常用的硝酸酯类药物包括硝酸甘油、硝酸异山梨酯等。

（2）抗血小板治疗：冠状动脉内斑块破裂诱发局部血栓形成是导致AMI的主要原因，在急性血栓形成中血小板活化起着十分重要的作用，抗血小板治疗已成为AMI的常规治疗，溶栓前即应使用。阿司匹林和氯吡格雷是目前常用的抗血小板药物。

（3）抗凝治疗：对防止梗死面积扩大及再梗死有积极疗效，常用药物有普通肝素、低分子肝素等。

理论与实践

肝素是一种广泛应用的抗凝剂，主要用于预防和治疗静脉血栓。肝素应用于临床，虽然取得了良好的效果，但也会出现许多不良反应，如出血、血小板减少症、过敏反应等。低分子肝素，由于具有分子量小、与凝血因子选择性结合、皮下注射吸收好、半衰期长、生物利用度高、出血不良反应少、骨质疏松发生率低、无需实验室监测等优点，其在临床的应用不断扩大。

（4）β受体阻滞剂、钙通道阻滞剂：急性心肌梗死早期应用β受体阻滞剂对伴有交感神经功能亢进者防止梗死范围扩大，改善预后有利。常用药物有阿替洛尔、美托洛尔。钙通道阻滞剂亦有类似效果，常用药物有地尔硫䓬。

（5）极化液疗法：氯化钾1.5g、胰岛素8～12U加入10%葡萄糖液500ml中静脉滴注，7～14天为一疗程。可促进心肌细胞恢复极化状态，改善心肌收缩功能，减少心律失常发生。伴有二度及以上房室传导阻滞者禁用。

5. 并发症处理

（1）消除心律失常：心肌梗死后的室性心律失常会引起猝死，必须及时消除。发现室性期前收缩或室性心动过速，首选利多卡因静脉注射。发生心室颤动时，应立即行非同步直流电复律。发生二度或三度房室传导阻滞，心室率缓慢时，应尽早使用临时起搏治疗。

（2）控制休克：急性心肌梗死后可发生心源性休克，亦可伴有外周血管舒缩障碍或血容量不足。其治疗应给予补充血容量及应用升压药、血管扩张剂和纠正酸中毒等抗休克处理。如上述处理无效时，应选用在主动脉内气囊反搏术支持下，即刻行急诊冠状动脉介入治疗或冠脉旁路移植术，使冠脉及时再通。

（3）治疗心力衰竭：主要是治疗急性左心功能衰竭，除应用吗啡、利尿剂外，应选用血管扩张剂减轻左心室前后负荷。如心力衰竭程度较轻，可用硝酸异山梨酯舌下含服、硝酸甘油静脉滴注，如心力衰竭较重宜首选硝普钠静滴。急性肺水肿病人应尽早使用机械辅助通气。心肌梗死发生后24小时内尽量避免使用洋地黄制剂，右心室梗死的病人应慎用利尿剂。

【常用护理诊断/问题】

1. 疼痛：胸痛　与心肌缺血坏死有关。

2. 活动无耐力　与心肌氧的供需失调有关。

3. 恐惧　与剧烈疼痛产生濒死感、处于监护病室的陌生环境有关。

4. 有便秘的危险　与进食少、活动少、不习惯床上排便有关。

5. 潜在并发症：心律失常、心力衰竭。

6. 生活自理缺陷　与治疗需要绝对卧床有关。

【护理措施】

（一）一般护理

1. 休息与活动　①发病24小时内绝对卧床休息，限制探视，减少干扰，安慰病人，稳定病人情绪，合理解释，取得合作。②绝对卧床期间，做好生活护理，进食、排便、翻身、洗漱等活动由护士协助完成。③若病情平稳无并发症，24小时后指导并协助病人床上做关节被动与主动运动、进行腹式呼吸等，并根据情况制订活动计划，向病人及家属解释合理运动的重要性。3～5天以后可以床上坐起及进行床边活动，1周后开始室内活动，逐步过渡到室外活动（活动方式可选择散步、医疗体操、试着上下一层楼梯等有氧运动）。开始起坐时动作要缓慢，防止直立性低血压，有并发症者酌情延长卧床时间。④开始活动时必须在医护人员监测下进行，以不引起任何不适为度。活动时心率增加小于10次/min可加大运动量，进入高一阶段的训练。若运动时心率增加超过20次/min，收缩压降低超过15mmHg，出现心律失常或心电图ST段缺血型下移≥0.1mV或上升≥0.2mV，则应退回到前一个运动水平。出现胸痛、胸闷、心悸、气促、头晕、恶心、呕吐，心率变化超过20次/min或血压变化超过20mmHg（3周内活动）或心率变化超过30次/min或血压变化超过30mmHg（6周内活动）时，应减缓运动进程或停止运动。

2. 饮食护理　发病4～12小时内给予流食，以减轻胃扩张，逐步过渡到低脂、低胆固醇的清淡、易消化饮食，提倡少量多餐，忌过饱。增加富含纤维素食物（如水果、蔬菜等）的摄入，保持大便通畅。一般在病人无腹泻的情况下常规应用缓泻剂，以防止便秘时用力排便导致病情加重。告知病人一旦出现排便困难，应立即向医护人员反映，可使用开塞露或低压盐水灌肠，或在病人有便意时嘱其含服硝酸甘油0.5mg，排便时医务人员做好严密观察。

（二）病情观察

1. 症状体征的观察　严密观察疼痛的部位、性质、持续时间及缓解情况，遵医嘱应用镇痛剂及硝酸酯类药物等。观察病人有无咳嗽、咳痰、气急、夜尿增多等心力衰竭表现，听诊肺部有无湿啰音，发现异常及时报告医生。

2. 心电监护　急性期严密心电监测，及时发现心率及心律变化。溶栓治疗后24小时内易发生再灌注性心律失常，特别是在开始溶栓治疗至溶栓结束后2小时内应设专人床旁心电监测，发现频发室性期前收缩(>5次/min)或呈二联律，成对出现或呈非持续性室速，多源性或Ron T现象的室性期前收缩及严重房室传导阻滞时，应立即通知医生，遵医嘱使用利多卡因等药物，警惕室颤或心脏骤停、心脏性猝死的发生。

3. 电解质和酸碱平衡的监测　电解质紊乱或酸碱平衡失调时更容易并发心律失常，发现异常应及时通知医生。

4. 抢救设备和药物准备　备好除颤仪、起搏器和急救药物等，随时备用。发现心室颤动时立即采用非同步直流电除颤同时通知医生，并协助做好相应处理。

5. 控制出入量　控制输液速度和液体入量，一旦病人发生急性肺水肿则按急性肺水肿处理。

6. 溶栓治疗的观察　准确、迅速配制并静脉输注溶栓药物，观察病人用药后反应。溶栓再通的间接判断标准：①60～90分钟内心电图抬高的ST段至少回落50%；②cTnI、cTnT峰值提前至发病12小时内，CK-MB酶峰提前至14小时内；③2小时内胸痛症状明显缓解；④2～3小时内出现再灌注心律失常。

问题与思考

急性ST段抬高型心肌梗死无条件施行介入治疗或延误再灌注时机者，应立即行溶栓治疗。发病3小时内，溶栓治疗获益最大。

思考：是否所有急性ST段抬高型心肌梗死病人均可行溶栓治疗？判定溶栓成功的间接标准是什么？

（三）用药护理

遵医嘱给予吗啡或哌替啶镇痛，注意有无呼吸抑制、脉搏加快等不良反应。给予硝酸甘油或硝酸异山梨酯时应随时监测血压变化，维持收缩压在100mmHg以上。观察病人使用溶栓药物后有无不良反应：①过敏反应，表现为寒战、发热、皮疹等；②低血压(收缩压<90mmHg)；③出血，包括皮肤黏膜出血、血尿、便血、咯血、颅内出血等；一旦出血，应紧急处理。

（四）心理护理

疼痛发作时有专人陪伴，允许病人表达内心感受，给予心理支持，鼓励病人树立战胜疾病的信心。嘱病人保持情绪稳定，向病人讲明入住CCU后病情的任何变化都会在医护人员的严密监护下，并能得到及时治疗，能很大程度地降低急性期的危险性，以减轻或消除其恐惧心理。烦躁不安者可肌注地西泮。

（五）健康指导

除参见心绞痛病人的健康指导外，还应注意：

1. 疾病相关知识指导　指导病人戒烟，积极控制血脂、高血压、糖尿病等危险因素，预防再次梗死和其他心血管事件发生。

2. 饮食指导　急性心肌梗死恢复后的病人均应合理膳食，选择低饱和脂肪酸和低胆固醇饮食，要求饱和脂肪酸占总热量的7%以下，胆固醇<200mg。

3. 心理指导　指导病人保持乐观、平和的心态，正视自己的病情。充分发动病人的社会支持系统，为其创造良好的身心休养环境，生活中避免对其施加压力，当病人出现紧张、焦虑或烦躁等不良情绪时，应予以理解并设法进行疏导,引导其积极应对疾病。

4. 康复指导 指导病人合理安排休息与活动,保证睡眠充足,适当参加力所能及的体力活动。与病人及家属共同制订个体化运动处方,为病人出院后的运动康复训练做好准备工作。训练原则:循序渐进、持之以恒;运动项目:有氧步行、太极拳等,个人卫生活动、家务劳动、娱乐活动等也对康复有益。若病情稳定无并发症,急性心肌梗死第 6 周后要每天步行、打太极拳等;第 8 ~ 12 周后可开始较大活动量的锻炼,如洗衣、骑车等;3 ~ 6 个月后可部分或完全恢复工作;运动强度:根据个体心肺功能,选择最大心率的 40% ~ 80% 来控制;持续时间:根据病人对运动的适应和心功能情况,训练时间由每次 6 ~ 10 分钟逐渐延长至 30 ~ 60 分钟;运动频率:5 ~ 7 天 / 周,1 ~ 2 次 /d。经数月的体力活动锻炼后,酌情恢复部分或较轻工作,但对重体力劳动及易导致精神紧张的工种应更换。

5. 用药指导 指导病人遵医嘱服用抗血小板药物、降血脂药、β 受体阻滞剂、血管扩张剂、钙通道阻滞剂等,让病人认识到遵医嘱用药的重要性,告知药物的用法、作用及不良反应,并教会病人定时测量脉搏、血压,发放个人用药手册,定期电话随访,提高病人的用药依从性。若胸痛发作频繁、程度较重、时间较长,服用硝酸酯制剂疗效较差时,提示发生急性心血管事件,应及时就医。

6. 照顾者指导 心肌梗死是心脏性猝死的高危因素,应教会家属心肺复苏基本技术,以备急用。

(郭庆平)

学习小结

心绞痛与心肌梗死的基本病因是冠状动脉粥样硬化。心绞痛以发作性胸痛为主要表现,可通过休息、舌下含服硝酸甘油缓解。心肌梗死是指急性心肌缺血导致的心肌细胞死亡,临床表现为持久的胸痛后剧烈疼痛、发热、白细胞计数和血清心肌坏死标志物水平增高及心电图进行性改变,可发生心律失常、休克、心力衰竭,治疗主要是通过溶栓、经皮冠状动脉介入治疗等措施尽快恢复心肌的血液灌注,挽救濒死的心肌。心绞痛发作时应立即休息,心肌梗死病人急性期绝对卧床休息,并为病人制订活动计划。心绞痛与心肌梗死病人应进食清淡易消化饮食,保持大便通畅,避免诱发因素,密切观察并及时处理临床症状,遵医嘱应用硝酸酯制剂、溶栓药、抗凝剂等药物时,须观察药物的不良反应及病人用药后的反应。

复习参考题

1. 何谓冠心病? 如何对冠心病临床分型?

2. 何谓心肌梗死? ST 段抬高型心肌梗死的特征性心电图表现是什么?

3. 心力衰竭常用的护理诊断有哪些?

4. 溶栓再通的间接判断标准包括哪些?

5. 试述心肌梗死病人的活动计划。

第五节 原发性高血压病人的护理

学习目标

掌握	原发性高血压的定义和分类、典型临床表现、常用护理措施。
熟悉	原发性高血压的治疗原则、高血压急症的处理、常用护理诊断。
了解	原发性高血压的病因及发病机制。

病人，男性，48 岁。肥胖，患高血压 7 年，糖尿病 2 年，诉血压波动范围（140～170）/（90～105）mmHg，未予重视，只是在头晕、头痛时服用降压药，缓解后即减量或停药。其父亲有高血压。精神好，喜食大鱼大肉。经常忙于写科研论文而熬夜至 12 点后。昨日自觉感冒后头痛、头晕，未监测血压。今日突然出现剧烈头痛、头晕、恶心、呕吐，来院时测得血压为 220/120mmHg。

思考：

1. 列出该病人主要的医疗诊断。

2. 该病人的高血压如何分级分层？

3. 试分析该病人出现进行性血压升高的原因。

4. 如何对该病人进行健康指导？

原发性高血压（primary hypertension）是以血压升高为主要临床表现伴或不伴有多种心血管危险因素的综合征，通常简称高血压。高血压是多种心、脑血管疾病的重要病因和危险因素，影响心、脑、肾等重要脏器的结构和功能，最终导致这些器官功能衰竭，是心血管疾病致死的主要原因之一，并且呈逐年上升趋势。流行病学调查显示，我国高血压患病率和流行有地域、城乡、民族和性别差异。总体表现为：北方高于南方，沿海高于内地，城市高于农村；青年期男性高于女性，中年后女性略高于男性。然而，我国人群对高血压的知晓率、治疗率、控制率依然很低，分别为 30.2%、24.7%、6.1%。

【高血压的定义和水平分类】

高血压定义为收缩压≥140mmHg 和（或）舒张压≥90mmHg。根据血压升高水平，又进一步将高血压分为 1、2、3 级。根据临床及流行病学资料界定，目前，我国采用的血压水平分类和标准见表 3-5-1。

表 3-5-1　血压水平分类和定义（单位：mmHg）

类别	收缩压		舒张压
正常血压	<120	和	<80
正常高值血压	120～139	和（或）	80～89
高血压	≥140	和（或）	≥90
1 级高血压（轻度）	140～159	和（或）	90～99
2 级高血压（中度）	160～179	和（或）	100～109
3 级高血压（重度）	≥180	和（或）	≥110
单纯收缩期高血压	≥140	和	<90

注：当收缩压和舒张压属于不同分级时，以较高的级别作为标准。以上标准适用于任何年龄的成年男、女性

【病因及发病机制】

（一）病因

原发性高血压的病因为多因素，是遗传易感性、环境及其他因素相互作用的结果。一般认为遗传因素约占 40%，环境因素约占 60%。

1. 遗传因素　高血压具有明显的家族聚集性。父母均有高血压，子女的发病概率高达 46%。而且在血压高度、并发症发生及其他相关因素方面，也有遗传性。

2. 环境因素

（1）饮食：钠盐摄入量与高血压的发生密切相关。钠盐摄入越多，血压水平和患病率越高。饮酒、低钾、低钙、高蛋白、饱和脂肪酸的饮食摄入都可能与血压升高有关。饮酒量与血压水平线性相关，每天饮酒量超过 50g 乙醇者高血压发病率明显增高。

（2）精神应激：脑力劳动者和高度精神紧张的职业者发生高血压的可能性大，长期视觉刺激和噪音环境下也可引起高血压。

（3）其他因素：如肥胖、服避孕药、阻塞性睡眠呼吸暂停综合征等。

（二）发病机制

本病的发病机制尚未完全阐明。从血流动力学角度来看，高血压的血流动力学特征主要是总外周血管阻力相对或绝对增高。目前认为高血压的发病机制包括以下几个方面：

1. 交感神经系统活性亢进　长期过度紧张和反复的精神刺激，使大脑皮质兴奋与抑制过程失调，导致各种神经递质浓度与活性异常，交感神经系统活性亢进，血浆儿茶酚胺浓度升高，阻力小动脉收缩增强。

2. 肾性水钠潴留　机体为避免心排血量增高使组织过度灌注，全身阻力小动脉收缩增强，导致外周血管阻力增高。

3. 肾素 - 血管紧张素 - 醛固酮系统（RAAS）激活　肾小球入球动脉的球旁细胞分泌的肾素，激活血管紧张素原，生成血管紧张素 I，再生成血管紧张素 II，作用于受体，使小动脉平滑肌收缩，致外周阻力增加；并可刺激肾上腺皮质分泌醛固酮，通过交感神经使去甲肾上腺素分泌增加，这些作用均可使血压升高。

4. 胰岛素抵抗（IR）　IR 造成继发性高胰岛素血症，使肾水钠重吸收增加，交感神经系统活动亢进，动脉管壁增生肥厚、弹性减退，从而使血压升高。近年来认为胰岛素抵抗是 2 型糖尿病和高血压发生的共同病理生理基础。

5. 其他　如细胞膜离子转运异常、代谢异常等。

【临床表现】

（一）一般表现

1. 症状　大多数起病缓慢、渐进，早期多无症状，仅在测量血压时或发生心、脑、肾等并发症时才被发现。常见症状有头痛、头晕、眼花、疲劳、心悸等，多数可自行缓解，在紧张或劳累后加重。症状与血压有一定关联，但不一定与血压水平呈正相关。

2. 体征　血压随季节、昼夜、情绪等因素波动较大。一般冬季较高，夏季较低；夜间较低、清晨起床活动后血压迅速升高，形成清晨血压峰值。

高血压体征一般较少。常见的有血管搏动征、血管杂音、心脏杂音等。体格检查听诊时可有主动脉瓣区第二心音亢进和收缩期杂音。长期持续高血压可有左心室肥厚并可闻及第四心音。

（二）高血压急症

高血压急症是指短时期内（数小时或数天）血压显著升高，舒张压≥130mmHg 和（或）收缩压≥200mmHg，伴有重要器官组织如心、脑、肾、眼底、大动脉的严重功能障碍或不可逆损害。常见的有以下几种：

1. 急进型或恶性高血压　少数病人病情急骤发展，舒张压持续≥130mmHg，并有头痛，视物模糊，眼底出血、渗出和乳头水肿，肾损害突出，持续蛋白尿、血尿与管型尿。病情进展迅速，如不及时有效降压治疗，预后很差，病人常死于肾衰竭、脑卒中或心力衰竭。多见于青壮年。

2. 高血压危象　因紧张、疲劳、寒冷、突然停服降压药物等诱因，导致小动脉发生强烈痉挛，血压急剧上升，影响重要脏器血液供应而产生的危急症状。临床表现为：头痛、烦躁、眩晕、恶心、呕吐、心悸、气急及视物模糊等。

3. 高血压脑病　多见于重症高血压病人。由于过高的血压突破了脑血流自动调节范围，脑组织血流灌注过多引起脑水肿。表现为弥漫性严重头痛、呕吐、意识障碍、精神错乱，甚至昏迷、抽搐。

（三）并发症

1. 脑血管病　最常见。包括脑出血、脑血栓形成、腔隙性脑梗死、短暂性脑缺血等。

2. 心力衰竭　参阅本章第二节。

3. 慢性肾衰竭　参阅第五章第四节。

4. 其他　主动脉夹层、鼻出血、眼底改变等。

【实验室及其他检查】

1. 常规检查　包括尿常规、血液生化（血糖、血脂、肾功能等）、心电图。部分病人根据需要和条件可以进一步检查眼底、超声心动图等。

2. 特殊检查　24小时动态血压监测（ABPM）、颈动脉内膜中层厚度（IMT）测定、动脉弹性功能测定、血浆肾素活性（PRA）测定等。

【诊断要点】

1. 高血压的诊断　高血压的诊断必须以未服用降压药物情况下2次或2次以上非同日血压测定所得的平均值为依据，同时，必须排除由于其他疾病导致的继发性高血压。定期而正确的血压测量是诊断高血压的关键。

相关链接

继发性高血压是指由某些确定的疾病或病因引起的血压升高，常伴有原发疾病的症状体征，约占所有高血压的5%。某些继发性高血压（如嗜铬细胞瘤、肾素分泌瘤等）是能通过手术或治疗得到根治或改善的。因此及早明确诊断，进行对症对因治疗能明显提高继发性高血压的治愈率及阻止病情进展。

2. 高血压危险度分层　根据血压升高水平、其他心血管危险因素、糖尿病、靶器官损害及并发症情况将高血压病人分为低危、中危、高危和很高危（表3-5-2）。其他心血管危险因素：①男性＞55岁、女性＞65岁；②吸烟；③总胆固醇≥5.7mmol/L；④早发心血管疾病家族史（发病年龄女性＜65岁，男性＜55岁）；⑤血压水平（1～3级）。靶器官损害：①左心室肥厚；②蛋白尿和（或）血肌酐水平轻度升高（106～177μmol/L）；③动脉粥样斑块；④视网膜动脉狭窄。并发症：①心脏疾病；②脑血管疾病；③肾脏疾病；④血管疾病和视网膜病变。

表3-5-2　高血压病人心血管危险分层标准

其他危险因素和病史	血压水平		
	1级	2级	3级
无其他危险因素	低危	中危	高危
1～2个危险因素	中危	中危	很高危
≥3个危险因素或靶器官损害	高危	高危	很高危
有并发症或合并糖尿病	很高危	很高危	很高危

【治疗原则】

原发性高血压目前尚无根治方法，降压治疗的最终目的是最大限度地减少高血压病人心脑血管病的发生率和死亡率。

1. 改善生活方式　适用于各级高血压病人，包括使用降压药物治疗的病人。①减轻体重；②限制钠盐的摄入；③补充钙和钾盐；④减少食物中不饱和脂肪酸的含量和脂肪总量；⑤戒烟、限酒；⑥适当运动；⑦减少精神压力，保持心理平衡。

2. 降压药物治疗

（1）降压治疗的适宜人群：2级及以上的高血压病人；高血压合并糖尿病或已有心、脑、肾靶器官损害和并发症者，血压持续升高6个月以上，通过改变生活方式仍不能有效控制血压者。

（2）降压药物的种类：目前常用降压药物可归纳为五大类，即利尿剂、β受体阻滞剂、钙通道阻滞剂（CCB）、血管紧张素转换酶抑制剂（ACEI）和血管紧张素Ⅱ受体拮抗剂（ARB）。

（3）降压用药原则：①从小剂量开始，逐步递增至适宜剂量。②提倡联合用药。两种及以上的联合用药，可降低药物不良反应，增强药物疗效。③建议使用长效制剂。降压药需长期服用，长效制剂更能提高依从性。④降压方案选择应个体化。

3. 高血压急症的治疗　常用药物有：

（1）硝普钠：为首选药物。通过直接扩张动脉和静脉降低心脏前、后负荷从而使血压下降。降压策略为逐步降压，初始阶段（数分钟至1小时内）降压不超过治疗前的25%（平均动脉压），以免心、脑、肾等重要器官无法耐受而缺血。

理论与实践

注射用硝普钠英文名称sodium nitroprusside for Injection，主要成分亚硝基铁氰化钠二水合物，为鲜红色透明结晶性粉末。药理作用为一种速效和短时作用的血管扩张药。对动脉和静脉平滑肌均有直接扩张作用，因而产生降压作用。血管扩张使心脏前、后负荷均减低，心排血量改善，故对心力衰竭也有益。常用于治疗高血压急症和急性心力衰竭。其不良反应有氰化物中毒、反跳性血压升高（突然停药所致）、皮肤石板蓝样色素沉着或过敏性皮炎等。使用该药时需注意：①本品对光敏感，溶液稳定性较差，滴注溶液应新鲜配制并注意避光，如变为暗棕色、橙色或蓝色，应弃去，配制时间超过4小时的不宜应用；②应用本品过程中，应经常测血压，最好在监护室内进行；③药液有局部刺激性，谨防外渗。

（2）硝酸甘油：扩张静脉和选择性扩张冠状动脉与大动脉。开始以5～10μg/min静脉滴注，可逐渐增至20～50μg/min静脉滴注。

（3）镇静剂：地西泮肌内注射或静脉注射。

（4）脱水剂：甘露醇、呋塞米快速静脉滴注或静脉注射，常用于高血压脑病者。

【常用护理诊断/问题】

1. 头痛　与血压升高有关。

2. 有受伤的危险　与血压增高致头晕和视物模糊、降压药致低血压有关。

3. 潜在并发症：高血压急症。

4. 焦虑　与血压控制不满意、发生并发症有关。

5. 知识缺乏：缺乏疾病预防、治疗、保健等相关知识。

【护理措施】

1. 一般护理

（1）环境：保持病室整洁、安静、舒适，光线柔和。高血压急症者尽量减少探视。

（2）休息与活动：①合理运动。适当活动，可提高机体活动耐力。提倡有氧运动，可根据年龄及身体状况选择慢跑或步行，一般每周3～5次，每次30～60分钟，也可散步、打太极拳等。常用运动强度指标为活动时最大心率不超过170减去年龄。活动中注意监测病情变化，若出现明显症状，立即停止活动，原地休息，必要时及时就诊。对于伴有明显症状或并发症者需卧床休息。②合理工作与休息。高血压初期日常生活完全自理，从事适当工作，放慢生活节奏，避免大脑过度兴奋，学会自我心理平衡调整，保持乐观情绪。对住院病人，可组织其听音乐、看画报、下棋、体操等调节情绪，保证足够睡眠。鼓励家属对病人情感支持。

（3）饮食护理：①控制体重指数（BMI）在25以下；②限制钠盐摄入（每天低于6g）；③补充钙和钾盐：每人每日吃新鲜蔬菜400～500g，喝牛奶500ml，能补充钾1000mg和钙400mg；④膳食中脂肪量控制在总热量的25%以下；⑤饮酒每日不超过相当于50g乙醇的量。⑥增加粗纤维的摄入，预防便秘，因用力排便可使收缩压上升,甚至造成血管的破裂。

2. 病情观察　定期监测血压,严密观察病情变化,如发现血压急剧升高、剧烈头痛、呕吐、大汗、视物模糊、面色及神志改变、肢体运动障碍等症状,应立即通知医生,给予及时处理。

3. 用药护理

(1)严格遵医嘱用药,观察药物疗效。

(2)了解药物特性,观察药物不良反应:①硝普钠降压迅猛但药物性质不稳定,放置后或遇光时易分解,需现用现配、避光输注,并5~10分钟监测血压一次;②脱水剂必须快速滴入;③噻嗪类和袢利尿剂可致低钾血症;④β受体阻滞剂可致心率减慢、支气管痉挛;⑤钙通道阻滞剂常有头痛、面部潮红、下肢水肿、心动过缓等;⑥血管紧张素转换酶抑制剂可致刺激性干咳和血管性水肿等。一旦发现问题,及时反馈给医生,以及时调整用药并处理相关不良反应。

4. 症状体征的护理

(1)安全护理:病人有头晕、眼花、耳鸣等症状时应卧床休息,上厕所或外出活动应有人陪伴,厕所加扶手,若头晕严重,应协助病人生活护理。保持环境光线充足且无障碍物,避免地面湿滑,必要时加用床挡保护。

(2)防止低血压反应:指导病人服用降压药后避免长时间站立或猛然改变体位;告知过热的水沐浴或蒸气浴可引起周围血管扩张而易发生低血压。如病人出现乏力、头晕、心悸、出冷汗,立即平卧,抬高下肢。

(3)高血压急症的护理:①避免情绪激动、过度劳累和寒冷刺激,不可擅自增减药量,更不可突然停药;②定期监测血压,一旦发现血压急剧升高、剧烈头痛、呕吐、大汗、视物模糊、面色及神志改变、肢体运动障碍等症状,立即通知医生;③一旦病人发生高血压急症,立即卧床休息,抬高床头20°~30°;保持呼吸道通畅,吸氧;持续心电监护;建立静脉通路,遵医嘱迅速准确给予降压、脱水;避免一切不良刺激,协助生活护理;安抚病人情绪,必要时遵医嘱使用镇静剂。

问题与思考

高血压急症包括恶性高血压、高血压危象和高血压脑病,是高血压病程中极为严重的临床阶段,往往血压可高达200/130mmHg,一旦处理不及时即会发生心心力衰竭、肾衰竭及各种脑血管疾病等并发症。常选用快速降压药硝普钠。

思考:高血压急症病人在使用硝普钠治疗时需注意什么? 如果病人的血压为220/130mmHg,能否在2小时内降至正常?

5. 心理护理　向病人解释饮食行为习惯及性格情绪对高血压的影响,保持积极乐观的心态可叠加药物疗效。指导病人使用放松技术,如心理训练、音乐疗法和缓慢呼吸等。

6. 健康指导

(1)生活方式指导:指导病人劳逸结合。血压控制后可从事日常生活工作,提倡有氧锻炼,避免劳累、情绪激动、精神紧张等。

(2)饮食指导:指导病人饮食均衡,限制钠盐,保证钾、钙摄入,多食蔬菜水果,保持大便通畅,戒烟限酒。

(3)疾病知识指导:向病人及家属解释引起原发性高血压的生理、心理、社会因素及高血压对机体的危害,了解控制血压的重要性和终身治疗的必要性。教会病人及家属正确测量血压的方法,每次就诊携带记录,作为医生调整药量或选择用药的依据。

(4)用药指导:强调长期药物治疗的重要性;告知有关降压药物的名称、剂量、用法、作用及不良反应,并提供书面材料;嘱病人必须遵医嘱服药,不可随意增减药量或擅自停药。服药期间注意药物的不良反应,学会自我观察及护理;同时指导病人和家属正确保管药物的方法。

(5)病情监测:教会病人及家属自测血压的方法,并定期门诊复查。低危或中危者,每1~3个月随诊1次;高危者,至少每1个月随诊1次。

(任华蓉)

第六节 心脏瓣膜病病人的护理

心脏瓣膜病(valvular heart disease)是指心脏瓣膜的结构和(或)功能异常,是临床上常见的心脏病之一。二尖瓣最常受累,其次为主动脉瓣。由风湿热引起的心脏瓣膜病称为风湿性心脏病,简称风心病,主要累及40岁以下人群,女性多于男性。本节主要介绍风心病。

一、二尖瓣狭窄

二尖瓣狭窄(mitral stenosis)是风湿性心瓣膜中最常见的病变,2/3的病人为女性。最常见的病因为风湿热,约半数病人无急性风湿热史,但多有反复链球菌感染的扁桃体炎或咽峡炎史。急性风湿热后,至少需2年形成明显二尖瓣狭窄,急性风湿热多次反复发作较一次发作后出现狭窄早。单纯二尖瓣狭窄占风心病的25%,二尖瓣狭窄伴二尖瓣关闭不全占40%,常同时合并主动脉瓣病变。

【病理生理】

二尖瓣可发生瓣叶纤维化、增厚、僵硬和钙化,同时有瓣膜附属结构的融合、增厚和缩短,最后导致舒张期二尖瓣开放受限,瓣口狭窄。狭窄的二尖瓣呈漏斗状,瓣口显著增厚,呈鱼口状。慢性二尖瓣狭窄可导致左心房扩大、左心房壁钙化、左心房附壁血栓形成,肺血管壁增厚,右心室肥厚、扩大,最终出现右心功能不全。

二尖瓣狭窄的血流动力学异常是由于舒张期血流流入左心室受阻。正常成人二尖瓣口面积为 $4\sim6cm^2$。当瓣口面积减少至 $1.5\sim2cm^2$ 时为轻度狭窄，左心房代偿性扩张及肥厚以增强收缩。当瓣口面积减少至 $1\sim1.5cm^2$ 时为中度狭窄，减少至 $<1cm^2$ 时为重度狭窄，病人出现劳力性呼吸困难，进入左房失代偿期。重度肺动脉高压导致右心衰竭，进入右心受累期。

【临床表现】

1. 症状　一般在二尖瓣中度狭窄时方有明显症状。

（1）呼吸困难：为最常见的早期症状。病人多先有劳力性呼吸困难，首次呼吸困难发作，常以运动、精神紧张、性交、感染、妊娠或心房颤动为诱因，并随狭窄加重出现静息时呼吸困难、夜间阵发性呼吸困难和端坐呼吸，甚至发生急性肺水肿。

（2）咳嗽：常见，尤其是冬季明显，多在睡眠时或活动后加重。原因为：①肺淤血加重，引起咳嗽反射；②支气管黏膜水肿和肺淤血易于并发呼吸道感染；③左心房过大压迫支气管。

（3）咯血：可有以下几种表现。①突然咯大量鲜血，可为首发症状。咳嗽屏气使肺静脉压突然升高，导致黏膜下已淤血扩张壁薄的支气管静脉破裂出血所致。②夜间阵发性呼吸困难或咳嗽时咳出血性痰或带血丝痰；③急性肺水肿时咳大量粉红色泡沫状痰。伴有突发剧烈胸痛者警惕肺梗死发生。

（4）右心衰竭表现：为长期肺动脉高压的结果。右心衰竭引起体循环淤血，有肝大、下肢水肿和尿少等。右心衰竭后呼吸困难常可减轻。

（5）声嘶：较少见，扩大的左心房和肺动脉压迫左喉返神经所致。

2. 体征　重度二尖瓣狭窄常有"二尖瓣面容"，口唇及双颧发绀。典型体征是心尖部可有局限、低调的隆隆样舒张中晚期杂音，不传导，左侧卧位时明显，常伴舒张期震颤。肺动脉瓣区闻及第二心音亢进或伴分裂，常提示有肺动脉高压。伴右心衰竭时可有颈静脉曲张、肝颈静脉回流征（+）、下肢水肿等体循环淤血征。

3. 并发症

（1）心房颤动：可能为病人就诊的首发症状，也可为首次呼吸困难发作的诱因和病人体力活动明显受限的开始。

（2）急性肺水肿：为重度二尖瓣狭窄的严重并发症。

（3）血栓栓塞：20% 的人可并发体循环栓塞，大多数为脑动脉栓塞。栓子主要来源于左心耳或左心房。

（4）右心衰竭：为晚期常见并发症及主要死亡原因。

（5）肺部感染：较常见，与心衰互为因果。

（6）感染性心内膜炎：较少见。

【实验室及其他检查】

1. 心电图　可表现出各类心律失常，较常见的是心房颤动。重度二尖瓣狭窄可有二尖瓣型 P 波（P 波宽度 >0.12 秒，伴切迹），提示左心房扩大。

2. X 线检查　轻度二尖瓣狭窄时心影可正常或仅见左心耳饱满。中、重度二尖瓣狭窄左房显著扩大时，心影呈梨形，称为二尖瓣型心脏，它是肺动脉总干、左心耳和右心室扩大所致。

3. 超声心动图（UCG）　是确诊该病最敏感的无创诊断方法。二维超声心动图可显示狭窄瓣膜的形态和活动度，并测绘二尖瓣口面积，是明确和量化诊断二尖瓣狭窄的可靠方法。

【诊断要点】

根据心尖部有隆隆样舒张期杂音伴 X 线或心电图示左心房增大，一般可确立二尖瓣狭窄。超声心动图对诊断具有特异性价值。

【治疗原则】

1. 内科治疗

（1）积极预防及治疗风湿活动，并防治心律失常，肺部感染，心力衰竭。

（2）出现栓塞时，除一般治疗外，可用抗凝治疗或血栓溶解疗法。

（3）出现心衰时，应用强心利尿剂、血管扩张剂。

（4）经皮穿刺导管球囊扩张成形术：对于单纯二尖瓣狭窄的病人，可用带球囊的右心导管经房间隔穿刺到达二尖瓣行瓣膜扩张成形术。因创伤小，恢复快，痛苦小，易为病人接受。

2. 外科治疗　目的在于扩张瓣口，改善瓣膜功能，但需注意掌握适应证、手术方式及时机。可根据瓣膜病变的性质、严重程度、病人年龄、心功能状态、有无风湿活动或并发症综合考虑。手术有分离术和置换术两类。瓣膜置换后，机械瓣需长期进行抗凝治疗，因此若病人有出血性疾病或溃疡病出血，不能置换机械瓣。生物瓣经济价廉，不需长期抗凝，但有瓣膜老化问题。

二、二尖瓣关闭不全

二尖瓣关闭不全（mitral incompetence）是由于风湿性炎症引起瓣叶僵硬、变性、连接处融合及腱索融合缩短使心室收缩时瓣叶不能完全闭合。包括慢性关闭不全和急性关闭不全。其中约 1/2 病人合并有二尖瓣狭窄，男性较多见。其他原因引起的多为乳头肌功能不全、退行性改变、二尖瓣脱垂和左心室增大所致的功能性二尖瓣关闭不全。

【病理生理】

其血流动力学改变表现为在收缩期左心室部分血流反流入左心房，使左心房扩张及肥厚，肺毛细血管扩张，肺静脉淤血；在舒张期，左心室充盈量增多，肺淤血减轻。故二尖瓣关闭不全的早期，肺淤血是间歇性，病人可较长期无症状。若出现左心衰竭，肺淤血加重，继之肺动脉压增高，出现右心室肥厚和右心衰竭。

【临床表现】

1. 症状　轻度关闭不全可终身无症状，严重反流时致心排血量减少。最早出现的突出症状是乏力，肺淤血症状如呼吸困难出现较晚，可合并心房颤动。肺水肿及咯血较二尖瓣狭窄为少见。

2. 体征　心尖搏动增强，呈高动力型，左心室增大时向左下移位；心尖部可触及抬举样搏动，部分病人可触及震颤；听诊心尖部有 3 级及以上全收缩期杂音，向左下及背部传导，第一心音正常或减弱，肺动脉瓣区第二心音亢进及分裂。

3. 并发症　心房颤动较常见，见于 3/4 的慢性重度二尖瓣关闭不全者；心力衰竭急性者早期出现，慢行者出现较晚；感染性心内膜炎较二尖瓣狭窄多见；栓塞较二尖瓣狭窄少见。

【实验室及其他检查】

1. 心电图　急性二尖瓣关闭不全者心电图正常，偶见窦性心动过速。慢性二尖瓣关闭不全轻者心电图可正常，严重者有左心室肥厚和劳损，有左心房肥大者多有房颤。

2. X 线检查　慢性重度反流常见左心房和左心室增大，左心衰竭时可见肺淤血和间质性肺水肿征。右前斜位可见食管因左心房增大向右向后移位。

3. 超声心动图　二维超声可显示二尖瓣结构的形态特征，有助于明确病因。脉冲多普勒超声和彩色多普勒对二尖瓣关闭不全敏感性高，几乎达 100%，且可半定量反流程度。

4. 其他　可行核素心室造影或心导管检查。

【诊断要点】

主要诊断依据为心尖区有典型的收缩期吹风样杂音伴左房和左室扩大，超声心动图检查可确诊。

【治疗原则】

内科治疗包括预防风湿活动和感染性心内膜炎，针对并发症治疗。外科治疗包括瓣膜修补术和瓣膜置换术。

三、主动脉瓣狭窄

主动脉瓣狭窄(aortic stenosis)是指主动脉瓣膜病变使心室收缩时主动脉瓣开放受限、狭窄,导致左室射血受阻。风湿性主动脉瓣狭窄约占风湿性瓣膜病的1/4,男性多见,常同时伴有二尖瓣病变。病因除风湿外,还有先天性畸形、退行性改变、结缔组织疾病。

【病理生理】

正常主动脉瓣口面积为$3cm^2$,当瓣口面积<$1cm^2$时,左心室排血受阻,左心室压力增加。左心室-主动脉间压力阶差增大,左心室肥厚,最终导致左心功能衰竭。当心功能不全出现后,常出现心排血量减少和肺淤血等症状体征。由于心排血量减低及左心室肥厚,心肌耗氧量增加,活动后可有心肌缺血、心绞痛及各种心律失常。

【临床表现】

1. 症状　轻者可多年无症状,晚期可有"呼吸困难、心绞痛和晕厥"典型的主动脉狭窄三联征,少部分病例可发生猝死。主要与瓣膜狭窄致心排血量减少使体循环和重要器官供血不足有关。

2. 体征　心尖搏动相对局限,持续有力,呈抬举样。第一心音正常。主动脉瓣区有4～5级喷射性收缩期杂音,向颈部传导,伴收缩期震颤,为本病的典型体征。典型病例可有收缩压和脉压均降低。

【辅助检查】

1. 心电图　左室肥厚伴ST-T继发性改变,房室传导阻滞和室内传导阻滞较常见。可有心房颤动或室性心律失常。

2. X线检查　心影可正常或左心轻度增大,晚期右心扩大。

3. 超声心动图　为明确诊断和判定狭窄程度的重要方法。可显示瓣叶数目、大小、增厚、钙化,收缩期呈圆拱状的活动度、交界处融合瓣口大小和形状等,还可判断狭窄程度。

4. 心导管检查　常用于超声心动图不能确定狭窄程度并考虑人工瓣膜置换时。

【诊断要点】

根据主动脉瓣区典型收缩期震颤及杂音,结合心电图、X线检查,可基本确诊。超声心动图和心导管检查具有确诊价值。

【治疗原则】

1. 内科治疗　主要目的为确定狭窄程度,观察狭窄进展情况,选择手术指征及合适的手术时机。包括:①预防感染性心内膜炎;②根据狭窄程度定期复查;③及时处理心房颤动或心动过速等心律失常;④有症状的病人,限制体力活动,防止晕厥、心绞痛和猝死;⑤纠正心力衰竭,同时注意防止直立性低血压的发生;⑥以主动脉瓣狭窄为主的青年病人,若有症状,瓣膜活动度好,无钙化,可考虑先行经皮穿刺导管球囊扩张成形术。若伴有明显关闭不全时,仍需行瓣膜置换术为宜。

2. 外科治疗　人工瓣膜置换术是治疗成年人主动脉狭窄的主要方法。主要适应于:①有晕厥或心绞痛的病史;②心电图示左心室肥厚和劳损;③心功能Ⅲ～Ⅳ级。

儿童和青少年的非钙化性先天性主动脉瓣严重狭窄者,可行瓣膜交界处分离术。

四、主动脉瓣关闭不全

主动脉瓣关闭不全(aortic incompetence)包括慢性关闭不全和急性关闭不全。在慢性风湿性瓣膜病中,主动脉瓣病变占30%～40%,且多数合并有二尖瓣病变。男性较多见。单纯的主动脉瓣关闭不全多为非风湿性。

【病理生理】

由于风湿性炎性病变使瓣叶纤维化、增厚、缩短、僵硬、变形,影响舒张期瓣叶边缘对合,造成关闭不全。瓣膜根部常有交界处粘连，可造成不同程度狭窄，所以风湿性主动脉瓣关闭不全多与狭窄并存。

在心脏舒张期，因主动脉瓣关闭不全，致使左心室同时接受左心房和主动脉反流的血液，左室充盈过度，舒张期负荷加重，引起左室代偿性肥厚及扩张。左室肥厚使心肌耗氧量增加，同时由于主动脉反流致舒张压减低，导致冠状动脉灌注不足，引起心肌缺血，加速心功能恶化。

【临床表现】

1. 症状　轻者可长期无症状，若无感染性心内膜炎，甚至终生无影响。随着反流量增加，出现与心搏量增大有关的症状，如心前区不适、心悸、头颈部搏动感等。左心衰竭早期可有劳力性呼吸困难，随着病情进展，可出现夜间阵发性呼吸困难和端坐呼吸。

2. 体征

（1）周围血管征：随心脏搏动的点头征（De Musset 征）、水冲脉、股动脉枪击音（Traube 征）和毛细血管搏动征，听诊器轻压股动脉闻及双期杂音（Drossiest 征）和毛细血管搏动征。为收缩压升高，舒张压降低，脉压增大所致。

（2）心尖搏动：向左下移位，范围较广，呈有力的抬举性。

（3）心脏杂音：典型杂音为与第二心音同时开始的高调叹气样递减型舒张早期杂音，坐位并前倾和深呼气时易听到。重度反流者，常在心尖区听到舒张中晚期隆隆样杂音（Austin-Flint 杂音）。

3. 并发症　感染性心内膜炎较常见，晚期可发生心力衰竭、心律失常、猝死、栓塞等。

【实验室及其他检查】

1. 心电图　左心室肥大和劳损，电轴左偏，后期可有心室内传导阻滞等改变。

2. X 线检查　可显示不同程度的左心室扩大。心影呈靴形，主动脉弓突出，有显著搏动。

3. 超声心动图　为最敏感的确定主动脉瓣反流的方法。可显示左心室内径及主动脉根部内径，可探及全舒张期高速射流。

4. 主动脉造影　用于无创技术不能确诊时。

【诊断要点】

根据典型的主动脉关闭不全的舒张期杂音、周围血管征、X 线表现及心电图变化可基本诊断。超声心动图和主动脉造影有助确诊。

【治疗原则】

内科治疗参照主动脉瓣狭窄，严重主动脉瓣关闭不全时需行外科人工瓣膜置换术。

五、护理

【常用护理诊断／问题】

1. 体温过高　与风湿活动或合并感染有关。

2. 活动无耐力　与心功能不全致氧的供需失调及心律失常等有关。

3. 潜在并发症：感染性心内膜炎、心力衰竭、心律失常、猝死、栓塞等。

4. 焦虑　与担心疾病预后有关。

【护理措施】

1. 一般护理

（1）环境：保持病室环境清洁，空气流通、温暖、干燥，阳光充足。

（2）休息与活动：症状较轻者可适量活动，但应避免过度劳动。症状较重、心功能差者卧床休息。

（3）饮食护理：给予清淡、易消化、高蛋白、高热量、富含维生素的食物，有心衰者控制钠盐摄入。

2. 病情观察

（1）注意有无风湿活动的表现：观察有无皮肤环形红斑、皮下结节、关节红肿及疼痛不适等。有发热者注意监测体温,观察热型。

（2）心力衰竭:观察病人有无呼吸困难、乏力、食欲下降、少尿等症状;有无肺部湿啰音、肝大、下肢水肿等心衰体征。

（3）栓塞:观察有无突发头痛、胸痛、腹痛、脑膜刺激征及皮肤颜色、温度及外周动脉搏动异常等栓塞症状及体征。

（4）输液护理:对于已有心衰发生的病人,严格控制输液滴速,准确记录24小时出入量。

3. 用药护理　瓣膜性疾病常需进行抗感染、抗风湿、抗凝治疗。用药期间,注意观察药物的疗效及不良反应:使用易致过敏的抗生素时注意观察有无过敏反应;服用抗凝剂时注意观察病人有无胃肠道反应及出血倾向;应用强心利尿剂时注意观察病人的脉率、尿量,有无洋地黄中毒征象,监测水电解质平衡情况等。

4. 症状体征的护理

（1）体温过高:体温超过38.5℃时给予物理降温或遵医嘱给予药物降温,出汗后及时更换衣物,保证皮肤清洁干燥。

（2）心力衰竭:见本章第二节"心力衰竭病人的护理"相关内容。

（3）密切观察有无栓塞征象:详见本章第七节"感染性心内膜炎病人的护理"。

5. 健康指导

（1）疾病知识指导:向病人及家属介绍疾病相关知识,鼓励病人树立信心,做好长期与疾病作斗争的思想准备;告诉病人坚持按医嘱服药、定期门诊复查的重要性。有手术适应证者说明早日手术的必要性,以免失去最佳手术时机。

（2）避免诱因:避免重体力劳动、剧烈运动或情绪激动。育龄妇女要根据心功能情况在医生指导下选择妊娠与分娩时机,病情较重者不宜妊娠与分娩。

（3）预防感染:改善居住环境中潮湿、阴暗等不良条件,保持室内空气流通、温暖、干燥、阳光充足。日常生活中适当锻炼,加强营养,提高机体抵抗力。注意防寒保暖,避免感冒,避免与上呼吸道感染、咽炎病人接触。在拔牙、内镜检查、导尿术、分娩、人工流产等手术操作前应告知医生风心病史。

（任华蓉）

学习小结

心脏瓣膜病是指单个或多个瓣膜(包括瓣环、瓣叶、腱索、乳头肌等)的功能或结构异常,表现为瓣口狭窄和(或)关闭不全。二尖瓣病变最常见。轻者无症状,严重时因心脏血流动力学的改变而出现相应的临床症状体征。常以抗感染、抗风湿及预防并发症等内科治疗为主,严重时可行介入治疗,后期常需外科手术分离狭窄或人工瓣膜置换等。护理重点在于观察病人有无风湿热活动表现及发热、栓塞、心衰等症状;观察药物疗效,注意药物的不良反应,如过敏反应、出血倾向、洋地黄中毒征象等;向病人宣教相关疾病知识,如何正确使用抗生素及抗风湿等药物,避免诱因,预防感染等。

复习参考题

1. 何谓心脏瓣膜病? 主要包括哪些疾病类型?

2. 对心脏瓣膜性疾病具有确诊意义的是哪项检查?

3. 简述心脏瓣膜病病人的护理措施。

第七节　感染性心内膜炎病人的护理

感染性心内膜炎（infective endocarditis，IE）为微生物感染心内膜表面或邻近的大血管内膜引起的炎症损伤，伴赘生物形成。赘生物为大小不等、形状不一的血小板和纤维素团块，其中含大量微生物和少量炎症细胞。瓣膜为最常受累部位。根据病程，IE 可分为急性和亚急性；根据获得途径可分为卫生保健相关性、社区获得性和静脉毒品滥用；根据瓣膜材质又可分为自体瓣膜心内膜炎和人工瓣膜心内膜炎。本节重点介绍自体瓣膜心内膜炎。

一、自体瓣膜心内膜炎

【病因及发病机制】

链球菌和葡萄球菌分别占自体瓣膜心内膜炎（native valve endocarditis）致病微生物的 60% 和 25%。急性者主要由金黄色葡萄球菌引起，少数由肺炎球菌、淋球菌、A 族链球菌和流感嗜血杆菌等所致。亚急性者，草绿色链球菌最常见，其次为 D 族链球菌。

1. 亚急性自体瓣膜心内膜炎

（1）血流动力学因素：常见于有瓣膜疾病的器质性心脏病病人，尤其是二尖瓣和主动脉瓣瓣膜疾病者。病变瓣膜的跨瓣压差的湍流使受压腔侧心血管内膜损伤，利于微生物沉积和生长。

（2）非细菌性血栓性心内膜炎：当心血管内皮受损时，血小板和纤维蛋白沉积，形成无菌性赘生物，成为细菌定居瓣膜表面的重要因素。

（3）短暂性菌血症：各种感染或细菌寄居的皮肤黏膜创伤常致暂时性菌血症，循环中的细菌如定居在无菌性赘生物上，即可发生感染性心内膜炎。

（4）细菌感染无菌性赘生物：取决于发生菌血症的频度和循环中细菌的数量及细菌黏附于无菌性赘生物的能力。草绿色链球菌从口腔进入血流的机会频繁，黏附性强，是亚急性感染性心内膜炎最常见的致病菌。细菌定居后迅速繁殖，促使血小板进一步沉积和纤维蛋白沉积，沉积的纤维蛋白覆盖于赘生物表面阻止了吞噬细胞进入，为其内的细菌提供了良好的庇护。

2. 急性自体瓣膜心内膜炎　发病机制尚不清楚，主要累及正常心瓣膜。病原菌来自皮肤、肌肉、骨骼和肺等部位的活动性感染灶，循环中细菌量大，细菌毒力强，具有高度侵袭性和黏附于内膜的能力。主动脉瓣常受累。

【临床表现】

1. 全身症状　发热是最常见的症状。多为不规则的中度发热，午后和晚上体温高，伴寒战和盗汗。亚急性者起病隐匿，可有全身不适、乏力、食欲减退等非特异性症状。急性者呈暴发性败血症过程，有寒战、高热，常诉头、胸、背和四肢肌肉关节疼痛。突发心力衰竭者较常见。贫血多为轻、中度，呈进行性，晚期病人可有重度贫血，主要为感染抑制骨髓所致，多见于亚急性者。

2. 体征

（1）心脏杂音：几乎所有病人均可闻及心脏杂音，是基础心脏病和（或）心内膜炎的瓣膜损害所致，尤以主动脉瓣关闭不全多见。急性多于亚急性。

（2）栓塞：可发生在机体的任何部位。脑、心、脾、肾、肠系膜和四肢为临床常见的体循环动脉栓塞常发生部位。左向右分流的先天性心血管病或右心内膜炎，以肺循环栓塞多见。

（3）周围体征：多为非特异性。包括：①瘀点，可出现于身体任何部位，以锁骨以上皮肤、口腔黏膜和睑结膜多见；②Osler 结节，为指（趾）末端腹面出现的豌豆大的红或紫色的痛性结节，常见于亚急性病人；③Janeway 损害，为手掌和足底处直径 1～4mm 的无痛性出血红斑，多见于急性病人；④Roth 斑，为视网膜的卵圆形出血斑，其中心呈白色，多见于亚急性感染；⑤指（趾）甲下线状出血。

3. 并发症

（1）心力衰竭：最为常见。主要由瓣膜关闭不全所致，其中以主动脉瓣受损最常发生，约占 75%，其次为二尖瓣。

（2）心肌脓肿：常见于急性病人，可发生于心脏任何部位。心肌脓肿偶可穿破导致化脓性心包炎。

（3）急性心肌梗死：大多是冠状动脉栓塞引起，以主动脉瓣感染多见。

（4）心肌炎

（5）其他：细菌性动脉瘤、迁移性脓肿、化脓性脑膜炎、脑肾血管栓塞等。

【实验室及其他检查】

1. 血象及血沉　　进行性贫血较常见，60%～70% 病人属正色素型正细胞性贫血，白细胞计数正常或轻度升高。90% 以上的病人红细胞沉降率增快。

2. 超声心动图　　能发现赘生物、瓣周并发症等支持心内膜炎的证据。M 型与实时二维图联合使用，能检出大于 2mm 的赘生物，还可检出原发性心脏病变，对决定是否换瓣有重要参考意义。

3. 血培养　　是确诊菌血症和 IE 最重要的方法。

【诊断要点】

IE 的临床表现缺乏特异性，超声心动图和血培养是诊断本病的两大基石。对原因不明的发热在 1 周以上伴有心脏杂音、贫血、脾大、白细胞增多，伴或不伴栓塞时，要考虑本病。

【治疗原则】

1. 抗微生物治疗　　为最重要的治疗措施。用药原则早期、足量、联合、静脉用药。细菌培养结果未出来之前，需进行经验治疗。常用抗生素有青霉素（剂量可用至 1200 万～1800 万 U/d）、萘夫西林、庆大霉素（阿米卡星）、头孢菌素、万古霉素、两性霉素 B 等。一旦血培养分离出病原微生物后，即根据药敏试验结果指导用药。

2. 外科治疗　　适用于有严重心脏并发症或抗生素治疗无效的病人。

二、人工瓣膜和静脉药瘾者心内膜炎

1. 人工瓣膜心内膜炎（prosthetic valve endocarditis）　　发生于人工瓣膜置换术后，60 天以内为早期人工瓣膜心内膜炎，60 天以后为晚期人工瓣膜心内膜炎。早期致病菌约 1/2 为葡萄球菌，晚期以链球菌最常见。除赘生物形成外，常致人工瓣膜部分破裂、瓣周漏，瓣环周围组织和心肌脓肿，最常累及主动脉瓣。早期多为急性暴发，晚期多见亚急性表现。术后发热、出现新杂音、脾大或周围栓塞征，血培养同一种细菌阳性结果至少两次，可诊断本病。

本病难以治愈且预后不良。应在自体瓣膜心内膜炎用药基础上，将疗程延长为 6～8 周。有瓣膜再置换术的适应证者尽早手术。

2. 静脉药瘾者心内膜炎（endocarditis in intravenous drug abusers）　　致病菌常来源于皮肤，药物污染所致者较少见。主要致病菌为金黄色葡萄球菌,其次为链球菌。大多累及正常瓣膜,急性发病者多见,常伴转移性感染灶。亚急性表现多见于有感染性心内膜炎史者。用药原则同自体瓣膜心内膜炎,根据药敏试验选择抗生素。

三、护理

【常用护理诊断/问题】

1. 体温过高　与感染有关。

2. 潜在并发症:心力衰竭。

3. 急性意识障碍　与脑血管栓塞有关。

4. 焦虑　与疾病迁延反复有关。

【护理措施】

1. 一般护理

(1)休息与活动:嘱病人卧床休息,直至热退和感染症状缓解。急性期过后,指导病人渐进性活动,注意观察有无出汗、头昏、乏力等活动后反应。

(2)饮食护理:给予营养丰富的食物,以高蛋白高维生素饮食为宜。鼓励病人多进食,增强机体抵抗力。

(3)生活护理:发热病人勤换衣物,保持皮肤、口腔清洁,预防感染。

2. 病情观察　密切监测体温变化,每日测量4~6次,直至正常;监测水电解质平衡,准确记录出入量;评估病人活动耐力,制订适合病人的活动计划。

3. 用药护理　准确及时地遵医嘱应用抗生素,并观察药物疗效及不良反应;注意保护病人静脉,必要时可使用PICC。

4. 症状体征的护理

(1)注意观察病人有无心功能不全的表现,如呼吸困难、水肿、咳嗽、心悸、尿少等;观察心脏杂音;仔细检查口腔黏膜、睑结膜、前胸、手、足等处有无瘀点出现。

(2)体温升高者:卧床休息,调节病室的温度和湿度。对于物理降温或使用退热剂者,及时观察降温效果,保证皮肤、衣被干爽舒适。

(3)注意有无栓塞征象:①突然出现胸痛、气急、发绀和咯血等症状时,要考虑肺栓塞的可能;②出现腰痛、血尿等考虑肾栓塞的可能;③出现神志和精神改变、失语、吞咽困难、肢体功能障碍、瞳孔大小不等,甚至抽搐或昏迷征象时,警惕脑血管栓塞的可能;④当出现肢体突发剧烈疼痛,局部皮肤温度下降,动脉搏动减弱或消失要考虑外周动脉栓塞的可能。

5. 血培养标本的留取　未经治疗的亚急性病人,应在第1日每间隔1小时采血1次,共3次。如次日未见细菌生长,重复采血3次后,开始抗生素治疗。已使用抗生素者,停药2~7天后采血,必要时需补充特殊培养技术,以提高血培养阳性率。每次采血量10~20ml,严格执行无菌操作,分别做需氧和厌氧菌培养,至少培养3周。告诉病人停用抗生素和反复采血的必要性,取得病人的配合。

6. 心理护理　多与病人及家属进行沟通,告知其大剂量长疗程抗生素是彻底治愈本病的关键,必须坚持。告诫病人切忌情绪激动,以免赘生物脱落。

7. 健康指导

(1)疾病知识指导:向病人及家属讲解本病相关知识,强调坚持足够剂量和足够疗程治疗的重要性。在拔牙、扁桃体摘除术、上呼吸道手术或泌尿、生殖、消化道侵入性诊疗操作及其他外科手术治疗前,应说明自己患有心瓣膜病、心内膜炎等病史,以预防性使用抗生素。

(2)生活指导:嘱病人防寒保暖,避免感冒,加强营养,增强机体抵抗力,合理安排休息。保持口腔和皮肤清洁,少去公共场所。勿挤压痤疮、疖、痈等感染病灶,减少病原体入侵的机会。

（3）病情自我监测指导：教会病人监测体温变化、栓塞征象，定期门诊随访。

（任华蓉）

第八节　心肌疾病病人的护理

心肌疾病是指除心脏瓣膜病、冠状动脉粥样硬化性心脏病、高血压性心脏病、肺源性心脏病和先天性心脏病以外的以心肌病变为主要表现的一组疾病。是由不同病因引起的心肌机械和（或）心电功能障碍，常表现为心室肥厚或扩张。包括心肌炎、原发性心肌病（简称心肌病）和特异性（原因明确）心肌病。

一、心肌炎

心肌炎（myocarditis）是指心肌本身的炎症病变，可分为感染性和非感染性两大类。最常见的是病毒性心肌炎（viral myocarditis，VMC），是指由嗜心肌性病毒感染引起的非特异性间质性炎症为主要病变的心肌炎，约占心肌炎的半数。本节重点介绍病毒性心肌炎。

【病因及发病机制】

病毒性心肌炎常由柯萨奇病毒、埃可病毒和脊髓灰质炎病毒引起，尤其以柯萨奇 B 组病毒最为常见。细菌感染、营养不良、劳累、寒冷、缺氧等引起机体抵抗力下降，容易导致病毒感染而发病。病毒作用于心肌的方式有：①直接侵犯心肌；②由免疫机制引起心肌及微血管损伤。

【临床表现】

病毒性心肌炎病人临床表现取决于病变的广泛程度与部位，轻者可无症状，重者甚至出现心源性休克及猝死。

1. 病毒感染症状　在发现心肌炎前 1~3 周,病人常有发热、全身倦怠等感冒样症状或呕吐、腹泻等消化道症状。

2. 心脏受累症状　表现为心悸、胸闷、呼吸困难、心前区隐痛、乏力等,严重者可出现阿 - 斯综合征、心源性休克。

3. 主要体征　常有心律失常,以房性与室性期前收缩及房室传导阻滞最为多见。心率可增快且与体温不相符。听诊可闻及第三、第四心音或舒张期奔马律,心衰者可有颈静脉曲张、水肿、肝大及心界扩大等体征,严重者可出现心源性休克。

【实验室及其他检查】

1. 实验室检查　红细胞沉降率增快、C 反应蛋白阳性;心肌型肌酸激酶(CK-MB)水平增高、心肌钙蛋白水平增高;血清柯萨奇病毒 IgM 抗体滴度明显增高。心内膜心肌活检有助于病原学诊断。

2. X 线检查　心影扩大或正常。

3. 心电图　敏感性高但特异性差。可出现 ST-T 改变、病理性 Q 波及各种心律失常,尤以窦性心动过速及 I 度房室传导阻滞较为常见。

【诊断要点】

目前主要采用综合诊断,依据病史、临床表现及心电图、实验室检查等综合分析,排除其他疾病。

【治疗原则】

无特异性,以支持对症为主。常给予营养心肌、促进心肌代谢药物;对症治疗心律失常及心力衰竭等合并症。急性期避免劳累,适当休息,抗病毒治疗是关键。

【常用护理诊断 / 问题】

1. 活动无耐力　与心肌炎症损伤致心律失常、心功能不全有关。

2. 体温过高　与病毒感染有关。

3. 潜在并发症:心律失常、心力衰竭。

【护理措施】

1. 一般护理

(1) 休息与活动:急性期卧床休息,直至体温下降至正常后 3~4 周,症状及体征基本消失,心电图恢复正常后逐渐增加活动。如活动中出现胸闷、心悸、呼吸困难、心律失常等,应立即停止。限制探视,减少不必要的干扰。

(2) 饮食护理:给予高蛋白、高维生素、易消化的低盐饮食。嘱病人少量多餐,避免刺激性食物。

2. 病情观察　注意病人心率、心律、心电图波形变化,密切观察生命体征、尿量、意识、皮肤黏膜颜色,注意有无呼吸困难、咳嗽、颈静脉曲张、水肿、奔马律、肺部湿啰音等心律失常或心力衰竭表现。

3. 用药护理　遵医嘱准确、及时用药,观察药物的疗效及不良反应。

4. 心理护理　病毒性心肌炎常发生于青壮年中,病人常因影响学习、工作而烦躁焦虑。应向病人说明本病的演变过程及预后,告诉病人体力恢复需要一段时间,不能急于求成。一旦病人活动耐力有所增加时,应及时给予鼓励。对不愿或害怕活动者,应给予心理疏导,并督促病人完成耐力范围内的活动量。在疾病的不同阶段,帮助病人完成相应的角色转换。

5. 健康指导

(1) 饮食:戒烟酒。鼓励病人加强营养摄入,尤其是补充富含维生素 C 的食物如新鲜蔬菜、水果,以促进心肌代谢与修复。

(2) 活动:急性病毒性心肌炎病人出院后需继续休息 3~6 个月,无并发症者可恢复学习或轻体力劳动,6 个月至 1 年内避免剧烈运动或重体力劳动、妊娠等。

(3) 自我保健与监测:指导病人进行适当锻炼,增强机体抵抗力。注意防寒保暖,预防病毒性感冒。教会病人及家属自测脉搏,发现异常或有胸闷、心悸等不适及时就诊。

二、心肌病

心肌病(cardiomyopathy)是一组异质性心肌疾病,可由不同病因(遗传性病因较多见)引起,常被定义为"原因不明的心肌疾病",病因明确或与系统疾病相关的特异性心肌病如冠心病、围产期心肌病、风湿性心瓣膜病、高血压性心脏病等所致的心肌病变不在此列。临床可分为:扩张型心肌病、肥厚型心肌病、限制型心肌病、其他获得性心肌病。其中,以扩张型心肌病和肥厚型心肌病较常见。

(一)扩张型心肌病

扩张型心肌病(dilated cardiomyopathy, DCM)是一类以左心室或双心室扩大伴收缩功能障碍为特征的心肌病。病因多样,常有心脏扩大、心力衰竭、心律失常等临床表现,预后差,病死率较高,好发于青中年男性,且呈逐年上升趋势。

【病因及发病机制】

多数病例原因不清,部分病人有家族遗传性。其病理改变以心腔扩大为主,肉眼可见心室扩张、室壁多变薄,纤维瘢痕形成,常伴有附壁血栓。组织学检测可见非特异性心肌细胞肥大、变性,特别是不同程度的纤维化。

【临床表现】

本病起病隐匿,早期常无症状。随着病情加重,可出现程度不同的呼吸困难等左心衰竭症状,随之出现食欲下降、腹胀、下肢水肿和肝大等右心衰竭症状,常合并心律失常。部分病人可发生栓塞和猝死。

【实验室及其他检查】

1. X线检查　心影明显增大,心胸比值增大>50%,可见肺淤血征。

2. 心电图　缺乏特异性诊断,可见左心室肥大、各种心律失常及ST-T改变。

3. 超声心动图　是诊断及评估DCM最常用的检查手段。早期仅有左心室轻度扩大,后期可见各心腔均扩大,以左室为著,心室壁运动减弱。

4. 其他　如心脏磁共振(CMR)、心导管检查等,其中CMR对于心肌病诊断、鉴别诊断及预后评估价值很高。

【诊断要点】

心界扩大、心力衰竭和(或)心律失常,超声心动图证实心腔扩大和心肌弥漫性搏动减弱而无其他病因可解释时,可考虑本病。

【治疗原则】

旨在阻止基础病因介导的心肌损害,阻断造成心力衰竭加重的神经体液机制,控制心律失常和预防猝死,预防栓塞,提高生活质量和延长生存。治疗方案包括:

1. 病因治疗　积极寻找病因,控制感染、戒烟戒酒、改变不良生活方式等。

2. 控制心力衰竭　常用β受体阻滞剂、血管紧张素转换酶抑制剂及洋地黄制剂等。从小剂量开始,根据病人症状、体征调整用量,长期口服可延缓病情进程。本病易发生洋地黄中毒,应慎用。

3. 预防栓塞和猝死　对有发生栓塞风险又无禁忌证者,须口服阿司匹林;对已有血栓和(或)栓塞者,须长期口服华法林抗凝治疗。预防和及时控制心律失常是防治猝死的重要措施。

4. 外科治疗　对长期严重心力衰竭、内科治疗无效者,可考虑心脏移植。

(二)肥厚型心肌病

肥厚性心肌病(hypertrophic cardiomyopathy, HCM)是一种遗传性心肌病,以心室肌非对称性肥厚、心室腔变小为特征,常并发各种心律失常,是青少年运动猝死的最主要原因之一。该病根据左心室流出道有无梗阻可分为梗阻性HCM和非梗阻性HCM,梗阻性HCM约占70%。

【病因及发病机制】

本病常有明显家族史(约占 1/3),目前认为是常染色体显性遗传疾病,肌球蛋白基因突变是主要的致病因素。

【临床表现】

1. 症状　最常见症状是劳力性呼吸困难和乏力,1/3 病人有劳力性胸痛,夜间阵发性呼吸困难较少见。最常见的持续心律失常是房颤。部分病人因肥厚性心肌耗氧增多而致心绞痛,休息和应用硝酸甘油不能使之缓解。

2. 体征　心脏轻度增大,可闻及第四心音。梗阻性病人可在胸骨左缘第 3、4 肋间或心尖部听到收缩中、晚期粗糙的喷射性杂音,屏气、剧烈运动、含服硝酸甘油时此杂音可增强。

【实验室及其他检查】

1. X 线检查　并发心力衰竭者心影明显增大。

2. 心电图　形式多样。最常见为左心室肥大,可有 ST-T 改变及病理性 Q 波。

3. 超声心动图　对本病有非常重要的诊断意义。心室不对称肥厚而无心室增大是其主要特征,可显示室间隔的非对称性肥厚,舒张期室间隔厚度达 15mm 或与左心室后壁厚度之比≥1.3,间隔运动减弱。

【诊断要点】

典型病例诊断不难,但轻型病例易于漏诊或误诊,对可疑病例行超声心动图检查多可确诊。

【治疗原则】

改善症状、减少合并症和预防猝死是本病的治疗原则。目前主张应用 β 受体阻滞剂或钙通道阻滞剂治疗,可减慢心率或减弱心肌收缩力,缓解流出道梗阻,减少室性及室上性心动过速和房颤,但联合治疗可能出现心率过缓和低血压,一般不建议合用。对重度梗阻性 HCM 病人可做左室流出道疏通术、室间隔切除术或无水乙醇化学消融。部分适应证病人可行起搏治疗。

(三)护理

【常见护理诊断/问题】

1. 气体交换受损　与肺水肿、心力衰竭有关。

2. 潜在并发症:栓塞、心律失常、猝死、心力衰竭。

3. 疼痛:胸痛　与肥厚的心肌需氧量增加和心肌供血供氧能力下降有关。

4. 焦虑　与病情反复、疗程长或并发症有关。

【护理措施】

1. 一般护理

(1)休息与活动:适当限制体力活动,制订适合病情的活动计划,必要时卧床休息。注意安全防护,必要时加床挡。

(2)饮食护理:给予高蛋白、高维生素、富含纤维素的清淡饮食。心力衰竭者限制钠的摄入。

2. 病情观察

(1)监测生命体征,听取病人主诉。

(2)观察有无并发症发生:有无呼吸困难、心悸、颈静脉曲张、腹水、下肢水肿等心力衰竭症状;有无突发的胸痛、腰痛、肢端皮肤发绀发凉等栓塞症状。

(3)有心律失常者随时监测心电图变化;心衰利尿者,准确记录出入量,注意观察有无水电解质平衡紊乱。

3. 用药护理　严格按医嘱给药,观察药物的疗效及不良反应。扩张型心肌病病人对洋地黄耐受性差,使用时应警惕发生中毒;严格控制输液量与速度,以免发生急性肺水肿。

4. 症状体征的护理　胸痛发作时立即停止活动,卧床休息;持续吸氧,氧流量 3～4L/min;安慰病人,解除紧张情绪;遵医嘱使用 β 受体阻滞剂或钙通道阻滞剂,注意有无心动过缓等不良反应。

5. 健康指导

（1）疾病知识指导：症状轻者可参加轻体力工作，但要避免劳累。防寒保暖，预防上呼吸道感染。肥厚型心肌病者应避免情绪激动、持重、屏气及激烈运动如球类比赛等，减少晕厥和猝死的危险。有晕厥病史或猝死家族史者应避免独自外出活动，以免发作时无人在场而发生意外。

（2）用药与随访：告知病人坚持服药的必要性，说明药物的名称、剂量、用法，教会病人及家属观察药物疗效及不良反应。嘱病人定期门诊随访，症状加重时立即就诊，防止病情进展、恶化。

（任华蓉）

学习小结

心肌疾病包括心肌炎、原发性心肌病（简称心肌病）和特异性心肌病。心肌炎指心肌本身的炎症病变，以病毒性心肌炎最常见。治疗以抗病毒和保护心肌为主。急性期强调卧床休息，直至体温降至正常后3~4周，症状及体征基本消失，心电图恢复正常。心肌病是指伴有心肌功能障碍的心肌疾病，以扩张型和肥厚型心肌病最为常见。肥厚型心肌病是青少年运动性猝死的最主要原因之一。避免情绪激动、持重、屏气及激烈运动能减少晕厥和猝死。与病人一起制订适合病情的活动计划；观察有无栓塞、心律失常、心力衰竭等并发症；扩张型心肌病病人警惕洋地黄中毒；告知病人坚持服药的必要性，定期门诊随访是本病的护理要点。

复习参考题

1. 心肌炎病人的护理要点有哪些？

2. 心肌疾病病人的护理要点有哪些？

3. 肥厚型心肌病病人的临床表现有哪些特点？

第九节　心包疾病病人的护理

学习目标

掌握	心包炎典型的临床表现、护理措施。
熟悉	心包炎的常用护理诊断、治疗原则。
了解	心包炎的发病机制及病因。

心包疾病是由感染、肿瘤、代谢性疾病、尿毒症、自身免疫病、外伤等所致的心包病理性改变，表现为心包的急性炎症反应、渗液以及心包缩窄、粘连、增厚、钙化等慢性病变。临床上以急性心包炎和慢性缩窄性心包炎最为常见。

一、急性心包炎

急性心包炎（acute pericarditis）为心包脏层和壁层的急性炎症性疾病，可单独存在，也可是某种全身疾病累及心包的表现。

【病因及发病机制】

1. 病因　最常见病因为病毒感染。其他包括细菌感染、肿瘤、代谢性疾病、尿毒症、自身免疫病、外伤等。近年来肿瘤、尿毒症、心肌梗死引起的心包炎明显增多。对于无法明确病因的称为特发性急性心包炎或非特异性急性心包炎。约1/4病人可复发。

2. 发病机制 正常心包腔有30～50ml浆液，急性炎症反应时，心包壁层和脏层纤维蛋白、白细胞及少许内皮细胞渗出，可达100ml，甚至2000～3000ml。大量的渗出液致心包腔内压力迅速上升，使心室舒张期充盈受限，心排血量降低，最终出现急性心脏压塞的临床表现。积液一般在数周至数月内吸收，随之可发生壁层与脏层的粘连、增厚及缩窄。

【临床表现】

1. 症状

（1）疼痛：胸骨后、心前区疼痛为急性心包炎的特征。疼痛性质尖锐，常因咳嗽、深呼吸或变换体位而加重，常见于早期即纤维蛋白渗出期。疼痛也可呈压榨性，并向左肩、背部放射，须与心肌梗死相鉴别。

（2）呼吸困难：可能与大量的渗出液压迫了肺、支气管或肺部淤血有关。严重时可有端坐呼吸，伴身体前倾、呼吸浅速、面色苍白或发绀等。

（3）全身症状：可表现为发冷、发热、乏力、烦躁、上腹部痛等，也可因压迫气管、喉返神经、食管而产生干咳、声音嘶哑及吞咽困难。

2. 体征

（1）心包摩擦音：是急性心包炎早期的典型体征。多位于心前区，以胸骨左缘第3、4肋间最为明显，可持续数小时或数天、数周。

（2）Beck三联征：即低血压、心音弱而遥远、颈静脉曲张，为心脏压塞的典型临床体征。因大量的心包积液压迫心脏，影响了心脏的舒缩功能所致。

【实验室及其他检查】

1. 实验室检查 取决于原发病。如感染性心包炎常有外周血白细胞计数增加、红细胞沉降率增快等炎症反应。

2. X线检查 对渗出性心包炎有一定诊断价值。心影向两侧增大而肺部无明显充血现象是心包积液的有力证据。

3. 心电图 心包积液时可见肢体导联QRS波群低电压，常伴有窦性心动过速。

4. 超声心动图 对诊断心包积液迅速可靠，简单易行。超声引导下行心包穿刺引流可增加成功率和安全性。

5. 心包穿刺 对积液性质和病因诊断有帮助。主要指征是心脏压塞，手术可迅速缓解。

6. 心包镜及心包活检 有助于明确病因。

【诊断要点】

一般根据临床表现和X线检查、心电图、超声心动图指示可作出急性心包炎诊断，再结合心包穿刺、心包活检等作出病因学诊断。

【治疗原则】

可针对病因，应用抗生素、抗结核药物、化疗药物等治疗。呼吸困难者给予半卧位、吸氧，疼痛者应用镇痛剂。大量渗液引起的压迫症状或心脏压塞者予以心包穿刺。必要时可行心包切开引流并送检引流液。

二、缩窄性心包炎

缩窄性心包炎是指心脏被致密增厚的纤维化或钙化心包所包围，致心室舒张期充盈受限而产生一系列循环障碍的疾病，多为慢性。

【病因及发病机制】

1. 病因 心包缩窄多于急性心包炎后1年内形成，少数可长达数年。我国以结核性心包炎最为常见，其次为急性非特异性心包炎、化脓性或创伤性心包炎。

2. 发病机制　急性心包炎后，渗出液被逐渐吸收使纤维组织增生，心包增厚、粘连、钙化，最终形成坚厚的瘢痕，致使心室舒张期扩张受限，引起血液循环障碍。长期可致心肌萎缩。

【临床表现】

1. 症状　常有急性心包炎、复发性心包炎或心包积液等病史。主要症状与心输出量下降及体循环淤血有关，表现为劳力性呼吸困难、疲乏、食欲减退、上腹胀满或疼痛等。

2. 体征　心率增快，可扪及奇脉；心尖搏动减弱或消失；心浊音界正常或稍扩大；胸骨左缘第 3、4 肋间可闻及心包叩击音；可见颈静脉曲张、肝大、腹水、下肢水肿等。

【实验室及其他检查】

X 线检查示心影偏小、正常或轻度增大。心电图有 QRS 波群低电压、T 波低平或倒置。超声心动图可见心包增厚、室壁活动减弱、室间隔矛盾运动等。

【诊断要点】

典型缩窄性心包炎可根据临床表现及实验室检查诊断，主要应与限制型心肌病相鉴别。此外还常需与肝硬化、心力衰竭及结核性腹膜炎相鉴别。

【治疗原则】

心包切除术是唯一有效的治疗方法，应早期施行。在心包感染被控制、结核活动已静止时即应手术，对于结核病人在术后需继续抗结核治疗 1 年。

三、护理

【常见护理诊断/问题】

1. 疼痛：胸痛　与心包炎有关。

2. 气体交换受损　与肺淤血、肺或支气管受压有关。

3. 体液过多　与渗出性、缩窄性心包炎有关。

4. 体温过高　与心包炎症有关。

5. 活动无耐力　与心排量减少有关。

6. 营养失调：低于机体需要量　与结核、肿瘤等病因有关。

【护理措施】

1. 一般护理　为病人提供安静舒适便于休养的病室环境，急性期以静养为宜，适当限制探视；恢复期可适当运动，以无劳累不适感为宜；加强营养，增强抵抗力。

2. 病情观察　观察病人有无疼痛及疼痛的部位、性质、伴随症状；有无呼吸困难及其程度、血气分析结果；有无烦躁不安、面色苍白或发绀、脉压减小、颈静脉曲张、奇脉、血压下降等心脏压塞症状。必要时协助医生进行心包穿刺。

3. 用药护理　应熟知各类药物的作用及不良反应，如糖皮质激素、解热镇痛剂可能引起应激性溃疡；抗结核类药物肝脏毒性大；抗肿瘤类药会导致人体免疫功能下降等。在用药过程中注意观察病人的反应，及时发现问题并解决。

4. 症状体征护理

（1）胸痛：发作时指导病人卧床休息，勿用力咳嗽、深呼吸或突然改变体位，以免引起疼痛加重。遵医嘱给予镇痛剂，必要时应用吗啡。

（2）呼吸困难：轻者可适当休息，间断给氧；重者卧床休息，持续吸氧。做好氧疗相关护理。

（3）心包压塞：半卧位可适当减轻病人症状，严重时卧床休息。行心包穿刺者，术前做好解释沟通工作，以取得病人及家属配合，术后做好病情观察及心包引流管的护理。

5. 健康指导

（1）疾病知识指导：嘱病人注意休息，防寒保暖，防止呼吸道感染。加强营养，进食高热量、高蛋白、高维生素、易消化的清淡饮食，限制钠盐摄入。对缩窄性心包炎的病人讲明心包剥离术的重要性，解除思想顾虑，尽早接受手术。术后病人仍应坚持休息半年，以利心功能的恢复。

（2）用药指导：告诉病人坚持足够疗程的药物治疗（如抗结核治疗）的重要性，不可自行减药或停药，防止复发；注意药物不良反应；定期随访复查肝肾功能。

（任华蓉）

学习小结

心包疾病最常见的有急性心包炎和慢性缩窄性心包炎。胸骨后、心前区疼痛并随呼吸或变换体位而加重及心脏压塞为急性心包炎的典型特征，以病因及对症治疗为主。外科手术是缩窄性心包炎唯一有效的治疗方案。本病的护理重点是观察病人呼吸困难的程度及有无心包压塞症状，熟知各类药物的作用及不良反应，如糖皮质激素、解热镇痛剂可能引起应激性溃疡；抗结核类药物易致肝功受损；抗肿瘤类药会致机体免疫力下降等。对需心包穿刺引流或心包剥离的病人，做好术前、术后护理。强调休息和坚持规范用药的重要性。告知病人预防感冒，加强营养，增加抵抗力。

复习参考题

1. 简述急性心包炎病人的典型临床表现。

2. 简述慢性缩窄性心包炎的典型临床表现。

3. 简述心包疾病病人的护理要点。

第十节　循环系统常见诊疗技术及护理

学习目标

掌握	循环系统常见诊疗技术的护理要点。
熟悉	循环系统常见诊疗技术的适应证及禁忌证。
了解	循环系统常见诊疗技术。

一、心脏电复律术

心脏电复律（cardioversion）包括非同步电复律（电除颤）和同步电复律。其作用机制是将一定强度的电流通过心脏，使全部或大部分心肌在瞬间除极，然后由心脏自律性最高的起搏点（通常是窦房结）重新主导心脏节律。同步电复律有别于电除颤，其放电时需与心电图上的R波同步，否则可能会因放电在心室易损期而导致心室颤动；电除颤则可用于已无任何心动周期者，可在任何时候放电。

【适应证】

1. 心室颤动和扑动是电除颤的绝对指征。

2. 心房颤动和扑动伴血流动力学障碍。

3. 药物及其他方法治疗无效或有严重血流动力学障碍的阵发性室上性心动过速、室性心动过速、预激综合征伴快速心律失常。

【禁忌证】

1. 病史多年，心脏（尤其是左心房）明显增大，心房内有新鲜血栓形成或近3个月有栓塞史。

2. 伴高度或完全性房室传导阻滞的心房颤动或扑动。

3. 伴病态窦房结综合征的异位性快速心律失常。

4. 洋地黄中毒、低钾血症。

【操作方法】

1. 非同步电复律　也称电除颤，用于心室颤动和扑动及无脉性室速，属于紧急救治措施。病人仰卧于硬板床上，松开衣领，确认"非同步"模式，将两电极板上均匀涂满导电糊或包以生理盐水浸湿的纱布，分别置于胸骨右缘第2、3肋间和心尖部，并与皮肤紧密接触。选择能量在200～360J，按充电钮。充电完毕后两电极板同时放电，通过心电除颤仪示波器观察病人的心律是否恢复。

2. 同步电复律　识别病人心电图上的R波触发放电，使其电脉冲发放在R波降支。电极板放置方法和部位同前。病人仰卧于硬板床上，连接心电除颤仪，建立静脉通路，给予地西泮0.3～0.5mg/kg缓慢静注，至睫毛反射消失，设定"同步"模式，房颤和室上性心动过速选择能量在100～150J，室性心动过速选择能量在100～200J，按充电钮，充电完毕后两电极板同时放电，观察示波器上病人的心律是否转为窦性心律。

【护理】

1. 复律前护理

（1）向择期复律的病人介绍电复律的目的、必要性、操作方法、可能出现的不适和并发症，消除其顾虑，取得合作。

（2）完善术前检查：查血电解质、做全导联心电图等。

（3）复律前1～2天停用洋地黄制剂，房颤者需术前口服奎尼丁，并给予抗凝治疗。观察心率、心律、血压及心电图变化。

（4）术日晨禁食，排空膀胱。

（5）备好心电除颤仪及心肺复苏所需的抢救设备、急救药品。

2. 复律中配合

（1）将病人平卧于绝缘的硬板床上，松开衣领，取下义齿，开放静脉通路，给予氧气吸入。

（2）清洁电击处的皮肤，连接心电导联线，电极片注意避开除颤部位。

（3）给予地西泮时需密切观察病人呼吸情况。

（4）充分暴露病人前胸，两电极板之间的距离不应小于10cm，且与皮肤紧密接触，有一定的压力。嘱所有人避免接触病人及病床，按充电钮充电到所需功率，两电极板同时放电，通过心电示波器观察病人的心律是否转为窦性，根据情况决定是否需要再次电复律。

（5）观察病人复律中有无不适，做好解释工作，保证电复律顺利进行。

3. 复律后护理

（1）休息与饮食：卧床休息24小时，清醒后2小时内避免进食，以防呕吐。

（2）病情监测：持续心电监护24小时，严密观察心率、心律变化及病情变化（如神志、瞳孔、呼吸、血压、皮肤及肢体活动情况等），如有因电击导致的各种心律失常、栓塞、局部皮肤灼伤、肺水肿等并发症需及时发现并处理。

（3）用药护理：电复律后指导病人继续服用奎尼丁、洋地黄及其他抗心律失常药以维持窦性心律。

二、人工心脏起搏术

人工心脏起搏是通过人工心脏起搏器（一种医用电子仪器）发放脉冲电流，模拟正常心脏冲动的形成和传导,刺激心脏使之激动和收缩,并控制心脏按脉冲电流的频率有效地搏动,以治疗由某些心律失常所致的心脏功能障碍的一种方法。主要用于治疗缓慢型心律失常,也可用于快速型心律失常。

【起搏器类型与起搏方式】

1. 起搏器类型　根据起搏器电极导线植入的部位分为三类:

(1)单腔起搏器:只有一根电极导线置于一个心腔。

(2)双腔起搏器:两根电极导线分别置于心房和心室,进行房室顺序起搏。

(3)三腔起搏器:目前主要分为双房+右室三腔起搏器,治疗房室传导阻滞合并阵发性心房颤动;和右房+双室三腔起搏器,治疗心力衰竭。

2. 起搏方式　目前常用的是两种经静脉心内膜起搏法。

(1)临时心脏起搏:即体外携带式起搏器。

(2)植入式心脏起搏:起搏器一般理置在病人胸部的皮下组织内。适用于需长时间起搏的缓慢性心律失常者。

【适应证】

1. 植入式心脏起搏

(1)伴有临床症状的、任何水平的完全或高度房室传导阻滞。

(2)伴有症状的束支-分支水平阻滞,间歇性二度Ⅱ型房室传导阻滞。

(3)病态窦房结综合征或房室传导阻滞有明显临床症状,或虽无症状,但逸搏心律<40次/min或心脏停搏时间>3秒。

(4)治疗心律失常或其他疾病所必需的药物,引起有症状的心动过缓时。

(5)反复发作的颈动脉窦性昏厥和血管迷走性晕厥,以心脏反应为主。

(6)药物治疗效果不满意的顽固性心力衰竭。

2. 临时心脏起搏　适用于阿-斯综合征发作、心脏介入或手术治疗引起的一过性完全性房室传导阻滞,还可预防性应用于某些特殊治疗、检查及更换起搏器时等。

【操作方法】

1. 临时起搏　将双极电极导管经周围静脉(右股静脉或左锁骨下静脉)送入右心室心尖部,使电极接触到心内膜,起搏器置于体外。放置时间一般不超过1个月,以免发生感染。

2. 埋藏式起搏

(1)单腔起搏:将电极导线从头静脉或锁骨下静脉、颈外静脉送至右心室心尖部,脉冲发生器多埋藏于前胸壁胸大肌皮下组织中。

(2)双腔起搏:一般将心房起搏电极导线顶端置于右心房,心室起搏电极置于右心室。

(3)三腔起搏:如行双房起搏则左房电极放置在冠状窦内,如行心脏再同步治疗(双室起搏)时,左室电极经过冠状窦放置在左室侧壁冠状静脉处。

【护理】

1. 术前护理

(1)心理护理:向病人及家属讲明安置起搏器的目的、手术过程及术中如何配合,消除紧张心理。必要时术前应用镇静剂。

(2)协助完成术前检查:如血常规、尿常规、血型、出凝血时间检查及胸片、心电图、动态心电图(Holter)等。

(3)用药护理:①埋藏式起搏术前停用抗凝剂;②术前半小时给予苯巴比妥0.1g肌内注射;③做好抗生素皮试。

(4)皮肤准备:经股静脉临时起搏器备皮范围为双侧腹股沟及会阴部;埋藏式起搏器范围为左上胸部(包括颈部和腋下)。

（5）训练床上排尿便。

（6）术前排空膀胱，建立静脉通路，备好各种抢救器械及药品。

2. 术中配合

（1）协助病人仰卧，连接监护装置。

（2）协助医生进行起搏阈值、起搏系统阻抗等项目的测试。

（3）严密监测心率、心律、呼吸及血压的变化，发现异常立即通知医生。

（4）观察病人术中有无不适。

3. 术后护理

（1）休息和活动：取平卧位或略向左侧卧位1～3天，严禁右侧卧位，如平卧极度不适，可抬高床头30°～60°，术侧肢体不宜过度活动，咳嗽者及时给予镇咳药，以防电极脱落或移位；做好生活护理；术后第一次活动应动作缓慢，防止体位变化引起一过性脑缺血，出现头晕、跌倒等；72小时后可在床边活动。

（2）病情监测：持续心电监护，监测心率及心律，观察起搏心电图波形有无改变，监测起搏和感知功能，询问病人症状，及时发现有无电极移位或起搏器功能障碍。一般心电监护1～3天，最多7天。术后3天内每6小时描记1次12导联心电图。术后1周复查超声心动图，检测起搏器的感知功能和起搏等各项参数。

（3）伤口护理：①伤口局部以盐袋（1kg）压迫6小时，每2小时解除压迫5分钟，观察起搏器囊袋有无出血或血肿，定期更换敷料，一般术后7天拆线。临时起搏器每天换药1次；②观察伤口有无疼痛、皮肤变暗变紫情况，警惕出血、感染等并发症。

（4）预防术后并发症：指导病人进食高蛋白、低脂、易消化的粗纤维食物，保证营养，防止便秘。观察体温及伤口局部情况，起搏器植入者根据病人状况可使用抗生素，但不超过3天。

4. 健康指导

（1）起搏器知识指导：告知病人保管好起搏卡（有病人姓名、联系方式、起搏器型号、设置频率及使用年限等），外出时随身携带，便于出现意外时为诊治提供信息。

（2）生活指导：告知病人须避免接触强磁场和高电压场所（如磁共振检查、大电机旁），避免微波及超短波理疗，家庭生活用电一般不影响起搏器工作。嘱病人平时将移动电话放置在远离起搏器至少15cm的口袋内，拨打或接听电话时采用对侧；一旦接触某种环境或电器后出现胸闷、头晕等，应立即离开现场或不再使用该电器。

（3）运动指导：告知病人植入起搏器的同侧上肢避免做幅度过大或过度用力的活动（如打网球、举重物等），以免影响起搏器功能或使电极脱位。

（4）病情自我监测指导：教会病人每天自测脉搏2次，当脉率减慢，低于设置频率10%或再次出现安装起搏器前症状时及时就医；嘱不要随意抚弄起搏器植入部位；自行检查有无红、肿、热、痛等炎症反应或出血现象。

（5）定期随访：随访时间与植入的起搏器类型及病人的临床状况有关。一般要求植入后1、3、6个月各随访一次，以后每3个月至半年随访1次。接近起搏器使用年限时，应每月至少1次，在电池耗尽前及时更换起搏器。

三、冠状动脉介入性诊疗技术

（一）冠状动脉造影术

冠状动脉造影术（coronary arterial angiography，CAG）是一种有创检查手段，可提供冠状动脉病变的部位、性质、范围及侧支循环等准确资料，有助于选择最佳治疗方案，是诊断冠心病最可靠的方法。

【适应证】

1. 药物治疗中心绞痛仍较重。

2. 疑似心绞痛而不能确诊。

3. 中老年病人心脏增大、心衰、心律失常，疑有冠心病而未能确诊。

【操作方法】

穿刺部位局部麻醉，经股动脉、肱动脉或桡动脉穿刺置入动脉鞘管，将心导管通过鞘管推送至主动脉根部，使导管顶端分别进入左、右冠状动脉开口处；注入造影剂使其显影，常用造影剂为非离子型碘造影剂。

（二）经皮冠状动脉介入治疗

经皮冠状动脉介入治疗（percutaneous coronary intervention，PCI）是用心导管术疏通狭窄甚至闭塞的冠状动脉管腔，改善心肌血供的一组治疗技术。包括经皮冠状动脉腔内成形术（percutaneous transluminal coronary angiography，PTCA）、冠状动脉内旋切术、冠状动脉内支架植入术、旋磨术和激光成形术等。其中 PTCA 和支架植入术是目前治疗冠心病的主要手段。

【适应证】

（1）稳定型心绞痛经药物治疗后仍有症状，由狭窄的血管供应中到大面积的存活心肌。

（2）有轻度心绞痛症状，或无症状但心肌缺血的客观证据明确，狭窄病变显著，病变血管供应中到大面积存活心肌。

（3）介入治疗后心绞痛复发，管腔再狭窄。

（4）急性心肌梗死。

【禁忌证】

（1）冠状动脉僵硬或钙化性、偏心性狭窄；多支广泛性弥漫性病变，病变狭窄程度≤50% 或仅有痉挛。

（2）有出血倾向，冠状动脉无侧支循环保护区的左主干病变，病变血管严重迂曲、直径＜2mm。

【操作方法】

1. PTCA 先行冠状动脉造影，确定狭窄部位；置入带球囊导管至冠状动脉狭窄处；加压扩张球囊，每次持续 10～30 秒。即刻造影，评价结果。

2. 冠状动脉内支架植入术　将带支架的导管植入预定位置后，支架膨胀支开，留在血管病变处，支撑血管壁。支架的大小依血管直径来选择，以 1∶1 为宜。

（三）冠状动脉介入性诊疗技术的护理

1. 术前护理

（1）术前指导：向病人及家属讲解冠状动脉介入性诊疗技术的必要性和安全性，简单介绍手术过程，稳定病人情绪，解除思想顾虑，必要时给予镇静剂。对病人进行呼吸、屏气、咳嗽、床上排尿便训练。

（2）完善相关检查：如出凝血时间、肝肾功能检验及心电图、胸片、超声心动图等。

（3）经股动脉穿刺者：会阴部及两侧腹股沟区备皮；检查两侧足背动脉搏动情况并标记，以便与术中、术后对照。

（4）经桡动脉穿刺者：术前行 Allen 试验，即同时按压同侧桡、尺动脉，嘱病人连续伸屈五指至掌面苍白时松开尺动脉，如 10 秒内掌面颜色恢复正常，提示尺动脉功能良好，可行桡动脉介入治疗。

（5）药品准备：抗生素及碘制剂、镇静剂、抗血小板聚集药物、各种抢救用物。

注意：避免在术侧肢体建立静脉通道。

2. 术中配合

（1）密切监测生命体征、心律、心率变化，准确记录压力数据，特别是监测导管定位、造影、球囊扩张及其他有可能出现再灌注心律失常时的心电及血压变化。

（2）多与病人交谈，分散其注意力，缓解紧张焦虑情绪。告知病人如出现心悸、胸闷等不适，应及时告诉医护人员。

（3）完善术中记录。

3. 术后护理

（1）术后即刻做12导联心电图,持续心电监护24小时。

（2）穿刺处护理:股动脉进路者术侧肢体制动24小时,穿刺局部加压包扎,予1kg盐袋(或止血器)压迫6～8小时,每2小时解除压迫5分钟,检查足背动脉搏动有无减弱或消失,观察肢体皮肤颜色与温度;穿刺桡动脉者,桡动脉止血器充气15～18ml压迫止血4～6小时,每2小时放气5ml,注意观察桡动脉搏动情况及穿刺部位有无出血、血肿等并发症。

（3）鼓励病人多饮水,以加速造影剂的排泄。合理饮食,保持大便通畅。

（4）抗凝治疗:术后常规给予低分子肝素皮下注射。安置支架者须在拔除动脉鞘管、穿刺处止血后先给予普通肝素钠400～600U/h静脉滴注24小时。注意观察有无出血倾向,如伤口渗血、牙龈出血、鼻出血、血便、血尿、呕血等。

（5）植入支架者常规应用抗生素预防感染。

（6）术后负性效应的观察与护理:

1）穿刺血管损伤的并发症:①术区出血或血肿。经股动脉穿刺者,嘱病人术侧肢体保持伸直,咳嗽及用力排便时压紧穿刺点,若穿刺处有出血,则延长肢体制动时间,必要时重新加压包扎;经桡动脉穿刺局部有血肿及淤血者,出血停止后可用50%硫酸镁湿热敷或理疗。②腹膜后出血或血肿。常表现为腹股沟区疼痛、张力高、压痛、低血压、贫血貌等,一旦发生,立即给予压迫止血和输血等处理。③假性动脉瘤和动-静脉瘘形成,常发生在术后1～3天,表现为穿刺局部出现搏动性肿块和局部连续性收缩期杂音。可局部加压包扎,必要时外科手术。④穿刺动脉血栓形成或栓塞,若术后足背动脉搏动消失、皮肤苍白、发凉或肢体肿胀,多为肢体动脉栓塞;若突然出现咳嗽、呼吸困难、咯血或胸痛,多为肺栓塞。应及时给予抗凝或溶栓治疗。⑤骨筋膜室综合征,见于桡动脉穿刺者。一旦发生立即行外科手术治疗。

2）腰酸、腹胀:多数是术后要求平卧、术侧肢体伸直时间较长所致。告知病人可适当活动另一侧肢体,严重者可帮助热敷、适当按摩腰背部以减轻症状。

3）尿潴留:做好心理疏导,诱导排尿,如用温水冲洗会阴部、听流水声、热敷等,或按摩膀胱并适当加压。以上措施均无效时可行导尿术。

4）迷走神经反射:常发生在拔出动脉鞘管时,病人突然出现血压下降伴心率减慢、恶心、呕吐、出冷汗,严重时心搏停止。一旦发生立即给予多巴胺、阿托品静脉注射。

5）心肌梗死:由于病变处血栓形成引起急性闭塞所致。术后要经常询问病人有无胸闷、胸痛症状,并注意有无心肌缺血的心电图表现。

四、心导管射频消融术

射频消融术(radio frequency catheter ablation,RFCA)是在以心脏电生理技术进行心内标测定位的基础上,将导管电极置于引起心律失常的病灶或传导路径异常的区域内,通过释放射频电流,促使该区域内心肌细胞发生凝固性坏死,以阻断和消除快速型心律失常的异常传导路径和起源点,达到根治目的的一种心脏介入性治疗技术。此种方法创伤范围小,并发症少,安全有效。

【适应证】

1. 预激综合征合并快速性心房颤动和快速心室率。

2. 房室折返性心动过速;房室结折返性心动过速;房速及无器质性心脏病的室性期前收缩和室性心动过速,呈反复发作性,或合并心动过速心肌病。

3. 发作频繁、症状重、药物治疗不能满意控制的心肌梗死后室速。

4. 发作频繁、症状明显的房颤;发作频繁、心室率不能满意控制的房扑。

【禁忌证】

1. 感染性疾病如败血症、感染性心内膜炎等。

2. 外周静脉血栓性静脉炎。

3. 严重出血性疾病。

4. 严重肝、肾功能损害。

5. 电解质紊乱、洋地黄中毒。

【操作方法】

先行心腔内电生理检查以明确诊断及所需消融的病变部位。消融左侧房室旁路时，大头导管经股动脉逆行置入；消融右侧房室旁路或改良房室结时，大头导管经股静脉置入。导管顶端电极到达消融靶点后，将射频电流导入心脏组织，持续发放射频能量 10～60 秒，重复电生理检查，确认异常传导途径或兴奋灶消失。

【护理】

1. 术前护理

（1）给病人讲解射频消融术的方法和意义，消除紧张情绪。训练床上排尿便。

（2）皮肤护理：备皮范围为颈部、腋下及双侧腹股沟。

（3）术前停用抗心律失常药物至少 5 个半衰期以上。

（4）行常规 12 导联心电图检查，必要时行食管调搏、动态心电图（Holter）等。

2. 术中配合

（1）密切监测病人血压、呼吸、心律、心率等变化，观察有无心脏压塞、心脏穿孔、房室传导阻滞或其他严重心律失常。

（2）做好安抚解释工作：如发放射频电能会引起不适症状，或由于术中靶点选择困难导致手术时间长等，以缓解病人紧张与不适。

3. 术后护理　同心律失常介入治疗护理。还需注意观察术后并发症，如房室传导阻滞、气胸、心脏压塞等。

五、心包穿刺术

心包穿刺术主要用于对心包积液性质的判断与协助病因诊断，同时通过穿刺抽液可减轻病人的临床症状。对于某些心包积液（如化脓性心包炎），经过穿刺排脓、冲洗和注药尚可达到一定的治疗作用。

【适应证】

心脏压塞和未能明确病因的渗出性心包炎。

【操作方法】

1. 病人体位　病人取坐位或半卧位。

2. 穿刺部位　目前多采用心脏超声定位决定穿刺点、进针方向和进针的距离，通常为肋膈角处或心尖部。

3. 穿刺方法　常规消毒、铺巾、局麻、穿刺，注意进针技巧及深度，避免伤及心脏，穿刺成功后将注射器接于橡皮管上，缓慢抽吸，记录抽吸液量，留标本送检。术毕穿刺处消毒纱布压迫数分钟，胶布固定。

【护理】

1. 术前护理　术前行心脏超声检查，以确定积液量与穿刺部位。向病人说明手术的目的和必要性，解除思想顾虑，并嘱其在穿刺过程中切勿咳嗽或深呼吸，必要时术前用少量镇静剂。操作前开放静脉通道，备好阿托品，以备术中发生迷走反射时用。备齐其他抢救药品和器材。

2. 术中配合

（1）持续心电监护，密切观察病人生命体征变化，嘱其有任何不适立即告知医护人员。

（2）抽液过程中注意随时夹闭胶管，防止空气进入心包腔。一般首次抽液量不宜超过100ml。若抽出鲜血，应立即停止抽吸，密切观察有无心脏压塞症状。

（3）完成术中记录：记录穿刺时间、抽液量、心包液的颜色及病人在术中的状态。

3. 术后护理

（1）病人静卧，心电监护2小时，密切观察病情变化。

（2）保持穿刺部位清洁、干燥、敷料固定，防感染。

（3）心包引流者需做好引流管的护理，待引流液<25ml/d时可拔管。

（任华蓉）

第四章　消化系统疾病病人的护理

消化系统是人体重要的组成部分，主要功能是摄取食物，吸收营养及排泄废物，为机体新陈代谢提供物质和能量来源。此外，还有内分泌、防御和免疫功能。消化系统由两部分组成，即消化管和消化腺。前者包括口腔、咽、食管、胃、十二指肠、空肠、回肠、结直肠和肛门，后者包括唾液腺、肝、胰和消化管内的黏膜腺。以十二指肠悬韧带（Treitz 韧带）为界，将消化道分为上消化道和下消化道。

消化系统疾病种类繁多，消化管和消化腺的各个器官或组织都可能发生病变，且多为常见病和多发病，可为器质性病变或功能性病变，病变可局限于消化系统也可累及其他系统，其他系统或全身性疾病同样可引起消化系统疾病或症状。

消化系统疾病的常见症状有恶心与呕吐、呕血与便血、腹泻与便秘、腹胀、腹痛、吞咽困难、反酸、嗳气。

第一节　消化系统疾病病人常见症状体征的护理

学习目标

掌握　消化系统疾病常见的症状与体征及其护理措施。

熟悉　常见症状与体征的常见护理诊断/问题。

一、常见症状体征

（一）恶心与呕吐

1. 恶心（nausea）　是一种紧迫欲吐的不适感，是延髓呕吐中枢受到刺激的结果。

2. 呕吐（vomiting）　是胃内容物或部分肠内容物通过食管逆流出口腔的反射动作。

恶心与呕吐可单独发生，但多数病人先有恶心，继而呕吐。引起恶心与呕吐的病因很多，其中消化系统的常见病因有：①急慢性胃炎、消化性溃疡、功能性消化不良、幽门梗阻、胃癌、肠梗阻；②肝、胆囊、胆管、胰、腹膜的急性炎症；③胃肠功能紊乱引起的神经性呕吐。

（二）呕血与便血

1. 呕血（hematemesis）　当上消化道出血时，胃内或反流入胃的血液，经口腔呕出即为呕血。少而缓慢的出血，血液在胃内停留经胃酸作用形成亚铁血红素，使呕出的血液呈暗褐色或咖啡色；大量、快速的出血，则呕出鲜红色血液。出现呕血说明胃内积血量至少达 250～300ml。引起呕血的常见病因包括消化性溃疡、急性糜烂出血性胃炎、食管胃底静脉曲张破裂和胃癌等。

2. 便血（hematochezia）　是指消化道出血的血液由肛门排出，大便颜色可呈鲜红色、暗红色或黑色，引起便血的原因包括上消化道疾病及小肠、结肠及直肠肛管疾病。上消化道出血时，血红蛋白的铁质在肠道经硫化物作用，形成黑色硫化铁，随大便排出形成黑便，出血量较多时则呈柏油样便。摄取大量绿色蔬菜、动物血、肝，服用铋剂、铁剂、海藻制剂等药物可使粪便呈黑色，应予以鉴别。

（三）腹泻与便秘

1. 腹泻（diarrhea） 是指肠蠕动亢进，水分不能充分吸收以及肠分泌增多而引起排便次数增多，大便稀薄。

2. 便秘（constipation） 是指肠内容物在肠内运行迟缓和停滞过久，水分被大量吸收，致使粪便坚硬，排便次数减少，超过3天无粪便排出。

正常人的排便习惯多为每天1次，有的人每天2～3次或每2～3天1次，只要粪便的性状正常，均属正常范围。频繁的腹泻可引起营养不良。腹泻和便秘多由肠道疾病引起。

（四）腹胀

腹胀（abdominal distention）是一种腹部胀满、膨隆的不适感觉，可由胃肠道积气、积食、积粪、腹水、气腹、腹腔内肿物、胃肠功能紊乱等引起。另外，低钾血症也可导致腹胀。

（五）腹痛

腹痛（abdominal pain）是局部的感觉神经纤维受到炎症、缺血、损伤及理化因子等因素刺激后，产生冲动传至痛觉中枢所产生的疼痛感。腹痛多由腹腔脏器的急性炎症、扭转或破裂等引起，腹腔外疾病及全身性疾病也可引起。

（六）吞咽困难

吞咽困难（dysphagia）多见于咽、食管及食管周围疾病如咽部脓肿、食管癌、胃食管反流病、贲门失弛缓症、结缔组织病及主动脉瘤压迫食管等。

（七）反酸

反酸（acid regurgitation）是由于食管括约肌功能不全，导致酸性胃内容物反流至口腔。常见于胃食管反流病及消化性溃疡。

（八）嗳气

嗳气（eructation）是指胃内气体自口腔溢出，多由于胃内气体较多引起。频繁嗳气多与精神因素、吞咽动作较多、进食过急过快有关，也可见于胃食管反流病，胃、十二指肠或胆道疾病。

二、护理

（一）护理评估

1. 病史评估 了解病人患病及诊疗经过，包括患病的起始时间、主要症状及伴随症状，如恶心与呕吐、呕血与便血、便秘与腹泻、腹胀、腹痛、吞咽困难、反酸、嗳气发生的时间、频率、诱因，与进食的关系；评估呕吐物与排泄物的性质、量、颜色和气味，有无口渴、乏力等失水表现，是否伴有腹痛、发热、头痛、眩晕及精神紧张等；评估呕血与便血病人饮食情况、服药史；腹痛发生时有无里急后重，以及持续时间及部位等。

2. 身体评估 评估病人的全身情况，神志、生命体征、营养状况、尿量、皮肤弹性及皮脂厚度、疲乏及焦虑情绪等；有无腹膜刺激征、有无活动性出血、腹部包块及移动性浊音，肠鸣音是否正常；注意有无电解质紊乱、酸碱失衡、血容量减少；有无贫血及其严重程度；观察腹部有无肠型、凹陷、肿块等；急性肠梗阻引起的腹胀常伴有腹痛、呕吐及排便、排气停止；低钾血症引起的腹胀常伴有软弱无力、厌食、恶心与呕吐等表现；腹痛伴黄疸提示与胰腺、胆系疾病有关，伴有休克先兆可能与腹腔内脏破裂或出血有关。

3. 实验室及其他检查的评估 完善血常规、生化、细菌培养、腹水、便常规等，观察有无电解质紊乱及酸碱平衡失调，必要时做呕吐物毒性分析或细菌培养等检查；根据需要行X线检查、B超、CT、磁共振、内镜检查等。

4. 心理与社会的评估 评估病人年龄、性格、文化背景、情绪、注意力及心理状态；疾病对病人的生活、工作、休息、睡眠和社交活动的影响；是否对症状的出现存在精神紧张、焦虑、恐惧；家庭成员及其单位对病人的支持度。

（二）常用护理诊断/问题

1. 有体液不足的危险 与大量呕吐、腹泻、上消化道出血导致水分丢失有关。

2. 活动无耐力 与频繁呕吐、呕血、腹泻导致水、电解质紊乱有关。

3. 腹痛 与腹腔脏器或腹外脏器的炎症、缺血、梗阻、溃疡、肿瘤或功能性疾病有关。

4. 便秘 与活动减少、消化不良、饮食结构不合理有关。

5. 焦虑 与病程长、症状反复、影响生活质量有关。

（三）护理目标

1. 病人生命体征、尿量、血生化指标在正常范围，无水、电解质紊乱和酸碱失衡。

2. 病人呕吐、吞咽困难、腹痛、腹泻、便秘逐渐减轻或消失。

3. 活动耐力恢复或有所改善。

4. 焦虑、恐惧、紧张情绪减轻。

（四）护理措施

1. 一般护理

（1）休息与活动：提供安静、舒适、温湿度适宜的病房环境，保持病室清洁，定时开窗通风，但避免对流。生活规律、劳逸结合、保持心情舒畅。①呕吐、呕血病人有头晕不适时应卧床休息；②腹泻轻者注意休息，减少活动量，防止劳累，重症者应卧床休息，以减少肠蠕动，减轻腹泻；③便秘病人做腹部按摩、进行适当的肢体活动以促进肠蠕动。培养定时排便的习惯，必要时应用开塞露及缓泻剂，但不宜长期使用。

（2）饮食护理：①腹泻病人饮食以少渣、易消化食物为主，避免生冷、多纤维、味道浓烈的刺激性食物。急性腹泻应根据病情和医嘱，给予禁食、流质、半流质或软食。②上消化道小量出血者可进食少量温凉、清淡流质饮食，以中和胃酸，促进溃疡愈合；大量黑便或呕血者应禁食。③便秘病人宜进食富含纤维素的蔬菜、水果和食物，如无禁忌，每天摄入水量2000ml以上。

（3）肛周皮肤护理：腹泻病人排便后用温水清洗肛周，保持局部皮肤清洁干燥。频繁大便者，可使用皮肤保护膜、造口护肤粉、抗生素软膏或水胶体敷料等，保护肛周皮肤，预防肛周糜烂和感染。

（4）腹胀病人护理：①轻轻按摩腹部，采取放松疗法或转移病人注意力，如数数、谈话、深呼吸等；②注意腹部保暖，用热水袋热敷或肛管排气；③针灸疗法；④有手术适应证者遵医嘱做好术前准备。

2. 病情观察

（1）密切观察病人神志及生命体征，注意有无血压下降、脉搏细速、肤色苍白、乏力、头晕、心悸、四肢湿冷、尿量减少等休克症状；有无恶心、呕吐、胃区烧灼感、腹痛等活动性出血先兆。根据病人病情建立静脉通道，根据医嘱补充电解质及热量等，必要时给予输血。使用生长抑素时，首剂静脉推注宜慢（超过10分钟），防止推注过快引起低血糖反应，行静脉滴注维持治疗时注意控制药物的滴速。

（2）观察并记录病人腹胀、腹痛的部位、性质及程度，发作的时间、频率、持续时间及其他表现。

（3）腹泻病人应注意有无肌肉无力、腹胀、肠鸣音减弱、心律失常等低钾血症的表现；应用止泻药时注意观察病人的排便情况，腹泻得到控制应及时停药。应用解痉镇痛剂如阿托品时，应注意药物不良反应，如口干、视物模糊、心动过速等。

3. 有体液不足的危险

（1）病情监测：监测和记录病人生命体征变化情况。准确记录24小时的出入量、尿比重、体重，动态观察皮肤情况及有无神志改变；监测血清电解质等体液指标。记录呕吐及排泄的次数、时间，呕吐物、排泄物的性质、量、颜色和气味等。

（2）及时遵医嘱应用镇吐、止泻药物，补充水分、电解质和营养物质，以保持机体的平衡状态。一般可经口服补液，严重腹泻、恶心、呕吐、禁食者及全身症状显著者经静脉补充水分和电解质。注意输液速度，加强巡视，预防心力衰竭的发生。

4. 活动无耐力

（1）协助病人进行日常生活护理。呕吐时应帮助其坐起、侧卧或头偏向一侧，以免误吸。协助病人漱口，更换污染的衣物及被褥，开窗通风，保持室内空气清新，增加病人的舒适度。

（2）病人坐起时动作应缓慢，以免发生直立性低血压而出现头晕、心悸等不适。

（3）不能进食者，应通过静脉输液补充电解质和热量，使病人逐步恢复正常饮食和体力。

5. 疼痛：腹痛

（1）观察并记录病人腹痛的部位、性质及程度，发作时间、频率，持续时间，以及相关疾病的其他临床表现。如果疼痛性质突然发生改变，伴有发热、恶心、呕吐且经对症处理疼痛反而加重者，需警惕并发症的出现，如肠梗阻、肠穿孔等。

（2）生活护理：急性剧烈腹痛病人应卧床休息，要加强巡视，及时了解和满足病人的需求，做好生活护理。协助病人取适当的体位，以减轻疼痛并有利于休息。烦躁不安者应采取防护措施，以防坠床等意外发生。

（3）临床上常用一些具体方法提高病人的疼痛阈值，以减轻病人对疼痛的敏感性，具体如下：①心理护理。指导病人对某特定人物或事物的想象而达到特定正向效果，如回忆一些有趣的往事等；转移注意力：如数数、谈话、深呼吸等；行为疗法：如看书读报、欣赏音乐等。②局部热敷。除急腹症外，可用热水袋进行局部热敷，但避免烫伤。③针灸镇痛。根据不同疾病和疼痛部位选择针疗穴位。

（4）用药护理：镇痛药物种类繁多，应根据病情，疼痛性质和程度选择性给药，癌性疼痛病人应遵循按需给药的原则，有效控制病人的疼痛。观察药物不良反应，如口干、恶心、呕吐、便秘及镇静状态等。急腹症未明确诊断前不可随意使用镇痛药物，以免掩盖病情。

6. 焦虑

（1）心理疏导：耐心解答病人及家属提出的问题，讲述所患疾病的相关知识，消除其紧张情绪，紧张、焦虑、恐惧均会影响食欲和消化能力，稳定病人情绪，鼓励病人配合检查和治疗，增强病人对疾病康复的信心。必要时使用镇静剂。

（2）应用放松技术：常用深呼吸、听音乐、交谈、阅读等方法转移病人的注意力，减少不良情绪的发生。

（五）护理评价

1. 病人生命体征平稳，无口渴、尿少、皮肤干燥、弹性减退等失水表现，血生化指标在正常范围。

2. 病人呕吐、腹痛、腹泻、便秘等症状及其伴随症状逐渐减轻或消失。

3. 活动耐力增加，活动后无头晕、心悸、气促等不适。

4. 病人情绪稳定，能熟练应用适当的技巧减轻焦虑和疼痛。

（冯德香）

学习小结

消化系统是人体重要的组成部分，主要功能是摄取食物，吸收营养及排泄废物，为机体新陈代谢提供物质和能量来源。以十二指肠悬韧带（Treitz 韧带）为界，将消化道分为上消化道和下消化道。消化系统疾病种类繁多，消化管和消化腺的各个器官或组织都可能发生病变，且多为常见病和多发病，消化系统疾病的常见症状有恶心与呕吐、呕血与便血、腹泻与便秘、腹胀、腹痛、吞咽困难、反酸和嗳气。常见的护理诊断有体液不足的危险、活动无耐力、腹痛、便秘、焦虑。

第二节　胃食管反流病病人的护理

学习目标

掌握	胃食管反流病的临床表现、主要护理诊断与护理措施。
熟悉	胃食管反流病的诊断与治疗原则。
了解	胃食管反流病的病因与发病机制。

胃食管反流病（gastroesophageal reflux disease，GERD）是指过多胃内容物（包括十二指肠液），主要是酸性胃液或酸性胃液加胆汁、胰酶反流至食管所引起的食管黏膜的炎症、糜烂、溃疡和纤维化等病变，并可导致食管炎和咽、喉、气道等食管邻近的组织损害。发病率随年龄的增加而增加，男女发病比率无明显差异。

约半数胃食管反流病病人内镜下见食管黏膜糜烂、溃疡等炎症病变，称为反流性食管炎（reflux esophagitis，RE），但相当部分胃食管反流病病人内镜下可无反流性食管炎表现，这类胃食管反流病称为内镜阴性的胃食管反流病。

【病因和发病机制】

（一）病因

胃食管反流病是由多种因素造成的以食管下括约肌（lower esophageal sphincter，LES）功能障碍为主的消化道动力障碍性疾病，存在酸或碱的食管反流。正常情况下食管有防御胃酸及十二指肠内容物侵袭的功能，包括抗反流屏障、食管廓清功能及食管黏膜组织抵抗力。胃食管反流病的发病是抗反流防御机制下降和反流物对食管黏膜侵袭作用的结果。

（二）发病机制

1. 食管抗反流屏障　是指在食管和胃连接处一个复杂的解剖区域，包括食管下括约肌（LES）、膈肌脚、膈食管韧带、食管与胃贲门之间的锐角（His 角）等，上述各部分的结构和功能上的缺陷均可造成胃食管反流，其中最主要的是 LES 的功能状态。①LES 压力降低，某些激素（如胆囊收缩素、胰高血糖素、血管活性肠肽等）、食物（如高脂肪、巧克力等）、药物（如钙通道阻滞剂、地西泮等）可导致 LES 压力降低；腹内压增高（如妊娠、肥胖、腹水、呕吐、负重劳动等）及胃内压增高（如胃扩张、胃排空延迟等）均可影响 LES 压力相对降低而导致胃食管反流；②一过性 LES 松弛（transit lower esophageal sphincter relaxation，TLESR），TLESR 与吞咽时引起的 LES 松弛不同，它无先行的吞咽动作和食管蠕动的刺激，松弛时间更长，LES 压的下降速率更快、LES 的最低压力更低，目前认为 TLESR 是引起胃食管反流的主要原因；③食管裂孔疝，可加重反流并降低食管对酸的清除，可导致胃食管反流病。

2. 食管酸清除作用　正常情况时食管内容物通过重力作用，一部分排入胃内，大部分通过食管体部的自发和继发性推进蠕动将食管内容物排入胃内，此即容量清除（volume clearance），是食管廓清的主要方式。吞咽动作诱发自发性蠕动，反流物反流入食管引起食管扩张并刺激食管引起继发性蠕动，容量清除减少了食管内酸性物质的容量，剩余的酸由咽下的唾液中和。因此，任何引起食管蠕动异常及唾液产生异常的因素都可能引发本病。

3. 食管黏膜防御功能　在胃食管反流病中，仅有 48%～79% 的病人发生食管炎症，另一部分病人虽有反流症状,却没有明显的食管黏膜损害,提示食管黏膜对反流物有防御能力,这种防御作用称为食管黏膜组织抵抗力。包括食管上皮表面黏液、不移动水层和表面 HCO_3^-、复层扁平上皮结构和功能上的防御能力及黏膜血液供应的保护作用等。

4. 胃排空延迟　胃食管反流餐后发生较多,其反流频率与胃内容物的含量、成分及胃排空情况有关。胃排空延迟者可促进胃食管反流的发生。

【临床表现】

反流性食管炎的临床表现可分为典型症状、非典型症状和消化道外症状。最常见的典型症状有胃灼热感和反流;非典型症状为胸痛、上腹部疼痛和吞咽困难;消化道外症状包括口腔、咽喉部、肺及其他部位(如大脑、心脏)的一些症状。

1. 胃灼热感　50% 以上的病人有此症状,由酸性或碱性反流物对食管上皮下感觉神经末梢的化学性刺激引起。多出现于饭后 1~2 小时,进食某些食物,如酒、甜食、冷水、咖啡、浓茶等可诱发症状,抽烟可使症状加重;某些体位也可引发胃灼热感觉,如仰卧、侧卧(特别是右侧卧位)、向前屈身弯腰、做剧烈运动、腹压增高(举重、用力排便)等。

2. 胸痛　由反流物刺激食管引起,一般位于胸骨后、剑突下或上腹部,常向胸、腹、肩、颈、下颌、耳和上肢放射,也可向左肩放射。这类胸痛也被称为非心源性胸痛(non-cardiac-chest pain, NCCP)。

3. 吞咽困难　初期常可因食管炎引起的食管痉挛而出现间歇性吞咽困难,情绪波动可使症状加重,镇静剂能使之缓解。后期可因瘢痕形成而出现食管狭窄,此时胃灼热感可逐步减轻,但吞咽困难呈进行性加重,严重者可日渐消瘦。

4. 反酸　大多数病人有此症状。空腹时酸性胃液反流,称为反酸,但也可有胆汁、胰液溢出。进食、用力或体位改变,特别是卧位或弯腰时,更易发生反酸。

5. 胃胀　病人的胃胀、嗳气和恶心等症状也较常见,其发生一是由于病人为减轻胃灼热感觉和对抗反酸,自觉或不自觉地做吞咽活动,同时咽下过多气体;二是病人可能有胃动力障碍致胃排空延迟,食物在胃内发酵产气而引起胃胀。

6. 多涎　一些病人的唾液分泌过多,这是酸反流至食管远端引起的放射作用。多涎有利于增加吞咽次数,加快酸在食管内的清除,同时唾液还可中和酸性反流物。

7. 其他　一些病人自诉咽部不适,有异物感、棉团感或堵塞感,但无真正吞咽困难,称为癔球症,可能与酸反流引起食管上段括约肌压力升高有关。反流物刺激咽喉部可引起咽喉炎、声嘶。反流物吸入气管和肺可反复发生肺炎,甚至出现肺间质纤维化;有些非季节性哮喘也可能与反流有关。

【实验室及其他检查】

1. 内镜检查　内镜检查是诊断反流性食管炎最准确的方法。根据胃镜下所见食管黏膜的损害程度和进行反流性食管炎的分级,有利于病情判断及指导治疗。

2. 24 小时食管 pH 监测　应用便携式 pH 记录仪在生理状态下对病人进行 24 小时食管连续监测,可提供食管是否存在过度酸反流的客观证据,尤其在病人症状不典型、无反流性食管炎,及虽症状典型但治疗无效时更具有重要价值。

3. 食管 X 线钡餐造影　可判断食管的形态、运动状况、钡剂的反流情况和食管与胃连接处的组织结构及严重病例的食管黏膜改变情况。

4. 食管测压　可测定 LES 的长度和部位、LES 压、LES 松弛压、食管体部压力及食管上括约肌压力等。

【诊断要点】

出现下列症状可考虑本病:①具有反流症状;②胃镜下发现反流性食管炎;③病人有典型的胃灼热感和反酸症状,胃镜检查发现有 RE 并能排除其他原因引起的食管病变。病人有典型的胃灼热感和反酸症状,而内镜检查阴性者,监测 24 小时食管 pH,如证实有食管过度酸反流,即可确诊。

【治疗原则】

胃食管反流病以减轻或消除症状、治愈食管炎、减少复发和预防并发症、提高生活质量为治疗目的。

1. 一般治疗　为了减少病人不适，卧床时可将床头抬高 15～20cm，以病人感觉舒适为宜。为减少反流，病人应少量多餐，进餐后不宜立即卧床。由于餐后易致反流，故睡前不宜进食。注意减少一切影响腹压增高的因素，如肥胖、便秘、紧束腰带等。应避免进食使 LES 压降低或延迟胃排空的药物、食物，如巧克力、咖啡、浓茶、高脂及高糖食物等。戒烟禁酒。

2. 药物治疗

（1）H_2 受体拮抗剂（Histamine 2 receptor antagonist，H_2RA）：如西咪替丁、雷尼替丁、法莫替丁等。H_2RA 能减少 24 小时胃酸分泌量的 50%～70%，但不能有效抑制进食刺激引发的胃酸分泌，因此适用于轻、中度病人。

（2）促胃肠动力药：如多潘立酮、莫沙比利、依托必利等，这类药物的作用是增加 LES 压力、改善食管蠕动功能、促进胃排空，从而达到减少胃内容物食管反流及其在食管的暴露时间。

（3）质子泵抑制剂（proton pump inhibitor，PPI）：包括奥美拉唑、兰索拉唑、泮托拉唑、埃索美拉唑等。这类药物抑酸作用强而持久，缓解症状快，特别适用于症状重、有严重食管炎的病人，是治疗反流性食管炎的首选药物。

（4）抗酸药：仅用于症状轻、间歇发作的病人作为临时缓解症状用。

3. 抗反流手术治疗　抗反流手术是不同术式的胃底折叠术，目的是阻止胃内容物反流入食管。对确诊由反流引起的严重呼吸道疾病的病人，可考虑手术治疗。

【常用护理诊断／问题】

1. 舒适状态的改变：胸痛　与胃酸反流刺激食管黏膜有关。

2. 营养失调：低于机体需要量　与反复呕吐导致能量和各种营养素摄入减少有关。

3. 焦虑　与病程长、症状反复、生活质量受影响有关系。

【护理措施】

（一）一般护理

1. 休息与活动　①平卧时将床头抬高 15～20cm，以病人感觉舒适为宜；②餐后适当散步，避免立即卧床休息，少食多餐，睡前 3～4 小时内不宜进食；③餐后保持站立，避免过度负重，降低腹压，避免举重、弯腰等动作，不穿紧身衣物。

2. 饮食护理　①向病人解释摄取充足营养的重要性；②给病人制订饮食计划，注意食物的色、香、味及适宜温度，少量多餐；③避免或减少可能引起恶心的气味及餐前治疗；④进食前后保持良好的口腔卫生，根据个人喜好选择爱吃的食物；⑤给予高蛋白、高维生素的清淡饮食，补充多种微量元素；⑥避免进食抑制食管括约肌运动的食物，如巧克力、咖啡、浓茶、酒等，戒烟。

3. 环境　提供安静、舒适、温湿度适宜的病房环境，保持病室空气清洁、流通，定时开窗通风，但避免对流。

（二）病情观察

观察病人有无胃灼热感、胸痛、吞咽困难、反酸、胃胀等表现。胸痛时使用热水袋热敷胸部，以缓解疼痛，并做心电图、心肌酶谱分析，首先排除心源性胸痛。

（三）用药护理

1. H_2 受体拮抗剂　药物应在餐中或餐后即刻服用，也可将 1 日剂量在睡前顿服。若需同时服用抗酸药，则两药应间隔 1 小时以上；若静脉给药应注意控制速度，速度过快可引起低血压和心律失常。西咪替丁有轻度抗雄性激素作用，用药剂量较大（每日在 1.6g 以上）时可引起男性乳房发育、女性溢乳、性欲减退、阳痿、精子计数减少等，停药后即可消失。因其主要通过肾脏排泄，用药期间应监测肾功能。此外，少数病人还可出现一过性肝损害和粒细胞减少，也可出现发热、关节痛、疲倦、腹泻及皮疹等反应，如出现上述反应需及时协助医生进行处理。因药物能通过胎盘屏障，并能进入乳汁，孕妇和哺乳期妇女禁用。

2. 质子泵抑制剂　奥美拉唑可引起头晕，特别是用药初期，应嘱病人用药期间避免开车或做其他必须高度集中注意力的工作。此外，奥美拉唑与地西泮、苯妥英钠等药物联合使用时可延缓其在肝脏内的代谢及体内消除，应用时需防止药物蓄积中毒。兰索拉唑偶见皮疹、瘙痒、头痛、便秘、口苦、贫血、肝功能异常等不良反应，轻度不良反应不影响继续用药，较为严重时应及时停药。泮托拉唑的不良反应较少，偶可引起头痛和腹泻。埃索美拉唑可引起视物模糊、脱发、光过敏等不良反应，但较少见，静脉滴注时只能溶于 0.9% 氯化钠溶液中使用。

3. 抗酸药　如氢氧化铝凝胶等，应在饭后 1 小时和睡前服用。片剂应嚼服，乳剂使用前应充分摇匀。抗酸药与奶制品相互作用可形成络合物，应避免同时服用；不可与酸性的食物及饮料同服。

（四）健康指导

1. 疾病知识指导　向病人及家属介绍本病相关病因，指导病人避免诱发因素。教育病人保持良好的心态，生活规律，合理安排作息时间，注意劳逸结合，积极配合治疗。

2. 饮食指导　指导病人加强营养和饮食卫生，养成规律的饮食习惯；嗜酒者应戒酒，防止乙醇损伤胃黏膜。

3. 用药指导　根据病人的病因、具体情况进行指导，遵医嘱服药；介绍药物的不良反应，如有异常及时复诊，定期门诊复查。

（冯德香）

学习小结

胃食管反流病的典型症状有胃灼热感、反酸等；非典型症状为胸痛、上腹部疼痛和恶心。本病的治疗目的是控制症状、治愈食管炎、减少复发和防治并发症。此病要加强对病人日常生活习惯指导及饮食指导，平卧时将床头抬高 10～20cm，餐后适当散步，少食多餐，避免进食降低食管括约肌运动的食物，如巧克力、咖啡、浓茶、酒等，戒烟。减轻病人的焦虑情绪亦有助于疾病的康复。

复习参考题

1. 胃食管反流病的临床表现有哪些？

2. 胃食管反流病病人在饮食方面应给予哪些指导？

3. 简述胃食管反流病的主要护理诊断与护理措施。

第三节　胃炎病人的护理

学习目标

掌握	胃炎的临床表现、主要护理诊断及护理措施。
熟悉	胃炎的诊断要点及治疗原则。
了解	胃炎的病因与发病机制。

胃炎（gastritis）是指胃内各种刺激因素所引起的胃黏膜炎症反应，通常包括上皮损伤、黏膜炎症反应和细胞再生三个过程，可表现为上腹部疼痛、消化不良、上消化道出血、癌变等。按临床表现，一般将胃炎分

为急性和慢性两大类。另有其他特殊类型的胃炎，如由于胃大部分切除，特别是行毕（Billroth）Ⅱ式胃大部切除手术后发生的残胃炎；因吞服强酸、强碱或其他腐蚀剂而引起的急性腐蚀性胃炎；由 α- 链球菌等引起的急性化脓性胃炎；胃壁炎症以嗜酸性粒细胞浸润为特征的嗜酸性粒细胞性胃炎等。本节重点讲述急、慢性胃炎。

一、急性胃炎

急性胃炎（acute gastritis）又称急性胃黏膜病变、糜烂性胃炎、出血性胃炎，是指由多种因素引起的胃黏膜的急性炎症。在胃镜下见胃黏膜糜烂和出血。

【病因和发病机制】

（一）病因

引起急性胃炎的因素很多，包括药物（尤其是非甾体类抗炎药）、急性应激、乙醇、创伤和物理因素、十二指肠 - 胃反流、幽门螺杆菌（*Helicobacter pylori*，Hp）感染及血管因素等。

（二）发病机制

1. 药物　最常引起胃黏膜炎症的药物是非甾体类抗炎药（non-steroidal anti-inflammatory drug，NSAID），如阿司匹林、吲哚美辛、对乙酰氨基酚等，此外，口服铁剂、氯化钾、化疗药物、糖皮质激素等药物也可损伤胃黏膜屏障。这些药物干扰胃十二指肠黏膜内的前列腺素合成，使黏膜细胞失去正常的前列腺素保护作用而发生出血、糜烂。

2. 急性应激　如多器官功能衰竭、严重创伤、手术、大面积烧伤、败血症及各种原因的休克等引起，精神心理因素也可引起。在应激状态下，交感神经及迷走神经兴奋，前者使胃黏膜血管痉挛收缩，血流量减少；后者使黏膜下动静脉通路开放，黏膜缺血、缺氧加重；而严重休克时可致 5- 羟色胺及组胺等释放，刺激胃壁细胞释放溶酶体，增加胃蛋白酶及胃酸的分泌，损害胃黏膜屏障。

3. 乙醇　乙醇具有亲脂性和溶脂性能，高浓度乙醇可直接破坏胃黏膜屏障，导致胃黏膜糜烂和黏膜出血。

【临床表现】

由于病因不同，临床表现各异。轻者大多无明显症状，仅少数病人有上腹疼痛、饱胀不适、恶心、呕吐、食欲减退等非特异性消化不良的表现。胃出血常见，一般为少量、间歇性，可自行停止，亦可发生大出血而致呕血和（或）黑便，持续少量出血可导致贫血。体检时上腹部可有不同程度的压痛。应激造成的急性胃炎常以上消化道出血为主要表现。急性化脓性胃炎常突发上腹痛、恶心、呕吐，且呕吐物呈脓样或含坏死黏膜，伴有发热，体检常见腹肌紧张、上腹部明显压痛和反跳痛等腹膜炎征象。

【实验室及其他检查】

1. 粪便检查　粪便隐血试验阳性。

2. 纤维胃镜检查　一般应在大出血后 24～48 小时内进行，镜下可见胃黏膜多发性糜烂、出血灶和浅表溃疡，表面附有黏液和炎性渗出物。

【诊断要点】

近期服用 NSAID 及糖皮质激素等药物、严重疾病状态、创伤或大量饮酒者，如出现呕血和（或）黑便应考虑本病，应尽早行胃镜检查确诊。

【治疗原则】

病因为急性应激者应积极治疗原发病和创伤。药物引起者应立即停止用药，并服用抑酸剂以减少胃酸分泌，必须使用该类药物时，可预防性给予 H_2 受体拮抗剂，减轻对胃黏膜的损伤，同时应用胃黏膜保护剂促进胃黏膜修复和止血。如有大出血时按上消化道出血原则处理。一旦确诊为急性化脓性胃炎，应及早给予足量抗生素治疗，若治疗无效，应积极行胃部分切除术。

【常用护理诊断/问题】

1. 营养失调：低于机体需要量 与消化不良、少量持续出血有关。

2. 知识缺乏：缺乏有关本病的病因及防治知识的了解。

【护理措施】

1. 休息与活动 病人应注意休息，减少活动。急性应激引起者应卧床休息，同时做好病人的心理护理，解除其紧张情绪。

2. 饮食护理 要形成规律的进食习惯，定时、定量，避免暴饮暴食，禁食辛辣刺激性的食物。可给予少渣、温凉的半流质饮食。少量出血者，可给予米汤、牛奶等流质以中和胃酸，急性大出血或频繁呕吐时应禁食。

3. 用药指导 向病人及家属说明阿司匹林、吲哚美辛（消炎痛）、对乙酰氨基酚、氯化钾、糖皮质激素等药物对胃黏膜有刺激作用，应禁用或慎用此类药物。如需使用此类药物，应在医生指导下使用，并指导病人正确服用抑酸剂、胃黏膜保护剂等药物。

二、慢性胃炎

慢性胃炎（chronic gastritis）是由不同病因引起的胃黏膜慢性炎症性病变，以淋巴细胞和浆细胞的浸润为主，中性粒细胞和嗜酸性粒细胞可存在。病变基本局限于黏膜层，无黏膜糜烂而以炎性细胞的黏膜浸润为主，故又称慢性非糜烂性胃炎（chronic non-erosive gastritis）。当有中重度肠上皮化生及不典型增生时应积极治疗。

【病因和发病机制】

（一）病因

慢性胃炎的病因尚不完全清楚，可能是多种因素共同作用的结果。主要病因有以下几方面：幽门螺杆菌（Hp）感染、自身免疫、物理和化学因素及其他因素等，其中幽门螺杆菌（Hp）感染被认为与慢性胃炎关系最为密切。

（二）发病机制

1. 幽门螺杆菌感染的机制 ①幽门螺杆菌的鞭毛结构使其能在胃内黏液层中自由活动，并能分泌黏附素使其能直接侵袭胃黏膜；②幽门螺杆菌菌体胞壁可作为抗原诱导自身产生免疫反应；③幽门螺杆菌分泌的尿素酶可分解消化道中的尿素产生碱性的 NH_3 中和胃酸，形成适合幽门螺杆菌定居和繁殖的中性环境，同时也损伤了上皮细胞膜；④其分泌的空泡毒素蛋白可引起强烈的炎症反应使上皮细胞空泡变性，造成黏膜损害。这些因素的长期作用导致胃黏膜的慢性炎症。

相关链接

幽门螺杆菌与诺贝尔奖

1982 年两位澳大利亚科学家罗宾·沃伦和巴比·马歇尔教授在高倍显微镜下意外地发现了幽门螺杆菌。幽门螺杆菌从发现到现在已有 30 多年的时间。那个时候医学界认为，胃里面是一个高酸的环境，细菌在胃里都会被消化掉，健康的胃里不可能有细菌存活。众人的质疑并没有动摇他们的看法。马歇尔为此做了大量的工作，他先后做了 34 次培养，结果都失败了，在做第 35 次培养的时候，培养皿里长出了他们日思夜想的细菌。为了证明这个幽门螺杆菌可以导致胃炎和溃疡，马歇尔喝下了菌液，让自己得了严重的胃病，并且他又通过抗生素治好了自己的胃病！经过 20 多年的深入研究，已证明幽门螺杆菌在慢性胃炎、胃溃疡和胃癌中的重要作用。幽门螺杆菌的根除使消化性溃疡的复发率大大降低，使消化性溃疡成为真正可以治愈的疾病。两位教授也因此于 2005 年获得诺贝尔生理学或医学奖。

2. 自身免疫　胃体腺壁细胞损伤后能作为自身抗原刺激机体的免疫系统而产生相应的壁细胞抗体和内因子抗体，破坏壁细胞，使泌酸腺萎缩、胃酸分泌减少乃至缺失，内因子减少还可影响维生素 B_{12} 吸收，导致恶性贫血。

3. 物理及化学因素　长期饮浓茶、咖啡、烈酒，食用过冷、过热、过于粗糙的食物、吸烟，可损伤胃黏膜；服用大量非甾体类抗炎药亦可破坏黏膜屏障；各种原因引起的十二指肠液反流，因其中的胆汁和胰液等可削弱胃黏膜的屏障功能，使其易受胃酸-胃蛋白酶的损害。

4. 其他因素　慢性胃炎与年龄之间的关系非常密切。有人认为慢性萎缩性胃炎是一种老年性改变，可能与胃黏膜退行性改变，使黏膜营养不良、分泌功能下降和屏障功能降低等因素有关。此外，某些疾病如心力衰竭、肝硬化门静脉高压、尿毒症及营养缺乏等均可使胃黏膜易于受损。

【分类】

本病是一种常见病，男性多于女性，任何年龄均可发病，发病率可随年龄增长而增高。慢性胃炎的分类方法很多，根据其在胃内的分布，现将临床常用的A、B两型分类法作以下介绍。

1. 慢性胃体炎（A型胃炎）　此型少见，病变主要累及胃体和胃底。主要由自身免疫反应引起，还可有遗传因素参与。

2. 慢性胃窦炎（B型胃炎）　临床慢性胃炎多为此型。炎症主要累及胃窦部，部分病人炎症可波及胃体。其病因主要由幽门螺杆菌感染引起，少数与胆汁反流、药物或烟酒有关，癌变率较A型高10%左右。

【临床表现】

本病迁延、进展缓慢，大多数病人无明显症状。部分病人有上腹饱胀不适和疼痛，疼痛无规律性，也可有嗳气、反酸、恶心、食欲减退等消化不良症状，空腹时症状可缓解。体检多数病人有黄白色厚腻舌苔，上腹有轻压痛。A型胃炎病人可出现厌食、贫血、体重减轻。

【实验室及其他检查】

1. 胃液分析　A型胃炎均有胃酸缺乏，B型胃炎不影响胃酸分泌，有时反而增多，但如有大量 G 细胞丧失，胃酸分泌则会降低。

2. 血清学检查　A型胃炎时血清促胃液素水平常明显升高，恶性贫血时更甚。B型胃炎时血清促胃液素水平是否下降，视 G 细胞的破坏程度而定。

3. 胃镜及胃黏膜活组织检查　胃镜及活组织病理学检查是最可靠的诊断方法。

4. 幽门螺杆菌检测　可通过侵入性（如快速尿素酶测定、组织学检查、细菌培养等）和非侵入性（如 ^{13}C 或 ^{14}C 尿素呼气试验、血清抗体测定等）方法检测幽门螺杆菌。

【诊断要点】

临床上病人有上腹饱胀不适、疼痛及消化不良等表现，病程迁延，确诊则依靠胃镜及胃黏膜活组织病理学检查。

【治疗原则】

1. 根除幽门螺杆菌感染　对幽门螺杆菌感染引起的慢性胃炎尤其在活动期，目前多采用的治疗方案为三联疗法，即一种胶体铋剂或一种质子泵抑制剂加上两种抗菌药物。

2. 根据病因给予相应处理　若由非甾体类抗炎药引起，应停药并给予抑酸剂或硫糖铝；若因胆汁反流，可用氢氧化铝凝胶来吸附，或予以硫糖铝。

3. 对症处理　有胃动力学改变者，可服用多潘立酮、西沙必利等；A型胃炎无特殊治疗，有恶性贫血者可肌内注射维生素 B_{12}；对于胃黏膜肠化生和不典型增生者，给予 β 胡萝卜素、维生素 C、维生素 E 和叶酸等抗氧化维生素，以及锌、硒等微量元素或有助于其逆转。

【常用护理诊断/问题】

1. 腹痛　与胃黏膜炎性病变有关。

2. 营养失调: 低于机体需要量 与畏食、消化不良等有关。

【护理措施】

（一）一般护理

1. 环境 提供安静、舒适、温湿度适宜的休息环境。定时开窗通风换气，一天2次，一次30分钟，但避免对流，以保持病室内空气清新。

2. 休息与活动 指导病人疾病处于活动期时，应卧床休息，可减少胃酸分泌，减轻不适。可用听音乐、做深呼吸等方法转移注意力来减轻焦虑、缓解疼痛。病情缓解时，进行适当的锻炼，以增强机体抵抗力。

3. 饮食护理 与病人一起制订饮食计划。向病人解释摄取足够营养的重要性，鼓励病人少量多餐，给予足够热量、高蛋白、高维生素、易消化的饮食，避免摄入过咸、过甜、辛辣刺激性食物。指导病人及家属改进烹饪技巧，注意食物的色、香、味，增加病人食欲。胃酸缺乏者，食物应煮熟烂后食用，以利于消化吸收，尽量多选择一些刺激胃酸分泌的食物，如鱼汤、肉汤、鸡汤等；高胃酸者应避免进食酸性、多脂肪食物。为病人提供轻松的进餐环境，避免不良气味等，以增加病人的食欲。

（二）病情观察

观察病人有无上腹痛、饱胀不适、恶心、呕吐、反酸、嗳气、食欲减退等消化不良的症状。密切观察上消化道出血的征象，如有无呕血和（或）黑便等，定期做便隐血检查，以便及时发现病情变化。同时注意观察用药前后病人症状的改善情况。

（三）用药护理

遵医嘱给病人根除幽门螺杆菌感染治疗时，要注意观察药物的疗效及副作用。

1. 胶体铋剂 枸橼酸铋钾为常用药物，因其在酸性环境中方起作用，故宜在餐前半小时服用。服用枸橼酸铋钾过程中可使齿、舌变黑，宜使用吸管吸入。部分病人服药后会出现便秘和大便发黑，告知病人停药后可自行消失，减轻焦虑。少数病人会出现恶心、一过性血清转氨酶升高，极少出现急性肾衰竭的情况。

2. 抗菌药物 幽门螺杆菌阳性者可选用克拉霉素、阿莫西林、甲硝唑、呋喃唑酮等，使用阿莫西林药物前，应询问病人有无青霉素过敏史，使用过程中注意观察病人有无迟发性过敏反应发生。甲硝唑可引起恶心、呕吐等胃肠道反应，可遵医嘱应用甲氧氯普胺、维生素 B_{12} 等拮抗。

（四）症状、体征的护理

上消化道出血的具体护理措施详见本章第十二节，腹痛病人的护理详见本章第一节。

（五）健康指导

1. 疾病知识指导 向病人及家属介绍本病的相关病因，避免诱发因素。指导病人生活要有规律，保持良好的心态，合理安排作息时间，注意劳逸结合。

2. 饮食指导 指导病人加强饮食卫生和营养，规律饮食；避免过冷、过热、辛辣等刺激性食物及浓茶、咖啡等饮料；嗜酒者应戒酒，防止乙醇对胃黏膜的损伤。

3. 用药指导 根据病人的病因、具体情况进行指导，如避免使用对胃黏膜有刺激的药物，必须使用时应同时服用抗酸药或胃黏膜保护剂；告知药物的不良反应，如有异常及时就诊，定期门诊复查。

（冯德香）

学习小结

胃炎一般分为急性和慢性胃炎两大类。慢性胃炎90%为幽门螺杆菌感染所引起，进展缓慢、迁延，一般无明显症状；部分病人有上腹痛和饱胀感，疼痛无规律性，可有嗳气、反酸、恶心、食欲减退等。最可靠的诊断方法为胃镜检查。疾病急性加重时，应注意休息，缓解期适当活动；根除幽门螺杆菌感染采用质子泵抑制剂、胶体铋剂及抗生素联合治疗；急性发作期病人可给予无渣、半流质的饮食，如牛奶、米汤等；要避免粗糙、过咸、过甜、过冷、过热和刺激性强的饮食如辛辣食物、浓茶、咖啡等。

复习参考题

1. 引起急慢性胃炎的常见病因有哪些？如何预防？
2. 急慢性胃炎的临床表现有哪些？
3. 简述急慢性胃炎的主要护理诊断及护理措施。

第四节　消化性溃疡病人的护理

学习目标

掌握	消化性溃疡的临床表现、主要护理诊断与护理措施。
熟悉	消化性溃疡的病因与治疗原则。
了解	消化性溃疡的发病机制。

案例 4-1

病人，男性，55 岁。因反复发作上腹部疼痛 10 年，加重 2 天，伴呕血、黑便 6 小时入院。10 年前因饮食不当，出现上腹剑突下疼痛，伴反酸、嗳气，多在餐后 1 小时出现。曾诊断为胃溃疡，给予雷尼替丁、硫糖铝等药物治疗，症状可缓解。以后每于气候变化、饮食不当、劳累时有类似发作，自行服上述药物后缓解。2 天前饮酒后，上述症状再发，伴恶心、呕吐，呕吐物为胃内容物。6 小时前呕出暗红色血性液体 5 次，有血凝块，总量约 800ml，排黑便 2 次，约 500g。自觉头晕和心悸，疲乏无力，皮肤湿冷，遂急诊入院。护理查体：T 37.9℃，P 128 次 /min，R 30 次 /min，BP 80/52mmHg。表情紧张、焦虑，面色苍白。双肺无异常，心率 120 次 /min，律齐。腹软，上腹部轻压痛，肝脾未及，双下肢无水肿。

思考：

1. 该病人可能的疾病诊断是什么？
2. 该病人发病的主要诱因是什么？
3. 目前最主要护理诊断是什么（3 个）？
4. 护士应实施哪些护理措施？

消化性溃疡（peptic ulcer，PU）是胃肠道黏膜被自身消化而形成的溃疡，主要是指发生在胃和十二指肠的慢性溃疡，即胃溃疡（gastric ulcer，GU）和十二指肠溃疡（duodenal ulcer，DU）。此外，食管下段、胃肠吻合口、空肠及有异位黏膜的 Meckel 憩室均可发生溃疡。胃、十二指肠球部溃疡最为常见。全球总发病率占人口的 10%～12%，临床上 DU 较 GU 多见，两者之比约为 3∶1；男性多见，男女之比为（5.23～6.5）∶1。DU 可见于任何年龄，但以青壮年多见；GU 多见于中老年。秋冬和冬春之交是本病的好发季节。

【病因和发病机制】

（一）病因

引起消化性溃疡的病因很多，主要有幽门螺杆菌（Hp）感染、非甾体类抗炎药、胃酸 / 胃蛋白酶的侵袭作用、胃黏膜保护作用减弱、胃排空障碍、遗传作用、应激及精神因素等。近年来，大量的研究充分证明，

Hp 感染是引起消化性溃疡的主要病因。

（二）发病机制

1. 幽门螺杆菌感染　近年来，大量的研究充分证明，幽门螺杆菌感染在消化性溃疡的发生中起主要作用。消化性溃疡病人中幽门螺杆菌感染率较高，DU 病人的感染率为 90%～100%，GU 为 80%～90%，根除幽门螺杆菌可促进溃疡愈合并显著降低消化性溃疡的复发。

2. 非甾体类抗炎药（NSAID）　长期服用 NSAID 是引起消化性溃疡的另一个主要原因。服用此类药物的病人中，有 10%～25% 的人可发生溃疡。NSAID 通过削弱黏膜的防御和修复功能而导致消化性溃疡发生。

3. 胃酸和胃蛋白酶　消化性溃疡的形成最终是胃酸 - 胃蛋白酶对黏膜自身消化所致，胃蛋白酶的作用受胃酸影响，抑制胃酸分泌可促进溃疡的愈合。胃酸由壁细胞分泌，受神经体液调节，因此胃酸分泌过多与壁细胞总数增多、壁细胞对刺激物敏感性增加及胃酸分泌的正常反馈机制缺陷有关。尤其在 DU 的发病机制中，胃酸分泌过多起重要作用。

4. 胃黏膜保护作用减弱　正常胃黏膜具有很强的保护作用，包括胃黏液屏障、胃黏膜屏障、丰富的黏膜血流和上皮细胞的再生等，使胃黏膜有效地防御各种损伤因子，一旦保护作用减弱，则可能发生溃疡。吸烟、药物及咖啡、烈酒、辛辣食物均可破坏胃黏膜屏障而致溃疡。

5. 胃排空障碍　部分 DU 病人的胃排空比正常人快。特别是体液排空，使十二指肠酸负荷增加，黏膜易遭损伤。部分 GU 病人存在胃运动障碍，表现为胃排空延缓和十二指肠 - 胃反流，均可损伤胃黏膜，同时可加重幽门螺杆菌感染或摄入非甾体类抗炎药对胃黏膜的损伤。

6. 遗传作用　消化性溃疡的发生具有明显的遗传倾向。胃溃疡病人的家族中，GU 发病率较正常人高 3 倍。近年来研究发现，十二指肠溃疡的发病与 ABO 血型和血型物质 ABH 分泌状态有关，O 型血及 ABH 非分泌者十二指肠溃疡的发病率高。

7. 应激及精神因素　急性应激可引起应激性溃疡已是共识。临床上，因焦虑、忧伤、怨恨、紧张等精神因素引起本病发生和病情加重的情况也较常见。

8. 其他　某些解热镇痛药、抗癌药、糖皮质激素等药物均可导致溃疡，另外环境因素、季节、吸烟、辛辣食物、进食无规律等与消化性溃疡的发生也有一定的关系。

【临床表现】

本病具有慢性过程、周期性发作、节律性上腹痛等特点。其临床表现为：

（一）腹痛

疼痛是溃疡病的主要症状，多为隐痛、胀痛或烧灼痛。胃溃疡的疼痛部位多位于剑突下正中或偏左，十二指肠溃疡疼痛常在上腹部或偏右，并可向背部、肋缘和胸部放射。本病的疼痛具有以下特点：

1. 长期性　慢性过程呈反复发作，病史可达几年甚至十余年。

2. 周期性　发作期和缓解期相互交替，发作有季节性，多在秋冬、冬春之交发病，可因精神紧张或饮食不当发作。

3. 节律性　GU 的疼痛常在进餐后 0.5～1 小时出现，持续 1～2 小时后逐渐缓解，下次进餐后疼痛复发，其典型节律为进食 - 疼痛 - 缓解。病人常常因恐惧疼痛而不进食或少进食。DU 病人疼痛常发生在胃排空状态，如早餐后 3～4 小时开始出现上腹痛，可持续至午餐后才缓解，午餐后 2～4 小时疼痛复发，也可于睡前或半夜出现疼痛，称为午夜痛。进食或服抗酸药疼痛即能缓解，其疼痛节律为疼痛 - 进食 - 缓解。疼痛一般较轻，多呈钝痛、灼痛或饥饿样痛，持续性剧痛常提示溃疡穿孔。疼痛常因精神刺激、过度疲劳、饮食不当、药物影响、气候变化等因素诱发或加重。消化性溃疡还可有胃灼热感、反酸、嗳气、恶心、呕吐等胃肠道症状及体重减轻、失眠等表现。溃疡活动期剑突下可有一固定而局限的压痛点，缓解时无明显体征。

4. 抑酸或抗酸剂治疗有效　应用抑酸剂或抗酸剂疼痛可缓解，前者为 H_2 受体拮抗剂（如西咪替丁、法莫替丁、雷尼替丁等）及质子泵抑制剂（如奥美拉唑、泮托拉唑、兰索拉唑等），后者为氢氧化铝、铝碳酸镁等。

（二）全身症状

可有失眠、多汗、脉缓等自主神经功能失调表现。胃溃疡病人常常因疼痛而影响进食，长期食物摄入不足可导致消瘦、贫血。DU病人常因进食可缓解疼痛而频繁进食，体重可增加，但有慢性出血者亦可引起缺铁性贫血。

（三）特殊溃疡

临床上常见的特殊溃疡有：复合溃疡、幽门管溃疡、球后溃疡、巨大溃疡、老年人溃疡、儿童期溃疡、无症状性溃疡、难治性溃疡、胃泌素瘤。特殊类型的溃疡不具备典型溃疡的疼痛特点，常缺乏疼痛的节律性。胃泌素瘤病人多有顽固性症状和多发性难治性溃疡。

（四）并发症

1. 出血　出血是消化性溃疡最常见的并发症，占溃疡病人的10%～25%，表现为呕血和（或）黑便。一般出血量超过5ml，便隐血试验即呈阳性；50ml以上可呈柏油样便；出血量超过400ml或出血速度快可出现头昏、心悸、乏力等症状；短时间内出血量达1000ml以上可出现失血性休克。

2. 穿孔　急性游离穿孔是最严重的并发症，常于饮食过饱和饭后剧烈运动时发生。胃或十二指肠内容物漏入腹腔引起急性弥漫性腹膜炎，表现为上腹突发剧痛并迅速延及全腹，并伴有压痛、反跳痛、肌紧张，肠鸣音减弱或消失，肝浊音界消失，部分病人出现呼吸加速、脉搏增快、大汗淋漓、烦躁不安等症状，服用抑酸剂后症状不能缓解。

3. 幽门梗阻　多由十二指肠球部溃疡或幽门管溃疡引起。急性梗阻多因炎症引起周围组织充血水肿或幽门平滑肌痉挛造成，梗阻为暂时性，随着炎症消退而好转。慢性梗阻多由于溃疡愈合后瘢痕收缩，呈持续性。幽门梗阻临床表现为餐后加重的上腹胀痛，频繁大量呕吐，呕吐物为有酸腐味的宿食，呕吐后腹部症状可稍缓解，严重呕吐者可出现脱水，低氯、低钾性碱中毒，体重下降和营养不良。胃蠕动波、空腹振水音及空腹抽出胃液＞200ml为幽门梗阻的特征性表现。

4. 癌变　少数胃溃疡可发生癌变，癌变率＜1%。对有长期慢性胃溃疡病史、年龄45岁以上、进行性消瘦、疼痛节律改变或消失、便隐血试验持续阳性者，应考虑有癌变可能。十二指肠溃疡极少癌变。

【实验室及其他检查】

1. 幽门螺杆菌检测　是消化性溃疡的常规检测项目，可分为侵入性（如快速尿素酶试验、组织学检查、黏膜涂片染色镜检、微需氧培养和聚合酶链反应等）和非侵入性（如 ^{13}C 或 ^{14}C 尿素呼气试验和血清学试验等）两种。前者需做胃镜检查和胃黏膜活检，可同时确定存在的胃十二指肠疾病；后者仅提供有无幽门螺杆菌感染的临床依据。其中快速尿素酶试验是侵入性检测方法中诊断幽门螺杆菌感染的首选方法；^{13}C 或 ^{14}C 尿素呼气试验检测幽门螺杆菌感染的敏感性和特异性高，可作为根除治疗后复查的首选方法。

2. 胃镜和胃黏膜活检　是确诊消化性溃疡的首选方法，可直接观察溃疡的部位、大小、数目及溃疡的分期，并可在直视下取活组织做病理检查及幽门螺旋杆菌检测。胃镜检查可见消化性溃疡多呈圆形或线形，边缘光滑，基底部有灰白色或灰黄色渗出物，溃疡周围黏膜可充血、水肿，可见皱襞向溃疡集中。

3. 粪便隐血试验　粪便隐血试验持续阳性提示溃疡处于活动期。

4. X线钡餐检查　溃疡的X线征象有直接和间接两种：龛影是直接征象，对溃疡有确诊价值；间接征象包括胃大弯侧痉挛性切迹、十二指肠球部激惹和球部畸形等，间接征象仅提示可能有溃疡。

【诊断要点】

根据本病具有慢性过程、周期性发作、节律性上腹痛、应用抑酸剂或抗酸剂腹痛可缓解等特点，可做出初步诊断。但确诊仍依靠胃镜及X线钡餐检查结果。

【治疗原则】

消化性溃疡的治疗目的是消除病因、缓解症状、促进溃疡愈合、减少复发和预防并发症。治疗原则为整体治疗与局部治疗相结合、药物与非药物治疗相结合、内科治疗与外科治疗相结合。治疗应针对不同情况采取相应的措施。

（一）一般治疗

建立规律的生活习惯，避免过度劳累和精神紧张，避免辛辣、刺激性食物，避免暴饮暴食；戒烟酒，避免口服非甾体类抗炎药、激素、氯化钾等对胃黏膜刺激性较强的药物。

（二）药物治疗

1. 根除幽门螺杆菌治疗　目前推荐三联疗法，即以质子泵抑制剂或胶体铋剂加上两种抗生素（如克拉霉素、阿莫西林、甲硝唑等）的治疗方案。最常用的方案是质子泵抑制剂＋阿莫西林＋克林霉素。

2. 降低胃酸的药物治疗　常用抗酸药和抑制胃酸分泌药两类。前者主要为碱性抗酸药如氢氧化铝、氢氧化镁及其复方制剂等；后者主要为 H_2 受体拮抗剂（如西咪替丁、法莫替丁、雷尼替丁等）和质子泵抑制剂（如奥美拉唑、泮托拉唑、兰索拉唑等）。

3. 保护胃黏膜治疗　常用药物为硫糖铝和枸橼酸铋钾，二者能黏附、覆盖在溃疡面上形成一层保护膜。此外，还可使用前列腺素类药物如米索前列醇增加胃黏膜防御能力。

（三）手术治疗

适用于大量出血经内科治疗无效、并发急性穿孔、瘢痕性幽门梗阻、顽固性溃疡及胃溃疡有癌变的病人。

【常用护理诊断/问题】

1. 疼痛：腹痛　与胃酸刺激，胃、十二指肠溃疡面化学性炎症反应有关。
2. 营养失调：低于机体需要量　与食欲缺乏、疼痛致摄入量减少及消化吸收功能障碍有关。
3. 焦虑　与疾病反复发作，病程迁延有关。
4. 知识缺乏：缺乏消化性溃疡病因及相关防治知识。

【护理措施】

（一）一般护理

1. 休息与活动　溃疡活动期、便隐血试验阳性病人应卧床休息几天至 1~2 周，缓解期病人应鼓励适当下床活动，避免过度劳累，注意劳逸结合及生活规律。

2. 饮食护理

（1）急性发作期：给予温凉流质、半流质、软食且含蛋白质、糖类、维生素较高的食物，如大米粥、小米粥、蛋花汤、蒸鸡蛋、藕粉、面食等清淡易于消化的饮食。少量多餐，每天进食 4~5 次，使胃酸规律分泌，促进溃疡愈合。此期应严格限制对胃黏膜有机械性刺激的食物（如生、硬、油炸、煎炒及粗纤维丰富的食物）和有化学刺激的食物、药物（如酒类、酸性饮食、浓茶、咖啡、辛辣食物、过冷过热食物、激素、非甾体类抗炎药等）。适当限制高脂肪饮食，避免强烈刺激胃酸分泌，以减轻胃黏膜损伤。

（2）好转恢复期：以清淡和无刺激性的易消化食物为主，原则是定时定量、细嚼慢咽、少量多餐。每天进食 5~6 次，主食以面食为主如馒头、面包、面条、面片等，不习惯面食者可用软米饭或米粥代替，两餐之间可摄取适量牛奶，因牛奶中的钙质可刺激胃酸分泌，不宜多饮。此期可适当增加蛋白质、糖、脂肪和食盐量。

（二）病情观察

记录生命体征，观察病人的神志变化，皮肤、甲床颜色、肢端温度变化，疼痛的部位、性质与程度。对突发性腹部剧痛，应注意有无穿孔并发症；大便呈柏油样或呕血说明消化道出血，应立即报告医生，对症处理。

问题与思考

消化性溃疡是胃肠道黏膜被自身消化而形成的溃疡，主要是指发生在胃和十二指肠的慢性溃疡，即

胃溃疡和十二指肠溃疡。此外,食管下段、胃肠吻合口、空肠及有异位黏膜的 Meckel 憩室均可发生溃疡。胃、十二指肠球部溃疡最为常见。消化性溃疡的基本用药包括抗生素、抗酸药、抑酸药和胃黏膜保护剂。

思考: 消化性溃疡病人应用三联疗法时,其用药护理需特别注意什么?请说明理由。

(三)用药护理

遵医嘱用药,注意观察药效及不良反应。

1. 抗酸药　如氢氧化铝凝胶等,应在饭后 1 小时和睡前服用。片剂应嚼服,乳剂使用前应充分摇匀。抗酸药与奶制品相互作用可形成络合物,应避免同时服用;不可与酸性的食物及饮料同服。氢氧化铝凝胶能阻碍磷的吸收,引起磷缺乏症,表现为食欲减退、软弱无力等症状,严重者可致骨质疏松,长期大量服用还可引起严重便秘、代谢性碱中毒与钠潴留,甚至造成肾损害。若服用镁制剂则易引起腹泻。

2. H_2 受体拮抗剂　药物应在餐中或餐后即刻服用,也可将 1 日剂量在睡前顿服。若需同时服用抗酸药,则两药应间隔 1 小时以上;若静脉给药应注意控制速度,速度过快可引起低血压和心律失常。西咪替丁有轻度抗雄性激素作用,用药剂量较大(每日在 1.6g 以上)时可引起男性乳房发育、女性溢乳、性欲减退、阳痿、精子计数减少等,停药后即可消失。因其主要通过肾排泄,用药期间应监测肾功能。此外,少数病人还可出现一过性肝损害和粒细胞减少,也可出现发热、关节痛、疲倦、腹泻及皮疹等反应,如出现上述反应需及时协助医生进行处理。因药物能通过胎盘屏障,并能进入乳汁,孕妇和哺乳期妇女禁用。

3. 质子泵抑制剂　奥美拉唑可引起头晕,特别是用药初期,应嘱病人用药期间避免开车或做其他必须高度集中注意力的工作。此外,奥美拉唑与地西泮、苯妥英钠等药物联合使用时可延缓其在肝脏内的代谢及体内消除,应用时需防止药物蓄积中毒。兰索拉唑偶见皮疹、瘙痒、头痛、便秘、口苦、贫血、肝功能异常等不良反应,轻度不良反应不影响继续用药,较为严重时应及时停药。泮托拉唑的不良反应较少,偶可引起头痛和腹泻。埃索美拉唑可引起视物模糊、脱发、光过敏等不良反应,但较少见,静脉滴注时只能溶于 0.9% 氯化钠溶液中使用。

4. 其他药物　硫糖铝片宜在进餐前 1 小时服用,可有便秘、口干、皮疹、眩晕、嗜睡等不良反应,不能与多酶片同服,以免降低两者的效价。使用阿莫西林药物前,应询问病人有无青霉素过敏史,使用过程中注意观察病人有无迟发性过敏反应。甲硝唑可引起恶心、呕吐等胃肠道反应,可遵医嘱应用甲氧氯普胺、维生素 B_{12} 等拮抗。

(四)疼痛的护理

1. 观察并了解疼痛的部位、性质及程度、发作时间、频率、持续时间与饮食的关系,按其规律和特点指导缓解疼痛的方法,如十二指肠溃疡为空腹痛或午夜痛,可准备碱性食物(如苏打饼干)在疼痛前或疼痛时进食或遵医嘱服用抗酸药物防止疼痛发生。

2. 可通过指导式想象、行为疗法,如音乐疗法、放松疗法、生物反馈、局部热敷、分散注意力等,缓解病人焦虑、紧张情绪,以提高痛阈。

3. 针灸镇痛　可针灸足三里、合谷。

(五)心理护理

呕血或便血均会使病人精神紧张、焦虑、恐惧,刺激迷走神经兴奋致胃酸分泌增多,从而加重对胃黏膜的损伤。因此,护士要稳定病人的情绪,保持病室安静,分散病人注意力,通过下棋、看报、听音乐等消除紧张情绪。还可配合性格训练,如精神放松法、呼吸控制训练法、自我睡眠等,告知病人情绪反应与疾病的发展及转归之间的关系,提高病人情绪的自我调控能力及心理应急能力。向病人讲解消化性溃疡的有关知识,告诉病人及家属经过正规治疗,溃疡是可以治愈的,让病人树立战胜疾病的信心、保持乐观的情绪,积极主动配合医生治疗。

（六）健康指导

1. 疾病知识指导　向病人及家属介绍消化性溃疡发病的原因、诱发因素及常见并发症的表现和特点，帮助他们了解病情，解除思想顾虑。指导病人保持乐观的情绪、规律的生活，避免劳累；指导病人建立合理的饮食习惯，对嗜烟酒的病人说明烟酒对消化性溃疡的危害性，并与病人共同制订计划，戒除烟酒。

2. 用药指导　指导病人遵医嘱正确服药，学会观察药效及不良反应，不擅自停药或减量，防止溃疡复发。指导病人慎用或勿用致溃疡加重的药物，如阿司匹林、对乙酰氨基酚、咖啡因、泼尼松等。若上腹疼痛节律发生变化或加剧，或者出现呕血、黑便时，应立即就医。

（冯德香）

学习小结

消化性溃疡的主要病因是幽门螺杆菌感染和胃酸/胃蛋白酶的侵袭作用。临床表现主要为节律性上腹痛，胃溃疡为餐后痛，而十二指肠溃疡为空腹痛及夜间痛。常见并发症有出血（最常见）、穿孔、幽门梗阻、癌变等。常用 H_2 受体拮抗剂、质子泵抑制剂抑制胃酸分泌，联合阿莫西林等抗生素根治幽门螺杆菌。注意药物的用法及不良反应：H_2 受体拮抗剂应在餐中或餐后即刻服用；氢氧化铝凝胶应在饭后 1 小时和睡前服用，片剂应嚼服；枸橼酸铋钾宜在餐前半小时服用，可有便秘和大便呈黑色，停药后可自行消失；硫糖铝片宜在进餐前 1 小时服用，可有便秘、口干、皮疹等副作用。指导病人少量多餐，使胃酸规律分泌，避免粗糙、辛辣等刺激性食物，有利于溃疡的愈合。戒烟酒。做好病人的心理护理，消除其不良情绪。

复习参考题

1. 消化性溃疡的常见病因有哪些？
2. 消化性溃疡的临床表现具有哪些特点？常见的并发症有哪些？
3. 消化性溃疡病人在用药方面应给予怎样的指导？

第五节　胃癌病人的护理

学习目标	
掌握	胃癌的临床表现及主要护理诊断与护理措施。
熟悉	胃癌的诊断要点与治疗原则。
了解	胃癌的病因与发病机制。

胃癌（gastric carcinoma）主要是胃腺癌，是我国最常见的消化道恶性肿瘤之一，居全球肿瘤病死率的第二位。多发于 55～70 岁，男女之比为（2～3）:1。有色人种比白种人易患本病。日本、中国等东亚国家高发，美国、澳大利亚、西欧国家发病率较低。在我国，北方高于南方，农村高于城市。我国平均年死亡率约为 16/10 万。

【病因和发病机制】

（一）病因

胃癌的发生是环境因素与机体内在因素相互作用的结果，可能与下列因素有关：环境与饮食因素、幽门螺杆菌感染、遗传和基因改变以及癌前状态等。

（二）发病机制

1. **环境与饮食因素** 环境因素，如火山岩地带、高泥炭土壤、水土中含硝酸盐过多、微量元素比例失调或化学污染可直接或间接经饮食途径参与胃癌的发生。流行病学研究显示，经常食用霉变、腌制、烟熏食品及高盐饮食，可增加胃癌发生的危险性。因硝酸盐在胃内被细菌还原成亚硝酸盐，再与胺结合成致癌的亚硝胺，长期作用于胃黏膜易导致癌变。高盐饮食可造成胃黏膜损伤，使黏膜易感性增加。新鲜蔬菜、水果具有预防胃癌的保护性作用。

2. **幽门螺杆菌感染** 近年来的研究显示，幽门螺杆菌感染与胃癌的发生有密切关系。幽门螺杆菌长期感染诱发胃癌的可能机制有：幽门螺杆菌引起的胃黏膜慢性炎症可导致细胞突变；幽门螺杆菌可还原硝酸盐产生致癌物；幽门螺杆菌的某些代谢产物可促进上皮细胞变异。

3. **遗传和基因改变** 胃癌有明显的家族聚集倾向，家族发病率高于普通人群2～3倍，提示其发病与遗传因素有关。研究表明，胃癌的发展过程涉及癌基因、抑癌基因、凋亡相关基因等的改变，且基因的改变具有多样化。

4. **癌前状态** 慢性萎缩性胃炎、腺瘤性胃息肉、胃溃疡、残胃炎等胃良性疾病，有发生胃癌的危险性。肠型化生与异型增生等病理变化较易转变为癌组织。

【临床表现】

（一）症状

1. **早期胃癌** 指癌组织浸润深度局限于黏膜或黏膜下层，无论有无淋巴结转移。多无症状或仅有非特异性消化道症状。

2. **进展期胃癌** 包括中期胃癌和晚期胃癌。癌组织超出黏膜下层，侵入肌层为中期胃癌；病变达浆膜下层、浆膜层外组织或有转移为晚期胃癌。最早出现的症状是上腹痛，可急可缓，可同时伴有食欲减退、体重减轻。初期仅为上腹饱胀不适，继之隐痛不适，偶呈溃疡样节律性疼痛，但不能被进食及抗酸药缓解。胃壁受累时可出现早饱感。

3. **胃癌转移** 贲门癌累及食管下段时可出现吞咽困难，幽门梗阻时出现恶心、呕吐。溃疡型胃癌出血可引起呕血与黑便。

（二）体征

1. **早期胃癌** 多无明显体征。

2. **进展期胃癌** 上腹部可触及肿块，有压痛。肝转移可出现肝大，常伴黄疸。腹膜转移时可发生腹水，移动性浊音(＋)。远处淋巴结转移时可在左锁骨上窝触到质硬而固定的淋巴结，称为Virchow淋巴结。

3. **伴癌综合征** 包括反复发作的浅表性血栓静脉炎、黑棘皮病(皮肤皱褶处有色素沉着，两腋下明显)、皮肌炎、膜性肾病、神经肌肉病变等。

【实验室及其他检查】

1. **血象检查** 多数病人有贫血。

2. **粪便隐血试验** 呈持续阳性。

3. **肝功能检查** 肝功能异常提示可能有肝转移。

4. **X线钡餐检查** 对胃癌的诊断仍然有较大价值。早期胃癌可表现为小的充盈缺损，或呈边缘不规则的龛影，黏膜有中断、变形或融合；进展期胃癌的X线诊断率可达90%以上，凸入胃腔的肿块，表现为较大而不规则的充盈缺损，溃疡型表现为位于胃轮廓内的龛影，边缘不整齐，浸润型表现为胃壁僵硬，蠕动消失，胃腔狭窄。

5. **内镜检查** 内镜检查结合黏膜活检，是目前最可靠的诊断手段，对早期胃癌，内镜检查更是最佳的诊断方法。

6. **B超/CT检查** 怀疑有肝或后腹膜转移时，可进行B超和(或)CT检查。

【诊断要点】

本病确诊主要依靠内镜和活组织病理学检查及 X 线钡餐检查。早期确诊对胃癌的根治具有重要意义，出现下列状况者应早期或定期进行胃镜检查：①病人在 40 岁以上，尤其男性，近期出现消化不良，或突然出现呕血或黑便者；②慢性萎缩性胃炎伴胃酸缺乏，出现肠化生及不典型增生者；③良性溃疡伴胃酸缺乏者；④胃溃疡经内科治疗 2 个月无好转，X 线检查显示溃疡反而增大者；⑤ X 线检查胃息肉 >2cm 者；⑥尤其 Billroth-II 式胃切除术后 10 年以上者。

【治疗原则】

1. 手术治疗　是首选的治疗方法，也是目前唯一有可能治愈胃癌的方法。其效果与胃癌的分期、浸润的深度和扩散的范围有关。

2. 内镜下治疗　早期胃癌可在内镜下行激光、电灼、微波、局部注射抗癌药物等治疗，但疗效不如手术。

3. 化学治疗　是胃癌综合性治疗的重要组成部分，主要对手术治疗起辅助作用，可使癌灶局限、消灭残存癌灶、防止复发和转移。联合化疗的常用药物有氟尿嘧啶、替加氟、丝裂霉素、多柔比星、顺铂、阿糖胞苷、依托泊苷、司莫司汀等。

4. 其他治疗　高能量静脉营养、中药扶正、放疗、热疗、免疫治疗等，可提高病人体质，增加其对手术和化疗的耐受性。

【常用护理诊断/问题】

1. 疼痛　与癌细胞浸润有关。

2. 营养失调：低于机体需要量　与食欲减退、吞咽困难、消化吸收功能障碍等有关。

【护理措施】

（一）一般护理

1. 休息与活动　保持病室环境整洁、空气流通，温度保持在 18～22℃，湿度在 50%～60%，为病人提供安静、舒适的生活环境，保证充足的睡眠。合理安排作息时间，根据病情和体力，适量活动，避免劳累，以增强机体抵抗力。全身症状明显者应卧床休息。

2. 饮食护理　能进食者鼓励其尽可能进食，给予易消化、足够热量、高蛋白、高维生素的流质或半流质饮食。提供适宜的进食环境，注意食物的色、香、味齐全，以增进病人的食欲。吞咽困难或中、晚期病人应遵医嘱静脉输注高营养物质，补充水分和电解质，以维持机体代谢的需要。幽门梗阻者，可行胃肠减压，同时遵医嘱静脉补液。

（二）病情观察

观察疼痛的部位、性质和程度，是否伴有严重的恶心与呕吐、吞咽困难、呕血及黑便等症状。如出现剧烈腹痛和腹膜刺激征，应考虑是否发生穿孔，及时协助医生进行相关检查或治疗。

理论与实践

杜冷丁（dolantin），即盐酸哌替啶，为人工合成的阿片受体激动剂，属于苯基哌啶衍生物，是一种临床应用的合成镇痛药，长期使用会产生依赖性，被列为严格管制的麻醉药品。本品为强效镇痛药，适用于各种剧痛，如创伤性疼痛、手术后疼痛、麻醉前用药，或局麻与静吸复合麻醉辅助用药等。对内脏绞痛应与阿托品配伍应用。用于分娩镇痛时，须监护本品对新生儿的抑制呼吸作用。麻醉前给药、人工冬眠时，常与氯丙嗪、异丙嗪组成人工冬眠合剂应用。用于心源性哮喘，有利于肺水肿的消除。晚期癌症病人解除中重度疼痛，因个体化给药，剂量可较常规为大，应逐渐增加剂量，直至疼痛满意缓解，但不提倡使用，更不宜长期使用。不良反应有眩晕、出汗、口干、恶心、呕吐、瞳孔散大、惊厥、幻觉、心动过速、血压下降、呼吸

抑制、昏迷等。室上性心动过速、颅脑损伤、颅内占位性病变、慢性阻塞性肺疾患、支气管哮喘、严重肺功能不全者禁用。

（三）用药护理

1. 遵医嘱应用镇痛药物，目前治疗癌性疼痛的主要药物有：①非麻醉镇痛药（如阿司匹林、吲哚美辛、对乙酰氨基酚等）；②弱麻醉性镇痛药（可待因、布桂嗪等）；③强麻醉性镇痛药（吗啡、哌替啶等）；④辅助性镇痛药（地西泮、异丙嗪、氯丙嗪等）。给药时应遵循 WHO 推荐的三阶梯疗法，即选用镇痛药必须从弱到强，先以非麻醉药为主，当其不能控制疼痛时依次加用弱麻醉性及强麻醉性镇痛药，并配以辅助用药，采取复合用药的方式达到镇痛效果。

2. 遵医嘱进行化学药物治疗，抑制杀伤癌细胞，使疼痛减轻，病情缓解。密切观察化疗药物的不良反应，如恶心、呕吐、脱发等，及时通知医生，给予相应处理。

（四）疼痛的护理

疼痛病人要注意观察疼痛的部位、性质、程度（常用的方法有脸谱评分法、划线法、数字分级法），遵医嘱应用相应的镇痛药物。指导病人缓解疼痛的方法，如听音乐、数数、深呼吸等转移病人的注意力。及时了解病人的需求，给予精神上的安慰，以提高病人对疼痛的耐受性。减轻疼痛的具体措施详见本章第一节。

（五）健康指导

1. 疾病预防指导　对健康人群积极开展卫生宣教，鼓励进食富含维生素C的新鲜水果、蔬菜；多食肉类、鱼类、豆制品和乳制品；避免高盐饮食，少进咸菜、烟熏和腌制食品；食品贮存要科学，不食用霉变食物。对胃癌高危人群如中度或重度肠化生、中度或重度胃黏膜萎缩、不典型增生或有胃癌家族史者应遵医嘱给予根除幽门螺杆菌治疗。对癌前状态者，应定期检查，以便早发现、早诊断及早治疗。

2. 生活指导　指导病人生活规律，保证充足的睡眠，根据病情和体力，适量活动，增强机体抵抗力。注意个人卫生，特别是体质衰弱者，应做好口腔、皮肤黏膜的护理，防止继发性感染。指导病人运用适当的心理防卫机制，保持乐观态度和良好的心理状态，以积极的心态面对疾病。

3. 治疗指导　指导病人合理使用镇痛药，并应发挥自身积极的应对能力，以提高控制疼痛的效果。嘱病人定期复诊，以监测病情变化和及时调整治疗方案。教会病人及家属如何早期识别并发症，及时就诊。

（冯德香）

学习小结

胃癌的发生可能与环境和饮食因素、幽门螺杆菌感染及遗传等因素有关。早期胃癌多无症状或仅有非特异性消化道症状；进展期胃癌最早出现的症状是上腹痛，可同时伴有食欲减退、体重减轻。目前胃癌的首选治疗方法是手术治疗。注意观察病人疼痛的特点，遵医嘱给予相应的镇痛药，给药时应遵循 WHO 推荐的三阶梯疗法，教给病人减轻疼痛的方法，如听音乐、深呼吸、数数等，以转移其注意力，提高对疼痛的耐受性。能进食者鼓励其尽可能进食，对于营养失调者选择易消化、营养丰富的流质或半流质饮食，加强营养支持。

复习参考题

1. 胃癌的临床表现有哪些？

2. 癌性疼痛病人应用镇痛药物应遵循哪些原则？

3. 简述胃癌的主要护理诊断与护理措施。

第六节 肠结核与结核性腹膜炎病人的护理

学习目标

掌握	肠结核与结核性腹膜炎的临床表现及主要护理诊断与护理措施。
熟悉	肠结核与结核性腹膜炎的诊断与治疗原则。
了解	肠结核与结核性腹膜炎的病因与发病机制。

一、肠结核

肠结核（intestinal tuberculosis）是结核分枝杆菌引起的肠道慢性特异性感染。近年来人类免疫缺陷病毒感染率增高或免疫抑制剂的广泛使用等原因，导致本病的发病率有所增加。一般见于中青年，女性略多于男性，约为 1.85∶1。

【病因和发病机制】

（一）病因

常继发于肺结核，90% 以上的肠结核主要由人型结核分枝杆菌引起，少数可由牛型结核分枝杆菌感染致病。

（二）发病机制

肠结核的感染途径有：①经口感染，为感染本病的主要途径；②血行播散，见于粟粒型肺结核；③直接蔓延，由腹腔内结核病灶直接侵犯肠壁引起。肠结核主要位于回盲部，原因为：①含有结核菌的肠内容物在回盲部停留的时间较长，增加了对局部黏膜感染的机会；②结核菌易侵犯淋巴组织，且回盲部淋巴组织较丰富。其他部位按发病率高低依次为升结肠、空肠、横结肠、降结肠、阑尾、十二指肠和乙状结肠等，少数见于直肠。

肠结核的发病是人体与结核分枝杆菌相互作用的结果。在人体抵抗力低下、肠道功能紊乱的基础上，数量较多、毒力较强的结核分枝杆菌入侵而致病。

【临床表现】

绝大多数病人起病缓慢，病程较长。

1. 腹痛 多位于右下腹，可有上腹或脐周牵涉痛，疼痛一般呈隐痛或钝痛。进食易诱发或加重疼痛，同时有排便感，排便或排气后疼痛可有不同程度的缓解。增生型肠结核并发肠梗阻时，有腹部绞痛，伴有腹胀、肠鸣音亢进、肠型与蠕动波。

2. 腹泻与便秘 腹泻是溃疡型肠结核的主要表现之一。一般每天排便 2~4 次，重者每天可达 10 余次，粪便呈糊状，多无脓血，不伴里急后重感。有时腹泻与便秘交替，与胃肠功能紊乱有关。增生型肠结核以便秘为主。

3. 腹部肿块 多见于增生型肠结核，常在右下腹扪及肿块，较固定，质地中等，伴有轻度或中度压痛。而溃疡型者也可因病变肠段与周围肠段、肠系膜淋巴结粘连形成腹部肿块。

4. 全身症状和肠外结核表现 溃疡型肠结核常有结核毒血症及活动性肺结核的表现，为长期低热、盗汗、倦怠、消瘦，可有贫血发生。增生型肠结核全身状况一般较好。并发症见于晚期病人，常有肠梗阻、慢性穿孔瘘管形成，肠出血少见，偶有急性肠穿孔，也可合并结核性腹膜炎。

【实验室及其他检查】

1. 实验室检查 常表现为轻、中度贫血,白细胞计数一般正常。红细胞沉降率多明显增快,可作为判断结核病活动程度的指标之一。粪便多为糊状,显微镜下可见少量脓细胞和红细胞。结核菌素试验强阳性或结核感染 T 细胞斑点试验(T-SPOT)阳性有助于诊断本病。

2. X 线检查 X 线胃肠钡餐造影或钡剂灌肠检查对肠结核的诊断具有重要价值。溃疡型肠结核病人,钡剂在病变肠段排空较快,显示充盈不佳,而在病变的上、下肠段则显示充盈良好,呈现 X 线钡影跳跃征象。

3. 结肠镜检查 可直接观察全结肠和回肠末段,对本病的诊断有重要价值。对病变肠黏膜进行活检,发现肉芽肿、干酪坏死或抗酸杆菌时,可确诊。

【诊断要点】

本病的主要诊断依据是:①中青年病人有肠外结核,主要是肺结核;②有腹痛、腹泻、便秘等消化道症状,右下腹压痛、包块或原因不明的肠梗阻,伴有低热、盗汗、倦怠、消瘦等症状;③结核菌素试验强阳性或 T-SPOT 阳性有助于诊断本病;④X 线胃肠钡餐检查有溃疡、肠管变形、跳跃征等征象;⑤结肠镜检查可发现主要位于回盲部的炎症、溃疡、炎性息肉或肠腔狭窄。如病理活检发现干酪性肉芽肿,对疾病的确诊具有重要意义;活检组织中找到抗酸杆菌也有助于诊断。对高度怀疑的肠结核病人,给予实验性抗结核治疗 2~6 周,症状改善者或好转,可作出肠结核的临床诊断。

【治疗原则】

1. 抗结核化学药物治疗 是本病治疗的关键,目前多主张短程疗法,疗程为 6~9 个月。

2. 对症治疗 腹痛可用阿托品或其他抗胆碱酯能药物。严重腹泻或摄入不足者,应注意纠正水、电解质、酸碱平衡紊乱。

3. 手术治疗 当肠结核并发完全性肠梗阻、急性穿孔、肠道大量出血经积极治疗不能止血时需手术治疗。

二、结核性腹膜炎

结核性腹膜炎(tuberculous peritonitis)是由结核分枝杆菌引起的慢性弥漫性腹膜炎症。本病可发生于任何年龄,以中青年多见,男女之比约为 1:2。

【病因和发病机制】

(一)病因

结核分枝杆菌感染腹膜是本病的根本原因,主要继发于肺结核和体内其他部位结核病。

(二)发病机制

结核性腹膜炎多数是由肠结核、肠系膜淋巴结结核、输卵管结核等蔓延而来,少数由粟粒型肺结核、骨结核等原发病灶血行播散引起,常伴结核性多浆膜炎。

本病的病理特点可分为渗出、粘连、干酪三种类型,以前两型多见,但临床上常常是混合存在。

【临床表现】

多数起病缓慢,可表现为发热、乏力、消瘦、腹胀和排便习惯改变。少数起病急骤,以急性腹痛或骤起高热为主要表现。

(一)全身表现

结核毒血症状,以低热和盗汗最为常见。高热伴明显毒血症状者,主要见于渗出型、干酪型病变,或伴粟粒型肺结核、干酪样肺炎、结核性脑膜炎等重症结核病人。后期有明显的消瘦、水肿、贫血、舌炎、口角炎、维生素 A 缺乏症等。

(二)腹部表现

1. 腹痛 粘连型常以腹痛为主,多位于脐周、下腹,有时波及全腹,呈持续性隐痛或钝痛,与腹膜炎症及伴有活动性肠结核、肠系膜淋巴结结核或盆腔结核有关,也可由肠结核急性穿孔引起。

2. 腹泻与便秘 腹泻常见，一般每天不超过 3～4 次，粪便呈糊状，多与肠功能紊乱有关。有时腹泻与便秘交替出现。

3. 腹胀 渗出型者常以腹胀为主，伴有腹部膨隆；病人腹胀程度不一，与肠功能紊乱有关。

4. 腹水 多为少量至中等量腹水，超过 1000ml 时可出现移动性浊音。

5. 腹部触诊 腹壁揉面感见于结核性腹膜炎。腹部压痛一般轻微，少数病人可有明显的压痛和反跳痛，常提示干酪型结核性腹膜炎。

6. 腹部肿块 以脐周为主，大小不一，边缘不整，活动度小，可伴压痛，多见于粘连型或干酪型。

（三）并发症

肠梗阻常见，多发生于粘连型结核性腹膜炎病人，也可出现急性肠穿孔、肠瘘及腹腔脓肿等。

【实验室及其他检查】

1. 血象、红细胞沉降率 部分病人可有轻度至中度贫血。白细胞计数多正常，如结核病灶扩散或伴有其他感染，白细胞计数可增高。病变活动期红细胞沉降率增快。

2. 结核菌素试验（OT 或 PPD） 结核菌素试验或 T-SPOT 呈强阳性反应，对本病诊断有意义。

3. 腹水检查 腹水多为草黄色渗出液，少数为血性，偶为乳糜性，比重一般 >1.018，蛋白质含量 >30g/L，白细胞计数 >500×10^6/L，以淋巴细胞为主。结核性腹膜炎的腹水腺苷脱氨酶（ADA）活性常增高，排除恶性肿瘤后，如测定 ADA 同工酶 ADA2 水平升高，对本病的诊断具有一定特异性。

4. 腹部超声检查、CT 或磁共振 超声、CT 或磁共振可见增厚的腹膜、腹水、腹腔内包块及瘘管。此外，可协助鉴别腹部包块性质。

5. X 线检查 腹部 X 线平片可见到散在的钙化影，胃肠 X 线钡餐造影可发现肠粘连、肠结核、肠瘘、肠腔外肿块等征象，对本病有辅助诊断价值。

6. 腹腔镜检查 一般适用于有游离腹水的病人，可见腹膜、网膜、内脏表面有散在或聚集的灰白色结节，浆膜失去正常光泽，呈混浊粗糙状，组织病理检查有确诊价值。腹腔镜检查禁用于腹膜广泛粘连者。

【诊断要点】

出现下列情况应考虑本病：①中青年病人，有结核病史，伴有其他器官结核病证据；②不明原因的长期发热达 2 周以上，伴有腹痛、腹胀、腹水、腹壁柔韧感或腹部包块；③腹腔穿刺有渗出性腹水，以淋巴细胞为主，普通细菌培养结果阴性，ADA2 水平明显增高；④结核菌素试验或 T-SPOT 实验呈强阳性；⑤腹部 X 线平片可见到散在的钙化影，胃肠 X 线钡餐造影可发现肠粘连、肠结核、肠瘘、肠腔外肿块等征象。

【治疗原则】

1. 抗结核化学药物治疗 治疗仍遵循早期、联合、适量、规律、全程的原则进行。

2. 腹腔穿刺放液治疗 腹水过多有压迫症状时，可适量放腹水以减轻症状。

3. 手术治疗 对经内科积极治疗未见好转的肠梗阻、肠穿孔及肠瘘病人可选择行手术治疗。

【常用护理诊断/问题】

1. 疼痛：腹痛 与结核分枝杆菌侵犯肠壁及腹膜炎症或肠梗阻有关。

2. 腹泻 与溃疡型肠结核及腹膜炎所致肠功能紊乱有关。

3. 营养失调：低于机体需要量 与结核分枝杆菌毒性作用、消化吸收功能障碍有关。

【护理措施】

（一）一般护理

1. 环境 提供安静、舒适、温湿度适宜的病房环境，保持病室空气清洁，定时开窗通风，但避免对流。

2. 休息与活动 病情活动时，应卧床休息，其后视体力情况逐渐增加活动量，注意劳逸结合、保持心情舒畅。

3. 饮食护理 由于结核病是一种慢性消耗性疾病，只有保证充足的营养供给，提高机体抵抗力，才能促进疾病的痊愈。因此,应向病人及家属解释营养摄入对治疗结核病的重要性,并与其共同制订饮食计划,给予足够热量、高蛋白、高维生素、易消化的食物。腹泻明显的病人应少食乳制品及富含脂肪和粗纤维的食物,以免加快肠蠕动。对于严重营养不良的病人,应协助医生进行静脉营养治疗,以满足机体代谢需要。

（二）病情观察

观察并记录病人的生命体征,同时严密观察腹痛的性质、部位及伴随症状,及时正确评估病程进展状况。观察病人腹泻的程度,注意是否出现脱水征象,发现问题及时处理。

（三）用药护理

向病人及家属介绍抗结核药的治疗知识,强调按医嘱用药、坚持全程治疗的意义,提高病人对治疗的依从性。护士需督促病人按医嘱服药。常用抗结核药物有异烟肼、利福平、链霉素、吡嗪酰胺、乙胺丁醇及对氨基水杨酸等。注意观察药物的不良反应,如异烟肼可致周围神经炎、消化道反应;利福平易导致肝损害、过敏反应;链霉素的不良反应有听力障碍、眩晕、口周麻木、肾损害、过敏反应等,应予以重视。

（四）症状体征的护理

腹痛、腹泻病人的护理措施详见本章第一节。

（五）健康指导

1. 疾病预防指导　加强有关结核病的卫生宣教,肺结核病人不可吞咽痰液。提倡用公筷进餐及分餐制,牛奶及乳制品应灭菌后饮用。对肠结核病人的粪便要消毒处理,避免病原体传播。

2. 治疗指导　病人应保证充足的休息与营养,生活规律,劳逸结合,保持良好的心态,以增强机体抵抗力。指导病人坚持抗结核治疗,保证足够的剂量和疗程,定期复查。学会自我监测抗结核药物的作用和不良反应,如有异常,及时复诊。

（冯德香）

学习小结

肠结核主要经口感染,而结核性腹膜炎的感染途径以腹腔内的结核病灶直接蔓延为主。临床表现为腹痛、腹泻与便秘、腹部肿块及腹胀、腹水等。结核性腹膜炎腹部触诊呈柔韧感。应向病人及家属解释营养对治疗结核病的重要性,给予足够热量、高蛋白、高维生素食物。腹泻明显的病人应少食乳制品及富含脂肪和粗纤维的食物,以免加重腹泻。加强有关结核病的卫生宣教,提倡用公筷进餐及分餐制,牛奶及乳制品应灭菌后饮用,对肠结核病人的粪便要消毒处理,防止病原体传播。

复习参考题

1. 肠结核与结核性腹膜炎的临床表现有哪些?

2. 简述肠结核与结核性腹膜炎的治疗原则。

3. 简述肠结核与结核性腹膜炎的主要护理诊断与护理措施。

第七节　溃疡性结肠炎病人的护理

学习目标

掌握	溃疡性结肠炎的主要临床表现、主要护理诊断与护理措施。
熟悉	溃疡性结肠炎的诊断和治疗原则。
了解	溃疡性结肠炎的病因与发病机制。

溃疡性结肠炎（ulcerative colitis, UC）是一种慢性非特异性结肠炎症性疾病，病变主要位于结肠的黏膜与黏膜下层，以溃疡为主，几乎均会累及直肠，也可向近端呈连续性扩展累及整个结肠。主要症状有腹泻、脓血便、腹痛和里急后重。病程长，病情轻重不一，常炎症复发与缓解交替出现。

【病因和发病机制】

原因不明，但其发病可能与遗传、感染、环境、免疫机制异常等因素相互作用所致有关。

1. 遗传　发病具有遗传倾向，一级亲属发病率显著高于普通人群。

2. 感染　溃疡性结肠炎的发生和发展有多种微生物的参与，新的研究观点认为溃疡性结肠炎是针对自身正常肠道菌群的异常免疫反应性疾病。

3. 环境　可能的环境因素包括饮食、吸烟、卫生条件和生活方式等。近年来溃疡性结肠炎在全球的发病持续增高，在我国已从过去的少见病成为现在的常见病，提示环境因素的重要作用。

4. 免疫机制异常　各种被持续的免疫反应及免疫细胞异常激活所释放出来的炎症介质及免疫调节因子参与了肠黏膜屏障的免疫损伤。目前针对炎症反应开发的生物制剂所取得的显著疗效证实了肠黏膜免疫屏障在溃疡性结肠炎发生和发展中的重要作用。

【临床表现】

（一）症状和体征

反复发作的腹泻、黏液脓血便及腹痛是溃疡性结肠炎的主要临床症状。一般起病缓慢，少数急骤。病情轻重不一。易反复发作，发作的诱因有精神刺激、过度疲劳、饮食失调、继发感染等。

1. 腹部症状

（1）腹泻：为最主要的症状，见于绝大多数病人。粪便为黏液脓血便，是活动期的重要表现。大便次数及便血的程度与病情轻重相关，轻者每日2~4次，粪质多呈糊状，便血较轻或无，严重者可达10~30次/日，粪便呈血水样，显著脓血便，甚至大量便血。病变局限于直肠或累及乙状结肠者，因直肠排空功能障碍，可偶尔表现为便秘。

（2）腹痛：疼痛性质常为阵发性痉挛性绞痛，局限于左下腹部，也可累及全腹，疼痛后可有便意，排便后疼痛可暂时缓解。重症者可有持续剧烈腹痛，如并发中毒性巨结肠或腹膜炎。

（3）里急后重和失禁：因直肠炎症刺激所致，常有骶部不适。

（4）其他：有上腹饱胀不适、嗳气、恶心、呕吐等。

2. 全身症状　一般体温正常，中、重型病人活动期可有低热或中等度发热，伴有并发症或为急性暴发型病人常有高热。重症时出现全身毒血症，表现为消瘦、贫血、低清蛋白血症、水和电解质平衡紊乱。

3. 肠外表现　部分病人可出现与自身免疫相关的肠外表现，如口腔黏膜溃疡、皮肤结节红斑、外周关节炎、虹膜睫状体炎等。这些肠外表现在结肠炎控制或结肠切除后可缓解或恢复。

4. 体征　病人呈慢性病容，精神状态差，重者呈消瘦贫血貌。轻者仅有左下腹轻压痛，重症或暴发型病人可有明显腹胀、腹部压痛和鼓肠。若有反跳痛、腹肌紧张、肠鸣音减弱等体征，应考虑中毒性巨结肠和肠穿孔等并发症。

（二）临床分型

按病情程度可分为轻、中、重度。

1. 轻度　最常见，腹泻<4次/d，便血轻或无，腹痛表现为轻度痉挛痛，无发热，血常规可正常，血沉正常。常仅累及结肠的远端部分，但也有全部结肠受累而临床上表现为轻型者。

2. 中度　约占1/3，介于轻度和重度之间，但可在任何时候发展为重度，甚至发生急性结肠扩张和结肠穿孔。腹泻>4次/d，呈血性稀便，有轻度贫血和轻度或中度腹痛。

3. 重度　少见，起病急骤，有显著的腹泻（≥6次/d），伴重度痛性痉挛，并有明显的黏液脓血便、贫血（血红蛋白<100g/L）、红细胞沉降率增快（>30mm/h），甚至发生脱水和虚脱等毒血症征象。

【实验室及其他检查】

1. 血液检查 可有贫血,活动期白细胞计数增高。红细胞沉降率增快和 C 反应蛋白水平增高是活动期的标志。重症病人可有血清白蛋白下降、凝血酶原时间延长和钠、钾、氯水平降低。

2. 粪便检查 粪便肉眼检查常可见血、脓和黏液,显微镜检可见多量红细胞和脓细胞,急性发作期可见巨噬细胞。粪便病原学检查可排除感染性结肠炎。

3. 自身抗体 外周血中性粒细胞胞质抗体(p-ANCA)可能是特异性抗体,并有助于诊断和鉴别诊断。

4. 结肠镜检查 是确诊本病的最重要手段之一。可直接观察病变肠黏膜并进行活检。内镜下可见黏膜病变:①黏膜血管纹理模糊、紊乱或消失、充血、水肿等;②黏膜上有明显弥漫性糜烂和多发性浅溃疡散在分布,亦可融合,表面附有脓性分泌物;③慢性病变表现为黏膜粗糙、呈细颗粒状,也可见假息肉形成,结肠袋变钝或消失。

5. X 线钡剂灌肠检查 可见黏膜粗乱或有细颗粒改变,也可呈多发性小龛影或小的充盈缺损,有时病变肠管缩短,结肠袋消失,肠壁变硬,可呈铅管状。重型或暴发型一般不宜做此检查,以免加重病情或诱发中毒性巨结肠。

【诊断要点】

1. 有持续或反复发作性腹泻和黏液脓血便、腹痛、里急后重,伴有(或不伴)不同程度全身症状。

2. 排除急性自限性结肠炎、阿米巴痢疾等感染性结肠炎及结肠克罗恩病、缺血性肠炎等疾病。

3. 具备结肠镜检查改变中至少 1 项且符合黏膜活检组织学特征。

【治疗原则】

1. 一般治疗 在急性发作期或病情严重时均应卧床休息,饮食以易消化、富于营养、热量充足、富含多种维生素的软食为主。

2. 药物治疗

(1)5-氨基水杨酸(5-ASA):5-ASA 通过抑制肠黏膜的前列腺素合成和炎症介质白三烯的形成发挥对肠道炎症的显著抗炎作用。活动期 4g/d,分 4 次口服。病情缓解后继续减量用药,然后以维持量继续治疗 1~2 年。由于 5-ASA 可被胃酸分解,因此通常以特定的药物形式进入肠道,包括柳氮磺吡啶(SASP)、奥沙拉秦和美沙拉嗪。SASP 一般作为首选药物,适用于轻型、中型或重型经糖皮质激素治疗已有缓解者。奥沙拉秦可避免药物在小肠近段被吸收,而在结肠发挥药效,疗效与 SASP 相仿,不良反应少,但价格昂贵。美沙拉嗪在肠道碱性环境下释放出 5-ASA,其灌肠剂适用于直肠及乙状结肠病变者,栓剂适用于病变局限在直肠者。

(2)糖皮质激素:适用于对氨基水杨酸制剂疗效不佳的轻、中型病人,特别是重型活动期病人及急性暴发型病人。

(3)免疫抑制剂:硫唑嘌呤等。

3. 手术治疗 并发肠穿孔、大量或反复严重出血、肠腔狭窄并发肠梗阻、癌变或多发性息肉、并发中毒性巨结肠经内科治疗 12~24 小时无效者可选择手术治疗。

【常用护理诊断/问题】

1. 疼痛 与结肠炎症刺激、痉挛、梗阻有关。

2. 腹泻 与肠道黏膜水钠吸收障碍及炎症刺激肠蠕动增加有关。

3. 营养失调:低于机体需要量 与长期腹泻及吸收障碍有关。

4. 有体液不足的危险 与肠道炎症所致长期腹泻有关。

【护理措施】

1. 一般护理

(1)休息与活动:提供安静、舒适的休息环境,劳逸结合、生活规律、保持心情舒畅。腹泻轻者注意休息,减少活动量,防止劳累,重症者应卧床休息,以减少肠蠕动,减轻腹泻。

（2）饮食护理:给予高热量、高维生素、高蛋白、低渣或无渣质软易消化饮食,少食多餐,急性期宜给予流质或无渣半流质饮食。严重者应禁食,按医嘱给予静脉营养,缓解后给予流质或半流质饮食。避免食用酒精及含咖啡因的食物或饮料,水果或果汁、高纤维蔬菜、全麦面包、红肉、人工色素等食品添加剂及其他油炸或辛辣刺激性食物可加重溃疡性结肠炎的症状,应避免或尽量少食用,忌食牛乳和乳制品。注意提供病人良好就餐环境,增进病人食欲。

（3）肛周皮肤护理:嘱病人每次便后用湿纸巾擦洗肛周,避免用力擦洗,或用清水清洗肛周,保持局部清洁干燥,必要时涂鞣酸软膏、抗生素软膏或皮肤保护膜保护肛周皮肤。

2. 病情观察　腹痛者观察腹痛部位、性质及程度,发作的时间、持续时间,以及腹部体征变化。如果疼痛性质突然发生改变,伴有发热、恶心、呕吐且经对症处理疼痛反而加重者,需警惕并发症的出现,如肠梗阻、肠穿孔。腹泻者注意观察排便情况、伴随症状、全身情况及血生化指标的检测。脓血便时,应及时留取大便标本送检,排除继发性感染,防止水、电解质紊乱。病情危重者应监测生命体征变化,记录24小时出入量和估计便血量,为是否需要输血提供依据。

3. 用药护理

（1）口服或静脉给药:遵医嘱给药并观察药物的疗效和不良反应。柳氮磺吡啶(SASP)的副作用有恶心、呕吐、皮疹、白细胞减少、溶血反应等,应嘱病人餐后服药,服药期间定期复查血象;应用肾上腺糖皮质激素者,要注意激素的副作用,不可随意停药,防止反跳现象;应用硫唑嘌呤可出现骨髓抑制,注意监测白细胞计数;镇痛解痉药物如阿托品的副作用有口干、嗜睡等,用药后多饮水,卧床休息。

（2）保留灌肠:病变在直肠、乙状结肠者,可用生理盐水100ml加地塞米松5mg,做保留灌肠,每日1～2次。灌肠前让病人排空膀胱,灌肠时取足高左侧卧位,垫高臀部,灌肠后尽量不排便,使药液保留在肠道的时间延长。

4. 症状、体征的护理　腹痛、腹泻的护理措施详见本章第一节。

5. 心理护理　向病人解释饮食习惯和心理压力与溃疡性结肠炎的关系,为病人制订个性化的饮食计划,并主动和病人沟通交流,鼓励病人表达和探讨自身健康状态改变带来的影响,缓解其悲观和焦虑的情绪。指导病人外出如厕的技巧和方法,缓解其因如厕不便产生的羞耻想法和不安情绪。

6. 健康指导

（1）疾病知识指导:由于病因不明,病情反复发作,迁延不愈,常给病人带来痛苦,尤其是排便次数的增加,给病人的精神和日常生活带来很多困扰,易产生自卑、忧虑,甚至恐惧心理。应鼓励病人树立信心,以平和的心态应对疾病,自觉的配合治疗。指导病人合理休息与活动。在急性发作期或病情严重时卧床休息,缓解期适当活动,注意劳逸结合。指导病人注意饮食卫生,合理选择饮食,避免或减少加重症状的食物。

（2）用药指导:嘱病人坚持治疗,不要随意更换药物或停药。教会病人识别药物的不良反应,出现异常情况如疲乏、头痛、发热、手足发麻、排尿不畅等症状要及时就诊,以免延误病情。

（李　菁）

学习小结

溃疡性结肠炎主要症状有腹泻、脓血便、腹痛和里急后重,黏液脓血便是本病活动期的重要表现。结肠镜检查是本病诊断的重要手段之一,药物治疗以柳氮磺吡啶为首选。给予质软、少纤维素、富含营养、有足够热量、低渣易消化饮食,避免食用生冷食物及高纤维蔬菜、水果,忌食牛奶和乳制品。注意休息并做好肛周皮肤护理。保留灌肠时取足高左侧卧位,垫高臀部,灌肠后尽量不排便,使药液保留在肠道的时间延长。

简述溃疡性结肠炎病人饮食指导的内容。

第八节　肝硬化病人的护理

学习目标

掌握	肝硬化的临床表现及主要护理诊断与护理措施。
熟悉	肝硬化的诊断和治疗原则。
了解	肝硬化的病因与发病机制。

案例4-2

病人，男性，30岁。因乏力8年，反复呕血、黑便1年半入院。病人自诉于8年前无明显诱因出现乏力，到当地医院就诊，诊断为慢性乙型肝炎，给予中药治疗6年，症状好转。1年半前无明显诱因出现呕血2000ml，入住当地医院检查，胃镜检查提示食管静脉曲张破裂出血，给予止血、输血等对症治疗，次日呕血停止。近2天来呕血2次，量不详，伴排黑色糊状便4次，现为进一步治疗而收入院。起病以来，病人诉全身乏力、精神较差、夜间睡眠不佳及反复双下肢水肿的症状。既往有慢性胆囊炎病史8年。

体格检查：T 36.6℃，P 114次/min，R 21次/min，BP 90/60mmHg。神志清楚、营养差、贫血貌、全身皮肤黏膜苍白、双巩膜黄染、双下肢轻度水肿、全身浅表淋巴结未触及肿大。腹部移动性浊音（+），脾肋下触诊4横指。B超示：肝硬化、脾大、大量腹水。胃镜示：食管静脉曲张。血常规示：血红蛋白73g/L，红细胞计数 $3.2×10^{12}/L$，血细胞比容0.20，血小板 $44×10^9/L$。肝功能示：谷草转氨酶118U/L，谷丙转氨酶85U/L，白蛋白32g/L。临床初步诊断为乙肝肝硬化（失代偿期）并发食管静脉曲张破裂出血。

思考：

1. 目前最主要护理诊断是什么？

2. 护士应实施哪些护理措施？

3. 出院前应对病人做怎样的健康指导？

肝硬化（hepatic cirrhosis）是一种常见的慢性肝病，为一种或多种病因长期反复作用于肝脏而造成的进行性弥漫性肝损害。病理特点为广泛的肝细胞变性坏死、结节性再生、结缔组织增生，致使肝小叶结构破坏和假小叶形成，临床上以肝功能损害和门静脉高压为主要表现，晚期常出现上消化道出血、肝性脑病、继发感染等严重并发症，使病人期望寿命显著缩短。肝硬化高发年龄在35～50岁，男性高发，男女之比为（3.6～8）：1。

【病因和发病机制】

1. 病因　引起肝硬化的病因很多，在我国以病毒性肝炎所致的肝硬化为主，占60%～80%，国外以酒精中毒多见。

（1）病毒性肝炎：主要为乙型病毒性肝炎，其次为丙型或乙型加丁型重叠感染，甲型和戊型一般不发展为肝硬化。其发病机制与肝炎病毒引起的免疫损伤有关，其演变方式主要是经过慢性肝炎，尤其是慢性活动性肝炎阶段发展而来。

（2）慢性酒精中毒：长期大量饮酒超过 5 年，折合乙醇量男性≥40g/d，女性≥20g/d，或 2 周内有大量饮酒史，折合乙醇量 >80g/d。酒精及其中间代谢产物（乙醛）直接损害肝细胞引起中毒性肝损伤，使肝脏对某些毒性物质的抵抗力降低，出现肝细胞脂肪变性、肝纤维化，最终导致肝硬化。酗酒所致的长期营养失调也对肝脏起一定损害作用。

（3）营养障碍：慢性肠道疾病，食物中长期缺乏蛋白质、维生素等引起消化吸收不良导致肝细胞脂肪变性、坏死，降低了肝对致病因素的抵抗力，而肥胖、糖尿病或高三酰甘油血症等导致的脂肪肝都可发展为肝硬化。

（4）药物或化学毒物：长期服用某些药物如甲氨蝶呤、异烟肼、双醋酚丁、甲基多巴等，或长期反复接触某些化学毒物如磷、砷、四氯化碳等，可引起中毒性肝炎，最终演变为肝硬化。

（5）胆汁淤积：持续存在肝外胆管阻塞或肝内胆汁淤积时，高浓度的胆汁酸和胆红素对肝细胞有损害作用，肝细胞变性坏死，纤维组织增生，导致肝硬化。

（6）循环障碍：慢性充血性心力衰竭、缩窄性心包炎、肝静脉或下腔静脉阻塞等使肝脏长期淤血，肝细胞缺氧、坏死和结缔组织增生，最后发展为肝硬化。

（7）遗传和代谢性疾病：一些遗传或先天性酶缺陷致其代谢产物沉积于肝引起肝细胞坏死和结缔组织增生，如铁代谢紊乱所致的血色病，铜代谢紊乱所致的肝豆状核变性。

（8）免疫紊乱：自身免疫性肝炎可发展为肝硬化。

（9）日本血吸虫病：我国长江流域血吸虫病流行区多见。反复或长期感染血吸虫病者，虫卵及其毒性产物在肝脏汇管区刺激结缔组织增生，导致肝纤维化和门脉高压，称为血吸虫病性肝纤维化。

（10）隐源性肝硬化：发病原因难以确定的肝硬化，占 5%～10%。

2. 发病机制　肝脏具有强大的再生能力，但当各种病因持续存在时，肝细胞发生变性或坏死，且再生的肝细胞难以恢复为正常的结构，形成无规则的结节。

炎症等致病因素所致肝硬化发展的基本特征是肝细胞坏死、再生、肝纤维化和肝内血管增殖、循环紊乱，具体演变过程如下：

（1）肝星形细胞被激活，细胞外基质增加，沉积于窦状隙（Disse 腔），使肝窦内皮细胞下基底膜形成，内皮细胞减少，出现肝窦毛细血管化。

（2）肝细胞广泛变性坏死，由于肝窦变狭窄、血流受阻等原因，门静脉血流受影响，肝细胞坏死加重，肝小叶纤维支架塌陷。

（3）残存肝细胞不以原支架排列再生，形成不规则结节状肝细胞团（再生结节）。

（4）汇管区和肝包膜的纤维束向肝小叶中央静脉延伸并包绕再生结节或将残留的肝小叶重新分割，形成假小叶，即典型的肝硬化组织病理形态。

（5）肝纤维化发展的同时，非正常的血管增殖显著，致使肝内门静脉、肝静脉和肝动脉血管间的正常关系被破坏，出现交通吻合支，导致肝脏的血液循环障碍，是门静脉高压症的病理基础；肝硬化病人内脏血管充血使门静脉血流增加、静脉压力持续升高，更加重了肝细胞的营养障碍，促进肝硬化病理的进一步发展。

【临床表现】

肝硬化起病隐匿，病程缓慢，潜伏期可达 3～5 年或更长。临床上将肝硬化分为肝功能代偿期或失代偿期，但两期的界限有时难以区分，现分述如下：

代偿期间病人症状较轻，甚至无任何不适，此期缺乏特异性，早期以乏力、食欲减退较为突出，可伴有恶心、厌油腻、腹胀、上腹不适及腹泻等。症状多呈间歇性，常因劳累而出现，经休息或治疗可缓解。病人营养状况一般或消瘦，肝脏轻度肿大，质偏硬，可有轻度压痛，脾脏轻、中度肿大。肝功能正常或轻度异常。

失代偿期主要为肝功能减退和门静脉高压两大类临床表现,同时可有全身多系统症状。

(一)肝功能减退的表现

1. 全身症状 一般状况与营养状况均较差,消瘦、乏力、贫血、精神不振,部分病人可有不规则低热、水肿、皮肤干枯、黄疸、维生素缺乏致夜盲、舌炎、口角炎、多发性神经炎等。

2. 消化吸收不良 食欲减退为最常见症状,甚至畏食,进食后上腹饱胀不适,恶心或呕吐、腹痛、腹胀,稍进食油腻食物后腹泻等。这些症状的发生与肝硬化致门静脉高压引起胃肠道瘀血水肿、消化吸收障碍和肠道菌群失调等有关。

3. 出血倾向和贫血 常有鼻出血、牙龈出血、皮肤紫癜和胃肠出血等倾向,是由肝细胞合成凝血因子减少、脾功能亢进和毛细血管脆性增加所致。2/3 的病人有轻到中度贫血,主要为正细胞正色素性贫血。偶见巨幼细胞贫血与脾功能亢进、缺铁、叶酸和维生素 B_{12} 缺乏、出血等因素有关。

4. 内分泌失调 肝功能减退对雌激素、醛固酮和抗利尿激素的灭活功能减退,致以上激素相对增多。

(1)性激素代谢:雌激素相对增多时,通过负反馈抑制腺垂体的分泌功能,从而影响垂体分泌促性腺激素及促肾上腺皮质激素,致雄激素和肾上腺糖皮质激素减少。雌激素与雄激素比例失调,男性出现性欲减退、睾丸萎缩、毛发脱落及乳房发育,女性出现月经失调、闭经等。部分病人出现蜘蛛痣,主要分布在面颈部、上胸、肩背和上肢等上腔静脉引流区域;手掌大、小鱼际和指腹皮肤发红称为肝掌。

(2)抗利尿激素:醛固酮及抗利尿激素相对增多致钠水潴留、水肿及促进腹水形成。

(3)肾上腺皮质功能:肾上腺皮质功能减退,表现为面部和其他暴露部位皮肤色素沉着,面色黑黄,晦暗无光,称为肝病面容。

(4)甲状腺激素:血清总 T_3、游离 T_3 水平降低,游离 T_4 水平正常或偏高,但严重者可降低,且上述改变与肝病严重程度相关。

(二)门静脉高压症的表现

门静脉高压常导致脾大、脾功能亢进,胃底静脉曲张出血,腹水,肝肾综合征等,是肝硬化的主要死因之一。

1. 脾大、脾功能亢进 是肝硬化门静脉高压较早出现的体征。门静脉高压致脾静脉压力增高,脾脏淤血致轻、中度肿大,少数病人可超过脐部。脾脏摄取肠道抗原物质刺激脾脏单核巨噬细胞增生,形成脾功能亢进,表现为对血细胞破坏增加,导致外周血象呈白细胞减少、增生性贫血和血小板减少,病人易发生感染及出血。

2. 门-腔侧支循环开放 持续的门静脉高压和代偿性脾功能亢进使门静脉内的血液回流受阻,出现肝内、外分流,使门静脉与肝静脉之间和肝外门静脉形成交通支,而闭合的门-腔静脉系统的交通支也重新开放,与腔静脉系统间形成侧支,常见的侧支循环为:

(1)食管和胃底静脉曲张:常因腹内压突然升高、粗糙食物机械损伤、胃酸反流腐蚀损伤曲张的食管、胃底静脉时,出现呕血、黑便和失血性休克等表现,是肝硬化门静脉高压最常见的并发症,且难以止血,死亡率高。

(2)腹壁静脉曲张:由于脐静脉重新开放,在腹壁和脐周可见迂曲静脉,以脐为中心向上、下腹壁延伸,血流方向亦呈放射状流向脐上和脐下。

(3)痔静脉扩张:为门静脉系的直肠上静脉与下腔静脉系的直肠中、下静脉吻合扩张形成,常因大便干结难排或腹内压升高时破裂引起便血(图 4-8-1)。

(4)腹膜后吻合支曲张:门静脉高压时,腹膜后门静脉与下腔静脉间细小分支增多和曲张来缓解门静脉高压。

(5)脾肾分流:门静脉的属支脾静脉、胃静脉等可与左肾静脉沟通,形成脾肾分流。

3. 腹水 是肝硬化失代偿期最突出的临床表现,是肝功能减退和门静脉高压的共同结果。腹水病人

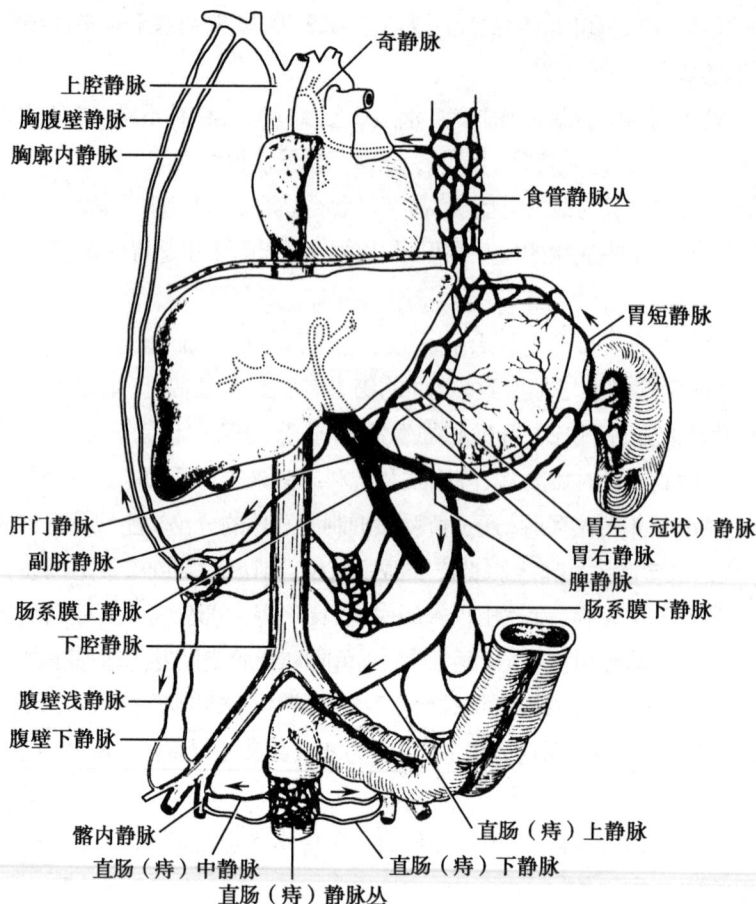

图 4-8-1　肝门静脉回流受阻时，侧支循环血流方向示意图

常有腹胀，大量腹水表现为腹部膨隆，形似蛙腹，严重时可形成腹疝，或使横膈运动受限，从而出现呼吸困难和心悸。腹水形成的因素有：

（1）门静脉压力增高：使腹腔脏器毛细血管床静水压增高，组织间液回吸收减少而漏入腹腔，是腹水形成的决定性因素。

（2）有效循环血容量不足致肾血流量减少，肾小球滤过率降低，排钠和排尿量减少。

（3）低白蛋白血症：肝功能减退使白蛋白合成减少及蛋白质摄入和吸收障碍，当血浆白蛋白水平低于30g/L 时，血浆胶体渗透压降低，血管内液外渗。

（4）肝脏对醛固酮和抗利尿激素灭活作用减弱，导致抗利尿激素及继发性醛固酮增多，引起水钠重吸收增加。

（5）肝淋巴液生成过多：肝静脉回流受阻时，肝内淋巴液生成增多，超过胸导管引流的能力，肝窦内压增高，使大量淋巴液自肝包膜和肝门淋巴管渗出至腹腔，参与腹水形成。

（三）并发症

1. 上消化道出血　是常见并发症，主要由食管 - 胃底静脉曲张破裂所致，多突然发生大量呕血或黑便，常导致出血性休克或诱发肝性脑病，病死率高。其他常见原因包括消化性溃疡、急性出血性糜烂性胃炎和门静脉高压性胃病。

2. 胆石症　约 30% 的肝硬化病人发生胆结石，且其发生率随着肝功能失代偿程度加重而升高。肝硬化胆石症发生率无性别差异，胆囊和肝外胆管结石比较常见。

3. 感染　肝硬化病人抵抗力低，易并发自发性细菌性腹膜炎、胆道感染、肺部感染、肠道及尿路感染等。自发性细菌性腹膜炎系肠道内细菌异常繁殖，通过肠壁或侧支循环进入腹腔引起，致病菌多为革兰氏阴性杆菌,起病缓慢者常表现为低热、腹痛、腹胀或腹水持续不减,病情进展快速者腹痛明显、腹水迅速增长,重者出现中毒性休克等。体检示轻重不等的全腹压痛和腹膜刺激征,腹水可培养出致病菌。

4. 门静脉血栓形成　由门静脉血流瘀滞所致,是肝硬化常见的并发症,特别是脾切除术后病人。血栓形成缓慢且局限于门静脉左、右支或肝外门静脉时,因侧支循环丰富可无明显症状,常在影像学检查时发现。急性进展者可表现为突发剧烈腹痛、脾大、顽固性腹水、消化道出血等症状。

5. 肝肾综合征　严重门静脉高压使体循环血容量明显不足,且肝脏不能灭活扩血管物质引起体循环血管扩张,肾脏灌注不足,因此出现肾衰竭,其临床特征为:肝硬化腹水的基础上出现少尿或无尿及氮质血症。肾脏无实质性病变,属于功能性肾衰竭。急进型病人少见,但死亡率高。

6. 肝肺综合征　由肺内血管扩张和动脉血氧合功能障碍所致的低氧血症,临床表现为肝硬化伴呼吸困难、发绀和杵状指(趾)。

7. 电解质和酸碱平衡紊乱　低钠血症是长期钠摄入不足、抗利尿激素增多、长期利尿和大量放腹水等所致。低钾、低氯血症与代谢性碱中毒是由摄入减少、呕吐、腹泻、长期利尿等引起,易诱发肝性脑病。

8. 肝性脑病　是本病最严重的并发症,也是最常见的死亡原因。

9. 原发性肝癌　肝硬化病人在短期内肝脏迅速增大、持续性肝区疼痛、肝表面发现肿块或腹水增多且呈血性等情况时,应考虑原发性肝癌可能,并做进一步检查。

【实验室及其他检查】

1. 血常规　代偿期多正常,失代偿期常有不同程度的贫血,为正细胞正色素性贫血。脾功能亢进时白细胞和血小板计数减少,后者是出现门静脉高压的早期信号。

2. 尿常规　代偿期一般无异常。有黄疸时尿中会出现胆红素,可有尿胆原增加。

3. 肝功能试验　代偿期肝功能试验多正常或轻度异常。失代偿期血清总蛋白正常、降低或增高,但白蛋白降低、球蛋白水平升高,白蛋白/球蛋白比例降低或倒置。转氨酶水平常有轻、中度增高,以丙氨酸氨基转移酶(ALT)水平增高明显,肝细胞严重坏死时天门冬氨酸氨基转移酶(AST)活力常高于ALT,凝血酶原时间延长。

4. 免疫功能检查　血清IgG显著增高,T淋巴细胞数低于正常;部分病人可出现抗核抗体等非特异性自身抗体;病毒性肝炎肝硬化者,乙型、丙型或乙型加丁型肝炎病毒标记可呈阳性反应。

5. 腹水检查　多为漏出液,如并发自发性腹膜炎、结核性腹膜炎时,则为渗出液。腹水呈血性应高度怀疑癌变,应做细胞学检查。

6. 影像学检查　食管静脉曲张时行食管吞钡X线检查示虫蚀样或蚯蚓状充盈缺损,纵行黏膜皱襞增宽,胃底静脉曲张时见菊花样充盈缺损。CT和MRI检查可显示早期肝大,晚期肝左、右叶比例失调,右叶萎缩,左叶增大,肝表面不规则,脾大,腹水。腹部超声显像亦可显示肝大小、外形改变和脾大。

7. 内镜检查　胃镜检查可直接观察有无静脉曲张及其部位和程度,阳性率较X线检查高。并发上消化道出血时,胃镜检查可判明出血部位和病因,并可进行止血治疗。腹腔镜检查可直接观察肝外形、表面、色泽、边缘及脾等改变,还可对病变明显处做穿刺活组织检查,对鉴别肝硬化、慢性肝炎和原发性肝癌及明确肝硬化的病因很有帮助。

8. 肝穿刺活组织检查　若见有假小叶形成,可确诊为肝硬化。

【诊断要点】

诊断肝硬化时应尽可能寻找病因,进行对因治疗。肝功能减退和门静脉高压的同时存在是诊断肝硬化的证据,应包括对二者临床表现和实验室检查的综合评估。肝硬化影像学所见有助于做出诊断。当上述方面证据均不充分时,可进行肝活检,所见假小叶形成时可建立诊断。

【治疗原则】

肝硬化应采取综合治疗使病情缓解并延长其代偿期。针对病因治疗,注意休息和饮食;代偿期病人可服用抗纤维化的药物(如秋水仙碱)及中药,不宜滥用护肝药,避免使用对肝脏有损害的药物;失代偿期病人主要是对症治疗、改善肝功能和防治并发症;有手术适应证者进行手术治疗。

1. 腹水的治疗

(1)一般治疗:卧床休息、加强营养及支持治疗。限制水钠摄入,部分少量腹水病人可发生自发性利尿,使腹水消退。

(2)非选择性β受体阻滞剂:常用于肝硬化门脉高压初期,可防止进一步引起内脏及周围血管扩张,降低门静脉压力。

(3)利尿剂:是目前临床应用最广泛的治疗腹水的方法。常用保钾利尿剂有螺内酯和氨苯蝶啶,排钾利尿剂有呋塞米和氢氯噻嗪。常联合使用保钾及排钾利尿剂,如螺内酯100mg联合呋塞米40mg。利尿效果不佳时可酌情配合静脉输入白蛋白。利尿速度过快可诱发肝性脑病。

(4)提高血浆胶体渗透压:静脉输注血浆、白蛋白、新鲜血,不仅能促进腹水消退,还可提高机体一般状况,改善肝功能。

(5)难治性腹水:通过大量放腹水加输入白蛋白、腹水浓缩回输和经颈静脉肝内门体分流术(transjugular intrahepatic portosystemic shunt, TIPS)可治疗难治性腹水。

2. 手术治疗　各种分流、断流术和脾切除术等可降低门静脉高压,肝移植术是各种原因引起的晚期肝硬化的最佳治疗方法。

相关链接

TIPS是在肝内门静脉属支与肝静脉间植入特殊覆膜的金属支架,建立肝静脉与门静脉之间的分流通道,以治疗门静脉高压的一种手段。经多组大规模临床应用研究结果表明,与内科方法相比,TIPS对门静脉高压引起的消化道大出血,特别是胃底瘤状静脉曲张引发的大出血疗效更加肯定,食管、胃底静脉曲张的栓塞有利于再发出血的预防;与外科分流手术相比,TIPS创伤小、安全、施行相对简单,而分流效果与外科手术相同。多数TIPS术后病人可无需限盐、限水及长期使用利尿剂。因此,在急性消化道大出血时,内科治疗无效,应将TIPS列为首选方案。

【常用护理诊断/问题】

1. 营养失调:低于机体需要量　与肝功能减退、门静脉高压引起食欲减退、消化和吸收障碍有关。

2. 体液过多　与肝功能减退、门静脉高压引起钠、水潴留和低蛋白血症等有关。

3. 活动无耐力　与肝硬化所致营养不良、大量腹水有关。

4. 潜在并发症:上消化道出血、肝性脑病、肝肾综合征。

【护理措施】

1. 一般护理

(1)休息与活动:休息可减轻病人能量消耗,减轻肝脏代谢的负担,增加肝脏的血流量,有助于肝细胞修复。代偿期病人应减少活动量,可参加轻体力劳动,失代偿期病人应以卧床休息为主。

(2)饮食护理:肝硬化病人的饮食原则为高热量、高蛋白、高维生素、低脂肪、易消化饮食,严禁饮酒,限制动物脂肪摄入,并根据病情变化及时更改。热量以碳水化合物为主;蛋白质是肝细胞修复和维持血清白蛋白正常水平的重要物质基础,应保证其摄入量,1～1.5g/(kg·d),以鸡蛋、牛奶、鱼、鸡肉、猪瘦肉为主,但血氨水平偏高者应限制或禁食蛋白质,病情好转后逐渐增加蛋白质摄入量,但应以植物蛋白为主;有食管静脉曲张者应禁食坚硬、粗糙、带刺及辛辣煎炸食物,如糠皮、甲壳、鱼肉、排骨、辣椒、油条等,药物应磨成粉末,食物应以软食、菜泥、肉末、汤类为主,进食时应细嚼慢咽,吞下食团宜小且外表光滑,以防损伤曲张的食管胃底静脉导致出血。必要时遵医嘱予静脉营养,如高渗葡萄糖液、复方氨基酸等。

（3）加强皮肤的护理：保持床铺干燥、平整。指导和协助病人定时变换体位,臀部、足部及其他水肿部位可用棉垫,并给予热敷和按摩,预防压疮的发生。病人因皮肤干燥、水肿、黄疸时出现皮肤瘙痒,又因长期卧床等因素,易发生皮肤破损和继发感染。沐浴时应避免水温过高,勿用有刺激性的皂类和浴液,沐浴后可使用性质柔和的润肤品,黄疸病人皮肤瘙痒时,外用炉甘石洗剂止痒,嘱病人不搔抓皮肤以免引起皮肤破损、出血和感染。

（4）病情观察：准确记录24小时出入量,定期测腹围和体重,观察腹水消长情况。密切监测血清电解质和酸碱变化。注意有无呕血、黑便,有无精神异常,有无腹痛、腹胀、发热及短期内腹水迅速增加,有无少尿、无尿等表现,及时发现并发症。

2. 腹水病人的护理

（1）体位：轻度腹水尽量取平卧位,以增加肝肾血流量,改善肝细胞的营养,提高肾小球滤过率。大量腹水病人取半卧位,以使膈下降,减轻呼吸困难和心悸,同时应避免腹内压突然剧增的因素,如剧烈咳嗽、打喷嚏、便秘等。可指导病人抬高下肢以减轻水肿；阴囊水肿者可用托带托起阴囊,以利于水肿消退。

（2）限制钠、水摄入：钠限制在每天500～800mg（氯化钠1.2～2.0g）；进水量限制在约每天1000ml。显著低钠血症者,进水量应限制在每天500ml内。嘱病人少食高钠食物如咸肉、酱菜、酱油、罐头食品、含钠味素等,可在饮食中适量添加橘汁、食醋等,以增进食欲。

（3）用药护理：利尿前可输注白蛋白以促进腹水消退。利尿速度不宜过快,每日体重减轻不超过0.5kg为宜,避免诱发肝性脑病和肝肾综合征。注意保持水、电解质和酸碱平衡。

（4）协助腹腔穿刺放腹水或腹水浓缩回输：对大量腹水引起呼吸困难、心悸,且利尿效果不佳者可酌情放腹水或腹水浓缩回输,后者可减少蛋白质丢失。通过腹腔穿刺在腹腔置深静脉导管进行间断引流是肝硬化大量腹水病人治疗的一种方法,术前告知病人注意事项,取得病人配合。术中注意观察有无不良反应,术毕指导病人保持穿刺局部清洁、干燥,标本及时送检。观察病人生命体征、腹水量、性质和颜色,做好记录。

理论与实践

腹腔置管间断引流是肝硬化大量腹水病人治疗的一种方法,由于病人腹部膨隆明显、腹压增高且腹壁较薄,穿刺置管后的管口常出现渗液的情况。渗液刺激管口周围皮肤,从而引发刺激性皮炎,继发感染。一件式造口袋或集尿袋是现在常用的管口渗液护理工具,它能有效收集引流管渗出液,防止皮肤受到渗液浸渍和刺激,从而预防刺激性皮炎的发生,同时它能准确记录渗液的性质和量。对于已经存在刺激性皮炎的病人,可配合皮肤保护粉、保护贴膜使用,以促进皮炎的愈合。

3. 心理护理　护士应鼓励病人说出其内心感受和忧虑,给予精神上的安慰和支持。向病人及家属介绍治疗有效的病例,增加治疗信心,引导病人家属在情感上关心支持病人。对表现出严重焦虑和抑郁的病人,应加强观察并及时进行干预,以免发生意外。

4. 健康指导

（1）疾病知识指导：肝硬化为慢性病程,护士应帮助病人和家属掌握本病的诱因与病因,临床表现和自我护理方法,指导病人积极治疗病毒性肝炎以防止肝硬化发生。教会病人及家属正确识别肝性脑病、上消化道大出血等并发症的先兆表现,以便及早就医治疗。

（2）生活指导：病人应保持情绪稳定,树立治病信心,保持愉快心情。保证足够的休息和睡眠,生活起居有规律,避免劳累,肝硬化代偿期可参加轻工作,失代偿期适量活动,以不加重疲劳感和其他症状为度。

向病人和家属说明饮食治疗的重要意义及原则，切实遵循饮食治疗的原则和计划，严格限制饮酒和吸烟，少进食粗糙食物并防止便秘。

（3）用药指导：遵医嘱用药，如需加用药物，应征得医生同意，以免服药不当而加重肝脏负担和肝功能损害。如服用利尿剂者，应向其详细介绍所用药物的名称、剂量、给药时间和方法，并教会其观察药物疗效和不良反应，如出现软弱无力、心悸等症状可能提示低钠、低钾血症，应及时就医。

（李　菁）

学习小结

在我国以病毒性肝炎所致的肝硬化最常见。肝硬化失代偿期以肝功能减退和门静脉高压为主要表现。腹水是肝硬化病人最突出的表现。上消化道出血是肝硬化最常见的并发症，肝性脑病是最主要的死亡原因。饮食治疗以高热量、高蛋白、高维生素、低脂肪、易消化饮食为原则，当肝功能显著损害或有肝性脑病先兆时，应限制或禁食蛋白质；有腹水者应限钠、限水。利尿速度不宜过快，每日体重减轻不超过 0.5kg 为宜，记录 24 小时液体出入量，并监测血清电解质，避免发生水、电解质紊乱。皮肤干燥瘙痒者给予止痒处理，勿用手抓挠，以免皮肤破损及感染。嘱病人注意身心休息，按医嘱用药，勿滥用保肝药，以免加重肝脏负担。

复习参考题

肝硬化能引起哪些严重的并发症？肝硬化腹水病人的护理要点有哪些？

第九节　原发性肝癌病人的护理

学习目标

掌握	原发性肝癌的临床表现、主要护理诊断与护理措施。
熟悉	原发性肝癌的诊断和治疗原则。
了解	原发性肝癌的病因与发病机制。

原发性肝癌（primary carcinoma of liver）是指肝细胞或肝内胆管细胞发生的癌，简称肝癌。是我国常见恶性肿瘤之一，死亡率在恶性肿瘤顺位中占第 2 位，在消化系统恶性肿瘤中仅次于胃癌和食管癌。本病可发生于任何年龄，以 40～49 岁为多，男女发病率之比为（2～5）∶1。

【病因和发病机制】

1. 病因　原发性肝癌的病因尚未完全肯定，可能与多种因素的综合作用有关。如病毒性肝炎、肝硬化、黄曲霉素及其他因素等。

2. 发病机制

（1）病毒性肝炎：在我国，肝癌病人血清 HBsAg 及其他乙型肝炎标志的阳性率可达 90%，表明乙型肝炎病毒感染是肝癌发生的最主要危险因素之一。西方国家则以丙型肝炎病毒感染进展为肝癌常见。病毒性肝炎的致癌机制可能与肝细胞反复损害、癌基因激活有关。

（2）肝硬化：原发性肝癌合并肝硬化者占 50%～90%，多为乙型和丙型病毒性肝炎后的大结节性肝硬化，在欧美国家则常发生于酒精性肝硬化的基础上。

（3）黄曲霉毒素：黄曲霉毒素的代谢产物黄曲霉毒素B1（AFB1）有强烈的致癌作用，动物实验证明食用被黄曲霉毒素污染的霉玉米、霉花生等能导致肝癌的发生。

（4）其他因素：饮用被池塘中生长的蓝绿藻产生的微囊藻毒素污染的水源，亚硝胺类、偶氮芥类、有机氯农药等化学物质可致肝癌。雄激素通过介导DNA损伤和氧化应激促进肝癌的发展，雌激素则有抑制肝癌发生的作用，因此男性肝癌病人显著多于女性。此外，嗜酒、硒缺乏、遗传等也与肝癌的发生有关。

【临床表现】

起病隐匿，早期缺乏典型表现。自行就诊者多属于中、晚期。

1. 症状

（1）肝区疼痛：肝区疼痛是肝癌最常见的症状，半数以上病人可有肝区疼痛，多呈持续性胀痛或钝痛，于夜间或劳累后加重。如侵犯膈肌，疼痛可放射至右肩。当肝表面的癌结节破裂，坏死的癌组织及血液流入腹腔，可引起突然的剧痛，累及全腹时可产生腹膜刺激征的表现，出血量大时可引起晕厥或休克。

（2）全身性表现：常有进行性消瘦、发热、食欲减退、腹胀、乏力、营养不良、恶病质等表现。

（3）伴癌综合征：少数病人因癌本身的代谢异常或癌组织对机体影响，导致一组内分泌或代谢异常综合征，常表现为自发性低血糖、红细胞增多症、高血钙、高血脂等。

（4）转移灶症状：如转移至肺、骨、脑等处，可出现相应症状，如咯血、局部压痛或头痛等，颅内转移癌可有神经定位体征。

2. 体征

（1）肝大：肝进行性增大、质地坚硬、表面凹凸不平、有大小不等的结节或巨块、边缘钝而不整齐、常有不同程度的压痛。

（2）黄疸：常在晚期出现。因肝细胞损害、癌块压迫或侵犯肝门附近的胆管，或癌组织和血块脱落阻塞胆道而引起。

（3）肝硬化征象：伴肝硬化门静脉高压者可有脾大、腹水、静脉侧支循环形成等表现。腹水增长速度增快且具有难治性，常为漏出液。癌细胞侵犯肝包膜或向腹腔内破溃可致血性腹水。

3. 并发症

（1）肝性脑病：是肝癌终末期的并发症，约1/3病人因此而死亡。

（2）上消化道出血：约占死亡原因的15%。肝癌病人常因有肝硬化基础或有门静脉、肝静脉癌栓而发生门静脉高压症、食管及胃底静脉曲张等改变，而出现呕血和（或）黑便。晚期可因胃肠道黏膜糜烂合并凝血功能障碍而广泛出血。大量出血可诱发肝性脑病。

（3）癌结节破裂出血：约占死亡原因的10%。癌结节破裂局限于肝包膜下，可形成压痛性包块；破入腹腔可引起急性腹痛及腹膜刺激征。小量出血表现为血性腹水，大量出血可引起休克和死亡。

（4）继发感染：由于长期消耗或因放射、化学治疗导致白细胞减少，抵抗力减弱，加之长期卧床等因素，易并发各种感染，如肺炎、败血症、肠道感染等。

【实验室及其他检查】

1. 甲胎蛋白（AFP）测定　　是早期诊断肝癌的特异性标志物，现已广泛用于肝细胞癌的普查、诊断、判断治疗效果、预测复发等方面。肝细胞癌AFP阳性率为70%～90%。AFP检查诊断肝细胞癌的标准为：① AFP由低浓度逐渐升高不降；② AFP在200μg/L以上的中等水平持续时间8周；③ AFP＞500μg/L，持续时间4周。

2. γ-谷氨酰胺转移酶同工酶Ⅱ（GGT2）　　是肝癌诊断标志物之一，在原发性和转移性肝癌的阳性率可达到90%以上，特异性达97.1%。

3. 影像学检查　　B型超声显像是目前肝癌筛查的首选检查方法。可显示直径为2cm以上的肿瘤，对肝癌早期定位诊断有较大的价值，结合AFP检测，已广泛用于普查肝癌。CT、磁共振成像（MRI）、选择性肝动脉造影对肝癌定性、定位的早期诊断有重要价值。

4. 肝穿刺活检　超声或 CT 引导下细针穿刺行组织学检查是确诊肝癌的最可靠方法,但其风险包括出血和肿瘤沿针道扩散。

【诊断要点】

应加强对肝癌的早诊早治,对慢性肝炎、肝硬化病史者,特别是中年男性进行定期超声和 AFP 检查,对阳性改变者再行进一步检查。国际广泛使用的肝癌诊断标准为以下三项中满足任一项,即可诊断肝癌:①至少有两种典型影像学表现,包括超声、CT、MRI 等;②有一项典型影像学表现,病灶在 2cm 以上,AFP > 500μg/L;③肝脏组织学或细胞学活检阳性。病理组织学和(或)细胞学检查是诊断肝癌的金标准,除针对肝脏占位病灶外,还可针对肝外转移病灶或手术切除组织标本进行检查。

【治疗原则】

早期肝癌应尽量采取手术切除,术后辅以肝动脉栓塞(transarterial embolization, TAE)、射频消融(radio frequency ablation, RFA)、无水乙醇注射(percutaneous ethanol injection, PEI)等局部治疗。对中晚期确诊失去手术机会者可运用多种治疗措施,如肝动脉化疗栓塞治疗(transhepatic arterial chemoembolization, TACE)、TAE、PEI、放射治疗、全身化疗、生物和免疫治疗等。目前趋向于采取多学科综合治疗团队(multidisciplinary team, MDT)模式,通过美国东部肿瘤协作组(Eastern Cooperative Oncology Group, ECOG)的活动状态评分系统来评价病人的一般健康状况,从而有计划、有针对性、合理地选择或联合应用手术、肝动脉介入、射频消融和放、化疗、对症支持治疗等多种手段,效果更好。

相关链接

EOCG 活动状态评分系统是用来评价病人体力活动状态的一个简易评分量表,该量表可进一步反映病人的一般健康状况和对治疗的耐受能力。量表把病人的体力活动状态分为 0~5 分,共 6 个等级,0 分为活动能力完全正常;1 分表示能从事轻体力活动,但不能从事较重的体力活动;2 分表示能自由走动及生活自理,但无法工作;3 分能部分自理生活;4 分者仅能卧床,不能自理;5 分为死亡。ECOG 为 3~4 分的肝癌病人,其一般健康状况太差,治疗主要以对症支持和中医药治疗为主,不适宜积极的抗肿瘤治疗,如化疗等。

【常用护理诊断/问题】

1. 疼痛:肝区痛　与肿瘤生长迅速、肝包膜被牵拉、坏死组织和血液流入腹腔或肝动脉栓塞术后产生栓塞后综合征有关。

2. 预感性悲哀　与病人了解肝癌预后或终末期肝衰竭有关。

3. 潜在并发症:肝性脑病、上消化道出血、肿瘤破裂出血。

4. 营养失调:低于机体需要量　与食欲下降、恶心、呕吐和机体消耗增加有关。

【护理措施】

(一)一般护理

1. 休息与活动　根据病情合理安排休息,协助病人采取舒适的体位,适当活动,避免腹内压突然剧增的因素,如剧烈咳嗽、打喷嚏、便秘等。有大量腹水、呼吸困难时应半卧位和氧气吸入。保持病室安静、舒适、空气流通。

2. 饮食护理　给予高蛋白、适当热量及高维生素饮食,避免高热量、高脂和刺激性食物,以免加重肝脏负担。疼痛剧烈时应暂停进食。有恶心、呕吐者,可在餐前给予镇吐剂,少量多餐。有肝性脑病倾向时,应减少蛋白质摄入量。

3. 病情观察

（1）观察疼痛的程度、性质、部位及伴随症状，皮肤黏膜、巩膜及尿色的变化。

（2）注意病人有无性格和行为的改变，有无烦躁、嗜睡及扑翼样震颤等，以早期发现肝性脑病。

（3）观察呕吐物及粪便的颜色，血压和脉搏的变化，及时发现上消化道出血，并协助医生处理。

（二）用药护理

常选用化疗药物有多柔比星、顺铂、丝裂霉素、5-FU 等，注意观察药物不良反应。

（三）肝动脉化疗栓塞病人的护理

TACE 为非手术治疗中的首选方法，可明显提高病人的 3 年生存率。应做好以下护理以减少病人疼痛和并发症的发生：

1. 术前护理

（1）向病人及家属解释有关治疗的必要性、方法和效果以减轻其对 TACE 的疑虑。

（2）做好相应检查，如血常规、出凝血时间、肝肾功能、心电图、B 超等。

（3）耻骨联合至大腿上 1/3 处备皮，包括会阴和双侧腹股沟，同时检查股动脉及足背动脉搏动的强度以便术后进行对比观察。

（4）行碘过敏试验和普鲁卡因过敏试验。

（5）术前 2 天指导病人短时间屏气训练和床上排尿便适应性训练。

（6）术前 4 小时禁食，不绝对禁水；术前 30 分钟遵医嘱给予镇静剂，并测血压。

2. 术中配合　协助病人保持稳定的情绪，做好抢救准备。注射造影剂时密切观察其有无恶心、胸闷、心悸、皮疹等过敏症状及血压变化。注射化疗药后密切观察病人有无不良反应，协助呕吐者头偏向一侧，提供污物盘备用；可在注入化疗药前给予镇吐药。若出现腹痛等症状，可根据情况给予对症处理。

3. 术后护理　术后因肝动脉血供突然减少，可导致栓塞后综合征，出现发热、恶心、呕吐、腹痛、血清白蛋白水平降低、肝功能异常等改变，应做好相应护理：

（1）穿刺部位压迫止血 15 分钟再加压包扎，1kg 沙袋压迫 3～4 小时，穿刺侧肢体伸直制动 6～8 小时，平卧休息 12 小时并经常协助病人向股动脉穿刺侧翻身 60°或向对侧翻身 20°～30°，保持小腿和髋关节直线转动，并观察穿刺部位有无血肿、渗血、足背动脉搏动和皮肤温度等。

（2）禁食 2～3 天，逐渐过渡到流质，少量多餐以减轻恶心、呕吐。

（3）术后 2～3 天由于包膜张力增加、肝脏水肿等原因可引起腹痛，以双侧腹痛多见，左上腹可尤为剧烈。一般 5～7 天逐渐减轻，如剧烈疼痛持续时间较长，则考虑有误伤其他器官并引起组织坏死的可能，诊断未明确前慎用镇痛药。

（4）多数病人因机体吸收坏死肿瘤组织常于术后 4～8 小时体温升高，一般在 38～39.5℃波动，持续 1 周左右，可行物理降温或给予解热镇痛药，如体温超过 39℃可遵医嘱予吲哚美辛等对症治疗，同时注意保暖、补充水分，预防肺部并发症。

（5）及早发现并配合医生处理肝性脑病。

（6）鼓励病人深呼吸，给予吸氧以利于肝细胞代谢。

（7）1 周后常因肝缺血影响肝糖原储存和蛋白质的合成，应根据医嘱静脉输注白蛋白，适量补充葡萄糖液，可将导管连接于微量注射泵上，便于持续注射抗癌药物，并准确记录出入量。

（四）疼痛的护理

疼痛者要指导病人应用放松和转移注意力的技巧以缓解疼痛；保持舒适而安静的环境以减少对病人的不良刺激和心理压力；认真倾听病人述说疼痛的感受。也可以采取镇痛措施：如按 WHO 推荐的三阶梯疗法，遵医嘱给予相应的镇痛药；也可采用病人自控镇痛（PCA）法进行镇痛。

癌结节破裂是原发性肝癌较为严重和常见的并发症,可因大出血引起病人休克,甚至死亡。病人出现便秘时可因用力排便导致腹内压骤然增高,是癌结节破裂的常见原因。

思考:原发性肝癌病人在治疗过程中可能发生便秘的因素有哪些?除外便秘,还有哪些因素可导致腹内压骤然增高?

(五)健康指导

1. 疾病预防指导　注意饮食和饮水卫生,做好食物保管,防霉去毒,保护水源,防止污染。注射乙型和丙型病毒性肝炎疫苗,预防病毒性肝炎和肝硬化。积极宣传和普及肝癌的预防知识,定期对肝癌高发区人群进行普查,以预防肝癌发生和早期诊治肝癌。

2. 病人一般指导　向病人和家属介绍肝癌的有关知识和并发症的识别,以便随时发现病情变化,及时就诊。按医嘱服药,忌用损肝药物。合理进食,避免摄入高脂、高热量和刺激性食物,戒烟、酒,减轻对肝损害。指导病人保持乐观情绪,建立积极的生活方式,有条件者可参加社会性抗癌组织活动,增加精神支持,以提高机体抗癌能力。保持生活规律、注意劳逸结合、避免情绪剧烈波动,以减少肝糖原分解,减少乳酸和血氨的产生。

(李　菁)

学习小结

原发性肝癌发生常与病毒性肝炎、肝硬化及黄曲霉素等有关。早期缺乏典型表现,临床表现主要有肝区疼痛、肝脏进行性增大、黄疸、肝硬化征象,晚期可出现转移灶表现。甲胎蛋白(AFP)测定是早期诊断肝癌的重要方法之一,B型超声显像是目前肝癌筛查的首选检查方法。肝动脉化疗栓塞治疗为非手术治疗中的首选方法,护士应做好术前、术中、术后护理。指导病人合理进食,避免摄入高脂、高热量和刺激性食物,戒烟、酒,减轻对肝损害。指导病人保持乐观情绪,建立健康的生活方式,以提高机体抗癌能力。

复习参考题

1. 肝癌能引起哪些严重的并发症?
2. 对于肝癌行肝动脉化疗栓塞术治疗的病人,术前和术后的护理要点有哪些?

第十节　肝性脑病病人的护理

学习目标

掌握	肝性脑病的临床表现及主要护理诊断与护理措施。
熟悉	肝性脑病的诊断和治疗原则。
了解	肝性脑病的病因与发病机制。

病人，男性，58 岁。因腹胀、乏力及食欲减退 1 年，意识不清 2 小时入院。1 年前无明显诱因出现腹胀、乏力及食欲减退等症状，经当地医院治疗后症状无明显缓解（具体用药不详）。4 日前"感冒"后出现躁动不安，淡漠少言，昼睡夜醒。2 小时前突然意识不清。既往有乙肝病史 25 年。护理体检：T 36.6℃，P 90 次/min，R 20 次/min，BP 105/75mmHg。一般状态差，意识模糊，面色晦暗，巩膜黄染，瞳孔对光反射迟钝，胸前可见 4 个蜘蛛痣。颈软，无颈静脉曲张，双肺无异常，心率 90 次/min，律齐。腹部隆起，肝未及，脾肋下 4.5cm，移动性浊音阳性，双下肢中度凹陷性水肿。血常规检查：红细胞 3.0×10^{12}/L，白细胞 3.6×10^9/L，血小板 122×10^9/L。临床初步诊断为肝硬化失代偿期合并肝性脑病。

思考：

1. 该病人目前主要的护理诊断是什么？

2. 护士应实施哪些护理措施？

肝性脑病（hepatic encephalopathy，HE）是由严重肝病引起、以代谢紊乱为基础的中枢神经系统功能失调的临床综合征。其主要临床表现是意识障碍、行为失常和昏迷，曾称肝昏迷（hepatic coma）。门体分流性脑病（porto-systemencephalopathy，PSE）特指由门静脉高压、广泛肝门静脉与腔静脉侧支循环形成所致的脑病。轻微型肝性脑病（minimal，HE）是肝性脑病发病过程中的一个阶段，无明显临床表现和生化异常，仅能用精细的智力测验和（或）电生理检测才可作出诊断。

【病因和发病机制】

1. 病因　肝硬化是引起肝性脑病的最常见原因，以肝炎后肝硬化最多见，部分可由门体分流手术引起，小部分肝性脑病见于重症病毒性肝炎、中毒性肝炎和药物性肝病、原发性肝癌、妊娠期急性脂肪肝、严重胆道感染等。大多数肝性脑病/轻微型肝性脑病的发生均有诱因，常见诱因包括消化道出血、感染、电解质紊乱、大量放腹水、过度利尿、进食蛋白质过多、便秘、TIPS 及使用镇静类药物。

2. 发病机制　肝性脑病的发病机制目前尚不十分清楚。目前认为肝性脑病主要是由肠道和体内的一些有害代谢物不能被肝脏及时解毒和清除，进入体循环，透过血-脑屏障，导致脑细胞的代谢和功能异常所致。有关肝性脑病发病机制的学说主要包括：

（1）氨中毒学说：氨是诱发肝性脑病特征最为明确的神经毒素，约 90% 的肝性脑病病人动脉氨浓度增加。氨代谢紊乱引起氨中毒，影响脑细胞的能量代谢、直接干扰神经传导。血氨水平增高的原因是氨生成过多和（或）代谢清除过少，主要与摄入过多含氮食物（高蛋白质饮食）或药物、上消化道出血、肾前性或肾后性氮质血症、肝将氨合成为尿素的能力减退、门体静脉分流等有关。

（2）神经递质学说：①γ-氨基丁酸/苯二氮䓬（GABA/BZ）复合体学说。GABA 是哺乳动物大脑的主要抑制性神经递质，由肠道细菌产生。肝衰竭时，抑制性 GABA 受体增多，同时该受体还可与 BZ 结合，引起神经冲动传导抑制。②假神经递质学说。肝衰竭时，胺（β-多巴胺）和苯乙醇胺增多，其化学结构与正常神经递质去甲肾上腺素相似但传递神经冲动的作用很弱，称为假性神经递质。当假性神经递质被脑细胞摄取并取代了突触中的正常神经递质，神经传导发生障碍，产生异常抑制，出现意识障碍和昏迷。

（3）细菌感染与炎症反应：硫醇与苯酚产生的内源性苯二氮䓬类物质，细菌色氨酸的副产物吲哚及羟吲哚等都是肠道细菌氨基酸的代谢产物，能损伤星形胶质细胞功能和影响神经递质传递。肝性脑病病人炎性标志物水平明显增加，影响血-脑屏障的完整性。

（4）其他：低钠血症、锰中毒和乙酰胆碱减少都与肝性脑病发生有关。

【临床表现】

肝性脑病多为慢性起病，初期不易觉察，也可急性起病，如急性重型肝炎所致的急性肝衰竭。一般根据意识障碍程度、神经系统表现和脑电图改变,将肝性脑病的表现分为5期。

1. 0期(潜伏期) 又称轻微肝性脑病,在行为、性格上无异常,无神经系统病理征,正常脑电图,仅在心理测试或智能测试时出现轻微异常。

2. 一期(前驱期) 轻度性格改变和行为失常,如欣快激动或淡漠少言,衣冠不整或随地便溺。应答尚准确,但吐词不清且较缓慢。可有扑翼样震颤(嘱病人两臂平伸,肘关节固定,手掌向背侧伸展,手指分开,可出现手向外偏斜,掌指关节、腕关节、甚至肘与肩关节急促而不规则地扑击样抖动),脑电图多数正常。此期历时数日或数周,有时症状不明显,易被忽视。

3. 二期(昏迷前期) 以意识错乱、睡眠障碍、行为失常为主。在前一期的基础之上症状加重,定向力和理解力均减退,对时间、地点、人物的概念混乱,不能完成简单的计算和智力构图,吐词不清,书写障碍,举止反常也很常见,多有睡眠倒错,甚至有幻觉、恐惧、狂躁而易被误认为一般精神病。有明显的神经体征,如腱反射亢进、肌张力增高、踝痉挛、巴宾斯基征阳性等;扑翼样震颤存在,脑电图异常,病人还可以出现不随意运动及运动失调。

4. 三期(昏睡期) 以昏睡和精神错乱为主,大部分时间呈昏睡状态,可以唤醒,醒后尚可应答,但常神志不清有幻觉。扑翼样震颤仍可引出,肌张力增强,神经系统体征持续或加重。锥体束征常呈阳性,脑电图有异常波形。

5. 四期(昏迷期) 意识完全丧失,不能唤醒。浅昏迷时,对疼痛等强刺激有反应,腱反射和肌张力亢进;因病人不能合作无法引出扑翼样震颤。深昏迷时,各种反射消失,肌张力降低,瞳孔常散大,可出现阵发性惊厥、踝痉挛和换气过度,脑电图明显异常。

以上各期的分界不很清楚。肝功能损害严重的肝性脑病病人还有明显的黄疸、出血倾向和肝臭,且易并发各种感染、肝肾综合征和脑水肿等情况,其临床表现更加复杂。

【实验室及其他检查】

1. 血氨 空腹静脉血氨酶法测定血氨正常值为 $18\sim72\mu mol/L$,动脉血氨含量是静脉血氨的 $0.5\sim2.0$ 倍,空腹动脉血氨更稳定可靠。肝硬化及门-体静脉分流后的肝性脑病病人多有血氨水平增高;急性肝衰竭所致脑病的血氨多正常。血氨水平与病情严重程度间的关系不确切。

2. 脑电图检查 脑电图不仅有诊断价值,对判断预后也有一定意义,但对 0 期和 1 期肝性脑病的诊断价值较小。脑电图的变化可以反映肝性脑病的严重程度,典型的改变为节律变慢,散在或弥漫性出现低至中波幅 $4\sim7Hz\theta$ 波。昏迷时两侧同时出现对称的高波幅 δ 波,可见典型的三相综合波。

3. 诱发电位 是体外可记录的电位,诱发电位检查可用于亚临床或临床肝性脑病的诊断。

4. 影像学检查 行头颅 CT 及 MRI 用于排除脑血管意外、颅内肿瘤等疾病,行腹部 CT 或 MRI 有助于肝硬化及门-体静脉分流的诊断。

5. 心理智能测试 对于诊断早期肝性脑病包括亚临床肝性脑病最有用,常规使用的是数字连接试验和符号数字试验。老年人和教育层次较低者测试时有可能影响结果。

【诊断要点】

肝性脑病的主要诊断依据包括:①有严重肝病和(或)广泛门-体静脉侧支循环形成的基础及肝性脑病的诱因;②出现精神紊乱、昏睡或昏迷,可引出扑翼样震颤;③肝功能异常及(或)血氨水平增高;④脑电图异常;⑤心理智能测验等异常。诊断时需与糖尿病、低血糖、尿毒症等可能引起昏迷的疾病相鉴别。

【治疗原则】

肝性脑病治疗原则为识别和消除诱因,尽快促进意识恢复和恢复正常的神经功能,即早发现早治疗。由于肝性脑病的发病机制迄今仍未阐明,通常认为有多种因素参与,因此常采取综合治疗措施,包括:

1. 识别和纠正诱因 仔细评估可能存在的诱发因素,包括消化道出血、低钾血症、代谢性碱中毒、进食过多含蛋白质的食物、药物应用不当、酗酒等,并予及时治疗。

2. 减少肠内有毒物质的产生和吸收 ①根据病情提供个性化的蛋白质营养支持,不宜长期过度限制蛋白质饮食,造成肌肉群减少;②乳果糖是治疗肝性脑病的一线药物,能酸化肠道,减少氨的吸收,可口服或保留灌肠给药;③口服肠道不吸收抗生素以减少肠道中产氨细菌的数量,常用药物为利福昔明-α晶型。

3. 促进毒物的代谢清除及纠正氨基酸代谢 常用降氨药(如L-鸟氨酸-L-门冬氨酸等)、GABA/BZ复合受体拮抗药(如氟马西尼等)、支链氨基酸等。

4. 对症治疗 ①保持呼吸道通畅;②纠正水、电解质紊乱和酸碱失衡;③保护脑细胞。

5. 其他辅助治疗 包括血浆置换、血液灌流、血液滤过透析等非生物型人工肝方法。

【常用护理诊断/问题】

1. 意识障碍 与肝功能减退、血氨水平增高、影响大脑细胞正常代谢有关。

2. 营养失调:低于机体需要量 与肝功能减退、限制蛋白摄入有关。

3. 有感染的危险 与营养失调、低抵抗力有关。

4. 照顾者角色困难 与病人意识障碍、照顾者缺乏照顾经验,体力及经济负担过重有关。

【护理措施】

1. 一般护理

(1)休息与活动:病人以卧床休息为主,安排专人护理。提供安静、舒适、温湿度适宜的环境,保持病室空气清洁、流通,限制探视。

(2)饮食护理:①蛋白质。开始发病数天内禁食蛋白质,如病情好转或清醒后可逐步增加蛋白质饮食,20g/d,以后每隔3~5天增加10g,但短期内不能超过40~50g/d,以支链氨基酸为主的豆制品(即植物蛋白)为宜。②热量充足。以糖类为主要食物,给予蜂蜜、葡萄糖、果汁、面条、稀饭等。昏迷时可鼻饲或经静脉滴注葡萄糖供给热量,需长期静脉滴注者可作锁骨下静脉或颈静脉穿刺插管。足够的葡萄糖既可减少组织蛋白质分解产氨,又有利于促进氨与谷氨酸结合形成谷氨酰胺而降低血氨。③限制水、钠摄入。显著腹水者,氯化钠摄入量应限制在2.0g以下,每日水入量一般不超过前一日的出量。④丰富的维生素。食物配制应注意增加丰富的维生素,不宜用维生素B_6,因其可使多巴在外周神经转为多巴胺,减少脑组织中多巴含量,影响中枢神经系统的正常传导递质。⑤尽量减少脂肪摄入,以利于胃的排空。

(3)病情观察:严密观察病人思维、认知、性格及行为的变化,有无反常的冷漠或欣快,理解力及记忆力是否明显减退,有无精神失常及扑翼样震颤等。观察病人意识障碍的程度:可采用呼唤其姓名、给病人刺激、提问及其他检查意识的方法。加强对病人瞳孔、生命体征等的监测并做好记录。评估有无肝性脑病各种诱因的发生,定期复查肝、肾功能及电解质的变化。进行血氨标本采集时嘱病人不能紧握拳头,止血带压迫时间不可过长,采集后标本需要低温转运并尽快检测。

2. 用药护理 ①静脉使用精氨酸速度不宜过快,以免引起流涎,面色潮红与呕吐等,它是酸性溶液,多用于合并碱中毒病人;②应用谷氨酸钠或谷氨酸钾时,要注意观察病人的尿量、腹水和水肿状况,尿少时慎用钾剂,明显腹水和水肿时慎用钠盐;此溶液偏碱性,主要用于合并酸中毒时;③应用苯甲酸钠时注意病人有无饱胀、腹绞痛、恶心、呕吐等;④长期服用新霉素的病人中少数可出现听力或肾功能损害,故服用新霉素不宜>1个月,并做好听力和肾功能的监测;⑤静脉滴注高渗葡萄糖、甘露醇时速度应快;⑥根据医嘱及时纠正水、电解质紊乱和酸碱失衡,做好出入量的记录;⑦指导病人按医嘱规定的剂量、用法服药,了解药物的主要不良反应,并定期随访复诊。

3. 症状体征的护理 意识障碍、烦躁者应加床挡,必要时使用约束带,防止发生坠床及撞伤等意外;限制探视,以免增加病人额外负担,尽量安排专人护理。病人清醒时向其讲解意识模糊的原因,训练病人的定向力,利用电视、收音机、报纸为病人提供环境刺激。对尿潴留或失禁病人则给予留置导尿,并定时夹放导尿管,详细记录尿量、颜色、气味。对昏迷病人应取仰卧位,头略偏向一侧以防舌后坠,给予氧气吸入,必要时吸痰,保持呼吸道通畅;定期做肢体的被动运动,防止静脉血栓形成及肌肉萎缩,定时翻身、按摩、保持床铺干燥、平整,避免压疮发生。保持大便通畅,防止便秘。肝性脑病病人因肠蠕动减弱且长期卧床活动减少,易发生便秘。发生便秘时,可采用灌肠和导泻缓解症状。灌肠可使用生理盐水或弱酸性溶液(如食醋等),禁用肥皂水等碱性溶液,以免增加肠道对氨的吸收。

4. 心理护理

(1)病人的心理护理:向病人家属说明心理护理的重要性,要以尊重、体谅、和蔼的态度对待病人,对病人的某些不正常行为不嘲笑,切忌伤害病人人格;不在病人面前表露出对治疗丧失信心和失望、绝望;病人清醒时,安慰病人,解释病人提出的问题,帮助其树立战胜疾病的信心。

(2)照顾者的心理护理:病人的直接照顾者对病人的影响最为直接。我们在照顾病人的同时也要给予照顾者特别的关心,与其建立良好的关系,了解他们的基本情况(如年龄、受教育程度、经济实力、家庭关系等)及存在的具体照顾困难(如经济、时间、体力、照顾知识和能力等),帮助他们制订切实可行的照顾计划,将各种需要照顾的内容和方法进行示范;利用一切可利用的社会资源,给照顾者提供帮助,最大限度地减轻和消除照顾者的困难,使照顾者真正全身心地、发自内心地关心照顾病人,让病人得到切实有效的照顾。

5. 健康指导

(1)疾病知识指导:向病人和家属介绍肝脏疾病和肝性脑病的有关知识,指导其认识、避免肝性脑病的各种诱发因素,如避免高蛋白质的摄入、不滥用对肝脏有损害的药物、保持粪便通畅、避免各种感染、戒烟酒等。

(2)照顾者指导:使病人家属了解肝性脑病的早期征象,以便病人发生肝性脑病时能早发现,早诊治。家属要给予病人精神支持和生活照顾,帮助病人树立战胜疾病的信心。

(李 菁)

学习小结

肝性脑病主要临床表现是意识障碍,行为失常和昏迷,以肝炎后肝硬化尤为常见。常见的诱因有上消化道出血、感染等。临床常将其分为5期,即潜伏期、前驱期、昏迷前期、昏睡期和昏迷期。发病开始数天内禁食蛋白质,如病情好转或清醒后可逐步增加蛋白质饮食,以植物蛋白为宜。供给足够的热量,提供丰富维生素,减少脂肪饮食。昏迷病人以鼻饲25%葡萄糖液供给热量。避免应用催眠镇静药、麻醉药等;避免快速利尿剂和大量放腹水;忌用肥皂水灌肠;不宜用维生素B_6;大量输注葡萄糖的过程中必须警惕低钾血症等。

复习参考题

1. 列举肝性脑病常见的诱因。

2. 对肝性脑病病人,护士如何进行饮食指导?

第十一节 急性胰腺炎病人的护理

学习目标

掌握	急性胰腺炎的临床表现及主要护理诊断与护理措施。
熟悉	急性胰腺炎的诊断和治疗原则。
了解	急性胰腺炎的病因与发病机制。

急性胰腺炎(acute pancreatitis)是多种因素导致胰酶在胰腺内被激活后引起胰腺组织自身消化,引起水肿、出血、甚至坏死的炎症反应,是常见的急腹症之一。病情较重者可发生全身炎症反应并伴有器官功能障碍。

【病因和发病机制】

(一)病因

1. 胆道疾病　胆石症、胆道感染或胆道蛔虫等胆道系统疾病是急性胰腺炎的主要病因,可导致 Oddi 括约肌水肿、痉挛,使十二指肠壶腹部出口梗阻,胆道内压力高于胰管内压力,胆汁逆流入胰管,激活胰酶引起急性胰腺炎。

2. 酒精　酒精可促进胰液分泌,胰液分泌增加刺激 Oddi 括约肌痉挛、十二指肠乳头水肿,使胰管内压增高,胰液排出受阻引起急性胰腺炎。

3. 胰管阻塞　胰管结石、狭窄、肿瘤或蛔虫钻入胰管等均可引起胰管阻塞,胰管内压过高使胰管小分支和胰腺泡破裂,胰液与消化酶外溢至间质引起急性胰腺炎。

4. 十二指肠降段疾病　可直接波及胰腺的疾病,如球后穿透溃疡。

5. 其他　手术与创伤、内分泌与代谢障碍、感染、药物、遗传或原因不明的特发性胰腺炎。

(二)发病机制

尽管急性胰腺炎由多种病因引起,但都具有相同的病理生理过程,即各种病因导致胰管内高压,腺泡细胞内 Ca^{2+} 水平明显升高,一系列胰腺消化酶被激活导致胰腺的自身消化:腺泡细胞损伤和多种炎性介质(肿瘤坏死因子、氧自由基、血小板活化因子等)通过增加血管通透性导致大量炎性渗出,胰腺微循环障碍致使胰腺出血、坏死。炎症在多种因素作用下被逐级放大,超过机体抗炎能力,导致机体多器官损伤和功能障碍。

【临床表现】

急性胰腺炎的临床表现与其病因、病理类型有较大关系。临床上常根据其病理表现将其分为急性水肿型和急性出血坏死型两大类,也可根据其临床表现及病情严重程度分为轻症急性胰腺炎、中度重症急性胰腺炎和重症急性胰腺炎。

1. 症状

(1)腹痛:为本病的主要和首发症状。常于暴饮暴食或酗酒后突然发作;为持续性疼痛伴阵发性加剧,呈钝痛、钻痛、绞痛或刀割样痛;腹痛常位于中上腹,可向腰背部呈带状放射。取弯腰抱膝位可使疼痛减轻。水肿型一般 3～5 天后缓解;坏死型则持续时间较长,呈剧痛,当渗液扩散可致全腹痛。个别年老体弱者腹痛极轻微或无腹痛。

(2)恶心、呕吐和腹胀:早期为反射性,大多频繁、剧烈而持久,呕吐后腹痛无缓解,且常伴腹胀。继发腹膜后感染者腹胀更明显,甚至出现麻痹性肠梗阻。

(3)发热:多数病人有中度以上发热,持续 3～5 天。若持续发热 1 周以上并伴有白细胞增多者,应考虑急性胰周液体积聚或胆道感染等。

(4)水、电解质及酸碱平衡紊乱:多有不同程度的脱水。呕吐频繁者可致代谢性碱中毒,伴低钾、低镁;重症者可有严重脱水和代谢性酸中毒。部分病人可有血糖水平升高,偶发糖尿病酮症酸中毒或高渗性昏迷。

(5)低血压和休克:多见于急性坏死型胰腺炎,少数病人可突发休克,甚至猝死。早期休克因有效循环血容量不足所致,后期因继发感染和多脏器功能障碍等因素所致。

2. 体征

(1)轻症急性胰腺炎:腹部体征较轻,压痛局限于上腹部,但无腹肌紧张和反跳痛,可有肠鸣音减弱,呈轻度脱水貌。

(2)中度重症急性胰腺炎:表现介于轻症急性胰腺炎和重症急性胰腺炎之间。

（3）重症急性胰腺炎：呈急性重病面容，血压下降或测不到，尿量明显减少或无尿。病人腹肌紧张，全腹显著压痛和反跳痛，伴麻痹性肠梗阻时有明显腹胀，肠鸣音减弱或消失，可出现移动性浊音，多为血性腹水。并发急性胰周液体积聚者上腹部可扪及明显压痛的肿块。少数病人因外溢的胰液沿腹膜后间隙渗到腹壁下溶解脂肪使毛细血管破裂出血，致两侧腰肋部皮肤呈暗灰蓝色，称为 Grey-Turner 征；若致脐周皮肤青紫，称为 Cullen 征。胰头炎性水肿压迫胆总管时可出现黄疸。

3. 并发症　局部并发症有急性胰周液体积聚、假性囊肿、急性坏死物积聚和包裹性坏死；全身并发症有器官功能衰竭、全身炎症反应综合征、全身感染、腹腔间隔室综合征、胰性脑病等。其中器官功能衰竭是最重要的全身并发症，病死率极高。轻症急性胰腺炎不伴有器官功能衰竭或局部并发症或全身并发症，中度重症急性胰腺炎伴有短暂（48 小时内）器官功能衰竭或局部并发症或全身并发症，重症急性胰腺伴有持续器官功能衰竭（＞48 小时）。

【实验室及其他检查】

1. 淀粉酶测定　是最常用的诊断方法。血清淀粉酶发病后 2～12 小时开始升高，48 小时后开始下降，3～5 天后恢复正常，当其超过正常值上限 3 倍可诊断本病，但淀粉酶浓度与病情严重程度不成正相关。尿淀粉酶水平升高较晚，发病后 12～14 小时开始升高，下降缓慢，持续 1～2 周逐渐恢复正常，但易受尿量的影响。胰源性胸、腹水和胰腺假性脓肿中的淀粉酶水平常显著增高。

2. 血清脂肪酶和 C 反应蛋白（CRP）测定　前者病后 24～72 小时开始升高，持续 7～10 天，对就诊较晚者有诊断意义，脂肪酶的高低与病情程度无确切联系。后者是组织损伤和炎症的非特异性标志物，胰腺坏死时明显升高。

3. 其他血液检查　多有白细胞增多及中性粒细胞核左移。血钙水平降低（＜1.5mmol/L），提示预后不良。空腹血糖持续高于 10mmol/L，提示胰腺坏死。

4. 影像学检查　腹部 B 超是首选的影像学诊断方法，与腹部 CT 均可区别急性胰腺炎的类型，帮助诊断急性胰周液体积聚和假性囊肿并发症。腹部 X 线平片可排除其他急腹症。

【诊断要点】

应在 48 小时确诊急性胰腺炎，诊断时应具备下列 3 条中的任意 2 条：①急性、持续性中上腹疼痛；②血淀粉酶或脂肪酶超出正常值上限的 3 倍；③有典型的急性胰腺炎影像学改变。确诊后应根据器官功能和并发症的情况进一步明确急性胰腺炎的严重程度，并尽早明确病因。

【治疗原则】

急性胰腺炎治疗任务为寻找并去除病因和控制炎症，治疗原则为减轻腹痛、减少胰腺分泌、防治并发症。

1. 轻症病人　经 3～5 天积极治疗可痊愈。其措施为：①禁食及胃肠减压；②静脉输液，补充血容量，维持水、电解质和酸碱平衡；③腹痛剧烈者可给予哌替啶，禁用吗啡；④抑酸治疗：常静脉给予 H_2 受体拮抗剂或质子泵抑制剂。

2. 重症病人　需用综合性措施积极抢救。除上述措施外，还应：①液体复苏，原则为早期补液、晶体补液和快速补液，晶体溶液首选乳酸林格液，可减少全身炎症反应综合征的发生率；②器官功能维护，如有呼吸衰竭者给予鼻导管或面罩吸氧，氧饱和度维持 95% 以上，有急性肾衰竭者采用连续肾脏替代疗法，上述病人应转入 ICU 严密监测病情变化；③抗感染治疗，对可能发生肠源性革兰氏阴性杆菌移位的易感人群可选择喹诺酮类、甲硝唑及第二、三代头孢菌素等抗生素；④减少胰液分泌，生长抑素能抑制胰液分泌，急性胰腺炎时，循环中生长抑素水平显著降低，可予生长抑素或其类似物奥曲肽持续静脉滴注；⑤抑制胰酶活性，仅用于重症胰腺炎的早期，常用药物有抑肽酶；⑥营养支持，早期一般采用全胃肠外营养，无肠梗阻者应尽早过渡到通过鼻空肠管或鼻胃管输入进行的肠内营养，以增强肠道黏膜屏障。

3. 外科手术治疗　主要治疗胰腺和胰周感染性坏死或解除消化道梗阻等产生的压迫症状。

【常用护理诊断/问题】

1. 疼痛:腹痛　与胰腺及其周围组织炎症、水肿或出血坏死有关。

2. 组织灌注量不足　与呕吐、腹膜炎等所致缺水和休克有关。

3. 潜在并发症:呼吸衰竭、肾衰竭等。

【护理措施】

1. 一般护理

(1)休息与活动:重症者绝对卧床休息。协助病人取弯腰、屈膝侧卧位以减轻疼痛,取半坐卧位以利于呼吸,便于腹腔渗液引流至盆腔。因剧痛辗转不安者应防止坠床。

(2)饮食护理:食物是胰液分泌的天然刺激物,短期禁食可减少胰液分泌,减轻胰腺自身消化,并可缓解呕吐和腹胀,轻症病人需禁食3～5日并予胃肠减压。病人口渴时可含漱或湿润口唇。禁食期间每日液体入量需达3000ml以上,胃肠减压时补液量应适当增加,注意维持水、电解质平衡。腹痛缓解、发热消退、白细胞计数及淀粉酶恢复正常后,可由少量无脂流质饮食开始逐渐恢复正常饮食,避免刺激性强、易产气、高脂肪及高蛋白质食物,切忌暴饮暴食和酗酒。

(3)病情观察:严密观察生命体征、意识及尿量的变化;观察腹部症状和体征的变化及胃肠减压时引流物的性质和量;观察皮肤弹性,判断脱水程度,准确记录24小时出入液量;遵医嘱定时采集标本送血、尿淀粉酶及血清脂肪酶、血钙及血糖等测定。

2. 用药护理　遵医嘱用药,观察药物疗效及不良反应。药物有过敏史者及妊娠孕妇和儿童禁用。

(1)阿托品:具有解痉镇痛的作用,但不良反应有口干、心率加快、腹胀、青光眼加重及排尿困难等。

(2)西咪替丁:能显著抑制胃酸分泌,注意静脉给药时速度不宜过快,偶有血压降低、呼吸心跳停止。

(3)奥曲肽:抑制胰液分泌,需持续静脉滴注给药,用药后在注射部位可有疼痛或针刺感。

(4)抑肽酶:抑制胰酶活性,但可产生抗体,有过敏的可能。

(5)加贝酯:能广泛抑制与急性胰腺炎发展有关的蛋白酶的释放及活性,静脉点滴时速度不宜过快,防止药液外渗,多次使用时应更换注射部位,药液应新鲜配制。

3. 症状体征的护理　疼痛剧烈者,在明确病因的前提下,可遵医嘱给予哌替啶,但需注意哌替啶反复使用可致成瘾。注意急性胰腺炎病人镇痛禁用吗啡,以免Oddi括约肌痉挛,加重病情。对发热病人进行物理降温,并观察降温效果。做好口腔、皮肤护理。

4. 重症急性胰腺炎的抢救配合　出血坏死性胰腺炎虽属少见,但病情严重、进展快、并发症多,病死率高,应积极做好抢救配合工作。

(1)安置病人于重症监护病房,严密监测生命体征、神志、尿量等变化,做好记录。准备抢救用物,如静脉穿刺包、血浆、输液用物、氧气、气管切开包、辅助呼吸机及多种抢救用药等。

(2)注意给病人保暖。保持呼吸道通畅,给予氧气吸入。病人有血压下降、皮肤黏膜苍白、尿量减少、冷汗等低血容量性休克表现时,应取平卧位或休克位,注意保暖,同时,配血、备血、建立通畅的静脉通路,纠正低血压,使用升压药时应注意滴速,必要时需测中心静脉压。有急性呼吸窘迫综合征者应配合气管切开或辅助呼吸治疗。

(3)协助药物治疗,对需行外科急诊手术治疗者,应做好各项术前准备工作。

5. 健康指导

(1)疾病知识指导:向病人及家属介绍本病的主要诱发因素和疾病的过程,教育病人积极治疗胆道疾病,防治胆道蛔虫症。

(2)生活指导:指导病人及家属掌握饮食卫生知识,规律进食,避免暴饮暴食。避免刺激强、产气多、高脂肪和高蛋白食物,戒除烟酒,防止复发。

(李　菁)

我国急性胰腺炎的常见病因是胆道疾病。其临床表现包括腹痛、发热、恶心、呕吐和腹胀、血和尿淀粉酶水平增高、水和电解质及酸碱平衡紊乱等。急性坏死性胰腺炎还可表现为低血压和休克。急性期绝对卧床休息，协助病人取弯腰、屈膝侧卧位，可减轻疼痛，但禁用吗啡镇痛；病人常需禁饮食并给予胃肠减压，以减少胃酸分泌；禁食病人每天的液体入量需达3000ml以上；教育病人积极治疗胆道疾病，注意防治胆道蛔虫；平日注意避免暴饮暴食，避免刺激性强、产气多、高脂肪和高蛋白食物，戒除烟酒，防止复发。

1. 急性胰腺炎的典型症状和体征是什么?
2. 对重症急性胰腺炎病人，护士如何配合医生进行抢救?

第十二节　上消化道出血病人的护理

掌握　　上消化道出血的临床表现及主要护理诊断与护理措施。

熟悉　　上消化道出血的诊断和治疗原则。

了解　　上消化道出血的病因与发病机制。

上消化道出血(upper gastrointestinal hemorrhage)是指屈氏(Treitz)韧带以上的消化道，包括食管、胃、十二指肠、胰、胆道病变引起的出血，以及胃空肠吻合术后的空肠病变出血。上消化道出血是临床常见的急症，病死率仍较高，约为10%，60岁以上病人出血病死率高于中青年人，占30%～50%。随着诊疗技术的发展，内镜与选择性动脉造影的应用可尽早明确病因，进行合理治疗与护理，从而提高了治愈率。

【病因】

上消化道出血的病因很多，以消化性溃疡最常见，其次为食管胃底静脉曲张破裂、急性糜烂出血性胃炎和胃癌。

1. 胃肠道疾病

（1）食管疾病：常见食管炎、食管癌、食管物理或化学性损伤。

（2）胃、十二指肠疾病：常见消化性溃疡、急性糜烂出血性胃炎、慢性胃炎、胃癌、胃手术后胆汁反流性吻合口炎、残胃炎、胃血管瘤、胃黏膜下动脉破裂等。

（3）空肠疾病：空肠克罗恩病、胃肠吻合术后空肠溃疡。

2. 门静脉高压引起食管胃底静脉曲张破裂出血

（1）肝硬化。

（2）门静脉阻塞：门静脉炎、门静脉血栓形成、门静脉受邻近肿块压迫。

3. 胃肠道邻近器官或组织的疾病

（1）胆道出血：胆囊或胆结石或癌症、胆道蛔虫症、术后胆总管引流管造成胆道受压坏死，肝癌、肝脓肿或肝动脉瘤破入胆道。

（2）胰腺疾病：胰腺癌、急性胰腺炎并发脓肿破裂。

（3）其他：主动脉瘤、肝或脾动脉瘤、纵隔肿瘤或脓肿破入食管、胃和十二指肠。

4. 全身性疾病

（1）血液病：可见于白血病、血小板减少性紫癜、过敏性紫癜、弥散性血管内凝血及血友病。

（2）应激性溃疡：如肾上腺皮质激素治疗后、脑血管意外、败血症、大手术后、烧伤、休克等引起的应激状态。

（3）其他：尿毒症、流行性出血热、系统性红斑狼疮等。

【临床表现】

上消化道出血的临床表现主要取决于出血量及出血速度。

1. 呕血与黑便　是上消化道出血的特征性表现。呕血与黑便的颜色、性质与出血部位、出血量和速度有关。出血部位在幽门以上者常有呕血与黑便，在幽门以下者可仅表现为黑便。呕血为棕褐色，呈咖啡渣样，是因血液经胃酸作用形成正铁血红素所致，提示血液在胃内停留时间长。呕血呈鲜红色或有血块，提示出血量大、速度快，在胃内停留时间短。柏油样黑便，黏稠而发亮，是血红蛋白中的铁经肠内硫化物作用形成硫化铁所致。当出血量大且速度快时，血液在肠内推进较快，可排出暗红色或鲜红色血便。

2. 失血性周围循环衰竭　当出血量大而快时，常可致周围循环衰竭，可出现头昏、心悸、恶心、口渴、黑朦或晕厥；因血管收缩和血液灌注不足致皮肤灰白、湿冷，静脉充盈差，体表静脉塌陷。病人脉搏细速、血压下降呈休克状态可出现精神萎靡、烦躁不安、意识模糊、少尿、无尿、急性肾衰竭。

3. 发热　多数病人出血后 24 小时内有低热，一般不超过 38.5℃，持续 3～5 天，可自行消退，由周围循环衰竭导致体温调节中枢的功能障碍所致。

4. 氮质血症　一般于一次出血后数小时血尿素氮开始上升，24～48 小时可达高峰，大多不超过 14.3mmol/L（40mg/dl），3～4 日后降至正常。血尿素氮水平升高的主要原因是大量血液进入肠道，其蛋白质消化产物被吸收引起，又称肠源性氮质血症；同时因出血导致周围循环衰竭，而使肾血流量与肾小球滤过率下降，肾排泄功能降低，也可致血尿素氮水平增高。经足量扩容，又无明显肾功能不全，而血尿素氮水平继续升高，提示有继续出血或再次出血。

5. 血象变化　出血后 2～5 小时，白细胞计数升高达（10～20）×10⁹/L，止血后 2～3 天可恢复正常；出血后 24 小时内网织红细胞增多，4～7 天可达 5%～15%，以后逐渐降至正常，如出血未停止可持续升高。出血后期病人可有正细胞正色素性贫血。

【实验室及其他检查】

1. 实验室检查　检测血常规、肾功能、肝功能、便隐血试验等。

2. 内镜检查　多主张在出血后 24～48 小时内进行内镜检查，可明确出血病变的部位、病因及出血情况，并同时进行内镜止血治疗。

3. X 线钡餐检查　最好在出血停止和病情基本稳定后进行。但因急性胃黏膜损害与浅小溃疡可在短期内愈合，故阳性率较低。

4. 选择性动脉造影　经以上检查均无阳性病变时，可做选择性腹腔动脉或肠系膜上动脉造影，多可明确诊断。

【诊断要点】

诊断上消化道出血可依据如下指征：①有呕血、黑便和失血性周围循环衰竭的临床表现；②呕吐物或大便隐血试验呈强阳性；③血红蛋白浓度、红细胞计数及血细胞比容下降，同时必须排除消化道以外的出血因素，包括：①鉴别咯血（呼吸道出血）与呕血；②鉴别由于口、鼻、咽喉出血时吞下血液引起的呕血与黑便；③饮食及药物引起的黑便，如动物血、碳粉、铁剂或铋剂等。

【治疗原则】

上消化道出血为临床急症，应采取积极的措施进行抢救：迅速补充血容量，纠正水电解质失衡，预防和治疗失血性休克，给予止血治疗，同时积极进行病因诊断和治疗。

1. 补充血容量　尽早补液，可先输入平衡液或葡萄糖盐水，再输入右旋糖酐或其他血浆代用品。尽早输入浓缩红细胞，严重活动性大出血考虑输全血，以尽快恢复和维持血容量，改善急性失血性周围循环衰竭。在积极补液前提下，可适当使用血管活性药物(如多巴胺)来改善重要脏器血供。

2. 止血

(1)抑制胃酸分泌药：H_2受体拮抗剂或质子泵抑制剂。常用西咪替丁400mg加入5%葡萄糖250ml中滴注，每6～8小时一次。

(2)血管加压素：适用于食管静脉曲张破裂出血者，用法为血管加压素0.2U/min持续静脉滴注，根据治疗反应，可逐渐增加至0.4U/min。

(3)生长抑素：临床常用14肽天然生长抑素，用法为首剂250μg缓慢静脉推注，继以250μg/h持续静脉滴注。

(4)三(四)腔二囊管压迫止血：仅适用于食管下段和胃底静脉曲张破裂出血者，药物不能控制出血时可做暂时使用。

(5)内镜直视下止血及手术治疗。

【常用护理诊断/问题】

1. 有体液不足的危险　与消化道出血所致有效循环血容量减少有关。

2. 有受伤的危险：创伤、窒息、误吸　与气囊压迫使食管胃底黏膜长时间受压、气囊阻塞气道、血液或分泌物反流入气管有关。

3. 活动无耐力　与失血性周围循环衰竭有关。

4. 潜在并发症：血容量不足，窒息。

【护理措施】

(一)一般护理

1. 休息与活动　限制活动，有利于出血停止。少量出血者应卧床休息。大出血者绝对卧床休息，下肢略抬高，注意保暖。治疗和护理工作应有计划集中进行，以保证病人的休息和睡眠。

2. 饮食护理

(1)大量呕血伴恶心、呕吐时，应禁食，少量出血而无呕吐，可进温凉、清淡流质饮食，以减少胃蠕动、中和胃酸。出血停止后，可逐渐改为半流质、软食至正常饮食，少量多餐。

(2)食管胃底静脉曲张破裂活动性出血期应禁食，止血后可给予高热量、高维生素流质饮食，限制蛋白质和钠摄入，避免诱发肝性脑病及加重腹水，并避免粗糙、坚硬食物，防止造成曲张静脉再次损伤出血。

(3)禁食期间给予高热量和高营养静脉补液，维持水、电解质平衡，积极预防和纠正体液不足。

3. 安全护理　轻症病人可起身稍事活动。活动性出血病人易在排便时或便后起立时晕厥，应指导病人坐起、站起时动作缓慢；出现头晕、心悸、出汗时立即卧床休息并告知护士；必要时由护士陪同如厕或床上排尿便。重病病人应多巡视，用床挡加以保护。

4. 生活护理　限制活动期间，协助病人完成个人日常生活活动。指导病人呕吐后及时漱口。排便次数多者注意肛周皮肤清洁和保护。卧床者特别是老年人和重症病人注意预防压疮。

5. 病情观察

(1)一般病情观察：①心电监护，观察生命体征，有无心律失常、脉搏细弱、血压降低、呼吸困难、体温不升或发热，精神和意识状态，皮肤和甲床色泽；②准确记录24小时出入量，疑有休克时留置导尿管，测每小时尿量，应保持尿量大于30ml/h；③观察呕吐物及粪便的性质、颜色及量；④定期复查血常规、血尿素氮、便隐血，以了解贫血程度、出血是否停止；⑤监测血清电解质和血气分析的变化，注意维持水电解质、酸碱平衡。

(2)周围循环状况的观察：通过改变体位测量心率、血压的变化并观察症状和体征来估计出血量。先后测量平卧及半卧位时的心率与血压，如心率增快 10 次 /min 以上、血压下降幅度 >15 ～ 20mmHg、头晕、出汗甚至晕厥，则表示出血量大，血容量已明显不足，应监测中心静脉压。如皮肤逐渐转暖、出汗停止则提示血液灌注好转。

（3）正确判断出血量：详细询问呕血和（或）黑便发生的时间、次数、量及性状，以估计出血量和速度。一般来说，便隐血试验阳性提示每日出血量 >5ml；出现黑便表明出血量在 50 ～ 70ml 以上；一次出血后黑便持续时间取决于病人排便次数，如每日排便一次，粪便色泽约在 3 天后恢复正常；胃内积血量达 250 ～ 300ml 时可引起呕血；一次出血量在 400ml 以下时，一般不引起全身症状；如出血量超过 400 ～ 500ml，可出现头晕、心悸、乏力等症状；失血量在 500 ～ 1000ml 时出现血压下降，心率常 >100 次 /min，病人有口渴、少尿和昏厥表现；如超过 1000ml 或血容量减少 >20%，临床即出现急性周围循环衰竭的表现，收缩压下降至 80mmHg 以下，心率常 >120 次 /min，严重者引起失血性休克，病人有四肢厥冷、少尿、意识模糊等表现。

（4）判断出血是否停止：病人脉搏、血压稳定在正常水平，尿量足 [>0.5ml/（kg•h）]，粪便转黄色，提示出血停止。如出现下述情况提示继续出血或再出血：①反复呕血或黑便次数增加，粪质稀薄，血色转为鲜红或暗红，肠鸣音亢进；②周围循环衰竭经足量补液后未见明显改善或又恶化，中心静脉压仍有波动；③红细胞计数、血红蛋白与血细胞比容继续下降，网织细胞计数持续增高；④足量补液与尿量正常的情况下，血尿素氮水平持续或再次增高；⑤原有门静脉高压脾大者，出血后脾缩小未恢复肿大。

（二）用药护理

血管加压素可引起腹痛、血压升高、心律失常、心肌缺血，甚至发生心肌梗死，故滴注速度应准确，并严密观察不良反应，患有冠心病的病人忌用血管加压素。14 肽天然生长抑素因半衰期短，故使用时应确保连续性，可用输液泵持续静脉滴注。

（三）症状体征的护理

发热者可给予相应的物理降温（冰敷等）或给退热药。大出血者遵医嘱给予血管加压素等药物止血，必要时做好器械止血护理配合。

（四）健康指导

1. 一般知识指导　①注重饮食卫生和规律饮食，进营养丰富、易消化的食物；避免粗糙、刺激性、过冷、过热、产气多的食物或饮料；戒烟、戒酒；②生活起居有规律，劳逸结合，保持乐观情绪，保证充足的休息；③在医生指导下用药，以免用药不当。

2. 针对原发病的指导　引起上消化道出血的病因很多，应帮助病人和家属掌握自我护理的有关知识，减少再度出血的危险。

3. 识别出血并及时就诊　指导病人及家属早期识别出血征象及采取正确应急措施，如出现头晕、心悸等不适，或呕血、黑便时，立即卧床休息，保持安静，限制活动；呕吐时取侧卧位以免误吸；立即送医院治疗。慢性病者定期门诊随访。

（李　菁）

学习小结

上消化道出血最常见的病因是消化性溃疡，其次为食管胃底静脉曲张破裂、急性糜烂出血性胃炎和胃癌。上消化道出血主要临床表现为呕血和黑便、发热、氮质血症，严重者可出现周围循环衰竭征象。大出血者应迅速补充血容量，积极抢救休克，常用血管加压素止血，食管胃底静脉曲张破裂出血可用三（四）腔二囊管压迫止血。大出血病人绝对卧床休息，取平卧位并将下肢略抬高；急性大出血伴恶心、呕吐者应禁食，消化性溃疡出血停止 24 小时后给予温流质饮食；少量出血无呕吐者，可进温凉、清淡流食。监测病人生命体征，并正确判断有无继续出血。

1. 试述上消化道出血的特征性表现,护士如何判断出血量和活动性出血?

2. 对上消化道出血病人应做怎样的饮食指导?

第十三节　消化系统常用诊疗技术及护理

一、腹腔穿刺术

腹腔穿刺术(abdominocentesis)是为了诊断和治疗疾病,用穿刺技术抽取腹腔液体,以明确腹水的性质、降低腹腔压力或向腹腔内注射药物的局部治疗方法。

【适应证】

1. 抽取腹腔积液进行各种实验室检查,以明确诊断。

2. 对大量腹水的病人,可根据病情放腹水,以缓解腹水压迫症状。

3. 腹腔内注射药物,以协助疾病治疗。

【禁忌证】

1. 有肝性脑病先兆者。

2. 粘连性结核性腹膜炎、棘球蚴病、卵巢肿瘤病人。

【操作过程】

1. 体位　协助病人取正确体位(坐靠背椅、平卧、半卧、稍左侧卧位)。

2. 选择穿刺部位　常规取左下腹部脐与髂前上棘连线中外 1/3 交点处,或者取脐与耻骨联合中点上 1cm,略向右或左 1.5cm 处,或侧卧位脐水平线与腋前线或腋中线延长线的交点。如腹水少或包裹性腹水者应在 B 超定位下进行。

3. 消毒麻醉　打开穿刺包,常规消毒穿刺部位皮肤,协助医生固定孔巾。两人核对 2% 利多卡因后经皮至腹膜壁层进行逐层麻醉。

4. 穿刺抽吸腹水　术者持穿刺针从麻醉点逐层刺入腹壁,待穿刺有落空感时,表明针尖已穿过腹膜壁层,抽吸有无腹水,确认针尖在腹腔内后可抽取和引流腹水。诊断性腹腔穿刺可以选择 7 号针头带 20ml 或 50ml 的注射器进行穿刺。大量放腹水时可用 8 号或 9 号接皮管的针头进行穿刺引流。在放腹水时,用血管钳固定针头。

5. 标本送检　穿刺后立即将标本送检。

6. 伤口处理　穿刺完毕用无菌纱布按压伤口数分钟,然后用敷料覆盖并固定,可用多头腹带加压包扎。穿刺口有渗漏者,及时改用棉垫覆盖,并定时更换敷料。

【护理】

1. 术前护理

(1)病人准备:术前应签署知情同意书。向病人及家属解释穿刺目的、操作步骤及术中注意事项,减轻病人的心理压力。完善实验室检查,嘱病人排空膀胱,以免穿刺时损伤膀胱。

(2)病人指导:指导病人练习穿刺体位,并在操作过程中保持穿刺体位,避免随意活动,避免咳嗽或深呼吸,必要时给予镇静药。

(3)物品准备:腹穿包(穿刺针、5ml 注射器、7 号针头、血管钳、镊子、纱布、孔巾、无菌小瓶 2 个、圆碗内盛棉球)、无菌手套、试管、2% 利多卡因或 2% 普鲁卡因 1 支、量筒、胶布。

2. 术中护理

(1)病情观察:密切观察病人的脉搏、呼吸、面色等变化。抽吸时,若病人突觉头晕、恶心、心悸、面色苍白等不适,应立即停止抽吸,密切观察血压,防止休克。

(2)抽液量:每次抽液不宜过快、过多,以免腹腔内压骤然下降,发生体位性低血压。肝硬化病人一次放腹水不超过 3000ml,防止诱发肝性脑病和电解质紊乱。

3. 术后护理

(1)休息与活动:嘱病人卧床休息 24 小时,绝对卧床 6 小时。鼓励病人多饮水;大量放腹水病人床上活动时,应用手保护局部伤口,防止渗液。

(2)病情观察:术后密切观察病人生命体征、神志,并及时记录。测量病人的腹围及体重、穿刺伤口的敷料情况,并保持伤口清洁、干燥。

二、三(四)腔二囊管压迫术

三(四)腔二囊管压迫术是指利用三(四)腔二囊管的气囊压力直接压迫胃底和食管下段静脉予以止血的技术,是一种临时急救止血措施。该管的两个气囊分别为胃囊和食管囊,三腔管内的三个腔分别通往两个气囊和病人的胃腔,四腔较三腔多了一条在食管囊上方开口的食管引流管,用以抽吸食管内积蓄的分泌物或血液。宜用于药物不能控制出血时的暂时使用(图 4-13-1)。

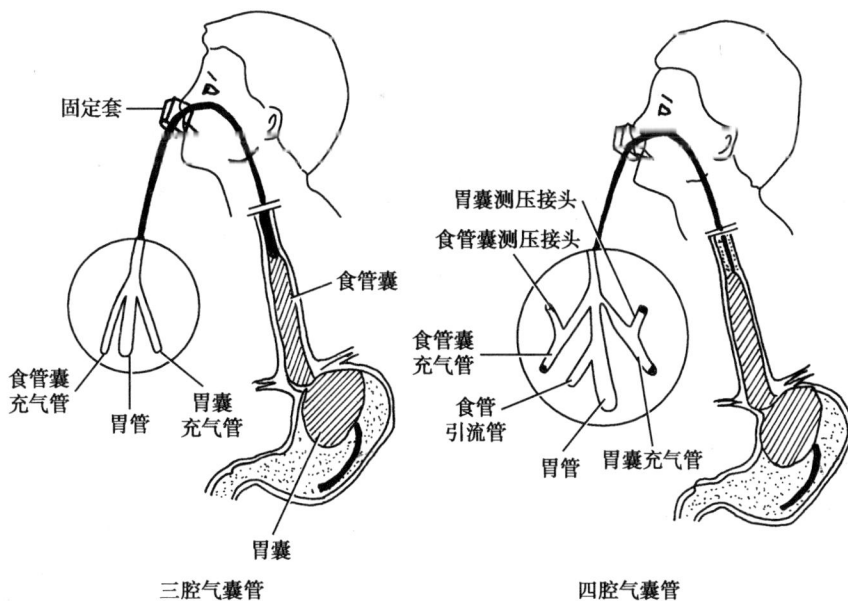

图 4-13-1 三(四)腔二囊管压迫止血示意图

【适应证】

门静脉高压所致的食管下段、胃底静脉曲张破裂出血。

【禁忌证】

由于其他原因引起的上消化道出血。

【操作过程】

1. 安置体位 安置病人于半坐卧位或平卧位,头偏向一侧,颌下铺治疗巾。

2. 清洁鼻腔 用湿棉签清洁病人插管侧鼻腔。

3. 协助插三(四)腔管 将三(四)腔管前端及气囊外面涂上液状石蜡,然后由病人鼻孔慢慢插入,管端到达咽喉部或喉部时嘱病人做吞咽动作。当三(四)腔管插入 50～65cm 时,抽胃液证实已达胃腔,可暂做固定。

4. 协助充气、牵引 先向胃气囊内注气 200～300ml,压力维持在 40～50mmHg,末端即刻用弹簧夹夹住,然后反折以细绳扎紧。将三(四)腔管轻轻外拉,至有阻力感为止,表示胃气囊已压在胃底部。再在距三(四)腔管尾端 10～20cm 处用蜡绳扎住,穿过牵引架上的滑轮吊以牵引物进行持续牵引,牵引物重量 500g,

牵引角度呈 40°左右,牵引物离地面 30cm 左右。如仍有出血,再向食管气囊注气 100～150ml,压力维持在 30～40mmHg,以压迫食管下段静脉,同样将该管末端反折夹紧。

5. 整理 压迫止血处理妥当后整理床单位及用物。

6. 协助拔管 出血停止后,放松牵引,放出囊内气体,保留管道继续观察 24 小时,未再出血可考虑拔管,对昏迷病人亦可继续留管用于注入流质食物或药液。拔管前口服液状石蜡 20～30ml,使黏膜与管外壁润滑后,再缓慢拔出三(四)腔管。气囊压迫一般以 3～4 天为限,继续出血者可适当延长。

【护理】

1. 术前护理

(1)病人准备:评估病人的病情、意识状态。向病人解释胃内置管的目的、方法、注意事项,签署知情同意书;检查前 12 小时应禁食;指导病人练习体位,并告知病人在操作过程避免随意活动。取下活动性义齿,以免误咽。

(2)物品准备:检查食管引流管、胃管、食管囊管、胃囊管通畅并分别做好标记,检查两个气囊无漏气后抽尽囊内气体,备用。

2. 术中护理

(1)清洁插管侧鼻腔,将管道经鼻腔或口腔插管至胃内,动作轻柔。

(2)将食管引流管、胃管连接负压吸引器或定时抽吸,观察出血是否停止,并记录引流的性状、颜色及量,经胃管冲洗胃腔,以清除积血。

3. 术后护理

(1)止血期观察与护理:压迫止血期间应经常抽吸胃内容物,避免胃膨胀引起呕吐,也可观察胃内容物的颜色、量,如见新鲜血液,说明止血效果不好,应检查牵引松紧或气囊压力,并给予适当调整。

(2)三(四)腔二囊管放置 24 小时后,气囊应放气 15～30 分钟,同时放松牵引,并将三(四)腔二囊管向胃内送入少许,以解除贲门压力,避免局部黏膜糜烂坏死。

(3)留置管道期间,定时做好鼻腔、口腔的清洁,用液状石蜡润滑鼻腔、口唇。床旁置备用三(四)腔二囊管、血管钳及换管所需用品,以便紧急换管时用。

(4)留置气囊管可让病人产生不适感,有过插管经历的病人尤其易出现恐惧或焦虑感,故应多巡视、陪伴病人,加以安慰和鼓励,取得病人的配合。

三、胃十二指肠镜、结肠镜检查术

(一)胃十二指肠镜检查术

通过胃、十二指肠镜检查能顺利地、清晰地观察胃、十二指肠球部直至降部的黏膜状态;可进行活体的病理学和细胞学检查,对明确上消化系统疾病的诊断有非常重要的作用。

【适应证】

1. 有消化道症状,但不明原因者。

2. 消化性溃疡并发上消化道出血者。

3. 疑有上消化道肿瘤,但 X 线钡餐检查不能确诊者。

4. 肝硬化并发食管胃底静脉曲张者。

5. 需要随诊的病变如溃疡、萎缩性胃炎、胃癌前病变。

6. 需要进行胃镜下治疗者。

【禁忌证】

1. 严重心、肺疾病,如严重心律失常、心力衰竭、严重呼吸衰竭及支气管哮喘发作等。

2. 神志不清、精神异常者。

3. 严重咽部疾病、主动脉瘤及严重的颈胸段脊柱畸形。

4. 食管、胃、十二指肠穿孔的急性期。

5. 腐蚀性食管损伤的急性期。

【操作过程】

1. 咽喉麻醉　检查前5～10分钟用2%利多卡因咽部喷雾2～3次。

2. 安置体位　病人取左侧卧位,双腿屈曲,头垫低枕,使颈部松弛,松开领口及腰带。病人口边置弯盘,牙垫至于口中,嘱病人咬紧牙垫。

3. 插镜　方法有单人法和双人法。①单人法:术者面对病人,左手持操作部,右手执镜端约20cm处,直视下经咬口插入口腔,缓缓沿舌背、咽后壁向下推进至环状软骨水平时,可见食管上口,并将胃镜轻轻插入。②双人法:助手站立于术者右后方,右手持操作部,左手托住镜身。术者右手执镜端约20cm处,左手示指、中指夹住镜端,右手顺前方插入,当进镜前端达环状软骨水平时,嘱病人做吞咽动作,即可通过环咽肌进入食管。当胃镜进入胃腔内时,要适量注气,使胃腔张开至视野清晰为止。

4. 拔管　检查完毕退出内镜时尽量抽气,以防止病人腹胀。

【护理】

1. 术前护理

（1）病人准备:向病人及家属解释胃十二指肠检查术的目的、操作步骤及术中注意事项,签署知情同意书。检查病人血常规、出凝血时间、心电图。有幽门梗阻者应洗胃后检查;如有义齿者应取出。指导病人检查前禁食8小时;练习术中体位,必要时给予镇静药。为减少胃液分泌和胃蠕动,可于术前半小时给予山莨菪碱或阿托品。

（2）物品准备:胃镜检查仪器1套,5ml无菌注射器及针头,2%利多卡因、地西泮、肾上腺素等药物及无菌手套、弯盘、牙垫、润滑剂、酒精、棉签、纱布、10%甲醛固定液标本瓶及病历等。

2. 术中护理

（1）术前通过喷洒或含服方法,用2%利多卡因进行咽后壁麻醉。5～10分钟后测试病人的呕吐反应。

（2）协助病人摆好体位。

（3）操作中配合医生将内镜经病人口腔缓慢插入。胃镜插入15cm处到达咽喉部时,嘱病人进行吞咽动作,如果病人伴随恶心不适,可嘱病人深呼吸放松肌肉。操作过程中注意保持病人头部相对固定,防止胃镜脱出和病人咬镜现象。

（4）胃镜进入胃腔时,适当注入气体,以增强胃镜视野的清晰,有利于明确诊断。根据病情取胃内活体组织放入盛有甲醛固定液的标本瓶内送检。

（5）术中密切观察病情变化,如病人面色、神志、生命体征等。

3. 术后护理

（1）术后1～2小时内避免吞咽唾液,防止麻醉未消退导致呛咳。麻醉消失后,可嘱病人饮适量水,如无呛咳,当天可进食流质或半流质。

（2）向病人解释术后可能会有咽痛和咽喉异物感,嘱病人避免用力咳嗽,数日后咽部不适可自行缓解。

（3）术后数天注意观察有无并发症发生,如消化道穿孔、出血、感染等。发现异常及时通知医生并协助处理。

（4）彻底清洁、消毒胃镜并妥善保管。

（二）结肠镜检查术

结肠镜检查主要用以诊断炎症性肠病及大肠的肿瘤、出血、息肉等,并可行切除息肉、钳取异物等治疗。

【适应证】

1. 原因不明的慢性腹泻、便血及下腹疼痛,疑有结肠、直肠、末端回肠病变者。

2. 钡剂灌肠有回肠末段及结肠病变需明确诊断者。

3. 炎症性肠病的诊断与随访。

4. 结肠癌术前诊断、术后随访,息肉摘除术后随访观察。

5. 结肠息肉摘除者。

6. 大肠肿瘤普查。

【禁忌证】

1. 严重心肺功能不全、休克及精神病病人。

2. 急性弥漫性腹膜炎、腹腔脏器穿孔、多次腹腔手术、腹内广泛粘连及大量腹水者。

3. 肛门、直肠严重狭窄者。

4. 急性重度结肠炎。

5. 妊娠妇女。

【操作过程】

1. 体位 病人取左侧卧位,双腿屈曲,嘱病人尽量在检查中保持身体不要摆动。

2. 术者先做直肠指检,了解有无肿瘤、狭窄、痔疮、肛裂等。助手将镜前端涂上润滑剂后,嘱病人张口呼吸,放松肛门括约肌,以右手示指按物镜头,使镜头滑入肛门。此后按术者口令,遵照循腔进镜配合滑进、少量注气、适当钩拉、去弯取直、防袢、解袢等插镜原则逐渐缓慢插入肠镜。

3. 根据情况可摄像或取活组织行细胞学等检查。

4. 检查结束,退镜。

【护理】

1. 术前护理

(1)病人准备:向病人及家属解释结肠镜检查的目的、方法、注意事项等,取得配合。了解病人对结肠镜检查的心理反应,恰当缓解病人的心理压力。确认病人或家属已签同意书。检查病人血常规、出凝血时间、心电图。指导病人练习术中体位,嘱其在术中不要随意摆动身体。嘱病人术前1天进流食。检查前病人禁食10小时,禁水8小时,术前4小时用20%甘露醇500ml和5%糖盐水1000ml混合液口服,速度为1~2L/h,效果不佳者予以生理盐水1000ml清洁灌肠。根据医嘱术前予以病人肌内注射阿托品0.5mg。

(2)物品准备:结肠镜检查仪器1套、无菌注射器及针头、阿托品0.5mg、无菌手套、弯盘、润滑剂(一般用硅油,忌用液状石蜡)、酒精、棉签、纱布、10%甲醛固定液标本瓶及病历等。

2. 术中护理

(1)协助病人摆好体位。

(2)术中护士密切观察病人病情变化,如病人面色、呼吸、脉搏异常应暂停插镜,及时建立静脉通道以备抢救用。术中护士多鼓励和安慰病人,缓解病人的紧张情绪。

3. 术后护理

(1)嘱病人适当卧床休息,注意保持肛门清洁、干燥。

(2)嘱病人术后3天进少渣饮食。如进行有创性治疗者予以半流饮食和抗生素治疗3天。

(3)注意观察病人腹部不适及排便情况。病情允许可鼓励病人下床活动,促进胃肠排气。腹胀明显者可行内镜下排气;观察粪便颜色,必要时行便隐血试验,腹痛明显或排血便者应留院观察。发现剧烈腹痛、腹胀、面色苍白、心率增快、血压下降、大便次数增多呈黑色,提示并发肠出血、肠穿孔,应及时报告医生,积极协助抢救。

(李 菁)

第五章　泌尿系统疾病病人的护理

泌尿系统由肾、输尿管、膀胱、尿道等器官组成。其中,肾是人体重要的生命器官,其生理功能是生成尿液,排泄机体的代谢产物及调节水、电解质和酸碱平衡,维持机体内环境的稳定。此外,肾还可以分泌多种重要的内分泌激素,如肾素、前列腺素、激肽释放酶、促红细胞生成素、1α羟化酶等。泌尿系统其余器官均为排尿管道。近几十年来,肾脏疾病的发病率逐年增长,成为继心脑血管疾病、恶性肿瘤、糖尿病之后又一个威胁人类健康的重要疾病。我国人群中慢性肾脏疾病的患病率为 11.8%～13.0%,患病人数超过 1 亿。

第一节　泌尿系统疾病病人常见症状体征的护理

学习目标	
掌握	泌尿系统疾病常见症状和体征及其主要护理措施。
熟悉	泌尿系统疾病常见症状和体征的护理评估内容、常用护理诊断／问题。
了解	泌尿系统疾病常见症状和体征的病因。

一、常见症状体征

(一)肾源性水肿

水肿(edema)是肾小球疾病最常见的临床表现。由肾小球疾病引起的水肿可分为两大类:①肾病性水肿。主要是长期大量蛋白尿造成血浆蛋白低于正常值,从而导致血浆胶体渗透压降低,体液从血管内进入组织间隙而产生水肿。此外,部分病人因有效血容量减少,激活肾素-血管紧张素-醛固酮活性系统,使抗利尿激素分泌增加,从而进一步加重水钠潴留、水肿。肾病性水肿多从下肢部位开始,多呈全身性、体位性和凹陷性等特点。②肾炎性水肿。主要是肾小球滤过率下降,而肾小管的重吸收功能相对正常,导致"球-管失衡"和"肾小球滤过分数"(肾小球滤过率/肾血流量)下降,引起水、钠潴留所致。同时,毛细血管通透性增高可使水肿进一步加重。由于水钠潴留,血容量增加,血压常可升高。肾炎性水肿多以眼睑、颜面部开始,重者波及全身,指压凹陷不明显。

(二)尿路刺激征

尿路刺激征(urinary irritation symptoms)是指膀胱颈和膀胱三角区受炎症或机械刺激而引起的尿频、尿急、尿痛、排尿不尽及下腹坠痛。正常情况下,白天排尿 3～5 次,夜间 0～1 次,每次尿量为 200～400ml。若排尿次数增多,而每次尿量减少,24 小时尿量正常,称为尿频;不能自控排尿或排尿有急迫感或排尿之后又有尿意急需排尿称为尿急；排尿时膀胱区和尿道有疼痛或灼热感称为尿痛。

（三）肾性高血压

肾脏疾病常伴有高血压，肾性高血压是继发性高血压的常见原因之一。按病因可分为肾血管性高血压和肾实质性高血压。肾血管性高血压主要由肾动脉狭窄或堵塞引起，高血压程度较重，易进展为急进性高血压。肾实质性高血压是肾性高血压的常见原因，主要由急性或慢性肾小球肾炎、慢性肾盂肾炎、慢性肾衰竭等肾实质性疾病引起。肾性高血压按发生机制又可分为容量依赖型和肾素依赖型两类。前者与水钠潴留致血容量扩张有关，通过排钠利尿剂或限制水钠摄入可明显降低血压；后者是由肾素 - 血管紧张素 - 醛固酮系统被激活引起，应用血管紧张素转换酶抑制剂（ACEI）、血管紧张素Ⅱ受体拮抗剂和钙通道阻滞剂降压。肾实质性高血压 80% 以上为容量依赖型，仅 10% 左右为肾素依赖型。

（四）尿异常

1. 尿量异常　正常人每日尿量平均为 1500ml，尿量的多少取决于肾小球滤过率、肾小管重吸收量及两者的比例。尿量异常包括多尿、少尿、无尿和夜尿增多。

（1）多尿（hyper diuresis）：尿量超过 2500ml/d 称为多尿。多尿分为肾性和非肾性两类。肾性多尿见于多种原因引起的肾小管功能不全，如慢性肾盂肾炎、肾动脉硬化、肾髓质退行性变等，使肾小管破坏，降低了肾小管对水的重吸收功能。非肾性多尿见于尿崩症、糖尿病、肾上腺皮质功能减退等，它们引起多尿的原因主要是因为肾小管内溶质过多，或肾小管重吸收功能受到抑制。

（2）少尿和无尿：尿量少于 400ml/d 称为少尿（oliguresis）；尿量少于 100ml/d 称无尿（anuresis）。少尿或无尿的原因是肾小球滤过率降低，可由肾前性（血容量不足或肾小管痉挛等）、肾实质性（如急性肾损伤、慢性肾衰竭等）和肾后性（尿路梗阻等）三类因素引起。

（3）夜尿增多（nocturia）：夜间尿量超过白天尿量或夜间尿量持续超过 750ml，称为夜尿增多。持续的夜尿增多，且尿比重低而固定，提示肾小管浓缩功能减退。

2. 蛋白尿　每天尿蛋白含量持续超过 150mg，蛋白质定性试验呈阳性反应，称为蛋白尿（albuminuria）。若每日持续超过 3.5g/1.73m²（体表面积）或者 50mg/kg，称大量蛋白尿，尿蛋白定性实验表现为（+++）～（++++）。蛋白尿按发生机制可分为以下 6 类：

（1）生理性蛋白尿：无器质性病变，常见于以下两种情况。①功能性蛋白尿：常由剧烈运动、发热、紧张等应激状态所致的一过性蛋白尿，多见于青少年，定性实验尿蛋白多不超过（+）；②体位性蛋白尿：常见于青春发育期青少年，直立体位和脊柱前突姿势时出现蛋白尿，卧位时消失，一般蛋白质排泄量 <1g/d。

（2）肾小球性蛋白尿：肾小球滤过膜受损，通透性增高，血浆中大量蛋白滤出，使原尿中的蛋白含量超出了肾小管的重吸收能力所致。如病变较轻，尿中出现以白蛋白为主的中小分子量蛋白质，称为选择性蛋白尿；当病变加重，除排泄中小分子量蛋白质外，还排泄大分子量蛋白质，如 IgG 等，称为非选择性蛋白尿。

（3）肾小管性蛋白尿：当肾小管结构和功能受损时，肾小管对正常滤过的小分子量蛋白质重吸收功能下降时，导致蛋白质随尿排出。

（4）溢出性蛋白尿：血中小分子量蛋白质，如多发性骨髓瘤轻链蛋白、血红蛋白、肌红蛋白等异常增多，从肾小球滤出，超过了肾小球重吸收阈值所致的蛋白尿。

（5）混合性蛋白尿：当病变累及肾单位时产生的蛋白尿，具有肾小球性蛋白尿与肾小管性蛋白尿的特点，多见于各种肾小球疾病的后期。

（6）组织性蛋白尿：多为损伤、坏死的肾组织细胞释放出各种相对分子量较小的酶及蛋白质形成，常与肾小球性及肾小管性蛋白尿同时发生。

3. 血尿　新鲜尿沉渣每高倍视野红细胞 >3 个，或 1 小时尿红细胞计数超过 10 万，可诊断为镜下血尿（hematuria）。尿外观呈血样或洗肉水样，称为肉眼血尿（gross hematuria）。血尿可由各种泌尿系统疾病引起，如肾小球肾炎、泌尿系结石、结核、肿瘤、血管病变、先天畸形等，肾对药物的过敏或毒性反应等；也可由全身性疾病引起,如过敏性紫癜、风湿病、心血管疾病等;此外,还有肾下垂、剧烈运动后发生的功能性血尿。临床上常将血尿按病因分为肾小球源性血尿和非肾小球源性血尿。肾小球源性血尿中红细胞大小形态不一,出现变形红细胞,常伴有红细胞管型、蛋白尿等,主要原因是肾小球基膜断裂,红细胞通过该裂缝时受血管内压力作用挤出时受损,受损的红细胞其后通过肾小管各段时又受不同渗透压和 pH 作用,而出现变形、容积变小,甚至破裂。非肾小球源性血尿系来自肾小球以外的病变,如尿路感染、结石、肿瘤、畸形等,红细胞大小形态均一。

4. 白细胞尿、脓尿和菌尿　新鲜离心尿液每高倍视野白细胞超过 5 个,或 1 小时新鲜尿液白细胞数超过 40 万,称为白细胞尿或脓尿。尿中白细胞明显增多常见于泌尿系统感染。菌尿是指中段尿标本涂片镜检,每个高倍视野均可见细菌,或培养菌落计数超过 10^5 个 /ml,见于泌尿系统感染。

5. 管型尿　尿中管型是由蛋白质、细胞或其碎片在肾小管内形成,可分为细胞管型、颗粒管型、透明管型、蜡样管型等。正常人尿中偶见透明及颗粒管型,若 12 小时尿沉渣计数管型超过 5000 个,或镜检出现其他类型管型时,称为管型尿。白细胞管型是诊断肾盂肾炎或间质性肾炎的重要依据,上皮细胞管型可见于急性肾小管坏死,红细胞管型提示急性肾小球肾炎,蜡样管型见于慢性肾衰竭。

(五)肾区痛

肾包膜、肾盂、输尿管有来自第 10 胸椎至第 1 腰椎的感觉神经分布,当肾盂、输尿管内张力增高或包膜受牵拉时,可发生肾区痛,表现为肾区胀痛或隐痛、肾区压痛和叩击痛阳性。肾区痛多见于肾脏或附近组织的炎症,或肾肿瘤、积液等。肾绞痛是一种特殊的肾区痛,主要是由输尿管内的结石、血块等移行所致,疼痛常突然发作,可向下腹外阴及大腿内侧部位放射。

二、护理

(一)护理评估

1. 病史评估　详细询问病人起病时间,有无明显的原因或诱因,如反复扁桃体炎等上呼吸道感染,皮肤脓疱疮等化脓性感染。应了解病人家族中有无同类疾病。评估病人的主要症状,其性质、部位、程度、持续时间和症状加重或减轻的原因等。疾病每次发作的情况及发展经过,注意评估病人有无出现慢性肾衰竭的早期表现,如食欲低下、畏食、恶心、呕吐等。评估病人生活习惯、不良嗜好等。病人有无体重、饮食方式及食欲、排便习惯、睡眠等改变。

详细询问病人曾做过哪些检查、既往治疗经过及疗效、医嘱依从性。病人所用药物的种类、剂量、用法、疗程。有无明确的药物过敏史。特别注意病人有无长期使用对肾有损害的药物,如解热镇痛药、两性霉素 B、氨基糖苷类抗生素、磺胺类等。尤其对激素治疗的疾病如肾病综合征、急进性肾炎,详细询问激素或免疫制剂的种类、剂量、疗程、途径及疗效,有无不良反应等。

评估病人患病后对日常生活、学习或工作有无影响;病人对疾病知识的了解程度;病人心理状态,有无紧张、焦虑、抑郁、绝望等情绪,其程度如何;评估病人家庭经济情况,家属对病人的关注程度及社会保障情况。

2. 身体评估

(1)一般状态:病人的精神、意识、营养状况,有无贫血面容,皮肤颜色光泽度,有无出现尿素结晶、色素沉着、粗糙等改变,体重有无改变,尿量有无异常等。测量生命体征,注意有无血压增高,发热等。

(2)其他:病人是否有水肿,水肿的分布特点;有无肾区压痛、叩击痛、输尿管行程压痛等;是否伴有其他系统症状。

3. 实验室及其他检查的评估

(1)尿液检查:包括尿液一般性状(尿量、颜色、透明度、气味、酸碱度、比重等)、尿中常见化学成分(蛋白质、葡萄糖等)、尿沉渣的镜下检查和定量计数(细胞、管型、结晶体)、尿液的细菌学检查等。

泌尿系统疾病,尿液检查可以协助诊断,如何正确留取尿标本?

尿常规检查宜收集清晨第一次尿标本送检,留取后宜立即送检。收集标本的容器应清洁干燥,女性病人避开月经期,防止阴道分泌物混入,必要时留中段尿送检。做尿细菌学培养时,须用0.1%的聚维酮碘(碘伏)清洗外阴,再进行尿道口消毒,用无菌试管留取中段尿送检。尿蛋白定量实验应留取全部24小时的尿液送检,并加入防腐剂。

(2)肾功能实验:①肾小球滤过功能;②肾小管功能测定;③其他肾功能试验包括肾血流量测定、肾小管葡萄糖最大重吸收量试验、肾小管性酸中毒诊断试验、酸碱失衡试验等。

相关链接

内生肌酐清除率(Ccr)是检查肾小球滤过功能最常用的指标。测定前应先让病人连续进食低蛋白饮食3天,每日摄入的蛋白质少于40g,并禁食肉类(无肌酐饮食),避免剧烈运动,于第四日晨8时将尿排尽,再准确收集24h的全部尿液,加入防腐剂。抽血2~3ml,与尿液同时送检。根据血、尿肌酐的测定结果计算出Ccr。血尿素氮和血肌酐值也是判断肾小球滤过功能的常用指标,若两者同时增高,说明肾有严重损伤。

肾小管功能测定包括近端和远端肾小管功能试验。远端肾小管功能试验常用尿浓缩稀释试验、尿渗透压测定、渗透溶质清除率测定、自由水清除率测定等。尿浓缩稀释试验包括昼夜尿比重实验。

(3)肾病免疫学检查:血浆及尿纤维蛋白降解产物(FDP)测定,尿FDP增加说明肾内有凝血、纤维素沉积及溶纤等改变,有助于疾病分型。免疫学检查如血清补体测定,对肾小球疾病的发病机制、临床诊断及治疗有一定意义。

(4)经皮穿刺肾活组织检查:肾穿刺活检组织检查可以确定肾脏疾病的病理类型、疾病的诊断、治疗及预后的判断。

(5)肾脏影像学检查:包括泌尿系统平片、静脉肾盂造影及逆行肾盂造影、肾动脉造影、膀胱镜检查、B超、CT、磁共振成像等。可了解泌尿系统器官的形态、位置、功能及有无包块,以协助诊断。

(二)常用护理诊断/问题

1. 体液过多　与水、钠潴留有关。
2. 有皮肤完整性受损的危险　与皮肤水肿、抵抗力降低有关。
3. 排尿异常:尿频、尿急、尿痛　与尿路感染有关。
4. 活动无耐力　与疾病处于急性发作期、水肿、高血压等有关。

(三)护理目标

1. 病人的水肿减轻或完全消退。
2. 无皮肤破溃或感染的发生。
3. 病人可适当活动。

(四)护理措施

1. 一般护理　有明显水肿、高血压或少尿的病人,应严格限制水钠的摄入。如水肿主要因低蛋白血症引起,在无氮质潴留时,可给予正常量的优质蛋白饮食[1.0g/(kg·d)];对于有氮质血症的水肿病人,应限制食物中蛋白质的摄入。对于慢性肾衰竭的病人,可根据肾小球滤过率(GFR)来调节蛋白质的摄入量,给予足够高热量、高维生素饮食。皮肤清洁干燥，经常变换体位，预防皮肤破溃。病人注意休息，心情放松，指导病人在病情允许的情况下，可以从事一些感兴趣的活动，如听音乐、欣赏小说、看电视等以分散注意力，减轻病人的焦虑。

2. 病情观察 观察病人生命体征、意识状态；监测病人体重，尤其血压变化，记录24小时出入量，监测尿量变化，同时密切监测尿常规、肾小球滤过率、血尿素氮、血肌酐、血浆蛋白、血清电解质等变化；观察皮肤有无红肿、破溃、化脓等情况；病人有无肾区疼痛。

3. 用药护理 遵医嘱使用抗生素、利尿剂、肾上腺糖皮质激素或其他免疫制剂等药物，观察药物疗效及可能出现的副作用。①长期使用利尿剂可出现电解质紊乱如低钾、低氯血症。呋塞米等强效利尿剂有耳毒性，应避免与链霉素等氨基糖苷类抗生素同时应用。②使用糖皮质激素类药物病人可出现水钠潴留、血压升高、动脉硬化、血糖水平升高、精神兴奋性增高、消化道出血、骨质疏松、继发感染、伤口不易愈合，以及类肾上腺皮质功能亢进症的表现，如满月脸、水牛背、多毛、向心性肥胖等。③使用环磷酰胺等免疫抑制剂时，易引起出血性膀胱炎、骨髓抑制、消化道症状、肝功能损害、脱发等。

口服糖皮质激素和细胞毒性药物时应注意以下几点：①口服激素饭后服用，以减少对胃黏膜的刺激；②补充钙剂和维生素D，以防止骨质疏松；③使用环磷酰胺时多饮水，促进药物排泄。

（五）护理评价

1. 病人的水肿减轻或消退。

2. 病人皮肤无损伤或发生感染。

3. 病人活动耐力增加。

（刘美芳）

学习小结

泌尿系统常见的症状和体征包括肾源性水肿、尿路刺激征、肾性高血压、尿异常和肾区痛。对病人从病史、身体和实验室及其他检查三方面进行评估。根据病人症状体征及实验室检查调整饮食，做好皮肤和心理护理。密切观察病情，遵医嘱使用药物，观察药物疗效及副作用。

复习参考题

1. 尿路刺激征有哪些表现？

2. 尿量异常可表现为哪几方面？

3. 泌尿系统病人口服糖皮质激素和细胞毒性药

物时应注意什么？

4. 使用糖皮质激素类药物病人可出现哪些表现？

第二节 肾小球肾炎病人的护理

学习目标

掌握	急、慢性肾小球肾炎病人的临床表现及护理措施。
熟悉	急、慢性肾小球肾炎病人的常见护理诊断/问题及治疗要点。
了解	急、慢性肾小球肾炎的病因与发病机制及实验室检查。

病人，男性 36 岁。3 年前无明显诱因出现眼睑及颜面水肿，以晨起为重，逐渐波及全身，遂就诊于当地医院，测血压 156/100mmHg，查尿蛋白（++），血肌酐约 95μmol/L，不伴有尿频、尿急、尿痛、咳嗽、咳痰、发热、脱发等症状。24 小时尿量正常。入院诊断慢性肾小球肾炎。查 24 小时尿蛋白定量约为 1.85g/L，并行肾活检术，病理诊断为系膜增生性肾小球肾炎。给予降压、降蛋白尿对症治疗。2 周后病人血压维持在 130/90mmHg 左右，尿蛋白（+）、尿潜血（+），病人出院后未规律口服药物。此后 3 年间病人反复出现眼睑及双下肢水肿，未曾治疗。于 1 周前病人无明显诱因出现恶心、呕吐，水肿加重，伴有乏力、胸闷，24 小时尿量约 800ml，再次就诊。入院查体：T 36.5℃，P 96 次/min，R 20 次/min，BP 160/100mmHg，贫血貌，眼睑水肿，睑结膜苍白，双下肢呈凹陷性水肿，双肾区叩击痛阴性。辅助检查：尿蛋白（++），尿隐血（++），血肌酐 561μmol/L，血红蛋白 78g/L。彩超示：双肾萎缩，重度弥漫性病变。

思考：

1. 该病人可能的疾病诊断是什么？

2. 请列出你对该病人的护理诊断/问题及相应的护理措施。

3. 病人 3 年病情反复发作，该如何预防再次发作？

肾小球疾病是一组临床表现相似（水肿、血尿、蛋白尿、高血压），但病因、发病机制、病理改变、病程和预后不尽相同，病变主要累及双侧肾小球的疾病。分为原发性、继发性和遗传性三大类。其中原发性肾小球疾病常病因不明，继发性肾小球疾病是指全身性疾病（如系统性红斑狼疮、糖尿病等）所致的肾小球损害，遗传性肾小球病为遗传变异基因所致的肾小球病（如 Alport 综合征等）。原发性肾小球疾病占绝大多数，是引起慢性肾衰竭的主要疾病。

一、急性肾小球肾炎

急性肾小球肾炎（acute glomerulonephritis，AGN）简称急性肾炎，是以急性肾炎综合征为主要临床表现的一组疾病。其特点为起病急，病人出现血尿、蛋白尿、水肿和高血压，并可有一过性氮质血症。多发生于链球菌感染后，其他细菌、病毒及寄生虫感染等也可引发本病，下文主要介绍链球菌感染后急性肾炎。

【病因与发病机制】

（一）基本病因

常发生于 β 溶血性链球菌"致肾炎菌株"感染（常见为 A 组 12 型等），常见于上呼吸道感染（多见于扁桃体炎）、猩红热、皮肤感染（多为脓疱疮）等链球菌感染后。感染的严重程度与急性肾炎的发生和病变程度并不完全一致。

（二）发病机制

本病主要是由感染所诱发的免疫反应引起。链球菌的胞壁成分或某些分泌蛋白刺激机体产生抗体，抗原-抗体结合后形成循环免疫复合物在肾小球内沉积致病，或种植于肾小球的抗原与循环中的特异抗体相结合形成原位免疫复合物而致病。自身免疫反应也可能参与了发病。肾小球内的免疫复合物激活补体，导致肾小球内皮及系膜细胞增生，并可引起中性粒细胞及单核细胞浸润，导致肾脏病变。

【临床表现】

急性肾炎多见于儿童，男性多于女性。通常于前驱感染后 1~3 周（平均 10 天左右）起病，潜伏期相当于机体接触抗原后产生免疫复合物所需时间，呼吸道感染者潜伏期较皮肤感染者短。起病较急，病情轻重不一，轻者可无明显临床症状，仅表现为镜下血尿及补体血清异常；重症者可有急性肾损伤、急性左心衰竭、高血压脑病等。本病大多预后良好，常在数月内自愈。典型者呈急性肾炎综合征表现，具体临床表现如下：

（一）尿异常

1. 尿量减少　尿量常降至400～700ml/d，1～2周后逐渐增多，但无尿少见。

2. 血尿　常为首发症状，几乎所有病人均有肾小球源性血尿，约有40%病人有肉眼血尿。肉眼血尿多于数日或1～2周后转为镜下血尿，持续3～6个月或更久。

3. 蛋白尿　可伴有轻、中度蛋白尿，少数病人（<20%病人）可有大量蛋白尿。

（二）水肿

约80%病人出现水肿，主要为肾小球滤过率下降导致水钠潴留而引起，典型表现为晨起眼睑水肿或伴有下肢轻度凹陷性水肿，少数病人水肿较重，进展较快，数日内累及全身。

（三）高血压

约80%病人一过性轻、中度高血压，常与水钠潴留有关，少数病人可出现严重高血压，甚至并发高血压脑病。

（四）肾功能异常

可有一过性氮质血症，大多数在起病1～2周后，尿量渐增肾功能恢复，只有极少数可出现急性肾损伤。

（五）充血性心力衰竭

常发生在急性肾炎综合期，严重水钠潴留和高血压为重要的诱发因素。病人可有颈静脉曲张，奔马律和肺水肿症状。老年病人发生率较高（可达40%）。

【实验室及其他检查】

1. 尿液检查　几乎所有病人均有镜下血尿，尿沉渣中有白细胞管型、上皮细胞管型、颗粒管型，尿蛋白多为（+）～（++），20%的病人可有大量蛋白尿（+++）～（++++），>3.5g/d。

2. 血清补体测定　发病初期总补体（CH50）及补体C3水平均明显下降，8周内恢复正常。血清补体的动态变化是急性溶血性链球菌性感染后肾小球肾炎的重要特征。

3. 抗链球菌溶血素"O"抗体测定　如病人血清抗链球菌溶血素"O"滴度升高，可提示近期内曾有过链球菌感染。

4. 肾小球滤过功能检查　可有肾小球滤过率下降、血尿素氮和肌酐水平升高等。

5. 肾活检组织病理检查　是确诊肾炎最主要的手段。病理类型为毛细血管内增生性肾炎，光镜下呈弥漫病变，肾小球中内皮细胞及系膜细胞增生为主要表现，系膜区有中性粒细胞及单核细胞浸润。

【诊断要点】

链球菌感染后1～3周出现血尿、蛋白尿、水肿和高血压等肾炎综合征典型表现，血清C3水平降低，病情于发病8周内逐渐减轻至完全恢复者，即可诊断为急性肾小球肾炎。病理类型需进行肾活组织检查确诊。

【治疗要点】

以卧床休息、对症治疗为主，积极预防并发症和保护肾功能。

（一）一般治疗

急性期卧床休息，直至肉眼血尿消失、水肿消退及血压恢复正常。急性期给予低盐（每日3g以下）饮食。肾功能正常者不需限制蛋白质摄入量，肾功不全时限制蛋白质摄入，并以优质蛋白为主。明显少尿者控制液体入量。

（二）治疗感染灶

有明显感染灶者给予抗感染治疗，如上呼吸道或皮肤感染者可选用青霉素、大环内酯类、头孢菌素类等抗生素。

（三）对症治疗

水肿明显者限制水钠摄入，使用利尿剂。若经限制水钠和应用利尿剂后血压仍不能控制者，给予降压治疗，防止心脑血管并发症发生。

（四）透析治疗

少数发生急性肾损伤而有透析指征时，及时给予透析治疗以帮助病人度过急性期。

【常用护理诊断/问题】

1. 体液过多　与肾小球滤过率下降致水钠潴留有关。

2. 活动无耐力　与疾病所致高血压、水肿等有关。

3. 皮肤完整性受损的危险　与皮肤水肿、营养不良有关。

4. 潜在并发症：急性左心衰竭、高血压脑病、急性肾损伤。

【护理措施】

（一）一般护理

1. 环境　病室应宽敞明亮，温湿度适宜，因本病好发于儿童，可提供画报、故事册、音乐或病人感兴趣的其他物品，但应避免病人过于兴奋。

2. 休息与活动　急性期绝对卧床休息2～3周，待肉眼血尿消失、水肿消退、血压恢复正常后，方可逐渐增加活动量。病情稳定后可从事一些轻体力活动，1～2年内避免重体力活动。

3. 饮食　急性期严格限制钠的摄入，盐的摄入量低于3g/d。病情好转，水肿消退、血压下降后，可由低盐饮食逐渐转为正常饮食。尿量明显减少者，还应控制水和钾的摄入。氮质血症时应适当减少蛋白质的摄入，同时注意给予足够的热量和维生素。

（二）病情观察

观察生命体征是否平稳，血压、水肿情况有无改变，尿量及性质的变化情况，注意观察皮肤有无红肿、破损、感染等情况，判断有无肾功能不全的早期征象。

（三）症状、体征的护理

水肿病人做好水肿部位的皮肤护理，具体护理措施参见本章第一节"肾源性水肿"的护理。

（四）用药护理

按医嘱给予利尿剂和降压药，观察利尿、降压效果，并观察其不良反应，降压速度不宜过快、过低，应用ACEI类药物降压时，注意监测电解质，防止高血钾，观察有无持续性干咳的不良反应；避免应用加重肾功能损害的药物，如氨基糖苷类抗生素。

（五）心理护理

向病人讲解疾病的过程，耐心解答病人的疑问，解除病人的思想顾虑。

（六）健康指导

1. 疾病相关知识指导　向病人及家属讲解本病的病因及预后，减少焦虑等不良情绪。病人患病期间要加强休息，痊愈后适当参加体育活动，但1～2年内不应从事重体力劳动。

2. 疾病预防指导　向病人及家属介绍本病与呼吸道感染及皮肤感染的关系。指导病人患感冒、咽炎、扁桃体炎和皮肤感染后，应及时就诊，并讲解预防上呼吸道和皮肤感染的措施。

二、慢性肾小球肾炎

慢性肾小球肾炎（chronic glomerulonephritis，CGN）简称慢性肾炎，是指以蛋白尿、血尿、高血压、水肿为基本临床表现，病情迁延，病变进展缓慢，可有不同程度的肾功能减退，最终将发展为慢性肾衰竭的一组肾小球疾病。

【病因与发病机制】

仅有少数慢性肾炎是由急性肾小球肾炎发展所致。慢性肾炎的病因、发病机制和病理类型不尽相同，但起因多为免疫介导炎症。导致病程慢性化的机制除免疫因素外，非免疫非炎症因素占有重要因素。

【临床表现】

本病以中青年男性多见。多数起病缓慢、隐匿，可有一个相当长的无症状尿异常期。临床表现多样，差异较大。蛋白尿和血尿出现较早，多为轻度蛋白尿和镜下血尿，部分病人可出现大量蛋白尿或肉眼血尿。早期水肿时有时无，多发生于眼睑和（或）下肢的轻度水肿，晚期可持续存在。多数病人可有不同程度的高血压，部分病人以高血压为突出表现。随着病情发展可逐渐出现夜尿增多，肾功能减退，最后发展为慢性肾衰竭。慢性肾炎的病程主要取决于疾病的病理类型，但感染、劳累、妊娠、应用肾毒性药物、预防接种及高蛋白、高脂或高磷饮食时可促使肾功能急剧恶化。

【实验室及其他检查】

1. 尿液检查　多数尿蛋白（＋）~（＋＋＋），尿蛋白定量大于 1~3g/d，尿沉渣镜检可见多形性红细胞，可有红细胞管型。

2. 血常规检查　早期多为正常或轻度贫血，晚期红细胞计数和血红蛋白水平明显下降。

3. 肾功能检查　晚期血肌酐和血尿素氮水平增高，内生肌酐清除率下降。

4. B超检查　晚期双肾缩小，皮质变薄。

【诊断要点】

凡蛋白尿持续 1 年以上，伴血尿、水肿、高血压和肾功能不全，排除继发性肾炎、遗传性肾炎和慢性肾盂肾炎后，可诊断为慢性肾炎。

【治疗要点】

慢性肾炎的治疗原则为防止和延缓肾功能恶化、改善临床症状、防止严重并发症。

（一）控制高血压和减少蛋白尿

是控制病情恶化的重要措施。高血压控制目标：血压控制应在＜130/80mmHg；尿蛋白的治疗目标：尿蛋白＜1g/d。控制血压的主要措施：①低盐饮食，钠盐摄入量＜6g/d；②选择对肾脏有保护作用的降压药物，血管紧张素转换酶抑制剂和血管紧张素Ⅱ受体拮抗剂，不但可以降低血压，还可以降低肾小球内高压力、高灌注和高滤过，并能通过非血流动力学作用延缓肾小球硬化，为治疗慢性肾炎高血压和（或）减少蛋白尿的首选药物，但应注意防止高血钾的发生；③噻嗪类利尿剂，如氢氯噻嗪 12.5~25mg/d。

（二）限制食物中蛋白质及磷的摄入量

肾功能不全的病人应限制蛋白及磷的入量，应采用优质蛋白（＜0.6g/kg·d）。

（三）糖皮质激素和细胞毒性药物

一般不主张积极应用，但是如果病人肾功能正常或仅轻度受损，病理类型较轻（如轻度系膜增生性肾炎、早期膜性肾病等），且尿蛋白较多，无禁忌证者可适用，但无效者应及时逐步撤去。

（四）避免加重肾脏损害因素

尽量避免劳累、妊娠等诱发因素，防止感染；避免使用肾毒性药物如氨基糖苷类抗生素等，慎用造影剂；积极治疗高脂血症、高血糖和高尿酸血症。

【常用护理诊断/问题】

1. 体液过多　与肾小球滤过率下降导致水钠潴留等因素有关。

2. 营养失调：低于机体需要量　与低蛋白饮食、长期蛋白尿致蛋白丢失过多有关。

3. 焦虑　与疾病反复发作、预后不良有关。

4. 潜在并发症：慢性肾衰竭。

【护理措施】

（一）一般护理

1. 休息与活动　无明显并发症者可适当活动,但要保证充足的休息和睡眠,切忌劳累。急性发作者或伴有高血压的肾功能不全病人应卧床。

2. 饮食　给予优质低蛋白饮食,0.6～0.8g/(kg·d);高血压、水肿病人应限制水、钠的摄入;控制磷的摄入。同时,适当增加碳水化合物的摄入,补充多种维生素,补充必需氨基酸。

（二）病情观察

定期门诊随诊疾病的进展,监测肾功能、血压、水肿的变化。观察并记录进食情况包括每天摄取的食物总量、品种,评估营养是否充足,定期检测血红蛋白和血清蛋白浓度。

（三）症状护理

水肿病人的护理见本章第一节"肾源性水肿"的护理措施。

（四）用药护理

观察药物疗效及不良反应,避免使用肾毒性的药物,以免加重病情。

1. 利尿剂　容量性高血压时多选用利尿剂。使用利尿剂时要注意观察水、电解质的变化情况,避免利尿过度及电解质紊乱。

2. 降压药物　密切观察血压变化情况,同时监测药物不良反应。

（五）健康指导

1. 疾病知识指导　向病人及家属讲解疾病知识,使其掌握相关内容,及时发现病情变化。避免感染、劳累和使用肾毒性药物(如氨基糖苷类抗生素、抗真菌药物),促使病人建立良好的生活方式。加强休息,延缓肾功能减退。指导病人摄入优质低蛋白、低盐、低磷饮食,保证充足的热量和维生素,并讲解其重要性,使病人根据病情选择合适的食物。

2. 定期门诊随访　讲明定期复查的必要性,让病人了解病情变化的特点,如出现水肿或水肿加重、血压增高、血尿等应及时就医。

（刘美芳）

学习小结

肾小球疾病主要累及双侧肾小球,以血尿、蛋白尿、水肿、高血压为主要临床表现。急性肾小球肾炎多见于链球菌感染后。急性肾小球肾炎的治疗主要是休息、对症治疗如控制血压、控制感染、利尿消肿等,少数病人有透析指征时给予透析治疗。慢性肾小球肾炎起病缓慢,治疗应以防止或延缓肾功能进行性恶化、改善或缓解临床症状及防治心脑血管并发症为主要目的,如积极控制高血压和减少蛋白尿,限制食物中蛋白及磷的入量,应用糖皮质激素和细胞毒性药物,避免加重肾脏损害的因素等。帮助病人制订休息与活动计划(急性期绝对卧床休息2～3周,慢性肾小球肾炎保证充足的休息),急性期严格限制钠盐的摄入,摄入量低于3g/d,慢性期给予优质低蛋白饮食,加强皮肤的护理,给病人及家属详细讲解疾病知识。

复习参考题

1. 简述急性肾炎常见病因及发病机制。

2. 急性肾小球肾炎的基本病因有哪些?

3. 急性肾小球肾炎病人饮食护理有哪些?

4. 简述慢性肾小球肾炎的健康指导。

第三节 肾病综合征病人的护理

学习目标	
掌握	肾病综合征病人的临床表现及护理措施。
熟悉	肾病综合征病人的常用护理诊断/问题及治疗要点。
了解	肾病综合征的病因与发病机制及实验室检查。

肾病综合征(nephrotic syndrome, NS)是由多种肾脏疾病引起的,具有大量蛋白尿(尿蛋白定量>3.5g/d)、低蛋白血症(血浆白蛋白<30g/L)、水肿、高脂血症为临床表现的一组综合征。

【病因与发病机制】

肾病综合征分为原发性和继发性两大类。原发性肾病综合征是指原发于肾小球本身的肾小球疾病,其发病机制为免疫介导性炎症所引起的肾损害。继发性肾病综合征是指继发于全身性或其他系统疾病的肾损害,如系统性红斑狼疮、糖尿病、过敏性紫癜、淀粉样变、多发性骨髓瘤等。本节仅讨论原发性肾病综合征。

【临床表现】

原发性肾病综合征典型临床表现如下:

(一)大量蛋白尿

尿蛋白>3.5g/d为选择性蛋白尿。发生机制为肾小球滤过膜的电荷屏障受损,肾小球滤过膜对血浆蛋白的通透性增高,使原尿中蛋白量增高,超过肾小管重吸收能力,导致尿中出现蛋白。

(二)低蛋白血症

血浆蛋白低于30g/L,主要为大量白蛋白从尿中丢失引起。此外,肝脏代偿性合成白蛋白不足、病人胃肠道黏膜水肿、蛋白质摄入不足、吸收不良等均可加重低蛋白血症。除血浆白蛋白减少外,血浆中的某些免疫球蛋白和补体成分、抗凝及纤溶因子等也可减少。

(三)水肿

低蛋白血症致血浆胶体渗透压下降,使水分从血管腔内进入组织间隙,是肾病综合征水肿的主要原因。

(四)高脂血症

肾病综合征常伴有高脂血症。高胆固醇和(或)高三酰甘油血症、低密度脂蛋白(LDL)、极低密度脂蛋白(VLDL)浓度增加,常与低蛋白血症并存。其发生机制与肝脏合成脂蛋白增加同时脂蛋白分解减弱有关,目前认为后者可能是高脂血症更为重要的原因。

(五)并发症

1. 感染 是最常见的并发症,是导致本病复发和疗效不佳的主要原因之一,与营养不良、免疫功能紊乱及应用糖皮质激素有关。病人可出现全身各系统的感染,如呼吸道、泌尿道、皮肤感染等。

2. 血栓、栓塞 高脂血症和血液浓缩造成血液黏稠度增加是主要原因,其次肝脏合成蛋白增加引起机体凝血、抗凝和纤溶系统失衡、血小板功能亢进、应用利尿剂和糖皮质激素等进一步加重高凝状态,均可致血管内血栓形成和栓塞。其中以肾静脉血栓最为常见(发生率10%~50%),此外,肺血管、冠状血管和脑血管等血栓也不少见。血栓、栓塞并发症是直接影响NS治疗效果和预后的重要因素。

3. 急性肾损伤 因有效循环血容量的减少,肾血流量不足,易导致肾前性氮质血症,经扩容、利尿治疗可恢复;少数病人可出现肾实质性急性肾损伤,发生多无明显诱因,表现为少尿甚至无尿,经扩容无效。其发生机制可能是肾间质高度水肿压迫肾小管和大量管型堵塞肾小管造成小管腔内高压,引起肾小球滤过率骤然减少,又可诱发肾小管上皮细胞损伤、坏死,从而导致急性肾损伤。

【实验室及其他检查】

1. 尿液检查 尿蛋白定性一般为(+++)~(++++),尿中可有红细胞、管型等。24小时尿蛋白定量超过3.5g。

2. 血液检查 血浆白蛋白低于30g/L,血中胆固醇、三酰甘油、低密度脂蛋白、极低密度脂蛋白增高;血IgG水平可降低。

3. 肾功能检查 内生肌酐清除率正常或降低,血尿素氮、血肌酐水平可正常或升高。

4. 肾活组织病理检查 可明确病变类型,对指导治疗及明确预后具有重要意义。

5. 肾B超检查 双肾正常或缩小。

【诊断要点】

根据大量蛋白尿、低蛋白血症、高脂血症、水肿等临床表现,排除继发性肾病综合征即可明确诊断,其中尿蛋白>3.5 g/d、血浆白蛋白<30 g/L为诊断的必要条件。肾病综合征的病理类型有赖于肾活组织病理检查。

【治疗要点】

(一)一般治疗

凡严重水肿、低蛋白血症者需卧床休息。水肿消失、一般情况好转后,可适当活动。

给予高热量、低脂、高维生素、低盐及富含可溶性纤维的饮食。肾功能良好者给以正常量的优质低蛋白。

(二)对症治疗

1. 利尿消肿 多数病人经使用肾上腺糖皮质激素和限水、限盐后可达到利尿消肿的目的。经上述处理水肿不能消退的病人可用利尿剂,应用利尿剂的原则是利尿不宜过快过猛,以免造成血容量不足、加重血液高黏倾向,诱发血栓、栓塞并发症。一般选用噻嗪类和保钾利尿剂并用,疗效不佳时选用呋塞米及渗透性利尿剂如不含钠的低分子右旋糖酐静脉滴注或补充血浆及白蛋白提高血浆胶体渗透压,同时加入袢利尿剂。

2. 减少尿蛋白 应用血管紧张素转换酶抑制剂或血管紧张素Ⅱ受体拮抗剂,除可有效控制高血压外,还可通过降低肾小球内压和直接影响肾小球基膜对大分子的通透性而达到不同程度减少尿蛋白的作用。

3. 降脂治疗 高脂血症可加速肾小球疾病的发展,增加心、脑血管病的发生率,肾病综合征的高脂血症应予以治疗。

(三)抑制免疫与炎症反应

是肾病综合征的主要治疗方法。

1. 糖皮质激素 通过抑制炎症反应、抑制免疫反应、抑制醛固酮和抗利尿激素分泌,影响肾小球基膜通透性等发挥利尿、消除蛋白尿作用。应用原则:①起始用量要足,如泼尼松起始剂量为1mg/(kg•d),共服8~12周;②缓慢减药,足量治疗后每2~3周减少原用量的10%,当减至20mg/d时疾病易反跳,应更加缓慢减量;③长期维持,以最小有效剂量(10mg/d)作为维持量,再服半年至1年或更久。激素可采用全日量顿服,维持用药期间两日量隔日一次顿服,以减轻激素的副作用。

2. 细胞毒药物 这类药物用于"激素依赖型"或"激素无效型"肾病综合征,协同激素治疗。若无激素禁忌,一般不作为首选或单独治疗用药。常用的细胞毒药物为环磷酰胺,其用量为2mg/(kg•d),分1~2次口服,或静脉注射,总量达到6~8g后停药。

3. 环孢素 用于激素抵抗和细胞毒性药物无效的难治性肾病综合征。该药可选择性抑制辅助性T细胞及细胞毒效应T细胞,用量为5mg/(kg•d),分2次口服,2~3个月后缓慢减量,总的疗程为6个月左右。

（四）中医中药治疗

雷公藤总苷 10～20mg，每日 3 次口服，可配合激素治疗。该药具有抑制免疫、抑制肾小球系膜细胞增生作用，并能改善肾小球滤过膜通透性。

（五）并发症防治

1. 感染　出现感染应及时选用对致病菌敏感、强效且无肾毒性的抗生素，尽快去除感染灶。

2. 血栓及栓塞　血液出现高凝状态时应给予抗凝剂如肝素，并辅以血小板解聚药如双嘧达莫或阿司匹林。一旦出现血栓或栓塞时，应及早给予尿激酶或链激酶溶栓，并配合应用抗凝药治疗，抗凝药一般应持续应用半年以上。

3. 急性肾损伤　积极治疗原发病，达到透析指征时应进行血液透析。

【常用护理诊断／问题】

1. 营养失调：低于机体需要量　与大量蛋白质从尿中丢失、胃肠黏膜水肿导致蛋白质摄入减少、食欲不佳有关。

2. 有感染的危险　与使用免疫抑制剂治疗、贫血、营养不良、免疫功能紊乱及应用糖皮质激素有关。

3. 有皮肤完整性受损的危险　与水肿、营养不良有关。

4. 焦虑　与本病的病程长，易反复发作有关。

【护理措施】

（一）一般护理

1. 休息与活动　严重水肿、低蛋白血症者卧床休息，病情好转适当床上活动；水肿消失后逐渐增加活动量。

2. 饮食护理　①蛋白质：一般给予正常量的优质蛋白 0.8～1g/（kg·d），肾功能不全时，应根据肾小球滤过率调整蛋白质的摄入量；②热量充足：不小于 126～147kJ（30～35kcal）/（kg·d），脂肪占供能的 30%～40%，多食富含不饱和脂肪酸的植物油，其余由碳水化合物供给；③限制水、钠的摄入：低盐饮食，不超过 3g/d，高度水肿而尿量少者应严格控制水的入量；④补充各种维生素和微量元素：如维生素 B、维生素 C、维生素 D、维生素 E 及叶酸和铜、铁、锌等。

3. 环境　保持病区环境清洁、舒适，定期空气消毒；地面及座椅用消毒水擦拭。病室内保持适合的温、湿度，定时开放门窗进行通风换气。尽量减少病室的探访人数，限制上呼吸道感染者探视。

（二）病情观察

监测生命体征及尿量的变化，观察有无咳嗽、咳痰、肺部干湿啰音、尿路刺激征、皮肤红肿等感染征象，皮肤有无破溃。定期测量血浆白蛋白、血红蛋白、肾功等指标。

（三）症状护理

水肿的护理参见本章第一节关于"肾源性水肿"的护理措施。

（四）用药护理

让病人及家属了解所用药物的治疗作用、用药方法、注意事项、不良反应等，使之能积极配合治疗。嘱病人切勿自行加量、减量甚至停药。按医嘱给予糖皮质激素或细胞毒类药物。观察用药不良反应，使用糖皮质激素者应注意有无水、钠潴留，上消化道出血，精神症状，继发感染，骨质疏松等不良反应；有无医源性库欣综合征发生，并告诉病人该综合征的表现和停药后可以恢复正常，以消除病人的顾虑。应用细胞毒类药物者应注意观察血象、尿的颜色及肝功能的改变等。应用中药雷公藤总苷时要注意其对血液系统、胃肠道、生殖系统及内分泌系统的不良反应。

（五）预防感染

保持水肿部位皮肤清洁、干燥，避免皮肤受摩擦或损伤，三餐前后要漱口，定期沐浴；指导和协助病人进行口腔黏膜、眼睑结膜及外阴部等的清洁，擦洗要轻；室内空气地面定期消毒；严格无菌操作，预防交叉感染。

（六）心理护理

针对本病病程长，表现复杂、易反复发作造成病人及家属的焦虑，首先允许病人发泄自己的郁闷，对病人的表现表示理解；还要引导病人说出自己的需要；同时向病人及家属报告疾病的进展情况，对任何微小的进步都应给予充分的认可，使他们建立抗病信心。

（七）健康指导

1. 疾病知识指导　向病人及家属讲解本病的特征，常见的并发症及预防方法。告知病人预防感染等并发症的重要性。指导病人加强营养和休息，增强抵抗力，注意保暖。同时适当活动，避免肢体血栓。告知病人优质蛋白、高热量、低脂、高膳食纤维和低盐饮食及其重要性，指导病人选择合适食物。向病人讲解各类药物的作用、用法、副作用，按医嘱服药的重要性，尤其使用激素类药物不可擅自减药和停药。

2. 定期复查　指导病人学会对疾病的自我监测，包括监测水肿、尿蛋白、尿量和肾功能等的变化，定期随访。

（刘美芳）

学习小结

肾病综合征是由多种肾脏疾病引起的，具有大量蛋白尿（尿蛋白定量＞3.5g/d）、低蛋白血症（血浆白蛋白＜30g/L）、水肿、高脂血症为临床表现的一组综合征。水肿、低蛋白血症的病人需卧床休息；给予高热量、低脂、高维生素、低盐及富含可溶性纤维的饮食。对症治疗如消肿利尿、减少尿蛋白、降低血脂等；应用糖皮质激素、细胞毒性药物、环孢素等药物抑制免疫、炎症反应是肾病综合征的主要治疗。密切观察病人病情，观察药物的疗效及副作用，预防感染，解除病人的焦虑情绪。

复习参考题

1. 简述原发肾病综合征病人饮食的护理措施。

2. 简述原发肾病综合征病人预防感染的护理措施。

3. 简述原发肾病综合征病人的健康指导。

4. 简述肾病综合征病人的临床表现。

第四节　尿路感染病人的护理

学习目标

掌握	尿路感染的临床表现及护理措施。
熟悉	尿路感染的常用护理诊断及治疗要点。
了解	尿路感染的病因与发病机制、实验室及其他检查。

尿路感染（urinary tract infection，UTI），简称尿感，是由各种病原体入侵泌尿系统引起的尿路急性、慢性感染。多见于育龄女性、老年人、免疫力低下及尿路畸形者。根据感染发生的部位分为上尿路感染和下尿路感染，前者主要是指肾盂肾炎，后者是指膀胱炎和尿道炎。根据有无尿路功能或结构的异常，又分为复杂性尿路感染和非复杂性尿路感染。复杂性尿路感染是指伴有尿路引流不畅、结石、畸形、膀胱输尿管等结构或功能异常，或在慢性肾实质性疾病基础上发生的尿路感染。无上述情况为非复杂性尿路感染。

【病因与发病机制】

（一）病因

革兰氏阴性杆菌是主要致病菌，其中以大肠埃希菌最常见，占80%以上；其次是变形杆菌、克雷伯杆菌。5%～10%的尿路感染由革兰氏阳性菌引起，主要是粪链球菌和葡萄球菌。大肠埃希菌最常见于无症状性细菌尿、非复杂性尿路感染或首次发生的尿路感染。医院内感染、复发性尿路感染、尿路器械检查后发生的感染多为粪链球菌、变形杆菌、克雷伯杆菌和铜绿假单胞菌所致。其中，变形杆菌常见于伴有尿路结石的病人；铜绿假单胞菌多见于尿路器械检查后或长期留置导尿管的病人；金黄色葡萄球菌常见于血源性尿路感染。

（二）发病机制

1. 感染途径

（1）上行感染：占尿路感染的90%。正常情况下尿道口周围有少量细菌寄居，如链球菌、乳酸菌等，但不致病。当抵抗力降低、尿道黏膜损伤或入侵细菌致病力强时，病原菌经由尿道上行至膀胱、输尿管乃至肾盂引起感染。

（2）血行感染：病原菌经由血液循环到达肾脏，临床少见，多发生于慢性疾病、原有严重尿路梗阻、机体免疫力极差者。

（3）直接感染：泌尿系统周围器官、组织发生感染时，病原菌可直接侵入泌尿系统。

2. 机体防御功能　细菌进入泌尿系统是否发生尿路感染除与细菌的数量、毒力有关外，还取决于机体的防御功能。机体的防御功能包括：①排尿的冲刷作用；②尿道和膀胱黏膜的抗菌能力；③尿液中高浓度尿素、高渗透压和低pH值等；④前列腺分泌物中含有的抗菌成分；⑤白细胞清除细菌的作用；⑥输尿管膀胱连接处的活瓣。

3. 易感因素

（1）尿路梗阻：结石、前列腺增生或狭窄、肿瘤等各种原因所致的尿路梗阻，尿流不畅时，上行的细菌不能及时冲刷出尿道，在局部大量繁殖引起感染。

（2）尿液反流：输尿管壁内段及膀胱开口处的黏膜形成阻止尿液从膀胱输尿管口反流至输尿管的屏障，当其功能或结构异常时可使尿液从膀胱逆流到输尿管，甚至肾盂，导致细菌在局部定位，发生感染。

（3）机体免疫力低下：如长期使用免疫抑制剂、糖尿病、长期卧床、严重的慢性病和艾滋病等。其中，女性糖尿病病人尿路感染及无症状性细菌尿的发病率较无糖尿病者增加2～3倍。

（4）神经源性膀胱：支配膀胱的神经功能障碍，如脊髓损伤、糖尿病、多发性硬化等疾病，因长时间的尿潴留和（或）应用导尿管引流尿液导致感染。

（5）妊娠：2%～8%妊娠妇女可发生尿路感染，与孕期输尿管蠕动功能减弱、暂时性膀胱-输尿管活瓣关闭不全及妊娠后期子宫增大致尿液引流不畅有关。

（6）性别和性活动：女性尿道较短（约4cm）而直，尿道口距肛门近，在经期、妊娠期和性生活后易发生感染。避孕药的主要成分壬苯聚醇可破坏阴道正常微生物环境而增加细菌尿的发生。前列腺增生导致的尿路梗阻是中老年尿路感染的一个重要因素。包茎、包皮过长是男性尿路感染的诱发因素。

（7）医源性因素：导尿或留置导尿管、膀胱镜检查、尿道扩张术等可引起尿道黏膜损伤，将细菌带入尿路，引发尿路感染。据文献报道，即使严格无菌操作，单次导尿后，尿路感染的发生率为1%～2%，留置导尿管1天感染率约50%，超过3天者，感染发生率可达90%以上。

（8）遗传因素：越来越多的证据表明，宿主的基因影响尿路感染的易感性。遗传致尿路黏膜局部防御能力降低，如尿路上皮细胞P菌毛受体的数目增多，可使尿路感染发生的危险性增加。

（9）其他：泌尿系统结构异常、尿道口周围或盆腔炎症均可引起尿路感染。

【临床表现】

1. 膀胱炎 约占尿感的 60%。主要表现为尿频、尿急、尿痛、排尿不畅、下腹部不适等膀胱刺激症状，部分病人可迅速出现排尿困难。一般无全身感染症状，少数病人出现腰痛、发热，体温不超过 38℃。尿液常混浊，有异味，30% 的病人可出现血尿。

2. 肾盂肾炎

（1）急性肾盂肾炎：①全身症状。高热、寒战，常伴头痛、全身酸痛、食欲减退、恶心、呕吐等，体温多在 38℃ 以上，多为弛张热，也可呈稽留热或间歇热。部分病人出现革兰氏阴性杆菌败血症。②泌尿系症状。尿频、尿急、尿痛、排尿困难、下腹部疼痛、腰痛等，腰痛程度不一，多为钝痛或酸痛，肋脊角压痛和（或）叩击痛。可有脓尿和血尿。部分病人无明显的膀胱刺激症状，而以全身症状为主，或表现为血尿伴低热和腰痛。

（2）慢性肾盂肾炎：其临床表现复杂，全身及泌尿系统局部症状均不典型。半数以上病人有急性肾盂肾炎既往史，其后出现低热、腰痛腰酸、排尿不适等症状及肾小管功能损害的表现，如夜尿增多、尿比重低等。

3. 无症状性菌尿 又称隐匿型尿路感染，指病人有真性细菌尿，而无尿路感染的症状，可由症状性尿感演变而来或无尿路感染病史。致病菌多为大肠埃希菌，病人可长期无症状，尿常规可无明显异常，但尿培养有真性菌尿，也可在病程中出现尿路感染症状。

【实验室及其他检查】

（一）尿液检查

1. 尿常规 尿中白细胞明显增加；尿沉渣镜检白细胞 >5 个 /HP，称为白细胞尿，对尿路感染诊断意义较大。部分病人有镜下血尿，尿沉渣镜检多为 3～10 个 /HP，极少数急性膀胱炎病人可出现肉眼血尿；尿蛋白多为阴性或微量。

2. 细菌学检查

（1）细菌培养：可采用新鲜清洁中段尿、导尿及膀胱穿刺做尿液细菌培养。中段尿细菌定量培养≥10^5/ml，为真性菌尿，可确诊尿路感染；尿细菌定量培养 10^4～10^5/ml，为可疑阳性，需复查；如 <10^4/ml，可能为污染。如临床上无尿路感染症状，则要求 2 次清洁中段尿定量培养均≥10^5/ml，且为同一菌株，可确诊为尿路感染。膀胱穿刺尿细菌定性培养有细菌生长，即为真性菌尿。

相关链接

尿细菌定量培养可出现假阳性或假阴性结果。假阳性主要见于：①中段尿收集不规范，标本被污染；②尿标本在室温下存放超过 1 小时；③检验技术错误等。假阴性主要原因为：①近 7 日内使用过抗生素；②尿液在膀胱内停留时间不足 6 小时；③收集中段尿时，消毒药混入尿标本内；④饮水过多，尿液被稀释；⑤感染灶排菌呈间歇性等。

理论与实践

尿细菌学培养需用无菌试管留取清晨第 1 次清洁中段尿，注意以下几点：①应用抗菌药之前或停用抗菌药 5 天之后留取尿标本；②留取尿液时要严格无菌操作，先充分清洁外阴或包皮，消毒尿道口，再留取中段尿；③尿标本必须在 1 小时内做细菌培养。

（2）涂片细菌检查：清洁中段尿沉渣涂片，可检测是否有细菌感染及感染的菌株类型，对及时选用有效抗生素有重要参考价值。

3. 白细胞排泄率　准确留取 3 小时尿液，立即进行尿白细胞计数，所得白细胞数按每小时折算，正常人白细胞计数 $<2 \times 10^5/h$，白细胞计数 $>3 \times 10^5/h$ 为阳性，介于 $(2 \sim 3) \times 10^5/h$ 为可疑。

4. 硝酸盐还原试验　诊断尿路感染的敏感性为 70% 以上，特异性为 90% 以上，但应满足致病菌含硝酸盐还原酶、体内有适量硝酸盐存在、尿液在膀胱内有足够的停留时间（>4 小时）等条件，否则易出现假阳性。该方法可作为尿感的过筛试验。

5. 其他辅助检查　急性肾盂肾炎可有肾小球上皮细胞受累，出现尿 N-乙酰-β-D-氨基葡萄糖苷酶（NAG）水平升高。慢性肾盂肾炎可有肾小管和（或）肾小球功能异常，表现为尿比重和尿渗透压下降，甚至肾性糖尿、肾小管酸中毒等。

（二）血液检查

1. 血常规　急性肾盂肾炎时血白细胞常增多，中性粒细胞增多，核左移。红细胞沉降率可增快。

2. 肾功能　慢性肾盂肾炎肾功能受损时可出现肾小球滤过率下降，血肌酐水平升高等。

（三）影像学检查

对于慢性、反复发作或经久不愈的肾盂肾炎，可行腹部平片、静脉尿路造影检查，已确定有无结石、梗阻、泌尿系统先天性畸形和膀胱-输尿管反流等。但尿路感染急性期不宜做静脉尿路造影检查。

【诊断要点】

典型尿路感染可根据膀胱刺激征、尿液改变和尿液细菌学检查加以确诊。

凡是有真性细菌尿者，均可诊断为尿路感染。无症状性细菌尿的诊断主要依靠尿细菌学检查，要求两次细菌培养均为同一菌种的真性菌尿。对于留置导尿管的病人出现典型的尿路感染症状、体征，且无其他原因可以解释，尿标本细菌培养计数 $>10^5/ml$ 时，应考虑导管相关性尿路感染的诊断。

【治疗要点】

（一）一般治疗

急性期注意休息，多饮水，勤排尿。发热者给予易消化、高热量、富含维生素饮食。膀胱刺激征和血尿明显者，可口服碳酸氢钠片 1g，每日 3 次，以碱化尿液、缓解症状、抑制细菌生长、避免形成血凝块，对应用磺胺类抗生素者还可以增强药物的抗菌活性并避免尿路结晶形成。尿路反复感染反复发作者应积极去除病因，及时去除诱发因素。

（二）抗感染治疗

用药原则：①选用致病菌敏感的抗生素；②药物浓度在肾内分布高；③药物肾毒性小、副作用少；④必要时联合用药。如单一药物治疗失败、严重感染、混合感染、耐药菌株感染等。

1. 急性膀胱炎　一般采用单剂量或短程疗法。①单剂量疗法：常用复方磺胺甲噁唑 2.0g、甲氧苄啶 0.4g、碳酸氢钠 1.0g 一次顿服；或氧氟沙星 0.4g，一次顿服，阿莫西林 3.0g，一次顿服。②短程疗法：与单剂量相比，短程疗法更有效，耐药性并无增加，可减少复发，增加治愈率。可选用磺胺类、喹诺酮类、半合成青霉素或头孢类等抗生素，连用 3 天。任何一种方案，在停服抗生素 7 天后，需进行尿细菌培养。若细菌培养结果阴性表示急性细菌性膀胱炎已治愈；如仍为真性细菌尿，应继续治疗 2 周。

2. 急性肾盂肾炎　①病情较轻者：口服抗菌药 10～14 天，常用喹诺酮类、半合成青霉素类或头孢类药物。一般用药 72 小时显效，14 天治愈。如尿菌仍阳性，应参考药敏试验选用有效抗生素 4～6 周。②严重感染全身中毒症状明显者：根据药敏试验选择敏感药物静脉用药，必要时联合用药。病情好转，退热后继续用药 3 天，再改为口服抗生素，继续治疗 2 周。③碱化尿液：口服碳酸氢钠，可增强抗生素的药效，缓解症状。

3. 再发性尿路感染　再发可分为复发和重新感染。①复发：治疗症状消失，尿菌转阴后 6 周出现菌尿，菌种与上次相同。积极去除诱发因素（如结石、梗阻、尿路异常等），按药敏试验选择强力杀菌药，疗程不少于6周。反复发作者,给予长期低剂量抑菌疗法。②重新感染:治疗后症状消失,尿菌阴性,在停药6周后再次出现真性细菌尿,菌株与上次不同。多数病例有尿路感染症状,治疗与首次发作相同。

4. 无症状性菌尿 非妊娠妇女及老年人的无症状性菌尿无需治疗。但下述情况则必须治疗:妊娠期、学龄前儿童、曾出现有感染症状者、肾移植、尿路梗阻者。根据药敏结果选用肾毒性小的抗生素,短疗程用药。如治疗后复发,可选长期低剂量抑菌疗法。

【常用护理诊断/问题】

1. 排尿障碍:尿频、尿急、尿痛 与泌尿系统感染有关。

2. 体温过高 与急性肾盂肾炎发作有关。

3. 潜在并发症:肾乳头坏死、肾周围脓肿等。

4. 焦虑 与疾病反复发作、久治不愈等因素有关。

【护理措施】

（一）一般护理

急性期病人应卧床休息,给病人提供安静、舒适的休息环境,指导病人放松心情,多饮水,勤排尿。给予清淡、易消化、高热量、富含维生素饮食。高热者注意补充水分,及时更换汗湿衣服,同时做好口腔护理。尿路感染反复发作者应积极寻找病因,及时去除诱发因素。

（二）病情观察

观察疼痛部位及性质、监测体温的变化及排尿障碍情况。

（三）症状体征的护理

1. 疼痛 指导病人进行膀胱区热敷或按摩,以缓解疼痛。

2. 高热 高热时可采用冰敷、温水擦浴等物理降温,并观察和记录降温的效果。如高热持续不退或反而升高,且出现腰痛加剧等,观察是否出现肾周脓肿、肾乳头坏死等并发症。

3. 排尿障碍 具体护理措施参见本章第一节中的"尿路刺激征"的护理。

（四）用药护理

遵医嘱使用抗生素,注意观察药物的治疗效果与不良反应。嘱病人按时、按量、按疗程服药,勿随意停药以达到彻底治疗目的。口服碳酸氢钠可碱化尿液,减轻尿路刺激征。

（五）健康指导

1. 疾病知识指导 告知病人本病的病因、疾病特点和治愈标准,让病人了解多饮水、勤排尿及保持会阴部及肛周皮肤清洁的重要性。教会病人识别尿路感染的临床症状,一旦发现再发性尿路感染尽快诊治。

2. 疾病预防指导 ①多饮水、勤排尿是最简便而有效的预防尿路感染的措施。②保持皮肤黏膜的清洁,指导病人做好个人卫生,尤其女性要注意会阴部及肛周皮肤的清洁,月经期间增加外阴清洗次数,教会病人正确清洁外阴的方法。与性生活有关的反复发作者,应注意性生活后立即排尿。③避免劳累,坚持体育运动,增强机体的抵抗力。

（刘美芳）

学习小结

尿路感染是由各种病原微生物感染所引起的尿路急性或慢性炎症,以大肠埃希菌最为常见,上行感染是其主要的感染途径。是否发生尿路感染除与细菌数量、毒力有关外,还与机体抵抗和易感因素有关。主要临床表现为膀胱炎和肾盂肾炎。膀胱炎病人表现为尿频、尿急、尿痛及下腹部疼痛;肾盂肾炎病人还有发热、腰痛、输尿管点压痛和(或)肾区叩击痛。给予病人碱化尿液、抗感染治疗,嘱病人多饮水,休息,根据病人不同症状体征给予对症护理、指导病人疾病的预防知识。

1. 简述尿路感染的易感因素。
2. 简述尿路感染途径。
3. 简述尿路感染的疾病预防指导。
4. 简述尿路感染抗感染治疗用药原则。

第五节 急性肾损伤病人的护理

学习目标

掌握	急性肾损伤病人的临床表现和护理措施。
熟悉	急性肾损伤病人的治疗要点及常用护理诊断/问题。
了解	急性肾损伤的病因与发病机制、实验室检查及其他检查。

急性肾损伤(acute kidney injury, AKI)是由多种病因引起的肾功能快速下降而出现的临床综合征。可发生在无肾脏疾病的病人,也可发生在慢性肾脏疾病病人。

【病因与发病机制】

（一）病因

1. **肾前性 AKI** ①急性血容量不足:各种原因的液体丢失、失血及细胞外液重新分布;②心排血量减少:充血性心力衰竭、急性心肌梗死等严重心脏疾病;③周围血管扩张:感染性休克和过敏性休克、降压药的使用等;④肾血管阻力增加:如使用去甲肾上腺素、血管紧张素转换酶抑制剂等。上述原因引起肾血流灌注不足所致的急性肾损伤,如及时恢复肾血流灌注,肾功能会很快恢复。

2. **肾后性 AKI** 由各种原因的尿路梗阻所致。梗阻可发生在从肾盂到尿道的任一部位,及时解除病因常可使肾功能恢复。常见病因有尿路结石、肾乳头坏死阻塞、前列腺增生和肿瘤等。

3. **肾性 AKI** 有肾实质的损伤,最常见的病因是肾缺血或肾毒性物质损伤肾小管上皮细胞。按肾实质受累的主要解剖部位,又可进一步分为急性肾小管坏死、急性肾小球和(或)肾小管病变、急性间质性肾炎及急性肾血管病变四类。

（二）发病机制

1. **肾前性 AKI** 肾前性 AKI 最常见,由肾血流灌注不足所致,见于细胞外液容量减少,或虽然细胞外液容量正常,但有效循环容量下降的某些疾病,或某些药物引起的肾小球毛细血管灌注压降低。

2. **肾性 AKI** 按照损伤部位,肾性 AKI 可分为小管性、间质性和小球性。其中以急性肾小管坏死最为常见。本节主要介绍急性肾小管坏死。

（1）小管因素:缺血/再灌注、肾毒性物质可引起近端肾小管损伤,并导致小管对钠重吸收减少,管-球反馈增强,小管管型形成导致小管梗阻,管内压增加,肾小球滤过率下降。小管严重受损可导致肾小球滤过率的反渗,通过受损的上皮或小管基膜漏出,致肾间质水肿和肾实质进一步损伤。

（2）血管因素:肾缺血既可通过血管作用使入球小动脉细胞内钙离子增加,从而对血管收缩刺激和自主神经刺激敏感性增加,导致肾自主调节功能损害、血管舒张功能紊乱和内皮损伤,也可产生炎症反应。血管内皮损伤和炎症反应均可引起血管收缩因子产生过多,而血管舒张因子合成减少。这些变化可进一步引起血流动力学异常,包括肾血流下降,肾内血流重新分布,肾皮质血流量减少,肾髓质充血等,这些均可引起肾小球滤过率下降。

（3）炎症因子的参与:缺血性 AKI 实际是一种炎症性疾病,肾缺血可通过炎症反应直接使血管内皮细胞受损,也可通过小管细胞产生炎性介质使内皮细胞受损,炎症反应导致肾组织的进一步损伤,肾小球滤过率下降。

3. 肾后性 AKI　双侧尿路梗阻或孤立肾病人单侧尿路出现梗阻时可发生肾后性 AKI。尿路发生梗阻时,尿路内反向压力首先传导到肾小球囊内,由于肾小球入球小动脉扩张,早期肾小球滤过率尚能暂时维持正常。如果梗阻持续无法解除,肾皮质大量区域出现无灌注或低灌注状态,肾小球滤过率将逐渐降低。

【临床表现】

典型临床病程包括起始期、维持期和恢复期。

1. 起始期　由于某些病因导致肾功能的损害,但尚无肾实质的损伤,此阶段常可预防。如果病因未得到及时治疗,肾功能损害进一步加重则进入维持期。

2. 维持期　又称少尿期。典型的为 7～14 天,也可短至几天,长至 4～6 周。肾小球滤过率保持低水平,病人出现少尿(<400ml/d)。但有些病人可没有少尿,称为非少尿型肾衰竭,其病情大多较轻,预后较好。随着肾功能减退,不论尿量是否减少,临床上均可出现一系列尿毒症表现。

(1)全身表现:①消化系统症状。可出现食欲减退、恶心、呕吐、腹胀、腹泻等,严重者可发生消化道出血。②呼吸系统症状。可出现呼吸困难、咳嗽、喘憋、胸痛、肺部感染等。③循环系统症状。可因水钠潴留、毒素滞留、电解质紊乱等出现高血压、心力衰竭、肺水肿、各种心律失常及心肌病变等。④神经系统症状。可出现意识障碍、躁动、谵妄、抽搐、昏迷等尿毒症脑病症状;⑤血液系统症状。可有出血倾向及轻度贫血。⑥其他。感染是急性肾损伤常见且严重的并发症,也是急性肾损伤病人的死亡原因之一。此外,还可合并多个脏器衰竭,病人的死亡率高达 70% 以上。

(2)水、电解质和酸碱平衡失调:①水过多。因肾功能损害导致排尿减少,另一方面入量未严格限制。表现为稀释性低钠血症、高血压、心力衰竭、急性肺水肿和脑水肿等。②代谢性酸中毒。急性肾衰竭时分解代谢增加,酸性代谢产物增多,而肾排酸能力降低,使酸性代谢产物排出减少,另一方面经肾小管重吸收的碳酸氢根离子减少。③高钾血症。其发生与肾脏排钾降低、体内蛋白分解代谢增加、酸中毒等因素有关。④低钠血症。主要由于水潴留引起稀释性低钠。⑤其他。可有低钙、高磷、低氯血症,但远不如慢性肾衰竭时明显。

3. 恢复期　肾小管细胞再生、修复,肾小管完整性恢复。肾小球滤过率逐渐恢复正常或接近正常水平。少尿型病人开始出现利尿,可有多尿表现,在不使用利尿剂的情况下,每天尿量可达 3000～5000ml 或更多。通常持续 1～3 周。与肾小球滤过相比,肾小管上皮细胞功能的恢复相对延迟,需数月后才能恢复,少数病人可遗留不同程度的肾脏结构和功能缺陷。

【实验室及其他检查】

1. 血液检查　可有轻、中度贫血,血肌酐和尿素氮水平进行性上升,血肌酐水平每日升高≥44.2μmol/L,高分解代谢时上升更快,每日可上升 176.8μmol/L 以上。血清钾浓度常 >5.5mmol/L。pH 值常低于 7.35,碳酸氢根离子浓度低于 20mmol/L。血清钠浓度正常或偏低。血钙浓度降低,血磷浓度升高。

2. 尿液检查　尿蛋白多为(+)～(++),以中、小分子蛋白为主,可见肾小管上皮细胞、上皮细胞管型、颗粒管型、少许红细胞、白细胞等。尿比重降低且固定,多 <1.015,尿渗透浓度 <350mmol/L,尿与血渗透浓度之比 <1.1。尿钠浓度增高,多在 20～60mmol/L。注意尿液指标检查必须在输液、使用利尿剂和高渗药物之前,否则结果有偏差。

3. 影像学检查　尿路超声检查、CT 检查、磁共振血管造影、腹部平片等可以检查有无尿路梗阻、肾血管病变、慢性肾病等。

4. 肾活组织检查　是重要的诊断手段。在排除了肾前性及肾后性原因后,对于没有明确致病原因的肾性急性肾损伤,如无禁忌证,都应尽早行肾活组织检查。

【诊断要点】

AKI 诊断标准为：肾功能在 48 小时内突然减退，血清肌酐绝对值升高≥0.3mg/dl（26.5μmol/L），或 7 天内血清肌酐增至≥1.5 倍基础值，或尿量＜0.5ml/（kg·h），持续时间＞6 小时。根据血清肌酐和尿量进一步分期。

【治疗要点】

治疗原则：及时纠正可逆因素，维持水、电解质和酸碱平衡，预防和治疗并发症及肾脏替代治疗。

（一）纠正可逆的病因

纠正可逆病因是治疗的关键。各种严重外伤、心力衰竭、急性失血等应立即进行输血、补液扩容、纠正心衰、抗休克和抗感染治疗等。停用影响肾灌注或有肾毒性的药物。

（二）维持体液平衡

补液坚持"量出为入"的原则。每日的补液量为显性失液量加上非显性失液量减去内生水量。每日的大致进液量，可按前一日的尿量加 500ml 计算。

（三）营养支持

补给足够的能量以维持机体的营养状况和正常代谢，有助于损伤细胞的修复和再生，提高存活率。ARF 病人每日所需能量应为 147kJ/kg，主要由碳水化合物和脂肪供应；蛋白质的摄入量应限制为 0.8g/（kg·d），对于高分解代谢或营养不良及接受透析的病人蛋白质摄入量可放宽。不能口服的病人需静脉补充。

（四）高钾血症

密切监测血钾的浓度，当血钾超过 6.5mmol/L 时，予紧急处理，包括：

1. 10% 葡萄糖酸钙 10ml 缓慢静脉注射（不少于 5 分钟）。
2. 5% 碳酸氢钠 100～200ml 静脉滴注。
3. 50% 葡萄糖液 50～100ml 加胰岛素 6～12U 静脉注射。
4. 钠型离子交换树脂 15～30g，每日 3 次。
5. 透析疗法是治疗高钾血症最有效的方法，适用于以上治疗无效的病人。

（五）代谢性酸中毒

HCO_3^- 浓度低于 15mmol/L 时，给予 5% 碳酸氢钠 100～250ml 静脉滴注。对于严重酸中毒病人，应立即透析治疗。

（六）感染

尽早使用抗生素。根据细菌培养和药敏感试验选择无肾毒性或肾毒性低的药物。

（七）肾脏替代疗法

心包炎和严重脑病、高钾血症、严重代谢性酸中毒、容量负荷过重利尿治疗无效者都是透析治疗指征。重症病人倾向于早期透析。常用方法有腹膜透析、间歇性血液透析或连续性肾脏替代治疗。

（八）多尿期的治疗

多尿开始时，由于肾小球滤过率尚未恢复，肾小管的浓缩功能较差，治疗仍以维持水、电解质和酸碱平衡，控制氮质血症和预防各种并发症为主。已行透析的病人，应继续透析。多尿期 1 周后可见血肌酐和尿素氮水平逐渐降至正常范围，饮食中蛋白质摄入量可逐渐增加，并逐渐减少透析频率直至停止透析。

（九）恢复期治疗

此期治疗重点仍为维持水、电解质和酸碱平衡，控制氮质血症，治疗原发疾病和防治各种并发症。定期随访。

【常用护理诊断／问题】

1. 营养失调：低于机体需要量　与病人食欲下降、限制饮食中的蛋白质、透析、原发病等因素有关。
2. 有感染的危险　与限制蛋白质饮食、透析、机体抵抗力降低及侵入性操作有关。
3. 潜在并发症：水、电解质、酸碱平衡失调。

4. 体液过多　与急性肾损伤所致肾小球滤过功能受损、水分控制不严等因素有关。

5. 恐惧　与肾功能急剧恶化、病情重等因素有关。

【护理措施】

（一）一般护理

1. 休息与活动　应绝对卧床休息以减轻肾脏负担。若病人出现呼吸困难、咳嗽、咳粉红色泡沫痰等急性肺水肿或心衰症状，立即取端坐卧位，以减少回心血量。恢复期可适当进行力所能及的生活自理及体育运动，以不感疲劳为宜。

2. 饮食护理　对于能进食的病人，给予高生物效价的优质蛋白及含钠、钾量较低的食物，蛋白质的摄入量早期限制为 0.8g/（kg·d），并适量补充必需氨基酸。对有高分解代谢、营养不良及透析的病人，摄入量可适当放宽，以供给足够的热量，保证机体的正氮平衡。饮食应以清淡流质或半流质食物为主。必要时可给予肠内或肠外营养。

（二）病情观察

1. 监测病人的神志、生命体征、尿量；观察有无头晕、乏力、心悸、胸闷、气促等的征象；监测血钠、血钾、血钙、血磷等的变化；监测反映机体营养状况的指标（如血浆白蛋白）是否改善。

2. 观察补液量是否合适　①有无水肿或脱水征象；②每日监测体重，若增加 0.5kg 以上，提示补液过多；③血清钠低，要考虑是否因体液潴留而引起的稀释性低钠血症；④中心静脉压 > 12cmH₂O，提示体液过多；⑤胸部 X 线片血管影正常，肺充血征象提示体液潴留；⑥心率快、血压增高、呼吸加速，若无感染，应考虑是否为体液过多引起的心衰。

（三）症状体征的护理

病人有恶心、呕吐时，可遵医嘱用镇吐药，并做好口腔护理；若病人出现意识障碍、躁动等神经系统症状，床边应加护栏，防止病人出现意外。

（四）用药护理

密切观察药物疗效及不良反应，慎用氨基糖苷类抗生素。

（五）健康指导

1. 疾病知识指导　向病人讲解疾病的相关知识，使病人理解饮食及病情监测对疾病治疗的重要意义。嘱病人定期随访，强调监测肾功能、尿量的重要性，教会病人测量和记录尿量的方法。恢复期病人应加强营养，增强体质，适当运动；注意个人卫生，注意保暖；避免妊娠、手术、外伤等。

2. 疾病预防指导　加强劳动防护，避免接触重金属、工业毒物等。误服或误食毒物时，应立即进行洗胃或导泻，并采用有效解毒剂。

（刘美芳）

学习小结

急性肾损伤是由多种原因引起短时间内肾功能急剧下降而出现的临床综合征，病因分为肾前性、肾性和肾后性。主要表现为水、电解质和酸碱平衡紊乱及全身各系统并发症。及时纠正可逆因素是恢复肾功能的关键，维持内环境稳定、营养支持、预防和治疗并发症为治疗要点。病人卧床休息，给予正确的饮食，密切观察病情及药物疗效和不良反应，给病人做详细的疾病知识和疾病预防指导。

复习参考题

1. 急性肾损伤如何观察补液量是否合适？

2. 简述急性肾损伤病人的饮食护理。

3. 简述急性肾损伤的病因。

4. 简述急性肾损伤病人高血钾的紧急处理。

第六节 慢性肾衰竭病人的护理

学习目标

掌握	慢性肾衰竭病人的临床表现及护理措施。
熟悉	慢性肾衰竭病人的治疗要点及常用护理诊断/问题。
了解	急性肾损伤的病因与发病机制、实验室检查及其他检查。

慢性肾衰竭（chronic renal failure，CRF）是指慢性肾脏病引起的肾小球滤过率下降及与此相关的代谢紊乱和临床症状组成的综合征。

【病因与发病机制】

（一）病因

病因主要有糖尿病肾病、高血压肾小动脉硬化、原发性与继发性肾小球肾炎、肾小管间质疾病、肾血管疾病、遗传性肾病等。

（二）发病机制

本病发病机制目前尚未完全明了，主要有以下几种学说：

1. **慢性肾衰竭进行性恶化** ①肾单位高滤过：慢性肾衰竭时残余肾单位高灌注、高压力和高滤过，促进系膜细胞增殖和基质增加，导致肾小球硬化和健存肾单位功能进一步丧失。②肾小管高代谢学说：健存肾单位的肾小管高代谢状态，引起肾小管氧消耗增加和氧自由基增多，导致肾小管萎缩、间质纤维化和肾单位进行性损害。③肾组织上皮细胞表型转化的作用：近年研究表明，在某些生长因子或炎症因子的诱导下，肾小管上皮细胞、肾小球上皮细胞、肾间质成纤维细胞均可转化为肌成纤维细胞，在肾间质纤维化、局灶节段性或球性肾小球硬化过程中起重要作用。④细胞因子-生长因子的作用：研究表明，慢性肾衰竭动物肾组织内某些生长因子，均参与肾小球和小管间质的损伤过程，并在促进细胞外基质增多中起重要作用。⑤其他：有少量研究发现，在多种慢性肾病动物模型中，均发现肾脏固有细胞凋亡增多与肾小球硬化、小管萎缩、间质纤维化有密切关系。此外，醛固酮过多也参与肾小球硬化和间质纤维化的过程。

2. **尿毒症各种症状的发生机制** ①尿毒症毒素的作用：尿毒症病人体内具有毒性作用的物质约有 30 多种。小分子毒性物质以尿素最多；中分子物质如甲状旁腺激素、细胞代谢紊乱产生的多肽等主要与某些内分泌紊乱、细胞免疫低下有关，可诱发尿毒症脑病；大分子物质如核糖核酸酶、β_2-微球蛋白、维生素 A 等也具有某些毒性。②体液因子的缺乏：肾脏是分泌激素和调节物质代谢的重要器官之一。慢性肾衰时，主要由肾脏分泌的某些激素如促红细胞生成素、骨化三醇的缺乏，可引起肾性贫血和肾性骨病。③营养素的缺乏：尿毒症时某些营养素的缺乏或不能有效利用，也可能与某些临床症状有关，如蛋白质和某些氨基酸、热量、水溶性维生素（如 B 族等）、微量元素（如铁、锌、硒等）缺乏，可引起营养不良、消化道症状、免疫功能降低等。

【临床表现】

在慢性肾衰竭的代偿和失代偿早期，病人无症状或仅有乏力、腰酸、夜尿增多等轻度不适；少数病人可有食欲减退、代谢性酸中毒及轻度贫血。在失代偿期，上述症状明显。尿毒症时，将出现全身多个系统的功能紊乱。

（一）水、电解质和酸碱平衡失调

1. **代谢性酸中毒** 多数病人能耐受轻度慢性酸中毒，但动脉血 HCO_3^- 浓度 <15mmol/L，则可有较明显

症状,如食欲减退、呕吐、呼吸深大等。

2. 水钠代谢紊乱　水肿或脱水、稀释性低钠血症或高钠血症。

3. 高钾或低钾血症。

4. 低血钙、高血磷、高镁血症。

(二) 蛋白质、糖类、脂类和维生素代谢紊乱

一般表现为蛋白质代谢产物蓄积,也可有白蛋白、必需氨基酸水平下降等。糖代谢异常主要表现为糖耐量减低和低血糖症,前者多见。慢性肾衰竭病人常出现高脂血症,多数表现为轻到中度高三酰甘油血症,少数病人表现为轻度高胆固醇血症,或者两者兼有。维生素代谢紊乱在慢性肾衰竭中也常见,如血清维生素 A 水平增高、维生素 B_6 及叶酸缺乏。

(三) 各系统临床表现

1. 消化系统表现　是本病最早和最常见的症状。表现为食欲减退、上腹饱胀等胃部不适症状,继而可发展为恶心、呕吐、腹泻、舌炎、口腔黏膜溃疡、口腔氨臭味,甚至消化道出血。

2. 心血管系统表现　①高血压和左心室肥厚:大部分病人患有不同程度的高血压。其发生与水、钠潴留和肾素 - 血管紧张素水平增高、某些舒张血管的因子不足有关,可引起动脉硬化、左心室肥厚和心力衰竭。②心力衰竭:是常见的死亡原因之一,多数与水、钠潴留及高血压有关,部分病人与尿毒症心肌病变有关。③尿毒症性心肌病:与代谢性废物的潴留和贫血等因素有关。部分病人伴有动脉粥样硬化性心脏病。各种心律失常的出现,与心肌损伤、缺氧、电解质紊乱、尿毒症毒素蓄积有关。④心包炎:是慢性肾衰竭病人常见的症状,主要与尿毒症毒素蓄积、低蛋白血症、心力衰竭、感染、出血等因素有关。分为尿毒症性和透析相关性心包炎,后者是透析不充分、肝素使用过量所致,心包积液多为血性。轻者无症状,重者表现为胸痛,且在卧位、深呼吸时加重,严重者可有心包填塞。⑤动脉粥样硬化:进展迅速,是致死的主要原因之一,可累及脑动脉和全身周围动脉。与高血压、脂质代谢、钙磷代谢紊乱引起血管钙化有关。

3. 呼吸系统表现　病人表现为气短、气促,严重酸中毒时呼吸深而长。体液过多、心功不全可引起肺水肿或胸腔积液。后期可出现尿毒症肺炎。

4. 血液系统表现　①贫血:几乎所有病人都有轻中度贫血症状,多为正细胞正色素性贫血。其主要原因为是肾脏产生促红细胞生成素(EPO)减少,体内铁、叶酸、蛋白质等造血原料不足或慢性失血等。②出血倾向:常表现为皮下瘀斑、鼻出血、月经过多等,重症病人可出现消化道出血、颅内出血。主要与血小板功能障碍及凝血因子减少有关。

5. 神经、肌肉系统表现　中枢神经系统异常称为尿毒症脑病。早期常有疲乏、失眠、注意力不集中、健忘等精神症状,后期可出现性格改变、抑郁、记忆力下降、谵妄、幻觉,甚至昏迷等。周围神经病变时病人出现肢体麻木、感觉异常、深反射消失,甚至肌无力等。尿毒症时常伴有反应淡漠、谵妄、惊厥、幻觉、昏迷、精神异常等。

6. 内分泌功能紊乱　主要表现为:①肾脏本身内分泌功能紊乱;②糖耐量异常和胰岛素抵抗;③下丘脑 - 垂体内分泌功能紊乱;④外周内分泌腺功能紊乱;⑤其他:如性腺功能减退等,也很常见。

7. 骨骼病变　慢性肾衰竭出现的骨骼矿化和代谢异常称为肾性骨营养不良,包括高转化性骨病、低转化性骨病和混合性骨病。

【诊断要点】

主要根据病史、肾功能检查及相关临床表现可以确诊。但其临床表现复杂,各系统表现均可成为首发症状,应仔细询问病史和查体,并重视肾功能检查,以尽早明确诊断,防止误诊。

【治疗要点】

(一) 早期防治

早期诊断、积极治疗原发病,避免或消除加重慢性肾衰竭的危险因素,是慢性肾衰竭防治的基础,也

是保护肾功能和延缓慢性肾脏疾病进展的关键。

1. 及时、有效地控制高血压　慢性肾衰竭病人血压控制目标需在 130/80mmHg 以下。尽可能减少尿蛋白到最低水平（0.5g/24h）。首选血管紧张素转换酶抑制剂和血管紧张素Ⅱ受体拮抗剂。该药不但具有良好降压作用，还具有其独特的减低高滤过、减轻蛋白尿的作用，同时也具有抗氧化、减轻肾小球基膜损害等作用。

2. 严格控制血糖　严格控制血糖，使糖尿病病人空腹血糖控制在 5.0～7.2mmol/L（睡前 6.1～8.3mmol/L），糖化血红蛋白 <7%，可延缓慢性肾病进展。

3. 控制蛋白尿　将蛋白尿控制在 <0.5g/24h，或明显减轻微量蛋白尿，均可改善疾病长期预后，包括延缓病程进展和提高生存率。

4. 其他　积极纠正贫血、应用他汀类药物、戒烟等，可能对肾功能有一定保护作用。

（二）营养治疗

限制蛋白饮食是治疗的重要环节，能够减少含氮代谢产物生成，减轻症状及相关并发症，甚至可能延缓病情发展。①非糖尿病肾病病人当 GFR < 60ml/（min•1.73m²）时，低蛋白饮食治疗，蛋白质的摄入量为 0.6g/（kg•d）；当 GFR < 25ml/（min•1.73m²）时，蛋白质的摄入量为 0.4g/（kg•d）；②糖尿病肾病病人从出现蛋白尿起，蛋白质摄入量应控制在 0.8g/（kg•d）；一旦出现 GFR 下降后，蛋白质的摄入量减至 0.6g/（kg•d）；③在低蛋白饮食中，约 50% 的蛋白质应为高生物价蛋白，如蛋、瘦肉、鱼、牛奶等，同时补充适量的必需氨基酸和（或）α-酮酸；④给予高热量、高维生素饮食，以及控制钾、磷的摄入。

（三）慢性肾衰竭的药物治疗

1. 纠正水、电解质和酸碱平衡失调

（1）钠、水平衡失调：水肿者应限制盐和水的摄入。适当应用利尿剂，必要时透析治疗。严重水钠潴留、急性左心衰者，应尽早透析治疗。

（2）高钾血症：密切监测血钾，如血钾浓度 >5.5mmol/L 时，严格控制钾的摄入，同时纠正酸中毒，并适当应用利尿剂。已有高血钾的病人（血钾浓度 >6.0mmol/L）应采取的措施：①积极纠正酸中毒；②给予袢利尿剂；③应用葡萄糖-胰岛素溶液输入；④口服聚磺苯乙烯。对严重高钾血症（血钾浓度 >6.5mmol/L）且伴有少尿、利尿效果欠佳者，应及时行血液透析治疗。

（3）代谢性酸中毒：可口服碳酸氢钠每天 3～6g 纠正。严重者应静脉滴注碳酸氢钠。

2. 高血压的治疗　对高血压进行及时、合理的治疗，不仅是为了控制高血压的症状，也是为了保护心、脑、肾等靶器官。血管紧张素转换酶抑制剂、血管紧张素Ⅱ受体拮抗剂、钙通道阻滞剂、袢利尿剂、β受体拮抗剂、血管扩张剂等均可以应用，以前三者应用广泛。透析前病人应控制 130/80mmHg 以下，维持透析病人血压不超过 140/90mmHg。

3. 贫血的治疗　肾性贫血常用重组人促红细胞生成素治疗，应注意同时补充叶酸及铁剂。

4. 低钙血症、高磷血症和骨性骨营养不良的治疗　肾小球滤过率 <30/min 时，除限制磷摄入外，可应用磷结合剂口服，如碳酸钙、醋酸钙、司维拉姆、碳酸镧等。对明显低钙者可口服骨化三醇，治疗中需监测血钙、血磷、甲状旁腺激素浓度。

5. 控制感染　应根据细菌培养和药物敏感试验合理选择对肾无毒或毒性小的抗生素。

6. 高脂血症的治疗　透析前病人高血脂应积极治疗，但对维持透析病人，血胆固醇水平保持在 6.5～7.8mmol/L，血三酰甘油水平保持在 1.7～2.3mmol/L 为宜。

7. 口服吸附疗法和导泻疗法　口服氧化淀粉、活性炭制剂或大黄制剂等，均是应用胃肠道途径增加尿毒症毒素的排出，主要应用于透析前病人，对减轻氮质血症有一定辅助作用，但不能作为主要治疗手段，同时注意并发营养不良，加重电解质紊乱、酸碱平衡紊乱的可能。

8. 替代疗法

（1）透析疗法：腹膜透析和血液透析的疗效相近，但各有优点（详见本章第五节）。

（2）肾移植：成功的肾移植会恢复正常的肾功能，是目前治疗终末期肾衰竭最为有效的方法。但供体的选择常受限，且移植后需长期使用免疫抑制剂。

9. 其他

（1）皮肤瘙痒：可用炉甘石洗剂或乳化油涂抹，口服抗组胺药、控制磷的摄入及强化透析对部分病人有效。

（2）糖尿病肾衰竭病人随着 GRF 下降，应相应调整胰岛素用量。高尿酸血症，如痛风应积极治疗。

【护理诊断/问题】

1. 营养失调：低于机体需要量　与食欲减退、消化吸收功能紊乱、长期限制蛋白摄入有关。

2. 潜在并发症：水、电解质和酸碱平衡失调。

3. 有皮肤完整性受损的危险　与皮肤水肿、瘙痒、机体抵抗力下降有关。

4. 活动无耐力　与并发高血压、心衰、贫血、水电解质紊乱和酸碱平衡失调等有关。

5. 有感染的危险　与机体免疫功能低下、白细胞功能异常、透析等有关。

【护理措施】

（一）一般护理

1. **休息与活动**　①病情较重或心力衰竭者，应绝对卧床休息；②病情平稳可以起床活动的病人鼓励其适当活动，如散步、进行力所能及的生活自理等，避免劳累和受凉，活动时以不出现心悸、气喘、疲乏为宜，但应尽量少去公共场所；③严重贫血、出血倾向及骨质疏松者，应卧床休息，并告诉病人坐起、下床时动作宜缓慢，以免发生头晕；有出血倾向者活动时应避免皮肤受损；④长期卧床病人应指导或帮助其进行适当的床上活动，定时为病人进行被动的肢体活动，避免发生静脉血栓或肌肉萎缩。

2. **饮食护理**　合理的饮食能减少体内含氮代谢产物的积聚及体内蛋白质的分解，维持氮平衡，保证营养，增强机体抵抗力，延缓病情发展，提高生存率。

（1）合理摄入蛋白质：适当限制蛋白质的摄入，以优质蛋白摄入为宜，如鸡蛋、牛奶、瘦肉等，尽量减少植物蛋白的摄入。具体摄入量根据 GFR 来调整，具体情况如下：①非糖尿病肾病病人，当 GFR≥60ml/（min·1.73m²）时，蛋白质摄入量为 0.8g/（kg·d）；当 GFR<60ml/（min·1.73m²）时，蛋白质的摄入量为 0.6g/（kg·d）；当 GFR<25ml/（min·1.73m²）时，蛋白质的摄入量为 0.4g/（kg·d）；②糖尿病肾病病人从出现蛋白尿起，蛋白质摄入量应控制在 0.8g/（kg·d）；出现 GFR 下降后，蛋白质的摄入量减至 0.6g/（kg·d）；③透析病人的蛋白质摄入量为 1.2g/（kg·d）为宜。

（2）充足的热量：足够的热量供给可减少体内蛋白质的消耗。每天应供给 126～147kJ/kg 热量，并以糖类和脂肪为主，如麦淀粉、藕粉、薯类、粉丝等。同时给予富含维生素 C 和 B 族维生素的食物。

（3）控制钠、水的摄入：根据体重、血压、尿量、血清钠等指标，并结合病情，调整钠的摄入。水肿、高血压和心衰者应限制钠的摄入（≤3g/d）。由于慢性肾衰病人钠贮存功能减退，可有钠缺乏倾向，加之长期应用利尿剂及呕吐、腹泻致脱水时，可导致低钠血症，此时饮食中不宜过严限制钠盐。有尿少、水肿、心力衰竭者及透析期间应严格控制进水量，如尿量>1000ml/d，且无水肿者可不限制水的摄入。

（4）控制钾、磷的摄入：当多尿或排钾利尿剂的使用导致低血钾时，可增加含钾量高的食品或适当补充钾盐。高钾血症时应限制含钾食物的摄入，如紫菜、菠菜、坚果、香蕉、橘子、梨、桃、葡萄、香菇、榨菜等。磷摄入量<600～800mg/d。

（5）监测营养和肾功能改善状况：定期监测体重、血清白蛋白、血红蛋白、血尿素氮、血肌酐等。可口服或静脉补给必需氨基酸，能口服者以口服为佳，静脉滴注时应缓慢，且不要在氨基酸内加入其他药物。

（6）其他：饮食宜清淡、易消化、少量多餐，加强口腔护理，提供清洁的环境，烹调时注意色、香、味，增强病人食欲。

3. 环境　为病人提供舒适安静、温湿度适宜的休息环境,协助病人做好各项生活护理。避免与呼吸道感染者接触。

(二)病情观察

1. 观察液体出入情况　准确记录24小时液体出入量,每天测量体重,如体重每天增加>0.5kg,提示补液过多。

2. 观察有无电解质紊乱表现　观察有无心律失常、肌无力等高钾血症表现,有无极度乏力、表情淡漠、恶心、肌肉痉挛、抽搐、昏迷等低钠血症,有无肌肉抽搐或痉挛、易激惹、腱反射亢进等低钙血症表现。

3. 观察有无多系统损害症状　如畏食、恶心、呕吐、口臭、舌炎、腹胀、腹痛、血便等消化系统症状,有无头晕、胸闷、气促等呼吸系统症状等。

(三)用药护理

遵医嘱应用药物,密切观察药物的疗效和不良反应。

(四)健康指导

1. 疾病知识指导　①向病人及家属介绍本病的基本知识,避免加重病情的各种因素,提高生活质量。②向病人及家属讲解合理饮食对治疗疾病的重要意义,使其严格遵守慢性肾衰竭的饮食原则,选择适合自己病情的食物及量。③教会病人及家属准确测量和自我监测体温、血压及体重。定期复查血常规、肾功能、血清电解质等。如体重迅速增加,在1周内超过2kg,水肿、血压显著增高、气促加剧或呼吸困难、发热、乏力、嗜睡或意识障碍时,需及时就诊。④病人应勤剪指甲,避免皮肤瘙痒时抓破皮肤,随时保持皮肤清洁,勤用温水清洗,忌用刺激性强的肥皂、沐浴液和乙醇擦身。⑤指导病人遵医嘱用药,避免使用肾毒性药物,不要自行用药。向病人讲解有计划地使用血管及尽量保护前臂、肘等部位的大静脉对今后行血透治疗的重要意义。已行血液透析者应指导其保护好动静脉瘘管,腹膜透析者保护好腹膜透析管道。

2. 疾病预防指导　①早期发现和积极治疗各种可能导致肾损害的疾病,如高血压、糖尿病等。老年、高血脂、肥胖、有肾脏疾病家族史等具有发生慢性肾脏病高危因素的人群,应定期检查肾功能。已有肾脏基础病变者,注意避免加速肾功能减退的各种因素,如血容量不足、肾毒性药物的使用、尿路梗阻等。②指导病人适当活动以增强抵抗力,但避免劳累,做好防寒保暖。室内开窗通风,空气清新,避免与呼吸道感染者接触,尽量避免去公共场所。③指导家属关心、照顾病人,给予病人心理安慰,使病人保持积极的心态配合治疗。

(刘美芳)

学习小结

慢性肾衰竭是以代谢产物潴留,水、电解质及酸碱代谢紊乱和全身各系统症状为表现的临床综合征,主要由糖尿病肾病、高血压肾小动脉硬化、原发性与继发性肾小球肾炎、肾小管间质疾病、肾血管疾病、遗传性肾病等疾病引起。主要表现为水、电解质代谢紊乱,蛋白质、糖类、脂类和维生素代谢紊乱及各系统的症状。早期诊断、有效治疗原发病和祛除导致肾功能恶化的因素,是防治的基础,如及时、有效的控制高血压首选血管紧张素转换酶抑制剂和血管紧张素Ⅱ受体拮抗剂、严格控制血糖、控制蛋白尿;给予营养支持。病人宜卧床休息,合理饮食,避免与呼吸道感染的病人接触,密切观察病人病情及药物疗效及副作用,做好病人疾病知识和预防指导。

复习参考题

1. 简述慢性肾衰竭病人的饮食护理。

2. 简述慢性肾衰竭病人的常用护理诊断/问题。

3. 简述慢性肾衰竭病人的疾病知识指导。

4. 简述慢性肾衰竭病人的疾病预防指导。

第七节 泌尿系统常用诊疗技术及护理

一、腹膜透析

腹膜透析（peritoneal dialysis，PD）简称腹透，是终末期肾病的肾脏替代疗法之一。腹膜透析是利用腹膜的半透膜特性，通过向腹腔内灌注透析液，实现血液与透析液之间溶质交换以清除血内的代谢废物、维持电解质和酸碱平衡，同时清除过多的液体。因其操作简单、实用，不必全身肝素化，一般无需特殊设备，可在家中进行，对中分子物质清除效果好，对血流动力学影响小，得到了日益广泛的应用。常见的腹膜透析方式包括：间歇性腹膜透析（intermittent peritoneal dialysis，IPD）、持续非卧床腹膜透析（continuous ambulatory peritoneal dialysis，CAPD）、持续循环式腹膜透析（continuous cyclic peritoneal dialysis，CCPD）、夜间间歇性腹膜透析（nocturnal intermittent peritoneal dialysis，NIPD）、潮式腹膜透析（tidal peritoneal dialysis，TPD）和自动腹膜透析等。

【适应证】

1. 急性肾损伤和慢性肾衰竭应适时开始腹透治疗。

2. 对于某些中毒性疾病、充血性心力衰竭，如无血透条件，也可考虑腹透治疗。

【禁忌证】

1. 绝对禁忌证　腹膜有严重缺损者，各种腹部病变导致腹膜的超滤和溶质转运功能降低。

2. 相对禁忌证　腹腔内有新鲜异物；腹部手术3天内，腹腔内有外科引流管者；腹腔有局限性炎症病灶；肠梗阻、椎间盘病变者；严重全身性血管病变致腹膜滤过功能降低者；晚期妊娠、腹内巨大肿瘤、巨大多囊肾者；慢性阻塞性肺疾病者；硬化性腹膜炎；不合作者或精神异常病人；横膈有裂孔；过度肥胖或严重营养不良、高分解代谢等。

【设备及材料】

1. 腹膜透析管　采用硅胶管，具有质地柔软、可弯曲、组织相容性好的特点。临床常用的腹膜透析管类型包括Tenkhoff直管、Tenkhoff曲管、鹅颈式腹膜透析管等。Tenkhoff直管应用最广泛。由腹腔内段、皮下隧道和腹部皮肤外段三部分组成。

2. 肽接头、碘伏帽。

3. 腹膜透析液　主要由渗透液、缓冲液、电解质三个部分组成。

【操作过程】

病人仰卧于手术台，一般切口多选择在腹部正中线旁，耻骨联合上1～2cm处，切口长2～4cm，逐层剥离腹壁各层，送透析管至膀胱直肠窝，用肝素盐水冲洗透析管，并确保引流通畅，结扎荷包缝合；在皮下脂肪层构建皮下隧道，将透析管穿出腹壁，逐层缝合腹壁，连接肽接头和短管。手术完毕。用纱布和（或）胶带固定好导管，避免导管牵拉损伤出口。

【护理】

1. 术前护理

（1）向病人讲解腹膜透析的方式方法及术中注意事项，消除病人的紧张心理。

（2）备皮：手术当天进行。备皮范围：上至两乳头连线，下至大腿上1/3，两侧至腋中线，将阴毛及身体毛发剃掉。注意手法轻柔，勿损伤皮肤。

（3）病人的准备：术前一天进食易消化食物，保持大便通畅；术前1小时排空尿便；术前半小时给病人注射术前针。

2. 术中护理

（1）体位：病人取仰卧位。有心衰、气促者，可适当抬高手术台头部15°～30°，并予低流量吸氧。

（2）固定四肢、固定手术台头架：将病人双上肢展开放在托手架上，并在手腕部用束缚带固定，双下肢在膝关节处用束缚带固定,不宜过紧,以病人舒适为宜。

（3）监测心率、血压、呼吸和血氧饱和度。

（4）根据病人是否有腹水,准备好负压吸引装置。

（5）准备无菌手术包。

3. 术后护理

（1）置管结束后,测量生命体征,注意血压变化。

（2）观察手术伤口有无渗血、渗液,注意病人的伤口疼痛情况及有无腹腔内不适感。

（3）观察管道的连接情况,确保紧密连接,并妥善固定短管。

（4）冲洗腹腔:注意灌入液体的速度,严密观察引出液体的速度、颜色、量等情况。

（5）每天测量和记录体重、血压、尿量、饮水量,准确记录透析液出入量,定期将透出液送检。

（6）观察出口处有无渗血、漏液、红肿,保持导管和出口处清洁、干燥。

（7）活动指导:术后3天内减少活动,床上及床边适量活动,3天后根据腹部伤口情况适当增加活动量。

4. 腹膜透析的注意事项

（1）操作时应注意:①腹膜透析环境清洁,定期消毒,操作时严格无菌技术;②正确连接各管道系统;③透析液输入腹腔前要干加热至37℃。

（2）注意营养的补给:腹膜透析可致体内大量蛋白质及其他营养成分丢失,应注意补给。蛋白质摄入量为 1.2 ~ 1.3g/（kg•d）,其中以优质蛋白为主;热量摄入为 147kJ/（kg•d）;每天水分的摄入量 = 500ml + 前一天尿量 + 前一天腹透超滤量。

5. 并发症的观察及护理

（1）透析液引流不畅:最为常见。常见原因有腹膜透析管移位、受压、扭曲、纤维蛋白堵塞、大网膜包裹等。处理方法:①改变病人的体位;②排空膀胱;③增加活动保持大便通畅;④腹膜透析管内注入尿激酶、肝素、生理盐水、透析液等,去除堵塞透析管的纤维素、血块等;⑤通过增加活动调整透析管的位置;⑥以上处理无效时重新手术置管。

（2）腹膜炎:是腹膜透析的主要并发症。多由在腹膜透析操作时接触污染、胃肠道炎症、腹透管出口处或皮下隧道感染引起,常见病原体为革兰氏阳性球菌。病人表现为腹痛、发热、腹部压痛、反跳痛、腹透透析液浑浊等。处理方法:①密切观察透出液的颜色、性质、量、超滤量,及时留取透出液常规检查和进行细菌培养;②用 2000ml 透析液连续腹腔冲洗 3 ~ 4 次;③透析液内加入抗生素或全身应用抗生素;④以上处理无效时,应考虑拔出透析管。

（3）导管出口处感染和隧道感染:常见原因为腹透管出口处未保持清洁、干燥,腹透管外段反复、过度牵引引起局部组织损伤。表现为导管出口周围发红、肿胀、疼痛,甚至有脓性分泌物,沿隧道处压痛。处理方法:①出口处局部清创处理,使用抗生素;②感染严重者全身使用抗生素;③继发腹膜炎、难治性皮下隧道感染、局部或全身用药2周后仍难以控制感染时应考虑拔管。

（4）腹痛、腹胀:常见原因为腹透液的温度过高或过低、渗透压过高、腹透液流入或流出的速度过快、腹透管置入位置过深、腹膜炎。处理方法:调节适宜的腹透液温度、渗透压、控制透析速度、术中注意腹透管置入的位置、积极治疗腹膜炎。

二、血液透析

血液透析（hemodialysis，HD）简称血透,是最常用的血液净化方法之一,是一种将病人血液与含一定化学成分的透析液分别引入透析器内半透膜的两侧,根据膜平衡原理,利用弥散、对流（超滤）原理等,进行清除代谢产物及毒性物质,纠正水、电解质及酸碱平衡紊乱的治疗方法。

【适应证】

适应证同腹膜透析。

【禁忌证】

血液透析没有绝对禁忌证，相对的禁忌证有：颅内出血或颅内压升高、严重休克、心力衰竭、心律失常、极度衰竭、活动性出血及精神障碍不合作者。

【血管通路】

血管通路又称血液通路，即将血液从体内引出至透析器，进行过滤后再返回体内的通道。血管通路是进行血液透析的必需条件，也是维持血透病人的生命线，可分为临时性和永久性两类。临时性血管通路用于紧急透析和长期维持性透析内瘘未形成时，主要为中心静脉留置导管。永久性血管通路用于长期维持性透析，主要指自体动静脉内瘘，也包括移植物血管内瘘。动静脉外瘘既可做临时性血管通路，又可做维持性透析的永久性血管通路。

1. 中心静脉留置导管 置管部位常选择颈内静脉、股静脉和锁骨下静脉，其优点是置管术操作简单，置管后可立即使用，提供的血流量充分；缺点是感染发生率高，使用时间相对较短。

中心静脉置管护理：①保持局部皮肤清洁干燥；②密切观察有无感染征象如置管部位的红、肿、热、痛；③避免剧烈活动、牵拉等防止导管脱出；④通常情况下不可用于输液、输血、抽血等。

2. 自体动静脉内瘘 是维持血液透析病人最常用的血管通路。内瘘成形术指经外科手术将表浅毗邻的动静脉做直接吻合，使静脉血管血流量增加、管壁动脉化，形成皮下动静脉内瘘。常用的血管有桡动脉与头静脉、肱动脉与头静脉等。内瘘的优点是感染的发生率低，使用时间长，缺点是手术后不能立即使用，等待内瘘成熟时间长，而且每次透析均需穿刺血管。

自体动静脉瘘的护理：①内瘘形成前，慢性肾衰竭的病人保守治疗时，应有意识地保护一侧上肢的静脉，避免静脉穿刺和输液。②内瘘形成术后要抬高术侧上肢以促进静脉回流，减轻肢体肿胀。术后72小时内密切观察内瘘血管是否通畅，手术部位有无出血或血肿，吻合口远端的循环情况及全身情况。③禁止在内瘘侧肢体测血压、抽血、静脉注射、输血或输液。

【血液透析过程】

1. 建立血管通路后，将病人血液从"动脉"端引入动脉管道，经过血泵进入透析器血区，从透析器出来后经静脉气泡壶返回"静脉"。而机器配制的具有一定温度和流量的透析液则从透析器的静脉端流入透析液区，经过交换后由动脉端排出。这样持续不断地"清洗"，每次需4～6小时。结束时用生理盐水将管道及透析器内的血液全部驱回病人体内（图5-7-1）。

2. 血液透析肝素的使用

（1）常规肝素化：即全身肝素化，易于达到透析时的抗凝要求。适用于无出血倾向和无显著的脂质代谢和骨代谢异常的病人。

（2）小剂量肝素化：用于有出血倾向、心包炎或出血病史的病人。

（3）低分子肝素：对凝血酶活性影响小，能减少出血的不良反应。

（4）无肝素透析：适用于有明显出血、高危出血倾向的病人。

（5）局部枸橼酸抗凝法：用于有高危出血倾向、不宜使用肝素的病人。

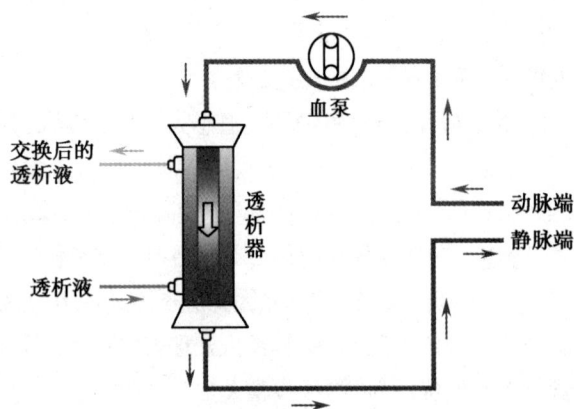

图5-7-1 血液透析体外循环示意图

【护理】

1. 透析前的护理

（1）向病人讲解透析的相关知识，消除病人焦虑情绪。

（2）评估病人的生命体征、有无水肿、体重增长情况、有无出血倾向等。了解病人的透析方法、透析次数、透析时间及抗凝剂应用情况。检查病人的血管通路是否通畅，局部有无感染、渗血、渗液等。

（3）透析前取血标本送检监测各项指标。

2. 透析过程的监测及常见并发症的处理 透析过程中应严密观察病人生命体征、机械运转情况，监测各项透析指标，及时处理并发症：

（1）症状性低血压：是透析最常见的并发症。指透析过程中收缩压下降≥20mmHg，平均动脉压下降≥10mmHg。常见于老年、女性病人。临床表现为恶心、呕吐、胸闷、面色苍白、出冷汗、头晕、心悸，甚至一过性意识丧失。

1）引起低血压的常见原因有：①透析开始时部分循环血液进入透析器及其管路，而血管收缩反应低下引起有效循环血容量不足；②与超滤过多过快引起血容量不足有关；③与病人自主神经功能紊乱、服用降压药、透析中进食、醋酸盐透析液对周围血管的扩张作用有关。

2）预防措施：①严格控制透析间期体重增加。②避免透析前服用降压药；透析期间少量进食。有低血压倾向者尽量不在透析时进食。③改用序贯透析或提高透析液钠浓度。④对醋酸盐透析液不耐受者改用碳酸氢盐透析。

3）处理方法：①立即减慢血流速度，停止超滤，病人平卧，吸氧；②通过血管通路输注生理盐水、高渗葡萄糖溶液、高渗盐水、20% 甘露醇或白蛋白；③监测血压，必要时可用升压药。如血压仍不回升，需停止透析。

（2）失衡综合征：指透析中或透析结束不久出现的以神经精神症状为主的临床综合征。多发生于严重高尿素氮血症的病人接受血液透析之初。轻者表现为头痛、恶心、呕吐、躁动，重者表现为抽搐、昏迷等。预防措施：①血清尿素氮下降水平控制在 30%～40%；②减慢血流速度；③缩短透析时间，控制在 2～3 小时；④适当提高透析液浓度和葡萄糖浓度。

（3）肌肉痉挛：主要表现为足部肌肉、腓肠肌痉挛性疼痛。常见原因包括低血压、低血容量及电解质紊乱、超滤速度过快、应用低钠透析液等。预防措施：①防止透析低血压的发生，严格控制透析间期体重增加水平；②采用高钠透析、碳酸氢盐透析或序贯透析；③纠正电解质紊乱；④加强肌肉锻炼；⑤遵医嘱静脉注射 10% 葡萄糖酸钙。

（4）致热原反应：通常在透析开始 30～75 分钟出现，主要原因为操作时未严格遵守无菌原则或透析器反复应用。表现为寒战、高热（可达 40℃）、头痛伴呕吐、血压可升高或降低。处理措施：可用地塞米松、异丙嗪。预防措施：严格无菌操作，做好透析器的消毒和监控。

3. 透析结束及透析间期的护理

（1）穿刺部位压迫止血。

（2）询问病人有无头晕、出冷汗等不适，如病人透析后血压下降，应卧床休息或补充血容量。

（3）监测体重、血压。

（4）定期监测病人的血常规、肝肾功能、血电解质、血糖、血脂、乙肝、丙肝、梅毒、HIV 血清学指标及心电图、心脏超声等。

三、肾穿刺活组织检查术

肾穿刺活组织检查术简称肾穿，是指应用穿刺针刺入活体的肾组织，取出少量肾组织，进行病理学分析。肾穿方法为诊断肾脏疾病种类提供了金标准。

【适应证】

1. 明确各类原发性肾小球病组织形态学诊断。

2. 明确系统性红斑狼疮的分型。

3. 鉴别诊断遗传性肾脏疾病、急性肾损伤和移植肾排斥。

【禁忌证】

1. 有出血倾向者。

2. 全身情况衰竭者。

3. 有严重心肺功能不全者。

4. 神志不清、精神失常者。

【操作过程】

病人俯卧位，腹部垫小枕使肾脏穿刺部位充分暴露，B超下定位选择穿刺部位。常规消毒皮肤，戴无菌手套，铺消毒孔巾，吸取2%利多卡因经皮至皮下进行麻醉。嘱病人屏气，同时在B超显影下将肾脏穿刺针垂直方向经皮肤刺入肾脏，用肾穿针迅速取出肾脏组织。标本立即放入盛有10%甲醛固定液的标本瓶送检。穿刺完毕消毒伤口、胶布固定。

【护理】

1. 术前护理

（1）向病人解释肾脏穿刺的目的、过程及术中配合要点和重要性。

（2）评估病人病情和身体状态、腰背部皮肤情况。

（3）了解病人对肾脏穿刺的心理反应，并对病人进行心理护理，减轻病人焦虑。

（4）确认病人和家属已签同意书。

（5）训练病人床上使用便器。嘱病人反复练习吸气后屏气动作，每次屏气15～20秒。

（6）术前监测血红蛋白、血小板、出凝血时间、凝血酶原时间及血型。

（7）测量血压、脉搏、呼吸、体温，并嘱病人排空膀胱。

2. 术中配合 术中密切观察病人的状态，给予病人心理支持，解除病人紧张情绪。

3. 术后护理

（1）绝对平卧6小时，卧床休息24小时，鼓励病人多饮水。

（2）病人留取穿刺后依次排出三次尿液进行对比，注意观察尿液颜色、性质，询问病人有无腰痛、腹痛等，以了解有无肾脏出血。

（3）观察血压、脉搏、呼吸变化，每小时1次，共4次。

（4）必要时伤口可用沙袋压迫止血。

（5）遵医嘱予以止血药物或抗生素，预防出血和感染。

（6）保持伤口皮肤清洁、干燥。

（刘美芳）

学习小结

泌尿系统常用诊疗技术包括腹膜透析、血液透析和肾穿刺活组织检查术。腹膜透析术前做好术区备皮，消除焦虑心理及术前准备；术中配合术者摆放体位，监测生命体征；做好术后护理，预防并发症发生。血液透析是最常用的血液净化方法之一，透析前消除病人焦虑情绪，评估病人情况；透析过程中应严密观察病人生命体征、机械运转情况，监测各项透析指标，及时处理并发症；透析结束及透析间期密切观察穿刺部位，监测病人生命体征、体重及各项指标。肾穿刺活组织检查术为诊断肾脏疾病种类提供了金标准，术前做好准备工作，术后病人绝对卧床6小时，密切观察病人伤口及生命体征。

复习参考题

1. 简述腹膜透析的注意事项。

2. 简述腹膜透析的常见并发症。

3. 简述肾穿刺活组织检查术术前护理。

4. 简述肾穿刺活组织检查术术后护理。

第六章

血液系统疾病病人的护理

血液系统包括血液、造血组织和器官。血液由血浆（内含各种具有特殊功能的蛋白质和其他化学成分）及悬浮在其中的血细胞（红细胞、白细胞和血小板）组成；造血器官和组织包括骨髓、脾、肝、淋巴结及分布在全身各处的淋巴组织和单核巨噬细胞。血液系统疾病指原发于或主要累及血液和造血组织及器官的疾病，其特点为：①常出现贫血、出血、发热、淋巴结及肝脾大等症状和体征，常无特异性；②许多全身性疾病如各种感染、肝肾和内分泌疾病、肿瘤等均可引起血液系统异常；③外周血象和骨髓象检查对疾病的确诊和疗效观察有重要价值。

第一节　血液系统疾病病人常见症状体征的护理

学习目标	
掌握	血液系统疾病常见症状与体征及其相应的护理措施。
熟悉	血液系统疾病常见症状与体征的护理评估内容和主要护理诊断。
了解	血液系统疾病常见症状与体征的病因。

一、常见症状体征

（一）发热

发热是血液系统疾病常见症状之一。白细胞数量减少和（或）功能缺陷、应用免疫抑制剂、贫血或营养不良等，均可导致机体抵抗力下降引起继发感染；大量幼稚白细胞的生长和破坏致蛋白分解增强、基础代谢率增高、坏死物质吸收及内源性致热因子等，均可引起发热。

血液系统疾病发热多为感染性，以呼吸道、泌尿道、口腔黏膜和肛周皮肤感染多见，重者可发生败血症，是导致病人死亡的主要原因之一。血液系统疾病所致发热具有持续时间长、热型不典型和一般抗生素治疗效果不佳等特点。

引起发热的血液系统常见疾病有：①白血病、淋巴瘤、多发性骨髓瘤、骨髓增生异常综合征；②白细胞减少和粒细胞缺乏症、再生障碍性贫血。

（二）出血倾向

出血倾向是指机体多部位自发性出血和（或）血管损伤后出血不止。血小板数量减少或功能异常、毛细血管脆性或通透性增加、凝血因子减少或抗凝物质增多等，均可导致出血倾向或出血。

引起出血倾向的常见原因有：①血小板异常。特发性血小板减少性紫癜、再生障碍性贫血、白血病、脾功能亢进、血小板无力症。②血管壁异常。过敏性紫癜、遗传性出血性毛细血管扩张症、维生素C缺乏、系统性红斑狼疮、钩端螺旋体病、肾综合征出血热等。③凝血异常。血友病、严重肝病、尿毒症、维生素K缺乏、弥散性血管内凝血。

血液病出血特点为全身性，且出血程度和引起出血的创伤不成比例，甚至可无创伤史。临床以皮肤、牙龈和鼻腔出血最为常见，内脏出血尤其是颅内出血最为严重。血小板和血管壁异常多表现为皮肤黏膜瘀点、瘀斑；凝血异常则主要表现为关节腔出血或软组织血肿。

（三）贫血

贫血是血液系统疾病最常见的症状。不同原因引起的贫血，因共同的病理基础是血液携氧能力降低，导致各组织系统发生缺氧性改变而具有相似的临床表现。

引起贫血的常见原因有：①造血物质缺乏。缺铁性贫血、巨幼细胞贫血。②造血功能障碍。再生障碍性贫血、白血病、骨髓增生异常综合征、慢性肾衰竭等。③红细胞破坏过多。各种原因引起的溶血，如遗传性球形红细胞增多症、葡萄糖-6-磷酸脱氢酶缺乏症、地中海贫血、自身免疫性溶血性贫血、人工瓣膜术后、脾功能亢进等。④急、慢性失血。特发性血小板减少性紫癜、血友病、严重肝病、消化性溃疡、钩虫病、痔、月经过多等。

贫血的原因、程度和发展速度，决定其临床表现的严重性，轻者可无任何感觉，重者则可出现全身各系统症状。

二、护理

【护理评估】

1. 病史评估　有无引起发热的原发疾病和过度劳累、受凉感冒、皮肤黏膜损伤、留置导尿管和静脉留置针等感染的诱因、有无引起出血的相关病因和诱因等；有无咽部疼痛、咳嗽咳痰、尿路刺激征、腹痛腹泻、肛周疼痛、皮肤红肿疼痛等症状；女性病人有无外阴瘙痒和阴道分泌物异常。

2. 身体评估　有无皮肤黏膜紫癜、瘀斑及其数量和分布，发热程度、体温的上升形式和热型；有无口腔溃疡、扁桃体肿大、肺部干湿啰音、肋脊点压痛、肛周皮肤红肿和触痛等体征。

3. 实验室及其他检查的评估　有无外周血白细胞计数增高或降低、尿常规白细胞增多或白细胞管型；胸部X线检查有无异常；血液和其他体液培养有无致病菌生长及药敏试验结果。

4. 心理社会评估　发热对病人精神和情绪的影响；病人和家属对引起发热原因的认知和应对能力；有无因发热所致焦虑、急躁等负性情绪。

【护理诊断/问题】

1. 体温过高　与继发感染和代谢率增高有关。

2. 有损伤的危险：出血　与血小板、血管和凝血因子异常有关。

3. 焦虑　与身体不适和治疗效果不佳有关。

4. 恐惧　与大出血或反复出血有关。

【护理目标】

1. 病人学会预防感染、避免或减轻出血的方法。

2. 体温恢复正常、出血减轻或停止。

3. 焦虑程度减轻，病人生理和心理上适应感增加。

【护理措施】

（一）一般护理

1. 休息与活动　指导病人采取舒适体位，卧床休息，当血小板计数 $< 50 \times 10^9/L$ 时，应减少活动，增加休息时间；血小板计数 $< 20 \times 10^9/L$ 时，可发生严重的自发性出血，尤其是危及生命的颅内出血，应绝对卧

床休息,协助做好各种生活护理。

2. 环境　维持病室温度于20~24℃、湿度为55%~60%;定时开窗通风和紫外线消毒。

3. 饮食　鼓励病人进食高蛋白、高热量、高维生素、营养丰富的半流质饮食或软食,注意饮食卫生,出血者勿摄入过硬或粗糙的食物。每日饮水量至少2000ml以上,必要时静脉补液。

4. 保持大便通畅　排便时不可过度用力,以免因腹内压增高而引起脏器出血。

(二)病情观察

主要包括:①定时测量和记录体温。②注意病人有无呼吸道、泌尿道、口腔黏膜、肛周皮肤感染的症状和体征及其变化。③及时对各项实验室和辅助检查结果进行分析和判断。④注意观察病人出血的部位、范围、发展或消退情况,有无呕血与黑便、咯血、月经量过多等内脏出血的表现。是否存在高热、情绪激动、咳嗽、便秘等诱发内脏出血,尤其是颅内出血的危险因素,有无生命体征异常和尿量减少。

(三)症状体征的护理

1. 发热　病人可予酒精或温水擦浴(有出血倾向者禁用,以防局部血管扩张加重出血),或冰敷前额、颈部、腋窝和腹股沟,无效时遵医嘱应用降温药物;注意观察病人体温、脉搏的变化和出汗情况,及时更换衣物、被服,每日温水擦洗,保持皮肤清洁和干燥,增加病人的舒适感。

2. 出血

(1)皮肤出血的预防和护理:①保持床单平整、被褥衣着轻软,避免肢体的碰撞或外伤;②沐浴水温不宜过高且勿用力擦洗皮肤,高热、有出血倾向者禁用酒精降温;③各项护理操作动作要轻柔,尽可能减少注射次数,静脉穿刺时,避免在穿刺部位用力叩打或揉擦,结扎止脉带不宜过紧、时间不宜过长;注射或穿刺部位拔针后适当延长按压时间,必要时加压包扎;交替使用注射或穿刺部位,以防局部血肿形成。

(2)鼻出血的预防和护理:①保持病室相对湿度于50%~60%,秋冬季节鼻腔内涂擦液状石蜡或抗生素软膏。②告知病人勿用力擤鼻、用手抠鼻痂和外力撞击鼻部。③少量出血者,可用棉球或吸收性明胶海绵填塞,无效时用0.1%肾上腺素或凝血酶棉球填塞,同时局部冷敷。出血严重者,尤其是后鼻腔出血,可用凡士林油纱条行后鼻腔填塞,并定时用无菌液状石蜡滴入,以保持黏膜湿润。3天后轻轻取出油纱条,若仍出血,需更换油纱条再予以重复填塞。④后鼻腔填塞术后病人常被迫张口呼吸,应注意保持口腔湿润,增加病人的舒适感并避免局部感染。

(3)口腔与牙龈出血的预防和护理:①指导病人用软毛牙刷刷牙,忌用牙签剔牙。牙龈渗血者,用0.1%肾上腺素或凝血酶棉球、吸收性明胶海绵片贴敷牙龈或局部压迫止血。②及时用生理盐水或1%过氧化氢液清除口腔内陈旧血块,以免引起口臭而影响病人的食欲、情绪及继发感染。③避免摄入粗糙、坚硬的食物和水果,食物要细嚼慢咽。

(4)关节腔出血或深部组织血肿的预防和护理:关节腔出血或深部组织血肿多见于血友病病人。①告知病人勿过度负重或进行剧烈运动,尤其是足球、篮球和拳击等运动;勿穿硬底鞋或赤脚行走;②必须手术者,应根据手术规模,于术前补充足量的凝血因子;③避免或减少不必要的穿刺或注射,拔针后局部按压时间应在5分钟以上直至出血停止;禁用静脉留置套管针;④避免应用阿司匹林等抗凝药物;⑤遵医嘱正确输注凝血因子、血浆或冷沉淀物;⑥发生出血时应立即停止活动,卧床休息;关节腔出血者抬高患肢并保持功能位,深部组织出血者予局部冰袋冷敷和压迫止血。

(5)内脏出血的护理:①注意观察咯血及呕血和黑便的次数、颜色、性状和量,测量脉搏、血压,记录尿量,以判断出血量;②大量出血者,应立即将其置于中凹卧位且头偏向一侧,暂禁食,迅速建立静脉通道,配血、做输血准备,遵医嘱补充血容量。

(6)颅内出血的预防和护理:①病人应减少活动,避免情绪激动、剧烈咳嗽、屏气用力和发热等引致颅内出血的诱发因素;②观察病人有无突发头痛、喷射性呕吐、意识障碍、双侧瞳孔不等大等颅内出血的表现及生命体征变化;③发生颅内出血者应立即去枕平卧,头偏向一侧;及时清除呼吸道内分泌物,保持呼吸通畅；吸氧；迅速建立静脉通道，遵医嘱快速静脉滴注或静脉推注 20% 甘露醇或呋塞米等降低颅内压。

（7）成分输血的护理：①出血明显者，遵医嘱输注浓缩血小板悬液、新鲜血浆或抗血友病球蛋白浓缩剂。输注前认真核对；血小板悬液取回后，应尽快输入；新鲜血浆最好于采集后 6 小时内输完；抗血友病球蛋白浓缩剂用生理盐水沿瓶壁轻轻注入稀释，勿剧烈冲击或震荡，以免形成泡沫而影响注射。②观察有无溶血、过敏等输血反应。

（四）心理护理

1. 向病人和家属解释发热的原因，指导病人采取降温和预防感染的措施。

2. 请病人和家属一起参与护理计划的制订，提高其对预防感染知识的理解，掌握自我护理的方法。

3. 鼓励并耐心倾听病人表达自己的内心感受，向病人和家属提供情感支持。

【护理评价】

1. 体温恢复正常、出血减轻或停止。

2. 焦虑程度减轻，病人生理和心理上适应感增加。

（杨雪梅）

学习小结

血液系统疾病常见症状体征包括贫血、出血、感染（发热）。血小板数目减少及其功能异常、毛细血管脆性或通透性增加、血浆中凝血因子缺乏以及循环血液中抗凝物质增加，均可导致出血或出血倾向，严重者可发生颅内出血而导致死亡。

复习参考题

1. 简述发热病人的护理要点。

2. 简述鼻腔出血的预防与护理。

3. 简述颅内出血病人的预防与护理。

第二节　贫血病人的护理

学习目标

掌握	贫血的诊断标准、临床表现和护理措施。
熟悉	各类贫血的病因、护理评估的内容、主要护理问题和治疗要点。
了解	各类贫血的实验室检查内容及意义。

一、概述

贫血（anemia）是指单位容积外周血液中血红蛋白（Hb）浓度、红细胞（RBC）计数和血细胞比容（Hct）低于相同年龄、性别和地区正常值低限的一种常见的临床症状。贫血通常不是一种独立的疾病，而是继发于多种疾病的一种临床综合征。因某些病理因素可导致红细胞形态和体积异常，使红细胞数量减少和血红蛋白浓度降低不成比例，所以，贫血的诊断及其严重程度的判断以血红蛋白浓度最为常用和可靠。在诊断贫血时,要注意病人是否存在妊娠、充血性心力衰竭、低蛋白血症和脱水等影响血浆容量的因素;还要注意病人的年龄、性别和长期居住地的海拔高度等影响血红蛋白浓度的因素。

国内成年人贫血的诊断标准见表 6-2-1。

表 6-2-1 贫血的实验室诊断标准

性别	Hb	RBC
男	<120g/L	<4.5×10^{12}/L
女	<110g/L	<4.0×10^{12}/L
妊娠期女性	<100g/L	<3.5×10^{12}/L

基于不同的临床特点,贫血有以下不同的分类方法:

1. 依据贫血的进展速度和骨髓增生情况分类　依据贫血的进展速度,分为急性贫血(如上消化道大出血所致贫血)和慢性贫血(如钩虫病所致贫血);依据骨髓红系增生情况,分为增生性贫血(如溶血性贫血、缺铁性贫血和巨幼细胞贫血等)和增生低下性贫血(如再生障碍性贫血)。

2. 依据红细胞的形态特点分类　依据平均红细胞容积(mean corpuscular volume,MCV)和平均红细胞血红蛋白浓度(mean corpuscular hemoglobin concentration,MCHC),将贫血分为三类(表 6-2-2)。

表 6-2-2 贫血的细胞形态学分类

类型	MCV(fl)	MCH(%)	临床类型
大细胞性贫血	>100	32~35	巨幼细胞贫血
正常细胞性贫血	80~100	32~35	再生障碍性贫血、急性失血性贫血、溶血性贫血
小细胞低色素性贫血	<80	<32	缺铁性贫血、铁粒幼细胞性贫血、珠蛋白生成障碍性贫血

3. 依据贫血程度分类　将贫血分为轻度、中度、重度和极重度(表 6-2-3)。

表 6-2-3 贫血的严重程度分类

贫血的严重度	血红蛋白浓度	临床表现
轻度	>90g/L	症状轻微
中度	60~90g/L	活动后感心悸气促
重度	30~59g/L	静息状态下仍感心悸气促
极重度	<30g/L	常并发贫血性心脏病

4. 依据病因和发病机制分类　依据病因和发病机制,将贫血分为红细胞生成减少性、红细胞破坏过多性和红细胞丢失过多(失血)性贫血三大类(表 6-2-4)。

表 6-2-4 贫血的病因和发病机制分类

临床类型	发病机制	常见疾病
红细胞生成减少	造血干细胞异常	再生障碍性贫血、骨髓增生异常综合征
	造血微环境异常	骨髓纤维化、白血病、慢性肾衰竭等
	造血原料不足或利用障碍	缺铁性贫血、巨幼细胞贫血、铁粒幼细胞性贫血等
红细胞破坏过多（溶血性贫血）	红细胞内在缺陷	遗传性球形红细胞增多症、葡萄糖-6-磷酸脱氢酶缺乏症、地中海贫血等
	红细胞外部异常	自身免疫性溶血性贫血如病毒感染和系统性红斑狼疮、人工瓣膜术后、异型输血等
红细胞丢失过多（失血性贫血）	急慢性失血	特发性血小板减少性紫癜、血友病、消化性溃疡、支气管扩张、肿瘤、结核等

临床上常从贫血的病因和发病机制分类进行分析和思考,有助于指导治疗和护理。

【临床表现】

贫血的临床表现是机体对贫血失代偿的结果,与贫血的严重程度、发生发展速度、机体的代偿能力和对缺氧的耐受性有关。贫血导致全身组织缺氧,可引起多器官和多系统的不同表现。

1. 一般表现 疲乏、困倦、软弱无力是贫血最常见和最早出现的症状,与骨骼肌缺氧有关,但缺乏诊断的特异性。皮肤黏膜苍白是贫血最常见、最突出的体征,也是病人就诊的主要原因,与贫血状态下血液再分配,皮肤黏膜供血相对减少有关。睑结膜、口唇和口腔黏膜、甲床等为首选观察部位,但应注意环境温度、人种肤色等因素的影响。

2. 神经肌肉系统 严重贫血致脑组织缺氧,病人可出现头晕、头痛、耳鸣、失眠、多梦、记忆力减退、注意力不集中等症状。

3. 呼吸循环系统 呼吸系统的主要症状为呼吸加快和不同程度的呼吸困难,多见于中度以上贫血病人。心悸、气促且于活动后明显加重,是贫血病人心血管系统的主要表现,与缺氧状态下交感神经活性增强致心率加快、心搏出量增加和血流加速有关。贫血愈重,活动量愈大,症状愈明显。长期严重贫血可引起贫血性心脏病,表现为心律失常、心脏扩大和全心衰竭。

4. 消化系统 胃肠道黏膜缺氧使消化液分泌减少,导致消化功能减退,病人出现食欲减退、厌食、恶心、胃肠胀气、大便规律和性状改变、舌炎和口腔黏膜炎等表现。

5. 泌尿生殖系统 由于肾脏缺氧,病人可出现多尿、低比重尿、促红细胞生成素减少。长期贫血影响睾酮分泌,减弱男性特征;影响女性激素分泌,导致育龄女性病人月经异常。

【实验室及其他检查】

1. 血象检查 血红蛋白和红细胞计数是确定病人有无贫血及其严重程度的首选和基本检查项目;MCV和MCHC有助于贫血的病因诊断;网织红细胞计数有助于贫血的鉴别诊断和疗效观察。

2. 骨髓检查 包括骨髓细胞涂片和骨髓活检,反映骨髓造血组织的结构、细胞的增生程度、细胞成分和形态变化等,是贫血病因诊断的必要检查项目。

3. 病因检查 包括与引起贫血原发疾病相关的检查项目,如纤维胃镜、粪便隐血试验及造血原料水平、自身抗体测定等。

【治疗要点】

1. 病因治疗 是治疗贫血的关键环节和首选方法。所有贫血都需在明确病因的基础上进行治疗,才能达到纠正贫血并彻底治愈的目的,如在治疗消化性溃疡的基础上补充铁剂。

2. 对症治疗 可缓解组织的缺氧状态,改善贫血的症状。输血是纠正贫血的有效治疗措施,但长期多次输血可产生不良反应和较多并发症,故必须严格掌握输血的指征。输血的指征为:①急性贫血 Hb 浓度<80g/L 或血细胞比容(Hct)<0.24(正常成年男性平均为 0.45,成年女性平均为 0.40);②慢性贫血常规治疗效果不佳,Hb 浓度<60g/L 或 Hct<0.20 伴缺氧症状;③老年或合并心肺功能不全。

【护理评估】

1. 病史评估 询问有无引起贫血的相关病因,如服用非甾体类抗炎药物、饮食结构不合理、月经过多、慢性腹泻和家族史;有无贫血所致头晕、乏力、心悸、气短、食欲下降、心绞痛等症状,评估症状的严重程度及发生速度。

2. 身体评估 有无皮肤黏膜苍白、活动后呼吸加深加快、心率加快、端坐呼吸、心尖部收缩期吹风样杂音等体征。

3. 实验室及其他检查的评估 外周血液有无红细胞和血红蛋白减少、网织红细胞增加;血生化检查有无铁代谢异常;骨髓穿刺有无红细胞生成明显活跃或低下。

4. 心理社会评估 有无因贫血导致缺氧所引起的活动耐力下降及对学习、工作、社会活动的影响;病人对疾病的认知和应对能力,有无焦虑和抑郁等负性心理表现;家庭经济状况及家属对病人的情感和物质支持。

【护理诊断/问题】

1. 活动无耐力　与贫血导致组织缺氧有关。

2. 营养失调：低于机体需要量　与摄入不足和消耗增加有关。

【护理措施】

1. 一般护理

（1）休息与活动：充分休息可减少氧的消耗。根据病人贫血的程度及发生速度，制订合理的休息与活动计划。活动量以病人不感到疲劳和不加重病情为度，病情好转后逐渐增加活动量。重度贫血或贫血发生突然、症状明显者，应卧床休息并抬高床头，以增加肺泡通气量，缓解呼吸困难。

（2）饮食护理：给予高热量、高蛋白、高维生素、易消化饮食。缺铁性贫血病人应摄入富含铁的食物如瘦肉、动物肝脏、蛋黄等；巨幼细胞贫血病人应多摄入绿色蔬菜、水果、肉类和禽蛋等富含叶酸和维生素 B_{12} 的食物。

2. 病情观察　注意观察病人全身情况，尤其是循环系统和神经系统症状有无改善；观察病人进食种类和进食量；定期复查血红蛋白、红细胞和血清蛋白等，了解病人的营养状况是否改善。

3. 吸氧　重症贫血病人应常规予氧气吸入，改善组织缺氧状态。

4. 输血的护理　输全血或成分输血可在短时间内改善贫血，缓解组织器官的缺氧状态，适用于急性贫血 Hb < 80g/L、慢性贫血 Hb < 60g/L 伴缺氧症状且常规治疗效果欠佳、老年人或合并心肺功能不全的贫血病人。输注过程中，应密切观察有无发热反应、过敏反应、溶血反应、细菌污染等输血不良反应并积极采取相应处理措施。

二、缺铁性贫血

缺铁性贫血（iron deficiency anemia，IDA）是体内贮存铁缺乏，导致血红蛋白合成减少而引起的一种小细胞低色素性贫血，是最常见的贫血类型，以生长发育期儿童和育龄女性发病率较高。全球 6 亿～7 亿人患有缺铁性贫血。

【铁的代谢】

1. 铁的来源　正常成人每天用于造血的需铁量为 20～25mg，主要来自体内自然衰老红细胞破坏后释放的铁，称为内源性铁；每天从食物中吸收 1～1.5mg 铁，称为外源性铁。人类食物中的铁有血红素结合铁和非血红蛋白铁两种形式，血红素结合铁主要来源于含血红蛋白或肌红蛋白的动物食品，吸收率高（20%）；非血红蛋白铁多来源于植物性食品，吸收率低（1%～7%）。

2. 铁的吸收　铁吸收的主要部位是十二指肠和空肠上段。植物性食品中的三价铁需转化为二价铁之后才易被吸收。维生素 C、动物性蛋白和人乳促进非血红素铁的吸收；富含鞣酸、多酚的茶叶、咖啡等抑制铁的吸收。

3. 铁的分布　正常成人体内含铁总量为男性 50～55mg/kg，女性 35～40mg/kg，以功能状态铁（血红蛋白、肌红蛋白、转铁蛋白、乳铁蛋白等）和贮存铁（铁蛋白和含铁血黄素）两种形式广泛分布于各组织。其中血红蛋白铁约占 67%，贮存铁 29%，其余 4% 为组织铁，存在于肌红蛋白、转铁蛋白及细胞内某些酶类中。

4. 铁的贮存　正常成年男性贮存铁约为 1000mg，女性为 300～400mg，以铁蛋白和含铁血黄素的形式贮存于肝、脾、骨髓等器官的单核巨噬细胞系统。当体内需铁量增加时，铁蛋白可解离被机体所利用。

5. 铁的排泄　正常情况下，人体每天排铁不超过 1mg，主要通过肠黏膜脱落细胞随粪便排出，少量通过尿、汗液以及哺乳妇女通过乳汁排出。

【病因和发病机制】

1. 铁摄入不足　多见于婴幼儿、青少年、妊娠和哺乳期女性。婴幼儿需铁量较大，青少年易偏食，妊娠或哺乳期需铁量增加，若铁摄入不足可引起 IDA。

2. 铁吸收不良　慢性萎缩性胃炎、胃大部切除和胃空肠吻合术后、慢性肠炎等致胃酸缺乏或吸收功能障碍，引起缺铁性贫血。

3. 铁丢失过多　慢性失血是成人缺铁性贫血最常见和最重要的病因，如消化性溃疡、胃癌、溃疡性结肠炎、肠息肉、痔、钩虫病、肺癌、支气管扩张、子宫肌瘤或功能性子宫出血、阵发性睡眠性血红蛋白尿等。

【临床表现】

包括引起缺铁原发病和贫血两方面的表现，多数病人以贫血症状就诊。

1. 原发病的表现　消化性溃疡的呕血与黑便；溃疡性结肠炎的黏液脓血便；肺结核的消瘦和咯血；肺癌的刺激性咳嗽和痰中带血；育龄女性月经量过多等。

2. 贫血的表现　包括一般贫血共有的表现和特殊表现。

（1）贫血共有表现：皮肤黏膜苍白、困倦、乏力、头晕、头痛、心悸、气促、耳鸣等。

（2）特殊表现：组织缺铁的表现如皮肤、毛发干燥无光泽，指（趾）甲扁平甚至呈反甲（匙状甲），口角炎和舌炎，食欲下降，吞咽困难（Plummer-Vinson 综合征）；神经精神系统表现如烦躁、易怒、注意力不集中、发育迟缓、活动耐力下降、异食癖（喜食生米、泥土和石子等）。

【实验室及其他检查】

1. 血象　小细胞低色素性贫血。血红蛋白降低，网织红细胞正常或略增多。

2. 骨髓象　红系增生活跃，以中、晚幼红细胞为主。

3. 铁代谢　血清铁（ST）<8.95μmol/L；转铁蛋白饱和度（TS）<15%；血清铁蛋白（SF）<12μg/L；总铁结合力（TIBC）>64.44μmol/L。骨髓涂片染色骨髓小粒中无深蓝色的含铁血黄素颗粒；幼红细胞内铁小粒减少或消失，铁粒幼细胞<15%。

【治疗要点】

1. 病因治疗　积极治疗引起 IDA 的原发病如慢性胃炎、消化性溃疡，增加婴幼儿、青少年和妊娠女性食物中的含铁量，是治疗 IDA 的首选方法和治愈 IDA 的关键所在。

2. 补铁治疗　首选口服铁剂。常用药物有琥珀酸亚铁、硫酸亚铁和富马酸亚铁等。不能耐受口服铁剂所致胃肠道反应、消化道疾病影响铁剂吸收或病情要求迅速纠正贫血（妊娠后期、急性大出血）者，可选用右旋糖酐铁注射治疗。

【护理评估】

1. 病史评估　有无饮食结构不合理、呕血与黑便、慢性腹泻等引起 IDA 的原发病的表现；乏力、困倦、头晕、头痛、心悸、气促、异食癖等 IDA 症状发生的急缓、严重程度和发展速度；诊断、治疗、护理经过和效果。

2. 身体评估　有无皮肤黏膜苍白、扁平甲或反甲、心率加快等体征。

3. 实验室及其他检查的评估　红细胞和血红蛋白减少及网织红细胞增多的程度，骨髓增生情况，血清铁测定结果。

4. 心理社会评估　病人和家属对疾病的认知和应对能力，有无因疾病或治疗所致焦虑等心理问题，病人的精神状态和配合治疗程度。

【护理诊断/问题】

1. 活动无耐力　与贫血所致全身组织缺氧有关。

2. 营养失调：低于机体需要量　与摄入不足、吸收障碍和丢失过多有关。

【护理措施】

1. 一般护理

（1）休息与活动：轻度贫血者注意休息，避免过度劳累；中度贫血者增加休息时间，活动量以不加重症状为度；重度贫血者应卧床休息，病情好转后逐渐增加活动量。

（2）饮食护理：①纠正不良的饮食习惯，如指导病人均衡饮食，勿偏食或挑食；进食应细嚼慢咽、定时定量，必要时少量多餐；避免摄入辛辣、刺激性食物；②增加含铁丰富食物的摄入，如鼓励病人多进食肉类、动物肝脏、蛋黄、海带、黑木耳等；③促进食物中铁的吸收，如指导病人多摄入富含维生素C的水果或加服维生素C，避免同时饮用咖啡、浓茶等影响铁吸收的饮品。

2. 病情观察　观察病人头晕、乏力、皮肤黏膜苍白等症状和体征的改善情况；定期复查红细胞计数、血红蛋白浓度、网织红细胞、铁代谢和骨髓象等相关检查项目。

3. 用药护理

（1）口服铁剂护理：①口服铁剂的常见不良反应为恶心、呕吐、胃部不适和黑便等，应于餐后服用、小剂量开始。②避免与牛奶、茶水、咖啡、碱性药物和 H_2 受体拮抗剂同服；可同时服用维生素C、乳酸或稀盐酸。③口服液体铁剂应使用吸管以防牙齿染黑；服用铁剂期间粪便会呈黑色，应告知病人停药后即可消失，消除病人顾虑。④铁剂治疗有效者，用药后1周左右网织红细胞开始增多，10日左右达高峰；2周左右血红蛋白开始增多，2个月左右恢复正常。血红蛋白恢复正常后，仍应继续服用铁剂3~6个月，以补足贮存铁。⑤向病人强调按剂量和疗程服药的重要性，指导病人定期复查相关项目。

（2）注射铁剂护理：①注射铁剂的常见不良反应有注射局部肿痛、硬结形成、皮肤发黑和过敏反应（表现为面色潮红、头痛、肌肉关节疼痛和荨麻疹，重者发生过敏性休克）；②采用深部肌内注射法，并经常更换注射部位，首次用药用0.5ml的试验剂量并备用肾上腺素；③抽取药液后更换注射针头；④在非暴露部位采用Z型注射法或留空气注射法。

4. 对症护理　严重贫血者常规予氧气吸入以改善组织缺氧状态。

5. 健康指导

（1）疾病知识指导：告知病人缺铁性贫血的病因、临床表现、对机体的危害、相关实验室检查、治疗及护理的配合与要求等，提高病人及其家属对疾病的认知和对治疗、护理的依从性，积极主动地参与疾病的治疗与康复。

（2）疾病预防指导：告知病人积极治疗慢性胃炎、消化性溃疡、痔疮出血等导致贫血的疾病；指导婴幼儿、青少年和妊娠期女性及时添加辅食、均衡饮食及必要时预防性补充铁剂。

（3）自我监测指导：教会病人和家属自我监测的内容和方法，如原发病的症状、贫血的一般症状及缺铁性贫血的特殊表现、静息状态下呼吸与心率变化、有无水肿及尿量变化等。一旦出现自觉症状加重，及时就医。

三、再生障碍性贫血

再生障碍性贫血（aplastic anemia，AA）简称再障，是由多种原因导致造血干细胞数量减少和功能障碍所引起的一类贫血，又称骨髓造血功能衰竭症。临床主要表现为贫血、出血、感染和全血细胞减少，免疫抑制剂治疗有效。

依据病因将再障分为遗传性（先天性）与获得性（后天性）；依据病人的病情、血象、骨髓象和预后，将再障分为重型再障（SAA）和非重型再障（NSAA）。

【病因和发病机制】

1. 病因　约半数病人无明确病因，称为原发性再障。继发性再障可能的病因为：

（1）化学因素：包括各类可引起骨髓抑制的药物如氯霉素、合霉素、苯巴比妥、阿司匹林、异烟肼、磺胺、抗肿瘤药、抗癫痫药、工业用苯及其衍生物如油漆、塑料、燃料、除草剂、杀虫剂及皮革制品黏合剂等。

（2）物理因素：各种电离辐射如 X 线、γ 射线及其他放射性物质。

（3）生物因素：肝炎病毒、微小病毒B19、EB病毒、巨细胞病毒、风疹病毒、流感病毒等，均可引起再障。

2. 发病机制　尚未完全阐明。相关机制包括：造血干细胞损伤、造血微环境异常和免疫异常。

【临床表现】

主要表现为进行性加重的贫血、出血和感染，多无肝、脾和淋巴结肿大。

1. SAA 起病急、进展快、病情重。

（1）贫血：皮肤、黏膜苍白和头晕、乏力等贫血症状进行性加重。

（2）感染：表现为发热。多数病人体温在39℃以上，个别病人自发病到死亡均处于难以控制的高热之中。以呼吸道感染最常见，其次为皮肤、黏膜、消化道及泌尿生殖道感染等。病原菌以革兰氏阴性杆菌、金黄色葡萄球菌和真菌为主，常合并败血症。

（3）出血：均有不同程度的皮肤、黏膜及内脏出血。皮肤、黏膜出血表现为出血点或大片瘀斑，口腔黏膜有血疱，有鼻出血、牙龈出血、眼结膜出血等。内脏出血时可见呕血、咯血、便血、血尿、阴道出血、眼底出血和颅内出血，后者常危及病人的生命。

2. NSAA 起病和进展较缓慢，贫血、出血和感染的程度较重型轻。久治无效者可发生颅内出血。

【实验室及其他检查】

1. 血象 全血细胞减少，网织红细胞绝对值低于正常，淋巴细胞相对增多。

2. 骨髓象 多部位骨髓增生减低，粒、红系及巨核细胞明显减少，淋巴细胞及非造血细胞明显增多。

【治疗要点】

去除病因或避免接触周围环境中有可能导致骨髓损害的因素，禁用对骨髓有抑制的药物。

1. 支持和对症治疗

（1）加强保护：注意饮食卫生和环境的清洁消毒，减少感染机会；SAA病人需进行保护性隔离。避免再次接触放射性物质、避免应用非甾体类抗炎药物等一切可导致骨髓抑制或损伤的因素。

（2）对症治疗：①对血红蛋白低于60g/L且伴明显缺氧症状者，可输注浓缩红细胞以纠正贫血。因多次输血可引起同种免疫，增加造血干细胞移植后发生排斥反应的概率，故应尽量减少输血次数。②对发生感染的病人，应及时对血液、分泌物和排泄物进行细菌培养和药敏试验，依据结果选用敏感抗生素。重症病人应早期、足量、联合用药。应注意长期应用广谱抗生素继发的二重感染和肠道菌群失调。③对严重出血病人，如消化道或颅内出血，可输注同型浓缩血小板或新鲜冷冻血浆（FFP）。

2. 针对发病机制、促进骨髓造血的治疗

（1）雄激素：为目前治疗NSAA的常用药物。可以刺激肾脏产生促红细胞生成素，作用于骨髓，促进红细胞生成。常用药物有司坦唑醇（康力龙）、十一酸睾酮（安雄）、达那唑和丙酸睾酮。

（2）免疫抑制剂：包括抗胸腺细胞球蛋白（ATG）或抗淋巴细胞球蛋白（ALG）、环孢素（CsA）。其中ATG和ALG具有抑制T淋巴细胞或非特异性自身免疫反应的作用，可用于SAA的治疗。CsA选择性作用于异常T淋巴细胞，解除骨髓抑制，是再障治疗的一线药物，适用于各种类型的再障。CsA与ATG或ALG合用可提高疗效，被认为是SAA非移植治疗的一线方案。

（3）造血生长因子：适用于SAA，在免疫抑制剂治疗的同时或治疗后使用，疗程3个月以上为宜。常用药物有重组人粒系集落刺激因子（G-CSF）、重组人促红细胞生成素（EPO）等。

（4）造血干细胞移植：适用于SAA，包括骨髓移植、脐血及胎肝细胞输注。适应证为40岁以下、无感染及其他并发症、有合适供体的SAA病人。

相关链接

治疗再障的基本原则

中国医学科学院血液病研究所关于治疗再障的基本原则为早期诊断、早期治疗、联合用药并坚持用药。①重视支持疗法：预防及有效控制感染（治疗的关键）、重症贫血者酌情成分输血、预防出血；②分型治疗：SAA首选免疫抑制治疗（IST）或异基因造血干细胞移植，可联合应用G-CSF；NSAA以CsA联合雄激素治疗为主。

【护理评估】

1. 病史评估　有无病毒性肝炎、应用非甾体类抗炎药、接触放射线和放射性核素及其他化学物质的病史；有无头晕和乏力及其程度、有无咯血和呕血及剧烈头痛、喷射性呕吐、肢体瘫痪等颅内出血的表现、有无咳嗽、咳痰等肺部感染的症状；诊断、治疗、护理的经过及效果。

2. 身体评估　体温及其热型、皮肤黏膜苍白的程度、有无出血及出血的部位和范围、肺部有无啰音及其范围、有无血压升高和脉搏减慢等高颅压的表现。

3. 实验室及其他检查的评估　有无全血细胞减少及其程度、网织红细胞的绝对值、骨髓增生情况。

4. 心理社会评估　有无焦虑、恐惧、紧张、情绪低落等心理问题；病人和家属对疾病的认知、社会支持系统的支持度、家庭经济状况。

【护理诊断/问题】

1. 有感染的危险　与白细胞减少及免疫功能下降有关。

2. 有损伤的危险：出血　与血小板减少有关。

3. 身体意象紊乱　与雄激素所致不良反应有关。

【护理措施】

1. 一般护理

（1）休息与活动：根据病人贫血程度和血小板计数，与病人一起制订活动计划。急性型病人应减少活动，增加卧床休息时间，防止跌倒、碰撞；应注意个人和周围环境的清洁卫生。

（2）饮食护理：鼓励病人摄入高热量、高蛋白、高维生素、易消化、清淡且清洁的半流质饮食或软食，必要时遵医嘱静脉补充营养，发热病人应多饮水。

2. 病情观察　注意观察病人皮肤黏膜苍白程度和持续时间；有无出血及出血的部位、范围、出血量，有无内脏和颅内出血的表现；监测体温、心率、血压和意识状态，定期复查血象和骨髓象。

3. 心理护理　注意观察病人的情绪反应和行为表现，耐心倾听病人的心理感受并给予有效的疏导。向病人和家属解释待病情稳定后，随着药物剂量的减少，各种不良反应会逐渐消失。鼓励病人进行自我护理，适当进行户外活动，主动寻求社会支持系统的帮助。

4. 用药护理

（1）雄激素：①丙酸睾酮为油剂，不易吸收，注射部位可形成硬结甚至发生无菌性坏死，需深部、缓慢、分层肌内注射，并注意更换注射部位。如注射部位出现硬结，及时进行热敷或理疗。②长期用药可出现痤疮、毛发增多、声音变粗、体重增加、女性闭经及男性化、肝功能损害等副作用，应密切观察并向病人解释清楚，以消除疑虑。指导病人用药期间定期复查肝功能。③一般情况下，治疗 1 个月左右网织红细胞计数升高，3 个月后红细胞计数开始升高，6 个月之内可见治疗效果。告知病人应坚持用药并在治疗期间配合医生，定期复查血常规。

（2）免疫抑制剂：① ATG 和 ALG 均为异种蛋白，用药前需做皮肤过敏试验；用药过程中可出现寒战、发热、关节肌肉疼痛、出血加重和继发感染等，可联合应用小剂量糖皮质激素；每日剂量于 12～16 小时缓慢静脉滴注；②应用 CsA 期间应定期检查肝、肾功能，观察有无牙龈增生及消化道反应。

5. 对症护理　①严重贫血病人遵医嘱输入全血或浓缩红细胞，控制输血速度＜1ml/（kg•h），以防心脏负荷过重而诱发心力衰竭；②出血者遵医嘱给予止血药，必要时输血小板；③对病人进行保护性隔离，遵医嘱正确应用抗生素和输注浓缩粒细胞悬液。

6. 健康指导

（1）疾病知识指导：告知病人所患疾病的相关原因、临床表现、目前主要的治疗、护理方法和配合要求。告知病人和家属，如有不适，应在医护人员指导下选择药物，提高对用药的认知及用药过程中自我观察的能力，增强对治疗和护理的依从性。

（2）疾病预防指导：避免应用和接触与再障发病相关的药物、化学物质和射线等，加强锻炼和进行预防接种，防止感染。

（3）自我监测指导：教会病人和家属对贫血、出血、感染的症状、体征和药物不良反应进行自我监测，症状加重时及时就医。

四、溶血性贫血

溶血性贫血（hemolytic anemia, HA）是指红细胞破坏速率超过骨髓造血代偿能力所引起的贫血。正常红细胞寿命为 120 天，只有当红细胞的寿命缩短至 15～20 天时才会发生贫血。骨髓具有正常造血 6～8 倍的代偿能力，如红细胞破坏速率在骨髓的代偿范围内，病人无贫血表现，称为溶血性疾病。

【病因和发病机制】

溶血性贫血的根本原因是红细胞寿命缩短，主要由红细胞自身内在缺陷和外部异常所引起。

1. 红细胞自身内在缺陷　红细胞膜缺陷（遗传性球形和椭圆形红细胞增多症）、红细胞酶缺陷（葡萄糖-6-磷酸脱氢酶缺乏症）、珠蛋白异常（异常血红蛋白病和海洋性贫血）。

2. 红细胞外部异常　免疫因素（系统性红斑狼疮、异型输血）和非免疫因素（人工心脏瓣膜、大面积烧伤、严重细菌感染）。

3. 溶血发生的场所　血管内溶血和血管外溶血。前者红细胞在血液循环中破坏，典型特征为血红蛋白血症和血红蛋白尿；后者红细胞在单核巨噬细胞系统破坏，无血红蛋白尿。

【临床表现】

主要临床表现是贫血、黄疸（皮肤呈浅柠檬色，不伴瘙痒）、脾大、网织红细胞增多及骨髓幼红细胞增生。

1. 急性溶血　多为血管内溶血。表现为突发寒战，随后出现高热、头痛、腰背与四肢酸痛、呕吐和血红蛋白尿（酱油色尿）、黄疸。严重者可发生周围循环衰竭和急性肾衰竭。

2. 慢性溶血　多为血管外溶血。起病缓慢，表现为贫血、黄疸、脾大三大特征。由于长期高胆红素血症，可并发胆石症和肝功能损害。

【实验室及其他检查】

1. 一般实验室检查　外周血红细胞计数和血红蛋白浓度下降，网织红细胞明显增多，出现幼红细胞；尿液呈浓茶色或酱油色，尿胆原呈强阳性而尿胆素阴性；血清游离胆红素水平增高；骨髓红系增生活跃，幼红细胞明显增加。

2. 特殊检查　红细胞脆性试验增加（遗传性球形细胞增多症）或降低（地中海贫血）；抗人球蛋白试验（Coombs 试验）阳性（自身免疫性溶血）；酸溶血试验（Ham 试验）阳性（阵发性睡眠性血红蛋白尿）。

【治疗要点】

治疗应因病而异。

1. 去除病因　获得性溶血性贫血去除病因后有望治愈。异型输血所致者立即停止输血；药物引起者立即停用药物；感染所致者应用抗生素。

2. 肾上腺糖皮质激素及免疫抑制剂　主要用于免疫性溶血性贫血。常用药物有泼尼松、氢化可的松、环磷酰胺、甲氨蝶呤和环孢素等。

3. 脾切除　对遗传性球形红细胞增多症效果较好，也可用于需要大剂量激素维持的自身免疫性溶血性贫血、丙酮酸激酶缺乏症及部分海洋性贫血病人。

4. 输血　输血可暂时改善病人情况，但输血可加重自身免疫性溶血性贫血病人的病情，应严格掌握指征，临床上多选择输注洗涤红细胞。

【护理评估】

1. 病史评估　有无异型输血、瓣膜置换、接触苯肼和铅等物质、严重感染等病史；有无贫血、黄疸、血红蛋白尿等症状及发生速度和起病时间、有无少尿和循环衰竭的相关症状。

2. 身体评估　有无皮肤黏膜苍白和脾大；生命体征是否稳定。

3. 实验室及其他检查的评估　外周血红细胞、血红蛋白、网织红细胞的改变；尿胆原和尿胆红素的变化；血清胆红素水平；抗人球蛋白和酸溶血试验结果。

4. 心理社会评估　病人是否存在焦虑、紧张等负性心理；家庭的应对方式和能为病人提供的支持；病人和家属对疾病知识的掌握及认知。

【护理诊断/问题】

1. 活动无耐力　与贫血所致组织缺氧有关。

2. 潜在并发症：急性肾衰竭。

【护理措施】

1. 一般护理

（1）休息与活动：严重贫血或疾病发作期应卧床休息，慢性期及中度贫血病人可劳逸结合。

（2）饮食护理：避免摄入可能加重溶血的食物或药物，如葡萄糖-6-磷酸脱氢酶缺乏症病人勿服用伯胺喹啉、磺胺等药物，勿食蚕豆。鼓励病人多饮水，勤排尿，促进溶血所产生毒性物质的排泄，并减轻环磷酰胺所致膀胱损害。

2. 病情观察　密切观察病人的生命体征、意识和自觉症状的变化，注意贫血、黄疸有无加重，记录24小时出入量并注意观察尿液的颜色、性状和量。定期复查肾功能和溶血的相关实验室检查项目。

3. 用药护理　遵医嘱正确用药并观察药物疗效和不良反应。应用肾上腺糖皮质激素者应定期测血压、血糖，观察大便颜色，预防感染；应用环孢素者定期复查肝肾功能；应用环磷酰胺者每日饮水量3000ml以上，以防出血性膀胱炎。

4. 对症护理　遵医嘱静脉输液，以加速红细胞破坏产物的排泄；贫血严重者予氧气吸入，必要时输血并严格执行操作规程，密切观察病人的反应。

5. 健康指导

（1）疾病知识指导：告知病人和家属疾病的相关病因、主要表现、治疗和预防措施等，使病人和家属了解对许多溶血性贫血而言，因病因不明，目前尚无根治方法，应以预防为主，避免溶血的发生。

（2）疾病预防指导：阵发性睡眠性血红蛋白尿病人忌食酸性食物和药物，如维生素C、阿司匹林、磺胺等，避免精神紧张、过度劳累、感染、妊娠、输血和手术等诱发因素。伴脾功能亢进和白细胞减少者应注意个人和环境卫生，预防感染。海洋性贫血病人婚前婚后进行遗传咨询。

（3）自我监测指导：主要症状和体征及药物不良反应的监测方法；及时进行相关项目检查的意义；出现黄疸、血尿和血红蛋白尿时及时就医。

（杨雪梅）

学习小结

贫血是指单位容积外周血液中血红蛋白浓度、红细胞计数和血细胞比容低于相同年龄、性别和地区正常值的低限。①缺铁性贫血是贫血最常见的类型，成人最常见病因为慢性失血，儿童、妇女最常见原因为铁摄入量不足。补充铁剂是对症治疗的主要措施。

应指导病人多摄入动物肉类和肝脏、蛋黄、海带、黑木耳等含铁丰富的食物。铁剂应于餐后或餐中服用，以减少恶心、呕吐、胃部不适等不良反应。可同时口服维生素C或稀盐酸，以增加铁的吸收；避免同时服用牛奶、咖啡和茶等，以免影响铁吸收。②再生障碍性贫血的主要临床特点为进行性加重的贫血、出血和感染。护理过程中应注意观察病人有无皮肤、黏膜、内脏及颅内出血的表现；告知病人长期应用雄激素的不良反应；注意预防感染；指导病人定期复查。

③溶血性贫血病人应指导其避免服用伯胺喹啉、磺胺、维生素 C、阿司匹林和进食蚕豆等可加重溶血的药物和食物，多饮水，避免精神紧张、过度劳累、感染、妊娠、输血和手术等诱发因素。

复习参考题

1. 如何对缺铁性贫血病人进行饮食指导？病人口服铁剂的护理要点有哪些？

2. 再生障碍性贫血病情观察的要点是什么？

3. 对溶血性贫血病人进行疾病知识和预防指导的重点是什么？

第三节　过敏性紫癜病人的护理

学习目标

掌握	过敏性紫癜的临床表现和护理措施。
熟悉	过敏性紫癜的治疗要点、护理问题。
了解	过敏性紫癜的病因、实验室检查内容及意义。

过敏性紫癜（allergic purpura）为一种常见的血管过敏反应性出血性疾病。某些致敏物质促发机体发生过敏反应，导致毛细血管脆性及通透性增加，血浆外渗，引起皮肤、黏膜及某些脏器出血。可同时伴发血管神经性水肿、荨麻疹等其他过敏表现。多见于儿童及青少年，男性略多于女性，春、秋季发病较多。

【病因和发病机制】

1. 病因

（1）感染：细菌所致感染中以 β 溶血性链球菌最常见，其次为金黄色葡萄球菌、结核分枝杆菌和肺炎球菌等；病毒中以流感、麻疹、风疹、水痘等为常见；肠道寄生虫以蛔虫感染最多见，其次为钩虫感染等。

（2）食物：以动物性食物为主，包括鱼、虾、蟹、蛋、鸡、牛奶等。

（3）药物：常用抗生素如青霉素、链霉素、红霉素及头孢菌素；解热镇痛药如水杨酸类、氨基比林、保泰松、吲哚美辛及奎宁类；其他药物如磺胺类、异烟肼、洋地黄、奎尼丁、阿托品、噻嗪类利尿剂等。

（4）其他：寒冷、外伤、昆虫叮咬、花粉、尘埃、菌苗或疫苗接种等。

2. 发病机制　目前认为是免疫因素介导的一种全身血管炎症。

（1）速发型过敏反应：小分子致敏原作为半抗原进入机体与蛋白结合成抗原，刺激形成抗体 IgE，吸附于血管及肥大细胞。当致敏原再次侵入机体时，与肥大细胞上的抗体结合，产生免疫反应，激发肥大细胞释放一系列炎症介质，如组胺和慢反应物质（SRS-A），作用于血管平滑肌，引起小动脉及毛细血管扩张，通透性增加。

（2）抗原-抗体复合物反应：蛋白质及其他大分子致敏原刺激人体产生 IgG 抗体（主要），与相应抗原在血流中结合，形成抗原-抗体复合物，沉积在血管壁和肾小球基膜上并激活补体，导致中性粒细胞游走、趋化及一系列炎症介质的释放，引起血管炎症及组织损伤。抗原-抗体复合物也可刺激肥大细胞和嗜碱性粒细胞，促其释放血管活性物质，使血管通透性增加，引起局部水肿和出血。

【临床表现】

多数病人发病前1～3周有全身不适、低热、乏力及上呼吸道感染等前驱症状,继之出现典型临床表现。

1. 单纯型(紫癜型) 最常见。主要表现为皮肤紫癜且局限于四肢,躯干极少累及。紫癜特点为分批出现、对称分布、下肢及臀部多见、高出皮肤。紫癜大小不等,初呈深红色,压之不褪色,可融合成片形成瘀斑,数日内渐变成紫色、黄褐色、淡黄色,经7～14天逐渐消退。

2. 腹型(Henoch型) 在皮肤紫癜的基础上,出现恶心、呕吐、腹泻及黏液便和血便等。其中以腹痛最为常见,位于脐周或下腹部,常呈阵发性绞痛。发作时可因腹肌紧张及明显压痛、肠鸣音亢进而误诊为急腹症。幼儿可因肠壁水肿、蠕动增强而致肠套叠。此型最具潜在危险且最易误诊。

3. 关节型(Schonlein型) 除皮肤紫癜外,因关节部位血管受累出现关节肿胀、疼痛、压痛及功能障碍。多见于膝、踝、肘、腕等大关节,呈游走性和反复性发作,经数日而愈,不遗留关节畸形。

4. 肾型 在皮肤紫癜的基础上,因肾小球毛细血管祥炎症反应而出现血尿、蛋白尿和管型尿,偶见水肿、高血压及肾衰竭。肾损害多发生于紫癜出现后1周,多在3～4周内恢复。少数病例因反复发作而演变为慢性肾炎或肾病综合征,甚至尿毒症。此型病情最为严重。

5. 混合型 上述两种以上临床类型的特点并存时,称为混合型。

【实验室及其他检查】

1. 毛细血管脆性试验(束臂试验) 半数以上病人呈阳性。

2. 血象和凝血功能 血小板计数正常,出凝血时间正常。

3. 尿常规 肾型或混合型可有血尿、蛋白尿和管型尿。

【治疗要点】

1. 病因防治 防治上呼吸道感染,清除局部病灶如扁桃体炎,驱除肠道寄生虫,避免摄入可能致敏的药物和食物。

2. 药物治疗

(1)抗组胺药物:盐酸异丙嗪、氯苯那敏(扑尔敏)、阿司咪唑(息斯敏)、去氯羟嗪(克敏嗪)等口服,辅助大剂量维生素C静脉点滴,10%葡萄糖酸钙静脉推注以降低毛细血管通透性。

(2)糖皮质激素:抑制抗原-抗体反应,改善血管通透性。常用药物为泼尼松口服,重症者可用氢化可的松100～200mg/d或地塞米松5～15mg/d静脉滴注,病情好转后改为口服。疗程一般不超过30天,肾型病人可酌情延长。

(3)对症治疗:腹痛较重者予阿托品;关节痛可酌情应用镇痛药;呕吐严重者可应用镇吐药;伴发呕血、血便者可应用奥美拉唑等质子泵抑制剂。

(4)其他治疗:治疗效果不佳或近期内反复发作者,可酌情用免疫抑制剂如硫唑嘌呤、环孢素和环磷酰胺。抗凝疗法适用于肾型病人。慢性反复发作或肾型病人亦可用中药治疗。

【护理评估】

1. 病史评估 起病的急缓,近3周有无上呼吸道感染史;有无药物、食物等过敏史;出血部位和出血量;有无腹痛、呕血、关节疼痛、水肿和肉眼血尿。

2. 身体评估 皮肤紫癜的部位和范围,是否高出皮肤,压之是否褪色;有无关节肿胀和功能障碍;有无肠鸣音亢进。

3. 实验室及其他检查的评估 有无嗜酸性粒细胞增多和束臂试验阳性;血小板计数和出凝血时间是否正常。

4. 心理社会评估 病人有无因疾病反复发作所致焦虑、紧张等心理问题及其程度;家属对疾病的认知和能对病人提供的支持。

【护理诊断/问题】

1. 有受伤的危险：出血　与血管通透性增加有关。

2. 疼痛：腹痛、关节痛　与局部过敏性血管炎性病变有关。

【护理措施】

1. 一般护理

（1）休息与活动：发作期病人应增加卧床休息时间，避免过早或过度的行走活动，以防外伤。

（2）饮食护理：发作期饮食应清淡、少刺激、易消化。消化道出血者避免生、冷、硬及过热饮食，必要时禁食。勿摄入可能导致过敏的食物。

2. 病情观察　①紫癜型：观察皮肤紫癜的部位和范围，注意紫癜的消退情况。②腹型：观察腹痛的部位、性质、严重程度及其持续时间，有无恶心、呕吐、腹泻、便血，有无腹肌紧张、压痛和反跳痛，有无局部包块及肠鸣音的变化。如局部发现包块，特别是幼儿，应警惕肠套叠；若肠鸣音活跃或亢进，多提示肠道渗出增加或有出血，应注意监测血压及脉搏的变化。③肾型：观察有无水肿和体重变化，注意尿液颜色和尿量。④关节型：观察关节红、肿、热、痛情况及关节活动度。

3. 用药护理　遵医嘱正确、规律用药，并在用药前向病人做好解释工作。腹痛较重者用阿托品；关节痛可酌情用镇痛药。注意药物疗效和不良反应的预防与观察。

4. 对症护理　教会病人自我保护和缓解不适的方法。勿用手搔抓、刺激紫癜部位皮肤；采取屈膝平卧或侧卧位缓解腹痛；局部关节的制动和保暖，湿敷和冷敷镇痛，勿热敷肿胀关节，必要时遵医嘱应用镇痛剂；消化道出血严重者暂禁食，遵医嘱静脉补液，做好配血与输血的各项护理；肾功能不全的病人给予低钠和优质高蛋白饮食。

5. 健康指导

（1）疾病知识指导：告知病人和家属疾病的性质、相关病因、主要临床表现和治疗、护理的主要方法。

（2）疾病预防指导：向病人和家属说明疾病的实质为过敏反应，积极寻找过敏原并避免接触与发病有关的食物或药物，是预防疾病的重要措施。应保持良好心情，注意休息和运动，增强机体免疫力，预防呼吸道感染。注意个人卫生，避免摄入不洁食物，预防寄生虫感染。

（3）自我监测指导：告知病人和家属自我监测病情的方法和内容，出现皮肤大量瘀点或紫癜、腹痛、黑便、血尿、水肿、关节肿痛等，应及时就医。

（杨雪梅）

学习小结

过敏性紫癜系血管过敏反应性出血性疾病，临床以单纯型多见，特点为皮肤瘀点分批出现、对称分布、下肢多见、高出皮肤。如合并有消化道、关节和肾损害表现，分别为腹型、关节型和肾型紫癜。发作期病人应卧床休息，避免外伤，饮食应清淡、少刺激、易消化；指导病人遵医嘱正确、规律用药；教会病人自我保护和缓解不适的方法；密切观察病情的变化；指导病人避免服用和接触头孢菌素、磺胺、吲哚美辛、花粉等与发病有关的药物和成分，预防呼吸道和寄生虫感染。

复习参考题

1. 简述过敏性紫癜病人的临床表现。

2. 过敏性紫癜病人病情观察的要点有哪些？

3. 如何对过敏性紫癜病人进行健康指导？

第四节 特发性血小板减少性紫癜病人的护理

学习目标

掌握	特发性血小板减少性紫癜的临床表现和护理措施。
熟悉	特发性血小板减少性紫癜的实验检查内容及意义、治疗要点。
了解	特发性血小板减少性紫癜的病因与发病机制。

特发性血小板减少性紫癜(idiopathic thrombocytopenic purpura, ITP)又称自体免疫性血小板减少性紫癜(idiopathic autoimmune thrombocytopenic purpura, IATP),是一种最常见的与自身免疫有关的血小板减少性出血性疾病,主要由于血小板受到免疫性破坏,导致外周血中血小板数目减少。临床上以自发性的广泛皮肤黏膜或内脏出血、血小板减少、骨髓巨核细胞发育成熟障碍、血小板生存时间缩短、破坏加速及血小板膜糖蛋白特异性自身抗体出现等为特征。临床上分为急性型和慢性型,急性型多见于儿童,慢性型多见于40岁以下女性。

【病因和发病机制】

病因未明,可能与下列因素有关:

1. 感染 约80%的急性ITP病人,在发病前2周左右有上呼吸道感染史;慢性ITP病人常因感染而使病情加重;此外,病毒感染后发生的ITP病人,血中可发现抗病毒抗体或免疫复合物,且抗体滴度及免疫复合物水平与血小板计数和生存时间长短呈负相关。

2. 免疫因素 正常人的血小板输入ITP病人体内,其生存期明显缩短;ITP病人的血小板在正常血清或血浆中存活时间正常,提示病人血浆中可能存在破坏血小板的抗体。急性型多发生在病毒感染恢复期,目前多认为是病毒抗原吸附于血小板表面,改变血小板抗原性,导致自身抗体形成,使血小板遭到破坏;慢性型是血小板抗体作用于血小板相关抗原,造成血小板破坏。目前研究发现ITP的发生还与T细胞功能障碍有关。

3. 肝、脾和骨髓因素 肝、脾和骨髓是ITP病人血小板相关抗体(PAIg)和抗血小板抗体产生的主要部位,也是血小板被破坏的主要场所,其中以脾最为重要。人体内1/3的血小板贮存于脾,且脾内相关抗体的水平最高,骨髓其次。被抗体结合的血小板,其表面性状发生改变,在通过血流缓慢的脾内血窦时,容易被单核巨噬细胞系统吞噬破坏。肝在血小板破坏方面的作用与脾类似。发病期间血小板生存期明显缩短,仅1~3天,而正常血小板平均生存期为7~11天。

4. 其他因素 慢性型多见于女性,青春期后及绝经期前易发病,可能与雌激素水平较高有关。雌激素可增强自身免疫反应、抑制血小板生成并促进单核巨噬细胞吞噬破坏与抗体结合的血小板。有研究表明,ITP的发生可能受基因的调控。

【临床表现】

1. 急性型 半数以上发生于儿童。病程多为自限性,常于数周内恢复,病程超过半年可转为慢性。

(1)起病形式:80%以上的病人发病前1~2周有呼吸道感染或其他病毒感染史。起病急,常有畏寒、寒战和发热。

(2)出血情况:皮肤黏膜出血广泛而严重,全身皮肤紫癜、瘀斑或有血肿形成,以下肢多见,鼻出血、牙龈出血、口腔黏膜出血常见,损伤或注射部位可渗血不止或形成大片瘀斑。当血小板低于20×10^9/L时,有内脏出血的风险,如消化道、泌尿道、生殖道、颅内出血等。颅内出血是导致病人死亡的主要原因。

（3）其他表现：出血量过大或范围过广者，可发生不同程度的贫血、血压降低甚至失血性休克。

2. 慢性型 多见于 40 岁以下的成年女性。病程持续数周、数月或数年不等，常反复发作，少有自行缓解。

（1）起病形式：起病隐匿，常在血常规检查时偶然发现。

（2）出血情况：出血较轻而局限，但易反复发生。可表现为皮肤黏膜瘀点和瘀斑、鼻出血、牙龈出血或月经过多等，其中月经过多可为部分病人唯一的临床症状。感染可致病情突然加重而出现广泛严重的内脏出血；高热、情绪激动和血压骤然升高等可诱发颅内出血。

（3）其他表现：长期月经过多导致的慢性失血可引起与出血严重程度相一致的贫血，反复发作者可出现轻度脾大。

【实验室及其他检查】

1. 血象 血小板数量减少。急性型发作期血小板常低于 $20 \times 10^9/L$，慢性型多为 $(30 \sim 80) \times 10^9/L$，血小板功能一般正常。短期内失血过多或反复出血者，可出现红细胞和血红蛋白不同程度的减少。

2. 骨髓象 急性型骨髓巨核细胞数量轻度增多或正常，慢性型显著增多。巨核细胞发育成熟障碍，表现为巨核细胞体积变小，胞质内颗粒减少，幼稚巨核细胞增多，以急性型尤为明显。有血小板形成的巨核细胞显著减少（<30%），红系、粒系和单核系正常。

3. 其他 束臂试验阳性、出血时间延长、血小板生存时间缩短、血小板膜糖蛋白特异性自身抗体阳性。

【治疗要点】

1. 一般疗法 出血严重者应注意卧床休息。血小板低于 $20 \times 10^9/L$ 者，应严格卧床，避免外伤。勿用降低血小板数量、抑制血小板功能和可能加重出血的药物。

2. 肾上腺糖皮质激素 为首选药物。作用机制为降低毛细血管通透性、减少血小板自身抗体形成、抑制血小板与抗体结合、阻止单核巨噬细胞对血小板的破坏、刺激骨髓造血和血小板向外周的释放。常用药物有泼尼松、地塞米松、甲泼尼龙等。

3. 脾切除 切除脾可减少血小板抗体的形成，消除血小板破坏的主要场所，是本病的有效治疗方法之一。适应证为糖皮质激素治疗 6 个月以上无效者，或糖皮质激素治疗有效，但维持量需 30mg/d 以上者。脾切除即使无效，糖皮质激素的用量也可减少。近年也有以脾动脉栓塞替代脾切除。

4. 免疫抑制剂 一般不作首选。用于糖皮质激素及脾切除疗效不佳或不能切除脾者。与糖皮质激素联合应用可提高疗效并减少激素的用量。常用药物有长春新碱、环磷酰胺、硫唑嘌呤、环孢素、吗替麦考酚酯等。

5. 其他治疗 达那唑可调节免疫及抗雌激素，用于治疗难治性 ITP，与糖皮质激素有协同作用。急重症病人可紧急输注血小板，静脉滴注大剂量免疫球蛋白及甲泼尼龙，进行血浆置换。

【护理评估】

1. 病史评估 起病的急缓；近几周有无上呼吸道感染病史、有无服用影响血小板数量和功能的药物；皮肤黏膜出血部位和出血量；有无月经量过多、外伤后出血不止及咯血、呕血、血尿等内脏出血的表现；病史的长短和发作情况。

2. 身体评估 皮肤黏膜有无瘀点、瘀斑或血肿；有无颅内出血导致的头痛、意识障碍、肢体瘫痪、抽搐、病理反射；有无皮肤黏膜苍白或脾大。

3. 实验室及其他检查的评估 有无外周血血小板计数减少及其程度；骨髓巨核细胞的数量和形态有无异常；有无束臂试验阳性和出血时间延长；血小板相关抗体是否阳性。

4. 心理社会评估 病人有无因反复出血或出血不止导致的恐惧、焦虑等心理问题；家属对疾病相关知识的认知度和应对能力，社会支持系统对病人在经济和精神等方面的支持度。

【护理诊断/问题】

1. 有损伤的危险:出血　与血小板减少有关。

2. 有感染的危险　与应用糖皮质激素有关。

3. 焦虑　与病程迁延有关。

【护理措施】

1. 一般护理

(1)休息与活动:血小板计数在 $30 \times 10^9/L$ 以上、出血不重者,可适当活动;血小板在 $20 \times 10^9/L$ 以下、出血严重者,应绝对卧床休息,保持平静心情。病情缓解后逐渐增加活动量,活动中注意防止外伤。

(2)饮食护理:依据病情给予流质或半流质、高蛋白、高维生素、少渣、无刺激性饮食,多摄入蔬菜和水果,防止便秘。

2. 病情观察　观察病人皮肤、黏膜有无出血及出血的部位和范围;监测血小板计数和出血时间。观察病人生命体征及意识变化,若有烦躁不安、嗜睡、头痛、呕吐、抽搐等症状,提示颅内出血。消化道出血时常有腹痛、便血。血尿、腰痛提示肾出血。面色苍白、呼吸和脉搏增快、血压下降等提示失血性休克。

3. 心理护理　告知病人不良情绪对免疫功能和疾病的影响,尽可能保持情绪稳定。

4. 用药护理　正确执行医嘱,注意药物疗效和不良反应的观察和护理。告知病人长期应用糖皮质激素可引起继发性血压和血糖水平升高、痤疮、多毛、胃肠道出血、感染和骨质疏松,可餐后用药并注意自我监测粪便颜色,采取防止感染的措施,必要时可遵医嘱预防性用药。

5. 对症护理　告知病人避免可能导致损伤和出血的因素,如剪短指甲以避免抓伤皮肤;不使用硬质牙刷;不用阿司匹林、双嘧达莫、吲哚美辛、噻氯匹定、低分子右旋糖酐等引起血小板减少或抑制其功能的药物;避免剧烈咳嗽、屏气等导致颅内压增高的因素。

6. 健康指导

(1)疾病知识指导:告知病人和家属疾病的相关病因、主要临床表现、治疗和护理方法。告知病人若出现其他健康问题需要治疗时,应在医生指导下用药。

(2)疾病预防指导:向病人和家属说明导致疾病的原因目前尚未明确,糖皮质激素为主要治疗药物。应遵医嘱按时、按剂量、按疗程用药,勿自行减量或停药,以免病情反复或加重。用药期间注意做好预防感染的自身防护,避免发生感染。

(3)自我监测指导:告知病人和家属自我监测病情的方法和内容,如观察皮肤瘀点、瘀斑情况及有无内脏出血的表现;教会病人和家属压迫止血的方法。向病人和家属说明定期进行血小板等相关检查的意义和及时就医的指征。

相关链接

ITP 病人血小板计数的安全值

目前认为,ITP 治疗的目的是使病人的血小板计数提高至安全水平,而非血小板计数达到正常。

下列临床过程中血小板计数应达到的安全值得到国内外专家的广泛认同:①口腔科,常规口腔检查 $\geq 10 \times 10^9/L$;拔牙或补牙 $\geq 30 \times 10^9/L$;②手术,小手术 $\geq 50 \times 10^9/L$;大手术 $\geq 80 \times 10^9/L$;③产科,正常阴道分娩 $\geq 50 \times 10^9/L$;剖宫产 $\geq 80 \times 10^9/L$;④其他,必须服用阿司匹林等非甾体类抗炎药和华法林等抗凝药物者,应维持于 $> 50 \times 10^9/L$。

(杨雪梅)

特发性血小板减少性紫癜是最常见的与自身免疫有关的血小板减少性出血性疾病。急性型多见于儿童,病前有呼吸道感染史,皮肤黏膜出血广泛而严重,颅内出血为主要死亡原因。慢性型多见于年轻女性,皮肤黏膜出血相对较轻,月经过多可为唯一症状。治疗首选肾上腺糖皮质激素。护理重点是依据病情适当活动,防止外伤;给予流质或半流质、高蛋白、高维生素、少渣、无刺激性饮食,防止便秘。指导病人应遵医嘱用药,勿自行减量或停药。监测病人血小板计数和出血时间;观察病人皮肤、黏膜有无出血及出血部位和范围、生命体征及意识变化;注意有无颅内出血、失血性休克的表现。告知病人剪短指甲、不使用硬质牙刷等可能导致损伤和出血的因素;避免应用阿司匹林、双嘧达莫、吲哚美辛、噻氯匹定、低分子右旋糖酐等药物;避免剧烈咳嗽、屏气等导致颅内压增高的因素。

1. 哪些措施可以预防特发性血小板减少性紫癜病人出血?

2. 如何对特发性血小板减少性紫癜病人进行健康指导?

3. 简述特发性血小板减少性紫癜急性型与慢性型的区别。

第五节 白血病病人的护理

掌握	白血病的临床表现、主要护理问题和护理措施。
熟悉	白血病的血象和骨髓象特点、治疗要点及护理评估内容。
了解	白血病的病因与发病机制。

白血病(leukemia)是一类造血干细胞的克隆性恶性疾病,在儿童和青年所患恶性肿瘤中居首位。其特征为骨髓及其他造血组织中白血病细胞广泛而无控制的增生,并浸润、破坏全身组织器官,使正常造血功能受到抑制,临床出现贫血、出血、发热和组织器官浸润的表现,外周血液中出现不同阶段的幼稚白细胞。

根据细胞的分化成熟程度和自然病程,将白血病分为急性和慢性两大类。急性白血病(acute leukemia, AL)外周血液和骨髓中多为原始和早幼细胞,病情发展迅速,自然病程仅几个月。慢性白血病(chronic leukemia, CL)外周血液和骨髓中多为较成熟或成熟的细胞,病情发展缓慢,自然病程可达数年。

根据主要受累的细胞系列,将急性白血病分为急性淋巴细胞白血病(acute lymphoblastic leukemia, ALL)和急性非淋巴细胞白血病(acute non-lymphocyte leukemia, ANLL)或称急性髓系白血病(acute myeloid leukemia, AML)。慢性白血病主要分为慢性粒细胞白血病(chronic myeloid leukemia, CML)和慢性淋巴细胞白血病(chronic lymphocyte leukemia, CLL)。

白血病的病因和发病机制尚不清楚,可能与生物因素(如人类T淋巴细胞病毒Ⅰ型、EB病毒、HIV病毒等)、遗传因素、放射因素(如X射线、γ射线和电离辐射等)、化学因素(如苯及其衍生物、某些抗肿瘤药物和氯霉素等)、其他血液病(如骨髓增生异常综合征、淋巴瘤等)及自身免疫性疾病等有关。

一、急性白血病

急性白血病的特点是骨髓中原始细胞与幼稚细胞(白血病细胞)大量增殖并抑制正常造血,广泛浸润肝、脾、淋巴结等脏器。

【分类】

国际上常用的法、美、英 FAB 分类法将急性白血病分为急性淋巴细胞白血病和急性非淋巴细胞白血病两大类。急性淋巴细胞白血病分 3 型,急性非淋巴细胞白血病分 8 型(表 6-5-1)。

表 6-5-1　急性白血病分型

急性淋巴细胞白血病		急性非淋巴细胞白血病	
L_1 型	原始和幼淋巴细胞以小细胞(直径≤12μm)为主,胞质较少	M_0	急性髓细胞白血病微分化型
		M_1	急性粒细胞白血病未分化型
		M_2	急性粒细胞白血病部分分化型
L_2 型	原始和幼淋巴细胞以大细胞(直径>12μm)为主	M_3	急性早幼粒细胞白血病
		M_4	急性粒 - 单核细胞白血病
		M_5	急性单核细胞白血病
L_3 型	原始和幼淋巴细胞以大细胞为主,大小较一致,细胞内有明显空泡, 胞质嗜碱性	M_6	红白血病
		M_7	急性巨核细胞白血病

【临床表现】

急性白血病起病急缓不一。急性起病者多以高热或严重出血就诊;缓慢起病者常因面色苍白、乏力、皮肤紫癜、月经过多或拔牙后出血不止就医时被发现。

1. 贫血　常为首发症状,呈进行性加重,半数以上病人就诊时已为重度贫血。发生贫血的主要原因是正常红细胞生成减少,其次是出血和溶血。

2. 出血　几乎所有病人在整个病程中都有不同程度的出血。出血可发生在全身各部位,以皮肤瘀点或瘀斑、鼻出血、牙龈出血、月经过多为常见,颅内出血常为致死原因。急性早幼粒细胞白血病者易并发 DIC 而出现全身广泛性出血,是急性白血病亚型中出血倾向最为明显的一种。出血的主要原因是血小板生成减少及功能障碍,其次是白血病细胞浸润破坏血管壁和凝血因子减少等。

3. 发热　持续发热是急性白血病最常见的症状和就诊的主要原因之一,半数以上的病人以发热起病。发热多由继发感染所致,也可由白血病所致代谢亢进引起。

(1)继发感染:是导致急性白血病病人死亡最常见的原因之一。主要表现为持续低热或高热甚至超高热。与病人发生感染相关的因素包括:①正常粒细胞缺乏或功能缺陷;②应用化疗药物和激素使机体的免疫功能进一步下降;③白血病细胞的浸润和应用化疗药物,致消化道与呼吸道黏膜屏障受损;④各种穿刺或插管留置时间长,消毒不严格。感染可发生于机体的任何部位,但以口腔黏膜、牙龈、咽峡最为常见,其次是呼吸道及肛周皮肤等,严重者可致败血症或脓毒血症。常见致病菌为革兰氏阴性杆菌,如肺炎克雷伯杆菌、铜绿假单胞菌、大肠埃希菌和产气杆菌等,近年来金黄色葡萄球菌等革兰氏阳性球菌感染的发生率有所上升。

(2)肿瘤性发热:与白血病细胞的高代谢状态及其内源性致热原类物质的产生等有关。主要表现为持续低至中度发热,亦可有高热。常规抗生素治疗无效,化疗药物可使体温下降。

4. 器官和组织浸润的表现　白血病细胞可浸润各组织和器官,引起相应表现。

(1)肝、脾和淋巴结肿大:以急性淋巴细胞白血病多见。肿大的淋巴结中等硬度,多无触痛和粘连。脾轻到中度肿大,巨脾罕见。

(2)骨骼和关节:常有胸骨下段压痛,提示髓腔内白血病细胞过度增生。病人可出现关节、骨骼疼痛,尤以儿童多见。

(3)中枢神经系统白血病(central nervous system leukemia,CNSL):可发生在疾病的各个时期,但常见于化疗后缓解期,与化疗药物难以通过血 - 脑屏障,隐藏在中枢神经系统的白血病细胞不能被有效杀灭有关。

CNSL以急性淋巴细胞白血病最为常见,儿童病人尤甚。临床表现为头痛、恶心、呕吐、颈项强直,甚至抽搐、昏迷。脊髓浸润可发生截瘫,神经根浸润可产生各种麻痹症状。

(4)其他表现:弥漫性丘疹、结节性红斑;牙龈增生、肿胀;一侧睾丸无痛性肿大(另一侧往往也已有白血病细胞浸润);眼部粒细胞肉瘤(或称绿色瘤)所致眼球突出、复视或失明;肺、心、消化和泌尿生殖系统受累等。

【实验室及其他检查】

1. 血象　多数病人白细胞增多,甚至可超过$100 \times 10^9/L$,称为高白细胞性白血病。部分病人白细胞计数正常或减少,称为白细胞不增多性白血病。分类检查原始和(或)幼稚白细胞一般占$30\% \sim 90\%$。红细胞和血小板减少,呈正常细胞性贫血。

2. 骨髓象　骨髓穿刺检查是急性白血病的必查项目和确诊的主要依据。骨髓增生明显活跃或极度活跃,主要是白血病性原始细胞,多超过30%。正常的幼红细胞和巨核细胞减少。约10%的急非淋白血病骨髓增生低下,称为低增生性急性白血病。奥尔小体(Auer小体)最常见于急性粒细胞白血病,其次为急性单核细胞白血病,不见于急性淋巴细胞白血病,具有独立的诊断意义。

3. 细胞化学染色　常用方法有过氧化物酶染色、糖原染色、非特异性酯酶和中性粒细胞碱性磷酸酶测定等,主要用于急淋、急粒和急性单核细胞白血病的诊断和鉴别。

4. 其他检查　化疗期间血尿酸和尿尿酸浓度增高;CNSL病人脑脊液压力升高,白细胞增多,涂片可发现白血病细胞;发生DIC时出现凝血异常。

【治疗要点】

1. 对症治疗

(1)防治感染:严重感染是导致急性白血病病人死亡的主要原因。对发热病人,应及时查明感染部位和病原菌,应用有效抗生素。

(2)控制出血:出血严重、血小板计数$<20 \times 10^9/L$者,应输注单采血小板悬液。并发DIC时,应进行相应的处理。

(3)纠正贫血:严重贫血者给予吸氧、输注浓缩红细胞或全血,维持血红蛋白在80g/L以上。积极争取白血病缓解是纠正贫血最有效的方法。

(4)预防尿酸性肾病:由于大量白血病细胞被破坏,可产生尿酸肾结石,引起肾小管阻塞,严重者可致肾衰竭,病人出现少尿或无尿。可口服别嘌醇,鼓励病人多饮水并口服碳酸氢钠碱化尿液。

2. 化学药物治疗　是目前白血病治疗最主要的方法,也是造血干细胞移植的基础。化学治疗的原则为早期、联合、充分、间歇和分阶段用药。化学治疗的目的是达到完全缓解(complete remission, CR)并延长生存期。CR是指:①白血病的症状和体征消失;②外周血白细胞分类中无幼稚细胞,中性粒细胞绝对值$\geqslant 1.5 \times 10^9/L$,血小板$\geqslant 100 \times 10^9/L$;③骨髓原粒细胞(或原始单核细胞+幼单核细胞或原始淋巴细胞+幼淋巴细胞)$\leqslant 5\%$,M_3型原始粒细胞+早幼粒细胞$\leqslant 5\%$,且无Auer小体,红细胞及巨核细胞正常,无髓外白血病。

(1)化疗的阶段性:急性白血病化疗过程分为两个阶段,即诱导缓解和缓解后治疗。①诱导缓解:是急性白血病治疗的起始阶段。主要是通过联合化疗,迅速、大量杀灭白血病细胞,恢复机体正常造血,使病人尽可能在较短时间内获得完全缓解。②缓解后治疗:是CR后病人治疗的延续阶段。急性白血病病人达到完全缓解后,体内尚有$10^8 \sim 10^9$的白血病细胞,且在髓外某些部位仍可有白血病细胞的浸润,是疾病复发的根源。缓解后治疗主要是通过进一步的巩固与强化治疗,彻底消灭残存的白血病细胞,防止病情复发。

(2)化疗药物及治疗方案:常用化疗药物及联合化疗方案分别见表6-5-2和表6-5-3。

3. 中枢神经系统白血病防治　鞘内注射甲氨蝶呤(MTX)。MTX鞘内注射可引起急性化学性蛛网膜炎,病人可出现发热、头痛和脑膜刺激征。注射时加地塞米松$5 \sim 10mg$可减轻不良反应。急淋病人即使脑脊液检查正常,也需进行预防性鞘内注射。

表6-5-2 急性白血病常用化疗药物

种类	药物	缩写	药理作用	不良反应
抗叶酸代谢	甲氨蝶呤	MTX	干扰DNA合成	口腔及胃肠道黏膜溃疡,肝损害,骨髓抑制
抗嘌呤代谢	氟达拉滨	6-MP	阻碍DNA合成	骨髓抑制,胃肠反应,肝损害神经毒性,骨髓抑制,自身免疫
抗嘧啶代谢	巯嘌呤	FLU	同上	消化道反应,肝功能异常,骨髓抑制巨幼变,骨髓抑制,唾液腺肥大
	安西他滨	Cy	同上	
烷化剂	环磷酰胺	CTX	破坏DNA	骨髓抑制,恶心呕吐,脱发,出血性膀胱炎
	苯丁酸氮芥	CLB	同上	骨髓抑制,胃肠反应
	白消安	BUS	同上	皮肤色素沉着,精液缺乏,停经,肺纤维化
生物碱类	长春新碱	VCR	抑制有丝分裂	末梢神经炎,腹痛,脱发,便秘
	高三尖杉酯碱	HHT	同上	骨髓抑制,心脏损害,消化道反应
	依托泊苷	VP-16	干扰DNA、RNA合成	骨髓抑制,脱发,消化道反应
抗生素类	柔红霉素	DNR	抑制DNA和RNA合成	骨髓抑制,心脏损害,消化道反应
	去甲氧柔红霉素	IDA	同上	同上
酶类	左旋门冬酰胺酶	L-ASP	影响瘤细胞蛋白质合成	肝损害,过敏反应,高尿酸血症,高血糖,胰腺炎,氮质血症
激素类	泼尼松	P	破坏淋巴细胞	类Cushing综合征、高血压、糖尿病
抗嘧啶、嘌呤代谢	羟基脲	HU	阻碍DNA合成	消化道反应,骨髓抑制
肿瘤细胞诱导分化剂	维A酸	ATRA	使白血病细胞分化为具有正常表型功能的血细胞	皮肤黏膜干燥,口角破裂,消化道反应,头晕,关节痛,肝损害

表6-5-3 急性白血病常用联合化疗方案

临床类型	化疗阶段	化疗方案
急性淋巴细胞白血病(ALL)	诱导缓解	DVL方案:DNR+VCR+L-ASP+P
	缓解后治疗	HD Ara-C 或 HD MTX
急性非淋巴细胞白血病(AML)	诱导缓解	DA方案:DNR+Ara-C
		HA方案:H+Ara-C
		DAE方案:DNR+Ara-C+VP-16
	缓解后治疗	HD Ara-C 单用或与 DNR、IDR 联合
急性早幼粒细胞白血病(M_3)	诱导缓解	ATRA

4. 造血干细胞移植　目前主张除儿童急性淋巴细胞白血病外,所有年龄在50岁以下的急性白血病病人,应在第一次完全缓解期内进行造血干细胞移植。

5. 细胞因子治疗　具有促进造血细胞增殖的作用。粒细胞集落刺激因子(G-CSF)和粒单集落刺激因子(GM-CSF)与化疗同时应用或化疗后应用,可以减轻化疗所致粒细胞缺乏,缩短粒细胞恢复时间,提高病人对化疗的耐受性。

【护理评估】

1. 病史评估　起病的急缓、首发表现及其特点、主要症状和体征;病人的职业、工作及生活环境、有无长期接触放射性物质或化学物质病史、有无其他血液病病史、家族中有无类似疾病病人;既往检查、诊断、治疗、护理经过和效果。

2. 身体评估　意识状态和生命体征有无异常;有无面色苍白、皮肤黏膜紫癜、咽腔充血、肝脾和淋巴结肿大、胸骨压痛等体征。

3. 实验室及其他检查的评估　外周血和骨髓白细胞计数、分类中有无原始和早幼细胞及其比例;外周血红细胞、血红蛋白、血小板是否正常;血和尿尿酸浓度及肝肾功能。

4. 心理社会评估　病人对自己所患疾病的认知程度及心理承受能力,有无因疾病所造成的恐惧、绝望等心理问题。家属对疾病的认知和应对能力、对病人的态度和能够提供的支持度、家庭经济状况、有无医疗保障。

【护理诊断/问题】

1. 活动无耐力　与消耗增加、摄入不足和贫血有关。

2. 有损伤的危险：出血　与血小板减少和白血病细胞的浸润等有关。

3. 有感染的危险　与正常粒细胞减少和化疗使机体免疫力下降有关。

4. 潜在并发症：化疗药物的不良反应。

5. 预感性悲哀　与急性白血病治疗效果差、死亡率高有关。

【护理措施】

1. 一般护理

（1）活动与休息：保证病人充分的休息与睡眠，每日睡眠时间在 7 小时以上。依据病情，与病人一起制订活动计划，注意劳逸结合，适当限制体力活动以减少体力消耗。

（2）饮食护理：给予高蛋白、高维生素、高热量、清淡、易消化饮食，以补充体内营养所需。宜多食水果、蔬菜。化疗期间要保证充足的营养，禁食辛辣刺激性食物，注意饮食卫生。

2. 病情观察　密切观察病人意识和生命体征变化，监测外周血白细胞、血红蛋白、血小板计数及骨髓象情况。观察有无感染、贫血和出血的症状和体征。

3. 预防感染　因化疗药物对骨髓的影响，化疗期间病人更容易发生感染，应采取各种措施加强防护。

（1）预防呼吸道感染：将病人安置于单人病房，保持室内空气清新和物品清洁，室内用具、地面和空气定时消毒（每周 2~3 次，每次 20~30 分钟）。严格限制探视，严格执行各项无菌操作。如粒细胞绝对值 ≤0.5×10^9/L，应对病人进行保护性隔离。

（2）预防口腔感染：指导病人进餐前后、睡前和晨起用生理盐水、氯己定、复方茶多酚含漱液（口灵）或复方硼砂含漱液（多贝液）交替漱口。已发生口腔黏膜溃疡者，局部应用维生素 E 或溃疡膜涂敷。真菌感染者用 2.5% 制霉菌素或碳酸氢钠液含漱。

（3）预防皮肤和肛周感染：保持皮肤清洁、干燥，及时更换内衣和床上用品，无搔抓皮肤。女性病人注意会阴部的清洗，保持局部清洁卫生。指导病人于睡前便后用 1:5000 高锰酸钾溶液坐浴，每次 15~20 分钟。保持大便通畅，避免用力排便诱发肛裂。

4. 心理护理　鼓励并耐心倾听病人诉说其身体和心理感受，指导病人和家属正确认识和对待疾病，鼓励病人与治疗后长期缓解者进行交流，帮助病人树立战胜疾病的信心，减轻悲观和恐惧心理。预先告知病人所用药物可能导致的不良反应，使其有所心理准备。

5. 用药护理　应用化疗药物需注意以下几点：

（1）药物现用现配：化疗药物应于输注前半小时内配制，以免影响疗效。

（2）注意保护血管：首选中心静脉置管。如应用外周浅表静脉，则尽量选择粗、直且弹性好的血管。静脉注射前先用生理盐水冲洗，确定注射针头在静脉内方可注入药物，药物推注速度应根据医嘱要求，一般为缓慢推注。应边推注药物边抽回血，确保药物注入血管内。药物输注完毕再用 10~20ml 生理盐水冲洗后方能拔针，并轻压数分钟，以防药液外渗或发生血肿。联合化疗时，应先输注对血管刺激性小的药物，再输入刺激性发疱性药物。

（3）防治药物外渗：静脉滴注或推注速度宜缓慢。如有外渗，应立即停止滴注，并回抽血液 3~6ml 吸出部分药液。外渗局部滴入生理盐水稀释药液或应用解毒剂。根据医嘱，48 小时内用利多卡因于局部间断封闭 2~3 次。如无禁忌可局部用冰袋 24 小时间断冷敷。药液外渗 48 小时内应抬高局部，促进外渗药液的吸收。

（4）观察不良反应：化疗药物常见毒性反应有消化道反应、骨髓抑制、肝肾功能损害、脱发、局部刺激等。为减轻其毒性反应,宜在餐后睡前给药,控制静脉滴注速度,鼓励病人多饮水,避免一切不良刺激。要定期检查血象、骨髓象、肝功能和尿常规,以便早期发现,及时处理。鞘内注射化疗药物后应去枕平卧4～6小时,注意观察有无头痛、呕吐、发热等化学性脑膜炎的症状。

6. 症状体征的护理 帮助骨骼、关节疼痛病人采取舒适卧位,疼痛关节用枕头支托,局部按摩。胸骨疼痛剧烈时,遵医嘱应用镇痛剂,解除病人痛苦。发热者应积极寻找感染灶,早期应用有效抗生素,并采取降温措施。贫血严重、症状明显者给予氧气吸入,限制活动量,输注浓缩红细胞。

7. 健康指导

(1)疾病知识指导:告知病人和家属疾病的性质、主要临床表现、治疗和护理措施,使病人和家属了解疾病的治疗过程和反应,以及坚持长期治疗的意义,学会自我护理的技巧,主动配合治疗和护理。

(2)疾病预防指导:告知病人避免接触和应用可对造血系统产生损害的理化因素和药物,如电离辐射、染发剂、油漆等含苯物质及氯霉素和保泰松等。注意保暖,避免受凉,加强个人卫生,防止感染。注意活动量和活动类型,防止外伤,加强鼻腔、口腔、眼睛和皮肤的自我护理,防止出血。

(3)预防感染和出血指导:注意保暖,避免受凉,外出戴口罩,尽量不去人群拥挤之处。用软毛牙刷刷牙,不用牙签剔牙。不用手挖鼻孔,天气干燥时鼻腔涂敷金霉素眼膏或用薄荷油滴鼻。选择适宜的活动种类并注意活动量,避免外伤。

(4)自我监测指导:教会病人和家属自我监测病情的方法和内容,如自测体温、观察面色有无苍白、有无咯血和胸骨压痛、粪便和尿液颜色改变等。告知病人定期复查血象和骨髓象。使病人和家属了解如出现高热、出血加重等表现,应及时就医。

二、慢性粒细胞白血病

慢性粒细胞白血病(chronic myeloid leukemia, CML)是一种造血干细胞恶性克隆性疾病。临床特点为病程发展缓慢,外周血粒细胞显著增多,分类以中幼粒细胞、晚幼粒细胞和杆状核粒细胞为主,脾明显增大。

【临床表现】

慢性粒细胞白血病自然病程可经历慢性期、加速期和急变期,多因急性变而死亡。

1. 慢性期(chronic phase, CP) 起病缓,早期常无自觉症状,可因体检发现血象异常或脾大而被确诊。随病情发展,可出现乏力、低热、多汗或盗汗、体重减轻等代谢亢进的表现。脾大为最突出的体征,可达脐平面,甚至可达盆腔,质地坚实、平滑,无压痛。但如发生脾梗死,则压痛明显。部分病人有胸骨中下段压痛,为重要的体征。白细胞极度增多超过 $200 \times 10^9/L$ 时,可发生"白细胞淤滞症",表现为呼吸窘迫、头晕、言语不清、中枢神经系统出血等。此期一般持续 1～4 年。

2. 加速期(accelerated phase, AP) 如出现原因不明的高热、关节疼痛、出血和贫血、体重进行性下降、原治疗有效药物出现耐药等,提示疾病进入加速期。此期可维持数月到数年。

3. 急变期(blastic phase, BP) 为慢性粒细胞白血病的终末期,临床表现与急性白血病类似。多数为急粒变,部分为急淋变。个别病人以急变期为首发表现。急性变病人预后极差,往往在数月内死亡。

【实验室及其他检查】

1. 血象 白细胞明显增多,常在 $20 \times 10^9/L$ 以上,晚期可超过 $100 \times 10^9/L$。分类以中性中幼粒细胞、晚幼粒细胞和杆状核粒细胞为主,原始粒细胞和早幼粒细胞不超过 10%。晚期血小板逐渐减少并出现贫血。

2. 骨髓象 骨髓增生明显或极度活跃。以粒细胞为主,粒细胞/红细胞值明显增高,其中中性中幼粒细胞、晚幼粒细胞及杆状核粒细胞明显增多,原始粒细胞小于 10%。嗜酸性粒细胞、嗜碱性粒细胞增多。红系细胞相对减少,巨核细胞正常或增多,晚期减少。

3. 染色体检查 90% 以上的慢性粒细胞白血病病人血细胞中出现 pH 染色体,免疫荧光原位杂交技术(FISH)可发现 BCR-ABL 融合基因。

4. 血液生化　血及尿中尿酸浓度增高，与化疗后大量白细胞破坏有关。血清维生素 B_{12} 浓度和维生素 B_{12} 结合力明显增加。

【治疗要点】

1. 化学药物治疗

（1）羟基脲：是目前治疗慢性粒细胞白血病的首选药物，副作用少，耐受性好，与烷化剂无交叉耐药性。用药后 $2 \sim 3$ 天白细胞即迅速减少，停药后又很快回升。白细胞减少到 $20 \times 10^9/L$ 剂量减半，减少至 $10 \times 10^9/L$ 改用 $0.5 \sim 1g/d$ 维持治疗。

（2）白消安（马利兰）：起效较羟基脲慢，但作用维持时间长。用药 $2 \sim 3$ 周外周血白细胞开始减少，停药后白细胞减少可持续 $2 \sim 4$ 周。用药过量常致严重骨髓抑制，且恢复较慢。敏感者即使小剂量也可发生骨髓抑制。长期用药可出现肺间质纤维化、皮肤色素沉着等，临床上已少用。

2. α- 干扰素　与羟基脲或小剂量阿糖胞苷联合应用可提高疗效。约 1/3 的病人用药后血细胞 pH 染色体减少或消失。对加速期和急变期的病人无效。

3. 盐酸伊马替尼（格列卫）　特异性阻断 ATP 在 ABL 激酶上的结合位置，使酪氨酸残基不能磷酸化，从而抑制 BCR-ABL 阳性细胞的增殖。近年临床应用较多，疗效可达 95% ~ 98%。

4. 异基因造血干细胞移植　是目前认为根治慢性粒细胞白血病的标准治疗。应在慢性期缓解后尽早进行，常规移植病人年龄以 45 岁以下为宜。

5. 其他　白细胞淤滞症可采取血细胞分离单采，清除体内过高的白细胞，同时给予羟基脲化疗和水化、碱化尿液，保证足够尿量，并口服别嘌醇，以预防尿酸性肾病。脾放射用于脾大明显、有胀痛而化疗效果不佳时。慢性粒细胞白血病急性变的治疗同急性白血病。

【护理评估】

1. 病史评估　就诊的原因、主要症状及其持续时间；病人的年龄、职业和有无相关药物、化学物质的服用和接触史。

2. 身体评估　有无脾大及肿大程度，有无胸骨压痛；有无中枢神经系统出血的相关体征。

3. 实验室及其他检查的评估　外周血白细胞计数和中性粒细胞各阶段比值、红细胞和血小板数量；骨髓增生程度和中性粒细胞各阶段比值。

4. 心理社会评估　病人和家属对疾病的认知度和承受能力；病人的性格、有无恐惧和悲哀等心理问题及其程度；家庭的应对能力和经济状况。

【护理诊断 / 问题】

1. 疼痛：脾胀痛　与脾大、脾梗死有关。

2. 潜在并发症：尿酸性肾病。

【护理措施】

1. 一般护理

（1）活动与休息：休息可减少体力的消耗。病情轻或慢性期病人可适当休息；加速期或急变期，尤其是有明显感染、出血倾向、严重贫血的病人，应卧床休息。颅内出血病人绝对卧床。

（2）饮食护理：给予高热量、高蛋白、高维生素、清淡、易消化饮食以补充机体的热量消耗，保证每天充足的饮水量。

2. 病情观察　注意观察有无不明原因的发热、出血、骨痛及淋巴结迅速增大。每日测量脾的大小、触诊脾质地变化并做好记录。注意脾区有无压痛，观察有无腹痛、发热、血性腹水等脾栓塞或脾破裂的表现。

3. 用药护理　白消安的不良反应主要是骨髓抑制、血小板或全血细胞减少及皮肤色素沉着、停经等，用药前应向病人说明，使其主动配合治疗，坚持用药。应用羟基脲期间，应经常检查血常规以调整药物剂量。α- 干扰素可致发热、恶心、血小板减少及肝功能异常，应定期检查病人肝功能。

4. 对症护理　将病人置于安静、舒适的环境中,尽量卧床休息,并取左侧卧位,以减轻脾区疼痛和不适感。应尽量避免弯腰,勿碰撞腹部,以防脾破裂。化疗期间定期检查白细胞计数、血尿酸和尿尿酸含量。记录 24 小时出入量。鼓励病人多饮水,每日饮水量应达 2000ml 以上,以排出聚集在肾小管的尿酸。遵医嘱口服别嘌醇,以抑制尿酸的形成。

5. 健康指导

(1)疾病知识指导:告知家属和病人疾病的性质、主要表现、治疗和护理要点、所用药物的不良反应、用药期间休息、活动及饮食的要求,鼓励病人坚持长期规律用药,争取延长缓解时间。

(2)疾病预防指导:告知病人缓解后可从事工作或学习活动,但不可过度劳累,应避免接触含苯物质和放射性核素。出现其他健康问题时,应在医生指导下用药。

(3)自我监测指导:告知病人和家属定期检测外周血象和骨髓象,了解治疗效果。如出现贫血和出血加重、高热、脾进行性增大、腹痛等症状和体征,应及时到医院就诊。

(杨雪梅)

学习小结

白血病是造血干细胞的恶性克隆性疾病。急性白血病主要表现为贫血、出血、感染和白血病细胞浸润的症状和体征,外周血和骨髓中出现大量原始和早期幼稚的白细胞;慢性粒细胞白血病较为常见,突出体征为脾大,外周血和骨髓中白细胞明显增多,以中幼粒细胞、晚幼粒细胞和杆状核粒细胞为主。急性白血病主要采用联合化疗和造血干细胞移植,慢性粒细胞白血病首选羟基脲治疗。护理重点包括密切观察病人的体温、脉搏及呼吸变化,有无咳嗽和咳痰,尿频和尿痛、皮肤瘀点和瘀斑等感染及出血表现,脾大小及脾区有无压痛。指导骨骼、关节疼痛的病人采取舒适卧位,必要时遵医嘱应用镇痛剂。发热者及时应用有效抗生素,并采取降温措施。贫血严重、症状明显者给予氧气吸入,限制活动量,输注浓缩红细胞。脾大者应尽量避免弯腰,勿碰撞腹部。化疗药物应现用现配,选择大血管并确保药物注入血管内,防止药物外渗。发生药物外渗立即停止滴注并回抽血液,局部处理。

复习参考题

1. 应采取哪些措施保护白血病化疗病人的静脉?

2. 什么是白血病治疗的完全缓解?

3. 慢性粒细胞白血病按病程是如何分期的? 各期的临床表现是什么?

第六节　淋巴瘤病人的护理

学习目标

掌握	淋巴瘤的临床表现、主要护理问题和护理措施。
熟悉	淋巴瘤的实验检查内容及意义、护理评估内容和治疗要点。
了解	淋巴瘤的相关病因与发病机制。

淋巴瘤(lymphoma)是起源于淋巴结或淋巴组织的免疫系统恶性肿瘤,其发生多与免疫应答过程中淋巴细胞增殖分化产生的某种免疫细胞恶变有关,临床上以无痛性、进行性淋巴结肿大和局部肿块为特征。

依据组织病理学改变,淋巴瘤可分为霍奇金淋巴瘤(Hodgkin lymphoma,HL)和非霍奇金淋巴瘤(non-Hodgkin lymphoma,NHL)两大类。肿瘤组织中发现来源于被激活的生发中心后期 B 细胞的 Reed-Sternberg 细胞(R-S 细胞)为 HL 的特征;NHL 病变淋巴结外观呈鱼肉样,大部分为 B 细胞性。

【病因和发病机制】

病因尚未阐明,可能与下列因素有关:

1. 病毒和细菌感染　常见病毒包括 EB 病毒、反转录病毒人类 T 细胞白血病病毒Ⅰ、Kaposi 肉瘤病毒等。此外,边缘区淋巴瘤合并 HCV 感染,经干扰素和利巴韦林治疗 HCV RNA 转阴时,淋巴瘤可获得部分或完全缓解。胃黏膜淋巴瘤是一种 B 细胞黏膜相关的淋巴样组织,幽门螺杆菌抗原的存在与其发病有密切关系,抗幽门螺杆菌治疗可改善其病情。

2. 免疫功能下降　免疫功能低下与淋巴瘤的发病有关。遗传性或获得性免疫缺陷病人伴淋巴瘤的发病率高于正常人;器官移植后长期应用免疫抑制剂而发生恶性肿瘤的病人中,1/3 为淋巴瘤。

【临床表现】

无痛性进行性的淋巴结肿大或局部肿块是淋巴瘤共同的临床表现。

1. 霍奇金淋巴瘤　多见于青年,儿童少见。

(1)淋巴结肿大:首发症状常为无痛性颈部或锁骨上淋巴结肿大(占首发症状的 60%~80%),其次为腋下淋巴结肿大。肿大的淋巴结可以活动,也可相互粘连,融合成块,触诊有软骨样感觉。少数病人因淋巴结肿大压迫邻近器官而出现相应症状,如纵隔淋巴结肿大可致咳嗽、胸闷、气促和上腔静脉压迫综合征;腹膜后淋巴结肿大压迫输尿管可致肾盂积水;硬膜外肿块可致脊髓压迫症。17%~20% HL 病人会出现"饮酒痛",即饮酒后数分钟及数小时内病变局部(淋巴结)疼痛,是 HL 特有的症状,常见于女性且多有纵隔侵犯。

(2)全身症状:发热、盗汗和消瘦较多见。30%~40% 的 HL 以不明原因的持续发热为起病症状,1/6 的病人表现为周期性发热(Pel-Ebstein 热)。皮肤瘙痒是 HL 较特异的表现,可为 HL 唯一全身症状,表现为局部及全身皮肤瘙痒,多见于年轻女性。

2. 非霍奇金淋巴瘤　可见于各年龄组,随年龄增长而发病增多,男性多于女性。

(1)淋巴结肿大:以无痛性颈部或锁骨上淋巴结肿大为首发表现者较 HL 少见,常以高热或各器官、各系统症状为主要临床表现。

(2)全身症状:是 NHL 远处扩散和结外侵犯的主要表现。咽淋巴环病变者有吞咽困难、鼻塞、鼻出血;肺部浸润可致咳嗽、胸闷、肺不张和胸腔积液。胃肠道受累以回肠多见,其次为胃,表现为腹痛、腹泻、腹部肿块、肠梗阻和肠出血;肝大和黄疸仅见于较后期病人。肾损害者出现肾脏肿大、高血压、肾功能不全及肾病综合征。骨骼损害以胸椎和腰椎最常见,表现为骨痛、脊髓压迫等。中枢神经系统病变多发生于疾病的进展期和晚期,以脑膜和脊髓受累为主。

3. 临床分期　淋巴瘤分为以下四期:

Ⅰ期:病变仅局限于一个淋巴结区或单个结外器官局部受累。

Ⅱ期:病变累及横膈同侧两个以上淋巴结区,或横膈同侧一个淋巴结区及一个器官。

Ⅲ期:病变累及横膈上下两侧淋巴结区,可伴有脾受累。

Ⅳ期:病变侵犯多处淋巴结及淋巴结以外的组织和器官。

【实验室及其他检查】

1. 血象和骨髓象　HL 常有轻中度贫血,部分病人白细胞轻度或明显增加,伴嗜酸性粒细胞增多。骨髓涂片发现 R-S 细胞提示骨髓浸润。NHL 白细胞多正常,但淋巴细胞绝对或相对增多。部分病人骨髓涂片可见淋巴瘤细胞。

2. 淋巴结活检　是确诊淋巴瘤及其类型的主要依据。

3. 其他检查　胸部 X 线、腹部超声或胸、腹部 CT,尤其是正电子发射计算机断层显像 CT(PET-CT),可显示淋巴瘤或淋巴瘤残留病灶，有助于确定病变的部位和范围。疾病活动期有红细胞沉降率加快、血清乳酸脱氢酶活性增高。乳酸脱氢酶活性增高提示预后不良，血清碱性磷酸酶活力或血钙水平增高提示骨骼受累。

【治疗要点】

目前淋巴瘤治疗的基本策略是采取以化疗为主、化疗与放疗相结合、联合应用相关生物制剂的综合治疗措施。

1. 化学治疗　采用联合化疗，争取首次治疗获得缓解，以利于病人长期存活。HL 常用 MOPP（氮芥、长春碱、丙卡巴肼、泼尼松）和 ABVD（多柔比星、博来霉素、长春碱、达卡巴嗪）方案，以 ABVD 为首选。NHL 基本化疗方案为 COP（环磷酰胺、长春新碱、泼尼松）或 CHOP（环磷酰胺、多柔比星、长春新碱、泼尼松）。

2. 放射治疗　有扩大及全身淋巴结照射两种，适用于 I、II 期病例。HL 疗效较好，NHL 敏感但复发率高。

3. 生物治疗　包括应用单克隆抗体、干扰素、抗幽门螺杆菌药物等。

4. 造血干细胞移植　对 55 岁以下、重要脏器功能正常、缓解期短、难治易复发的侵袭性淋巴瘤、4 个疗程 CHOP 方案治疗能使淋巴结缩小 3/4 者，可考虑全淋巴结放疗及大剂量联合化疗后，进行异基因或自体造血干细胞移植。

【护理评估】

1. 病史评估　起病的急缓和首发症状；有无不明原因的皮肤瘙痒、发热、盗汗、消瘦、咳嗽、咳痰、腹痛、腹泻等全身及结外浸润的表现；有无感染和免疫缺陷病史，家族中有无类似疾病病人。既往诊断、治疗、护理的经过和效果。

2. 身体评估　有无淋巴结肿大及其部位和程度、肿大淋巴结的质地和活动度；有无扁桃体和肝大；有无皮肤丘疹和色素沉着。

3. 实验室及其他检查的评估　外周血象变化、骨髓涂片是否发现 R-S 细胞、胸部 X 线、腹部超声或胸、腹部 CT 等有无异常发现。

4. 心理社会评估　病人的性格特征、文化程度、经济状况、社会家庭支持情况；病人和家属对疾病的认知、适应、应对和承受能力；病人有无因疾病所致悲观失望、恐惧不安等负性情绪。

【护理诊断/问题】

1. 体温过高　与所患疾病或继发感染有关。

2. 有皮肤完整性受损的危险　与皮肤瘙痒或放疗引起局部皮肤损伤有关。

3. 有感染的危险　与放疗和化疗致机体免疫力下降有关。

4. 营养失调：低于机体需要量　与消耗增多和摄入不足有关。

【护理措施】

1. 一般护理

（1）活动与休息：治疗期间或急性期应卧床休息，缓解期或全部疗程结束后仍应充分休息，以减轻消耗。可适当进行室外运动，如散步、慢跑、体操和太极拳等，以提高机体免疫力。

（2）饮食护理：鼓励病人摄入高蛋白、高热量、高维生素、易消化、柔软易咀嚼饮食，勿进食油腻、生冷、刺激性和易产气食物。

2. 病情观察　注意观察病人肿大淋巴结的数量和部位、体温、皮肤瘙痒程度、体重的变化；观察病人有无腹痛、腹泻、咳嗽、咳痰等结外浸润的表现。

3. 用药护理　遵医嘱正确应用化疗药物并注意观察药物的疗效。告知病人和家属常用药物的不良反应，如恶心、呕吐、皮炎、脱发、骨髓抑制和肝肾损害等，使病人有一定的心理准备。发生不良反应时及时遵医嘱对症处理。

4. 对症护理　每日定时开窗通风换气或紫外线病室照射,地面消毒,限制探视,加强皮肤黏膜和口腔等部位的护理,严格无菌操作等,以防发生感染;避免阳光直射和搔抓皮肤,勿穿着过紧的衣服以减少对皮肤的刺激;发热者及时进行病原体的检测并遵医嘱应用有效抗生素。

5. 健康指导

(1)疾病知识指导:告知病人和家属疾病的性质、主要表现、坚持进行化疗和放疗的意义及自我护理的方法。指导病人主动采取增强机体免疫力、改善营养状况、防止感染、出血和皮肤损伤的自我护理方法。

(2)疾病预防指导:合理饮食、休息和锻炼,提高机体抗病能力,防止感染。保持良好的情绪和积极的心态,以维持良好的免疫状态。

(3)自我监测指导:教会病人和家属淋巴结的检查方法。告知病人和家属如发现淋巴结肿大或局部肿块,出现疲劳、发热、盗汗、消瘦、咳嗽、气喘、腹痛、腹泻、皮肤瘙痒、口腔溃疡等及时就医。

(杨　茜)

学习小结

淋巴瘤是起源于淋巴结或淋巴组织的免疫系统恶性肿瘤,分为 HL 和 NHL,共同临床特点为无痛性、进行性全身淋巴结肿大,淋巴结活检是确诊的主要依据。治疗的基本策略是以化疗为主、化疗与放疗相结合、联合应用相关生物制剂的综合治疗,有条件者可进行造血干细胞移植。护理的重点是注意观察病人肿大淋巴结的部位和数量、体温、皮肤瘙痒程度、体重的变化及有无腹痛、腹泻、咳嗽、咳痰等结外浸润的表现。每日定时开窗通风换气或紫外线病室照射、地面消毒、限制探视、严格无菌操作等以防发生感染。避免阳光直射和搔抓皮肤,勿穿着过紧的衣服以减少对皮肤的刺激。

复习参考题

1. 简述淋巴瘤的分类。

2. 非霍奇金淋巴瘤的治疗方案?

第七节　输血与输血反应

学习目标

掌握	输血与输血反应的定义、临床表现及护理措施。
熟悉	输血反应的分类、治疗要点,护理评估要点及护理诊断。
了解	输血反应的病因及发病机制。

输血是指给病人输注供者的血液成分或全血,是一种替代治疗。用以补充血容量维持有效血液循环,恢复氧气、二氧化碳、营养、代谢产物的运输能力,保持血液免疫、抗感染、止凝血和抗凝功能。输血反应是指在输血过程中或输血后,受血者发生了用原来疾病不能解释的新的症状和体征。输血不良反应广义上包括输血过程中和输血后因输血操作、血液成分本身、血液质量、外来物质和微生物传播引起的副作用或疾病;狭义概念不包括输血传播的疾病。

【分类】

根据输血不良反应开始出现症状和体征的时间,将输血不良反应分为即发型反应(输血当时和输血后

24 小时以内发生的反应）和迟发型反应（输血后几天、十几天或几十天发生的反应）。按输血反应的机制分为免疫介导和非免疫介导两大类。

1. 即发型输血反应

（1）免疫性即发型输血反应：包括发热反应、过敏反应、急性溶血反应、输血相关性急性肺损伤。

（2）非免疫性即发型输血反应：包括细菌污染、循环超负荷、空气栓塞、低体温、出血倾向、枸橼酸中毒、电解质紊乱、非免疫性溶血、肺微血管栓塞。

2. 迟发型输血反应

（1）免疫性迟发型输血反应：包括迟发型溶血反应、输血相关性移植物抗宿主病、输血后紫癜、输血免疫抑制。

（2）非免疫性迟发型输血反应：包括含铁血黄素沉着症、血栓性静脉炎、输血相关感染性疾病。

【病因与发病机制】

1. 溶血反应　它是输血中最严重的一种反应。由于病人血浆中凝集素和输入血内的红细胞中凝集原发生凝集反应，而后凝集细胞又被吞噬细胞所吞噬而溶血，导致大量游离血红蛋白散布到血浆中，而使机体发生一系列反应。通常输入 10～15ml 血后即可出现反应。其病因包括：

（1）输入异型血：即供血者与受血者血型不符而造成血管内溶血。

（2）输血前红细胞已变质溶解：如血液贮存过久；血温过高或过低；输血时血液被加热或震荡过剧；血液内加入高渗或低渗溶液，影响 pH 变化的药物等因素，致使血液中红细胞大量破坏。

（3）Rh 因子所致溶血：此种类型较少发生。

2. 发热反应

（1）主要由致热原引起，当保养液或输血用具被致热原污染，输血后即可发生发热反应。

（2）病人原有疾病，输血后血液循环改善，导致病灶毒素扩散而发生发热反应。

（3）多次输血后，病人血液中产生一种白细胞抗体和血小板抗体，这两种不完全抗体易引起发热反应。

（4）快速输入低温的库存血。

3. 过敏反应

（1）病人为过敏体质，平时对某些物质易引起过敏，血液中的异体蛋白质与过敏机体的组织细胞（蛋白质）结合，形成完全抗原而致敏。

（2）输入血液中含有致敏物质，如供血者在献血前用过可致敏的药物或食物。

（3）多次输血产生过敏性抗体，当再次输血时，这种抗体和抗原相互作用而发生过敏反应。

4. 细菌污染反应　不遵守无菌操作规程的任何一环节，如由于保养液和输血器消毒不严，采血或输血全过程有细菌污染或血液保存不当等，都可造成血液被细胞污染。

5. 大量快速输血可能引起的并发症

（1）心脏负荷过重：心脏代偿功能减退的病人，如心脏病人、老年或小儿输血量过多或速度过快，都可增加心脏负担，甚至引起心力衰竭。

（2）出血倾向：因大量失血者在短时间内大量快速输血，当输血量相当于病人的一个血容量时，则同时有大量的枸橼酸钠输入体内，以致来不及氧化，即与血液中的游离钙结合，使血钙下降，毛细血管张力减低，血管收缩不良。加之库血中的血小板数量和活性均减低，凝血因子不足，均可导致出血。

（3）枸橼酸中毒、低血钙、高血钾：正常情况下枸橼酸钠在肝内很快代谢为碳酸氢钠，故缓慢输入不致引起中毒，但大量输入时，枸橼酸钠可与钙结合，导致血钙下降而抑制循环，出现脉压小、血压下降及低血钙所致的手足抽搐。

（4）酸碱失衡：需大量输血者常发生休克及代谢性酸中毒，大量输血可加重酸血症。

（5）体温过低：大量输入冷藏的库血，使病人体温迅速下降，而发生心室纤颤（特别在低钙、高钾的情况下更易发生）。

【临床表现】

1. 溶血反应 轻重不一，轻者与发热反应相似，重者在输入 10～15ml 血液时即可出现症状，死亡率高。通常可将溶血反应的临床表现分为以下三个阶段：

（1）第一阶段：受血者血清中的凝集素与输入血中红细胞表面的凝集原发生凝集反应，使红细胞凝集成团，阻塞部分小血管。病人出现头部胀痛，面部潮红，恶心、呕吐，心前区压迫感，四肢麻木，腰背部剧烈疼痛等反应。

（2）第二阶段：凝集的红细胞发生溶解，大量血红蛋白释放到血浆中出现黄疸和血红蛋白尿（尿呈酱油色），同时伴有寒战、高热、呼吸困难、发绀和血压下降等。

（3）第三阶段：一方面，大量血红蛋白从血浆进入肾小管，遇酸性物质后形成结晶，阻塞肾小管。另一方面，由于抗原、抗体的相互作用，又可引起肾小管内皮缺血、缺氧而坏死脱落，进一步加重了肾小管阻塞，导致急性肾衰竭，表现为少尿或无尿，管型尿和蛋白尿，高血钾症，酸中毒，严重者可致死亡。

2. 发热反应 临床表现可发生在输血过程中或输血后 1～2 小时内，病人先有发冷、寒战，继之出现高热，体温可达 38～41℃，可伴有皮肤潮红、头痛、恶心、呕吐、肌肉酸痛等全身症状，一般不伴有血压下降。发热持续时间不等，轻者持续 1～2 小时即可缓解，缓解后体温逐渐降至正常。

3. 过敏反应 临床表现过敏反应大多发生在输血后期或即将结束输血时，其程度轻重不一，通常与症状出现的早晚有关。症状出现越早，反应越严重。

（1）轻度反应：输血后出现皮肤瘙痒，局部或全身出现荨麻疹。

（2）中度反应：出现血管神经性水肿，多见于颜面部，表现为眼睑、口唇高度水肿。也可发生喉头水肿，表现为呼吸困难，两肺可闻及哮鸣音。

（3）重度反应：发生过敏性休克。

4. 细菌污染反应 不遵守无菌操作规程的任何一环节，如由于保养液和输血器消毒不严，采血或输血全过程有细菌污染或血液保存不当等，都可造成血液被细胞污染。

5. 大量快速输血可能引起的并发症

（1）心脏负荷过重：其临床表现，早期自觉胸部紧迫感，呼吸增快，静脉压增高，颈静脉曲张，脉搏增快，血压下降，以致出现发绀、肺水肿，须立即停止输血，并按肺水肿处理。

（2）出血倾向：表现为皮肤、黏膜瘀斑，穿刺部位大块淤血或手术伤口渗血。

（3）枸橼酸中毒、低血钙、高血钾：病人出现手足抽搐，血压下降，心率缓慢。心电图出现 Q-T 间期延长，甚至心搏骤停。

【治疗原则】

1. 溶血反应

（1）认真做好血型鉴定、交叉配血试验及输血前的核对工作，避免发生差错；严格执行血液保存要求。

（2）立即停止输血，给予氧气吸入，并通知医生。

（3）立即行皮下或肌内注射 0.1% 肾上腺素 0.5～1ml（紧急情况可静脉注射）。

（4）静脉输入低分子右旋糖酐或 706 代血浆，以及地塞米松或氢化可的松，血压下降者静脉滴注多巴胺或间羟胺。

（5）保护肾脏。为解除肾血管痉挛，可行双侧腰封或肾区热敷。正确记录每小时尿量，测定尿血红蛋白，注意观察尿色。

（6）密切观察病情，尤其血压、尿量，一旦出现尿少、尿闭者，按急性肾衰竭处理。

2. 发热反应

（1）除去致热原：严格清洁和消毒采血、输血用具。

（2）反应轻者减慢输血速度；严重者应立即停止输血。寒战时注意保暖，给热饮料，加盖被；高热时给物理降温，也可用解热镇痛药如复方阿司匹林。反应严重者用肾上腺皮质激素，并严密观察病情。

3. 过敏反应

（1）为防止过敏反应的发生，可在输血前给予口服抗组胺类药物预防反应。

（2）不选用有过敏史的献血者。

（3）献血者在采血前4小时内不宜吃富含高蛋白质和脂肪的食物，可饮糖水或仅用少量清淡饮食，以免血中含有致敏物质。

（4）一旦发生过敏反应，应立即停止输血，根据医嘱皮下或静脉注射1:1000肾上腺素0.5～1ml。

（5）抗过敏治疗，可选用抗过敏药物如苯海拉明、氯苯那敏、氢化可的松或地塞米松等治疗。

（6）有循环衰竭时用抗休克治疗。

（7）喉头水肿伴有严重呼吸困难者，需行气管切开。

4. 细菌污染反应　立即停止输血，通知医生，根据病情采取必要急救措施，并迅速检查原因，以供抢救措施之参考。将未输完的库血和病人的血标本送化验室，做血培养和药敏试验。严密观察病情变化，定时测量体温、脉搏、呼吸和血压，以利早期发现休克的先兆。抗休克和抗感染治疗。高热者给予物理降温。留置导尿管，并记录出入液量。

5. 大量快速输血可能引起的并发症

（1）心脏负荷过重：须立即停止输血，并按肺水肿处理。

（2）出血倾向：大量输血时应间隔输入一个单位新鲜血液，输血在1000ml以上时，可加用10%葡萄糖酸钙10ml做静脉注射。

（3）枸橼酸中毒、低血钙、高血钾：每输1000ml血时，常规给钙剂1g预防发生高血钾。

（4）酸碱失衡：大量输血可加重酸血症，可考虑每输血500ml加入5%碳酸氢钠35～70ml。

（5）体温过低：大量输血前将库血在室温下放置片刻，使其自然升温；一般主张温度20℃左右再行输入。

【护理评估】

1. 病史评估　评估病人是否在输血过程中和输血后因输血操作、血液成分本身、血液质量、外来物质和微生物传播引起的副作用或疾病等原因。

2. 身体评估　评估病人有无突然发热、畏寒、寒战、出汗；有无恶心、呕吐、皮肤潮红、心悸或头痛；有无身皮肤瘙痒、皮肤红斑、荨麻疹、血管神经性水肿（多见于面部）和关节痛；有无支气管痉挛、喉头黏膜水肿、呼吸困难、哮喘、发绀，更严重者出现过敏性休克等；是否有胸前区压迫感、呼吸困难、发绀、血红蛋白尿（酱油色尿）、黄疸等。

3. 实验室及其他检查的评估　评估血液检查有无异常改变。

4. 心理与社会评估　评估病人是否易紧张、烦躁激动、焦虑等；评估家属对输血反应的了解程度、对病人的关心程度和经济情况等。

【护理诊断／问题】

1. 溶血反应　与ABO血型、Rh血型不合等有关。

2. 体温升高　与多次输入HLA不相合的白细胞、血小板有关。

3. 皮肤完整性受损危险　与输注全血、血浆或含血浆的血液成分导致的单纯性荨麻疹、血管神经性水肿等过敏反应有关。

【护理措施】

（一）发热反应

1. 预防　严格管理血库保养液和输血用具，有效预防致热原，严格执行无菌操作。

2. 处理　①反应轻者减慢输血速度，症状可以自行缓解；②反应重者应立即停止输血，密切观察生命体征,给予对症处理(发冷者注意保暖、高热者给予物理降温),并及时通知医生;③必要时遵医嘱给予解热镇痛药和抗过敏药,如异丙嗪或肾上腺皮质激素等;④将输血器、剩余血连同储血袋一并送检。

(二)过敏反应

1. 预防 ①正确管理血液和血制品;②选用无过敏史的供血者;③供血者采血前4小时内不宜吃高蛋白和高脂肪的食物,宜用清淡饮食或饮糖水,以免血中含有过敏物质;④对有过敏史的病人,输血前根据医嘱给予抗过敏药物。

2. 处理 根据过敏反应的程度给予对症处理。①轻度过敏反应,减慢输血速度,给予抗过敏药物,如苯海拉明、异丙嗪或地塞米松,用药后症状可缓解;②中、重度过敏反应,应立即停止输血,通知医生,根据医嘱皮下注射1:1000肾上腺素0.5~1ml或静脉滴注氢化可的松或地塞米松等抗过敏药物;③呼吸困难者给予氧气吸入,严重喉头水肿者行气管切开;④循环衰竭者给予抗休克治疗;⑤监测生命体征变化。

(三)溶血反应

1. 预防 ①认真做好血型鉴定及交叉配血实验;②输血前认真查对,杜绝差错事故的发生;③严格遵守血液保存规则,不可使用变质血液。

2. 处理 一旦发生输血反应,应进行以下处理:①立即停止输血,并通知医生。②给予氧气吸入,建立静脉通道,遵医嘱给予升压药或其他药物治疗。③将剩余血、病人血标本和尿标本送化验室进行检验。④双侧腰部封闭,并用热水袋热敷双侧肾区,解除肾小管痉挛,保护肾脏。⑤碱化尿液。静脉注射碳酸氢钠,增加血红蛋白在尿液中的溶解度,减少沉淀,避免阻塞肾小管。⑥严密观察生命体征和尿量,插入导尿管,监测每小时尿量,并做好记录。若发生肾衰竭,行腹膜透析或血液透析治疗。⑦若出现休克症状,应进行抗休克治疗。⑧心理护理:安慰病人,消除其紧张、恐惧心理。

(四)与大量输血有关的反应

1. 短时间输入大量库存血时,应密切观察病人的意识、血压、脉搏等变化,注意皮肤、黏膜或手术伤口有无出血。

2. 严格掌握输血量,每输库存血3~5个单位,应补充1个单位的新鲜血。

3. 根据凝血因子缺乏情况补充有关成分。

(五)枸橼酸钠中毒反应

遵医嘱常规每输库存血1000ml,静脉注射10%葡萄糖酸钙10ml,预防发生低血钙。

(六)其他

如空气栓塞、细菌污染反应、体温过低及通过输血传染各种疾病(病毒性肝炎、痢疾、艾滋病)等。因此,严格把控采血、贮血和输血操作的各个环节,是预防上述输血反应的关键。

(七)健康指导

1. 输血前健康教育

(1)心理指导:病人因对输血、血液制品不了解,输入过程陌生,所以存在不同程度的思想顾虑和恐惧心理,害怕静脉穿刺引起疼痛,尤其看到输血针头较粗时,恐惧感陡然加重。应向病人讲解输入血液制品的必要性和血液生理知识。告知所有血液都经过检验,不会传染疾病。通过交谈分散病人注意力,解除紧张情绪,以顺利完成输入过程。

(2)签订协议书:指导告知输用同种异体血的不良反应和经血液传播疾病的可能,告知输血前需要签订协议书,征得病人本人或具有法力效应直系家属的同意,并在输血治疗同意书上签字,没有本人及直系家属签字不能输血。

(3)输血治疗:指导说明血液一旦离开正确的储存条件,即有细菌繁殖、丧失功能的危险,所以对输血时间应进行限制,在领出血液后30分钟内进行。告知输血要遵循先慢后快原则,输血前15分钟要慢,严密观察并确认无不良反应后,再调快滴数,并要在3~4小时内输完200~300ml。强调在输血过程中严格遵守治疗原则,病人及其家属不得随意调节输血速度和滴数。

（4）不良反应:指导告知输注粒细胞有可能产生非溶血性输血发热反应,在免疫缺陷或造血干细胞移植时可发生。为预防输血反应,输血前遵医嘱给予抗过敏药物,告知在输血过程中发生任何不适应及时报告医生。

2. 输血后健康教育

（1）治疗常识:指导输冷藏血液时,不必加温,仅需于输入前轻摇血袋4～5次,便于血浆与血细胞混匀即可。病人及家属不能自行加温。输血过程中嘱咐病人减少活动,并注意观察有无血液渗漏,针栓与导管的接头松动等情况,发现异常立即通知护士。

（2）输血反应指导:常见的输血反应有发热反应、溶血反应、过敏反应、细菌感染等,教会病人进行自我观察。告知输血开始15分钟至2小时,如突然出现畏寒、发热、出汗、皮肤潮红、心悸、头痛、腰部疼痛等有可能是溶血反应,会危及病人生命,应及时报告医生。输血后如出现全身荨麻疹等可能是过敏反应,立即通知医生采取治疗措施。

（杨　茜）

学习小结

输血是指给病人输注供者的血液成分或全血,是种替代治疗。用以补充血容量维持有效血液循环,恢复氧气、二氧化碳、营养、代谢产物的运输能力,保持血液免疫、抗感染、止凝血和抗凝功能。输血反应是指在输血过程中或输血后,受血者发生了用原来疾病不能解释的新的症状和体征。输血反应可表现为溶血反应、发热反应、过敏反应、细菌污染反应,大量快速输血可能引起的并发症包括心脏负荷过重、出血倾向、枸橼酸中毒、低血钙、高血钾。应掌握在输血前、输血过程中和输血后的护理操作,避免输血反应的发生。

复习参考题

1. 简述输血反应的临床表现。

2. 简述溶血反应的预防与处理。

3. 简述输血反应中发热反应的预防与处理。

第八节　血液系统常用诊疗技术及护理

学习目标

掌握	骨髓穿刺术和造血干细胞移植的护理。
熟悉	骨髓穿刺术和造血干细胞移植的适应证。
了解	骨髓穿刺术的操作过程。

一、骨髓穿刺术

骨髓穿刺术（bone marrow puncture）是采集骨髓液的一种常用诊断技术。骨髓液的检查内容包括细胞学、原虫和细菌学等,目的是协助血液病、传染病、寄生虫病的诊断及疗效观察和预后的判断。骨髓穿刺还可了解骨髓造血情况,作为化疗和应用免疫抑制剂的参考。骨髓移植时进行骨髓穿刺采集骨髓液。

【适应证】

各种贫血、血液系统肿瘤、血小板减少症、粒细胞减少症、长期发热、疟疾、黑热病的诊断和骨髓移植。

【禁忌证】

血友病等出血性疾病、穿刺局部感染。

【操作过程】

1. 病人体位　行胸骨或髂前上棘穿刺时取仰卧位；行髂后上棘穿刺时应取侧卧位或俯卧位；腰椎棘突穿刺时可取坐位或侧卧位。

2. 穿刺部位　髂前上棘、髂后上棘、胸骨和腰椎棘突。多选择髂前上棘和髂后上棘为穿刺点。当其他部位穿刺失败时，可行胸骨穿刺（骨髓液含量丰富）。

3. 穿刺方法

（1）常规消毒皮肤，戴无菌手套、铺无菌孔布，用2%利多卡因进行局部皮肤、皮下及骨膜麻醉。

（2）将骨髓穿刺针固定器固定在适当的位置（胸骨穿刺在1cm处，髂骨穿刺在1.5cm处）。左手拇指和示指固定穿刺部位，以右手持针向骨面垂直刺入（若为胸骨穿刺，则应保持针体与骨面呈30°～40°角）。当针尖接触骨质后则将穿刺针左右旋转，缓慢钻刺骨质。当感到阻力消失，且穿刺针已固定在骨内时，表示已进入骨髓腔。

（3）穿刺针进入骨髓腔后，拔出针芯，接上干燥的10ml或20ml注射器，用适当力量抽吸骨髓液0.1～0.2ml滴于载玻片上，迅速做有核细胞计数及涂片，以备进行形态学检查。如需做骨髓液细菌检查，再抽取1～2ml。

（4）抽吸完毕，重新插入针芯，用无菌纱布置于针孔处，拔出穿刺针，按压1～2分钟后，用胶布将无菌纱布加压固定。

【护理】

1. 术前护理

（1）病人准备：向病人说明穿刺的目的和过程，减轻或消除其紧张、恐惧心理，取得合作。告知病人穿刺局部会进行麻醉，穿刺时不会出现疼痛，但在抽吸骨髓时，会出现轻微的锐痛，使病人在心理上有所准备。病人知情同意后在特殊检查同意书上签字。并测定出血及凝血时间。

（2）病人指导：穿刺前指导病人练习穿刺体位，并告知病人在操作过程中保持穿刺体位，当穿刺针进入骨质后，切勿随意活动，以防穿刺针断裂。如出现不适及时告知医护人员。

2. 术中护理

（1）病情观察：穿刺过程中，注意观察病人有无呼吸加快、脉搏加快和减弱、面色异常等表现，必要时应立即停止穿刺。

（2）抽取骨髓液量：进行细胞形态学检查不宜超过0.2ml，否则会导致骨髓液稀释，影响增生度的判断、细胞计数及分类的结果。如进行细菌培养，于抽取形态学标本后，再抽取1～2ml。

3. 术后护理

（1）病情观察：观察穿刺部位有无出血。如有渗血，立即更换无菌敷料，局部压迫止血。

（2）保护穿刺部位：告知病人穿刺后休息10～20分钟即可下床，但应避免剧烈活动。48～72小时内勿进行沐浴，保持穿刺部位干燥。

二、造血干细胞移植术

造血干细胞移植（hematopoietic stem cell transplantation，HSCT）是指对病人进行全身照射、化疗和免疫抑制预处理后，将正常供体或自体的造血干细胞经血管输注给病人，使之重建正常的造血和免疫功能。造血干细胞具有增殖、分化为各系成熟血细胞的功能和自我更新的能力，维持终身持续造血。

【适应证】

1. 恶性肿瘤性疾病

（1）急性白血病：急性髓细胞白血病、急性淋巴细胞白血病。

（2）慢性白血病：慢性粒细胞白血病、慢性淋巴细胞白血病。

（3）恶性淋巴瘤：高度恶性的淋巴母细胞型非霍奇金淋巴瘤、复发或难治的恶性淋巴瘤。

（4）侵袭性淋巴瘤：多发性骨髓瘤和骨髓增生异常综合征。

2. 非恶性肿瘤性疾病　重型再生障碍性贫血、镰状细胞贫血、阵发性睡眠性血红蛋白尿、地中海贫血、骨髓纤维化、先天性免疫缺陷病。

【护理】

1. 移植前护理

（1）供体选择：自体 HSCT，供体是病人自己，应能承受大剂量化放疗，能动员采集到未被肿瘤细胞污染的足量造血干细胞。异体 HSCT 原则是以健康供体与受者（病人）的人白细胞抗原（human leukocyte antigen，HLA）配型相合为前提，首选具有血缘关系的同胞或兄弟姐妹，无血缘关系的供体为候选。如有多个 HLA 相合者，宜选择年轻、男性、ABO 血型相合和巨细胞病毒阴性者。脐血移植除配型外，还应确定新生儿无遗传性疾病。

（2）供体的准备：根据造血干细胞的采集方法及其需要量的不同，安排供体短期留观或住院。若需采集外周血造血干细胞者，为进一步扩增外周血中造血干细胞的数量，需于造血干细胞采集前 5～7 天开始，给予供体皮下注射造血生长因子，如粒细胞集落刺激因子或其他动员剂。

（3）无菌层流室准备：室内一切用物需经清洁、消毒、灭菌处理。室内不同空间采样行空气细菌学监测，合格后病人方可进入。

（4）病人准备：①向病人和家属介绍相关知识，降低或消除其疑虑和恐惧感；②进行肝、肾功能等相关检查和组织配型等；③清除体内的潜在感染灶；④入室前 3 天开始服用肠道不易吸收的抗生素；入室前 1 天剪指（趾）甲、剃毛发、清洁肚脐；入室当天沐浴后用 0.05% 氯己定药浴 30～40 分钟，进行眼、外耳道、口腔和脐部的清洁，更换无菌衣裤后进入无菌室，并对病人皮肤进行多部位（尤其是皱褶处）细菌培养；⑤行中心静脉置管。

2. 移植中护理

（1）造血干细胞采集：①在无菌条件下，对供体行硬膜外麻醉。自髂前或髂后上棘抽取骨髓血，根据病人需要采集 500～800ml 骨髓血。将获取的骨髓分离、过滤后装入血袋，并加肝素抗凝。采髓过程不宜过快，每 500ml 不应少于 30 分钟。采髓过程中注意观察生命体征。②经动员剂扩增造血干细胞后，应用血细胞分离机进行外周血造血干细胞采集。③健康产妇分娩时，待胎儿娩出后，迅速结扎脐带，以采血针穿刺脐静脉收集残留于脐带和胎盘内的血液。

（2）造血干细胞输注：在无菌层流室进行，经中心静脉插管处输注，输注时间不宜超过 3 小时。输注即将结束时，弃去浮在上面的脂肪滴（最后 5ml），以防脂肪颗粒引起肺栓塞。外周血干细胞解冻后不需滤过即可输入。

3. 移植后护理

（1）病情观察：监测生命体征，尤其是体温变化及精神状态；观察有无移植并发症如感染、间质性肺炎、移植物抗宿主病及皮肤黏膜和内脏出血的相关表现；观察病人的血象和骨髓象变化（通常第 2 周开始血象上升，第 4～6 周迅速恢复，骨髓象转为正常）。

（2）感染的预防和护理：加强层流室的消毒，严格保持无菌环境；严格执行医护人员的自身净化制度，防止交叉感染；加强基础护理，使病人处于无菌状态；遵医嘱静脉输注大剂量免疫球蛋白，促进病人免疫力的恢复。

（3）用药护理：环孢素 A、甲氨蝶呤和糖皮质激素是预防急性移植物抗宿主病的主要药物。环孢素 A 可致肝肾损害，部分病人发生齿龈增生和胃肠道反应；甲氨蝶呤可致口腔及胃肠黏膜溃疡；糖皮质激素易诱发消化道出血和感染。应向病人说明可能出现的副作用及其表现，定期检查肝肾功能，观察粪便的颜色和体温，以便及早发现。

（4）心理护理：虽然病人及家属在治疗前已有一定的思想准备，但对治疗能否成功，可能出现的并发症等，仍有恐惧心理，常造成失眠。同时，无菌层流室与外界基本隔绝，空间小，娱乐工具少，病人常有孤独感。在满足病人生理需要的同时，应多与病人交流，倾听病人诉说，调节病人情绪，传递家属信息，使病人在隔离的环境中有安全感，帮助其度过移植关。

（杨　茜）

学习小结

骨髓穿刺术是采取骨髓液的一种常用诊断技术，其检查内容包括细胞学、原虫和细菌学等几个方面。适用于各种血液病的诊断、鉴别诊断及治疗随访；不明原因的红细胞、白细胞、血小板数量增多或减少及形态学异常；不明原因发热的诊断与鉴别诊断，可作骨髓培养，骨髓涂片找寄生虫等。造血干细胞移植是指对病人进行全身照射、化疗和免疫抑制预处理后，将正常供体或自体的造血干细胞经血管输注给病人，使之重建正常的造血和免疫功能。造血干细胞具有增殖、分化为各系成熟血细胞的功能和自我更新的能力，维持终身持续造血。掌握造血干细胞移植的适应证。掌握移植前护理、移植中护理及移植后护理的护理要点。

复习参考题

1. 骨髓穿刺术的穿刺类型有哪些。

2. 简述造血干细胞移植的概念。

3. 简述造血干细胞移植的适应证。

4. 简述造血干细胞移植后的护理要点。

第七章

内分泌与代谢性疾病病人的护理

内分泌系统是由内分泌腺及存在于某些脏器中的内分泌组织和激素分泌细胞组成,它与神经系统、免疫系统相互作用,形成反馈机制。其主要功能是在神经支配和物质代谢反馈调节基础上合成与释放激素,从而调节人体代谢、组织及器官功能、生长发育、生殖与衰老等生理活动和生命现象,维持人体内环境的相对稳定。内分泌系统疾病是由于激素分泌不足或过多导致的内分泌功能紊乱,代谢性疾病是由中间代谢环节障碍所致的疾病。遗传、环境、精神、营养、不良行为等内外因素,直接或间接影响着内分泌系统的结构和功能,导致内分泌腺功能的亢进、减退和组织结构异常。

第一节　内分泌与代谢性疾病病人常见症状体征的护理

学习目标	
掌握	内分泌代谢性疾病的常见症状体征及护理措施。
熟悉	身体外形改变的护理评估技巧及相关护理措施。
了解	性功能异常、疲乏的发生与护理。

一、常见症状体征

(一)身体外形改变

身体外形改变与垂体、甲状腺、甲状旁腺、肾上腺及部分代谢性疾病密切相关,主要表现为身材过高与矮小、肥胖与消瘦、毛发改变、面容变化、皮肤黏膜色素沉着及皮肤紫纹和痤疮等。

1. 身材过高与矮小　身材过高见于巨人症、Klinefelter综合征等,身材矮小见于侏儒症、Turner综合征等。

2. 肥胖与消瘦　①肥胖:体重超过标准体重的20%或体重指数(body mass index, BMI)≥25kg/m²,分为单纯性肥胖和继发性肥胖,后者多见于下丘脑疾病、库欣综合征、2型糖尿病(肥胖型)、性腺功能减退症、甲状腺功能减退症、代谢综合征等;②消瘦:体重低于标准体重的20%或BMI<18.5kg/m²,常见于甲状腺功能亢进症、1型和2型糖尿病(非肥胖型)、肾上腺皮质功能减退症、内分泌恶性肿瘤、神经性厌食等。

3. 毛发改变　表现为脱发或毛发颜色、质地及分布出现异常改变。全身性多毛见于先天性肾上腺皮质增生、库欣综合征等,毛发脱落见于甲状腺功能减退、睾丸功能减退、卵巢功能减退等。

4. 面容改变　表现为眼球突出、满月脸、皮肤粗糙、颈部增粗等改变。如甲状腺功能减退症可出现面色苍白、颜面水肿、目光呆滞、反应迟钝的黏液性水肿面容;甲状腺功能亢进者可有睑裂增宽、眼球突出、表情惊愕、兴奋不安的"甲状腺功能亢进面容";库欣综合征病人可见满月脸、痤疮和多血质貌等。

5. 皮肤改变　①皮肤黏膜色素沉着：多见于原发性肾上腺皮质功能减退症、先天性肾上腺皮质增生、异位促肾上腺皮质激素（ACTH）综合征、ACTH 依赖性库欣综合征等，以摩擦处、掌纹、乳晕、瘢痕处明显；②皮肤紫纹和痤疮：紫纹是库欣综合征的特征之一，病理性痤疮见于库欣综合征、先天性肾上腺皮质增生症等。

（二）生殖发育及性功能异常

包括生殖器官提前发育或发育迟缓、性欲减退或丧失、女性月经紊乱、溢乳、闭经或不孕，男性勃起功能障碍、男性乳房发育等。下丘脑综合征可出现性欲减退或亢进、女性月经失调、男性阳痿不育；自儿童期起的腺垂体生长激素（GH）缺乏或性激素分泌不足可导致病人青春期性器官仍不发育，第二性征缺如；青春期前开始的性激素或促性腺激素分泌过早、过多可出现性早熟。

（三）疲乏

疲乏是一种主观感受，属非特异性症状，表现为一种无法抵御的、持续精力衰竭感，以及体力下降、睡眠时间延长等。内分泌与代谢疾病常伴有疲乏，如甲亢、甲减、肥胖等。

二、护理

（一）护理评估

1. 病史评估　评估引起身体外形改变的原因、发生时间及进展速度、主要症状及特点、有无伴随症状、治疗及用药情况。评估其家族史、有无外伤、肿瘤、肝病、颅脑手术史、自身免疫性疾病等既往史，了解病人的生活方式和饮食习惯。评估性功能异常的发生过程、症状、体征及性欲改变情况。女性病人了解其月经及生育史，是否存在不育、早产、流产、死胎、巨大儿等既往史，男性病人了解其是否存在性欲低下、勃起功能障碍等。了解病人日常活动能力改变情况、有无疲乏无力感或睡眠时间延长等，由此来判断病人体力有无下降。

2. 身体评估　评估病人的体型、身高、毛发、面容、皮肤黏膜色素沉着、皮肤紫纹和痤疮等变化情况。观察皮肤黏膜有否干燥、粗糙程度，毛发脱落、稀疏或增多情况；是否存在女性闭经、溢乳，男性乳房发育；外生殖器的发育是否正常，有无畸形等。

3. 实验室及其他检查的评估　检测垂体、甲状腺、甲状旁腺、肾上腺皮质功能、胰岛素水平等有助于身体外形改变的病因诊断；检测性激素水平有无变化。

4. 心理与社会评估　评估身体外形改变病人的家庭支持和社会认同程度，是否存在心理障碍，有无焦虑、自卑、抑郁、自我形象紊乱等发生；评估性功能异常带来的心理影响、与配偶关系，是否存在焦虑、抑郁、自卑等心理问题。

（二）常用护理诊断/问题

1. 身体意象紊乱　与疾病引起身体外形改变等因素有关。

2. 焦虑　与身体外形改变引起的对周围、自身认知、感知变化无法正确应对有关。

3. 性功能异常　与内分泌功能紊乱有关。

（三）护理目标

1. 病人身体外形逐渐恢复正常，能够接受治疗后外观发生变化的现实。

2. 病人焦虑程度减轻，能够正确认识并接受疾病所带来的影响。

3. 病人对性问题有正确的认识，性功能逐渐恢复，能采取恰当的方式进行性生活，达到性满足。

（四）护理措施

1. 饮食护理　针对病人的具体情况，制订合理的膳食计划以调节营养成分的摄入，促进营养状态及身体外形变化的改善。如重度肥胖者应以低糖、低脂、低盐、高纤维素饮食为宜，养成定时、定量进餐及不吃零食的习惯；消瘦者以高热量、高蛋白、易消化饮食为主，少量多餐。

2. 提供修饰技巧　指导病人采用适当的修饰方法来纠正因身体外形改变带来的缺陷，改善自身形象，增加病人心理的舒适度和美感。如甲亢突眼病人外出可戴深色眼镜，以保护眼睛免受刺激；肥胖、侏儒和巨人症病人可指导其选择合身的衣服；毛发稀疏病人外出可戴帽子等，增强自信心。

3. 鼓励病人社会交往　鼓励病人加强人际交流，参加身边及社区的团体活动，提供社交技巧，提高心理适应能力，改善交际状况。同时教育周围人群正确认识疾病，不歧视病人，不伤害病人自尊。

4. 心理指导　身体外形改变的病人常有自卑心理，出现焦虑、恐惧、抑郁、自闭等问题，护士应针对病人的问题加强与病人及其家属之间的心理沟通，理解并鼓励病人主动表达自己的心理感受，争取家属的心理支持，避免伤害病人自尊；告知病人只要积极配合治疗，身体外形定会得到改善，以提高病人的自信心；同时注意观察病人有无心理异常，防止意外情况发生。尊重与理解病人在对待性问题上所表现出的焦虑，鼓励病人倾诉其在性爱或性功能方面的烦恼，为病人讲解所患疾病及用药治疗对性功能的影响，使病人积极配合治疗。

5. 提供亲情支持　家庭成员的心态、亲情的冷暖与病人的精神状况密切相关。要指导病人家属在细节上给予更多的体贴、支持和理解，与病人多沟通、多交流、多倾听，以减轻病人内心的自卑感和孤独感，缓解忧郁焦虑症状。积极与病人配偶沟通，向病人和配偶解释存在性功能异常的问题根源，取得其配偶对病人的理解支持。

（五）护理评价

1. 病人身体外观已得到改善；能接受身体外形改变的事实，积极配合治疗。

2. 病人能正确对待性问题；性功能逐渐恢复，达到其希望中的性满足。

3. 病人焦虑程度减轻或消失。

（李红梅）

学习小结

内分泌与代谢性疾病主要症状是身体外形改变，表现为身材过高与矮小、肥胖与消瘦、毛发改变、面容变化、皮肤黏膜色素沉着及皮肤紫纹和痤疮等，也会出现性功能异常、疲乏等。针对病人体型变化可以针对性的提供饮食护理，对于身体外形改变，可帮助病人提供修饰技巧，另外鼓励病人进行正常的社会交往、提供心理指导、亲情支持。

复习参考题

内分泌系统疾病引发的身体外形改变主要有哪些？该如何对其进行护理？

第二节　腺垂体功能减退症病人的护理

学习目标

掌握	腺垂体功能减退症的临床表现及护理措施。
熟悉	腺垂体功能减退症病人的护理诊断及治疗要点。
了解	腺垂体功能减退症的病因及发病机制。

腺垂体功能减退症（anterior pituitary hypofunction）是由各种原因引起的一种或多种腺垂体激素分泌减少或缺乏的一组临床综合征。因垂体分泌细胞受到下丘脑各种激素（因子）直接影响，其功能减退可原发于

腺垂体本身,也可继发于下丘脑病变,但补充所缺乏的激素后症状可迅速缓解。

【病因及发病机制】

1. 肿瘤　垂体瘤是成人腺垂体功能减退症最常见的原因,可分为功能性和无功能性。瘤体增大压迫正常垂体组织,使其功能减退或功能亢进。此外,鼻咽管癌、位于垂体的转移性肿瘤等均可压迫垂体导致本病。

2. 下丘脑病变　如肿瘤、炎症、浸润性病变(如淋巴瘤、白血病)、肉芽肿(如结节病)等,可直接破坏下丘脑神经内分泌细胞,使释放激素减少,从而减少腺垂体分泌各种促靶腺激素、生长激素和催乳素等。

3. 垂体缺血性坏死　妊娠期腺垂体生理性增生肥大,对缺血、缺氧极为敏感,围产期因某种原因引起大出血、休克、血栓形成,使腺垂体大部缺血坏死和纤维化,临床称为希恩(Sheehan)综合征。糖尿病血管病变使垂体供血障碍也可导致垂体缺血性坏死。

4. 蝶鞍区手术、放疗和创伤　垂体瘤切除可能损伤正常垂体组织,术后放疗更加重垂体损伤。严重头部损伤可引起颅底骨折、损毁垂体柄和垂体门静脉血液供应。鼻咽癌放疗也可损坏下丘脑和垂体,引起腺垂体功能减退。

5. 感染和炎症　如巨细胞病毒、HIV、结核分枝杆菌、真菌等感染引起的脑炎、脑膜炎、流行性出血热、梅毒或疟疾等均可损伤下丘脑和垂体。

6. 其他　垂体先天发育缺陷、基因缺陷或基因突变(导致腺垂体激素合成障碍或无生物活性激素产生)、长期使用糖皮质激素、自身免疫性垂体炎、空泡蝶鞍、海绵窦处颈内动脉瘤也可引起腺垂体功能减退。

【临床表现】

临床表现复杂,取决于垂体受损的程度和部位及受累激素。一般腺垂体组织 50% 以上遭到破坏后才会出现症状。最早出现促性腺激素、生长激素(GH)和催乳素(PRL)缺乏,其次为促甲状腺激素(TSH)缺乏,最后可伴有促肾上腺皮质激素(ACTH)缺乏。希恩综合征病人往往有全垂体功能减退症,即所有垂体激素均缺乏,但无占位性疾病表现。肿瘤因素导致本病者还伴有占位性病变的症状,如头痛、视力减退、视野缺失甚至失明等。腺垂体功能减退主要表现为各靶腺(性腺、甲状腺、肾上腺)功能减退。

1. 性腺功能减退　常最早出现,由促性腺激素及催乳素不足所致。女性有产后大出血、休克、昏迷史,早期表现为产后无乳、闭经、性欲减退,继之性器官萎缩等。男性性欲减退、阳痿、睾丸松软缩小,胡须、腋毛和阴毛稀少等。

2. 甲状腺功能减退　由促甲状腺激素分泌不足所致。病人易疲劳、怕冷、体重增加、记忆力减退、反应迟钝、嗜睡、精神抑郁、便秘、月经不调、肌肉痉挛等。

3. 肾上腺功能减退　由促肾上腺皮质激素缺乏所致。病人极度疲乏、食欲减退、恶心呕吐、体重减轻、血压偏低等。黑色素细胞刺激素减少使皮肤色素减退。

4. 垂体危象　在全垂体功能减退的基础上,如遇应激(如手术、外伤等)、麻醉及使用镇静药、降糖药等均可诱发垂体危象,表现为高热、循环衰竭、休克、恶心、呕吐、头痛、神志不清、谵妄、抽搐、昏迷等消化系统、循环系统和神经精神方面的症状。

【实验室及其他检查】

1. 性腺功能测定　雌二醇水平降低,血睾酮水平降低。基础体温测试、阴道涂片、精液检查等可分别反映卵巢、睾丸的分泌功能。

2. 肾上腺皮质功能测定　24 小时尿 17- 羟皮质类固醇及游离皮质醇排量减少,血浆皮质醇浓度降低,但节律正常,葡萄糖耐量试验示血糖呈低平曲线。

3. 甲状腺功能测定　血清总 T_4、游离 T_4 均降低,而总 T_3、游离 T_3 可正常或降低。

4. 腺垂体分泌激素测定　促卵泡激素(FSH)、促黄体素(LH)、TSH、ACTH、GH、PRL 低于正常水平。

5. 其他检查　空腹血糖水平降低、血钠水平降低而血钾水平偏高,X 线、CT、MRI 检查,可了解病变部位、大小、性质及其对邻近组织的侵犯程度,有助于判断原发性疾病的原因。

【诊断要点】

根据病史、症状、体征,结合实验室及影像学检查,可作出诊断。注意与以下疾病相鉴别:多发性内分泌腺功能减退症如 Schmidt 综合征、神经性厌食、失母爱综合征等。

【治疗原则】

1. 病因治疗　针对病因采取适当方法,肿瘤病人采取手术、放疗和化疗等措施;鞍区占位性病变,首先必须解除压迫,减轻和缓解颅内高压症状;加强产妇围产期监护,及时纠正产科病理状态,预防因出血、休克而引起缺血性垂体坏死。

2. 激素替代治疗　针对靶腺功能减退采用相应的激素替代治疗,宜经口服给药,需要长期甚至终身维持治疗。治疗中先补充糖皮质激素,然后再补充甲状腺激素,以防肾上腺危象发生。糖皮质激素剂量随病情变化调节,应激状态时适当增加用量;甲状腺激素应遵循小剂量开始、缓慢递增的原则。

3. 垂体危象的治疗

(1)缓解低血糖:首先给予 50% 葡萄糖 40～60ml 静脉注射,然后用 10% 葡萄糖液静脉滴注。

(2)解除急性肾上腺功能减退危象:10% 葡萄糖液中加入氢化可的松静脉滴注。

(3)对症治疗:循环衰竭者行抗休克治疗,感染败血症者积极开展抗感染治疗,低温者可给予小剂量甲状腺激素,并采取保暖措施使体温回升。

【常用护理诊断/问题】

1. 性功能障碍　与促性腺激素分泌不足有关。

2. 潜在并发症:垂体危象。

【护理措施】

1. 一般护理　给予高热量、高蛋白、高维生素饮食。血压较低者适当补充钠盐,以利于血压稳定;便秘者增加纤维素和豆制品摄入。

2. 病情观察　密切观察病人生命体征和意识变化,注意有无低血糖、低血压、低体温等情况,观察瞳孔大小、对光反射等神经系统变化征象,及早发现垂体危象表现。

3. 用药护理　教会病人和家属正确使用激素,并认识到长期甚至终身激素替代治疗的重要性。需遵医嘱按时、按量服用,不得任意增减药物剂量。观察药物的不良反应及效果。

4. 心理护理　关心体贴病人,认真倾听病人诉说自己的疾病困扰。向病人及其家属详细解释病情,取得对病人的配合,帮助病人树立乐观自信的生活态度,消除不良心理。

5. 垂体危象的抢救配合

(1)迅速建立静脉通路,准确使用高渗糖和激素类药物。

(2)保持呼吸道通畅,给氧。

(3)低体温者注意保暖,遵医嘱准确给予小剂量甲状腺激素;循环衰竭者,纠正低血容量;有感染、败血症者准确及时给予抗感染药物;高热者予以降温处理。

(4)做好口腔、皮肤护理;保持排尿通畅,防止尿路感染。注意慎用麻醉剂、镇静剂、催眠药及降糖药等,以防诱发昏迷。

6. 健康指导

(1)疾病相关知识指导:强调激素替代的重要性,教会其使用方法,指导病人按时按量服用,不得任意增减药物剂量,避免过度劳累、感染、外伤、手术等应激情况,指导病人及家属能识别垂体危象的征兆。

(2)定期复查:当出现感染、发热、外伤、头痛等应激情况时,立即复诊。

(李红梅)

腺垂体功能减退症是垂体激素分泌减少或缺乏所致,垂体瘤为最常见病因。临床表现复杂,主要是靶腺体(性腺、甲状腺、肾上腺)功能减退,可诱发垂体危象。治疗包括病因治疗、激素替代和垂体危象治疗。护理要点是病情观察、激素替代的护理和垂体危象的抢救配合。

复习参考题

垂体危象有哪些表现?如何治疗和护理?

第三节　单纯性甲状腺肿病人的护理

学习目标

掌握	单纯性甲状腺肿的定义、甲状腺肿病人的护理措施。
熟悉	单纯性甲状腺肿病人的临床表现、治疗要点、护理诊断。
了解	单纯性甲状腺肿的病因、发病机制。

单纯性甲状腺肿(simple goiter)又称非毒性甲状腺肿,指非炎症、非肿瘤原因导致的不伴有甲状腺功能异常的甲状腺肿。甲状腺可呈弥漫或多结节肿大。本病具有地方性分布特点,也可散发。女性发病率是男性的 3~5 倍。

【病因及发病机制】

1. 地方性甲状腺肿　最常见原因是碘缺乏,多见于山区和远离海洋的地区。因土壤、水源、食物中含碘量过低,难以满足机体对碘的需求,造成甲状腺激素合成不足,反馈性地引起垂体分泌 TSH 增多,刺激甲状腺增生肥大,长期作用可出现腺体增生或萎缩、出血、纤维化、钙化,也可出现自主性功能亢进和毒性结节性甲状腺肿。

2. 散发性甲状腺肿　主要有以下两个因素。①外源性因素:致甲状腺肿物质、药物、食物中的碘化物等;②内源性因素:儿童先天性甲状腺激素合成障碍,如甲状腺内碘转运障碍、过氧化物酶活性缺乏、碘化酪氨酸偶联障碍、异常甲状腺球蛋白形成、甲状腺球蛋白水解障碍、脱碘酶缺乏等。

3. 生理性甲状腺肿　在青春发育、妊娠、哺乳期,机体对甲状腺激素需要量增加,可出现相对性缺碘而出现甲状腺肿。

【临床表现】

甲状腺轻、中度肿大,表面平滑,质地较软,无压痛。甲状腺重度肿大可引起压迫症状,如压迫气管可出现呼吸困难,压迫食管可引起吞咽困难,压迫喉返神经可引起声音嘶哑。胸骨后甲状腺肿可使头部、颈部和上肢静脉回流受阻,出现面部青紫、肿胀、颈胸部浅静脉扩张等。病程较长者,甲状腺内结节可有自主甲状腺激素(TH)分泌功能,并可出现自主性功能亢进。

【实验室及其他检查】

1. 甲状腺功能检查　血清总甲状腺素(TT_4)、总三碘甲腺原氨酸(TT_3)正常,TT_4/TT_3 值常增高。血清 TSH 水平稍高或正常。

2. 血清甲状腺球蛋白(Tg)测定　Tg 水平增高,增高的程度与甲状腺肿的体积呈正相关。

3. 甲状腺摄 ^{131}I 率及 T_3 抑制试验　摄 ^{131}I 率增高但高峰无前移,可被 T_3 抑制。

4. 甲状腺扫描　常呈均匀弥漫性甲状腺肿大。

【治疗原则】

主要根据病因防治。碘缺乏者补充碘剂,药物引起者停药或减量。甲状腺肿大一般不需要治疗,肿大明显有压迫症状时,采取手术治疗。

1. 对因治疗　碘缺乏者应补充碘剂。在地方性甲状腺肿流行区可采用食盐加碘防治。因摄入致甲状腺肿物质所致者,停用后肿大的甲状腺一般可自行消失。

2. 甲状腺制剂治疗　无明显原因者,可采用甲状腺制剂治疗,以补充内源性 TH 不足。一般采用左甲状腺素(L-T_4)或甲状腺干粉片口服。

3. 手术治疗　当肿大的甲状腺出现压迫症状、药物治疗效果欠佳、疑有甲状腺结节癌变时应手术治疗,术后需长期用 TH 替代治疗。

【诊断要点】

诊断主要依据病人有甲状腺肿而甲状腺功能基本正常。地方性甲状腺肿地区的流行病史有助于本病的诊断。

【常用护理诊断/问题】

1. 知识缺乏:缺乏单纯性甲状腺肿防治知识。

2. 自我形象紊乱　与颈部外形改变有关。

3. 潜在并发症:呼吸困难、吞咽困难、声音嘶哑等。

【护理措施】

1. 一般护理　指导病人摄取含碘丰富的食物,如海带、紫菜等海产类食品,避免摄入阻碍甲状腺激素合成的食物,如卷心菜、花生、菠菜、萝卜等。在碘缺乏地区可通过食用碘化食盐,有效预防地方性甲状腺肿的发生。在妊娠、哺乳、青春发育期应适当增加碘及含碘食物的摄入,以预防本病发生。

2. 病情观察　观察病人甲状腺肿大的程度、质地,有无结节及压痛,颈部增粗的进展情况及有无局部压迫情况。

3. 用药护理　指导病人遵医嘱准确服药,不能随意增多或减少。观察药物疗效及不良反应,如病人出现心动过速、呼吸急促、食欲亢进、怕热多汗、腹泻等甲状腺功能亢进症表现,及时就诊;避免服用硫氰酸盐、保泰松、碳酸锂等阻碍 TH 合成的药物。

4. 心理护理　向病人讲述单纯性甲状腺肿的相关知识,帮助病人进行恰当的修饰,改善其自我形象,树立信心,消除自卑。

(李红梅)

学习小结

单纯性甲状腺肿是指非炎症、非肿瘤原因导致的不伴有甲状腺功能异常的甲状腺肿。地方性甲状腺肿最常见原因是碘缺乏,散发性甲状腺肿可由外源性和内源性因素所致。甲状腺一般轻、中度肿大,表面平滑,质地较软,无压痛,重度肿大可引起压迫症状。

临床以对因治疗为主,辅以甲状腺制剂治疗,在饮食护理方面,指导病人摄入含碘丰富的食物或食用碘化食盐,避免摄入阻碍甲状腺激素合成的食物,注意观察甲状腺本身的变化及产生的压迫症状,遵医嘱准确服药并观察药物的疗效及副作用。

复习参考题

单纯性甲状腺肿的治疗方法有哪些? 如何进行　护理?

第四节 甲状腺功能亢进症病人的护理

案例 7-1

病人，女，28岁。未婚。近期由于工作及精神压力大，出现心悸、多汗两个月，近一个月不明原因体重减轻 3kg，大便不成形，并有烦躁、易怒。体格检查：甲状腺Ⅱ度肿大，有血管杂音及震颤，心率 140 次 /min，FT_3、FT_4 水平升高，TSH 水平降低。给予甲巯咪唑 + 普萘洛尔口服药治疗。

思考：

1. 该病人在用药过程中应注意观察什么内容？

2. 该病人存在的护理问题有哪些？应采取什么护理措施？

甲状腺毒症是指血液循环中甲状腺激素（TH）过多，引起以神经、循环、消化等系统兴奋性增高和代谢亢进为主要表现的一组临床综合征。根据甲状腺功能状态，甲状腺毒症可分为甲状腺功能亢进症型和非甲状腺功能亢进症型，其病因复杂（表 7-4-1）。甲状腺功能亢进症（hyperthyroidism）简称甲亢，是指由多种病因导致甲状腺本身产生 TH 过多而引起的甲状腺毒症，以 Graves 病所致甲亢最为常见。本节将重点阐述。

表 7-4-1 甲状腺毒症的常见原因

甲状腺功能亢进症型的原因	非甲状腺功能亢进症型的原因
弥漫性毒性甲状腺肿（Graves 病）	亚急性甲状腺炎
多结节性毒性甲状腺肿	慢性淋巴细胞性甲状腺炎（桥本甲状腺炎）
甲状腺自主高功能腺瘤（Plummer 病）	产后甲状腺炎
碘源性甲状腺功能亢进症（IIH）	无症状性甲状腺炎
桥本甲状腺毒症	外源性甲状腺毒症
新生儿甲状腺功能亢进症	异位甲状腺激素产生（如卵巢甲状腺肿）
滤泡状甲状腺癌	
妊娠一过性甲状腺毒症（GTT）	
垂体 TSH 瘤	

Graves 病病人的护理

Graves 病（Graves disease，GD）又称弥漫性毒性甲状腺肿，是一种伴甲状腺激素（TH）分泌增多的器官特异性自身免疫病。GD 是甲状腺功能亢进症的最常见病因，占全部甲亢的 80%～85%。高发年龄为 20～50 岁，女性多见，男女之比为 1∶(4～6)。临床主要表现有甲状腺毒症、弥漫性甲状腺肿、眼征及胫前黏液性水肿。

【病因及发病机制】

目前本病病因及发病机制尚未完全阐明,但认为与自身免疫有关,属于器官特异性自身免疫病。

1. **遗传因素** 有显著的遗传倾向,与某些主要组织相容性复合物(MHC)有关。

2. **免疫因素** 病人的血清中存在 TSH 受体特异性自身抗体,称为 TSH 受体抗体(TRAb)。TRAb 分为 TSH 受体刺激抗体和 TSH 受体阻断抗体,二者都可与 TSH 受体结合,但却产生相反的效应。

3. **环境因素** 对本病的发生发展有影响,如细菌感染、性激素、应激等,可能成为疾病发生或病情恶化的诱因。

【临床表现】

多数起病缓慢,少数在感染或精神创伤等应激后急性起病。典型表现有 TH 分泌过多所致高代谢综合征、甲状腺肿及眼征。

1. **甲状腺毒症表现**

(1)高代谢综合征:表现为疲乏无力、怕热多汗、皮肤潮湿、多食善饥、体重显著下降等,主要是因为甲状腺素增多导致交感神经兴奋性增高和新陈代谢加速所致。

(2)精神神经系统:可有神经过敏、多言好动、焦躁易怒、失眠、记忆力减退、注意力不集中,手、眼睑和舌震颤,腱反射亢进等。

(3)心血管系统:表现为心悸气短、心动过速,心尖部第一心音亢进,收缩压增高、舒张压降低致脉压增大,可出现周围血管征。

(4)消化系统:食欲亢进、多食消瘦,因胃肠蠕动增快,消化吸收不良而排便次数增多所致。

(5)肌肉与骨骼系统:甲亢性肌病、肌无力及肌萎缩;周期性瘫痪,发作时血钾水平降低,但尿钾水平不高。甲亢可致骨质疏松。

(6)生殖系统:女性常有月经减少或闭经。男性有阳痿,偶有乳房发育。

(7)造血系统:外周血白细胞计数偏低,分类淋巴细胞比例增加,单核细胞数增多。血小板寿命较短,可伴发血小板减少性紫癜。

2. **甲状腺肿** 常呈弥漫性、对称性肿大,随吞咽动作上下移动,质软。甲状腺上、下极可触及震颤,闻及血管杂音。

3. **眼征** 表现为单纯性突眼和浸润性突眼两类。

(1)单纯性突眼:与甲状腺毒症所致的交感神经兴奋性增高及 TH 的 β 肾上腺能样作用导致眼外肌、提上睑肌张力增高有关,包括以下表现:①轻度突眼,突眼度不超过 19~20mm;② Stellwag 征,瞬目减少,眼神炯炯发亮;③ Dalrymple 征,上眼睑挛缩,眼裂增宽;④ Von Graefe 征,双眼下视时,上眼睑不能随眼球下移,出现白色巩膜;⑤ Joffroy 征,眼球向上看时,前额皮肤不能皱起;⑥ Mobius 征,双眼看近物时,眼球辐辏不良。

(2)浸润性突眼:又称 Graves 眼病,约占 5%,与眶后组织的自身免疫性炎症有关。除上述眼征外,常有眼睑肿胀肥厚,结膜充血水肿;眼球显著突出,突眼度超过 18mm,且左右眼突出度可不相等(相差 >3mm),眼球活动受限。病人自诉视力下降、异物感、畏光、复视、斜视、眼部胀痛、刺痛、流泪。严重者眼球固定,眼睑闭合不全,角膜外露易导致溃疡发生及全眼球炎,甚至失明。

4. **特殊表现**

(1)甲状腺危象(thyroid crisis):也称甲亢危象,是甲状腺毒症急性加重的一个综合征。发病原因可能与交感神经兴奋,垂体-肾上腺皮质轴应激反应减弱,短时间内大量 T_3、T_4 释放入血有关。主要诱因包括精神刺激、感染、创伤、放射性碘治疗、手术准备不充分等。表现为原有甲亢症状加重,并出现高热(体温 >39℃),心动过速(140~240 次/min),常伴有心房颤动或扑动、烦躁不安、大汗淋漓、呼吸急促、畏食、恶心、呕吐、腹泻,病人可因大量失水导致虚脱、休克、嗜睡、谵妄或昏迷。

（2）甲状腺毒症性心脏病：主要表现为心房颤动和心力衰竭。甲亢病人约有 10%～15% 可发生心房颤动，发生心力衰竭时可以达到 30%～50%。心力衰竭可以分为两种类型：高排出量型心力衰竭和泵衰竭，前者多见于年轻人，是由心动过速和心排血量增加导致，常随着甲亢控制而好转；后者多见于老年人，是诱发和加重已有或潜在的缺血性心脏病而发生的心力衰竭。

（3）淡漠型甲亢：多见于老年病人。起病隐匿，高代谢综合征、眼征和甲状腺肿均不明显。主要表现为明显消瘦、心悸、乏力、震颤、头晕、昏厥、神经质或神志淡漠、腹泻、厌食，可伴有心房颤动和肌病等。

（4）妊娠期甲亢：主要有以下几种特殊情况：①由妊娠引起甲状腺激素结合球蛋白水平增高，导致血清 TT_4 和 TT_3 水平增高；②妊娠一过性甲状腺毒症，因绒毛膜促性腺激素（HCG）刺激 TSH 受体而致，妊娠终止或分娩后消失；③新生儿甲亢；④产后 GD。

（5）胫前黏液性水肿：与 Graves 眼病同属于自身免疫病，约 5% 的 GD 病人可出现。多发生在胫骨前下 1/3 部位，也见于足背、踝关节、肩部、手背或手术瘢痕处，偶见于面部，皮损多为对称性。早期皮肤增厚、变粗，有广泛大小不等的棕红色或红褐色或暗紫色突起不平的斑块或结节，边界清楚，直径 5～30mm 不等，可连成片，皮损周围的表皮稍发亮，薄而紧张，病变表面及周围可有毳毛增生、变粗、毛囊角化，可伴感觉过敏或减退，或伴痒感；后期皮肤粗厚，如橘皮或树皮样，皮损融合，有深沟，覆以灰色或黑色疣状物，下肢粗大似象腿。

问题与思考

Graves 病是甲亢最常见病因。以甲状腺肿大、高代谢综合征、突眼为特征。护理重点用药护理、甲状腺危象的识别与抢救配合、浸润性突眼的护理。

思考：甲状腺危象病人应重点观察哪些方面的内容？为配合抢救，应做好哪些方面的准备？

【实验室及其他检查】

1. 血清游离甲状腺素（FT_4）与游离三碘甲状腺原氨酸（FT_3）　是临床诊断甲亢的首选指标，甲亢时 FT_3、FT_4 增高。

2. 血清总甲状腺素（TT_4）与血清总三碘甲状腺原氨酸（TT_3）　受 TBG 等结合蛋白量和结合力变化的影响。甲亢时增高，T_3 型甲亢时仅有 TT_3 增高。

3. 促甲状腺激素（TSH）测定　是反映下丘脑-垂体-甲状腺轴功能的敏感指标，TSH 水平降低有助于甲亢诊断。

4. 甲状腺激素释放激素（TRH）兴奋试验　TRH 给药后 TSH 水平不增高则支持甲亢的诊断。

5. 甲状腺 ^{131}I 摄取率　甲亢时总摄取量增高且高峰前移。

6. 三碘甲状腺原氨酸（T_3）抑制试验　用于鉴别单纯性甲状腺肿和甲亢，甲亢病人在试验中甲状腺 ^{131}I 摄取率不能被抑制。

7. 甲状腺刺激性抗体（TSAb）测定　TSAb 阳性有助于 GD 的诊断。

【诊断要点】

根据高代谢综合征、甲状腺肿大的表现，结合血清 TT_4、FT_4 水平增高，FSH 水平减低，即可诊断为甲亢，而甲亢诊断的成立及弥漫性甲状腺肿大则是诊断 GD 的必备条件。

【治疗原则】

主要采取抗甲状腺药物、^{131}I 及手术治疗。

1. 抗甲状腺药物治疗　是甲亢的基础治疗。常用药物包括硫脲类和咪唑类两类。硫脲类有甲硫氧嘧啶（MTU）及丙硫氧嘧啶（PTU）；咪唑类有甲巯咪唑（MMI，他巴唑）和卡比马唑（CMZ，甲亢平），常以 PTU

和 MMI 较为常用。疗程包括初始期、减量期及维持期,以 PTU 为例:①初始期,PTU 300～450mg/d,分 2～3 次口服,至症状缓解或血 TH 水平恢复正常即可减量;②减量期,每 2～4 周减量 1 次,每次减量 50～100mg/d,3～4 个月减至维持量;③维持期,50～100mg/d,维持 1～1.5 年。

2. 放射性 ^{131}I 治疗 ^{131}I 被甲状腺摄取后释放 β 射线,破坏甲状腺组织细胞。适用于药物治疗失败或过敏、手术后复发等病人。禁用于妊娠、哺乳期妇女。

3. 手术治疗 适用于中、重度甲状腺功能亢进长期用药无效者,甲状腺肿大显著、压迫症状明显者等,术前需抗甲状腺药物、碘剂等充分准备,以免诱发甲状腺危象。浸润性突眼,严重心、肝、肾等疾患,不适宜手术治疗。主要并发症是甲状旁腺功能减退和喉返神经损伤。

4. 甲状腺危象的防治 避免和去除诱因,积极治疗甲亢是预防甲状腺危象的关键,一旦发生需积极抢救。

(1)抑制 TH 合成:首选 PTU,首次剂量为 600mg,口服或胃管注入;以后每 6 小时给予 PTU 250mg 口服,待症状缓解后减至一般治疗剂量。

(2)抑制 TH 释放:服 PTU 1 小时后再加用复方碘口服溶液 5 滴,以后每 8 小时 1 次,或碘化钠 1.0g 加入 10% 葡萄糖液中静脉滴注 24 小时,以后视病情逐渐减量,一般使用 3～7 日。

(3)抑制 T_4 转 T_3:普萘洛尔 20～40mg,每 6～8 小时口服 1 次,或 1mg 稀释后缓慢静注。

(4)提高应激能力:氢化可的松 50～100mg 加入 5%～10% 葡萄糖液中静脉滴注,每 6～8 小时 1 次。

(5)降低和清除血浆 TH:上述治疗效果不满意时,可选用血液透析、腹膜透析或血浆置换等措施,迅速降低血浆 TH 浓度。

(6)消除诱因和对症支持治疗:积极消除诱因,纠正水、电解质和酸碱平衡紊乱,治疗各种并发症。

5. 浸润性突眼的防治

(1)减轻球后水肿:高枕卧位,限制食盐摄入,适量使用利尿剂。

(2)局部治疗:使用 1% 甲基纤维素或 0.5% 氢化可的松滴眼,睡眠时眼睑不能闭合者使用抗生素眼膏,必要时加盖眼罩预防角膜损伤。

(3)抑制免疫反应:应用免疫抑制剂和糖皮质激素,如泼尼松 60～100mg/d,分 3 次口服。

(4)减轻眶内或球后浸润:严重突眼、暴露性角膜溃疡或压迫性视神经病变者,行球后放射或手术治疗。

【常见护理诊断/问题】

1. 营养失调:低于机体需要量 与基础代谢率增高、消化不良及吸收差有关。

2. 活动无耐力 与蛋白质分解增加、甲亢性心脏病、肌无力等有关。

3. 个人应对无效 与性格及情绪改变有关。

4. 有组织完整性受损的危险 与浸润性突眼有关。

5. 潜在并发症:甲状腺危象。

【护理措施】

1. 一般护理

(1)环境:舒适安静,通风良好,避免光电声刺激,室内凉爽且温度相对恒定。

(2)活动与休息:帮助、指导病人制订休息与活动计划,建立良好的作息规律。活动以不感疲劳为宜,应适当增加休息时间,维持充足的睡眠,防止病情加重。病情重、有心力衰竭或严重感染者应绝对卧床休息。

(3)饮食护理:给予高热量、高蛋白、高维生素、高矿物质、低纤维素饮食;保证饮水量充足,每天 2000～3000ml。减少高纤维食物摄入,以减少排便次数,避免刺激性食物和饮料摄入,禁食含碘丰富食品,应食用无碘盐;忌食海带、紫菜等海产品,慎食卷心菜、甘蓝等易致甲状腺肿食物。

2. 病情观察 密切观察病人的体温、脉搏、心律、血压变化,注意有无精神状态和手指震颤情况,有无焦虑、烦躁、心悸等甲亢加重的表现,每周测量体重一次。

3. 用药护理　指导病人正确用药,不可自行减量和停药,及时观察药物不良反应。①粒细胞减少:多发生在用药后2~3个月内,严重者可致粒细胞缺乏症,故要指导病人定期复查血象。如外周血白细胞低于$3×10^9$/L或中性粒细胞低于$1.5×10^9$/L应停药。②皮疹:较常见,可用抗组胺药物控制,不必停药。如出现皮肤瘙痒、团块状等严重皮疹时应立即停药,以免发生剥脱性皮炎。③其他;如中毒性肝炎、肝坏死、狼疮样综合征等损害,应立即停药。

4. 心理护理　与病人建立互信关系,让病人及其亲属认识到目前情绪、性格改变是由疾病引起,共同探讨控制情绪和减轻压力的方法。指导和帮助病人正确处理生活中突发事件,提醒家属避免提供兴奋、刺激消息,以减少病人激动、易怒等精神症状。鼓励病人参加适宜的团体活动,以免社交障碍产生焦虑。

5. 浸润性突眼的护理　采取保护措施,预防眼睛受到刺激和伤害。①外出戴深色眼镜,减少光线、灰尘和异物的侵害;②经常以眼药水湿润眼睛,避免过度干燥;③睡前涂抗生素眼膏,眼睑不能闭合者用无菌纱布或眼罩覆盖双眼;④当眼睛有异物感、刺痛或流泪时,勿用手直接揉眼睛;⑤睡觉或休息时,抬高头部,使眶内液回流减少,减轻球后水肿;⑥定期检查角膜以防角膜溃疡造成失明。

6. 甲状腺危象的护理及抢救配合

(1)避免诱因:指导病人进行自我调整,保持良好心态及生活、用药规律,避免感染、严重精神刺激、创伤等诱发因素。

(2)急救配合

1)立即吸氧:绝对卧床休息,呼吸困难时取半卧位。注意保持病人呼吸道通畅,及时清除呼吸道分泌物。

2)及时给药:迅速建立静脉通路,留置中心静脉导管,进行中心静脉压监测,确保药物及液体顺利输入,根据病情及心功能调节输液速度,同时备齐各种抢救物品,如气管切开包、负压吸引器、气管插管、除颤仪等。

3)对症护理:给予高碳水化合物、高蛋白、高维生素饮食,鼓励病人多饮水,满足高代谢需要。保持病室安静,给予心理护理。病人因甲状腺激素增多,神经系统兴奋性增高,多易激动、焦虑,精神刺激又能加重病情,因此在护理工作中要热情、耐心,及时沟通,解除病人的紧张、焦虑情绪,避免精神刺激。有精神症状者,加床栏,必要时应用约束带,保护甲状腺危象病人,以防发生意外。体温过高者给予冰敷或酒精擦浴以降低体温;躁动不安者使用床挡保护病人安全;昏迷者加强皮肤、口腔护理,定时翻身,防止压疮、肺炎发生。

(3)病情观察:观察生命体征及神志变化,发现原有甲亢症状加重,出现发热(体温>39℃)、乏力、烦躁、多汗、心悸、食欲减退、恶心、呕吐、腹泻、脱水等现象,应警惕甲状腺危象发生,并立即报告医生。留置导尿管,准确记录24小时出入量,观察有无皮肤皱缩、眼眶凹陷、血压降低等脱水表现。观察神志变化,病人精神状态、神经反射等。观察用药后反应,如使用普萘洛尔(心得安)后应加强观察,注意有无胸闷、气急等情况出现,有心衰、支气管哮喘、二度以上房室传导阻滞者禁用普萘洛尔;使用碘剂时,要注意有无胸闷、心悸、皮疹等碘过敏现象,并避免直接口服,应滴在馒头或饼干上饭后服用,以免刺激口咽部黏膜。

7. 健康指导

(1)知识宣教:向病人宣传甲亢的疾病知识和眼睛保护方法,教会自我护理。指导病人注意加强自我保护,上衣领口宜宽松,避免压迫甲状腺,严禁用手挤压甲状腺以免TH分泌过多,加重病情。对有生育需要的女性病人,应告知其妊娠可加重甲亢,宜治愈后再妊娠。鼓励病人保持身心愉快,避免精神刺激或过度劳累等诱因。对妊娠期甲亢病人,应指导其避免各种对母亲及胎儿造成影响的因素,宜选用抗甲状腺药物治疗,禁用 ^{131}I 治疗,慎用普萘洛尔。产后如需继续服药,则不宜哺乳。

(2)用药指导:指导病人坚持遵医嘱按剂量、按疗程服药,不可随意减量和停药。服用抗甲状腺药物的开始3个月,每周查血象1次,每隔1~2个月做甲状腺功能测定,定期自测脉搏、体重。

（3）出院指导：遵医用药，避免诱因，定期复查，出现不适及时就诊，宜食用高蛋白、高热量、高维生素类营养丰富食物。

（李红梅）

学习小结

甲状腺功能亢进（简称甲亢）是由多种病因导致甲状腺本身产生 TH 过多而引起的甲状腺毒症，Graves 病是最常见病因。以甲状腺毒症、弥漫性甲状腺肿、眼征及胫前黏液性水肿为特征。药物治疗、手术及 ^{131}I 为主要治疗手段。护理要点在于观察药物的副作用，尤其是粒细胞减少，浸润性突眼的护理、甲状腺危象的观察及抢救配合。

复习参考题

1. 简述甲状腺毒症的概念及其分类。
2. 简要叙述 Graves 病的主要临床特征。
3. Graves 病的主要采取哪些治疗方法？用药护理有哪些内容？
4. 如何对甲状腺危象病人做好护理及抢救配合？
5. Graves 眼病的护理措施有哪些？

第五节 甲状腺功能减退症病人的护理

学习目标

掌握	甲状腺功能减退症的临床表现及主要护理措施。
熟悉	甲状腺功能减退症的护理诊断及治疗要点。
了解	甲状腺功能减退症的病因、分类、发病机制及辅助检查。

甲状腺功能减退症（hypothyroidism）简称甲减，是由各种原因导致的低甲状腺激素血症或甲状腺激素抵抗而引起的全身性低代谢综合征。其病理特征是黏多糖在组织和皮肤中堆积，表现为黏液性水肿。本病根据起病时年龄不同而分为呆小病、幼年型甲减和成年型甲减。呆小病起病于胎儿或新生儿，与母体缺碘、胎儿甲状腺发育不全或缺如，导致甲状腺激素合成不足等因素有关；幼年型甲减起病于儿童；成年型甲减多见于中年女性，男女之比为 1:(5～10)。前两型伴有智力障碍，成年型以全身代谢缓慢、器官功能降低为特点。本节重点阐述成年型甲减。

【病因及发病机制】

1. 原发性甲状腺功能减退症　最常见的是自身免疫性甲状腺炎引起 TH 合成和分泌减少，包括桥本甲状腺炎、萎缩性甲状腺炎、亚急性淋巴细胞性甲状腺炎和产后甲状腺炎等，其次为甲状腺破坏，如放射性 ^{131}I 治疗、甲状腺次全切除手术等。

2. 继发性甲状腺功能减退症　由下丘脑和垂体病变引起的促甲状腺激素释放激素（TRH）或者促甲状腺激素（TSH）产生和分泌减少所致。常见的原因有垂体腺瘤、手术、放疗或产后垂体缺血性坏死等。

3. 其他　如甲状腺激素抵抗综合征、碘过量、药物抑制 TH 合成等。

【临床表现】

起病隐匿，发展缓慢，主要以代谢率减低和交感神经兴奋性下降为主要表现；早期轻症病人缺乏特异症状和体征。

1. 一般表现　易疲劳、怕冷、体重不减或增加、记忆力减退、反应迟钝、嗜睡、精神抑郁、便秘、月经不调、肌肉疼挛等。典型表现可出现黏液性水肿面容，表情淡漠，面色苍白，皮肤干燥、粗糙脱屑，颜面、眼睑和手部皮肤水肿，声音嘶哑，毛发稀疏。由于高胡萝卜素血症，手足皮肤呈姜黄色。

2. 心血管系统　可有心肌收缩力减弱、心动过缓、心排血量下降，重则心包积液、心脏增大。

3. 消化系统　常有畏食、腹胀、便秘，严重者可出现麻痹性肠梗阻。

4. 内分泌生殖系统　表现为性欲减退，女性病人可有月经过多、溢乳，男性病人可有勃起障碍等。

5. 肌肉与关节　肌肉松弛无力、肌萎缩、腱反射减弱，可出现暂时性肌强直、痉挛、疼痛等，遇冷后加重。

6. 黏液性水肿昏迷　见于病情严重者。常见诱因有寒冷、感染、手术、严重躯体疾病、中断 TH 替代治疗和使用麻醉、镇静剂等。表现为嗜睡、低体温（体温 <35℃ ）、呼吸减慢、心动过缓、血压下降、四肢肌肉松弛、反射减弱或消失，甚至昏迷、休克、心肾功能不全而危及病人生命。

【实验室及其他检查】

1. 血常规及血生化检查　轻中度正细胞正色素性贫血，血清三酰甘油、总胆固醇水平增高。

2. 甲状腺功能检查　TSH 水平增高，TT_4、FT_4 水平降低，TSH 水平增高、FT_4 水平降低是诊断本病的必备指标，TSH 水平增高是原发性甲减诊断最早、最敏感的指标，亚临床甲减仅有血清 TSH 水平增高。

3. TRH 刺激试验　有助于病变部位的确定。TSH 水平不增高者提示为垂体性甲减；延迟增高者为下丘脑性甲减；TSH 水平过度增高，提示原发性甲减。

【诊断要点】

根据临床表现、实验室检查如血清 TSH 增高、FT_4 减低，原发性甲减即可成立。如果血清 TSH 正常，FT_4 减低考虑为垂体性或下丘脑性甲减，需做 TRH 兴奋实验来区别。早期轻型甲减多不典型，需与贫血、垂体瘤、特发性水肿、肾病综合征、肾炎及冠心病相鉴别。

【治疗原则】

1. 替代治疗　用甲状腺素替代，首选左甲状腺素（$L-T_4$）口服。治疗的剂量取决于病人的病情、年龄、体重及个体差异。多需终生服药。

2. 对症治疗　贫血者补充铁剂、维生素 B_{12}、叶酸等；胃酸低者补充稀盐酸。

3. 黏液性水肿昏迷的治疗　静脉补充甲状腺激素，清醒后改口服维持治疗。保温、给氧、保持呼吸道通畅。氢化可的松 200～300mg/d 持续静脉滴注，待病人清醒后逐渐减量。控制感染，治疗原发病。

【常用护理诊断/问题】

1. 体温过低　与基础代谢率降低有关

2. 便秘　与肠蠕动减慢有关

3. 活动无耐力　与基础代谢水平低下及肌肉松弛无力有关。

4. 身体形象紊乱　与黏液性水肿有关。

5. 潜在并发症：黏液性水肿昏迷。

【护理措施】

1. 一般护理　给予高蛋白、高维生素、低钠、低脂肪饮食并保证饮水充分。鼓励便秘者多食新鲜果蔬及粗纤维食物，以促进胃肠蠕动。因桥本甲状腺炎所致甲减者须避免富碘食物和药物的摄入，以免诱发严重黏液性水肿。指导病人学会腹部按摩、肛周按摩等排便技巧，养成定时排便习惯，并鼓励病人每天进行慢跑、散步等适度运动。

2. 病情观察　注意病人生命体征、神志、语言、动作、皮肤状态、胃肠道症状等变化，观察有无寒战、皮肤苍白、体温过低表现及心律不齐、心动过缓等现象，警惕黏液性水肿发生。

3. 对症护理　体温过低者，调节室温在 22～23℃，可采取添加衣服、戴手套、睡眠时加盖毛毯、棉被或使用热水袋等保暖方法,避免受凉。便秘者可给予缓泻剂、清洁灌肠处理。加强水肿部位的护理,防止破溃。皮肤干燥者可洗浴后涂抹护肤油。

4. 用药护理　左甲状腺素(L-T₄)需要终身替代,不能随意加减药物或停药。便秘者根据医嘱给予轻泻剂,并观察大便次数、性质、量的改变。

5. 潜在并发症:黏液性水肿昏迷的护理。

(1)避免诱因:避免寒冷、感染、手术、使用麻醉剂、镇静剂等诱发因素。

(2)严密监测:观察病人神志、生命体征及全身黏液性水肿情况,记录每天出入量及体重变化。如出现体温低于35℃、呼吸浅慢、心动过缓、血压降低、嗜睡等,或出现口唇发绀、呼吸深长、喉头水肿等症状,要立即报告医生并配合救治。

(3)黏液性水肿昏迷的护理:①立即吸氧,注意保持呼吸道通畅,必要时做好气管插管或气管切开术前准备;②迅速建立静脉通道,按医嘱及时给药;③严密观察病人生命体征及动脉血气分析的变化,记录24小时出入量;④注意保暖,避免局部热敷,以免烫伤或加重循环不良。

6. 健康指导

(1)疾病相关知识指导:指导病人了解甲减及其并发症的防治及自我保健知识,适当运动,预防感染和外伤,慎用催眠、镇静、镇痛、麻醉等药物。增进食欲,多食高热量、高蛋白、富含纤维素食品。告知病人替代治疗需终身服药,指导正确的用药方法,遵医嘱严格掌握剂量,不可随意增减或停药。

(2)定期复诊:出现不适及时就诊,定期复诊。

(李红梅)

学习小结

甲减由甲状腺激素分泌及合成不足所致,主要表现为全身性代谢降低、器官功能下降,TSH水平增高;需甲状腺激素终生替代治疗。黏液性水肿昏迷的护理关键是密切观察病情、及时发现并配合救治。

复习参考题

黏液性水肿昏迷的护理观察要点有哪些?如何进行治疗和护理?

第六节　糖尿病病人的护理

学习目标

掌握	糖尿病的临床表现、护理措施,尤其是糖尿病的饮食护理、胰岛素使用注意事项及急慢性并发症的护理。
熟悉	糖尿病的定义、分类、护理诊断和治疗要点。
了解	糖尿病病因、发病机制。

案例7-2

病人,男性,58岁。机关单位工作人员。近1个月来出现多尿、多饮、烦渴,不明原因体重减轻5kg,近

1周出现全身皮肤瘙痒,头晕耳鸣,视物模糊。体格检查:身高165cm,体重80kg,血压150/95mmHg,心率125次/min。三年前曾患有"血脂异常",未予以治疗,此次空腹血糖两次检查结果分别为12.5mmol/L和11.2mmol/L。

思考:

1. 该病人的临床诊断是什么?

2. 该病人的治疗原则有哪些?

3. 该病人饮食方面的注意问题有哪些?

4. 如果病人使用胰岛素治疗,应该注意哪些问题?

5. 应该给病人做哪些方面的健康教育?

糖尿病(diabetes mellitus,DM)是由遗传和环境因素互相作用,导致胰岛素分泌和(或)胰岛素作用缺陷而引起的以慢性高血糖为特征的代谢异常综合征,由以上因素长期作用所导致的碳水化合物、蛋白质、脂肪代谢紊乱可引发多系统损害,造成眼、肾、神经、心脏、血管等组织慢性进行性病变,导致器官功能缺陷及衰竭。病情严重或应激时可发生酮症酸中毒、高血糖高渗状态、感染、低血糖等急性代谢紊乱综合征。

糖尿病分为4型(WHO,1999年),即1型糖尿病、2型糖尿病、其他特殊类型糖尿病和妊娠期糖尿病。糖尿病是继心血管疾病、肿瘤之后的第三大非传染性疾病,属常见病、多发病。本病以2型糖尿病为主,占95%以上。随城市化进程和人口老龄化加快、人们生活方式的改变和生活水平的提高,糖尿病患病率呈快速增长趋势。调查评估结果显示,我国目前20岁以上成年人的患病率为9.7%,患病总数达9240万(《中国2型糖尿病防治指南(2010年版)》),是全球增长最快和患病人数最多的国家,已成为严重威胁人类健康的重要公共卫生问题。

【病因及发病机制】

糖尿病的病因及发病机制至今尚未完全阐明,但总体认为,是遗传因素和环境因素共同参与,导致胰岛β细胞分泌胰岛素缺陷和(或)外周组织胰岛素利用不足,引起糖、脂肪及蛋白质等物质代谢紊乱的结果。

1. **1型糖尿病(T1DM)** 因细胞破坏,导致胰岛素绝对缺乏。其发生、发展可分为5个阶段。

(1)**第1期(遗传易感期)**:与某些特殊人类白细胞抗原(HLA)类型有关。

(2)**第2期(启动自身免疫反应)**:某些环境因素可启动胰岛β细胞发生自身免疫反应,其中病毒感染是最为重要的因素之一。已知的相关病毒有:柯萨奇B_4病毒、腮腺炎病毒、风疹病毒、巨细胞病毒和脑炎、心肌炎病毒等。

(3)**第3期(免疫学异常)**:糖尿病前期,胰岛素分泌功能虽属正常,但因处于自身免疫反应活动期,循环中会出现一组自身抗体。主要包括胰岛细胞自身抗体(ICA)、胰岛素自身抗体(IAA)、谷氨酸脱羧酶自身抗体(GAD65)。

(4)**第4期(进行性胰岛β细胞功能丧失)**:本期进程长短在个体间有较大差异。通常先出现胰岛素分泌第一相降低,随着β细胞数量减少,胰岛分泌功能下逐渐降,血糖水平逐渐升高,进而发展为临床糖尿病。

(5)**第5期(临床糖尿病)**:血糖水平明显升高,出现糖尿病的部分或典型症状。此时胰岛中仅残存少量细胞(约10%)分泌胰岛素。

1型糖尿病发病后数年,多数病人胰岛β细胞完全破坏,胰岛素水平很低,失去对刺激物的反应,糖尿病的临床表现明显。

2. **2型糖尿病(T2DM)** 病因不太明确,其发生、发展可分为以下4个阶段:

(1)**遗传易感性**:2型糖尿病具有更强的遗传倾向,是由多基因变异引起,病因和表现具有广泛的遗传异质性。其发病与老龄、营养、肥胖、运动、应激及化学毒物等社会和生物环境因素等有关。也有研究表明与节约基因有关。

（2）胰岛素抵抗和β细胞功能缺陷：胰岛素抵抗（insulin resistance，IR）指胰岛素作用的靶器官（主要是肝、肌肉和脂肪组织）对胰岛素作用的敏感性降低。IR和胰岛素分泌缺陷（包括两者的相互作用）是2型糖尿病发生的两个要素，并与动脉粥样硬化性心血管疾病、高血压、血脂异常、内脏型肥胖等有关。

IR阶段病人胰岛素水平可以正常或高于正常，但胰岛素与受体的亲和力及受体后效应均减弱，导致血糖升高，机体为维持糖代谢正常，胰岛β细胞代偿性分泌更多胰岛素，出现高胰岛素血症；持续高血糖的刺激促进高胰岛素血症的发展，使胰岛素受体数目和（或）亲和力降低，加重胰岛素抵抗；随着胰岛β细胞功能缺陷的发展，胰岛素水平下降，最终出现空腹高血糖。普遍认为IR早已存在，当β细胞功能缺陷不能代偿时才出现2型糖尿病。

（3）糖耐量减低和空腹血糖调节受损：糖耐量减低（impaired glucose tolerance，IGT）是葡萄糖不耐受的一种类型，可视为糖尿病前期。空腹血糖调节受损（impaired fasting glucose，IFG）指一类非糖尿病性空腹血糖异常，其血糖浓度高于正常，但低于糖尿病的诊断值。IGT和IFG两者代表葡萄糖的稳态和糖尿病高血糖之间的中间代谢状态，表明其稳态（调节）受损。是糖尿病的危险因素和心血管病发生的危险标志。

（4）临床糖尿病：此期可无明显症状或逐渐出现代谢紊乱症状，或出现糖尿病并发症表现，血糖水平升高，并达到糖尿病诊断标准。

【临床表现】

1型糖尿病易发于青少年，起病急、症状明显，且有自发酮症酸中毒倾向。2型糖尿病多见于40岁以上、体型肥胖的成人，起病缓慢，症状较轻，近年来发病呈现低龄化。

1. 代谢紊乱综合征

（1）"三多一少"：即多尿、多饮、多食、体重减轻，是糖尿病的典型症状。血糖水平升高后因渗透性利尿引起尿量增多，继而口渴多饮；为补偿损失的糖、维持机体活动，病人常易饥、多食；由于外周组织对葡萄糖利用障碍，脂肪分解增多，蛋白质代谢负平衡，渐见乏力、消瘦、体重减轻。

（2）皮肤瘙痒：由于高血糖及末梢神经病变导致皮肤干燥和感觉异常，病人常会伴有皮肤瘙痒，特别是女性病人可出现外阴瘙痒。

（3）其他症状：如视物模糊、四肢酸痛、麻木、腰痛、性欲减退、阳痿不育、月经失调、便秘等。

2. 并发症

（1）急性并发症：包括糖尿病酮症酸中毒、高血糖高渗状态、感染、低血糖。

1）糖尿病酮症酸中毒（diabetic ketoacidosis，DKA）：代谢紊乱加重时，脂肪分解加速，大量脂肪酸在肝经β氧化产生大量乙酰乙酸、β-羟丁酸和丙酮，三者统称为酮体。多见于1型糖尿病病人。常见诱因有胰岛素治疗过程中减量不当或停用、感染、外伤、妊娠、分娩及严重刺激引起应激状态等。临床上具有发病急、病情重、变化快的特点。表现为三多一少症状明显，食欲减退、恶心、呕吐、嗜睡、呼吸深快，有烂苹果味（丙酮味），严重失水、休克表现，晚期各种反射迟钝甚至消失，可出现意识障碍甚至昏迷。

2）高血糖高渗状态（hyperglycemic hyperosmolar status，HHS）：其临床特征为严重的高血糖、高血浆渗透压和脱水，无明显酮症酸中毒，常有不同程度意识障碍或昏迷。本病多发于老年2型糖尿病病人，常见诱因包括应激、感染、高糖摄入、某些药物（如糖皮质激素、免疫抑制剂、利尿药物）和严重疾病（如急性胃肠炎、胰腺炎、脑卒中、严重肾病、透析）等。

3）感染：疖、痈等皮肤化脓性感染多见，可反复发生，甚至呈败血症或脓毒血症。足癣、甲癣、体癣等皮肤真菌感染也较常见，女性病人常合并真菌性阴道炎。肺结核发病率高，进展快，易形成空洞。

4）低血糖（hypoglycemia）：糖尿病病人血糖值≤3.9mmol/L即属于低血糖范畴，有两种类型，即空腹低血糖和餐后（反应性）低血糖。前者主要见于胰岛素过多或胰岛素拮抗激素缺乏等，后者多见于2型糖尿病初期餐后胰岛素分泌高峰延迟，大多发生在餐后4~5小时。病人可有肌肉颤抖、心悸、出汗、饥饿感、软弱无力、流涎、面色苍白、心率加快、四肢冰冷等，部分可出现脑功能障碍表现，如思维语言迟钝、精神不集中、头晕、嗜睡、视物模糊、步态不稳等,甚至发生认知障碍、抽搐、昏迷。

(2)慢性并发症:可累及全身各重要器官,单独或合并出现。其发生、发展与糖尿病发病年龄、病程长短、代谢紊乱程度和病情控制程度相关。

1)大血管病变:是糖尿病最严重而突出的并发症,主要表现为动脉粥样硬化,这与糖尿病的糖代谢和脂代谢异常有关,主要侵犯主动脉、冠状动脉、大脑动脉、肾动脉和肢体外周动脉等,引起冠心病、缺血性或出血性脑血管病、肾动脉硬化、肢体动脉硬化等,其中心血管并发症是发病率和致死率高、危害最严重的慢性并发症。

2)微血管病变:是糖尿病的特异性并发症,微循环障碍、微血管瘤形成和微血管基底膜增厚是其典型改变,主要病变在视网膜、肾、神经、心肌组织,其中以糖尿病肾病和视网膜病变最为重要。前者表现为蛋白尿、水肿、高血压和肾功能不全;后者表现为视网膜出血、水肿、视物模糊甚至失明,视网膜病变是成年人致盲的主要原因。

3)神经病变:以周围神经病变最常见,通常为对称性,下肢较上肢严重,病情进展缓慢。早期表现为肢端感觉异常,如袜子或手套状分布,可伴痛觉过敏;后期累及运动神经,可有肌力减弱甚至肌萎缩和瘫痪。自主神经损害也较常见,表现为直立性低血压、心动过速、腹泻或便秘及尿潴留、尿失禁等。

4)糖尿病足(diabetic foot,DF):是指与下肢远端神经异常和不同程度的周围血管病变相关的足部(踝关节或踝关节以下)感染、溃疡和(或)深层组织破坏。轻者表现为足部畸形、皮肤干燥和发凉、胼胝(高危足);重者可出现足部溃疡、坏疽。糖尿病足是非创伤性截肢、致残的主要原因。

【实验室及其他检查】

1. 血糖测定 空腹及餐后2小时血糖水平升高是诊断糖尿病的主要依据,又是判定糖尿病病情变化的主要指标。空腹血浆葡萄糖(fasting plasma glucose,FPG)≥7.0mmol/L(126mg/dl)为糖尿病,DKA时血糖多为16.7~33.3mmol/L(300~600mg/dl),HHS时血糖一般在33.3~66.6mmol/L(600~1200mg/dl)。

2. 尿糖测定 主要用于糖尿病筛查和疗效观察,但受肾糖阈影响,尿糖阳性提示血糖值超过肾糖阈。

相关链接

正常人肾小管可将肾小球滤液中的葡萄糖绝大部分重吸收回血液,尿中只有极微量葡萄糖,一般方法检查不出,所以正常人尿糖检测是阴性的。当血中的葡萄糖浓度超过8.96~10.08mmol/L(160~180mg/dl)时,部分近端小管上皮细胞对葡萄糖的吸收已达极限,葡萄糖不能被全部重吸收,随尿排出而出现糖尿,尿中开始出现葡萄糖时的最低血糖浓度,称为肾糖阈(renal glucose threshold)。当血糖浓度大于等于肾糖阈时,就开始出现尿糖。

老年人及糖尿病病人血糖超过10.08mmol/L(180mg/dl)甚至13.0~16.8mmol/L(250~300mg/dl)可以没有糖尿,这是肾糖阈升高所致。相反,妊娠期妇女及肾性糖尿病病人,由于肾糖阈降低,血糖正常时也可以出现糖尿。所以肾性糖尿病就是指由于肾小管重吸收葡萄糖出现功能减退,因肾糖阈降低而出现的糖尿。肾性糖尿常伴有氨基酸、磷酸、碳酸氢盐及尿酸等重吸收障碍。肾性糖尿的特点是有糖尿而血糖正常,也没有脂肪代谢的异常。

3. 葡萄糖耐量试验 可疑糖尿病但血糖未达到诊断糖尿病标准者需进行葡萄糖耐量试验。有口服和静脉注射两种,以口服葡萄糖耐量试验(OGTT)为最常用。

4. 糖化血红蛋白A1(glycosylated hemoglobin A1,GHbA₁或HBA1)测定 HBA1是葡萄糖与血红蛋白氨基发生非酶催化反应的产物,其浓度与平均血糖水平呈正相关。HBA1有a、b、c三种,以HBA1c最为主要,可反映测定前8~12周血糖的平均水平,为糖尿病病情控制的监测指标之一,但不能反映血糖的波动状态,也不能作为诊断糖尿病的依据。

5. 血浆胰岛素和C-肽测定 有助于了解β细胞功能和指导治疗,但不能作为诊断糖尿病的依据。

【诊断要点】

大多数糖尿病病人,尤其是早期2型糖尿病病人并无明显症状,临床工作中要尽可能早诊断早治疗。典型病例根据"三多一少"症状,结合实验室检查结果可诊断。轻症及无症状者主要依据静脉血葡萄糖检测结果追溯及本病。应注意单纯空腹血糖正常并不能排除糖尿病的可能性,应加测餐后血糖或进行OGTT。目前国际上通用的是1999年WHO提出的诊断标准。

1. 空腹血浆葡萄糖(FPG) FPG正常范围为3.9~6.0mmol/L(70~108mg/dl),6.1~6.9mmol/L(110~125mg/dl)为空腹血糖调节受损(IFG),≥7.0mmol/L(126mg/dl)考虑为糖尿病。

2. OGTT中2小时血浆葡萄糖(2 hour plasma glucose,2hPG) 2hPG≤7.7mmol/L(139mg/dl)为正常,7.8~11.0mmol/L(140~199mg/dl)为糖耐量减低(IGT),≥11.1mmol/L(200mg/dl)考虑为糖尿病。

3. 糖尿病诊断标准(表7-6-1)。

表7-6-1 糖尿病诊断标准(WHO,1999)

诊断标准	静脉血浆葡萄糖水平
糖尿病症状 + 随机血糖或	≥11.1mmol/L(200mg/dl)
空腹血浆血糖(FPG)或	≥7.0mmol/L(126mg/dl)
OGTT 2hPG	≥11.1mmol/L(200mg/dl)
无糖尿病症状者,需改日复查	

【治疗原则】

目前,糖尿病尚缺乏有效的病因治疗手段,其治疗采取饮食治疗、运动治疗、药物治疗、自我血糖监测和健康教育(糖尿病治疗"五驾马车")等综合措施,强调治疗的早期性、长期性、综合性和个体化原则,通过降糖、降压、调脂和改变不良生活方式等措施,防止或延缓并发症发生,提高病人的生活质量。

1. 健康教育 包括对糖尿病病人及其家庭成员糖尿病相关知识的指导,见本节的健康指导。

2. 饮食疗法 贯穿于糖尿病进程发展的各个阶段,是糖尿病治疗的基础,是糖尿病预防和控制的必要环节。合理的饮食对减轻胰岛负担,控制和保持理想体重,纠正代谢紊乱,使血糖、血脂达到或接近正常水平,防止或延缓各种并发症发生具有十分重要的意义。

3. 运动疗法 适当活动有利于减轻体重,提高胰岛素敏感性,改善血糖和脂代谢紊乱。应根据年龄、性别、病情及有无并发症等情况,制订合理的锻炼计划。

4. 自我监测血糖(SMBG) 应用便携式血糖仪经常性地观察和记录病人的血糖水平,为调整药物剂量提供依据。

5. 口服药物治疗 包括促胰岛素分泌剂(磺脲类和非磺脲类药物)、增强靶组织对胰岛素的敏感性(双胍类、胰岛素增敏剂)、α-葡萄糖苷酶抑制剂。

(1)促胰岛素分泌剂

1)磺脲类(SUs):SUs与胰岛β细胞膜上的磺脲类药物受体结合后,刺激含有胰岛素的颗粒外移和胰岛素释放。第一代药物有甲苯磺丁脲、氯磺丙脲等,现已少应用。第二代药物有格列本脲(优降糖)、格列吡嗪(美吡达)、格列齐特(达美康)、格列喹酮(糖适平)、格列苯脲等,餐前半小时服用。

2)非磺脲类:作用在胰岛β细胞膜ATP敏感钾离子通道上,促进胰岛素分泌。但与SUs结合位点不同,降血糖作用短而快,主要控制餐后高血糖。如瑞格列奈(诺和龙)和那格列奈。

(2)双胍类:主要作用机制是抑制糖原异生和糖原分解,降低肝葡萄糖输出,也可改善外周组织对胰岛素的敏感性、增加对葡萄糖的摄取和利用。主要用于2型糖尿病,是肥胖者的一线用药。常用药物有二甲双胍（甲福明），剂量为 500～1500mg/d，分 2～3 次口服，最大剂量不超过 2g/d。心、肝、肺、肾功能不全者，严重感染、手术及高热病人禁用。

（3）胰岛素增敏剂：本类药为噻唑烷二酮（TZD）类，又称格列酮类。主要作用是增强靶组织对胰岛素的敏感性，减轻胰岛素抵抗。有罗格列酮和吡格列酮等。

（4）葡萄糖苷酶抑制剂（AGI）：通过抑制小肠黏膜刷状缘的 α- 葡萄糖苷酶而延迟糖类的吸收，降低餐后高血糖。是 2 型糖尿病的第一线用药。常用药物有阿卡波糖（拜糖平）、优格列波糖（倍欣）等。

6. 胰岛素治疗

（1）适应证：①1 型糖尿病；②糖尿病急性并发症，如酮症酸中毒、高血糖高渗状态和乳酸性酸中毒；③糖尿病慢性并发症；④应急情况，如手术、感染、创伤等；⑤妊娠和分娩；⑥2 型糖尿病经饮食和口服降糖药未达到良好控制者。

（2）制剂类型：按起效作用快慢和维持时间，分为速效、中效、长效、预混、胰岛素类似物 5 类（表 7-6-2）。各类胰岛素均为皮下注射，仅速效制剂还可静脉注射。

表 7-6-2　常用胰岛素及其作用特点

胰岛素制剂	起效时间	峰值时间	作用持续时间
短效胰岛素（RI）	15～60 分钟	2～4 小时	5～8 小时
速效胰岛素类似物（门冬胰岛素）	10～15 分钟	1～2 小时	4～6 小时
速效胰岛素类似物（赖脯胰岛素）	10～15 分钟	1～1.5 小时	4～5 小时
中效胰岛素（NPH）	2.5～3 小时	5～7 小时	13～16 小时
长效胰岛素（PZI）	3～4 小时	8～10 小时	长达 20 小时
长效胰岛素类似物（甘精胰岛素）	2～3 小时	无峰值	长达 30 小时
长效胰岛素类似物（地特胰岛素）	3～4 小时	3～14 小时	长达 24 小时
预混胰岛素（HI30R、HI70/30）	0.5 小时	2～12 小时	14～24 小时
预混胰岛素（50R）	0.5 小时	2～3 小时	10～24 小时

（3）使用原则和方法：胰岛素治疗应在综合治疗基础上进行。胰岛素剂量取决于血糖水平、β 细胞功能缺陷程度、胰岛素抵抗程度、饮食和运动状况等，一般从小剂量开始，根据血糖水平逐步调整，直至达到满意控制。

7. 糖尿病酮症酸中毒的治疗

（1）补液：输液是救治糖尿病酮症酸中毒的首要、关键措施。通常使用生理盐水，输液量视病情而定，心功能正常者 2 小时内输入 1000～2000ml，以便迅速补充血容量，改善周围循环和肾功能，第 2～6 小时输入 1000～2000ml，第 1 个 24 小时输液总量 4000～5000ml，重者可达 6000～8000ml。对老年病人及有心脏病变者，必要时可在中心静脉压监护下调整输液速度及输液量。

（2）胰岛素：采用小剂量（速效）胰岛素治疗方案 0.1U/（h·kg），使血清胰岛素浓度恒定在 100～200μU/ml，可发挥抑制脂肪分解和酮体生成的最大效应。通常将速效胰岛素加入生理盐水中持续静脉滴注。当血糖降至 13.9mmol/L 时，改输 5% 葡萄糖液并加入速效胰岛素（按每 3～4g 葡萄糖加 1U 胰岛素计算）。尿酮体消失后，根据病人尿糖、血糖及进食情况调节胰岛素剂量，或改为每 4～6 小时皮下注射胰岛素 1 次，逐渐恢复平时的治疗。

（3）纠正电解质及酸碱平衡失调：轻症病人经静脉补液及胰岛素治疗后，酸中毒可逐渐纠正，无需补碱；pH≤7.0 者应予小剂量的碳酸氢钠静脉滴注，但不宜过多过快，以免诱发或加重脑水肿。补钾时机、补钾量及速度应根据治疗前血钾水平及尿量决定。

（4）防治诱因和处理并发症：如休克、严重感染、心力衰竭、心律失常、肾衰竭、脑水肿等。

【常用护理诊断/问题】

1. 营养失调:低于或高于机体需要量 与胰岛素分泌或作用缺陷引起的糖、脂肪、蛋白质代谢异常有关。

2. 有感染的危险 与糖、蛋白质、脂肪代谢紊乱所致的机体抵抗力降低、微循环障碍和周围神经病变、感觉异常有关。

3. 有皮肤完整性受损的危险 与感觉障碍、皮肤营养不良有关。

4. 潜在并发症:糖尿病酮症酸中毒、高血糖高渗状态、低血糖反应、糖尿病足。

【护理措施】

1. 一般护理

(1)病情观察:注意观察有无皮肤瘙痒、感觉异常、感染及破损,尤其是下肢及足部情况;观察生命体征有无异常,有无咳嗽、咳痰,有无腹痛及排尿异常等。密切观察血糖、尿糖及其他检查结果的变化,有无酮症酸中毒、低血糖等并发症。

(2)饮食护理:根据病人的标准体重、工作性质、生活习惯等计算总热量,为其制订饮食计划,合理安排三餐及糖、蛋白质、脂肪的搭配。

1)制订总热量:通过计算获得病人理想体重,理想体重(kg)=身高(cm)-105(年龄超过40岁者或减100),根据理想体重计算每日所需总热量。成人休息状态下每日每千克标准体重给予热量105~125.5kJ(25~30kcal),轻体力劳动125.5~146kJ(30~35kcal),中体力劳动146~167kJ(35~40kcal),重体力劳动167kJ(40kcal)以上。儿童、孕妇、乳母、营养不良和消瘦、伴有消耗性疾病者应酌情增加,肥胖者酌减,使体重逐渐恢复至理想体重的±5%。

2)食物的组成:糖类占总热量的50%~60%,提倡用粗制米、面和一定量的杂粮;蛋白质一般不超过总热量的15%,成人每日每千克理想体重0.8~1.2g,儿童、孕妇、乳母、营养不良或伴有消耗性疾病者宜增至1.5~2.0g;伴有肾病者适当限制蛋白质,其中1/3应来源于动物蛋白质;脂肪约占总热量30%,每日每千克体重0.6~1.0g。

3)总热量合理分配:根据病人的生活习惯、治疗情况和病情需要进行安排,可按每日三餐分配为1/5、2/5、2/5或1/3、1/3、1/3,也可按四餐分为1/7、2/7、2/7、2/7。

4)饮食注意事项:①体重超过标准体重者,忌吃油炸、油煎食品;②食用含不饱和脂肪酸的植物油,忌食动物脂肪,以减少饱和脂肪酸的摄入,少食胆固醇含量高的动物内脏、鱼子、蛋黄等;③严格限制各种甜食,包括各种食糖、糖果、甜点心、饼干、水果及各种含糖饮料等;④监测体重变化:每周定期测量体重一次,如体重变化超过2kg时,寻找原因。

(3)运动锻炼:①方式。以步行、慢跑、健身操、太极拳等有氧运动为宜。②运动时间与强度。合适的运动强度为病人的心率达到个体60%的最大耗氧量(心率=170-年龄)。运动以餐后1小时,活动时间在20~40分钟为宜,可根据病人具体情况逐步延长,每日1次,肥胖者可适当增加运动次数。用胰岛素或口服降糖药物者应每天定时活动。③注意事项。体育锻炼时不宜空腹,适当补充食物或携带一定量的方便食品,以便出现饥饿感、心悸、出冷汗、头晕及四肢无力等低血糖症状时食用;随身携带糖尿病卡,以备急需;运动后应做好运动日记,以便观察疗效和不良反应。

(4)预防感染:保护皮肤,鼓励病人勤沐浴、勤换衣,保持皮肤清洁;选择质地柔软、宽松的内衣;注意保温,预防呼吸道感染;注意个人卫生;护理操作严格执行无菌操作。

2. 用药护理

(1)口服降糖药的护理:坚持遵医嘱定时、定量、规范给药,不得随意增减剂量;注意观察病人血常规、血糖、尿糖、糖化血红蛋白等实验室指标和体重的变化,正确评价用药效果,及时处理不良反应。①磺脲类药物:餐前半小时服用,其主要不良反应是低血糖反应,少见有胃肠道反应、皮肤瘙痒、贫血、白细胞减少、皮疹、肝功能损害等。②双胍类药物：餐前或餐中服用。其不良反应有腹部不适、口中金属味等，偶有过敏反应。③α-葡萄糖苷酶抑制剂：与第一口饭同服。常见不良反应为胃肠道反应，如腹胀、排气增多或腹泻。

（2）胰岛素治疗的护理：应用胰岛素注意注射时机、部位及方法，定期监测尿糖、血糖，密切观察和处理不良反应。

1）注意事项：①注射时间、方法。普通胰岛素于饭前半小时注射，低精蛋白锌胰岛素在早餐前1小时注射。预混胰岛素注射前先混匀。长、短效胰岛素混合使用时，应先抽短效胰岛素，再抽长效胰岛素，然后混匀。②注射时应严格无菌操作，防止发生感染。③胰岛素的保存。4～28℃存放可使用28天，避免过冷、过热、太阳直晒。④注射部位。胰岛素皮下注射，宜选择上臂三角肌、臀大肌、大腿内侧、腹部等部位，注意交替注射部位，以免形成局部硬结和脂肪萎缩。⑤定期监测尿糖、血糖变化。

2）不良反应：常见的不良反应有低血糖、胰岛素过敏和注射部位皮下脂肪萎缩或增生。①低血糖：是最主要的不良反应，表现为头昏、心悸、多汗、饥饿甚至昏迷等，可进食糖果或给予糖饮料或静注50%葡萄糖液20～30ml；②胰岛素过敏：表现为注射部位瘙痒、荨麻疹等，立即更换胰岛素制剂种类，使用抗组胺药、糖皮质激素及脱敏疗法等；③注射部位皮下脂肪萎缩或增生：交替、更换注射部位可缓慢恢复。

3. 潜在并发症的急救与护理

（1）糖尿病酮症酸中毒与高血糖高渗状态：①迅速建立静脉通路，遵医嘱准确、及时补液和应用胰岛素，必要时可建立两条静脉通道；②安置病人绝对卧床休息，注意保暖，预防压疮和继发感染，出现昏迷者按昏迷护理常规处置；③病情监测：严密观察生命体征、24小时出入液量等变化，及时检测尿糖、尿酮、血糖、血酮、血钾、血钠、二氧化碳结合力等变化；④积极消除诱发因素。

（2）低血糖：①避免病因。正确使用降糖药物，按时服药，不可随意更改降糖药物、停药或改变剂量。运动量增加时及时加餐和遵医嘱酌减胰岛素用量；容易在后半夜或清晨发生低血糖的病人，晚餐适当增加主食或高蛋白食物。初用各种降糖药都要从小剂量开始逐步调整，速效或短效胰岛素注射后应及时进餐。②病情观察。及时发现病人出现的饥饿感、无力、出汗、恶心、心悸、面色苍白等低血糖反应症状，注意血糖变化。③急救处理。进食含糖的食物或静脉推注50%葡萄糖40～60ml，静脉推注高渗糖是紧急处理低血糖最常用和有效的方法。

（3）糖尿病足的护理：①足部观察与检查。每天1次，观察足部皮肤有无颜色、温度改变及足背动脉搏动情况，注意检查趾甲、趾间、足底部皮肤有无鸡眼、甲沟炎、甲癣、水疱、溃疡、坏死等，感觉有无减退、麻木、刺痛感。②保持足部清洁、避免感染。勤换鞋袜，坚持每天清洁足部，注意保持趾间干燥。定期修剪趾甲，且不宜修剪过短以免伤及甲沟。③预防外伤。选择轻巧柔软、前端宽大的鞋子，避免赤足走路以防刺伤，外出时不可穿拖鞋以免踢伤。④促进肢体血液循环。冬天注意保暖，避免长期暴露于寒冷或潮湿环境，不要使用热水袋、取暖器及电热毯等，以免烫伤皮肤，同时注意防冻伤，可穿加厚棉袜保暖；坚持每晚用温水泡足，水温不超过40℃，泡足时间不宜超过20分钟，而后用吸水性强的浅色毛巾擦干，特别是足趾间要擦干并防擦破；按摩足部时要从足尖开始，逐步向上，这样有利于血液循环。⑤适度运动，避免同一姿势站立过久或交叉盘坐。适当运动与按摩可促进足部血液循环，改善神经功能。糖尿病病人每日小腿和足部运动30～60分钟，如甩腿、提足跟-脚尖、下蹲等。睡前及晨起时，平卧交替抬高双下肢约20°，每天2～3次，每次10～20分钟，可循序渐进，以促进下肢血液循环。

问题与思考

糖尿病是由胰岛素分泌相对或绝对不足而引起的以血糖水平增高为特征的代谢疾病群。临床表现为代谢紊乱（典型表现为"三多一少"）、多系统损害、器官功能缺陷及衰竭。在发病过程中可以产生各种急性或慢性并发症。其治疗采取饮食治疗、运动治疗、药物治疗、自我血糖监测和健康教育("五驾马车")等综合措施。护理方面重点在用药护理、潜在并发症的护理及健康教育。

思考:糖尿病病人产生的急慢性并发症主要表现在哪些方面? 胰岛素使用的注意事项有哪些? 常见的不良反应及护理措施有哪些?

4. 健康指导

(1)疾病知识指导:采用床边介绍、录像、讲座等多种形式,帮助糖尿病病人及家属了解有关糖尿病的知识,引导病人家属给予精神支持和生活照顾。①指导病人掌握饮食和运动治疗的具体方法、注意事项;②学会检测尿糖、血糖的变化:尿糖定性测定,使用便携式血糖仪的应用;③学会正确注射胰岛素的方法,知道药物的作用、副作用及使用注意事项;④教会识别低血糖反应和发现酮症酸中毒先兆,掌握自救方法,有效规避诱因;⑤随身携带识别卡,以便发生紧急情况时及时处理。

(2)定期复诊:以便了解病情控制情况,及时调整用药,早期发现和治疗慢性并发症。

(李红梅)

学习小结

糖尿病是由于胰岛素分泌相对或绝对不足而引起的以血糖水平增高为特征的代谢综合征。糖尿病以1型、2型最为多见。临床表现为代谢紊乱(典型表现为"三多一少")、急性并发症(糖尿病酮症酸中毒、高血糖高渗状态、感染、低血糖)和慢性并发症(大血管病变、微血管病变、神经病变、糖尿病足)为主。空腹或餐后2小时血糖水平升高是诊断糖尿病及判断病情的主要指标。其治疗采取饮食治疗、运动治疗、药物治疗、自我血糖监测和健康教育("五驾马车")等综合措施。护理重点在口服降糖药和胰岛素的使用及副作用观察、潜在并发症的护理及健康教育。

复习参考题

1. 糖尿病的代谢紊乱综合征有哪些表现?
2. 糖尿病的急性并发症和慢性并发症有哪些?
3. 如何诊断糖尿病?
4. 糖尿病的治疗原则有哪些?
5. 胰岛素治疗的适应证有哪些?
6. 如何做好糖尿病足的护理?

第七节　痛风病人的护理

学习目标

掌握	痛风病人的临床表现、护理措施。
熟悉	痛风的治疗要点、护理诊断。
了解	痛风的病因及发病机制、实验室检查的意义。

痛风(gout)是嘌呤代谢障碍所致的一组异质性代谢性疾病。其临床特点是高尿酸血症、反复发作的痛风性关节炎、痛风石、间质性肾炎,严重者呈关节畸形及功能障碍,常伴有尿酸性尿路结石。根据病因可分为原发性与继发性两类,其中以原发性痛风占绝大多数。

【病因及发病机制】

原发性痛风属遗传性疾病，多由先天性嘌呤代谢异常所致，继发性痛风可由肾病、血液病、药物及高嘌呤食物等多种原因引起。

1. 高尿酸血症的形成 高尿酸血症是痛风的生化标志。尿酸是嘌呤代谢的终产物，主要由细胞代谢分解的核酸和其他嘌呤类化合物（内源性，约占人体尿酸来源的 80%；），以及食物中的嘌呤经酶的作用分解而来（外源性，约占 20%）。导致原发性痛风的主要因素有：①尿酸生成增多。嘌呤代谢过程中，因嘌呤核苷酸代谢酶缺陷或功能异常，引起嘌呤合成增加而导致尿酸增多。②尿酸排泄障碍。包括肾小球尿酸滤过减少、肾小管重吸收增多、肾小管尿酸分泌减少及尿酸盐结晶在泌尿系统沉积。痛风病人中 80% ~ 90% 的个体具有尿酸排泄障碍，但以肾小管尿酸的分泌减少最为重要。

2. 痛风的发生 临床上仅有部分高尿酸血症病人发展为痛风，占 10% ~ 20%。当血尿酸浓度过高或酸性环境时，尿酸析出结晶，沉积在骨关节、肾脏和皮下等组织，造成组织病理学改变，导致痛风性关节炎、痛风肾和痛风石等。

【临床表现】

多见于中老年男性、绝经期后妇女，常有家族史和高尿酸血症史。

1. 无症状期 仅有血尿酸水平持续性或波动性增高。从血尿酸水平增高至症状出现可达数年，有些可终身不出现症状。但随着年龄增长，出现痛风的比率增加，其症状出现与高尿酸血症的水平和持续时间有关。高尿酸血症常与肥胖、糖脂代谢紊乱、高血压、2 型糖尿病、高胰岛素血症等伴发存在。

2. 急性关节炎期 是痛风的首发症状，是尿酸盐结晶、沉积引起的炎症反应。表现为：①多发于春秋季节，常于午夜和清晨突然起病，因剧烈疼痛而惊醒，数小时内出现受累关节的红、肿、热、痛和功能障碍，趾关节最易累及，其次为踝、膝、腕、指、肘，可伴有发热、白细胞增多等全身反应；②初次发作常呈自限性，一般数日内可自行缓解，此时受累关节局部皮肤出现脱屑和瘙痒，为本病特有的表现；③酗酒、过度疲劳、关节受伤、关节疲劳、手术、感染、寒冷、摄入高蛋白和高嘌呤食物等常可诱发。

3. 痛风石及慢性关节炎期 痛风石是痛风的特征性表现，由尿酸盐沉积所致。可存在于任何关节、肌腱和关节周围软组织，导致骨、软骨破坏及周围组织纤维化和变性。常多关节受累，且多见于关节远端，表现为以骨质缺损为中心的关节肿胀、僵硬及畸形，无一定形状且不对称。严重时痛风石处皮肤发亮、菲薄、容易经皮破溃排出白色尿酸盐结晶。形成瘘管时，瘘管不易愈合但少见感染（图 7-7-1）。

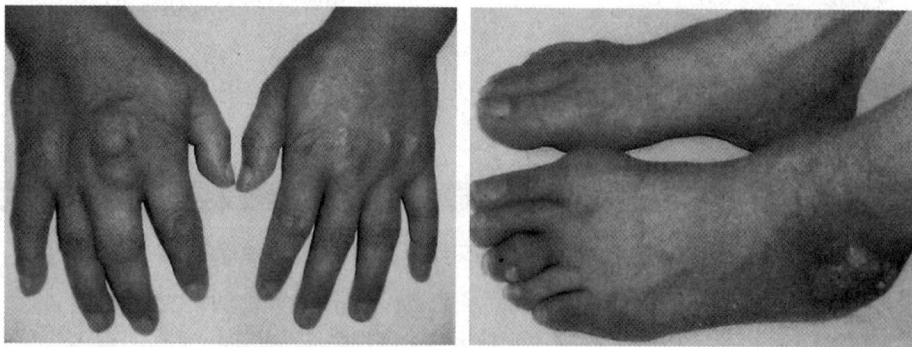

图 7-7-1 右手第 3 掌指关节、左足第 3 趾及左踝痛风石

4. 肾脏病变 主要有以下两方面表现：

（1）痛风性肾病：起病隐匿，早期仅有间歇性蛋白尿，随着病情发展而呈持续性，伴有肾浓缩功能受损时夜尿增多，晚期可发生肾功能不全。

（2）尿酸性肾石病：10% ~ 25% 的痛风病人肾脏有尿酸结石，呈泥沙样，常无症状，结石较大者可发生肾绞痛、血尿。当结石引起梗阻时导致肾积水、肾盂肾炎等。

【实验室及其他检查】

1. 血尿酸测定　取血清标本，用尿酸氧化酶法，正常男性为 150~380μmol/L，女性为 100~300μmol/L，一般男性 >420μmol/L，女性 >350μmol/L 可确定为高尿酸血症。

2. 滑囊液或痛风石内容物检查　取结节自行破溃物或行关节腔穿刺取滑囊液或穿刺结节内容物，在旋光显微镜下，见白细胞内有双折光现象的针形尿酸盐结晶。

3. X 线检查　受累关节 X 线摄片，急性关节炎期可见非特征性软组织肿胀。慢性期或反复发作后，可见软骨缘破坏，关节面不规则；典型者由于尿酸盐侵蚀骨质，使之呈圆形或不整齐的穿凿样、凿孔样、虫蚀样或弧形、圆形骨质透亮缺损，为痛风的 X 线特征。

【诊断要点】

中老年男性，有家族史及代谢综合征表现，有诱发因素，夜间突然出现典型关节炎发作，或尿酸性结石肾绞痛发作，要考虑痛风。以下检查可作为确诊的依据：①血尿酸水平增高；②关节腔穿刺抽取滑囊液或痛风石，活检证实为尿酸盐结晶；③受累关节 X 线检查、关节腔镜检查发现有骨关节病变或尿酸性尿路结石影；④试用秋水仙碱诊断性治疗，如迅速显效则具有特征性诊断价值。该病需与风湿性关节炎、类风湿关节炎、化脓性关节炎、创伤性关节炎等相鉴别；有尿路结石者需与其他成分的结石相鉴别。

【治疗原则】

目前尚无有效办法根治原发性痛风。防治目的：①控制高尿酸血症，预防尿酸盐沉积；②迅速终止急性关节炎发作，防止复发；③防止尿酸结石形成和肾功能损害。

1. 无症状性高尿酸血症　积极寻找引起高血尿酸的原因和相关因素，避免危险因素及诱发因素。

2. 急性痛风性关节炎期

（1）秋水仙碱：是治疗痛风急性发作的特效药。约 90% 的病人服用 24~48 小时内症状缓解，用药越早效果越好。其作用机制可能是抑制局部组织中性粒细胞、单核细胞释放白三烯 B4、糖蛋白化学趋化因子、白细胞介素 -1 等炎症因子，抑制炎症细胞变形和趋化，缓解炎症反应。

（2）非甾体类抗炎药（NSAID）：作用机制是抑制花生四烯酸代谢中的环氧化酶活性，进而抑制前列腺素合成而达到抗炎镇痛作用。常用药物有吲哚美辛、双氯芬酸、布洛芬、美洛昔康、罗非昔布等，发作超过 48 小时也可应用，症状消退后减量。

（3）糖皮质激素：上述两类药无效或禁忌时可选择，尽量不用。

3. 发作间歇期和慢性期　治疗目的是使血尿酸维持正常水平。

（1）促进尿酸排泄药物：通过抑制近端肾小管对尿酸盐的重吸收，以增加尿酸排泄，降低血尿酸。适用于肾功能良好者，已有尿酸盐结石形成或每日排出尿酸盐 >3.57mmol（600mg）时不宜使用。常用药物有丙磺舒、磺吡酮等。用药期间应多饮水，同时口服碳酸氢钠（3~6g/d）以碱化尿液，抑制尿酸在尿中结晶。

（2）抑制尿酸生成药物：主要为别嘌醇，通过抑制黄嘌呤氧化酶，使尿酸生成减少，适用于尿酸生成过多或不适合使用排尿酸药物者。

（3）其他：保护肾功能，剔除痛风石等。

【常用护理诊断/问题】

1. 疼痛：关节痛　与尿酸盐结晶、沉积在关节引起炎症反应有关。

2. 躯体活动障碍　与关节受累、关节畸形有关。

3. 知识缺乏：缺乏与痛风有关的生活知识。

【护理措施】

1. 一般护理

（1）休息与运动：注意休息，避免受凉。急性关节炎期，应绝对卧床休息，抬高患肢，避免受累关节负重,必要时可在病床上安放支架支托被褥,减少患部受压。关节痛缓解72小时后,方可恢复活动。适宜、渐进的运动有助于减缓关节疼痛、防止关节挛缩及肌肉失用性萎缩。

(2)饮食护理:①控制总热量。因痛风病人大多肥胖,故热量不宜过高,应限制在5020～6276kJ/d(1200～1500kcal/d)。蛋白质控制在1g/(kg·d)以内,糖类占总热量的50%～60%。②限制高嘌呤类食物。避免进食高嘌呤食物,如动物内脏、鱼虾类、肉类、菠菜、蘑菇、黄豆、扁豆、豌豆、浓茶等。③饮食宜清淡、易消化,忌辛辣和刺激性食物。④增加碱性食品。鼓励病人进食碱性食物,如牛奶、鸡蛋、马铃薯、各类蔬菜、柑橘类水果,使尿液的pH在7.0或以上,以减少尿酸盐结晶的沉积。⑤多饮水与禁酒。饮酒可引起痛风急性发作,每日饮水量不得少于2000ml,尤其是在应用排尿酸药时更应多饮水。饮水有助于尿酸随尿液排出和预防尿路结石的发生。

2. 病情观察　①观察受累关节有无红、肿、热和功能障碍,关节疼痛的部位、性质、间隔时间有无变化;②观察有无过度疲劳、寒冷、潮湿、紧张、饮酒、饱餐、足扭伤等诱发因素存在;③观察有无痛风石的体征,有无发热等;④监测血尿酸水平的变化。

3. 症状体征的护理　手、腕、肘等关节受累时可用夹板固定制动,或给予冰敷或25%～35%硫酸镁湿敷,消除关节的肿胀和疼痛。局部有痛风石者,保持患部清洁,避免摩擦、损伤,防止溃疡或感染发生。

4. 用药护理　正确使用药物,观察药物疗效,及时处理不良反应。①秋水仙碱:口服常有胃肠道反应,初次服用如出现恶心、呕吐、水样便等严重胃肠道反应,可选择静脉给药并严密观察。静脉给药可产生严重的不良反应,如肝损害、骨髓抑制、DIC、脱发、肾衰竭、癫痫样发作甚至死亡等。一旦出现不良反应,及时停药。此外,静脉使用秋水仙碱时,切勿外漏,以免造成组织坏死。②非甾体类抗炎药:主要不良反应是胃肠道反应,注意观察有无活动性消化性溃疡或消化道出血。③丙磺舒、磺吡酮、苯溴马隆等排尿酸药物:使用期间多饮水、口服碳酸氢钠等碱性药。注意观察及处理皮疹、发热、胃肠道反应等不良反应。④糖皮质激素:主要是观察疗效,密切注意和防止症状的"反跳"现象。⑤别嘌醇:可出现皮疹、发热、胃肠道反应、肝损害、骨髓抑制等不良反应,应注意观察并处理,肾功能不全者减半量应用。

5. 心理护理　病人因疼痛影响进食和睡眠,反复发作导致关节畸形和肾功能损害,思想负担重,常表现情绪低落、抑郁。应积极向其宣教痛风的有关知识,讲解饮食与疾病的关系,并请病人家属配合,给予病人精神上的安慰和鼓励。

6. 健康教育

(1)知识宣教:给病人和家属讲解疾病的有关知识,让他们认识到这是一种终身性疾病,经积极治疗后可维持正常生活和工作。注意防止受凉、劳累、感染、外伤等。肥胖者应减轻体重。

(2)运动指导:运动时尽量使用大肌群,若运动后疼痛超过1～2小时,应暂时停止此项运动。不得长时间持续进行重体力工作;轻、重不同的工作可交替进行。经常改变姿势,保持受累关节舒适,有局部发热和肿胀时,尽量避免活动。

(3)饮食指导:坚持饮食控制措施,限制总热量的摄入,避免进食高蛋白及高嘌呤食物,增加碱性食品摄入,保证充足的饮水,严格戒酒等。

(4)定期复查与自我检测:平时用手触摸耳轮及手足关节处,检查是否存在痛风石。定期查血尿酸,门诊随访。

(李红梅)

学习小结

痛风是嘌呤代谢紊乱和尿酸排泄障碍所致血尿酸水平增高的一组异质性代谢性疾病。其临床特点是高尿酸血症、反复发作的痛风性关节炎、痛风石、间质性肾炎,严重者呈关节畸形及功能障碍,常伴有尿酸性尿路结石,急性关节炎是痛风的首发症状。高尿酸血症是痛风的标志。秋水仙碱是治疗痛风急性发作的特效药。饮食中应控制总热量、限制高嘌呤类食物、增加碱性食物、多饮水、禁酒等,注意观察秋水仙碱及其他药物的副作用。

复习参考题

痛风病人的临床特点有哪些?急性发作期该如何处理?饮食护理的主要内容有哪些?

第八节　骨质疏松症病人的护理

学习目标

掌握	掌握骨质疏松的临床表现、护理措施。
熟悉	骨质疏松的常用护理诊断、治疗要点。
了解	骨质疏松的病因和发病机制、实验室和其他检查、诊断要点。

骨质疏松症(osteoporosis,OP)是一种以骨量低下、骨组织微结构破坏,导致骨脆性增加,易发生以骨折为特征的全身性代谢性骨病。该病可发于不同性别和任何年龄,多见于老年人,尤其是绝经后妇女,男女比例约为1:6。按病因可分为原发性和继发性两类,原发性骨质疏松症又分为绝经后骨质疏松症(Ⅰ型)、老年性骨质疏松症(Ⅱ型)和特发性骨质疏松症3种。绝经后骨质疏松症一般发生在妇女绝经后5~10年内,雌激素缺乏引起骨小梁骨量丢失加速、骨转换率增高所致;老年性骨质疏松症一般指老人70岁后发生的骨质疏松;特发性骨质疏松症主要发生在青少年。继发性骨质疏松症指由任何影响骨代谢的疾病或药物所致的骨质疏松症。骨质疏松症是一种骨骼退化性疾病,由此引发的骨质疏松性骨折及其并发症,可导致病残率、死亡率的增加,造成生命质量下降,已成为严重的健康问题。

【病因及发病机制】

正常成熟骨的代谢主要以骨重建形式进行。在激素、局部细胞因子及其他调节因子的协调作用下,骨组织不断吸收旧骨质、形成新骨质,如此循环形成体内骨转换的相对稳定状态。当骨吸收过多、过快或形成不足时,将会打破骨吸收与骨形成之间的偶联平衡,引起骨量减少和骨微细结构的变化,进而造成骨质疏松。原发性骨质疏松症的病因和发病机制仍未阐明。凡可使骨的净吸收增加,促进骨微结构紊乱的因素都会促进骨质疏松症的发生。

1. 骨吸收及其影响因素　骨吸收主要由破骨细胞介导。

(1)妊娠和哺乳:妊娠期间母体血容量增加,钙的分布容量可增加1倍。如摄入不足或存在矿物质吸收障碍,必须动用骨盐维持血钙水平,如妊娠期饮食钙含量不足,可促进骨质疏松或骨软化症的发生。

(2)雌激素:雌激素缺乏使破骨细胞功能增强,骨丢失加速,这是绝经后骨质疏松症的主要病因。

(3)活性维生素D:可促进钙结合蛋白生成,增加肠钙吸收。活性维生素D缺乏,可伴有血清钙水平下降,导致骨盐动员加速,骨吸收增强。

(4)甲状旁腺素(PTH):PTH作用于成骨细胞,通过其分泌的骨吸收因子(如IL-6、IL-11),促进破骨细胞的作用。

(5)细胞因子:IL-1、IL-6和肿瘤坏死因子等作用于破骨细胞,可促进其分化和活性,刺激骨吸收。

2. 骨形成及其影响因素　骨形成主要由成骨细胞介导。

（1）遗传因素：多种基因的表达水平和基因多态性可影响峰值骨量、骨转换和骨质量。遗传因素决定了70%～80%的峰值骨量。

（2）钙的摄入量：钙是骨质中最基本的成分。钙不足必然影响骨矿化。在骨的生长发育期和钙需要量增加时，摄入钙不足将造成峰值骨量下降。

（3）生活方式和生活环境：适当的体力活动有助于提高峰值骨量，活动过少或过度活动均易发生骨质疏松症。

此外，吸烟、酗酒、高蛋白、高盐饮食、大量饮用咖啡、维生素D摄入不足和日照减少等均为骨质疏松症的易发因素。

【临床表现】

1. 骨痛和肌无力　早期无症状及不适，X线摄片或骨密度测量时可被发现，多数病人以严重骨痛或骨折为首发表现。症状较重者常诉腰背疼痛、乏力或全身骨痛，可在劳累或活动后加重。骨痛特点为弥漫性、无固定部位、无明确压痛区（点）。

2. 椎体压缩　椎体压缩性骨折多见于绝经后骨质疏松，可引起身高变矮和驼背，也可引发胸廓畸形，影响到呼吸循环功能。

3. 骨折　骨质疏松症的严重后果是发生骨折，当骨丢失量超过20%时即可出现。骨折常因弯腰、负重、挤压、跌倒等轻微活动和创伤而诱发，多发于脊柱、髋部和前臂远端，其中以髋部骨折最为常见。

【实验室及其他检查】

1. 骨量的测定　骨矿含量和骨密度测定是判断低骨量、确定骨质疏松的重要手段，是评价骨丢失和疗效的重要客观指标。临床上应用的有单光子吸收测定法（SPA）、双能X线吸收测定法（DXA）、外周双能X线吸收测定法（pDXA）等，其中DXA测量值是目前国际学术界公认的骨质疏松症诊断的金标准。

2. 骨转换生化测定

（1）与骨吸收有关的生化指标：空腹血钙或24小时尿钙排量是最简易的方法，但易受钙摄入量、肾功能因素影响。尿羟脯氨酸（HOP）、血清抗酒石酸酸性磷酸酶（TPACP）等在一定程度上也可反映骨转换的吸收状态。

（2）与骨形成有关的生化指标：如血清碱性磷酸酶（ALP）、血清I型前胶原羧基前肽和血骨钙素等。

【诊断要点】

详细的病史和体检是临床诊断骨质疏松的基本依据，但其确诊有赖于X线检查和BMD或BMC测定。根据BMD或BMC测定结果，可确定是低骨量（低于同性别峰值骨量的1个骨标准差以上但小于2.5个标准差）、骨质疏松（低于同性别峰值量的2.5个标准差以上）或是严重骨质疏松（骨质疏松伴一处或多处自发性骨折），之后确定原发性还是继发性OP。原发性OP中I型（绝经后骨质疏松症）和II型（老年性骨质疏松症）的鉴别主要通过年龄、性别、主要原因、骨丢失速率和雌激素治疗的反应等来鉴别。

【治疗原则】

骨质疏松症的治疗应遵循预防为主、防治结合的原则。

1. 补充钙剂和维生素D　增加饮食钙含量，补充碳酸钙、葡萄糖酸钙、枸橼酸钙等制剂，使每日钙总摄入量达800～1200mg。维生素D成人推荐剂量为200IU/d，老年人因缺乏日照及摄入和吸收障碍，故推荐剂量为400～800IU/d。维生素D用于治疗骨质疏松时，剂量应该为800～1200IU/d，还可与其他药物联合使用。

2. 对症治疗　有疼痛者可给予适量非甾体类抗炎药，如阿司匹林、吲哚美辛等。发生骨折或遇顽固性疼痛时，可用降钙素。骨畸形者应局部固定或采用其他矫形措施防止畸形加剧。骨折时给予牵引、固定、复位或手术治疗，辅以物理康复治疗，尽早恢复运动功能。必要时给予被动运动，避免因制动或失用而加重病情。

3. 特殊治疗

（1）补充性激素：根据病人具体情况选择性激素的种类和剂量。雌激素主要用于绝经后骨质疏松症的预防和治疗，雌激素补充治疗的疗程一般不超过 5 年，治疗期间要定期进行妇科和乳腺检查。雄激素则用于男性，一般选用苯丙酸诺龙或司坦唑醇等。雄激素对肝有损害，并常导致水钠潴留和前列腺增生，因此长期治疗宜选用经皮制剂。

（2）选择性雌激素受体调节剂（SERM）和选择性雄激素受体调节剂（SARM）：SERM 主要适用于 PMOP 的治疗，可增加 BMD，降低骨折发生率，但偶可导致血栓栓塞性病变。SARM 具有较强的促合成代谢作用，有望成为治疗老年男性骨质疏松症的较理想药物。

（3）二膦酸盐：可抑制破骨细胞生成和骨吸收。主要用于骨吸收明显增强的代谢性骨病，亦可用于高转换型原发性和继发性骨质疏松、高钙血症危象和骨肿瘤的治疗，但老年性骨质疏松不宜长期使用该类药物，必要时应与 PTH 等促进骨形成类药物合用。常用制剂有依替膦酸二钠、帕米膦酸钠和阿仑膦酸钠。用药期间需补充钙剂。

（4）降钙素：降钙素为骨吸收的抑制剂，主要适用于：①高转换型骨质疏松症；②骨质疏松症伴或不伴骨折；③变形性骨炎；④急性高钙血症或高钙血症危象。主要制剂有鲑鱼降钙素、鳗鱼降钙素及降钙素鼻喷剂。孕妇和过敏反应者禁用。应用降钙素制剂前需补充数日钙剂和维生素 D。

（5）介入治疗：是脊柱的微创手术，是向压缩的椎体内注入混有造影剂的骨水泥，使其沿骨小梁分布至整个椎体，达到重建脊柱稳定性、增强椎体强度、缓解疼痛的目的。又称椎体成形术。

【常用护理诊断／问题】

1. 疼痛　与骨质疏松有关。

2. 有受伤的危险　与骨质疏松引起的骨骼脆性增加有关。

3. 躯体活动障碍　与骨骼变化引起的活动范围受限有关。

【护理措施】

1. 一般护理

（1）休息与活动：疼痛明显者，卧床休息，平卧于硬板床上，腰部垫枕，翻身时注意保持脊柱平直。病情允许者适当运动，因运动可增加和保持骨量、提高病人的耐受力和平衡能力，减少骨折等意外的发生。运动的类型、方式和量应根据病人的具体情况而定。

（2）合理膳食：补充足够的蛋白质对骨质疏松及骨折愈合有利，多进食富含异黄酮类食物对保存骨量也有一定作用。鼓励低钠、高钾、高钙和高非饱和脂肪酸饮食，增加富含维生素 D、维生素 A、维生素 C 的食物及含铁食物，以利于钙的吸收。同时要戒烟忌酒，少咖啡和浓茶。

2. 症状体征的护理　疼痛者使用背架、紧身衣等，达到减轻疼痛的目的。热敷、局部按摩等物理疗法可促进血液循环，减轻肌肉痉挛，缓解疼痛。也可使用超短波、电疗、磁疗、激光等疗法达到抗炎镇痛效果。

3. 用药护理　遵医嘱用药，严格适应证和禁忌证，注意观察和处理不良反应，定期监测药物效果和肝、肾等器官功能情况。如服用钙剂要多饮水，以减少泌尿系结石的形成；维生素 D 及其活性产物可引起高血钙症；雌激素用药期间应定期做妇科和阴道涂片细胞学检查，反复阴道出血应及时减量或停药。

4. 椎体成形术的护理

（1）术前准备：指导病人练习俯卧位姿势，学习适应床上排尿便便；讲解手术相关知识及注意事项，消除恐惧心理；禁食糖类、豆类等易产气食物。

（2）术后护理：严密观察病人生命体征，尤其是血压变化，必要时进行心电监护；仰卧休息 4 小时，有利于骨水泥进一步硬化和减少并发症；观察病人下肢远端感觉和运动功能，逐步进行肢体功能锻炼。

5. 安全护理　加强巡视，保持地面整洁干燥，注意防滑。桌椅位置相对固定，生活用具放置床边，以便随手取用。病区灯光明暗适宜，楼梯、走廊、台阶、厕所、浴室等设立防滑设施及警示标志。

6. 心理护理　根据病人的文化层次、爱好、生活习惯等开展针对性的心理疏导，帮助他们从生理、病理角度了解骨质疏松症的预防、发病机制及康复问题，帮助病人及家属树立信心，积极配合治疗。

7. 健康教育

（1）知识宣教：告知病人骨质疏松症是一种退行性疾病，应早防早治。适当运动、合理饮食保证充足的钙摄入，可有效延缓骨丢失的速度和程度。已绝经妇女在医生指导下可服用少量的雌激素，遵医嘱服维生素 D 和钙剂，老年人一定要慎用利尿剂、异烟肼、泼尼松等药物。加强防跌倒的安全宣传，预防跌倒。

（2）运动指导：指导病人适当进行户外活动，多晒太阳，常做载重式的运动，如慢跑、骑自行车等，防止骨量丢失，提高应变能力。时间以每周 5～7 次、每次 30 分钟为宜，可逐渐增加运动量。

（李红梅）

学习小结

骨质疏松症是一种代谢性骨病，其最严重危害是脆性骨折，良好的生活方式（合理运动、多晒太阳）、补充钙剂和维生素 D 是预防和治疗该病发生的有效手段。护理以改善生活方式、对症护理为主。

复习参考题

1. 治疗骨质疏松症的方法有哪些？

2. 对骨质疏松症病人健康教育的内容有哪些？

第九节　内分泌与代谢性疾病常用诊疗技术及护理

持续皮下胰岛素输注技术

持续皮下胰岛素输注（continuous subcutaneous insulin infusion，CSII）是一种内装短效胰岛素，用以模拟胰岛 β 细胞生理功能，给病人持续皮下输注胰岛素的微电脑动力装置，根据人体 24 小时胰岛素不同的基础率，给予病人动态补充胰岛素，模仿了正常人的胰岛素分泌，就像一个简单的"人工胰腺"而达到治疗糖尿病的目的。

【适应证】

1. CSII 的先决条件

（1）能够经常自我监测血糖（每日至少 4 次）。

（2）有良好的生活自理能力和控制血糖的主动性。

（3）有一定的文化知识和理解力，能够听懂培训人员的讲解，在医护人员的指导下学会胰岛素泵的基本操作。

2. CSII 的适应证

（1）1 型糖尿病或初发的 2 型糖尿病，需要保存现有的胰岛功能，使病人脱离外源性胰岛素治疗者。

（2）合并糖尿病严重并发症，如酮症酸中毒、神经病变、糖尿病足等。

（3）脆性糖尿病，血糖波动大，高血糖与低血糖交替出现者。

（4）频繁发生夜间低血糖及凌晨高血糖者。

（5）有条件的 2 型糖尿病者。

（6）妊娠糖尿病病人。

（7）外科手术前后控制血糖。

【操作方法】

1. 胰岛素装入 CSII 装置　将放至室温的胰岛素，按要求装入 CSII 装置中，并仔细检查以保证储液器及输注导管内无气泡。

2. 选择输注部位　脐两侧为穿刺首选，因腹部胰岛素吸收较为恒定，其次为大腿外侧或上臂外侧。

3. 在腹部常规消毒后，用连接软管的针头进针皮下，并用专用贴膜固定。进行胰岛素泵安装调试。

【护理】

1. 操作前护理

（1）心理准备：因 CSII 在国内尚未得到广泛应用，病人在安置 CSII 前存在不同程度的心理负担，须由医护人员对其进行糖尿病知识、CSII 的作用及使用注意事项等指导，使病人和家属在心理上接受治疗并积极配合。

（2）安置 CSII 前 3 天皮下注射：先使用短效胰岛素三餐前皮下注射，再用中效胰岛素早餐前或睡前注射，待血糖平稳后再行安置 CSII。

（3）用物准备：检查 CSII 装置，保证储液器及输注导管可正确使用；计算每日胰岛素的总量、基础释放量和三餐前剂量。

2. 操作中护理

（1）将胰岛素从储存冰箱中取出后，放至室温，装入 CSII 装置储液器及输注导管内有无气泡。

（2）腹部常规消毒后，用连接软管的针头进针皮下，并用专用贴膜固定。密切监护病人血压、呼吸、心律、心率等变化。

3. 操作后护理

（1）血糖监测：每日三餐前后及睡前检测血糖，必要时加测凌晨 3 时血糖，密切观察有无低血糖的发生，尤其是安置 CSII 后 3～7 天，适时调整胰岛素用量，血糖控制平稳后，可改为每日 3～4 次。

（2）教会病人或家属掌握 CSII 的操作技术和常见故障的处理。

（3）局部检查：每日必须检查输注部位皮肤有无红肿、感染、针头是否脱出。

（4）指导病人熟练识别各种报警显示，能对每一种报警做出准确的判断。日间查看药量及电池电量，避免 CSII 浸水和严重碰撞，定期检测。

（李红梅）

第八章　风湿性疾病病人的护理

学习目标	
掌握	系统性红斑狼疮、类风湿性关节炎病人的临床表现常见护理诊断及护理措施。
熟悉	风湿性疾病的常见症状、体征,系统性红斑狼疮、类风湿性关节炎病人病理改变、治疗要点、辅助检查项目。
了解	系统性红斑狼疮、类风湿性关节炎的病因及发病机制。

　　风湿性疾病(rheumatic diseases)泛指病变累及骨、关节及其周围软组织,包括肌肉、肌腱、滑膜、韧带等的一组疾病。其主要临床表现是关节疼痛、肿胀、活动与功能障碍,部分病人可发生脏器功能损害,甚至功能衰竭。风湿性疾病多为慢性病程,逐渐累及多个器官和系统。属自身免疫病,病因复杂,主要与感染、免疫、代谢、内分泌、环境、遗传、退行性变、肿瘤等因素有关,但机制不明确。我国不同地区流行病学的调查结果显示,类风湿关节炎的患病率为0.32%~0.36%,系统性红斑狼疮约为0.07%。

　　根据发病机制、病理及临床特点,可以将风湿性疾病分为弥漫性结缔组织病(diffuse connective tissue diseased,CTD)、脊柱关节病、退行性变等十大类。其中,弥漫性结缔组织病简称结缔组织病,是风湿病中的一大类,除具有风湿病的慢性病程、肌肉关节病变外,主要特点是以血管和结缔组织的慢性炎症为病理基础,可引起多器官多系统损害。风湿性疾病具有以下特点:①呈发作与缓解相交替的慢性病程;②免疫学异常或生化改变;③异质性。

第一节　风湿性疾病病人常见症状体征的护理

一、常见症状体征

(一)关节疼痛与肿胀

　　关节疼痛是关节受累的最常见的首发症状,也是风湿性疾病病人就诊的主要原因。疼痛的关节均有肿胀和压痛,局部皮肤温度升高、活动受限及畸形等,多为关节腔积液或滑膜增生所致,是滑膜炎或周围组织炎的重要体征(表8-1-1)。

(二)关节僵硬与活动受限

　　关节僵硬常在晨起时表现最明显,又称晨僵(morning stiffness),即早晨醒来起床或没有活动的一段静止时间内,自觉病变关节僵硬,如胶黏着样的感觉,当开始活动时出现的一种关节局部不适、不灵便感,难以

表 8-1-1　常见风湿病关节受累特点

关节	RA	强直性脊柱炎	骨性关节炎	痛风	SLE
周围关节炎	有	有	有	有	有
起病	缓	缓	缓	急骤	不定
首发部位	手关节	膝、腕、踝关节	膝、腰关节	第一跖趾关节	手关节或其他关节
疼痛性质	持续、休息后加重	休息后加重	活动后加重	剧烈，夜间重	不定
肿胀性质	软组织为主	软组织为主	骨性肥大	红、肿、热	少见
畸形	常见	部分	小部分	少见	偶见
演变	对称性多关节炎	不对称下肢大关节炎	负重关节症状明显	反复发作	

达到平时关节活动的范围。晨僵是判断滑膜关节炎活动性的客观指标，其持续时间与炎症的严重程度相一致。

活动性的客观指标，其持续时间与炎症的严重程度相一致。临床上出现晨僵持续时间 1 小时以上者意义较大。早期关节活动受限主要由肿胀、疼痛引起，晚期则主要由于关节骨质破坏、纤维骨质粘连和关节半脱位引起，此时关节活动严重障碍，最终导致功能丧失。

（三）皮肤损害

风湿性疾病常见的皮肤损害有皮疹、红斑、水肿、溃疡及皮下结节等，多由血管炎性反应引起。系统性红斑狼疮病人最典型的皮肤损害为颊部蝶形红斑，口腔、鼻黏膜受损可表现为溃疡或糜烂。类风湿关节炎病人的皮肤损害主要为皮下结节，多位于肘部鹰嘴突附近、枕、跟腱等关节隆突部及受压部位的皮下，结节呈对称分布，质硬无压痛，直径数毫米至数厘米不等，大小不一。部分病人可因寒冷、情绪激动等刺激致雷诺现象。

二、护理

（一）护理评估

1. 病史评估　询问关节疼痛、僵硬、活动受限、皮肤损害的起始时间、起病特点、性质、持续时间，受累的关节的部位，发病年龄，起病缓急，是游走性疼痛还是固定部位疼痛，有无关节畸形和功能障碍等。减轻关节僵硬的措施及效果。有无手术史、过敏史等。

2. 身体评估　评估病人的营养状况、生命体征、关节肿胀程度、受累关节有无压痛、僵硬关节的部位、活动受限的程度、有无关节畸形和功能障碍。评估病人的肌力情况，是否伴有肌萎缩。皮肤损害发生的部位、面积、形态、色泽、温度。皮下结节的分布、质地、大小、活动度及是否有压痛等。

3. 心理与社会评估　评估病人日常生活、工作是否因疼痛、关节僵硬、畸形、皮肤受损而受到影响，程度如何；评估病人的心理状态，有无焦虑、抑郁、敏感、多疑、悲观、偏执、孤独，甚至是失望等的不良情绪；病人亲属及社会对病人的理解及支持程度等。

4. 实验室及其他检查评估

（1）一般性检查：除对风湿病的诊断有帮助外，还有助于药物的选择与应用、疗效和不良反应的观察与监测，包括血、尿常规、肝肾功能及红细胞沉降率检查等。

（2）自身抗体检测：对风湿病的诊断和鉴别诊断，特别是 CTD 的早期诊断意义较大。常用的检测项目有：①抗核抗体（anti-nuclear anti-bodies，ANA）及 ANA 谱，诊断 SLE 特异性高；②类风湿因子（RF），阳性主要见于 RA，但特异性较差，但在诊断明确的 RA 中，RF 滴度可判断其活动性；③抗中性粒细胞胞质抗体（ANCA），对血管炎尤其是 Wegener 肉芽肿的诊断和活动性判断有意义；④抗磷脂（APL）抗体，可见于不同风湿病中，如 SLE、干燥综合征、混合性结缔组织病等；⑤抗角蛋白抗体谱，对 RA 特异性较高，有助于 RA 的早期诊断。

（3）关节镜和关节液检查：用于对关节病的诊治。关节镜在某些情况下可以鉴别关节病的性质，活检的组织标本病理检查可进一步明确诊断。而通过关节腔抽取关节液，其中的白细胞计数有助于鉴别炎性、非炎症性和化脓性关节炎，对 RA 的诊断有一定价值；如发现尿酸盐结晶或病原体，则分别有助于痛风性或感染性关节炎的诊断。

（4）影像学检查：风湿病中重要的辅助检测手段，有助于骨关节病变的诊断、鉴别诊断、病程分期、药物疗效的判断等，还可评估肌肉、骨骼系统以外脏器的受累情况。X 线平片检查最常用。当 X 线平片阴性而临床高度怀疑有病变时，可选择 CT、MRI 及血管造影检查，对疾病的早期诊断有帮助。

（二）常用护理诊断/问题

1. 焦虑　与疼痛反复发作、病情迁延不愈、活动受限、面容毁损等有关。
2. 疼痛：慢性关节疼痛　与局部炎性反应有关。
3. 躯体活动障碍　与关节持续疼痛有关。
4. 皮肤完整性受损　与血管炎性反应及应用免疫抑制剂等因素有关。

（三）护理目标

1. 病人学会应用减轻疼痛的方法，关节疼痛减轻或消失。
2. 焦虑程度减轻，病人生理和心理上适应感增加。
3. 躯体最大限度地保持活动水平。
4. 病人受损皮肤情况好转或完全修复。

（四）护理措施

1. 一般护理

（1）环境：保持环境整洁、舒适、空气流通，温湿度适宜。注意防寒保暖，避免接触冰冷物体，外出时戴上保暖手套，尽量避免暴露于寒气中或避免接触冷水尤为重要。

（2）休息与活动：根据病人的全身情况和受累关节的病变性质、部位及范围，选择不同的休息方式与体位。急性期关节肿胀伴体温升高、倦怠等症状时，卧床休息，帮助病人采取舒适的体位，尽可能保持关节的功能位，必要时给予石膏托、小夹板固定；为避免疼痛部位受压，可用支架支起床上盖被。缓解期鼓励病人尽量坚持被动和主动的全关节活动及功能锻炼，以逐步恢复受累关节功能；同时注意加强相邻肌肉力量与耐力锻炼。必要时给予帮助或提供适当的辅助工具，如拐杖、助行器、轮椅等。

（3）饮食：鼓励病人摄取足够的蛋白质、维生素和水，以维持正氮平衡，满足组织修复的需要。多食富含纤维素的食物，防止便秘，必要时给予缓泻剂。避免吸烟、饮咖啡，以避免尼古丁、咖啡因对血管收缩的刺激作用。

2. 病情观察　观察患病肢体的情况，关节疼痛的起始时间、起病特点、性质、持续时间、受损关节的部位，注意有无关节畸形的发生。观察皮肤损害发生的部位、面积、形态、色泽、温度。在寒冷、情绪激动等刺激下出现皮肤颜色的变化，要警惕雷诺现象的发生。

3. 症状体征的护理

（1）疼痛：给予蜡疗、水疗、磁疗、超短波、红外线灯等物理疗法缓解疼痛，也可提供非甾体类抗炎药如布洛芬、萘普生、阿司匹林、吲哚美辛等缓解疼痛。

（2）皮肤损害：保持皮肤清洁干燥，每日清洗红斑、皮疹等皮损部位并温水湿敷，以促进血液循环，利于鳞屑脱落；避免接触刺激性物品，如碱性肥皂、化妆品及染发烫发剂、农药等化学物品；避免紫外线照射，床位安排在没有阳光直射的地方，嘱病人勿晒太阳、忌日光浴，外出穿长袖衣裤，戴保护性眼镜、太阳帽或打伞，避免阳光直接照射裸露皮肤；避免使用会诱发皮损出现的食物和药物，如苜蓿、芹菜、普鲁卡因胺、肼屈嗪等；遵医嘱涂擦类固醇激素霜或软膏于皮损部位；皮损局部有感染者，遵医嘱用抗生素治疗，并行局部清创换药处理。

4. 用药护理　告诉病人按医嘱服药的重要性和有关药物的不良反应,注意观察药物的疗效及不良反应。

（1）非甾体类抗炎药:主要不良反应包括胃肠道反应、头痛、头晕、精神错乱等神经系统表现及肝肾损害等。应在饭后服用,同时服用胃药保护胃黏膜,注意监测有无头痛、头晕、精神错乱等表现,定期复查肝肾功能。

（2）肾上腺糖皮质激素:主要不良反应包括继发感染、无菌性骨坏死、向心性肥胖、血压升高、血糖水平升高、电解质紊乱,加重或引起消化性溃疡、骨质疏松等。在用药期间,应给予低盐、高蛋白、高钾、高钙饮食,补充钙剂和维生素 D。定期测量血压,监测血糖的变化。做好皮肤和口腔黏膜的护理。注意病人情绪变化。

（3）慢作用类抗风湿药:包括甲氨蝶呤、雷公藤、环磷酰胺、环孢素等,常见不良反应有胃肠道反应、脱发、肝损害、肾毒性、骨髓抑制、出血性膀胱炎、性腺毒性等。用药期间鼓励病人多饮水,饭后服药,向病人及家属解释所用药物常见的不良反应及观察方法;有脱发者鼓励病人戴假发。

5. 心理护理　鼓励病人说出自己的感受,评估其焦虑程度。在协助病人认识自身焦虑表现的同时,向病人说明焦虑对身体状况可能产生的不良影响,帮助病人提高解决问题的能力。劝导病人家属多给予关心、理解及心理支持。介绍成功病例及治疗进展,鼓励病人树立战胜疾病的信心。观察病人的精神状态是否正常,如情绪不稳定、精神障碍或意识不清等。并做好安全性防护和急救准备,防止发生自伤和意外受伤等。

6. 功能锻炼　鼓励病人在缓解期参与各种力所能及的活动,根据受累关节的不同部位及病变特点,帮助病人进行制订活动计划,进行针对性的功能锻炼。运动的方式须循序渐进,活动量控制在病人能忍受的程度。鼓励病人生活自理,进行日常生活活动锻炼。

（五）护理评价

1. 病人是否学会应用减轻疼痛的方法,关节疼痛是否减轻或消失。

2. 焦虑程度是否减轻,病人生理和心理上的适应感是否增加。

3. 躯体是否最大限度地保持活动水平。

4. 病人受损皮肤情况是否好转或完全修复。

（魏秀红）

第二节　类风湿关节炎病人的护理

类风湿关节炎(rheumatoid arthritis, RA)是一种以慢性对称性周围性多关节炎性病变为主要临床表现的异质性、系统性、自身免疫性疾病。临床表现主要为受累关节疼痛、肿胀及功能下降。炎症破坏软骨和骨质时,出现关节畸形和功能障碍。RA 在我国的患病率为 0.32%～0.36%,低于世界平均水平(0.5%～1%),以35～50 岁多见,女性较男性发病率高。

【病因与发病机制】

1. 病因　本病病因尚不明确,可能与下列多种因素有关:

（1）感染:临床及实验研究资料均表明,某些细菌、支原体、病毒、原虫等感染与 RA 关系密切。

（2）遗传因素:目前的研究资料证实,本病的发病有家族聚集趋向,家系调查发现 RA 病人一级亲属发生 RA 的概率为 11%,孪生子的调查结果显示,单卵双生子同患 RA 的概率为 12%～30%,而双卵双生子同患 RA 的概率为 4%。

（3）激素:本病的患病率存在性别差异,提示性激素在本病的发病中的作用。

2. 发病机制　RA 是免疫紊乱所致的炎症反应性疾病，不仅体液免疫紊乱，细胞免疫紊乱也有参与。变性的 IgG 和 RF 组成的免疫复合物沉积在关节滑膜上，激活了机体的补体系统，使大量的中性粒细胞向滑膜和关节腔内渗入引起炎症，并促使中性粒细胞和巨噬细胞吞噬免疫复合物，在清除复合物的过程中，溶酶体释放出大量的蛋白降解酶、胶原酶等，对关节的一些组织起到破坏作用，造成滑膜与软骨组织成分分解，并产生致炎因子，而发生关节软骨、骨端、肌腱、韧带及滑膜组织的炎性损伤。

理论与实践

类风湿关节炎的病理变化主要是滑膜的炎症、增生，释放入关节腔内的炎性物质使关节软骨破坏；同时，增生的滑膜组织侵入关节骨质边缘，阻断软骨和关节液的接触，影响其营养，并产生某些水解酶，造成对关节软骨、软骨下骨、韧带和肌腱中的胶原基质的破坏，使关节面受损，关节周围肌肉萎缩，韧带拉长以至断裂。维持关节结构和功能的关节面、关节周围肌肉和韧带的破坏，导致关节畸形、活动受限。所以类风湿关节炎晚期病人多有畸形。

【临床表现】

60%～70% RA 病人隐匿起病，在出现明显的关节症状前可有乏力、全身不适、发热、食欲差等症状。少数病人急性起病，数日内便出现多个关节的症状。

1. 关节表现　典型病人表现为对称性多关节炎。以腕关节、近端指间关节、掌指关节及跖趾关节等小关节最常见。其表现有：

（1）晨僵：关节炎的首发症状，常在关节疼痛前出现。晨僵是本病活动的一个重要指标。

（2）疼痛与压痛：关节痛往往是最早的症状，初期可以是单一关节或呈游走性多关节肿痛，呈对称性、持续性、时轻时重，伴有压痛。受累关节的皮肤可出现褐色色素沉着。

（3）肿胀：凡受累的关节均可肿胀，多因关节腔内积液或关节周围软组织炎症引起，病程较长者可因慢性炎症后肥厚而引起肿胀，多呈对称性。

（4）畸形：多见于晚期病人，因滑膜炎的绒毛破坏软骨和软骨下的骨质结构而造成关节纤维性或骨性强直，又因关节周围的肌腱、韧带受损使关节不能保持在正常位置。最为常见的关节畸形是：①掌指关节半脱位；②手指尺侧偏斜而呈"天鹅颈"样（图 8-2-1）及"纽扣"样（图 8-2-2）等。

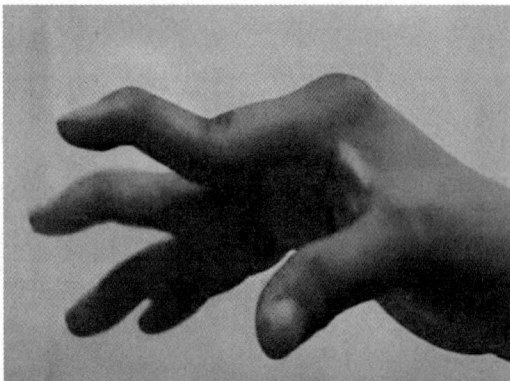

图 8-2-1　"天鹅颈"样畸形

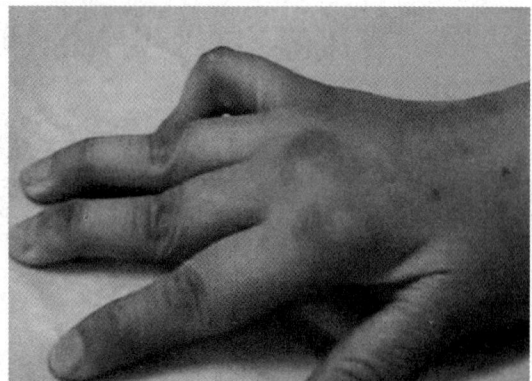

图 8-2-2　"纽扣"样畸形

（5）功能障碍：因关节肿痛、畸形等引起关节活动障碍。

2. 关节外表现　当病情严重或关节症状突出时易见。

（1）类风湿结节：多见于关节隆突及经常受压的部位，如肘关节鹰嘴附近、跟腱等处。结节大小不一，

0.2～3cm，位于皮下，呈圆形或卵圆形，质地坚韧，按之无压痛。

（2）类风湿性血管炎：表现为甲床梗死、指端坏死、小腿溃疡或末端知觉神经病变。另外，还可有胸膜炎、肺间质性病变、心包炎、心肌梗死、脊髓受压、周围神经炎的表现。

（3）器官系统受累：①呼吸系统。侵犯肺部可出现胸膜炎、肺间质性病变及肺动脉高压等。肺尘埃沉着病病人合并 RA 时易出现大量肺结节，称为 Caplan 综合征，又称类风湿肺尘埃沉着病。②循环系统。心脏受累最常见的是心包炎，伴 RF 阳性，多数无相关临床表现。③神经系统。神经受压是 RA 病人出现神经系统病变的常见原因。受压的周围神经病变与相应关节滑膜炎的严重程度相关。也可出现脊髓受压、周围神经炎的表现。④血液系统。RA 病人的贫血程度通常和病情活动度（尤其是和关节的炎症程度）相关，多为正细胞正色素性贫血。若病人出现小细胞低色素性贫血，贫血可因病变本身或因服用非甾体类抗炎药而造成胃肠道长期少量出血所致。在病情活动期的 RA 病人常见血小板增多，机制尚不明确。RA 伴有脾大、中性粒细胞减少，甚至出现贫血和血小板减少，称为 Felty 综合征，此时病人并非都处于关节炎活动期，其中很多病人合并有下肢溃疡、色素沉着、皮下结节、关节畸形，以至发热、乏力、食欲减退和体重下降等全身表现。

（4）其他：30%～40% 病人在病程的各个时期均可出现干燥综合征，表现为口干、眼干。RA 很少累及肾，长期 RA 偶见轻微膜性肾病、肾小球肾炎、肾内小血管炎及肾淀粉样变等。

【实验室及其他检查】

1. 血液　轻至中度贫血，红细胞沉降率增快，C 反应蛋白水平增高，类风湿因子滴度增高。

2. 关节滑液　关节滑液增多，滑液黏度差，白细胞增多。

3. 关节 X 线　以手指和腕关节的 X 线摄片最有价值。I 期表现为关节周围软组织肿胀影，关节端骨质疏松；II 期为关节间隙狭窄；III～IV 期关节面出现虫蚀样破坏。晚期则出现关节半脱位和关节破坏后的纤维性和骨性强直。

4. 类风湿结节活检　结节中心为纤维素样坏死组织，周围有上皮细胞浸润，排列成环状，外包以肉芽组织。

【诊断要点】

1987 年美国风湿病学会所修订的诊断标准如下：①早晨关节僵硬至少持续 1 小时，病程至少 6 周；②具有 3 个及以上关节肿，至少 6 周；③腕关节、掌指关节、近端指间关节肿，至少 6 周；④关节肿胀呈对称性，至少 6 周；⑤有皮下结节；⑥手部关节 X 线摄片改变（至少表现为关节及其邻近骨质疏松和关节间隙狭窄）；⑦类风湿因子阳性（滴度 >1∶20）。符合其中 4 项或 4 项以上者可诊断为 RA。

【治疗原则】

目前临床上尚缺乏根治及预防本病的有效措施。治疗目标是减轻关节症状、延缓病情进展、防止和减少关节的破坏、保护关节功能、最大限度地提高病人的生活质量。因此，早期诊断和早期治疗是关键。治疗措施包括：一般性治疗、药物治疗、外科手术治疗，其中以药物治疗最为重要。

1. 一般性治疗　包括休息、关节制动（急性期）、关节功能锻炼（恢复期）、物理疗法等。卧床休息只适宜于急性期、发热及内脏受累的病人。

2. 药物治疗　根据药物性能，治疗 RA 的常用药物分为四大类，即非甾体类抗炎药（NSAID）、改变病情抗风湿药（DMARD）、糖皮质激素（glucocorticoid）和植物药等。

（1）非甾体类抗炎药：NSAID 具镇痛消肿作用，是改善关节症状的常用药，但不能控制病情，必须与改变病情抗风湿药同服。常用 NSAID 的剂量如下：①塞来昔布，每日剂量 200～400mg，有磺胺过敏者禁用；②美洛昔康，每日剂量 7.5～15mg，分 1～2 次服用；③双氯芬酸，每日剂量为 75～150mg，分 2 次服用；④布洛芬，每日剂量为 1.2～3.2g，分 3～4 次服用。无论选择何种 NSAID，都会出现胃肠道不良反应，使用中必须加以注意，剂量个体化；只有在一种 NSAID 足量使用 1～2 周后无效才更改为另一种；应避免两种或两种以上 NSAID 同时服用,因其疗效不叠加,而不良反应增多;老年人宜选用半衰期短的 NSAID 药物,对有溃疡病史的老年人,宜服用选择性 COX-2 抑制剂以减少胃肠道的不良反应。

（2）改变病情抗风湿药:该类药物较 NSAID 发挥作用慢,临床症状的明显改善需 1~6 个月,有改善和延缓病情进展的作用。一般认为 RA 诊断明确都应使用 DMARD,药物的选择和应用方案要根据病人的病情活动性、严重性和进展而定。常用药物有甲氨蝶呤（MTX）、硫氮磺吡啶、氯喹、雷公藤、金制剂、青霉胺、环磷酰胺等,一般首选 MTX。

生物制剂如 TNF-α 拮抗剂、IL-1 拮抗剂、CD20 单克隆抗体等,临床试验提示它们有抗炎及防止骨破坏的作用。为增加疗效和减少不良反应,本类生物制剂宜与 MTX 联合应用。其主要的不良反应包括注射部位局部的皮疹,感染（尤其是结核感染）,长期使用淋巴系统肿瘤患病率增加。免疫性治疗如血浆置换、免疫吸附等疗法,只用于一些难治的重症病人。

（3）糖皮质激素:在关节炎急性发作可给予短效激素,其剂量依病情严重程度而调整。有系统症状如伴有心、肺、眼和神经系统等器官受累的重症病人,可予泼尼松每日量为 30~40mg,症状控制后递减,以每日 10mg 或低于 10mg 维持。但由于它不能根治本病,停药后症状会复发。

（4）植物药制剂:常有的植物药制剂包括:①雷公藤总苷,有抑制淋巴、单核细胞及抗炎作用;②白芍总苷,常用剂量为 0.6g,每日 2~3 次;其不良反应有大便次数增多、轻度腹痛、食欲差等。

3. 外科手术治疗　包括关节置换和滑膜切除手术,前者适用于较晚期有畸形并失去功能的关节。滑膜切除术可以使病情得到一定的缓解,但当滑膜再次增生时病情又趋复发,所以必须同时应用 DMARD。

【护理诊断／问题】

1. 有失用综合征的危险　与关节炎反复发作、疼痛和关节骨质破坏有关。

2. 预感性悲伤　与疾病久治不愈、关节可能致残有关。

【护理措施】

1. 一般护理

（1）休息与体位:急性活动期病人卧床休息,减少活动,协助关节保持功能位。

（2）饮食护理:给予高维生素、低脂、易消化饮食。避免过咸、海鲜和刺激性强的食品。

2. 病情观察　了解关节疼痛的部位、关节肿胀和活动受限的程度,有无畸形,晨僵的程度。注意有无胸闷、心前区疼痛、腹痛、消化道出血、头痛等病情严重的征兆。

3. 用药护理　注意观察药物的疗效及不良反应。

（1）非甾体类抗炎药:主要不良反应包括胃肠道反应、头痛、头晕、精神错乱等神经系统表现及肝肾损害等。应在饭后服用,同时服用胃药保护胃黏膜;同时监测有无头痛、头晕、精神错乱等表现,复查肝肾功能。

（2）糖皮质激素:主要不良反应包括继发感染、无菌性骨坏死、向心性肥胖、血压升高、血糖水平升高、电解质紊乱,加重或引起消化道溃疡、骨质疏松等。在用药期间,应给予低盐、高蛋白、高钾、高钙饮食,补充钙剂和维生素 D;定期测量血压,监测血糖的变化。做好皮肤和口腔黏膜的护理。注意病人情绪变化。

（3）慢作用类抗风湿药:包括甲氨蝶呤、雷公藤、环磷酰胺、环孢素等,常见不良反应有胃肠道反应、脱发、肝损害、肾毒性、骨髓抑制、出血性膀胱炎、性腺毒性等。用药期间鼓励病人多饮水,饭后服药,向病人及家属解释所用药物常见的不良反应及观察方法;有脱发者鼓励病人戴假发。

4. 心理护理　鼓励病人倾诉,帮助病人认识不良心态对康复的影响。建立社会支持网,嘱家属亲友给病人物质支持和精神鼓励。

5. 预防关节失用　鼓励病人早晨起床后,先行温水浴,或用热水浸泡僵硬的关节。夜间睡眠戴弹力手套保暖,以减轻晨僵程度。指导病人肢体功能锻炼,锻炼由被动向主动渐进,运动量和运动强度以运动后不出现疼痛或不适症状为度,必要时提供辅助工具。

6. 健康教育

（1）疾病相关知识指导：向病人宣传有关 RA 的基本知识，避免感染、寒冷、潮湿、过劳等各种诱因。遵医嘱服药，指导用药方法和注意事项，不要随便停药、换药、增减药量，坚持治疗。

（2）定期复查：养成良好的生活习惯，每天有计划地进行锻炼，保持关节功能。病情反复时，应及时就医，定期复查。

【预后】

大多数 RA 病人病程迁延，在病程早期的 2～3 年内致残率较高，如未能及时诊断和及早合理治疗，3 年内关节破坏达 70%。积极、正确的治疗可使 50%～80% 以上的 RA 病人病情缓解。仅有少数（10%）在短期发作后可以自行缓解，不留后遗症。另外，治疗的早晚和治疗方案的合理性对预后有重要的影响。

（魏秀红）

第三节　系统性红斑狼疮病人的护理

案例 8-1

病人，女性，45 岁。系统性红斑狼疮病史 7 年，双面颊和鼻梁部位反复出现红斑，呈不规则圆形，偶为盘状，呈鲜红色或紫红色，边缘清楚或模糊，病情缓解时，红斑可消退，留有棕黑色色素沉着。最近一周双面颊和鼻梁部位呈蝶形红斑明显，近端指间关节出现触痛、肿胀，活动受限。

护理体检：T 37.5℃，P 98 次 /min，R 23 次 /min，BP 130/80mmHg。面颊和鼻梁部位呈蝶形红斑，心音有力，律齐，双肺无干湿啰音。近端指间关节触痛、肿胀。

思考：

1. 该病人现存主要的护理问题是什么？

2. 针对面部的蝶形红斑，应采取什么样的护理措施？

系统性红斑狼疮（systemic lupus erythematosus，SLE）是由多因素参与的，累及多个系统、多个器官，并产生多种自身抗体的特异性自身免疫性疾病。起病缓慢，临床表现复杂，常因受累器官或系统的不同而呈现出不同的状态。本病病程迁延，缓解期和急性发作期常交替出现，有内脏损害者预后较差。各年龄均有发病，20～45 岁之间多见，男女患病比为 1:(7～10)。本病在我国的患病率为 0.7～1/1000，高于西方国家的 1/2000。

【病因及发病机制】

1. 病因　本病病因不明，可能与遗传、性激素、环境等多种因素有关。

（1）遗传因素：流行病学资料表明，SLE 有家族聚集现象，据统计 SLE 病人的近亲发生率为 13%；异卵孪生的发生率为 1%～3%；同卵孪生的发生率则高达 25%～70%。同时，有大量研究证明 SLE 是多基因相关疾病（多个基因在某种条件下相互作用改变了正常免疫的耐受性而致病）。

（2）雌激素：以下因素提示本病的患病率与雌激素有关：① SLE 女性病人明显多于男性，育龄期男女患病率比例为 1:9；②女性的非性腺活动期（小于 13 岁，大于 55 岁）SLE 发病率较低；③妊娠可诱发本病或加重病情；④无论男性或女性 SLE，体内的雌酮羟基化产物水平都较高；⑤睾丸发育不全的病人常发生 SLE。

（3）环境因素：①病毒。SLE 病人血清中抗病毒抗体滴度增高，提示 SLE 与病毒感染有关。②日光。40% 的 SLE 病人对日光过敏，短暂日光照射可引发或加重狼疮症状，紫外线可影响 SLE 病人的免疫系统，刺激机体产生自身抗体。③食物。某些含补骨脂素的食物（如芹菜、无花果等）可能增强 SLE 病人对紫外线的敏感性。含联胺基团的食物（如烟熏食物、蘑菇等）可诱发 SLE 发病。④药物。如奎尼丁、普鲁卡因胺、苯妥英钠、异烟肼等能刺激免疫系统而引发 SLE。

2. 发病机制　SLE 的发病机制至今尚未清楚，一般认为 SLE 是具有遗传易感者，在日光、病毒、食物、药物等各种致病因子作用下激发机体出现的异常免疫反应。

SLE 的免疫应答异常主要表现为 T 和 B 淋巴细胞的高度活化和功能异常。多数认为是 T 淋巴细胞的功能亢进促使 B 淋巴细胞的高度活化而产生大量不同类型的自身抗体，造成大量组织损伤，这是本病的免疫学特点，也是本病发生和延续的主要因素之一。多种自身抗体中以抗核抗体（ANA）尤为重要，ANA 对 SLE 的发病、诊断和病情判断都起到了关键作用。许多自身抗体有明确的致病作用，ANA 中的抗双链 DNA（dsDNA）抗体与肾小球的 DNA 相结合后形成免疫复合物，引起炎症反应，在炎症细胞及其所产生的介质参与下，引起狼疮肾炎。免疫复合物也可沉积在小血管壁，引起血管炎，导致各个组织和器官的损伤。

【临床表现】

临床表现多种多样，不同病人临床表现差异较大。起病可为暴发性、急性或隐匿性，早期可仅侵犯 1~2 个器官，也可同时侵犯多个系统，早期症状不典型。多数病人缓解期与发作期交替出现。

1. 全身症状　活动期大多数病人有全身症状。约 90% 病人有发热，以低至中度热常见，此外，可有疲倦、乏力、体重下降等症状。

2. 皮肤与黏膜　80% 病人会出现皮肤损害，表现多样，常提示 SLE 的活动性，可累及全身各处的黏膜。包括颊部呈蝶形分布的红斑、盘状红斑、指掌部和甲周红斑、指端缺血、面部及躯干皮疹，其中最典型的是颊部蝶形红斑，约 40% 病人可见，表现为双面颊和鼻梁部位呈蝶形分布的红斑。多为不规则的水肿性红斑，呈不规则圆形，偶为盘状，呈鲜红色或紫红色，边缘清楚或模糊，病情缓解时，红斑可消退，留有棕黑色色素沉着。半数以上病人有广泛或局限性斑丘疹，多见于日晒部位，亦可表现为其他皮疹，如红斑、丘疹、紫癜、紫斑、水疱和大疱等。约 40% 的病人在日光或紫外线照射后出现光过敏现象，有的甚至诱发 SLE 急性发作。活动期病人还可出现脱发、口腔溃疡、雷诺现象等表现。

3. 关节和肌肉　约 85% 病人有关节受累，多表现为多关节疼痛、肿胀，呈对称性、游走性、间歇性，一般不引起关节畸形，最易受累的关节为近端指间关节、腕关节、膝关节和掌指关节，肩、肘、踝及髋关节较少累及。约 40% 可有肌痛、肌无力，有时出现肌炎。

问题与思考

类风湿关节炎与系统性红斑狼疮都属于风湿性疾病，病变均可累及骨、关节及肾等多系统、多器官。

思考：类风湿关节炎与系统性红斑狼疮累及骨、关节，其表现有何异同？

4. 肾　SLE 累及的系统和器官中以肾最常见。几乎所有病人的肾组织均有病理变化，但有临床表现者仅 75% 左右，主要表现为慢性肾炎和肾病综合征。早期多无症状，随病情发展，可出现蛋白尿、血尿、管型尿、水肿、高血压、肾功能不全等表现，晚期常发展为肾衰竭，发生尿毒症。尿毒症是 SLE 常见的死亡原因。

5. 肺与胸膜　由于胸膜受累，约 35% 病人有胸腔积液，多为中小量、双侧。病人亦可发生狼疮性肺炎，其特征为双侧弥漫性肺泡浸润性病灶，表现为发热、干咳、气促。少数病人可出现肺间质性病变、肺血管炎、雷诺现象、肺血栓栓塞和广泛肺间质病变等。

6. 心血管　约 30% 病人有心血管表现，其中以心包炎最常见，可为纤维素性心包炎或心包积液，表现为心前区疼痛、心包摩擦音或心脏增大。少数病人可出现心肌炎、疣状心内膜炎、急性心肌梗死等。

7. 消化系统　约 30% 病人有食欲减退、腹痛、腹泻、呕吐、腹水等，部分病人以上述症状首发。少数可发生急性腹膜炎、胰腺炎、肠坏死、肠梗阻等。

8. 神经系统　约25%病人有神经系统损伤，以脑损伤最多见，又称神经精神狼疮，少数病人出现脊髓损伤等。

9. 血液系统　最常见的症状有贫血、出血倾向等。活动性SLE约60%病人有慢性贫血表现，其中10%属溶血性贫血（Coombs试验阳性），多为正细胞正色素性贫血。40%病人白细胞减少或淋巴细胞绝对数减少。约20%病人血小板减少甚至发生各系统出血。

10. 眼　约15%病人有眼底变化，如出血、视乳头水肿、视网膜渗出物等，影响视力。

【实验室及其他检查】

1. 一般检查　血液检查常有红细胞、白细胞、血小板计数减少，病情活动时红细胞沉降率多增快；尿常规异常（如血尿、蛋白尿）提示有肾功能损害。

2. 自身抗体　病人血清中可查到多种自身抗体，有助于SLE的诊断、病情活动性的判断及临床亚型的确定。常用的自身抗体有以下几种。

（1）抗核抗体（ANA）：是筛选结缔组织病的主要试验，见于约95%的SLE病人，但其特异性低，很难与其他结缔组织病相鉴别，常需作做其他自身抗体的检验。

（2）抗双链DNA（抗dsDNA）抗体：是诊断SLE的标志抗体之一，对SLE特异性高（95%），敏感性约70%，其量与SLE活动性密切相关。

（3）抗Sm抗体：是诊断SLE的标志抗体之一，特异性高达99%，但敏感性仅25%，该抗体与SLE活动性无关。用于早期和不典型病人的诊断或作为回顾性诊断。

（4）抗RNP抗体：常与SLE的雷诺现象和肌炎有关。

3. 补体　CH50（总补体）、C3、C4降低有助于SLE的诊断，提示病情活动性，特异性比较高。

4. 其他　皮肤狼疮带试验阳性提示SLE活动。头颅MRI、CT、超声心动图等，有助于早期发现器官损害。

【诊断要点】

目前普遍采用美国风湿病学会（ACR）1997年推荐的SLE分类标准（表8-3-1）。

该分类标准的11项中，符合4项或者4项以上者，在除外感染、肿瘤和其他结缔组织病后，可诊断SLE。11条分类标准中，免疫学异常和高滴度抗核抗体更具有诊断意义。

表8-3-1　美国风湿病学会（ACR）1997年推荐的SLE分类标准

分类	标准
1. 颊部红斑	固定红斑，扁平或高起，在两颧突出部位
2. 盘状红斑	片状高起于皮肤的红斑，黏附有角质脱屑和毛囊栓；陈旧病变可发生萎缩性瘢痕
3. 光过敏	对日光有明显的反应，引起皮疹，从病史中得知或医生观察到
4. 口腔溃疡	经医生观察到的口腔或鼻咽部溃疡，一般为无痛性
5. 关节炎	非侵蚀性关节炎，累及2个或更多的外周关节，有压痛、红肿或积液
6. 浆膜炎	胸膜炎或心包炎
7. 肾脏病变	尿蛋白>0.5g/24h，或（+++），或管型（红细胞、血红蛋白、颗粒或混合管型）
8. 神经病变	癫痫发作或精神病，除外药物或已知的代谢紊乱
9. 血液学疾病	溶血性贫血，或白细胞减少，或淋巴细胞减少，或血小板减少
10. 免疫学异常	抗dsDNA抗体阳性，或Sm抗体阳性，或抗磷脂抗体阳性（包括抗心磷脂抗体，或狼疮抗凝物，或至少持续6个月的梅毒血清试验假阳性三者中具备1项阳性）
11. 抗核抗体	在任何时候和未用药物诱发"药物性狼疮"的情况下，抗核抗体滴度异常

【治疗原则】

SLE目前不能根治，但合理治疗后可以缓解病情，尤其是早期病人。治疗原则是病情活动且严重者，给予强有力的药物控制，病情缓解后则接受维持性治疗。

1. 糖皮质激素　是目前治疗SLE的主要药物，重症SLE的首选药。一般选用泼尼松或甲泼尼龙，鞘内注射时使用地塞米松。用药原则：①起始量要足。如泼尼松每日 0.5～1.5mg/kg，一般 4～6 周。②减量要慢。每 1～2 周减少原用量的 10%，减至 20mg/d 时更加缓慢。③维持用药要久。多数病人需长期服用小剂量每天 10～15mg 维持，以稳定病情。急性暴发性危重 SLE，可采用激素冲击疗法，即甲泼尼龙 500～1000mg 溶于 250ml 5% 葡萄糖溶液中缓慢静脉滴注，每天 1 次，连用 3 天。

2. 免疫抑制剂　病情反复发作或重症病人应在激素治疗基础上加用免疫抑制剂。常用的药物有环磷酰胺（CTX）和硫唑嘌呤，环孢素、吗替麦考酚酯等也有一定疗效。

3. 非甾体类抗炎药　主要用于缓解发热、关节痛、肌肉痛等。常用药物有阿司匹林、吲哚美辛、布洛芬等。

4. 抗疟药　羟氯喹或氯喹口服后主要集聚在皮肤，能抑制 DNA 和抗 DNA 抗体的结合，有效缓解皮肤损害、光过敏。

5. 造血干细胞移植　造血干细胞移植可重建免疫机制，使免疫抑制剂治疗无效的病人病情得以缓解。但移植后易复发，远期疗效尚待研究。

【护理诊断/问题】

1. 皮肤完整性受损　与 SLE 导致的血管炎性反应及应用免疫抑制剂有关。

2. 疼痛：关节疼痛　与关节炎性反应有关。

3. 自我形象紊乱　与疾病所致容貌改变、药物不良反应有关。

【护理措施】

1. 一般护理

（1）休息与活动：急性期病人卧床休息，以减少消耗，保护脏器功能，预防并发症发生；缓解期应动静结合，逐步恢复日常活动；病情完全稳定后，可参加轻工作，但应避免劳累。

（2）饮食护理：给予高蛋白、高营养、高维生素饮食，以保证组织修复所需的营养；忌食芹菜、无花果、苜蓿、蘑菇、烟熏食物等，以防诱发或加重病情；避免刺激性食物，以促进组织愈合，减少口腔黏膜损伤和疼痛；忌饮浓茶、咖啡，忌吸烟，以防引起小动脉痉挛，加重组织缺血缺氧。有心、肾功能损害者给予低盐饮食，同时限制水、钠摄入，记录出入量，此外，肾功能不全病人还应给予优质低蛋白饮食。

2. 病情观察　①监测病人的生命体征，尤其是体温变化、热型及应用降温措施的效果；②皮肤受损的部位、范围及颜色变化，有无光过敏现象及口腔溃疡；③观察关节疼痛部位、性质、活动度和功能改变；④观察有无肾功能损害，心、肺功能有无异常等。

3. 症状体征的护理

（1）发热：定期测量体温，发热者采用物理降温或药物降温，并观察降温效果；保证足够的营养和水分；做好口腔及皮肤护理，增加病人的舒适度。

（2）皮肤损害：①保持皮肤清洁干燥，每天用温水擦洗，忌用碱性肥皂。②病人衣裤要柔软、宽松、清洁、透气性良好，避免搔抓皮肤。卧床病人床铺要平整、无渣屑。③保持病房温湿度适宜，病床应安排在避免阳光直接照射的位置，必要时挂厚窗帘，在病房进行紫外线消毒时，应安排病人回避。指导病人外出时采取遮阳措施，如穿长袖衣裤、戴帽子、打伞等，避免阳光直接照射裸露的皮肤，禁忌日光浴。④避免接触刺激性物品，如染发剂、烫发剂、定型发胶、农药、化妆品等。⑤皮疹或红斑处可遵医嘱使用糖皮质激素软膏涂擦，局部有感染者，遵医嘱用抗生素治疗，必要时局部清创，做好换药处理。

（3）关节和肌肉疼痛：参见本章第一节"症状体征的护理"中"疼痛：慢性关节疼痛"的护理。

（4）感染：配合医生进行血培养及感染灶分泌物的检测，以明确病人的敏感致病菌。根据医嘱使用合理的抗生素，并监测药效。

（5）狼疮性肾炎：评估病人水肿的部位、程度、范围及皮肤状况。每天测量病人的体重、腹围、肢围。严格记录 24 小时出入量。因肾脏损害而致水肿时，应限制水、钠的摄入，尿毒症病人应限制蛋白质的摄入。

4. 用药护理

（1）肾上腺糖皮质激素：长期应用糖皮质激素可出现向心性肥胖、血糖水平升高、高血压、诱发感染、股骨头坏死和骨质疏松等不良反应，如果突然停药或减量过快，病人易出现停药反应或反跳现象。因此，应向病人详细介绍药物的名称、剂量和给药时间，强调按医嘱服药的必要性，告诫病人不可自行减量或停药，以免引起病情反复。用药期间应定期监测病人血压，观察血糖、尿糖变化，以便及早发现药物性糖尿病及医源性高血压，做好皮肤和口腔黏膜的护理，预防感染的发生。

（2）免疫抑制剂：环磷酰胺易引起胃肠道反应、脱发、肝损害、白细胞减少等不良反应，硫唑嘌呤的主要不良反应有骨髓抑制、肝损害、胃肠道反应等。因此，应用环磷酰胺和硫唑嘌呤时应定期查血象、肝功能；有脱发者向病人进行解释，并鼓励病人戴假发、帽子、头巾等进行修饰。

（3）抗疟药：羟氯喹、氯喹造成心肌损害，久用后可能对视力有一定影响，用药期间应注意监测心电图，并定期做眼底检查。

（4）非甾体类抗炎药：服药后可引起胃肠道反应，必须饭后服，反应严重者及时报告医生。

5. 心理护理　本病反复发作、迁延不愈，易造成脏器损害，使病人产生焦虑、悲观、失望情绪。因此，护理人员应与病人建立良好的护患关系，向病人介绍治疗成功的病例及治疗与护理的新进展，积极鼓励病人，使病人树立起战胜疾病的信心。同时向病人说明消极情绪对疾病的不良影响，教会病人采用积极的应对方式调节自己的情绪状态。引导病人亲属多给予关心、理解，使病人获得良好的社会支持。

6. 健康指导

（1）疾病相关知识指导：指导病人了解引起 SLE 复发的各种诱因，如药物、食物、日光、紫外线、化妆品及引起病人体内性激素水平改变的各种因素（妊娠、服用避孕药等）。应积极预防感染，尽量少去公共场所。告诫病人注意个人卫生，切忌挤压皮肤受损部位，预防皮损处感染，实现自我护理。病情活动时避免接受各种预防接种。

（2）定期复查：出现异常及时就诊。

（魏秀红）

学习小结

风湿性疾病病人常见症状体征是皮肤损害、关节僵硬与活动受限、关节疼痛与肿胀。系统性红斑狼疮是累及多系统、多器官，并产生多种自身抗体的特异性自身免疫性疾病。皮肤损害最典型的是颊部蝶形红斑，系统和器官损害中以肾最常见。抗双链 DNA 抗体和抗 Sm 抗体是 SLE 特异性较强的抗体。治疗主要药物是糖皮质激素。避免芹菜、无花果、苜蓿、蘑菇、烟熏食物等，避免日光、紫外线、化妆品等各种诱因。类风湿关节炎主要是慢性对称性周围性多关节炎性病变，主要侵犯小关节，表现为晨僵、痛、压痛、畸形、功能障碍，主要治疗用药包括非甾体类抗炎药、改变病情抗风湿药、糖皮质激素和植物药等，急性期卧床休息，保持关节功能位。

复习参考题

1. 风湿性疾病的临床特点有哪些？

2. 类风湿性关节炎的关节表现有哪些？

3. 简述 SLE 病人的用药护理措施。

第九章　传染病病人的护理

传染病(communicable disease)是由各种病原体感染人体后引起的具有传染性的疾病。常见的病原体有病毒、细菌、真菌、支原体、衣原体、立克次体、螺旋体、原虫和蠕虫等,少见的有朊病毒等。其中,由原虫和蠕虫感染人体后引起的疾病又称寄生虫病(parasitosis)。传染病属于感染性疾病,但并非所有的感染性疾病都具有传染性,有传染性的感染性疾病才是传染病。历史上许多传染病曾严重危害人类健康,夺去了无数人的生命。随着医学科学的发展,许多传染病被消灭或控制,如天花、脊髓灰质炎等;但有些传染病仍广泛存在,如病毒性肝炎、肾综合征出血热、感染性腹泻等;一些已被消灭或控制的传染病有死灰复燃的迹象,如结核病、梅毒、疟疾等;此外,艾滋病、严重急性呼吸综合征、埃博拉出血热、高致病性人禽流行性感冒等新发传染病的不断出现,给传染病的防治工作带来了很大困难。

第一节　总论

学习目标	
掌握	感染过程的表现和传染病的预防,传染病流行的基本条件,传染病的基本特征及传染病的隔离和消毒方法。
熟悉	传染病的临床特点、流行过程。
了解	传染病流行过程的影响因素。

一、感染与免疫

(一)感染的概念及其表现

1. 感染(infection)　是病原体侵入人体后与人体相互作用、相互斗争的过程。病原体感染人体后的表现与病原体的致病力和人体的免疫功能有关,因而产生了感染过程的不同表现。

2. 感染过程的表现

(1)病原体被清除:病原体侵入人体后,人体通过非特异性免疫或特异性免疫将病原体消灭或排出体外,人体不产生病理变化,也不引起任何临床表现。

(2)隐性感染(covert infection):又称亚临床感染。是指病原体侵入人体后,仅引起机体特异性免疫应答,病理变化轻微或没有,临床上无任何症状和体征,只有通过免疫学检查才能发现。大多数传染病以隐性感染最常见,隐性感染后大多数人可获得对该传染病的特异性免疫力,病原体被清除。少数人可转变为病原携带状态,而成为无症状感染者。

（3）病原携带状态(carrier state)：病原体侵入人体后，在人体内生长繁殖，并不断排出体外，但人体不出现任何疾病表现的状态。病原携带者是传染病流行的重要传染源，根据携带病原体种类的不同可分为带菌者、带病毒者和带虫者。根据其发生时间的不同，可分为潜伏期病原携带者、恢复期病原携带者和无症状病原携带者。根据其携带持续时间的不同，可分为急性病原携带者(携带持续时间小于3个月)和慢性病原携带者(大于3个月)。

（4）潜伏性感染(latent infection)：病原体侵入机体后，寄生在某些部位，人体免疫功能能够将病原体局限化而不引起临床症状，但又不能将病原体清除时，病原体就长期潜伏在体内，当机体免疫功能下降时，病原体乘机活跃增殖，从而发病。潜伏感染期间，病原体一般不排出体外，因而区别于病原携带状态。

（5）显性感染(overt infection)：又称临床感染。是指病原体进入人体后，不仅引起机体发生免疫应答，而且通过病原体本身的致病作用或机体的过敏反应，使机体发生组织损伤，出现病理变化和特有的临床表现。只有少数传染病感染者以显性感染多见，如水痘、麻疹。显性感染后大多数人可获得特异性免疫力，小部分可成为病原携带者。

一般而言，传染病以隐性感染最常见，其次是病原携带状态，显性感染比例较少。

（二）感染过程中病原体的致病作用

病原体侵入人体后是否发病，取决于病原体的致病力和机体免疫应答的综合作用。病原体的致病力包括侵袭力、毒力、数量和变异性四个方面。

1. 侵袭力(invasiveness)　是指病原体侵入机体并在体内生长繁殖的能力。有些病原体可借其分泌的酶类破坏机体组织而侵入人体，有些细菌的表面成分可抑制机体的吞噬作用而促进其扩散。

2. 毒力(virulence)　包括内毒素和外毒素等。内毒素通过激活单核吞噬细胞释放细胞因子而起作用。外毒素通过与靶细胞的受体结合进入细胞内而起作用。

3. 数量　对同一病原体而言，入侵的数量与其致病力成正相关。但不同病原体导致机体出现显性感染的最低病原体数量差别较大，如伤寒需10万个菌体，而细菌性痢疾只需个菌体即可致病。

4. 变异性　病原体可因环境、药物或遗传等因素而发生变异。病原体通过变异可逃避机体的特异性免疫，从而使疾病不断发生或使疾病慢性化。

（三）感染过程中机体的免疫应答作用

免疫应答包括非特异性免疫应答和特异性免疫应答。免疫应答既可以是保护机体免受病原体入侵、破坏的保护性免疫应答，也可以是促进病理改变及组织损伤的过敏反应。

1. 非特异性免疫(non-specific immunity)　又称先天性免疫或自然免疫，是人体通过遗传获得的对入侵病原体的一种清除机制。无抗原特异性，包括天然屏障(如皮肤、黏膜、血-脑屏障、胎盘屏障)、吞噬作用、体液因子等。

2. 特异性免疫(specific immunity)　指机体通过抗原识别后产生的针对该抗原的特异性免疫应答，是通过后天获得的。感染后的免疫通常都是特异性免疫。

二、传染病的流行过程及影响因素

（一）传染病流行过程的基本条件

传染病的流行过程是指传染病在人群中发生、发展和转归的过程。构成流行过程的三个基本条件是传染源、传播途径和易感人群。这三个条件必须同时存在，传染病才能不断蔓延。

1. 传染源(source of infection)　是指体内有病原体生长、繁殖并能将其排出体外的人或动物。包括病人、隐性感染者、病原携带者和受感染的动物。

（1）病人：是重要的传染源，可借其排泄物等促进病原体的播散。处在不同病期的病人传染强度不同，一般发病早期的传染强度最大。

（2）隐性感染者：感染后因无任何症状、体征而难以被发现。在某些传染病中，隐性感染者是重要的传染源，如流行性脑脊髓膜炎、脊髓灰质炎等。

（3）病原携带者：病原携带者由于无临床症状而不易被识别，但其能不断排出病原体导致疾病的传播，因而对某些传染病的流行意义重大，如伤寒、细菌性痢疾等。

（4）受感染的动物：某些传染病可由动物排出病原体导致人类发病，如狂犬病、鼠疫、禽流感等。

2. 传播途径（route of transmission） 是指病原体离开传染源后到达另一个易感者所经过的途径。传染病可通过多种途径传播。

（1）空气、飞沫、尘埃传播：常见于呼吸道传染病，如流行性脑脊髓膜炎、麻疹等。病原体可通过病人讲话、打喷嚏、咳嗽等以飞沫的形式飘浮在空气中或通过坠落地上干燥后随尘埃飞扬于空气中，易感者通过呼吸而感染。

（2）水或食物传播：常见于消化道传染病，如细菌性痢疾、伤寒等。易感者因进食被病原体污染的水源、食物，或进食患病动物的肉、乳等而感染。

（3）接触传播：常见于消化道或呼吸道传染病，如霍乱、白喉等。病原体可通过污染的手或玩具、餐具等日常生活用具而传播疾病。另外，某些传染病还可通过皮肤或黏膜接触疫水而感染，如钩端螺旋体病、血吸虫病等。

（4）虫媒传播：分为生物性传播和机械性传播，前者通过吸血昆虫（蚊子、跳蚤等）叮咬传播疾病，如乙脑、斑疹伤寒等；后者通过苍蝇、蟑螂等昆虫机械携带病原体污染水源和食物而使易感者感染，如伤寒、痢疾等。

（5）血液、血制品、体液传播：如乙型、丙型病毒性肝炎、艾滋病等。

（6）土壤传播：当病原体的芽胞、幼虫或虫卵污染土壤时，土壤成为这些传染病的传播途径，如破伤风、蛔虫病等。

（7）母婴传播：病原体通过母体胎盘、分娩、哺乳等方式感染胎儿或婴儿，如乙型病毒性肝炎、艾滋病等。

3. 人群易感性 对某种传染病缺乏特异性免疫力的人称为易感者。人群对某种传染病易感性的高低直接影响该传染病的发生和传播。易感者越多，人群易感性越高，传染病越容易发生流行。有计划的人工预防接种，可把人群易感性降到最低，使传染病不再流行。

（二）影响流行过程的因素

1. 自然因素 主要包括地理、气候和生态环境等。自然因素一方面可直接影响病原体在外环境中的生存能力，另一方面又可影响机体的非特异性免疫力，还可为某些传染病在动物间的传播创造条件而传播到人身上。传染病的地区性和季节性与自然因素密切相关，如长江流域湖沼地区适合钉螺的生存，因而形成血吸虫病的地区性分布特点；夏季蚊虫滋生使乙型脑炎及疟疾等传染病呈现季节性发病的特点。

2. 社会因素 包括社会制度、经济和生活条件、文化水平、风俗习惯和宗教信仰等。

三、传染病的基本特征和临床特点

（一）基本特征

传染病与其他疾病的主要区别是其具有病原体、传染性、流行病学特征、感染后免疫四个基本特征。

1. 病原体（pathogen） 每种传染病都是由特异性病原体引起的，如疟疾的病原体是疟原虫、伤寒的病原体是伤寒杆菌。临床上检出病原体对诊断的确立有极其重要的意义。

2. 传染性（infectivity） 这是传染病与其他感染性疾病的主要区别。病原体由宿主体内排出经一定途径传染给另一个宿主的特性称为传染性。不同传染病的传染性强弱不等，即使同一传染病，不同时期的传染性亦不相同。传染病病人具有传染性的时期称为传染期，是决定病人隔离期限的重要依据。

3. 流行病学特征(epidemiologic feature) 传染病的流行过程在自然因素和社会因素的影响下,表现出下列特征:

（1）流行性(epidemicity):在一定条件下,传染病在人群中传播蔓延的特性称为流行性。按其流行强度可分为:①散发(sporadic),指某种传染病在某地区的发病率为当地历年的一般发病水平,各病例在发病时间和地点无明显联系,散在发生;②流行(epidemic),指某种传染病的发病率显著高于当地常年发病率的几倍(一般3~10倍);③大流行(pandemic),指某种传染病在一定时间内迅速蔓延,流行广泛,超出国界或洲界;④暴发(outbreak),指某一地区短时间内突然发生大批同类传染病病例,这些病例多由同一传染源或同一传播途径所引起,如食物中毒等。

（2）季节性(seasonal):指某些传染病在每年的一定季节内呈现发病率升高的现象。如呼吸道传染病在秋冬季节发病率升高,而消化道传染病在夏秋季节发病率升高。

（3）地方性(localization):某些传染病由于中间宿主的存在、地理气候等自然因素或人们生活习惯等社会因素的影响,常局限在一定地理范围内发生,这种特性称为地方性,如血吸虫病、恙虫病等。以野生动物为主要传染源的疾病称为自然疫源性传染病,属于地方性传染病,如鼠疫、钩端螺旋体病等。

4. 感染后免疫(postinfection immunity) 人体感染病原体后,无论是显性还是隐性感染,均能产生针对该病原体及其产物的特异性免疫。但不同病原体感染后免疫力的持续时间和强弱不等。一般而言,病毒性传染病感染后免疫时间较长,甚至可保持终身,如麻疹、脊髓灰质炎等,但少数例外(如流行性感冒);细菌、螺旋体、原虫性传染病感染后免疫时间较短,只有数月至数年,但也有例外(如伤寒)。蠕虫感染后一般不产生保护性免疫,因而常可重复感染,如血吸虫病、蛔虫病等。

（二）临床特点

传染病的发生、发展和转归大多呈现阶段性,以急性传染病最明显,一般分为以下四期:

（1）潜伏期(incubation period):是指从病原体侵入人体到开始出现临床症状的一段时间。通常相当于病原体在体内定位、繁殖、转移、引起组织损伤和功能改变,导致临床症状出现之前的整个过程。各种传染病的潜伏期长短不一,但每种传染病的潜伏期都有一个范围(最短时间至最长时间)。了解潜伏期对传染病的诊断、检疫期限的确定和流行病学调查有重要意义。有些传染病病人在潜伏期末即可排出病原体,具有传染性。

（2）前驱期(prodromal period):是指从人体感觉不适到出现该病明显症状为止的一段时间。症状为大多数传染病共有的非特异性全身反应,表现为发热、头痛、乏力、食欲减退、肌肉酸痛等,一般持续1~3天。多数传染病在此期已有较强传染性,少数起病急骤者可无此期。

（3）症状明显期(period of apparent manifestation):是指经过前驱期后,病人病情逐渐加重而达到顶峰,出现该传染病所特有的症状和体征的一段时间,如典型的热型、特征性的皮疹、黄疸和脑膜刺激征等。此期传染性较强,且容易出现各种并发症。

（4）恢复期(convalescent period):是指人体免疫力增强到一定程度,体内病理生理过程基本终止,病人的症状和体征逐渐消失,血清中抗体效价逐渐上升到最高水平的一段时间。此期病人体内可能还有残余病理改变或生化改变,病原体还未完全清除,传染性还可持续一段时间。

有些传染病在病程中还可出现复发(relapse)与再燃(recrudescence)。复发是指某些传染病进入恢复期后,病人体温已恢复正常一段时间,由于体内残存的病原体再度繁殖,而再度出现初发病的临床表现,如伤寒、疟疾等。当传染病进入恢复期,症状和体征逐渐减轻,体温开始下降但尚未降至正常时,由于潜伏在体内的病原体再度繁殖,而使体温再次升高,初发病的临床表现再度出现,则称为再燃。

四、传染病的预防

传染病预防是减少传染病发生和流行的关键。预防工作应针对传染病流行过程的三个基本环节采取措施。

（一）管理传染源

1. 对病人的管理

（1）遵循"五早"原则：早发现、早诊断、早报告、早隔离、早治疗。建立健全的医疗卫生防疫机构，积极开展传染病卫生宣传教育，提高人群对传染病的识别能力，对传染病的早期发现、早期诊断有重要意义。

（2）疫情报告：根据《中华人民共和国传染病防治法》相关规定，严格执行传染病报告制度。《中华人民共和国传染病防治法》将传染病分为甲、乙、丙三类。目前法定传染病共计39种，其中甲类传染病2种，乙类传染病26种，丙类传染病11种。①甲类传染病：为强制管理传染病，共2种，为鼠疫、霍乱。对此类传染病发生后报告疫情的时限，对病人、病原携带者的隔离、治疗方式及对疫点、疫区的处理等，均强制执行。②乙类传染病：为严格管理传染病，共26种，包括严重急性呼吸综合征、艾滋病、病毒性肝炎、脊髓灰质炎、人感染高致病性禽流感、麻疹、流行性出血热、狂犬病、流行性乙型脑炎、登革热、炭疽、细菌性和阿米巴性痢疾、肺结核、伤寒和副伤寒、流行性脑脊髓膜炎、百日咳、白喉、新生儿破伤风、猩红热、布鲁菌病、淋病、梅毒、钩端螺旋体病、血吸虫病、疟疾、人感染 H_7N_9 禽流感。对此类传染病要严格按照有关规定和防治方案进行预防和控制。其中，严重急性呼吸综合征症、炭疽中的肺炭疽这两种传染病虽被纳入乙类，但可直接采取甲类传染病的预防、控制措施。③丙类传染病：又称监测管理传染病，包括：流行性感冒（包括甲型 H_1N_1 流感）、流行性腮腺炎、风疹、急性出血性结膜炎、麻风病、流行性和地方性斑疹伤寒、黑热病、包虫病、丝虫病、除霍乱、细菌性和阿米巴性痢疾、伤寒和副伤寒以外的感染性腹泻病、手足口病，共11种。对此类传染病要按国务院卫生行政部门规定的监测管理方法进行管理。

根据《传染病信息报告管理规范》中的传染病报告时限规定：责任报告单位和责任疫情报告人发现甲类传染病和乙类传染病中的肺炭疽、严重急性呼吸综合征、脊髓灰质炎的病人或疑似病人时，或发现其他传染病和不明原因疾病暴发时，应于2小时内将传染病报告卡通过网络报告；未实行网络直报的责任报告单位应于2小时内以最快的通信方式（电话、传真）向当地县级疾病预防控制机构报告，并于2小时内寄送出传染病报告卡。对其他乙、丙类传染病病人、疑似病人和规定报告的传染病病原携带者在诊断后，实行网络直报的责任报告单位应于24小时内进行网络报告；未实行网络直报的责任报告单位应于24小时内寄送出传染病报告卡。县级疾病预防控制机构收到无网络直报条件责任报告单位报送的传染病报告卡后，应于2小时内通过网络直报。其他符合突发公共卫生事件报告标准的传染病暴发疫情，按《突发公共卫生事件信息报告管理规范》要求报告。

（3）隔离和治疗：一旦发现传染病病人或疑似病人，应立即隔离治疗，以防传染病的蔓延。隔离方式应因时、因地、因病而定，隔离期限依据该传染病的传染期或化验结果而定，在临床症状消失后连续做2~3次病原学检查（每次间隔2~3天），结果均为阴性者方可解除隔离。

2. 接触者的管理

曾经与传染源接触过的人，由于可能受到感染而处于潜伏期，因而有可能是传染源。对接触者应视其具体情况采取医学观察、留验、卫生检查、免疫接种或药物预防等措施。医学观察是指对接触者的日常活动不加限制，但每天进行必要的诊查，以了解有无早期发病的征象，主要适用于乙类传染病。留验又称隔离观察，是指对接触者的日常活动加以限制，并在指定场所进行医学观察，确诊后立即隔离治疗，主要适用于甲类传染病。

3. 病原携带者的管理

对病原携带者应做到早期发现。传染病接触者、服务行业和托幼机构等工作人员应定期普查，如发现病原携带者应做好登记、管理和随访观察，必要时调整工作岗位或隔离治疗。

4. 动物传染源的管理

根据动物的病种和经济价值，予以隔离、治疗或杀灭。

（二）切断传播途径

根据各种传染病的不同传播途径采取相应的措施。如对于消化道传染病，着重加强饮食卫生、保护水源、做好个人卫生及粪便管理、消灭苍蝇、蟑螂、老鼠等；对于呼吸道传染病，应保持室内空气流通，必要时空气消毒，流行季节外出戴口罩，少到人员密集的公共场所，提倡咳嗽或打喷嚏时用手帕捂住口鼻；对于经血传播传染病,应加强血源和血制品的管理,医疗器械严格消毒,使用一次性注射用具等;对于虫媒传染病,应大力开展杀虫、灭鼠的群众运动等。

(三)保护易感人群

主要是通过提高人体的非特异性免疫力和特异性免疫力或使用相应药物,达到保护易感人群的目的。

1. 增强非特异性免疫力　主要措施包括加强体育锻炼、合理膳食、养成良好的生活方式、保持愉快心情等。

2. 增强特异性免疫力　免疫接种对提高特异性免疫力起关键作用。

(1)人工主动免疫:是指将减毒或灭活的病原体、纯化的抗原和类毒素制成菌(疫)苗接种到人体内,使人体产生抗体。免疫力可保持数月至数年。计划免疫是根据规定的免疫程序,对易感人群有计划地进行有关生物制品的预防接种,是预防传染病的重要措施之一。扩大儿童免疫计划:要求所有儿童在现行范围内已经使用的乙肝疫苗、卡介苗、脊灰疫苗、百白破疫苗、白破疫苗、麻疹疫苗、A群流脑疫苗、乙脑疫苗等8种疫苗的基础上,以无细胞百白破疫苗替代百白破疫苗,并将麻腮风疫苗、A+C群流脑疫苗、甲肝疫苗等3种疫苗纳入儿童免疫规划,对适龄儿童进行常规接种,实现基本消灭和控制相应疾病的目标。

(2)人工被动免疫:是指将制备好的含抗体的血清或抗毒素注入易感者体内,使机体迅速获得免疫力的方法。常用于接触者的紧急预防。免疫持续时间仅2～3周。常用制剂有抗毒血清、人血丙种球蛋白、特异性高价免疫球蛋白等。

3. 药物预防　对尚无特异性免疫方法或免疫效果欠佳的传染病,可在流行期间或密切接触后给易感者口服药物,如口服磺胺药预防流行性脑脊髓炎,又滋病职业暴露后服用齐多夫定和拉米夫定等药物预防。

五、传染病的隔离和消毒

(一)传染病的隔离

1. 隔离(isolation)　指将处于传染期的病人、病原携带者安置于指定地点,与健康人和非传染病病人暂时分开,防止病原体扩散和传播。2009年国家卫生部发布的《医院隔离技术规范》规定了隔离的原则、种类和方法。

2. 隔离的原则

(1)在标准预防的基础上,医院应根据疾病的传播途径(接触传播、飞沫传播、空气传播和其他途径传播),结合本院的实际情况,制订相应的隔离与预防措施。

(2)一种疾病可能有多种传播途径时,应在标准预防的基础上,采取相应传播途径的隔离与预防。

(3)隔离病室应有隔离标志,并限制人员的进出。黄色为空气传播的隔离,粉色为飞沫传播的隔离,蓝色为接触传播的隔离。

(4)传染病病人或可疑传染病病人应安置在单人隔离房间。受条件限制的医院,同种病原体感染的病人可安置于一室。

(5)建筑布局符合隔离要求。同一等级分区的科室宜相对集中,高危险区的科室宜相对独立,宜与普通病区和生活区分开。配备合适的手卫生设施。透风系统应区域化,防止区域间空气交叉污染。服务流程应保证洁、污分开,防止因人员流程、物品流程交叉导致污染。

(6)隔离解除原则:已满隔离期者、连续多次病原检测阴性者,确定被隔离者不再排除病原体,即可解除。

3. 隔离的种类和方法　不同传播途径的隔离和预防措施见表9-1-1。

(二)传染病的消毒

1. 消毒　是通过物理、化学或生物学方法,消除或杀灭环境中病原微生物的一系列方法,是切断传播途径,阻止病原体传播的重要措施。

表9-1-1　不同传播途径的隔离与预防措施

隔离种类	病人的隔离	医务人员的防护
接触传播（如肠道感染、多重耐药菌感染、皮肤感染等）	①应限制病人的活动范围 ②应减少转运，如需要转运时，应采取有效措施，减少对其他病人、医务人员和环境表面的污染	①触隔离病人的血液、体液、分泌物、排泄物等物质时，应戴手套；离开隔离病室前，接触污染物品后应摘除手套，洗手和（或）手消毒。手上有伤口时应戴双层手套 ②进入隔离病室，从事可能污染工作服的操作时，应穿隔离衣；离开病室前，脱下隔离衣，按要求悬挂，每天更换清洗与消毒，或使用一次性隔离衣，用后按医疗废物管理要求进行处置。接触甲类传染病应按要求穿脱防护服，离开病室前，脱去防护服，防护服按医疗废物管理要求进行处置
空气传播（如肺结核、水痘等）	①无条件收治时，应尽快转送至有条件收治呼吸道传染病的医疗机构进行收治，并注意转运过程中医务人员的防护 ②当病人病情容许时，应戴外科口罩，定期更换，并限制其活动范围 ③病室应严格空气消毒	①应严格按照区域流程，在不同的区域穿戴不同的防护用品，离开时按要求摘脱，并正确处理使用后的物品 ②进入确诊或可疑传染病病人房间时，应戴帽子、医用防护口罩；进行可能产生喷溅的诊疗操作时，应戴护目镜或防护面罩、穿防护服；当接触病人及其血液、体液、分泌物、排泄物等物质时应戴手套
飞沫传播（如百日咳、白喉、流行性感冒、流行性腮腺炎、流行性脑脊髓膜炎等）	①应减少转运，当需要转运时，医务人员应注意防护 ②病人病情容许时，应戴外科口罩，并定期更换。应限制病人的活动范围 ③病人之间、病人与探视者之间相隔距离在1米以上，探视者应戴外科口罩 ④加强通风，或进行空气消毒	①应严格按照区域流程，在不同的区域，穿戴不同的防护用品，离开时按要求摘脱，并正确处理使用后的物品 ②与病人近距离（1米以内）接触，应戴帽子、医用防护口罩；进行可能产生喷溅的诊疗操作时，应戴护目镜或防护面罩，穿防护服；当接触病人及其血液、体液、分泌物、排泄物等物质时应戴手套
其他传播途径疾病的隔离与预防	应根据疾病的特性，采取相应的隔离与防护措施	

2. 消毒的种类　包括预防性消毒和疫源地消毒。预防性消毒是指对有可能受到病原体污染的物品和场所进行的消毒。疫源地消毒是指对存在或曾经存在传染源的地区进行的消毒，包括随时消毒和终末消毒。随时消毒指对传染源的排泄物、分泌物及其污染物品及时消毒。终末消毒指传染源离开疫源地后，对疫源地进行的一次彻底的消毒，如传染病病人出院、转院或死亡后，对病室进行的最后一次消毒。

3. 消毒方法　常用的有物理消毒法和化学消毒法。物理消毒法包括煮沸消毒、高压蒸汽灭菌、巴氏消毒法和干热灭菌法等热力灭菌法。其中，高压蒸汽灭菌法是医院最常采用的消毒灭菌法。另外，紫外线、微波、γ射线等非电离辐射和电离辐射消毒灭菌法也较为常用。化学消毒法中常用的消毒剂有：含氯消毒剂、氧化消毒剂、醛类消毒剂、碘类消毒剂、杂环类气体消毒剂等。

（王笑蕾）

学习小结

感染是病原体侵入人体后与人体相互作用、相互斗争的过程。感染过程包括病原体被清除、病原携带状态、隐性感染、潜伏性感染、显性感染五种表现，其中隐性感染最常见。传染病的流行过程必须具备传染源、传播途径和易感人群三个条件。有病原体、传染性、流行病学特征和感染后免疫是传染病区别于其他疾病的基本特征。传染病的病程发展呈阶段性，分为潜伏期、前驱期、症状明显期和恢复期。传染病预防的重点是管理传染源、切断传播途径和保护易感人群。管理传染源应从病人、病原携带者、接触者、受感染的动物四方面进行管理；消毒和隔离是切断传播途径最有效的方法。对易感者可通过增强非特异性免疫力和特异性免疫力而预防传染病。

针对传染病流行过程的三个环节,简述传染病的　　预防措施。

第二节　传染病病人常见症状体征的护理

学习目标

掌握	发热与发疹病人的护理措施。
熟悉	发热与发疹的护理评估及常见护理诊断／问题。

一、常见症状体征

(一)发热

感染性发热是传染病最常见、最突出的症状。发热过程可分为三个阶段:体温上升期、极期、体温下降期。热型是传染病的重要特征之一,具有一定的鉴别诊断的意义。常见热型有稽留热、弛张热、间歇热、回归热和不规则热。

1. 稽留热(sustained fever)　体温较稳定的维持在39℃以上,且24小时内体温变化不超过1℃,可持续数天或数周。临床常见于肠伤寒、斑疹伤寒、恙虫病等急性发热病的极期。

2. 弛张热(remittent fever)　体温高低不等,波动范围较大,24小时内体温相差超过1℃,高时可在39℃以上,但最低点仍超过正常体温。常见于严重肺结核、伤寒缓解期等。

3. 间歇热(intermittent fever)　体温24小时波动于高热与正常体温之间,可突然高达39℃以上,几个小时后体温恢复正常,大汗淋漓,以后间歇数小时或1～2日体温又突然升高,反复发作,如此高热与正常体温交替出现。常见于疟疾、败血症的发热。

4. 回归热(relapsing fever)　高热持续数日后自行消退,但数日后又再出现高热。高热期与无热期规律性交替,各持续若干天,可见于布氏菌病。若病程中重复多次出现发热并达数月,称为波状热(undulant fever)。

5. 不规则热(irregular fever)　发热无一定的规律,常见于流感和败血症等。

(二)发疹

许多传染病病人可出现发疹。皮疹的形态、色泽、出现时间、分布部位、出现的先后顺序、持续时间、消退等情况对传染病的诊断和鉴别诊断有重要作用。发疹可表现为皮疹和黏膜疹两大类,其中皮疹最多见。黏膜疹多见于麻疹病人的口腔黏膜斑(科氏斑 Koplik spots)。根据形态差异,皮疹可分为斑丘疹、出血疹、疱疹和荨麻疹四类。

1. 斑丘疹(maculopapule)　斑疹(macule)是不凸出于皮肤的红色皮疹,多见于斑疹伤寒、猩红热;丘疹(papule)为凸出于皮肤的红色皮疹,见于麻疹、恙虫病等。玫瑰疹属于丘疹,呈粉红色,见于伤寒、沙门菌感染等;斑丘疹是斑疹和丘疹同时存在,见于麻疹、风疹、伤寒、登革热、猩红热等。

2. 出血疹　皮肤上散有出血点或瘀斑,压之不褪色。见于肾综合征出血热、登革热、流行性脑脊髓膜炎等。

3. 疱疹(vesicle)　皮疹突出皮肤表面,内有透明液体,见于水痘、单纯疱疹病毒等。若疱疹液为脓性,则为脓疱(pustule)。

4. 荨麻疹(urticaria)　结节状突出于皮肤表面的皮疹,多见于病毒性肝炎、血清病等。

二、护理

（一）护理评估

1. 病史评估

（1）患病及治疗经过：了解发病的起始时间、发病特点，有无传染病接触史。询问并观察有无发热、出疹，仔细询问发热时间、起病急缓，是否伴有黄疸、腹泻、抽搐、惊厥等伴随症状；询问皮疹出现的时间、顺序、部位、形态等，了解既往检查和治疗经过及效果。注意结合传染病的基本特征和流行过程的特点进行评估，如了解可能的传染源、传播途径、是否符合流行病学特征如季节性、地方性等，潜伏期长短。

（2）目前病情及一般情况：了解目前主要不适及病情变化，有无毒血症状。患病后的饮食、睡眠、尿便等情况。

（3）心理－社会状况：评估病人对所患传染病的发生、发展、预后情况及传播途径和预防方法的认识程度。评估病人对住院及隔离治疗的认识，是否有孤立无助、被抛弃感，有无焦虑、抑郁，是否出现敌对、沉默、退缩、不合作等表现。了解病人的社会支持情况，包括家庭成员对病人的关怀和支持程度，病人的医疗保险情况及出院后继续就医的条件，包括居住地是否有比较完备的初级卫生服务等资源。

（4）生活史

1）个人史：询问病人的一般情况，如年龄、职业、旅居情况。注意询问发病前有无疑似病人的接触史，有无动物分泌物、疫水的接触史，家庭和集体人群的发病情况。既往传染病病史，预防接种情况等。

2）生活方式和饮食方式：了解病人的生活、饮食和卫生习惯，有无特殊的食物喜好和禁忌，有无吸毒、性乱交等不良行为，有无食物及药物过敏史。

2. 身体评估 评估病人的生命体征，观察病人神志、营养状况、浅表淋巴结有无异常，皮肤有无出疹、出血点或瘀斑、黄疸等。尤应注意皮疹的形态、出疹顺序、分布情况，皮疹出现和消退的时间，有无融合、溃疡或合并感染，皮疹消退后是否有脱屑、脱皮、结痂、色素沉着等情况。注意观察病人发热的情况和热型。

3. 实验室及其他检查 实验室检查对传染病的诊断非常重要。病原体的检出和分离培养可直接确诊传染病，而免疫学检查也可为诊断提供重要依据。

（1）血常规：化脓性细菌感染时，白细胞数常显著增高，如流行性脑脊髓膜炎、败血症等；但革兰氏阴性杆菌感染时，如布氏菌病、伤寒及副伤寒等，白细胞总数往往升高不明显甚至减少。病毒感染时，白细胞总数常减少或正常，如病毒性肝炎、流行性感冒等，但也有部分是升高的，如肾综合征出血热、乙脑等。疟疾、黑热病等原虫感染时，白细胞总数也常减少。钩虫、血吸虫等蠕虫感染时，嗜酸性粒细胞常增多。

（2）粪便常规检查：粪便中虫卵、红细胞、白细胞等有助于肠道寄生虫病和肠道感染的诊断。

（3）尿常规检查：尿中红细胞、蛋白、管型等有助于肾综合征出血热、钩端螺旋体病的诊断。

（4）血生化检查：肝功能、肾功能等检测有助于病毒性肝炎、肾综合征出血热等疾病的诊断。

（5）病原学检查及分离培养：许多传染病可以通过显微镜或肉眼直接检出病原体而明确诊断。如从粪便涂片中检出各种寄生虫卵及阿米巴原虫等。细菌、螺旋体和真菌常可用人工培养基分离培养。病原学检查时需注意标本的正确采集和保存，并及时送检。

（6）免疫学检查：包括特异性抗原检测和特异性抗体检测。在病原体不易直接分离时，病原体特异性抗原检测可较快地提供病原体存在的证据，其诊断意义比抗体检测更可靠。在传染病早期特异性抗体一般尚未出现或滴度很低，在恢复期或病程后期才显著提高。

（7）其他检查：如分子生物学检测、活组织检查、超声检查、CT、MRI 等影像学检查有助于了解传染病病情。

（二）常用护理诊断／问题

1. 体温过高 与病原体感染有关。

2. 皮肤完整性受损 与病原体和(或)其代谢产物引起皮肤毛细血管炎症有关。

(三)护理目标

1. 病人体温逐渐恢复正常。

2. 病人皮疹消退,未发生继发感染。

(四)护理措施

1. 一般护理

(1)环境:保持室内适宜的温湿度,定期通风换气,避免强光刺激及对流风直吹。

(2)休息与活动:发热病人注意休息,高热时绝对卧床休息,病情好转后逐渐增加活动量。

(3)饮食:给予适当热量、高蛋白、高维生素、易消化的流质或半流质饮食,避免辛辣刺激性食物。保证每天至少2000ml液体的摄入,必要时静脉补液。

2. 病情监测 严密观察病人的生命体征、意识状况、皮疹情况、伴随症状,尤其是皮疹的消退情况和体温的变化。

3. 降温措施 根据病人情况选择物理降温或药物降温。物理降温如冰帽、冰袋冷敷头部或大动脉走行处、酒精擦浴等。降温过程中注意防止局部组织冻伤,全身发疹或有出血倾向的病人禁忌酒精擦浴;注意观察周围循环情况,如出现脉搏细速、四肢厥冷时,禁用酒精擦浴和冷敷。降温后注意评价其效果。

4. 皮肤护理 皮肤出疹时,保持局部皮肤清洁干燥,每日用温水清洗,禁用刺激性的肥皂与化妆品,禁用酒精擦拭皮肤。保持衣被清洁、干燥、平整,穿柔软宽松内衣裤,并经常换洗。勤剪指甲,避免搔抓使皮肤破损。脱皮不完全时,不可用手撕扯以免继发感染,可用消毒剪刀修剪;皮肤瘙痒严重时,可用炉甘石洗剂、5%碘苷涂搽患处;对大面积瘀斑、坏死的皮肤,局部用海绵垫、气垫圈加以保护,以防感染;瘀斑破溃后,用无菌生理盐水清洗局部,辅以红外线灯照射,还可涂抗生素软膏,再覆盖无菌敷料。

5. 口腔护理 有口腔黏膜疹的病人,在每日进食前后及睡前应用温水或活性银离子漱口液含漱漱口,清洁口腔。合并溃疡时,可用吸管进流食,局部用3%过氧化氢溶液清洗后涂以冰硼散。

6. 眼部护理 眼结膜充血、水肿的病人应注意保持眼部清洁,用4%硼酸水或生理盐水清洁分泌物和眼痂,每日2~4次滴抗生素眼药水,防止继发感染。

(五)护理评价

1. 病人体温逐渐恢复正常,未发生并发症。

2. 病人皮疹消退,未发生继发感染。

(王笑蕾)

学习小结

传染病病人最常见症状为发热和出疹。护理评估时应重点评估热型及出疹的时间、先后顺序、分布、形态等。发热时,根据病人情况选择物理降温或药物降温。降温过程中注意防止局部冻伤,全身发疹或有出血倾向的病人禁忌酒精擦浴。皮肤出疹时,禁用刺激性的肥皂与化妆品,禁用酒精擦拭,避免搔抓,注意防止感染。

复习参考题

简述传染病病人出疹时皮肤的护理措施。

第三节　病毒感染病人的护理

一、病毒性肝炎

案例 9-1

　　张某,男,33 岁,工人。因皮肤发黄 1 周、恶心、腹胀伴乏力半月入院。身体评估:T 36.7℃,R 20 次 /min,P 78 次 /min,BP 120/80mmHg。全身皮肤巩膜轻度黄染,全身淋巴结无肿大,心肺无异常,腹平坦,无胃肠型及蠕动波,右上腹轻压痛,无反跳痛,肝区轻叩痛,双肾区无叩痛,双下肢无水肿。实验室检查:血常规:WBC 11.5×10⁹/L,中性粒细胞 75%。尿常规:尿胆原(++)。肝功能:ALT 445.2U/L,AST 356.3U/L,TBIL 68μmol/l,DBIL 36μmol/l,HBsAg 阳性,HBeAg 阳性,抗 -HBc 阳性。HBV-DNA 定量:7.8×10⁸UI/ml。B 超:肝脏弥漫性病变,胆囊壁毛糙。5 年前体检发现有乙肝,否认其他病史。

　　思考:

　　1. 该病人的临床诊断是什么?

　　2. 该病人的治疗原则有哪些?

　　3. 该病人如果采用干扰素治疗,会发生哪些药物不良反应,如何做好用药护理?

　　4. 如何预防该种疾病?

学习目标	
掌握	病毒性肝炎的流行病学特点、常用护理诊断及护理措施。
熟悉	病毒性肝炎的分类、临床表现、主要的实验室检查指标和治疗要点。
了解	病毒性肝炎的发病机制、病原学特点。

　　病毒性肝炎(viral hepatitis)是由多种肝炎病毒引起的以肝脏炎症为主的一组传染性疾病。目前已确定的肝炎病毒有甲型、乙型、丙型、丁型和戊型。各型肝炎临床上均以乏力、食欲减退、肝大、肝功能异常为主要表现,部分病例可出现黄疸。甲型和戊型肝炎主要表现为急性肝炎;乙型、丙型、丁型肝炎大多呈慢性感染,并可发展为肝硬化,甚至发生肝癌。

　　【病原学】

　　(一)甲型肝炎病毒(HAV)

　　HAV 属 RNA 病毒,直径为 27～32nm,无包膜,感染后在肝细胞内复制。电镜下可见充实或中空的两种球形颗粒,充实颗粒是完整的 HAV 颗粒,含 RNA 基因,具有感染性,中空颗粒是缺陷型病毒,有抗原性,无传染性。HAV 对外界抵抗力较强,耐酸碱,在贝壳类动物、污水、海水中可存活数月,但煮沸 5 分钟、紫外线照射 1 分钟可将其杀灭。其对含氯消毒剂和甲醛等化学消毒剂敏感。

　　(二)乙型肝炎病毒(HBV)

　　HBV 属嗜肝 DNA 病毒,电镜下可见大球型、小球型和管状型 3 种病毒颗粒。大球型颗粒(又名 Dane 颗粒),是完整的 HBV 颗粒,直径为 42nm,由包膜和核心两部分组成,包膜内含乙型肝炎表面抗原(HBsAg),核心部分含环状双股 DNA、DNA 聚合酶(DNAP)、核心抗原(HBcAg)和 e 抗原(HBeAg),是病毒复制的主体。小球型和管状型不是完整的病毒颗粒。HBV 抵抗力很强,能耐 60℃ 4 小时和一般浓度的消毒剂,-20℃ 可保存 15 年,但煮沸 10 分钟、高压蒸汽消毒可将其灭活。环氧乙烷、戊二醛、过氧乙酸和聚维酮碘对 HBV 也有较好的灭活效果。

(三)丙型肝炎病毒(HCV)

HCV 属 RNA 病毒,为球形病毒颗粒,直径 55nm,极易发生变异。目前可将 HCV 分为 6 个基因型,同一基因型又可分为不同的亚型,我国以 1b 型为主。HCV 对有机剂敏感,10% 三氯甲烷(氯仿)、煮沸、紫外线均可将其灭活。血制品中的 HCV 可用干热 80℃ 72 小时或加变性剂使其灭活。

(四)丁型肝炎病毒(HDV)

HDV 是一种缺陷 RNA 病毒,必须有 HBV 或其他嗜肝 DNA 辅助才能复制、表达、引起肝损害。

(五)戊型肝炎病毒(HEV)

HEV 是 RNA 病毒,为球型颗粒,无包膜,对高热、三氯甲烷敏感。

【流行病学】

我国是病毒性肝炎的高流行区。2006 年全国血清流行病学调查显示,我国 1～59 岁人群抗 -HCV 流行率为 0.43%,HBsAg 携带率为 7.18%。2014 年中国疾病预防控制中心(CDC)对全国 1～29 岁人群进行乙型肝炎血清流行病学调查,结果显示:1～4 岁、5～14 岁和 15～29 岁人群 HBsAg 检出率分别为 0.32%、0.94% 和 4.38%。

(一)传染源

甲型和戊型肝炎传染源是急性病人和隐性感染者;乙型、丙型、丁型肝炎传染源是急性、慢性肝炎病人和无症状病毒携带者。一般甲肝病人在发病前 2 周至血清丙氨酸转移酶高峰期后 1 周通过粪便排出病毒,具有传染性。乙肝病人以 HBeAg、HBV DNA 阳性的病人传染性最强。

(二)传播途径

1. 甲型和戊型肝炎　主要通过粪 - 口途径传播。散发为主,污染的水源、食物可引起暴发流行。

2. 乙型、丙型和丁型肝炎　①血液传播是主要的传播方式。由于对献血员采取了严格的 HBVAg、抗 -HCV 和 HBV DNA、HCV RNA 的筛查,经输血和血制品传播已很少发生。目前最主要的传播方式是通过破损的皮肤和黏膜经血传播,包括使用非一次性注射器和针头,未经严格消毒的医疗器械、侵入性诊疗操作,不安全注射特别是毒品注射等。②母婴传播:是乙型、丙型肝炎的重要传播途径。母婴传播主要发生在围产期,大多在分娩时接触 HBV、HCV 阳性母亲的血液和体液而感染。随着乙型肝炎疫苗联合乙型肝炎免疫球蛋白(HBIG)的应用,乙肝的母婴传播已明显减少。抗 -HCV 阳性母亲将 HCV 传播给新生儿的概率约为 2%。③性传播:与 HBV、HCV 阳性者发生无防护的性接触,特别是有多个性伴侣者,其感染 HBV、HCV 的危险性增高。

(三)人群易感性

人类对各型肝炎病毒普遍易感。

1. 甲型、戊型肝炎　抗 -HAV 阴性者为甲型肝炎易感人群,以幼儿、学龄前儿童发病率最高,感染后免疫力可持续终身。戊型肝炎显性感染主要发生于成人。

2. 乙型、丙型、丁型肝炎　抗 -HBs 阴性者对乙型肝炎均易感。HBV 感染多发生于婴幼儿及青少年。高危人群包括 HBsAg 阳性母亲的新生儿、HBsAg 阳性者的家庭成员、经常接受输血及血制品者、血液透析者、多个性伴侣者、静脉内注射毒品者、接触血液的医务工作者。丙型肝炎多见于成年人,各个年龄组均普遍易感。

(四)流行特征

秋冬季为甲型肝炎高发季节;戊型肝炎多在雨季或洪水过后流行;乙型、丙型肝炎有家族聚集现象。

【发病机制】

各型肝炎的发病机制尚不完全清楚。HAV 侵入机体后引起病毒血症,继而侵入肝脏并在肝细胞内繁殖,肝细胞的损伤可能是由细胞免疫引起的。HBV侵入人体后是否引起肝细胞病变与机体的免疫应答有关。免疫应答既可清除病毒,亦可导致肝细胞损伤,甚至诱导病毒变异。机体免疫功能正常时,多表现为急性肝炎。成年人感染HBV,大部分可彻底清除病毒,产生保护性抗体;当机体处于免疫耐受状态时,不发生免疫应答,多成为无症状携带者;当机体免疫功能低下、不完全免疫耐受、HBV基因突变逃脱免疫清除时,发生慢性肝炎;当机体处于超敏反应时,则导致大片肝细胞坏死,发生重型肝炎。HCV除对肝细胞有直接致病作用外还可引起免疫损伤。HDV本身及其表达产物对肝细胞有直接致病作用,宿主免疫应答亦参与肝细胞损伤。HEV通过细胞免疫引起肝损害。

【临床表现】

潜伏期:甲型肝炎2~6周,平均4周。乙型肝炎1~6个月,平均3个月。丙型肝炎2周~6个月,平均40天。丁型肝炎4~20周。戊型肝炎2~9周,平均6周。甲型和戊型肝炎主要表现为急性肝炎。乙、丙、丁型肝炎除了表现为急性肝炎外,慢性肝炎更多见。

(一)急性肝炎

1. 急性黄疸型肝炎

(1)黄疸前期(平均5~7天):①病毒血症。畏寒、发热、疲乏及全身不适等,甲、戊型肝炎起病急,80%可表现为畏寒、发热。②消化道症状。食欲减退、厌油、恶心、呕吐、腹胀、肝区痛等。③其他。部分病人还出现荨麻疹、斑丘疹等。本病期末出现尿色加深。

(2)黄疸期(持续2~6周):前期症状好转,发热减退,但尿色深如浓茶,巩膜、皮肤黄染,约2周达到高峰。部分病人可有短暂便色变浅、皮肤瘙痒等梗阻性黄疸的表现。肝大、质软,有轻压痛及叩击痛,肝功能检查示ALT和胆红素水平升高,尿胆红素阳性。

(3)恢复期(平均4周):症状逐渐消失,黄疸逐渐消退,肝功能逐渐恢复正常。

2. 急性无黄疸型肝炎:较黄疸型肝炎更为多见,整个病程无黄疸出现,症状较轻,常因不易发现而成为重要传染源。

(二)慢性肝炎

急性肝炎病程超过半年者,或原有乙、丙、丁型肝炎急性发作后再次发作。按病情轻重可分为轻、中、重三度。

1. 轻度 反复出现乏力、厌食、恶心、肝区不适等症状,可有轻度肝脾大,部分病例可无明显症状和体征,肝功能指标仅1~2项异常。

2. 中度 症状、体征、实验室检查介于轻度和重度之间。

3. 重度 除上述症状外,还有肝大、肝功能持续异常、白蛋白水平降低、球蛋白水平升高、肝纤维化指标上升,出现了早期肝硬化的肝活检病理改变和临床表现,如蜘蛛痣、肝掌、毛细血管扩张、进行性脾大等。

(三)重型肝炎(肝衰竭)

各型病毒性肝炎均可发生,是肝炎中最严重的类型,预后差、病死率高。常由劳累、感染、长期大量饮酒、应用损害肝脏的药物、妊娠等因素而诱发。主要表现为极度乏力、严重消化道症状、全身中毒症状及神经精神症状,凝血酶原时间明显延长,凝血酶原活动度<40%,黄疸进行性加深,肝进行性缩小,可出现胆酶分离、肝臭等。

1. 急性肝衰竭 起病较急,发展快,起病2周内出现极度乏力、严重消化道症状、全身中毒症状及Ⅱ度以上肝性脑病为特征的肝衰竭综合征。病死率高,病程一般不超过3周。

2. 亚急性肝衰竭 起病较急,发病15天~26周出现肝衰竭综合征的表现。病程可长达数月,易发展为坏死后性肝硬化。分为脑病型和腹水型。前者首先出现Ⅱ度以上肝性脑病,后者首先出现腹水及相关症状。可出现难治性并发症,如脑水肿、消化道大出血、严重感染等。

3. 慢加急性(亚急性)肝衰竭　在慢性肝病基础上出现的急性或亚急性肝功能衰竭。

4. 慢性肝衰竭　在慢性肝炎或肝硬化基础上发生的肝衰竭。其特点为既有慢性肝病又有肝衰竭的临床表现。

（四）淤胆型肝炎

是以肝内淤胆为主要表现的特殊类型。其病程较长,可达 2～4 个月或更长,病初类似急性黄疸型肝炎,但自觉症状较轻,黄疸较重。有全身皮肤瘙痒、粪便颜色变浅等梗阻性黄疸的表现。ALT、AST 水平升高不明显,血清总胆红素水平升高明显,以直接胆红素为主。

（五）肝炎后肝硬化

在肝炎基础上发展为肝硬化,表现为肝功能减退及门静脉高压。

【实验室及其他检查】

1. 肝功能检查

（1）血清酶:血清丙氨酸转氨酶(ALT)又称谷丙转氨酶(GPT),此酶在肝细胞胞质内含量最丰富,肝细胞受损时释出细胞外,是临床上最常用的判断肝细胞损害的重要指标。天门冬氨酸转氨酶(AST)又称谷草转氨酶(GOT),80% 存在于线粒体中,肝病时血清 AST 水平升高,提示线粒体损伤,与肝病严重程度呈正相关。

（2）血清蛋白:慢性肝炎、肝硬化时,肝脏合成白蛋白(A)减少,同时较多的抗原物质进入血液刺激球蛋白(G)水平升高,A/G 值下降或倒置反映肝功能显著下降。

（3）胆红素:是反映肝细胞损害严重程度的重要指标,胆红素含量与肝损害严重程度呈正相关。

（4）凝血酶原活动度(PTA)检查:凝血酶原主要由肝脏合成,PTA 与肝损害严重程度呈反比。如 PTA≤40% 是诊断重型肝炎的重要依据,PTA 越低,预后越差。

2. 肝炎病毒标志物检测

（1）甲型肝炎:血清抗 -HAV IgM 阳性,提示近期有 HAV 感染,具有诊断意义。抗 -HAV IgG 是保护性抗体,是具有免疫力的标志。

（2）乙型肝炎

1）表面抗原(HBsAg)和表面抗体(抗 -HBs):HBsAg 阳性见于 HBV 感染者,但 HBsAg 阴性并不能完全排除 HBV 的现症感染。抗 -HBs 为保护性抗体,见于疫苗接种后或过去感染 HBV 并产生特异性免疫力者。

2）e 抗原(HBeAg)和 e 抗体(抗 -HBe):HBeAg 阳性提示 HBV 复制活跃,传染性强。抗 -HBe 阳性大部分情况下提示 HBV 复制减少或停止,传染性较弱;少数也可因 HBV 发生基因变异而不表达,但 HBV 此时复制活跃,传染性较强。

3）核心抗原(HBcAg)和核心抗体(抗 -HBc):HBcAg 阳性表明 HBV 有复制,但检测难度大,较少用于临床常规检测。IgG 型抗 -HBc 阳性,低滴度提示过去感染,高滴度提示现症感染;高滴度 IgM 型抗 -HBc 阳性提示 HBV 有活动性复制,用于诊断急性乙肝或慢性乙肝急性发作。

4）HBV DNA:阳性是病毒复制和传染性的直接标志,提示 HBV 的存在、复制,传染性强。

（3）丙型肝炎:抗 -HCV IgM、抗 HCV IgG 和 HCV RNA 均是 HCV 感染的标志。

（4）丁型肝炎:抗 HDV IgM 阳性是现症感染的标志,抗 HDV IgG 不是保护性抗体,高滴度提示感染持续存在,低滴度提示感染静止或终止。血清或肝组织中 HDV RNA 是诊断 HDV 感染最直接的依据。

（5）戊型肝炎:抗 -HEV 阳性可作为近期 HEV 感染的指标。

【诊断要点】

根据食欲减退、恶心、呕吐等消化道症状,黄疸、肝区疼痛、肝功能损害等表现,结合流行病学特点,如甲肝有进食未煮熟海产品或饮用污水史,乙肝、丙肝有不洁注射史、手术史、输血史等可考虑,确诊依赖肝炎的病原学检查。

【治疗原则】

目前无特效治疗方法，各型肝炎仍以休息和合理营养为主，辅以药物治疗，避免饮酒、过劳和损伤肝脏的药物。

（一）急性肝炎

早期强调卧床休息，症状明显好转后再逐渐增加活动。饮食宜清淡，保证足够维生素 B 和维生素 C 的摄入。除急性丙型肝炎早期使用干扰素治疗外，一般不主张抗病毒治疗。

（二）慢性肝炎

治疗的目标：最大限度地长期抑制病毒复制，减轻肝细胞炎性坏死及肝纤维化，达到延缓和减少肝衰竭、肝硬化失代偿、原发性肝癌及其他并发症的发生，从而改善生活质量和延长生存时间。除适当休息、合理营养外，根据病人具体情况采用以抗病毒为主、保护肝细胞、减轻肝炎症状、防止肝纤维化等综合治疗为辅的措施。

1. 抗病毒药物

（1）普通干扰素（IFN-α）和聚乙二醇化干扰素（Peg-IFN-α）：可用于慢性乙型肝炎和丙型肝炎的治疗。主要通过诱导宿主产生细胞因子在多个环节起到抑制病毒复制的作用。普通干扰素每次 300～500MU 皮下或肌内注射，隔日 1 次，或聚乙二醇化干扰素 180μg，每周 1 次。疗程 6～12 个月。有研究显示，Peg-IFN-α 相较于普通 IFN-α 能取得更高的 HBeAg 血清学转换率、HBV DNA 抑制及生化学应答率。所有 HCV RNA 阳性病人，只要有治疗意愿，无治疗禁忌证，均应抗病毒治疗。聚乙二醇干扰素联合利巴韦林治疗是我国现阶段 HCV 现症感染者抗病毒治疗的首选推荐方案，可应用于所有基因型 HCV 感染同时无治疗禁忌证的病人。

（2）HBV 核苷（酸）类似物：作用于 HBV 的聚合酶，通过取代病毒复制过程中延长聚合酶链所需的核苷，终止链的延长，抑制病毒复制。常用药物有拉米夫定、恩替卡韦、替比夫定、阿德福韦酯、替诺福韦酯等。总体安全性和耐受性良好，需长期服药，并注意耐药性。

（3）HCV 直接抗病毒药物（direct-acting antiviral agent, DAA）：自 2011 年以来，多种丙型肝炎抗病毒药物已陆续在美国和欧洲等地上市，部分 DAAs 在我国尚处于临床试验阶段，但不久将获批应用于临床。这些抗病毒药物作用于 HCV 基因组编码的非结构（non structure, NS）蛋白，可获得持续病毒应答。包括 NS3/4A 蛋白酶抑制剂（simeprevir、asunaprevir）、NS5A 抑制剂（daclatasvir、ledipasvir）和 NS5B 聚合酶核苷酸类似物抑制剂（sofosbuvir、dasabuvir）等药物，应用时需检测病人 HCV 基因型，根据不同的基因型选择合适的抗病毒药物。

2. 保肝药物和支持治疗　如各种维生素、葡醛内酯（肝泰乐）、复方氨基酸注射液等。

3. 降转氨酶药物　如五味子制剂、垂盆草冲剂等。

4. 免疫调节剂　非特异性免疫增强剂如胸腺素、猪苓多糖等。

5. 中医中药　可选用活血化瘀和抗纤维化治疗药物如丹参、赤芍等。

理论与实践

乙型肝炎抗病毒治疗的适应证

主要根据血清 HBV DNA 水平、血清 ALT 和肝脏疾病严重程度来决定。对 HBeAg 阳性病人，发现 ALT 水平升高后，建议观察 3～6 个月，如未发生自发性 HBeAg 血清学转换，才建议考虑抗病毒治疗。

推荐接受抗病毒治疗的人群需同时满足以下条件：① HBV DNA 水平。HBeAg 阳性病人，HBV DNA≥10^5 copies/ml；HBeAg 阴性病人，HBV DNA≥10^4 copies/ml。② ALT 水平。一般要求 ALT 持续升高≥2×ULN（超过 3 个月）；如用干扰素治疗，一般情况下，ALT 应≤10×ULN，血清总胆红素应 <2×ULN。

对持续 HBV DNA 阳性、达不到上述治疗标准、但有以下情形之一者，可考虑给予抗病毒治疗：①存在明显的肝脏炎症（2 级以上）或纤维化，特别是肝纤维化 2 级以上；② ALT 持续处于 1×ULN 至 2×ULN 之间，特别是年龄大于 40 岁者，建议行肝穿或无创性检查明确肝脏纤维化情况后给予抗病毒治疗；③ ALT 持续正常（每 3 个月检查一次，持续 12 个月），年龄大于 30 岁，伴有肝硬化或肝癌家族史，建议行肝穿或无创性检查明确肝脏纤维化情况后给予抗病毒治疗；④存在肝硬化的客观依据时，无论 ALT 和 HBeAg 情况，均建议积极抗病毒治疗。

注：ULN 为正常值上线

（三）重型肝炎

1. 支持治疗　卧床休息；静脉输注白蛋白、新鲜血浆；保持水、电解质和酸碱平衡；补充足够的维生素 B、C、K。

2. 促进肝细胞再生　选用肝细胞生长因子或胰高血糖素 - 胰岛素疗法。

3. 防治并发症　①出血：给予止血药物、输入新鲜血浆或凝血因子复合物等。②肝性脑病：采取低蛋白饮食、服用抗生素抑制肠道细菌、口服乳果糖酸化肠道、应用鸟氨酸门冬氨酸等降氨药物、保持大便通畅等防治氨中毒；补充支链氨基酸，以维持氨基酸平衡；甘露醇联合利尿剂防治脑水肿等；③继发感染：根据药敏试验选用有效抗生素，注意真菌感染；④肝肾综合征：避免导致血容量下降的各种因素，避免使用损伤肾脏的药物，少尿时扩张血容量。

4. 人工肝支持系统和肝移植　人工肝可帮助清除病人血中的毒性物质，延长病人生存时间，为肝移植赢得时机。对于晚期肝硬化及肝衰竭病人可应用肝移植手术。

【常用护理诊断 / 问题】

1. 营养失调：低于机体需要量　与食欲下降、呕吐、消化和吸收功能障碍有关。

2. 潜在并发症：出血、肝性脑病、继发感染、肝肾综合征等。

3. 活动无耐力　与肝功能受损、能量代谢障碍有关。

4. 焦虑　与病情反复、久治不愈、担心预后等有关。

【护理措施】

（一）一般护理

1. 隔离　急性期隔离：甲型、戊型肝炎自发病之日起进行消化道隔离 3 周，急性乙型肝炎进行血液 / 体液隔离直至 HBsAg 转阴。对慢性 HBV 感染者及非活动性 HBsAg 携带者，除不能捐献血液、组织器官及从事国家明文规定的职业或工种外，可照常工作和学习，但应定期进行医学随访。

2. 休息与活动　卧床休息可减轻肝脏代谢负担，增加肝脏血流量，促进肝细胞的修复和再生，利于炎症的恢复。急性肝炎、慢性肝炎活动期病人在发病 1 个月内应卧床休息，待症状好转、黄疸减轻、肝功能改善后可逐渐增加活动，活动度以不感觉疲劳为宜。重型肝炎需绝对卧床休息。

3. 饮食护理　进食清淡、易消化、高热量、高维生素的食物。食欲差、进食量减少者可静脉输注葡萄糖和维生素；病人不宜长期摄入高糖、高热量饮食，以防诱发脂肪肝或糖尿病。急性期病人给予适量蛋白质 1.0 ～ 1.5g/（kg•d），慢性肝炎病人给予高蛋白饮食，蛋白质 1.5 ～ 2.0g/（kg•d）；重症肝炎病人尤其是有肝性脑病先兆表现者应限制或禁止蛋白质的摄入，合并腹水者给予低盐或无盐饮食。所有病人应禁酒。

（二）病情观察

1. 严密观察病人有无恶心、呕吐等消化道症状，乏力是否进行性加重，黄疸有无加深或减退等情况。

2. 观察药物效果及不良反应，定期监测病人的肝功能、病毒载量等指标。

（三）皮肤护理

黄疸型肝炎病人由于胆盐刺激皮肤神经末梢，可以引起瘙痒。指导病人勤沐浴，不用刺激性的肥皂与化妆品；穿柔软、宽松的内衣裤，勤换洗，保持床单清洁、干燥；瘙痒明显者局部涂抹炉甘石洗剂等止痒剂，或口服抗组胺药；修剪指甲，避免抓破皮肤，如已有破损应注意预防感染。

（四）用药护理

1. 干扰素的不良反应及其处理

（1）流感样综合征：表现为发热、头痛、肌痛和乏力等，可在睡前注射 IFN-α，或在注射的同时服用解热镇痛药，如布洛芬等。

（2）一过性外周血细胞减少：白细胞计数下降很常见。如中性粒细胞绝对计数≤0.75×10⁹/L 和（或）血小板<50×10⁹/L 时，应降低 IFN-α 剂量；若中性粒细胞绝对计数≤0.5×10⁹/L 和（或）血小板<25×10⁹/L，则应暂停使用 IFN。对中性粒细胞绝对计数明显降低者，可试用粒细胞集落刺激因子（G-CSF）或人粒细胞巨噬细胞集落刺激因子（GM-CSF）治疗。

（3）胃肠道反应：部分病人可出现食欲下降、恶心呕吐、腹泻等胃肠道症状，可给予对症处理。

（4）精神异常：可表现为抑郁、妄想、重度焦虑等精神病症状。症状严重者，应及时停用 IFN，必要时请精神心理方面的专科医生进行诊治。

（5）自身免疫性疾病：一些病人可出现自身抗体，仅少部分病人出现甲状腺疾病、糖尿病、血小板减少、银屑病、白斑、类风湿关节炎和系统性红斑狼疮样综合征等，应请相关科室医生会诊共同诊治，严重者应停药。

（6）脱发：部分病人治疗的中后期可出现，但停药后可恢复。

（7）其他少见的不良反应：包括肾脏损害、心血管并发症、视网膜病变、听力下降和间质性肺炎等，应停止干扰素治疗。

2. HBV 核苷（酸）类似物　总体安全性和耐受性良好，但在临床应用中确有少见的严重不良反应发生，如阿德福韦酯、替诺福韦治疗出现肾功能不全、低磷性骨病；拉米夫定、恩替卡韦、替比夫定治疗出现肌炎、横纹肌溶解、乳酸酸中毒等。治疗前应仔细询问相关病史，以减少风险。治疗中监测血常规、血肌酐和肌酸激酶。如病人出现肌酐、肌酸激酶或乳酸脱氢酶水平明显升高，并伴相应临床表现如全身情况变差、明显肌痛、肌无力等，应密切观察，一旦确诊为尿毒症、肌炎、横纹肌溶解或乳酸酸中毒等，应及时停药或改用其他药物，并给予积极的相应治疗干预。

（五）心理护理

慢性肝炎病人因病情反复常感忧郁、焦虑，情绪波动较大，但不良情绪不利于肝病恢复，故应指导病人正确对待疾病，保持稳定、乐观的情绪。

（六）健康指导

1. 疾病预防指导　甲型和戊型肝炎重点在于预防消化道传播，加强粪便管理，保护水源，严格饮用水的消毒，加强食品卫生和食具消毒。乙、丙、丁型肝炎预防重点在于防止血液和体液传播。严格执行《中华人民共和国献血法》，推行无偿献血。严格筛选献血员。大力推广安全注射（包括针灸的针具），并严格遵循医院感染管理中的标准预防原则。对牙科器械、内镜等医疗器具应严格消毒。医务人员接触病人血液及体液时应戴手套。服务行业所用的理发、刮脸、修脚、穿刺和文身等器具也应严格消毒。对 HBV DNA、HCV RNA 阳性的孕妇，应避免羊膜腔穿刺，尽量缩短分娩时间，保证胎盘的完整性，减少新生儿暴露于母血的机会。甲肝易感者可接种甲肝减毒活疫苗或甲肝纯化灭活疫苗，对密切接触者可接种人丙种免疫球蛋白。接种乙型肝炎疫苗是预防 HBV 感染的最有效方法。新生儿、婴幼儿，15 岁以下未免疫人群和高危人群（如医务人员、经常接触血液的人员、托幼机构工作人员、器官移植病人、经常接受输血或血液制品者、免疫功能低下者、HBsAg 阳性者的家庭成员、男同性恋、有多个性伴侣者和静脉内注射毒品者等）均应接种乙型肝炎疫苗。乙型肝炎疫苗全程需接种 3 针，按照 0、1、6 个月程序，即接种第 1 针疫苗后，间隔 1 个月及 6 个月注射第 2 及第 3 针疫苗。对 HBsAg 阳性母亲的新生儿，应在出生后 24 小时内尽早（最好在出生后 12 小时）注射抗 -HBV-IgG（HBIG），剂量应≥100IU，同时在不同部位接种 10μg 乙型肝炎疫苗，在第 1 个月和 6 个月时分别接种第 2 和第 3 针乙型肝炎疫苗，可显著提高阻断母婴传播的效果。新生儿在出生 12

小时内注射 HBIG 和乙型肝炎疫苗后,可接受 HBsAg 阳性母亲的哺乳。目前重组戊型肝炎疫苗研制已获得成功,但丙肝、丁肝尚缺乏特异性免疫。

相关链接

乙肝抗体的保护时间

接种乙型肝炎疫苗后有抗体应答者的保护效果一般至少可持续 12 年,因此,一般人群不需要进行抗 -HBs 监测或加强免疫。但对高危人群可进行抗 -HBs 监测,如抗 -HBs<10mIU/ml 可给予加强免疫。

2. 疾病知识指导 指导病人或病毒携带者生活规律,劳逸结合,适当增加营养,但避免长期高热量、高脂肪的摄入,不滥用保肝药物和其他损害肝脏的药物。家中密切接触者需预防接种。告知病人避免诱发疾病发作的因素,如劳累、暴饮暴食、酗酒、感染、使用肝损害的药物等。长期服药者遵医嘱用药,避免漏服、停服药物。慢性病人及携带者注意定期行肝功能、AFP、超声影像学检查,以及定期检测病毒 DNA 或 RNA 载量。

理论与实践

医务人员发生 HBV 职业暴露后的处理流程

意外接触 HBV 感染者的血液或体液后,应立即检测 HBV DNA、乙肝五项和肝功能,并在 3 个月、6 个月后复查。如之前接种过乙肝疫苗,且已知抗 -HBs≥10mIU/ml,可不进行特殊处理。如未接种过乙肝疫苗,或虽接种过但抗 -HBs<10mIU/ml 或抗 -HBs 水平不详,应立即注射高效价抗 -HBV-IgG（HBIG）200～400IU,同时在不同部位接种第 1 针乙肝疫苗（20μg）,1 个月和 6 个月后分别接种第 2 针和第 3 针乙肝疫苗（各 20μg）。

学习小结

病毒性肝炎是由多种肝炎病毒引起的以肝脏损害为主要表现的全身性疾病。甲型和戊型以粪 - 口传播为主,应做好消化道隔离;乙、丙、丁型肝炎主要通过血液、密切生活接触、母婴传播,应做好血液体液隔离。甲型、戊型肝炎多为急性肝炎,乙型、丙型、丁型肝炎易迁延不愈变成慢性肝炎。治疗原则以休息和合理营养为主,辅以药物治疗,避免饮酒、过劳和损伤肝脏的药物。长期用药的患者应监测血象、肝功能、病毒定量等,并密切观察药物疗效与不良反应。

二、流行性乙型脑炎

学习目标

掌握	流行性乙型脑炎的临床表现及护理措施。
熟悉	流行性乙型脑炎的流行病学特征、护理诊断、治疗要点。
了解	流行性乙型脑炎的病原学、发病机制及实验室检查。

流行性乙型脑炎（epidemic encephalitis B）简称乙脑,又称日本脑炎,是由乙型脑炎病毒引起的以脑实质炎症为主要病变的中枢神经系统急性传染病。本病经蚊虫叮咬传播,流行于夏秋季,多见于儿童。以高

热、意识障碍、抽搐、病理反射及脑膜刺激征为主要临床特征。严重者可发生呼吸衰竭,病死率高达20%~50%,存活者常留有后遗症。

【病原学】

乙型脑炎病毒,属虫媒病毒乙组的黄病毒科,为RNA病毒,具有嗜神经细胞性,在细胞质内繁殖。病毒抵抗力较弱,不耐热,100℃2分钟灭活,对乙醚、酸等敏感,但耐低温和干燥。

【流行病学】

(一)传染源

乙脑是人畜共患自然疫源性疾病,人和动物(如猪、牛等家畜和鸭、鸡等家禽)受感染后出现病毒血症,均是本病的传染源。但人感染后由于血中病毒数量少,病毒血症期短,因而不是主要的传染源。猪(尤其幼猪)感染后病毒血症持续时间长、血中病毒数量多,且饲养面广、更新率快,所以是本病的主要传染源。

(二)传播途径

经蚊虫叮咬传播,三带喙库蚊是主要的传播媒介。

(三)人群易感性

人群普遍易感,以隐性感染为主,仅少数人发病,多见于10岁以下儿童,尤以2~6岁儿童发病率最高。由于儿童的广泛疫苗接种,近年来成人和老年人发病率相对增高。感染后可获得持久免疫力。

(四)流行特征

本病流行于亚洲东部热带、亚热带及温带地区,呈高度散发。在热带地区全年可发病,在亚热带及温带地区(如中国)具有严格的季节性,多集中于7、8、9三个月。

【发病机制】

病毒经感染的蚊虫叮咬侵入人体。在单核吞噬细胞内繁殖,继而进入血液循环引起病毒血症。当机体免疫力强时,只形成短暂的病毒血症,病毒很快被清除,不侵入中枢神经系统,呈隐性或轻型感染,并可获得终身免疫力;如机体免疫力低下、病毒数量多、毒力强时,病毒可通过血-脑屏障进入中枢神经系统,引起脑实质广泛性炎症损害。脑实质损害与病毒对神经组织的直接侵袭及诱发免疫性损伤有关。

乙脑病变范围广泛,尤以大脑皮质、基底核和视丘最为严重。由于病变的程度及部位不同,故临床上出现多样化的神经系统症状。

【临床表现】

潜伏期4~21天,一般10~14天。典型的临床经过分为三期,部分病人可有后遗症及并发症。

(一)初期

病初的1~3天。起病急,体温在1~2天内升高到39~40℃,伴头痛、精神倦怠、恶心、呕吐及嗜睡。少数可出现颈项强直和神志淡漠。

(二)极期

病程4~10天。初期症状加重,脑实质受损的症状突出,包括:

1. 持续高热 体温高达40℃,通常持续7~10天。一般热度越高,热程越长,病情越重。

2. 意识障碍 表现为不同程度的意识障碍,如嗜睡、谵妄、昏迷、定向障碍等。常持续1周,重者可长达4周以上。

3. 惊厥或抽搐 是病情严重的表现,初期先出现面部、眼肌、口唇等的局部抽搐,随后肢体呈阵挛性抽搐,甚至全身强直性抽搐,历时数分钟至数十分钟,均伴有意识障碍。长时间或频繁抽搐可加重缺氧和脑实质损害,导致呼吸衰竭。

4. 呼吸衰竭 是乙脑最严重的表现,多见于重症病人,常为致死的主要原因。由高热、脑实质炎症等引起,主要表现为中枢性呼吸衰竭,其特点为呼吸节律不规则及幅度不均,可表现为叹息样呼吸、潮式呼吸、抽泣样呼吸，最后呼吸停止。少数病人因脊髓病变导致呼吸肌痉挛，还可出现周围性呼吸衰竭，表现为呼吸先快后慢，呼吸表浅但节律规则。

高热、惊厥、呼吸衰竭是乙脑极期的严重表现，三者相互影响。

5. 颅内高压 表现为剧烈头痛、呕吐、血压升高、脉搏减慢。重者可出现脑疝，表现为昏迷加深、抽搐频繁、瞳孔忽大忽小、对光反射消失，可因呼吸骤停而死亡。

6. 其他神经系统症状和体征 表现为浅反射减弱或消失，深反射先亢进后消失；锥体束征阳性，肢体强直性瘫痪、肌张力增强；还可出现颈项强直、克氏征阳性等脑膜刺激征，但婴幼儿多无脑膜刺激征而有前囟隆起。

（三）恢复期

体温逐渐下降，精神神经状况好转，一般 2 周左右可完全恢复。重症病人可有神志迟钝、痴呆、四肢强直性瘫痪等，经积极治疗多于半年内恢复。

（四）后遗症期

5%～20% 的重症病人半年后仍有意识障碍、痴呆、失语及肢体瘫痪等。癫痫后遗症可持续终生。

（五）并发症

支气管肺炎最常见，其次为肺不张、败血症、尿路感染等。

【实验室及其他检查】

1. 血常规 白细胞总数升高，多在（10～20）×10⁹/L，且中性粒细胞在 80% 以上，这与大多数病毒感染性疾病不同。

2. 脑脊液 压力增高，外观清亮或微混，白细胞计数多在（50～500）×10⁶/L，分类早期以中性粒细胞为主，后期则以淋巴细胞为主。蛋白轻度增加，糖正常或偏高，氯化物正常。

3. 血清学检查 特异性 IgM 抗体测定有助于早期诊断，病后 3～4 天即出现在血清中，2 周达到高峰。

4. 病原学检查 从病程第一周内死亡者的脑组织中可分离出乙脑病毒。可通过聚合酶链反应（PCR）等在血液或组织中检测到乙脑病毒的抗原或核酸。

【诊断要点】

根据夏秋季发病，病人为 10 岁以下儿童等流行病学资料，结合高热、惊厥、抽搐等典型临床表现，以及白细胞总数和中性粒细胞计数增多，脑脊液呈无菌性脑膜炎等实验室检查改变，可做出诊断。乙脑特异性 IgM 抗体可帮助确诊。

【治疗原则】

目前尚无特效抗病毒药物，以对症支持治疗为主，处理好高热、抽搐，控制脑水肿和呼吸衰竭等危重症状是乙脑病人抢救成功的关键。

（一）对症治疗

1. 高热者以物理降温为主，辅以药物或亚冬眠治疗。

2. 惊厥或抽搐者，及时去除病因，给予地西泮等镇静止痉。

3. 颅内压增高者应早期给予甘露醇、呋塞米等药物脱水降颅压。

4. 呼吸衰竭者注意保持呼吸道通畅，给予吸氧，必要时呼吸机辅助呼吸。

（二）恢复期及后遗症处理

注意进行功能训练，包括吞咽、语言和肢体功能锻炼，还可行理疗、针灸、高压氧治疗、肢体按摩和被动运动等。

【常用护理诊断／问题】

1. 体温过高 与病毒血症及脑部炎症有关。

2. 意识障碍 与脑实质损害、抽搐、惊厥有关。

3. 气体交换受损 与呼吸衰竭有关。

4. 有受伤的危险 与惊厥、抽搐发作有关。

【护理措施】

（一）一般护理

1. 隔离 高热病人应隔离在有防蚊和降温设施的病房直至体温正常。

2. 休息与活动 卧床休息，减少声、光各种刺激，有计划集中安排各种检查、治疗和护理操作，以免诱发惊厥或抽搐。昏迷病人注意定时翻身、拍背，防止压疮。

3. 饮食护理 早期宜进食清淡、易消化流质饮食；吞咽困难或昏迷者可给予鼻饲或静脉补充营养；恢复期逐步增加高热量、高蛋白、高维生素饮食。

（二）病情观察

1. 严密观察生命体征、意识状态，观察瞳孔大小、对光反射等颅内压增高或脑疝的先兆，观察有无烦躁、口角抽动、两眼凝视等惊厥发作的先兆。准确记录24小时出入量。

2. 恢复期观察病人生理功能和运动功能恢复情况。

（三）症状、体征的护理

1. 高热 见本章第二节相关内容。

2. 惊厥或抽搐

（1）将病人置于平卧位，头偏向一侧，及时清除口腔和鼻腔分泌物，保持呼吸道通畅，解开衣领和腰带。

（2）用缠有纱布的压舌板或开口器置于病人上、下臼齿之间，以防咬伤舌头，必要时用舌钳拉出舌头，以防舌后坠阻塞呼吸道。

（3）注意安全，防止坠床，必要时使用床挡或约束带。

（四）用药护理

应用地西泮时注意有无呼吸抑制等不良反应，使用甘露醇时应在30分钟内滴完。

（五）心理护理

乙脑病人及其家属常因疾病而恐慌、焦虑，应及时安慰病人及家属，并鼓励病人积极配合治疗，树立战胜疾病的信心。

（六）健康指导

1. 疾病预防指导 早期发现病人，及时隔离直至体温正常为止；加强家禽、家畜的管理，尤其是猪的管理，搞好饲养场所的环境卫生；流行季节前对猪接种疫苗，可有效地控制乙脑在猪群中的传播流行，有助于降低人群发病率。防蚊、灭蚊是预防本病的关键。消灭蚊虫滋生地，使用蚊香、蚊帐、驱蚊剂等防止蚊虫叮咬。对10岁以下的儿童和初次进入流行区的易感者进行乙脑疫苗的接种是预防乙脑流行的根本措施。目前普遍采用地鼠肾细胞减毒活疫苗进行疫苗接种，保护率可达60%～90%。

2. 疾病知识指导 大力宣传乙脑的流行病学特点、临床表现等知识。在夏秋季节有高热、意识障碍、头痛、抽搐者，应立即送医院就诊。对于康复期仍留有神经系统症状和体征的病人，应鼓励其进行康复训练，以降低伤残率。

学习小结

乙脑是由乙型脑炎病毒引起的中枢神经系统传染病。其主要传染源是被感染的猪，经蚊叮咬传播，多发生于儿童，流行于夏秋季。典型临床经过分为初期、极期、恢复期。临床上以高热、意识障碍、惊厥或抽搐、呼吸衰竭为主要表现。血清学检查有助于早期诊断。以对症治疗为主，护理重点是采用多种方法降温，严密观察病情变化，判断病人意识障碍程度、有无脑疝、惊厥的先兆，惊厥或抽搐者注意保持呼吸道通畅，防止坠床等。

三、获得性免疫缺陷综合征

学习目标	
掌握	艾滋病的流行病特点、护理及预防措施。
熟悉	艾滋病的临床表现、治疗要点、实验室检查。
了解	艾滋病的病原学、发病机制。

案例 9-2

王某,男,21 岁,学生。近 3 个月出现发热、乏力、食欲减退,无腹痛、腹泻,无咳嗽、咳痰。身体评估: T 38.4℃,R 92 次 /min,P 23 次 /min,BP 120/80mmHg。发育正常,营养中等,颈前、颈后及腹股沟可触及数个肿大淋巴结,心肺(-),腹软,双肾区无叩击痛。半年前曾患带状疱疹。既往无输血以及静脉吸毒史,有不洁性行为史。

思考:

1. 该病人可能患有什么疾病?

2. 为确诊,该病人需进行哪些检查?

3. 护理人员接触病人血液和体液时该如何预防职业暴露?

获得性免疫缺陷综合征(acquired immune deficiency syndrome , AIDS)俗称艾滋病,是由人类免疫缺陷病毒(human immunodeficiency virus , HIV)引起的慢性传染病。主要通过性接触和血液传播。HIV 特异性侵犯并破坏辅助性 T 淋巴细胞,并使机体多种免疫细胞和(或)功能受损,最终并发各种严重的机会性感染和恶性肿瘤。

【病原学】

HIV 为单链 RNA 反转录病毒,具有广泛的细胞和组织嗜性。根据基因的差异,可把 HIV 分为 HIV-1 和 HIV-2 型。全球广泛流行的主要是 HIV-1 型,HIV-2 型主要分布于西非和西欧。HIV 易发生变异,根据 env 基因核酸序列,HIV-1 可分为 3 个亚型组 13 个亚型。HIV 对外界的抵抗力低,对热和一般消毒剂如碘酊、过氧乙酸、戊二醛、次氯酸钠等较敏感,但对 0.1% 的甲醛和紫外线不敏感。

【流行病学】

(一)传染源

艾滋病病人及无症状病毒携带者是本病主要传染源,后者作为传染源的意义更大。

(二)传播途径

HIV 存在于感染者的血液及各种体液(精液、阴道分泌物、唾液、乳汁、胸腔积液、腹水、脑脊液)中。主要传播途径有性接触传播(包括同性、异性和双性性接触)、血液及血制品传播(包括共用针具静脉注射毒品、介入性医疗操作、文身等)和母婴传播(包括经胎盘、分娩时和哺乳传播),其中性接触传播是最常见的传播途径。

(三)人群易感性

人群普遍易感。男同性恋者、多个性伴侣者、静脉注射毒品依赖者、血制品使用者、与 HIV 经常有性接触者为本病的高危人群。

(四)流行状况

根据 2017 年联合国报告,全球防治艾滋病的行动已经取得了成功,艾滋病导致死亡的人数大幅下降,但艾滋病疫情远未结束。据艾滋病规划署估计，全球仍有 3670 万艾滋病病人，但仅有 50% 的病人得到治疗，而且新增感染人数并没有出现下降趋势，因此抗击艾滋病仍需国际社会的集体努力。中国艾滋病疫情总体呈低流行态势。据统计，截至 2015 年底，我国现存活的 HIV 感染者 57.7 万，死亡 18.2 万，人群总感染率 0.06%。异性性传播、同性性传播、注射毒品是主要传播途径，血液传播已不再是艾滋病病毒传播的主要途径，同性性传播占比从 2005 年的 0.3% 升至 2015 年的 27.6%，异性性传播占比从 11.3% 上升为 66.5%。

【发病机制】

HIV 主要侵犯人体免疫系统，通过直接侵犯辅助性 T 细胞及单核吞噬细胞或间接作用于 B 淋巴细胞和自然杀伤细胞（NK 细胞），使多种免疫细胞受损，细胞免疫和体液免疫均受到损害，导致免疫功能严重缺陷，易发生各种严重的机会性感染和肿瘤。

【临床表现】

潜伏期较长，感染后需 2～10 年发展为艾滋病，平均 8 年。临床表现可分为以下三期：

（一）急性感染期

常发生在初次感染 HIV 后 2～4 周。部分感染者出现 HIV 病毒血症和免疫系统急性损伤所产生的临床症状。以发热最为常见，可伴有咽痛、盗汗、恶心、呕吐、腹泻、皮疹、关节疼痛、淋巴结肿大及神经系统症状。大部分病人临床症状轻微，持续 1～3 周后缓解。此期在血液中可检出 HIV RNA 和 P24 抗原，而 HIV 抗体则在感染后数周才出现。CD4$^+$T 淋巴细胞计数可出现一过性减少，CD4$^+$/CD8$^+$T 淋巴细胞比值亦可倒置。

（二）无症状感染期

可从急性期进入此期，或无明显的急性期症状而直接进入此期。持续时间一般为 6～8 年。其时间长短与感染病毒的数量和型别、感染途径、机体免疫状况、营养条件及生活习惯等因素有关。我国男同性恋感染 HIV 者疾病进展快，感染后多数在 4～5 年进展到艾滋病期。在此期，HIV 在感染者体内不断复制，CD4$^+$T 淋巴细胞计数逐渐下降，具有传染性。

（三）艾滋病期

为 HIV 感染的最终阶段，病人 CD4$^+$T 淋巴细胞计数多 <200 个 /ml，HIV 血浆病毒载量明显升高。此期主要临床表现为艾滋病相关症状、各种机会性感染及肿瘤。

1. 艾滋病相关症状　原因不明、持续 1 个月以上的发热、乏力不适、盗汗、腹泻，体重下降 10% 以上。部分病人表现为神经精神症状，如记忆力减退、精神淡漠、性格改变、头痛、癫痫、下肢瘫痪、进行性痴呆；还可出现持续性全身性淋巴结肿大，表现为除腹股沟淋巴结外，全身两处或两处以上淋巴结肿大，直径 1cm 以上，质地柔软，无压痛，无粘连，可活动，历时 3 个月以上，无自觉症状。

2. 严重机会性感染　常出现原虫、真菌、结核分枝杆菌和病毒感染，如肺孢子菌肺炎、新隐球菌脑膜炎、弓形虫脑病、白色念珠菌食管炎、带状疱疹等。

3. 继发肿瘤　常见卡波西肉瘤和非霍奇金淋巴瘤。卡波西肉瘤多见于青壮年，常累及下肢皮肤、口腔、淋巴等，呈多灶性、深蓝色或紫红色斑块，不痛不痒。

【实验室及其他检查】

1. 血常规　不同程度的红细胞、白细胞、血小板及淋巴细胞减少。

2. HIV-1/2 抗体　HIV-1/2 抗体检测是 HIV 感染诊断的金标准，包括筛查试验和补充试验。筛查方法包括酶联免疫吸附试验（ELISA）、化学发光或免疫荧光试验、快速检测（斑点 ELISA 和斑点免疫胶体金或胶体硒快速试验）等。抗体初筛检测结果通常要经免疫印迹法（WB）检测确认，即补充试验。

3. HIV RNA 定性和定量（病毒载量）检测　此方法既可作为 HIV 感染诊断的参考指标，又可预测疾病进展、判断疗效及预后。

4. CD4$^+$T 淋巴细胞计数　是了解机体的免疫状态和病程进展、确定疾病分期、判断治疗效果的重要指标。

5. HIV 基因型耐药检测　可为高效抗反转录病毒治疗（HAART）方案的选择和更换提供指导。

【诊断要点】

HIV/AIDS 的诊断需结合流行病学史（包括不安全性生活史、静脉注射毒品史、输血或血制品史、HIV 抗体阳性者所生子女或职业暴露史等），临床表现和实验室检查等进行综合分析，慎重作出诊断。

1. 成人及 18 个月龄以上儿童，符合下列一项者即可诊断：

（1）HIV 抗体筛查试验阳性和 HIV 补充试验阳性（抗体补充试验阳性或核酸定性检测阳性或核酸定量大于 5000 copies/ml）。

（2）分离出 HIV。

2. 18 个月龄及以下儿童，符合下列一项者即可诊断：

（1）HIV 感染母亲所生和 HIV 分离试验结果阳性。

（2）为 HIV 感染母亲所生和两次 HIV 核酸检测均为阳性（第二次检测需在出生 4 周后进行）。

【治疗原则】

（一）高效抗反转录病毒（HAART）治疗

早期联合应用抗病毒药物是治疗的关键，对延缓发病和减少机会性感染及恶性肿瘤的发生有重要意义。2016 年 6 月，国家卫生计生委修订了艾滋病抗病毒治疗指南，推荐全员治疗，即检测发现感染后就开始治疗，不再考虑 $CD4^+T$ 淋巴细胞计数水平。

治疗目标是：①减少艾滋病相关疾病的发病率和病死率、减少非艾滋病相关疾病的发病率和病死率，使病人获得正常的期望寿命，改善生活质量；②抑制病毒复制使病毒载量降低至检测下限并减少病毒变异；③重建或者维持免疫功能；④减少异常的免疫激活；⑤减少 HIV 的传播、预防母婴传播。在开始 HAART 前，一定要取得病人的同意和配合，教育病人严格遵医嘱服药；如病人存在严重的机会性感染或处于既往慢性疾病急性发作期时，应病情控制稳定后开始治疗。

目前国际上共有六大类三十多种药物（包括复合制剂），分为：①核苷类反转录酶抑制剂（NRTIs），如齐多夫定、双脱氧胞苷、拉米夫定等；②非核苷类反转录酶抑制剂（NNRTIs），如奈韦拉平、尼维拉平、依非韦伦；③蛋白酶抑制剂（PIs），如沙奎那韦、英地那韦等。④整合酶抑制剂，如拉替拉韦；⑤融合抑制剂（FIs）；⑥ CCR5 抑制剂。

国内的抗反转录病毒治疗（ARV）药物有 NNRTIs、NRTIs、PIs 和整合酶抑制剂四类，共 18 种（包含复合制剂）。初治病人推荐方案为 2 种 NRTIs＋1 种 NNRTIs 或 2 种 NRTIs＋1 种增强型 PIs（含利托那韦）。国家免费艾滋病抗病毒药物治疗手册（第四版）推荐的一线抗病毒治疗方案是 TDF（替诺夫韦）或 AZT（齐多夫定）+3TC（拉米夫定）+EFV（依非韦伦）或 NVP（奈韦拉平）。

（二）预防和治疗机会性感染及肿瘤

可根据感染的病原和肿瘤的不同类型选择相应的治疗，如用复方磺胺甲噁唑（SMZ-TMP）治疗肺孢子菌肺炎，异烟肼（H）、利福平（R）等治疗肺结核，更昔洛韦治疗巨细胞感染，阿昔洛韦治疗单纯疱疹或水痘-带状疱疹病毒感染，乙胺嘧啶治疗弓形虫脑病，齐多夫定与干扰素联合应用治疗卡波西肉瘤等。

（三）支持及对症治疗

根据病人情况给予输血、补充维生素及营养物质。

相关链接

艾滋病预防新理念：治疗即预防（treatment as prevention，TasP）

治疗即预防是一种通过对 HIV 阳性者实施抗病毒治疗以降低其向阴性性伴侣传播病毒风险的预防策略。研究发现，血浆、精液、母乳及阴道分泌物中的病毒水平降低时，经性和母婴传播的风险都大大降低。

对 HIV 感染者应用抗病毒药物,可以有效阻断 HIV 的复制,降低感染者体内的病毒载量,从而达到预防艾滋病的目的。2014 年,在波士顿召开的反转录病毒与机会性感染大会(CROI)上公布的 PARTNER 研究数据显示,在接受 ART 治疗的艾滋病病人中,病毒载量低于 200copies/ml 的病人通过性行为传播 HIV 的概率近乎零(肛交或阴交)。因此,全球艾滋病防治策略倾向对所有 HIV 感染者提供抗病毒治疗,而不考虑其 CD4$^+$T 淋巴细胞计数水平。

【常用护理诊断/问题】

1. 有感染的危险　与免疫功能受损有关。

2. 营养失调:低于机体需要量　与发热、腹泻、继发感染和肿瘤有关。

3. 恐惧　与担心受到歧视、疾病折磨和疾病预后不良有关。

4. 活动无耐力　与 HIV 感染、并发各种感染和肿瘤有关。

5. 组织完整性受损　与局部组织长期受压或机会性感染、卡波西肉瘤有关。

【护理措施】

(一)一般护理

1. 隔离　艾滋病期病人在执行血液、体液隔离的同时,还要实施保护性隔离治疗,以防止各种机会性感染的发生。医务人员接触病人的血液、体液时,要戴手套、穿隔离衣、戴口鼻罩;处理污物后,用肥皂仔细洗手。

2. 休息与活动　急性感染期和艾滋病期应卧床休息,症状减轻后可逐步增加活动;无症状感染期可以正常工作,但应避免劳累。

3. 饮食护理　给予高热量、高蛋白、高维生素、易消化的食物,可少食多餐。腹泻者应给予少渣、少纤维素,忌生冷及刺激性食物。不能进食或吞咽困难者给予鼻饲。

(二)病情观察

1. 观察有无发热、咳嗽、呼吸困难、腹泻、皮疹等症状,以早期发现肺部、胃肠道、皮肤黏膜等机会性感染的发生,及时治疗。

2. 观察药物治疗不良反应及治疗效果,定期检测 HIV 病毒载量,CDC 计数等。

(三)症状、体状的护理

1. 发热　给予温水擦浴等物理降温或药物降温,鼓励病人多饮水。对机会性感染引起者选用敏感抗生素。

2. 腹泻　做好肛周皮肤护理,每次便后用温水清洁局部皮肤,必要时涂抗生素软膏。鼓励病人饮水,必要时遵医嘱静脉补液及使用治疗腹泻药物,并观察疗效。

3. 呼吸困难　根据病情适当抬高床头或让病人坐起,给予氧气吸入,注意观察呼吸节律、频率及深度的变化。

(四)用药护理

1. 嘱病人按时、按量服药,不要停服、漏服。

2. 药物的不良反应及耐受性会影响病人的服药依从性,进而影响抗病毒治疗的成败。如使用齐多夫定后可出现严重骨髓抑制、高乳酸血症等,尼维拉平可出现严重皮疹或肝功能受损,应定期复查血象、肝功能,必要时更换药物。

(五)心理护理

注意保护病人隐私,评估病人有无恐惧、抑郁、悲观、企图报复、自杀等心理倾向;多与病人有效沟通,耐心倾听病人诉求,满足其合理要求。鼓励病人利用可及的社会资源及信息,积极融入社会。

艾滋病职业暴露后的处理

艾滋病的职业暴露是指卫生保健人员在职业工作中与 HIV 感染者的血液、组织或其他体液等接触而具有感染 HIV 的危险。

1. 职业暴露后的处理原则

（1）用肥皂液和流动水清洗被污染皮肤。

（2）污染眼部等黏膜时，应用大量生理盐水进行反复冲洗。

（3）有伤口时，应轻柔挤压伤处，尽可能挤出损伤处的血液，再用肥皂液和流动水冲洗伤口。

（4）用 75% 的酒精或 0.5% 聚维酮碘对伤口局部进行消毒并包扎。

2. 艾滋病暴露后预防性抗反转录病毒治疗及监测　在发生艾滋病暴露后尽可能在最短的时间内（尽可能在 2 小时内）进行预防性用药，最好不超过 24 小时，但即使超过 24 小时，也建议实施预防性用药。推荐方案为：TDF＋FTC（3TC）＋LPV/r 或 RAL，连续服用 28 天。发生艾滋病暴露后立即、4 周、8 周、12 周和 6 个月后检测 HIV 抗体。

（六）健康指导

1. 疾病预防指导　推广艾滋病自愿咨询和检测，一旦发现 HIV/AIDS 病人，应按照国家规定的乙类传染病及时向所在地疾病预防控制中心报告疫情，遵循保密原则，加强对 HIV/AIDS 病人的随访。树立健康的性观念，正确使用安全套，采取安全性行为；普及无偿献血，对献血员进行 HIV 筛查，严禁 HIV 感染者献血、捐献精液和器官；加强医院管理，严格执行消毒制度，控制医院交叉感染，预防职业暴露感染；不吸毒，不共用针具；控制母婴传播，所有感染 HIV 的孕妇不论其 CD4+T 淋巴细胞计数多少或临床分期如何，均应终身维持治疗。尽量避免可能增加 HIV 母婴传播危险的会阴侧切、人工破膜、使用胎头吸引器或产钳助产、宫内胎儿头皮监测等损伤性操作，减少在分娩过程中 HIV 传播的概率。对 HIV 感染的产妇所生婴幼儿提倡人工喂养，避免母乳喂养，杜绝混合喂养。对 HIV/AIDS 病人的配偶、性接触者，与 HIV/AIDS 病人共用注射器的静脉药物依赖者及 HIV/AIDS 病人所生的子女，进行医学检查和 HIV 检测，为其提供相应的咨询服务。

2. 疾病知识指导　讲解本病的病因和感染途径、预防措施及保护他人和自我健康监控的方法。

问题与思考

患者刘某，男，23 岁，因 AIDS 收治入院，经过对症、支持、抗病毒治疗好转出院。

思考：患者出院后护士如何进行终末处置？

学习小结

艾滋病是获得性免疫缺陷综合征的俗称，由人类免疫缺陷病毒（HIV）引起。传染源是病人及无症状病毒携带者。性接触传播及血液传播为本病的主要传播途径。临床表现分为急性期、无症状期、艾滋病期。抗病毒治疗是治疗的主要手段。可以通过切断性接触及血液传播途径来预防，护理措施包括做好血液、体液隔离，加强病人营养，做好病情观察，预防并发症的发生。

四、严重急性呼吸综合征

严重急性呼吸综合征(severe acute respiratory syndromes, SARS)俗称传染性非典型肺炎(infectious atypical pneumonia),是由 SARS 相关冠状病毒引起的急性呼吸道传染病。以急起发热、头痛、肌肉酸痛、干咳、胸闷等为特征,严重者出现快速进展的呼吸衰竭。本病属乙类传染病,但按甲类传染病管理。

【病原学】

SARS 相关冠状病毒是一种 RNA 病毒。该病毒对外界环境的抵抗力较其他冠状病毒强。4℃培养可存活 21 天。但对温度、紫外线和常用消毒剂敏感,如75℃ 30 分钟即杀灭,紫外线照射 60 分钟、75% 乙醇 5 分钟可将其灭活。

【流行病学】

(一)传染源

病人是主要传染源。症状明显的病人传染性较强,一般发病的第 2 周传染性最强。

(二)传播途径

近距离飞沫传播是本病的主要传播途径,其中气溶胶传播被高度怀疑为严重流行疫区和个别暴发社区的传播途径之一。直接或间接接触病人的分泌物或排泄物亦可造成感染。

(三)人群易感性

人群普遍易感。发病以 20~29 岁青壮年居多,儿童发病率及死亡率均低,而合并有基础疾病的老年病人死亡率较高。

(四)流行特征

本病首发于我国,发病季节为冬春季节。医务人员为高发人群,在家庭和医院有聚集发病现象,社区以散发为主。流行于人口密集的大都市,农村少发病。

【发病机制】

尚不清楚。目前认为主要与 SARS 病毒诱导机体免疫损伤有关。该病毒是否造成肺部直接损害有待确定。

【临床表现】

潜伏期 2~10 天,通常为 3~5 天。典型经过 3 期。

(一)早期

一般为病初的 1~7 天。常以发热为首发和主要症状,体温一般高于 38℃,常呈持续性高热,可伴有畏寒、头痛、乏力、肌肉和关节酸痛等感染中毒症状,部分病人出现皮疹、腹泻。咳嗽不多见,表现为干咳、少痰,少数病人出现咽痛。偶有痰中带血,肺部体征多不明显,部分病人可闻及少许湿啰音或肺实变体征。常无流涕、咽痛等呼吸道卡他症状。X 线胸片示肺部阴影,在发病第 2 天即可出现,平均 4 天出现。此期使用退热药有效。

(二)进展期

病程的 8~14 天。乏力、发热加重,肺部病变进行性加重,表现为频繁咳嗽、胸闷、气促、呼吸困难。

肺实变体征进一步加重，X线胸片肺部阴影进展迅速，常为多叶病变。10%～15%的病人出现ARDS。

（三）恢复期

体温逐渐下降，临床症状缓解，肺部病变开始吸收，多数病人经2周左右恢复。但肺部阴影吸收需较长时间。

【实验室及其他检查】

1. 血常规　白细胞计数早期正常或下降，晚期并发感染时可升高，重症病人减少。部分病例血小板减少。$CD4^+$和$CD8^+$T淋巴细胞计数均显著减少。

2. 血液生化检查　多数病人肝功能异常，表现为丙氨酸氨基转移酶（ALT）、乳酸脱氢酶（LDH）、肌酸激酶水平升高。

3. 血气分析　血氧饱和度降低。

4. 肺部影像学　胸部X线、CT检查见肺部以间质性肺炎为主要特征。肺部阴影与症状体征可不一致。

5. 免疫学检测　检测血清中SARS病毒特异性抗体，双份血清4倍及以上抗体可确诊。

6. 病原学检查　采集病人呼吸道分泌物、排泄物、血液等标本，培养后进行病毒分离，阳性可明确诊断。

【诊断要点】

发病前2周曾密切接触过病人或曾到过疫区，有典型的发热、咳嗽无痰、呼吸急促、肺实变等临床表现，结合影像学肺部不同程度阴影，抗菌药物无效即可拟诊，SARS特异性抗体阳性可确诊。

【治疗要点】

目前以支持对症治疗和并发症治疗为主。

（一）对症治疗

主要包括降温、镇咳祛痰、氧气吸入、补液及纠正水、电解质平衡紊乱，保护重要脏器功能等。

（二）糖皮质激素

有严重中毒症状者建议应用。

（三）抗病毒药物

可试用洛匹那韦、利托那韦进行抗病毒治疗。

（四）增强免疫功能

重症病人可使用已康复病人的血清治疗，或试用免疫增强药物如胸腺素、免疫球蛋白，但疗效和风险尚待评估。

【常用护理诊断/问题】

1. 体温过高　与病毒感染有关。

2. 气体交换受损　与肺部病变有关。

3. 焦虑/恐惧　与隔离、担心疾病的预后有关。

【护理措施】

（一）一般护理

1. 隔离　SARS属于乙类传染病，但按甲类进行隔离和管理。设立发热门诊，发现或怀疑此病时，应尽早报告、尽早隔离和治疗。

（1）设置独立的SARS隔离病区，严格执行严密隔离和呼吸道隔离的各项措施，不设陪护，不得探视。

（2）做好医务人员的个人防护及消毒。

（3）做好隔离病区内的空气消毒。

（4）做好病人污染物品、排泄物、分泌物、呕吐物等的消毒及处理。

（5）做好病人衣物、被服、医疗文件的消毒处理。

（6）病人转院、出院、死亡应做好终末消毒。

2. 休息与活动　卧床休息，取舒适安全体位。

3. 饮食护理　给予适当热量、高蛋白、高维生素、清淡、易消化的食物，必要时静脉营养支持。

（二）病情观察

密切观察病人病情进展情况，尤其是发热、咳嗽、肺实变情况。

（三）症状、体征的护理

1. 呼吸困难　强调早期给氧，保持气道通畅，可给予雾化吸入，以促进分泌物的排出；必要时行机械通气。

2. 发热　按医嘱给予药物或物理降温。

（四）用药护理

观察糖皮质激素的不良反应，如继发真菌感染、骨质疏松、股骨头坏死等。

（五）心理护理

关心病人，说明采取消毒、隔离措施的目的和必要性，取得病人理解与合作；创造条件使病人保持与外界的联系，如通过电话、电视与家属交流；鼓励病人树立信心，配合治疗，战胜疾病。

（六）健康指导

1. 疾病预防指导　宣传 SARS 的传播及预防有关知识，如流行期间避免去人多或相对密闭的地方；打喷嚏、咳嗽时用手纸捂住口鼻；勤洗手；保持公共场所空气流通；病人用过的物品、住所及逗留过的公共场所进行充分消毒等。

2. 疾病知识指导　向病人及家属介绍 SARS 的传播途径、发生发展、消毒隔离等知识，使其能早期发现疾病及时就诊。病人出院后定期随访，检查肺、心、关节等功能。

学习小结

严重急性呼吸综合征是由 SARS 相关冠状病毒引起的急性呼吸道传染病。以急起发热、头痛、肌肉酸痛、干咳、胸闷等为特征，严重者出现快速进展的呼吸衰竭。病人为主要传染源，可通过飞沫和接触传播，人群普遍易感。目前以对症治疗和并发症治疗为主。严密隔离、对症护理和心理护理是本病的护理重点。

五、肾综合征出血热

学习目标

掌握	肾综合征出血热的临床表现及护理诊断、护理措施。
熟悉	肾综合征出血热的流行病学特征、治疗要点。
了解	肾综合征出血热的病原学特点、发病机制和实验室检查。

肾综合征出血热（hemorrhagic fever with renal syndrome，HFRS）曾称流行性出血热，是由汉坦病毒引起的自然疫源性传染病，老鼠是其主要传染源。以发热、充血、出血、低血压休克和急性肾衰竭为主要临床特征。我国是本病的重疫区。

【病原学】

汉坦病毒为单链 RNA 病毒，有 20 个以上的血清型。我国流行的主要是Ⅰ型和Ⅱ型病毒。该病毒不耐热、不耐酸，高于 37℃或 pH＜5.0 易被灭活，对紫外线、乙醇、碘酊等一般消毒剂均敏感。

【流行病学】

（一）传染源

许多动物可携带此病毒,鼠类为最主要的传染源。农村疫区以黑线姬鼠、城市疫区以褐家鼠、林区以大林姬鼠为主要传染源。病人不是主要传染源。

（二）传播途径

1. **呼吸道传播** 带毒鼠的尿、粪等排泄物污染尘埃后形成的气溶胶经呼吸道吸入后感染。

2. **消化道传播** 食入被病毒鼠排泄物污染的食物,经口腔或胃肠黏膜而感染。

3. **接触传播** 被鼠咬伤或经破损伤口接触带毒鼠的血或排泄物感染。

4. **母婴传播** 孕妇感染本病后可经胎盘感染胎儿。

（三）人群易感性

人群普遍易感,并以显性感染为主。

（四）流行特征

主要分布在亚洲,其次是欧、非洲,我国疫情最重。每年3～5月(褐家鼠)和11月～次年1月(黑线姬鼠)为发病的高峰季节。以男性青壮年农民和工人发病较多。

【发病机制】

发病机制尚未完全清楚。病毒的直接作用、病毒感染诱发的免疫损伤及细胞因子和介质共同作用引起机体损伤和多器官损害。主要病理改变为全身小血管(包括小动脉、小静脉和毛细血管)广泛受损,可见其内皮肿胀、变性和坏死。脏器改变以肾最为明显,其次是心、肝、脑等器官。

【临床表现】

潜伏期4～46天,一般1～2周。典型病例有五期经过,轻型可有越期现象,重症可有发热期、休克期和少尿期重叠现象。

（一）发热期

1. **发热** 起病急,畏寒、发热,24小时体温迅速升高到39～40℃,以稽留热或弛张热多见,持续时间3～7天。一般体温越高,持续时间越长,病情越重。

2. **全身中毒症状** ①头痛、腰痛、眼眶痛("三痛")及关节肌肉酸痛;②消化道症状:多数病人出现食欲减退、恶心、呕吐、腹痛、腹泻等症状;③神经症状:部分病人出现嗜睡、烦躁、谵妄、神志恍惚等症状。

3. **毛细血管损害表现** ①皮肤充血:颜面部、颈部、胸部充血潮红(皮肤"三红"),似醉酒貌;眼结膜、软腭及咽部充血(黏膜"三红");②出血:腋下和胸背部呈点状、搔抓样或条索状瘀点,眼结膜和软腭可出血;③球结膜水肿。

4. **肾损害** 起病后2～4天出现,表现为蛋白尿、血尿和尿量减少,严重者可见管型尿。

（二）低血压休克期

病程第4～6天出现低血压及休克,多在发热末期或退热同时发生,一般持续1～3天。重者易并发DIC、ARDS、急性肾衰竭、脑水肿等。

（三）少尿期

病程第5～8天出现,持续2～5天。表现为少尿或无尿、尿毒症、水和电解质、酸碱平衡紊乱。此期持续时间越长,病情越重。

（四）多尿期

发生在病程的第9～14天,持续7～14天。可分为三期。①移行期:尿量500～2000ml/d,血尿素氮、肌酐水平仍上升,症状加重;②多尿早期:尿量超过2000ml/d,氮质血症未改善,症状仍重;③多尿后期:尿量超过3000ml/d,氮质血症逐渐好转,精神、食欲逐渐恢复。此期仍可出现低血容量性休克和电解质紊乱。

（五）恢复期

一般情况好转，尿量逐渐减少至正常（2000ml/d 以下）。体力一般需 1～3 月完全恢复。

【实验室及其他检查】

1. 血常规　白细胞计数增多，早期以中性粒细胞为主，病后 4～5 天淋巴细胞计数增多，异型淋巴细胞有助于早期诊断。红细胞和血红蛋白的数量由于血液浓缩而升高，血小板计数自病后第 2 天起下降。

2. 尿常规　病程第 2 天即可出现蛋白尿。部分病人尿中可出现膜状物。

3. 血液生化检查　血尿素氮和血肌酐在低血压休克期开始上升。休克期及少尿期可出现代谢性酸中毒。

4. 免疫学检查　血清特异性 IgG、IgM 抗体水平升高有诊断价值。可用 ELISA、免疫荧光法检测血清和尿沉渣中的特异性抗原。

5. 病原学检查　可应用 PCR 法检查汉坦病毒 RNA，具有诊断价值。

【诊断要点】

根据流行季节发病，有疫区野外作业史或有鼠类及其排泄物接触史，结合典型的临床症状如发热、全身中毒症状、肾损害和五期经过，实验室检查出现异形淋巴细胞、大量蛋白尿等可初步诊断。血清特异性抗体阳性可明确诊断。

【治疗原则】

无特效治疗。治疗原则为"三早一就"，即早期发现、早期休息、早期治疗和就近治疗。

主要以对症治疗为主。发热期以抗病毒，改善血管通透性、减轻外渗，降温及预防 DIC 为主。低血压休克期以补充血容量、纠正酸中毒、改善微循环为原则。少尿期以稳定内环境、促进利尿、导泻及透析治疗为主。多尿期需注意维持水和电解质平衡，防治继发感染。恢复期继续休息、加强营养。

【常用护理诊断/问题】

1. 组织灌注无效　与全身小血管损伤、DIC、出血等导致有效血容量不足有关。

2. 体温过高　与病毒血症有关。

3. 体液过多　与肾损害、尿量减少有关。

4. 组织完整性受损　与血管壁损伤造成出血有关。

【护理措施】

（一）一般护理

1. 消毒与隔离　病人隔离至急性症状消失为止，对其排出的痰液、尿液、大便等进行随时消毒。

2. 休息与活动　发病早期绝对卧床休息，避免随意搬动病人，以免加重组织器官的出血；恢复期仍要注意休息，逐渐增加活动量。

3. 饮食护理　发热时应适当增加饮水量；少尿期必须严格限制饮水量、钠盐和蛋白质的摄入，以免加重钠水潴留和氮质血症；多尿期应根据尿量、氮质血症情况适当增加水分和蛋白质的摄入。

（二）病情观察

及早发现和防治休克、急性肾衰竭和出血是本病治疗的关键。

1. 密切观察生命体征、意识状态和尿量变化，注意有无休克表现，如体温骤降、烦躁不安、血压下降、脉搏细速、尿少等；观察有无皮肤黏膜和内脏充血、出血的征象，如有无"三红""三痛"、皮肤瘀点、瘀斑情况，有无呕血、咯血、便血、剧烈头痛、视物模糊等表现。记录 24 小时出入量。

2. 了解血常规、凝血酶原时间、血肌酐、尿素氮等化验结果，如有异常及时告知医生并协助处理。

（三）症状、体征的护理

1. 高热的护理　以物理降温为主，避免用酒精或温水擦浴，以免加重皮肤损害。忌大量使用退热药，以免大量出汗诱发病人进入休克期。

2. 低血压休克的护理　迅速建立静脉通道,快速补充血容量、遵医嘱补碱、纠正酸中毒并使用血管活性药物。注意监测心功能,严防急性肺水肿的发生。

3. 急性肾衰竭的护理　详见第五章第五节。

4. 各部位出血的护理　详见第六章第一节关于"出血倾向"的护理。

（四）用药护理

注意观察药物疗效与不良反应,如利巴韦林可导致白细胞减少,用药期间要监测血常规,妊娠期女性忌用。使用利尿剂要观察有无低血压、低血钾、眩晕、耳鸣、听力减退等表现,发现异常及时处理。

（五）心理护理

耐心向病人解释本病的特点和临床经过,耐心倾听病人及家属的诉说,鼓励病人及家属积极配合治疗和护理。

（六）健康指导

1. 疾病预防指导　加强宣传教育,鼓励群众防鼠、灭鼠是预防本病的关键。改善卫生条件,防止鼠类排泄物污染食物和水。野外作业、疫区工作时加强个人防护,不用手直接接触鼠类或其排泄物。动物实验时要防止被鼠咬伤。高危人群应接种肾综合征出血热疫苗。

2. 疾病知识指导　肾功能恢复需较长时间,出院后仍需休息 1～3 个月,加强营养,生活规律,定期复查。

学习小结

　　肾综合征出血热是由汉坦病毒引起的自然疫源性传染病,鼠为主要传染源,可通过呼吸道、消化道、接触等途径传播。临床上以发热、充血、出血、休克和急性肾衰竭为主要表现,可分为发热期、低血压休克期、少尿期、多尿期和恢复期五期经过。临床无特效治疗,以对症治疗为主。防鼠、灭鼠是预防本病的关键。护理措施应注意严密观察病情变化,及早发现休克、急性肾衰竭和出血等症状并进行对症护理。

六、狂犬病

学习目标	
掌握	狂犬病的流行病学特点、临床表现、护理诊断及护理措施。
熟悉	狂犬病的治疗要点。
了解	狂犬病的病原学特点、发病机制和实验室检查。

　　狂犬病(rabies)又称恐水症,是由狂犬病毒侵犯中枢神经系统引起的急性人畜共患传染病。多因被病兽咬伤经唾液而感染,临床表现为特有的恐水怕风、恐惧不安、咽肌痉挛和进行性瘫痪等。目前无特效治疗方法,病死率几乎达 100%。

【病原学】

狂犬病毒是嗜神经细胞性的单链 RNA 病毒,形似子弹。病毒对外界抵抗力低,易被紫外线、苯扎溴铵、碘酒、高锰酸钾及乙醇等灭活。

【流行病学】

（一）传染源

带狂犬病毒的动物是主要传染源,以狂犬最常见,其次是猫、猪、牛、马等。狼、狐、蝙蝠等野生动物也可携带狂犬病毒。一般狂犬病病人不是传染源。

（二）传播途径

主要通过病兽咬伤、抓伤、舔伤皮肤或黏膜而侵入。

（三）人群易感性

人群普遍易感。动物饲养员、兽医、动物实验员和野外勘探者是高危人群。发病与咬伤部位、咬伤程度及深度、伤口处理情况、机体免疫力及是否注射狂犬疫苗有关。被病兽咬伤而未做预防接种者，发病率为 15%～30%。若及时处理伤口和接种疫苗后，发病率可降为 0.15%。

【发病机制】

狂犬病毒对神经组织有强大的亲和力。病毒自皮肤或黏膜破损处侵入体内，在伤口附近肌细胞内小量繁殖后侵入近处的外周神经。之后沿神经轴突向中枢神经做向心性扩展，达脊髓的背根神经节再大量繁殖，并很快到达脑部，侵犯脑干和小脑等处的神经细胞。之后再从中枢神经向周围神经呈离心性扩散，侵入各器官和组织，尤以唾液腺、舌部味蕾、嗅神经上皮等处病毒数量最多。病理变化主要为急性弥漫性脑脊髓炎。

【临床表现】

潜伏期长短不一，一般为 1～3 个月，长者可达 19 年或更长。典型病人有三期经过，全程一般不超过 6 天。

（一）前驱期

本期持续 2～4 天。常有乏力、低热、头痛、恶心、全身不适等非特异性症状，类似感冒。继而出现恐惧不安、烦躁失眠、对声、光、风等刺激敏感而有喉头紧缩感。已愈合的伤口及其相应神经支配区有麻木、痒、痛及蚁走感，是最有意义的早期症状。

（二）兴奋期

此期为 1～3 天。表现为高度兴奋，对外界刺激极度敏感，表情恐怖、恐水、怕风、怕声，体温可升高至 38～40℃。本病最具有特征性的症状是恐水，最初为吞咽口水时诱发咽部肌肉收缩，继而逐渐加重，即便闻水声、见水或仅提及水也可引起咽喉肌严重痉挛，外界各种刺激（如光、声、触动等）均可激发或加重上述症状。病人极度口渴，但不敢饮，常因声带痉挛而声音嘶哑。严重时出现全身肌肉阵发性抽搐，可因呼吸肌痉挛致呼吸困难和发绀。因交感神经功能亢进表现为大量流涎、大汗淋漓、心率加快、血压升高。多数病人神志清晰，极度痛苦，少数可出现狂躁、幻听、幻觉等精神症状，甚至有攻击或咬伤他人的危险。

（三）麻痹期

本期持续 6～18 小时。肌肉痉挛停止，全身弛缓性瘫痪，病人由安静逐渐进入昏迷状态，最后因呼吸、循环衰竭而死亡。

【实验室及其他检查】

1. 血常规　白细胞总数增多，中性粒细胞比例占 80% 以上。

2. 脑脊液检查　压力稍增高，细胞数及蛋白质稍增多，糖及氯化物正常。

3. 病毒分离　取病人的唾液、泪液、脑脊液接种于鼠脑，可分离到病毒而确诊。

4. 内基小体　动物或死者脑组织做切片染色，在神经细胞内镜检找到内基小体，可确诊。

5. 免疫学检查　可检测脑组织涂片或唾液、尿沉渣中的病毒抗原，或血清、脑脊液的抗体。

6. 核酸检查　用唾液和皮肤经 RT-PCR 检测病毒 RNA，有助于诊断。

【诊断要点】

根据被狗、猫等咬伤、舔舐等流行病学史，结合典型的恐水、怕风，先兴奋后麻痹等表现，即可作出临床诊断。确诊有赖于病毒抗原、核酸或脑组织中内基小体的检出。

【治疗原则】

目前无有效治疗方法,以对症综合治疗为主。包括隔离病人,防止唾液污染;尽量保持安静,减少光、风、声等刺激;兴奋不安、痉挛发作时可用镇静剂;加强监护、给氧,必要时气管切开,辅助呼吸;纠正酸中毒,补液,脑水肿时给予脱水剂治疗等。

【常用护理诊断/问题】

1. 皮肤完整性受损 与病兽咬伤或抓伤有关。

2. 有受伤的危险 与病人兴奋、烦躁、全身性强直性痉挛发作有关。

3. 有窒息的危险 与病毒损害中枢神经系统致呼吸肌痉挛有关。

4. 体液不足 与发热、恐水、多汗及唾液分泌过多导致脱水有关。

【护理措施】

(一)一般护理

1. 隔离 实施接触隔离,防止唾液污染。

2. 休息 病人卧床休息,保持病房安静、避光,避免风、光、声等一切不良刺激。躁狂、抽搐者适当约束,注意安全。

3. 饮食护理 禁食禁水,可在痉挛发作的间歇期或应用镇静剂后给予鼻饲高热量流质饮食;必要时予静脉输液,维持水、电解质平衡。

(二)病情观察

注意观察病人生命体征和意识的变化,观察有无恐水怕风、抽搐、呼吸和循环衰竭的表现及其变化,记录出入量。

(三)症状、体征的护理

1. 被犬、猫等咬伤后的处理

(1)伤口的处理:及时、有效地处理伤口可使狂犬病的发病率明显降低。①尽快用20%肥皂水或0.1%苯扎溴铵冲洗(两者不能合用)反复冲洗至少30分钟,尽量去除犬、猫的涎水,挤出污血;②局部用75%乙醇或2%碘酊反复涂拭;③伤口不宜缝合或包扎;④咬伤部位在头、颈部或严重咬伤者使用狂犬病免疫血清在伤口及周围行局部浸润注射,皮试阳性者进行脱敏疗法;⑤必要时使用抗生素和破伤风抗毒血清预防感染及破伤风。

(2)预防接种:凡被犬、猫咬伤或抓伤,或皮肤破损处被狂犬或狂犬病人的唾液污染后均应在2天内进行疫苗接种。①主动免疫:目前多采用地鼠肾疫苗接种。暴露前预防共接种3次,分别于0、7、28天各肌内注射1ml进行。暴露后预防用5针免疫方案,即咬伤后0、3、7、14和28天各肌内注射1针(2ml)。严重咬伤者(如伤口在手指、头颈部或多处受伤)疫苗可加至全程10针。②被动免疫:常用人抗狂犬病球蛋白。

2. 肌肉痉挛的护理 ①保持室内安静,避免各种刺激;②避免水的刺激:勿使病人看见水、闻及水声、不要提及"水"字,输液时注意遮挡液体,操作中勿使液体触及病人;③各种检查、治疗和护理集中安排,动作轻柔、快速。

3. 呼吸衰竭的护理 ①保持呼吸道通畅,及时清除口腔及呼吸道分泌物;②必要时气管切开,行呼吸机辅助呼吸。

(四)心理护理

病人多数神志清楚,因恐水、怕风异常痛苦,应安慰病人,减少病人独处。对其家属应提供支持和安慰,稳定情绪。

(五)健康指导

1. 疾病预防指导 捕杀狂犬、野犬,对家犬进行预防接种,在暴露前及暴露后的主动、被动免疫是预防狂犬病发病最有效的措施。高危人群如接触狂犬病的工作人员、兽医、动物管理人员等应进行暴露前疫苗接种。被犬咬伤之后及时、有效地处理伤口也是预防狂犬病的有效方法。

2. 疾病知识指导　向病人和家属讲解本病的病因,恐水、怕风、怕声的特点,减少对病人的刺激。

学习小结

狂犬病是由狂犬病毒侵犯中枢神经系统引起的急性人畜共患传染病。犬、猫是其主要传染源,通过咬伤或抓伤皮肤而感染人体。临床表现以恐水怕风、恐惧不安、咽肌痉挛、进行性瘫痪等为特征。发病后经历前驱期、兴奋期和麻痹期。目前无特效治疗方法,以对症治疗为主。护理重点是做好伤口的处理,避免风、光、声等一切不良刺激。

七、人禽流行性感冒

学习目标

掌握	人禽流行性感冒的临床表现、护理措施及预防。
熟悉	人禽流行性感冒的流行病学特征、治疗要点。
了解	人禽流行性感冒的病原学特点、发病机制及实验室检查内容。

人禽流行性感冒(human avian influenza)简称人禽流感,是由甲型流感病毒某些感染禽类的亚型引起的人急性呼吸道传染病。病毒可分为高致病性、低致病性和无致病性禽流感病毒。其中 H_5N_1、H_7N_9 亚型引起的禽流感病毒感染较为严重,发病率和死亡率较高。人感染后表现为高热、咳嗽和呼吸急促。

【病原学】

禽流感病毒属正黏病毒科甲型流感病毒属,基因组为单股负链 RNA。依据其外膜血凝素(H)和神经氨酸酶(N)蛋白抗原性不同,可分为 18 个 H 亚型($H_1 \sim H_{18}$)和 11 个 N 亚型($N_1 \sim N_{11}$)。禽流感病毒除感染禽外,还可感染人、猪、马等动物。可感染人的禽流感病毒亚型为 H_5N_1、H_7N_9、H_9N_2、H_7N_7、H_7N_2、H_7N_3 等,近些年主要为 H_7N_9 禽流感病毒。H_7N_9 禽流感病毒为新型重配病毒,与 H_5N_1 禽流感病毒不同,H_7N_9 禽流感病毒对禽类的致病力很弱,在禽类间易于传播且难以发现,增加了人感染的机会。

禽流感病毒普遍对热、紫外线和常用消毒剂敏感,100℃ 2 分钟以上、紫外线直射可迅速使其灭活。但对低温抵抗力较强,在 4℃水中或有甘油存在的情况下可保持活力 1 年以上。

【流行病学】

(一)传染源

主要传染源为患禽流感或携带禽流感病毒的鸡、鸭等禽类;野禽在禽流感的自然传播中扮演了重要角色。目前尚无持续人际间传播的证据。

(二)传播途径

呼吸道传播或密切接触感染禽类的分泌物或排泄物而获得感染;或通过接触病毒污染的环境感染。

(三)易感人群

在发病前 10 天内接触过禽类或者到过活禽市场者。H_7N_9 易感染中老年人,H_5N_1 则更多见于 13 岁以下儿童。

【发病机制与病理变化】

禽流感病毒可与人类上呼吸道组织、气管、肺组织上的受体结合而侵入机体。病毒持续复制,可以诱发细胞因子风暴,如单核细胞趋化蛋白 -1、白细胞介素 -6 和 8 等,导致全身炎症反应,可出现 ARDS、休克及 MODS。

【临床表现】

潜伏期一般为 2~4 天,通常 7 天以内。

不同亚型禽流感病毒引起的症状有所不同。感染 H_9N_2 亚型的病人通常仅有轻微的上呼吸道感染症状。感染 H_7N_7 亚型的病人主要表现为结膜炎;感染 H_5N_1、H_7N_9 亚型的病人病情相对较重,主要表现为肺炎。病人常出现发热、咳嗽、咳痰,可伴有头痛、肌肉酸痛、腹泻或呕吐等症状。重症病人发展迅速,多在发病 3~7 天出现重症肺炎,体温大多持续在 39℃ 以上,出现呼吸困难,可伴咳痰、咯血。常快速进展为 ARDS、脓毒性休克和 MODS。少数病人可为轻症,仅表现为发热伴上呼吸道感染症状。

【实验室及其他检查】

1. 血常规 白细胞计数一般不高或降低。重症病人多有淋巴细胞、血小板减少。

2. 血生化检查 多有 C 反应蛋白、乳酸脱氢酶、肌酸激酶、天门冬氨酸氨基转移酶、丙氨酸氨基转移酶水平升高,肌红蛋白水平可升高。

3. 病原学及相关检测 采集呼吸道标本(如鼻咽分泌物、痰、气道吸出物、支气管肺泡灌洗液)送检。

(1)核酸检测:对可疑人感染禽流感病例宜首选核酸检测。对重症病例应定期检测呼吸道分泌物核酸,直至阴转。

(2)甲型流感病毒通用型抗原检测:取呼吸道标本采用免疫荧光法(IFA)或酶联免疫法(ELISA)检测甲型流感病毒核蛋白抗原(NP)及禽流感病毒 H 亚型抗原。还可用反转录 PCR 技术(RT-PCR)检测禽流感病毒亚型特异性 H 抗原基因。

(3)病毒分离:从病人呼吸道标本中分离禽流感病毒。

(4)血清学检测:急性期和恢复期双份血清的禽流感病毒特异性抗体水平呈 4 倍或以上升高,有助于回顾性诊断。

4. 胸部影像学检查 肺炎病人肺内出现片状阴影。重症病人常呈双肺多发磨玻璃影及肺实变影像,可合并少量胸腔积液。

【诊断要点】

根据发病前接触禽类及其分泌物、排泄物或者到过活禽市场的流行病学史,结合肺炎等临床表现即可初步诊断。核酸等病原学检测阳性可确诊。

【治疗原则】

(一)隔离

对疑似和确诊病人进行隔离治疗,间隔 24 小时病毒核酸检测 2 次阴性,方可解除隔离。

(二)对症治疗

根据病人缺氧程度采用鼻导管、经鼻高流量氧疗、开放面罩及储氧面罩进行氧疗。高热者可进行物理降温,或应用解热药物。咳嗽咳痰严重者可给予镇咳祛痰药物。

(三)抗病毒治疗

对怀疑人感染 H_7N_9、H_5N_1 禽流感的病人应尽早应用抗流感病毒药物,无需等待病原学检测结果,但应在使用抗病毒药物前留取呼吸道标本。

1. 神经氨酸酶抑制剂 最好在首次出现症状 48 小时内使用。①奥司他韦:成人剂量每次 75mg,每日 2 次,疗程 5~7 天;②帕拉米韦:重症病例或无法口服者可用帕拉米韦氯化钠注射液,成人用量为 300~600mg,静脉滴注,每日 1 次,疗程 5~7 天;③扎那米韦(Zanamivir):每日 2 次,间隔 12 小时,每次 10mg(分两次吸入)。不建议用于重症或有并发症的病人。

2. 离子通道 M_2 阻滞剂 目前资料显示 H_7N_9 禽流感病毒对金刚烷胺(Amantadine)和金刚乙胺(Rimantadine)耐药,不建议使用。

【常用护理诊断/问题】

1. 体温过高　与病毒感染有关。

2. 气体交换受损　与肺炎或急性呼吸窘迫综合征有关。

3. 头痛　与病毒感染导致的毒血症、发热有关。

【护理措施】

（一）一般护理

1. 隔离　按乙类传染病进行飞沫隔离和接触隔离。病情允许的病人应当戴外科口罩。确诊病例可置同一房间隔离，两床之间相距1.2米；疑似病例应置单间隔离。严格探视制度，原则上不设陪护。有条件的可以安置在负压病房。密切接触者的医学观察期限暂定为7天，医学观察期间每天测试体温2次。

2. 休息与活动　重症病人绝对卧床休息。

3. 饮食护理　给予适当热量、高蛋白、高维生素、易消化的半流质饮食。

（二）病情观察

1. 密切监测生命体征、上呼吸道感染症状，观察重症病人有无呼吸衰竭及多脏器功能衰竭等的表现。

2. 检测抗病毒药物的治疗效果和药物不良反应，如神经氨酸酶抑制剂可引起恶心和呕吐、腹泻、腹痛、头痛、头晕、失眠、皮疹等。

（三）症状、体征的护理

呼吸功能障碍者给予吸氧、注意保持呼吸道通畅，及时清除呼吸道分泌物。

（四）健康指导

1. 疾病预防指导　①注意休息，适度参加体育锻炼，增强机体免疫力。②注意饮食卫生，如食用禽肉及其内脏和血液制品，一定要彻底煮熟。禽蛋表面的粪便应当洗净，加工保存这类食物时要生熟分开。解剖活（死）家禽及其制品后要彻底洗手。③避免接触禽鸟类及其排泄物。④禽流感职业暴露人员要做好安全防护，必要时可预防性服用神经氨酸酶抑制剂。

2. 疾病知识指导　告知病人及家属禽流感的传染源、传播途径及主要症状。室内定期通风换气。养成良好的卫生习惯，勤洗手，打喷嚏或咳嗽时掩住口鼻，尽量少去空气不流通的场所。病人使用过的衣物、被褥应阳光下暴晒2小时，食具应煮沸消毒。

学习小结

人禽流行性感冒是由禽甲型流感病毒某些亚型引起的人急性呼吸道传染病。临床表现为高热、咳嗽和呼吸急促等症状。携带病毒的家禽为本病主要传染源。可通过呼吸道和接触传播。治疗以吸氧、降温等对症治疗和使用神经氨酸酶抑制剂抗病毒治疗为主。护理时按乙类传染病进行隔离治疗和管理，密切观察有无呼吸衰竭等表现。

（王笑蕾）

复习参考题

1. 简述如何预防病毒性乙型肝炎。

2. 试述常见的乙肝病毒标志物及其意义。

3. 简述流行性乙型脑炎的传染源和传播途径。

4. 简述艾滋病的传播途径及高危人群。

5. 简述SARS的传播途径。

6. 请简述肾综合征出血热发热期的主要临床表现。

7. 试述被狗咬伤后如何预防狂犬病？

8. 简述如何预防人禽流感？

第四节　细菌感染病人的护理

一、伤寒

伤寒（typhoid fever）是由伤寒沙门菌引起的急性肠道传染病。临床表现为持续发热、相对缓脉，消化道与神经系统中毒症状，玫瑰疹、肝脾大、白细胞减少，部分病人出现肠出血、肠穿孔等严重并发症。主要病理改变为全身单核吞噬细胞系统的增生性反应，尤其是回肠下段淋巴组织病变最明显。

【病原学】

伤寒沙门菌属伤寒沙门菌属 D 群，革兰氏染色阴性。菌体呈短杆状，不形成芽胞，无荚膜，有鞭毛，能运动。伤寒沙门菌在含胆汁的培养基中生长良好。本菌具有菌体抗原（O 抗原）、鞭毛抗原（H 抗原）、多糖毒力抗原（Vi 抗原）。前两者可刺激机体产生非保护性 IgG 和 IgM 抗体，Vi 抗原的抗原性较弱，当伤寒沙门菌从人体中清除时，Vi 抗体也随之消失。致病因素为伤寒沙门菌体裂解时释放的内毒素。该细菌在自然界中抵抗力较强，耐低温，在冰冻环境中可存活数月，在粪便中可存活 1～2 月；但不耐热，加热 60℃ 15 分钟或煮沸后即可杀灭；对一般化学消毒剂敏感。

【流行病学】

（一）传染源

伤寒的传染源为病人和带菌者。病人在潜伏期末即可通过粪便排出细菌，而排菌最多、传染性最强的时期为发病后 2～4 周，每克粪便含菌量可达数十亿个。在疾病恢复期或治愈后排菌量减少，但有 2%～5% 的病人可持续排菌达 3 个月以上，称为慢性带菌者。原有胆石症或慢性胆囊炎等胆道系统疾病的病人易成为慢性带菌者，甚至少数病人终生排菌。慢性带菌者是引起伤寒不断传播或流行的主要传染源，有重要的流行病学意义。

（二）传播途径

伤寒沙门菌通过粪 - 口途径传播。伤寒沙门菌通过感染者的粪便排出，直接污染水、食物或通过苍蝇、蟑螂等机械性携带污染而传播，水源被污染是本病最重要的传播途径，而食物被污染是本病最主要的传播途径，水源、食物被污染可引起暴发流行；日常生活接触、苍蝇、蟑螂等机械性携带污染可引起散发病例。

（三）人群易感性

人群普遍易感，病后可获得较持久的免疫力，约有 2% 的病人会出现第二次发病。伤寒与副伤寒之间无交叉免疫力。

（四）流行病学特征

本病呈世界性分布，以热带、亚热带地区多见；发达国家发病率较低，在发展中国家仍是常见的传染病。该病常年均可发生，但以夏秋季常见。儿童及青壮年发病率较高。

【发病机制与病理变化】

（一）发病机制

伤寒沙门菌经口进入人体后是否发病取决于进入的数量、致病性及人体的防御能力。当人体胃内 pH

低于2时，伤寒沙门菌很快被杀灭。摄入伤寒沙门菌的数量须达到 10^5 以上才会引起发病，而超过 10^7 或更多时会引起典型的临床表现。而胃肠道的非特异防御机制异常（胃酸减少、胃动力异常、肠道菌群失调）时有利于伤寒沙门菌的定植。未被胃酸杀灭的伤寒沙门菌进入小肠，在适宜条件下繁殖，穿过肠道黏膜上皮屏障，进入回肠集合淋巴结、孤立淋巴滤泡及肠系膜淋巴结中继续繁殖，经胸导管进入血液中，形成第一次菌血症，处于潜伏期，尚无临床表现。血中伤寒沙门菌被单核吞噬细胞系统吞噬、繁殖后再次进入血液中，引起第二次菌血症，并释放内毒素，产生临床初期症状。病程1~3周，伤寒沙门菌随着血液循环播散至肝、胆、脾、肾、骨髓、皮肤等处，肠壁淋巴结出现肿胀、增生、坏死，产生临床极期症状。进入胆道系统的细菌大量繁殖后，随胆汁排入肠道，部分随粪便排出体外，部分再度通过肠黏膜进入肠壁淋巴组织，使原先已致敏的淋巴组织发生更严重的炎症反应，出现淋巴滤泡坏死，溃疡形成。在极期和缓解期，如坏死或溃疡累及血管时，可引起肠出血；如病变侵犯肌肉层和浆膜层，可引起肠穿孔。随着机体抵抗力增强，细菌被清除，肠壁溃疡逐渐愈合，进入恢复期。少数病人因抵抗力低，潜伏在体内的细菌可再度繁殖，侵入血液循环而导致复发。伤寒沙门菌释放的内毒素可激活单核吞噬细胞释放白细胞介素-1和肿瘤坏死因子等细胞因子，引起持续发热、表情淡漠、相对缓脉、休克、白细胞减少等。

（二）病理改变

全身单核吞噬细胞系统增生性反应，尤其是回肠下端的集合淋巴结及孤立淋巴滤泡的增生性反应。

1. 病程第一周　淋巴组织高度水肿呈纽扣样突起，镜下可见淋巴组织内有大量的吞噬细胞。吞噬细胞吞噬伤寒沙门菌、淋巴细胞、红细胞及坏死组织碎片，称为伤寒细胞。伤寒细胞聚集成团，形成小结节，称为伤寒小结或伤寒肉芽肿，有病理诊断意义。

2. 病程第二周　肿大的淋巴组织、淋巴滤泡坏死。

3. 病程第三周　坏死淋巴组织和淋巴滤泡脱落，溃疡形成，重症者可导致肠出血、肠穿孔。

4. 病程第四周　溃疡逐渐愈合。肠道病变与临床病情的严重程度不一定呈正相关。

【临床表现】

潜伏期为3~60天，一般为10~14天，其长短与感染细菌数量、机体免疫状态有关。根据临床表现的不同分为典型、轻型、暴发型、迁延型、逍遥型及特殊临床背景下的特殊类型等。本节重点描述典型伤寒的临床表现。

（一）典型伤寒

1. 初期　病程的第1周。起病缓慢，以发热为首发症状，体温呈阶梯形逐渐上升，3~7天可达峰值39~40℃。发热前可有畏寒，一般不伴有寒战，可伴有全身不适、乏力、头痛、四肢酸痛、咳嗽、恶心、呕吐、食欲减退、腹部不适等表现。

2. 极期　病程的第2~3周。出现本病特征性的临床表现。需警惕肠出血、肠穿孔等并发症的发生。

（1）持续高热：以稽留热型为主，亦可出现弛张热或不规则热。在无有效抗菌治疗的前提下，热程可持续2周或更长。

（2）消化道症状：明显的食欲减退，半数病人出现腹部隐痛不适、腹胀，多数病人出现便秘，约10%的病人出现腹泻，多呈水样便。

（3）神经系统毒性症状：病人表情淡漠、呆滞、反应迟钝、耳鸣、听力下降，重症病人可出现谵妄、昏迷。儿童可有抽搐。

（4）循环系统症状：出现相对缓脉（脉搏加快和体温上升不成比例）或重脉（桡动脉触诊时，每一次脉搏感觉有两次搏动的现象）。并发心肌炎时，相对缓脉不明显。重症病人出现脉搏细速、血压下降，甚至循环衰竭。

（5）玫瑰疹：约50%的病人在病程的7~14天，胸、腹、肩背等部位分批出现直径2~4mm、压之褪色的淡红色的小斑丘疹，称为玫瑰疹。数量上不超过10个，一般2~4天内变淡、消失。

（6）肝脾大：部分病人有肝脾轻度肿大、质软、有压痛。如并发中毒性肝炎，表现为肝功能明显异常、黄疸等。

3. 缓解期　病程的第4周。病人体温逐渐下降，临床症状减轻，肿大的肝脾回缩。此期病理改变为溃疡期，需警惕肠出血、肠穿孔的发生。

4. 恢复期　病程第5周。各种临床症状消失，体温恢复正常，病人完全康复。

（二）其他类型

由于免疫接种及多数病人得到及时诊治，典型病例较少见，可表现为轻型、暴发型、迁延型、逍遥型等。

（三）特殊临床背景下的伤寒

1. 小儿伤寒　症状不典型，起病急，胃肠道症状明显，但便秘者少；热型不规则；肝脾大明显；少数患儿无相对缓脉；玫瑰疹少见；外周血白细胞可正常；肠道并发症少而支气管炎或肺炎并发较多。

2. 老年型　体温升高不明显，临床症状不典型，病程易迁延，易并发支气管肺炎和心力衰竭，病死率高。

3. 再燃与复发　病人处于缓解期，体温未完全下降至正常时，又重新升高，持续5～7天后退热，称为再燃。血培养阳性，可能与菌血症未得到完全控制有关。足量、有效的抗菌治疗可减少或杜绝此种现象发生。10%～20%的病人在体温正常后1～3周，临床症状再度出现，称为复发。血培养阳性，与抗菌治疗不彻底、病人免疫功能低下、病灶内的细菌未被完全清除，再度侵入血流有关。

（四）并发症

1. 肠出血　是伤寒最常见的并发症，发生率为2%～5%，多发生于病程的第2～4周，成人多见。小量出血不易被发现；出血量大时，可出现体温骤降后迅速上升、脉搏增快、头晕、面色苍白、出冷汗、血压下降等休克表现。

2. 肠穿孔　是伤寒最严重的并发症，发生率为1%～4%，常发生于病程的第2～4周。常见的穿孔部位为回肠末段，成人多见。穿孔前病人常出现腹胀、腹泻或肠出血等先兆表现。穿孔一旦发生，病人突感右下腹剧烈疼痛，伴恶心、呕吐、出冷汗、脉搏细速，呼吸急促，体温与血压下降等休克表现。1～2小时后，腹痛、休克症状可暂时缓解，但体温迅速回升，腹痛持续存在并加剧；全腹有压痛、反跳痛及腹肌紧张，肠鸣音减弱或消失，叩诊移动性浊音阳性等腹部体征。X线检查膈下出现游离气体。

3. 中毒性肝炎　常发生于病程第1～3周，发生率为10%～50%。病人出现乏力、食欲差等症状，血清ALT水平升高，部分病人胆红素水平升高等，体检能触及病人肿大的肝脏伴压痛。

4. 中毒性心肌炎　常出现在病程第2～3周，病人出现脉搏增快、血压下降、第一心音低钝、心律失常。心肌酶谱异常。心电图表现为P-R间期延长、ST段下降、T波低平或倒置等。

5. 其他并发症　比较少见，如支气管炎、肺炎、溶血性尿毒综合征、急性胆囊炎、骨髓炎、血栓性静脉炎等。

【实验室及其他检查】

（一）一般检查

1. 血常规检查　白细胞、中性粒细胞、嗜酸性粒细胞减少或消失。病情好转逐渐恢复正常，复发时可再度减少或消失。嗜酸性粒细胞计数对诊断和判断病情有重要的参考意义。

2. 尿常规检查　病程第二周尿中可见少量蛋白或管型。

3. 粪便常规检查　腹泻病人粪便中可见少量白细胞，肠出血或肠穿孔前可出现粪便隐血试验阳性。

（二）细菌学检查

1. 血培养　确诊本病的主要依据。病程第1～2周血培养阳性率最高，达到80%～90%，以后逐渐下降，复发和再燃时可出现阳性。

2. 骨髓培养　出现阳性的时间与血培养相似，但阳性率高于血培养，为80%～95%，且阳性持续时间较长。对血培养阴性或已使用抗菌药物治疗诊断困难的病人，骨髓培养更有助诊断。

3. 粪便培养　病程第 3 ~ 4 周阳性率最高，可达 75%，但对早期诊断价值不高。主要用于检测病人带菌情况。

4. 尿培养　早期阴性，病程第 3 ~ 4 周阳性率达 25%。

（三）免疫学检查

1. 肥达试验（Widal test）　又称肥达反应或伤寒杆菌血清凝集反应，采用伤寒沙门菌的抗原，通过凝集试验检测病人血清中相应抗体的凝集效价来辅助诊断伤寒。"O"抗体效价在 1∶80 以上、"H"抗体效价在 1∶160 以上，或者双份血清 "O" 抗体效价有 4 倍以上的升高时，有诊断意义。伤寒、副伤寒病人的 Vi 抗体效价不高，主要用于慢性带菌者的调查，当效价大于 1∶40 时可辅助诊断。

2. 其他免疫学检查　如免疫电泳、酶联免疫吸附试验、PCR 等，其特异性、敏感性等还有待进一步提高。

【诊断要点】

1. 流行病学特点　当地有无伤寒病例，最近是否与伤寒病人接触过，是否为夏秋季节发病等流行病学资料，对诊断具有重要的参考价值。

2. 临床症状、体征　持续发热 1 周以上，伴有全身中毒症状，腹胀、腹痛、腹泻、便秘等胃肠道症状，相对缓脉，玫瑰疹，肝脾大等。

3. 实验室检查结果　血、骨髓、尿、粪便等培养阳性可确诊本病。外周血白细胞减少、嗜酸性粒细胞减少或消失、肥达试验阳性可辅助诊断本病。

【治疗原则】

（一）对症治疗

1. 高热　卧床休息，采取冰袋冷敷或酒精擦浴，必要时用药物降温。

2. 腹胀　进食清淡、易消化的饮食，少食牛奶、豆浆等产气食物，腹部按摩、用松节油涂擦，必要时肛管排气。

3. 便秘　生理盐水 300ml 低压灌肠，无效时用 50% 甘油 60ml 或石蜡油 100ml 低压灌肠。禁止高压灌肠与使用泻药。

4. 腹泻　进食低糖、低脂、无渣的流质或半流质饮食，给予盐酸小檗碱（黄连素）0.3g 口服，每天三次，一般不使用鸦片制剂，以免肠蠕动减弱而引起肠胀气。

5. 严重毒血症状病人　如谵妄、昏迷、休克等病人，在足量有效抗菌药物治疗的同时，使用地塞米松 5mg/d 静脉滴注，亦可用氢化可的松 50 ~ 100mg/d 静脉滴注，疗程 3 天。

（二）病原治疗

1. 第三代喹诺酮类药物　是目前伤寒治疗的首选药物，具有抗菌谱广、杀菌作用强、细菌耐药率低、体内分布广、组织液中药物浓度高及口服制剂使用方便等优点。疗程均为 14 天，常用药物有：左氧氟沙星、氧氟沙星、环丙沙星。其他第三代喹诺酮类药物如培氟沙星、洛美沙星、司氟沙星等亦能达到满意的治疗效果。

2. 第三代头孢菌素　头孢噻肟、头孢哌酮、头孢他啶等。

（三）带菌者治疗

根据药物敏感试验选择治疗药物，常用的有氧氟沙星、左氧氟沙星、环丙沙星。

（四）并发症的治疗

1. 肠出血　禁食禁饮，绝对卧床休息，密切监护病人生命体征、粪便颜色和量。给予镇静剂和止血剂。大出血者酌情多次输血，注意水、电解质平衡，大量出血经内科治疗无效者考虑手术处理。

2. 肠穿孔　禁食禁饮，胃肠减压，加强腹膜炎的控制；如穿孔较大、腹膜炎明显的病人需做好术前准备，及时行外科手术治疗。

3. 其他并发症治疗　根据病人情况，予以相应的处理。

【常用护理诊断／问题】

1. 生活自理能力下降　病人需卧床休息所致。

2. 体温过高　与伤寒杆菌感染、内毒素血症有关。

3. 营养失调：低于机体需要量　与进食减少、高热消耗增多、食欲缺乏、腹胀、腹泻有关。

4. 排便异常：腹泻／便秘　与内毒素释放致肠道功能紊乱、中毒性肠麻痹、低钾、长期卧床等有关。

5. 潜在并发症：肠出血、肠穿孔。

【护理措施】

（一）一般护理

1. 隔离　隔离病人和带菌者。按消化道传染病隔离标准，对病人粪便、尿液、呕吐物及呼吸道分泌物进行消毒，至体温正常后15天或连续2次粪便培养阴性（中间间隔5～7天），可解除隔离。

2. 休息　嘱病人卧床休息，营造安静、整洁、舒适的病房环境，室温保持在22～24℃。病人不宜过早下床或频繁活动。疾病恢复期而无并发症的病人可逐渐增加活动量。用日常生活能力评定量表（the scale for assessment of daily life，ADL）评估病人生活自理能力，根据评定分数给予病人相应的生活护理。

3. 饮食　疾病进展期嘱病人勿进食生、冷、硬、刺激性强、纤维素多的食物，勿进食过饱；极期给予清淡、易消化、营养丰富的流质饮食，少食多餐；缓解期予以适当热量、高蛋白、高维生素、低纤维素、易消化的流质或半流质饮食；鼓励病人多饮水，进食不足，需适当静脉补充营养；恢复期，病人食欲增加，由流质或半流质逐渐过渡到普食，勿过饱。

（二）病情观察

密切观察病人生命体征，注意面色及意识状态的变化；密切观察粪便情况，如颜色、性状、量，注意有无血便及粪便隐血等情况，有无脉搏增快、出冷汗、肠蠕动增快等，及早识别病人的肠出血；注意监测病人有无突发右下腹剧痛，伴有恶心、呕吐、面色苍白、血压下降、腹肌紧张、腹部压痛及反跳痛等肠穿孔的表现。发现异常及时通知医生并配合处理。

（三）症状、体征的护理

1. 发热　密切监测病人体温变化，高热时物理降温，必要时药物降温或行亚冬眠疗法。病人汗多时，及时更衣，保持清洁舒适。

2. 腹泻、便秘与腹胀　评估病人粪便次数、颜色、性状、量、有无黑便或血便；腹泻较重者，注意保护肛周皮肤；监测病人有无水、电解质、酸碱平衡失调的情况。便秘的病人，嘱其勿用力排便，可用开塞露或生理盐水低压灌肠，忌用导泻药物。腹胀病人，停止摄入产气食物，如牛奶、糖类及高脂肪食物，并注意钾盐补充，可用松节油热敷腹部、肛管排气或生理盐水低压灌肠；禁用新斯的明，因易诱发肠出血、肠穿孔。

3. 肠出血、肠穿孔　首先避免诱发因素，如过早下床活动或随意起床、进食过量、饮食中含固体及纤维素较多、用力排便、腹泻、治疗性灌肠或用药不当。肠出血者绝对卧床休息，保持病室安静，密切监护病人生命体征，遵医嘱补液、镇静、止血等对症治疗。穿孔者密切监测生命体征，禁食及胃肠减压，并积极做好术前准备，行外科手术治疗。

（四）用药护理

遵医嘱按时使用抗菌药物，并注意观察药物的疗效及其不良反应。应用喹诺酮类抗生素时要密切观察病人血常规变化，有无恶心、呕吐等胃肠道反应，有无头痛、头晕、震颤、抽搐、锥体外系反应、幻觉等神经／精神系统损害的表现，有无皮肤及其附件损害，尤其是严重的皮肤损害如剥脱性皮炎、多形性红斑、大疱性皮疹、光敏性皮炎等，有无尿频、少尿、结晶尿、尿液混浊、蛋白尿、面部水肿、肾炎甚至肾衰竭等肾功能损害的表现。

（五）心理护理

伤寒病程较长，住院期间需要隔离，病人易出现焦虑、恐惧、孤独等不良情绪反应。护理人员应向病人及其家属讲解本病的有关知识,以消除其不良心理反应;同时鼓励病人家属探视,给予病人心理上的安慰,树立战胜疾病信心,主动积极配合治疗和护理。

(六)健康指导

1. 疾病预防指导 加强公共饮食卫生管理、水源保护和粪便管理;注意个人卫生,坚持饭前、便后洗手,不喝生水,不食不洁食物;消灭苍蝇、蟑螂,搞好"三管一灭"工作,以预防疾病发生。与带菌者生活或进入伤寒流行区之前,需预防接种伤寒疫苗或口服复方磺胺甲噁唑。

2. 疾病知识指导 对于恢复期病人或带菌者,需密切监测其粪便情况。如果粪便或尿液培养出伤寒沙门菌,不可从事餐饮服务业,继续坚持抗菌药物治疗。病人的餐具单独清洗消毒,对可能污染的物品根据种类采取煮沸、阳光照射、消毒液浸泡等方法消毒;病人的排泄物需严格消毒后再倒入下水道。病人出院后如有发热、恶心、呕吐、腹胀、腹泻等消化道症状,及时就医,防止复发。

学习小结

伤寒是由伤寒沙门菌引起的急性细菌性传染病。病人及带菌者是其传染源,通过粪-口传播,人群普遍易感,以夏秋季常见。临床表现为持续发热、相对缓脉,消化道与神经系统中毒症状,玫瑰疹、肝脾大、白细胞减少,部分病人出现肠出血、肠穿孔等严重并发症。可通过细菌学检查来明确诊断。以病原治疗和对症治疗为主。本病按消化道隔离标准进行隔离,督促病人卧床休息,避免进食生冷、过硬、产气多、刺激性强、多渣的食物,及时发现并处理肠出血和肠穿孔等并发症。

二、细菌性食物中毒

学习目标

掌握	细菌性食物中毒的临床表现、护理措施及预防。
熟悉	细菌性食物中毒的流行病学特点、治疗原则。
了解	细菌性食物中毒的病原学特点、发病机制及实验室检查意义。

细菌性食物中毒(bacterial food poisoning)是指进食被细菌或细菌毒素污染的食物而引起的急性感染中毒性疾病。临床特征有:在集体用膳单位常呈暴发起病,发病者与进食同一污染食物有明显的关系;主要表现为急性胃肠炎,潜伏期短、病程较短,多发生于夏秋季。根据临床表现不同,分为胃肠型与神经型两类,因胃肠型最为多见,本节主要介绍此型。

【病原学】

引起胃肠型食物中毒的细菌种类很多,常见的有以下几种:

(一)沙门菌属

革兰氏染色阴性杆菌,需氧,无芽胞、无荚膜,绝大多数有鞭毛,能运动。自然环境中抵抗力较强,在水、牛奶、蛋及肉类食品中可存活数月,不耐热,55℃ 1小时或60℃ 10~20分钟可将其灭活,煮沸立即死亡。

(二)副溶血性弧菌

又称嗜盐杆菌,为革兰氏染色阴性杆菌,有荚膜,一端有单根鞭毛,运动活跃。此菌广泛存在于海产品,如海鱼、海虾及含盐较高的腌制品中。生存能力较强,在抹布及砧板上可生存1个月以上,在海水中可存活47天以上,在37℃ pH 7.7含氯化钠3%~4%的环境中生长最好。但对热和酸极为敏感,56℃ 5~10分钟可灭活,在食醋中 3~5 分钟即死亡。根据菌体(O)抗原和鞭毛(H)抗原的不同可分为 25 个血清型,其中 B、E、H 是引起食物中毒的主要血清型。

(三)变形杆菌

为革兰氏阴性杆菌,无芽胞,有鞭毛,运动活跃。有菌体(O)抗原和鞭毛(H)抗原 2 种。引起胃肠型食物中毒的细菌主要有普通变形杆菌、奇异变形杆菌和摩根变形杆菌。本菌广泛存在于自然界的腐败有机体及污水中,也常存在于人及家禽、家畜的肠道中。变形杆菌在食物中能产生肠毒素,还可产生组胺脱羧酶,使蛋白质中的组氨酸脱羧成组胺,引起机体过敏反应。

(四)大肠埃希菌

为革兰氏阴性短杆菌,多数菌株有鞭毛,能运动,可有荚膜。是肠道的正常菌群,一般不致病。外界抵抗力较强,在水、土壤中能存活数月,但加热 60℃ 15~20 分钟可灭活。引起食物中毒的大肠埃希菌类型有:产肠毒素大肠埃希菌、致病性大肠埃希菌、侵袭性大肠埃希菌和肠出血性大肠埃希菌。

(五)金黄色葡萄球菌

简称金葡菌,为革兰氏染色阳性球菌,无芽胞、无荚膜。引起食物中毒的金葡菌只限于能产生肠毒素的菌株,包括 A、B、C1、C2、C3、D、E、F 8 个血清型,以 A 型最常见。本菌广泛存在于外界环境、人体皮肤、鼻咽部黏膜、指甲下及各种皮肤化脓性感染灶内。可污染肉类、牛乳、淀粉类食物等,在 37℃ 经 6~12 小时繁殖而产生耐热的肠毒素,该毒素煮沸 30 分钟仍能致病。

(六)蜡状芽胞杆菌

为需氧与兼性厌氧革兰氏染色阳性粗大杆菌,有芽胞、在体内形成荚膜,无鞭毛,不活动。芽胞对外界抵抗力极强,100℃至少需 20 分钟以上才能被灭活。此菌在自然界中广泛存在,土壤、尘埃、水、人和动物粪便等均可检出。

【流行病学】

(一)传染源

被致病菌感染的动物和人是主要的传染源。副溶血性弧菌主要附着于海洋生物体表生长繁殖,主要传染源为海产品。

(二)传播途径

消化道传播,进食被细菌污染的食物而传播。

(三)人群易感性

人群普遍易感,病后通常不产生持久免疫力,可重复感染。

(四)流行病学特征

本病有明显的季节性,多见于夏秋季,5~10 月,尤其是 7~9 月最易发生,与夏季气温高、细菌繁殖快有关。常以集体同食者或家庭共食者同时发病为特点。

【发病机制与病理变化】

细菌性食物中毒根据其发病机制不同可分为三种类型:感染型、毒素型和混合型。病原菌在污染的食物中繁殖,并产生毒素。细菌或毒素随被污染的食物进入机体,人体是否发病及病情轻重与摄入食物被细菌和毒素污染的程度、进食量的多少及人体抵抗力强弱等有关。引起本病的病原菌中大多数都能产生肠毒素或类似的毒素,肠毒素通过激活肠上皮细胞膜上的腺苷酸环化酶,抑制肠上皮细胞对钠和水的吸收,促进肠液和氯离子的分泌,导致水样泻。沙门菌菌体裂解后释放内毒素,其致病性较强,可引起发热等全身中毒症状、胃肠黏膜炎症、消化道蠕动增快产生相应症状如呕吐、腹泻等,病程多较短,较少引起严重的毒血症和败血症症状。沙门菌、副溶血性弧菌、变形杆菌等,可直接侵袭肠黏膜上皮细胞,引起黏膜充血、水肿,上皮细胞变性、坏死并可形成溃疡,导致黏液脓血便。莫根变形杆菌能使蛋白质中的组氨酸脱羧而成组胺,引起过敏反应,因病理改变轻微,可无炎症反应。

【临床表现】

本病潜伏期短,常在进食后1~24小时发病,表现为急性胃肠炎症状;病程一般为1~3天,极少数可达1~2周。

临床表现基本相似,起病急,主要表现为腹痛、呕吐、腹泻等。腹痛多见于上、中腹部,多表现为持续或阵发性绞痛。呕吐物多为胃内容物,部分含血液、胆汁和黏液。金黄色葡萄球菌、蜡样芽胞杆菌引起的食物中毒呕吐较剧烈,常先吐后泻,腹泻轻重不一,每天数次至数十次不等,多为黄色稀水便或黏液便。出血性大肠埃希菌可引起血水样便。变形杆菌还可引起人体颜面潮红、头痛、荨麻疹等过敏症状。剧烈呕吐和腹泻可引起脱水、酸中毒,甚至周围循环衰竭。少数病人有发热、畏寒、乏力、头痛等全身中毒症状。

【实验室及其他检查】

(一)血常规检查

沙门菌感染者血白细胞计数多在正常范围。副溶血弧菌及金黄色葡萄球菌感染者,白细胞计数可高达 $10×10^9/L$ 以上,中性粒细胞百分比增高。

(二)粪便检查

粪便呈稀水样,镜检可见少量白细胞,血水样便镜检可见大量红细胞、少量白细胞,血性便则可见大量红细胞及白细胞。

(三)细菌培养

取病人吐泻物及进食的可疑食物作细菌培养,分离出相同病原菌可确诊。

(四)其他检查

血清学检查与分子生物学检查,临床应用不多。

【诊断要点】

(一)流行病学资料

病人有无进食变质食物、海产品、未煮熟的肉类、蛋制品等病史,共进餐者在短时间内集体发病,对诊断具有重要的参考价值。

(二)临床表现

急性起病,有腹痛、呕吐、腹泻等急性胃肠炎表现。

(三)实验室检查

病人的吐泻物及可疑食物进行细菌培养,结果阳性可确诊本病。必要时留取起病早期及病后2周的双份血清与分离出的可疑细菌进行血清凝集试验,双份血清凝集效价递增者有诊断价值。

【治疗原则】

(一)对症治疗

1. 卧床休息,沙门菌食物中毒者床边隔离。

2. 饮食 疾病早期进食清淡、易消化的流质或半流质饮食,病情好转可逐渐恢复正常饮食。

3. 呕吐、腹痛明显者 可口服丙胺太林(普鲁本辛)15~30mg,或皮下注射阿托品0.5mg,亦可注射山莨菪碱10mg。能进食者可口服补液盐口服,剧烈呕吐不能进食或腹泻频繁者,给予静脉补液治疗。出现酸中毒者补充5%碳酸氢钠溶液。脱水严重甚至休克的病人,积极补充液体等抗休克治疗。

(二)病原治疗

一般不用抗菌药物。如病人有高热,可根据病原菌选用抗菌药物。

【常用护理诊断/问题】

1. 疼痛:腹痛 与胃肠道炎症及痉挛有关。

2. 排便性状的改变:腹泻 与细菌和毒素导致消化道蠕动增加有关。

3. 有体液不足的危险　与细菌及其毒素作用于胃肠道黏膜,导致呕吐、腹泻引起大量体液丢失有关。

4. 潜在并发症:酸中毒、电解质紊乱、休克。

【护理措施】

（一）一般护理

1. 隔离　进行消化道隔离。

2. 休息　急性期卧床休息,病情好转逐渐恢复活动,评估病人生活自理能力,根据评定分数予以病人相应的生活护理。

3. 饮食　能经口进食的病人,鼓励其少量多次饮用糖盐水或口服补液盐,以补充体液促进毒素的排出。可进清淡、易消化流质或半流质饮食,呕吐严重者应暂时禁食。

（二）病情观察

1. 观察病人生命体征,尤其是重症病人,密切观察其血压、神志、面色、皮肤黏膜弹性及温度、湿度的变化。

2. 密切观察病人呕吐和腹泻的次数,吐泻物的颜色、性状、量。

3. 观察病人有无畏寒、发热、腹痛等症状。

4. 对重症病人严格记录出入量,监测血生化,及时发现有无脱水甚至周围循环衰竭、电解质紊乱及酸中毒等表现,并积极配合医生处理。

（三）症状、体征的护理

1. 呕吐、腹泻　呕吐、腹泻均有助于清除消化道内残留的毒素,故一般不予镇吐、止泻治疗,但需及时清理吐泻物,污染的床单及时更换,予以漱口,保持口腔清洁;嘱病人用软纸或湿纸巾轻轻擦拭肛门及肛周皮肤。

2. 腹痛　腹痛的病人,注意腹部保暖,禁食冷饮。用疼痛评估工具评估病人腹痛的程度,将疼痛评分告知医生,根据疼痛分数进行处理。轻微疼痛暂不处理,中至重度疼痛遵医嘱口服颠茄合剂或皮下注射阿托品,半小时后观察病人疼痛缓解的情况并及时记录。

（四）用药护理

如需使用抗菌药物的病人,遵医嘱按时发放抗菌药物;嘱病人饭后服药,以避免药物刺激胃肠道,密切观察药物的疗效及其不良反应。用喹诺酮类时观察同前。用阿托品后可出现口干、心动过速、瞳孔变大、视物模糊等不良反应。

（五）心理护理

呕吐、腹泻、隔离等会给病人造成不安情绪,及时与病人沟通,耐心细致解释疾病相关知识与隔离的必要性,消除病人的紧张不安甚至焦虑、恐惧心理,积极配合治疗与隔离。

问题与思考

细菌性食物中毒高发季节是7、8月份。夏季气温高,细菌易繁殖,人若吃进了被细菌或细菌毒素污染的食物均可发病。此病潜伏期短,一般为数小时至2天,最短为1小时。主要表现为畏寒、发热、恶心、呕吐、腹痛、腹泻,可集体发病。严重者可引起脱水、血压下降、酸中毒,甚至休克。

思考:如何预防细菌性食物中毒呢?

（六）健康指导

1. 疾病预防指导　注意饮食卫生,加强食品卫生管理是预防本病的关键措施。防止食品在加工、运输、储存过程中受污染,食品从业人员定期体检。向群众宣传预防本病的相关卫生知识,如禁食不洁和腐败变质食物，不饮生水，尤其在夏秋季节。注意消灭苍蝇、蟑螂、老鼠等传播媒介，防止食品和水被污染。发现可疑病例及时送诊，沙门菌感染者严格执行接触隔离。

2. 疾病知识指导　告知病人及家属本病发生、发展的过程，可能出现的临床表现、如何休息与饮食、如何治疗、如何识别病情变化，让病人及家属积极配合。

学习小结

细菌性食物中毒是进食被细菌或细菌毒素污染的食物而引起的急性感染中毒性疾病，多发生于夏秋季，有胃肠型与神经型两种表现形式，前者多见。主要表现为急起腹痛、呕吐、腹泻，少数病人可伴发热、畏寒、乏力、头痛等全身中毒症状。以对症治疗为主。

对能经口进食的病人，可进清淡、易消化流质或半流质饮食；呕吐、腹泻时一般不予镇吐、止泻，及时清理吐泻物即可，呕吐严重者应暂时禁食；腹痛时注意腹部保暖，禁食冷饮。

三、细菌性痢疾

学习目标

掌握　　细菌性痢疾的临床表现、护理措施。

熟悉　　熟悉细菌性痢疾的流行病学特征、护理诊断及治疗原则。

了解　　细菌性痢疾的病原学特点、发病机制及实验室检查的意义。

细菌性痢疾（bacillary dysentery）简称菌痢，是由痢疾杆菌（志贺菌属）引起的经消化道传播的急性肠道传染病。主要病变为直肠、乙状结肠的炎症与溃疡。主要临床特征为腹痛、腹泻、里急后重和黏液脓血便，可伴有发热及全身中毒症状。

【病原学】

痢疾杆菌属肠杆菌科志贺菌属，革兰氏染色阴性杆菌，有菌毛、无鞭毛和荚膜，适宜在需氧环境中生长。痢疾杆菌的抗原有菌体抗原、表面抗原与菌毛抗原；血清型较多，根据菌体抗原和生化反应的不同，将痢疾杆菌分为 A、B、C、D 4 群（即痢疾志贺菌、福氏志贺菌、鲍氏志贺菌、宋内志贺菌）47 个血清型。各个菌群、血清型之间无交叉免疫，病后免疫力不持久、不强，可反复感染。我国以福氏和宋内志贺菌感染为主。其中福氏志贺菌感染易转为慢性；宋内志贺菌感染临床症状不明显。痢疾杆菌主要通过释放内毒素和外毒素致病。内毒素可引起全身中毒症状，外毒素包括肠毒性、神经毒性和细胞毒性三种，导致相应临床症状。痢疾杆菌在外界环境中抵抗力较强，在阴暗处能存活 10 余天，在潮湿土壤中可存活 30 余天，在污染物、瓜果、蔬菜上可存活 10~20 天。对理化因素的抵抗力较弱，加热 60℃ 10 分钟死亡，100℃ 2 分钟死亡，阳光直射 30 分钟死亡，对酸和一般消毒剂敏感。

【流行病学】

（一）传染源

急慢性病人及带菌者是本病的传染源。急性病人排菌量大，传染性强；慢性病人、非典型病人及无症状带菌者缺乏典型的临床症状而不易被发现，具有重要的流行病学意义。

（二）传播途径

经消化道传播。痢疾杆菌随病人粪便排出后，直接污染或通过苍蝇污染食物、水而经口传播，可引起暴发流行，亦可通过污染健康人的手、生活用品导致传播。

（三）人群易感性

普遍易感。但以学龄前儿童及青壮年居多,病后可获得一定的免疫力,但持续时间短,不同菌群、血清型之间无交叉保护性免疫,易致重复感染。

（四）流行特征

全球每年感染痢疾杆菌人次估计1.63亿,99%发生在发展中国家,尤其是卫生条件差、水源不安全的区域。我国各地全年均有散发病例,有明显的季节性,以夏秋季发生率高,可能与气候、进食生冷瓜果及苍蝇密度高等因素相关。

【发病机制与病理变化】

（一）发病机制

痢疾杆菌进入人体后是否发病,取决于细菌数量、致病力和人体的防御能力。细菌致病力强或人体胃肠道局部抵抗力弱,即使少量的志贺菌(10～100个)进入人体也可引发疾病。

志贺菌经口进入胃内,穿过胃酸屏障后,黏附并侵入乙状结肠与直肠黏膜上皮细胞和固有层中繁殖并释放毒素,引起炎症反应和小血管循环障碍,导致上皮细胞变性、坏死、溃疡形成,分泌黏液和脓性分泌物。由黏液、细胞碎屑、中性粒细胞、渗出液和血液混合形成菌痢特有的黏液脓血便。

志贺菌产生的内毒素释放入血后,引起机体发热和毒血症状;内毒素还可作用于肾上腺髓质、刺激交感神经系统和单核吞噬细胞系统释放各种血管活性物质,引起微循环障碍、重要脏器功能衰竭等。临床表现为感染性休克、DIC、脑水肿及脑疝,出现昏迷、抽搐和呼吸衰竭。外毒素能不可逆性地抑制蛋白质合成,导致肠黏膜上皮细胞损伤,出现水样腹泻、出血性结肠炎和溶血性尿毒综合征。

（二）病理变化

细菌性痢疾的主要病变部位在乙状结肠和直肠,严重时可累及整个结肠和回肠末段。肠黏膜出现弥漫性纤维蛋白渗出性炎症改变。早期有点状出血,随后肠黏膜上皮浅表坏死,表面附有大量的黏液脓性渗出物。渗出物中含有大量纤维素,与坏死组织、炎症细胞、红细胞及细菌本身形成特征性的假膜。7天后,假膜开始脱落,形成大小不等、形状各异的溃疡。而中毒性菌痢肠道病变轻微,主要的病理改变为大脑及脑干水肿、神经细胞变性。

慢性菌痢的主要病理变化为肠黏膜水肿和肠壁增厚,黏膜溃疡不断形成与修复,导致局部瘢痕和息肉形成,甚至可导致肠腔狭窄。

【临床表现】

本病潜伏期短,一般为1～4天,可短至数小时,长至7天。潜伏期长短、临床症状的轻重取决于病人的年龄、抵抗力、细菌数量和毒力。根据病程长短和病情轻重可分为不同的临床类型。

（一）急性菌痢

根据毒血症状及肠道症状轻重分为4型。

1. 普通型(典型)　起病急,畏寒、寒战、高热,体温达39℃及以上,伴头痛、乏力、恶心、呕吐、食欲减退,进而出现阵发性腹痛、腹泻和里急后重。每天腹泻十余次至几十次不等,起初多为水样便,1～2天后转为黏液脓血便。常有肠鸣音亢进,左下腹有压痛。病程为1～2周,大多数可自行恢复,少数转为慢性。

2. 轻型(非典型)　无或轻微全身毒血症状,无发热或低热。一般每天腹泻3～5次,不超过10次,粪便呈糊状或稀便,有黏液无脓血,无里急后重。病程短,一周内可痊愈,少数转为慢性。

3. 中毒性菌痢　2～7岁体质较好的儿童多见,起病急,突发高热,全身中毒症状严重,精神萎靡、嗜睡、昏迷,频发抽搐,迅速出现循环和呼吸衰竭,而肠道症状轻微或缺如。随后可出现腹泻症状。根据临床表现不同可分为3型。

（1）休克型(周围循环衰竭型):比较多见,以感染性休克为主要表现。病人面色甲床苍白、四肢湿冷、皮肤花斑、发绀、心率增快、脉搏细速甚至触及困难，血压下降甚至测不出，伴不同程度的意识障碍，心、肾功能不全。

（2）脑型（呼吸衰竭型）：严重类型，死亡率高。以中枢神经系统症状为主要表现。病人因脑血管痉挛，引起脑缺血缺氧，出现脑水肿、颅内压增高甚至脑疝。临床上出现剧烈头痛、频繁的喷射状呕吐、烦躁、惊厥、昏迷。瞳孔大小不等、对光反射迟钝或消失。严重者可出现中枢性呼吸衰竭甚至呼吸停止。

（3）混合型：病情凶险，病死率高达 90% 以上。兼有上述两型的表现：循环衰竭、呼吸衰竭、中枢神经系统功能损伤与衰竭。

（二）慢性菌痢

菌痢反复发作或迁延不愈达 2 个月以上者，称为慢性菌痢。常因急性期治疗不及时或治疗不当，细菌耐药，机体抵抗力下降，营养不良，患胃肠道慢性疾病、肠道寄生虫病、肠道分泌型 IgA 缺乏，感染福氏志贺菌等引起。根据临床表现可分为 3 型。

1. **急性发作型** 有慢性菌痢史，间断出现急性菌痢的腹痛、腹泻、脓血便等，但发热等全身毒血症状不明显。多与进食生冷食物或受凉、过度劳累有关。

2. **慢性迁延型** 最常见，急性菌痢发作后，迁延不愈，长期出现腹痛、腹泻或腹泻与便秘交替。左下腹有压痛。长期腹泻可导致营养不良、贫血、乏力等。

3. **慢性隐匿型** 较少见，1 年内有急性菌痢史，无临床症状，但粪便培养可检出痢疾杆菌，结肠镜检可发现黏膜有炎症或溃疡病变。

【实验室及其他检查】

（一）一般检查

1. **血常规检查** 急性菌痢白细胞总数轻至中度升高，达（10～20）×10⁹/L，以中性粒细胞增多为主。慢性菌痢病人可出现红细胞和血红蛋白下降。

2. **粪便常规检查** 外观为黏液脓血便，镜检可见大量成堆的脓细胞、白细胞和少量的红细胞。如粪便中出现吞噬细胞有助于诊断此病。

（二）病原学检查

1. **细菌培养** 粪便培养出痢疾杆菌可确诊本病。采集标本时需注意：早期、连续多次采集新鲜粪便的脓血部分，在使用抗菌药物治疗之前采集，并及时送检，以提高细菌培养阳性率。培养出细菌需做药物敏感试验，以指导临床合理用药。

2. **特异性核酸检测** 采用核酸杂交或 PCR 方法可直接检测出粪便中的痢疾杆菌核酸，此方法具有灵敏度高、特异性强、简便、快速、对标本要求低等特点。但需在有检测条件的单位使用。

（三）免疫学检查

易出现假阳性，临床应用较少。

【诊断要点】

（一）流行病学资料

发生在夏秋季、有进食不洁饮食史、与痢疾病人密切接触史。

（二）临床症状体征

有发热、腹痛、腹泻、典型的黏液脓血便、里急后重等，左下腹有压痛。儿童发病，突起高热、频发抽搐，嗜睡、昏迷，循环、呼吸衰竭，而肠道症状轻微或缺如可考虑为中毒性菌痢。有急性菌痢史，长期反复腹痛、腹泻 2 个月以上，则考虑为慢性菌痢。

（三）实验室检查

外观为黏液脓血便，镜检可见大量成堆的脓细胞、白细胞和少量的红细胞即可诊断。粪便中培养出痢疾杆菌即可确诊本病。

【治疗原则】

（一）急性菌痢

1. 一般治疗　执行消化道隔离，临床症状消失、粪便培养连续 2 次阴性，可解除隔离。毒血症状重者卧床休息，进食清淡、易消化的流质饮食，忌食生、冷、硬、油腻、刺激性食物。

2. 病原治疗　轻型病人可不予抗菌药物治疗，而重症病例则需使用。喹诺酮类是目前首选药物，其他第三代头孢菌素、复方磺胺甲噁唑、庆大霉素等也可酌情选用。疗程 3～5 天。

3. 对症治疗　高热者物理降温为主，必要时药物降温；腹痛剧烈者予以阿托品或颠茄合剂；毒血症状重者，给予小剂量肾上腺皮质激素治疗；有水、电解质、酸碱平衡失调者，予以口服或静脉补液。

（二）中毒型菌痢

此型病情凶险，变化迅速，应及时采取综合性急救措施。

1. 病原治疗　选用有效的抗菌药物。应首先采用静脉给药，待病情好转后改为口服，药物剂量与疗程同急性菌痢。

2. 对症治疗

（1）高热、惊厥治疗：高热时物理降温，必要时给予安乃近滴鼻等；高热伴烦躁、反复惊厥者，可采用亚冬眠疗法。

相关链接

感染性休克

感染性休克（septic shock）也称败血病症性休克或脓毒性休克，是指侵入血液循环的病原微生物及其毒素等激活宿主的细胞和体液免疫系统，产生各种细胞因子和内源性炎症介质，引起全身炎症反应综合征，并进一步作用于机体各个器官、系统，造成组织、细胞损害及代谢和功能障碍，甚至多器官功能衰竭，导致以休克为突出表现的危重综合征。感染性休克是微生物因子与宿主防御机制相互作用的结果，因此微生物的毒力和数量及机体的抵抗力是决定休克发生发展的重要因素。老年人、婴幼儿、慢性疾病、长期营养不良、免疫功能缺陷及恶性肿瘤病人、较大手术后病人尤易发生。感染性休克的治疗应是综合性的，包括积极控制感染和抗休克治疗两方面。

（2）休克型治疗：①补充血容量，静脉输入葡萄糖盐水、低分子右旋糖酐等液体，及时监测病人水、电解质及酸碱情况。②血管活性药物的应用，病人存在微血管痉挛时，在扩容的基础上给予山莨菪碱或阿托品，在血容量补足的情况下，经解痉药物治疗后血压仍不回升者，可加用多巴胺等收缩血管的药物。③保护重要脏器的功能，如有左心衰和肺水肿者，予以毛花苷丙等强心治疗；如血容量已补足，血压基本稳定，而尿仍少时，应快速使用甘露醇或呋塞米利尿治疗；如上述处理仍无效时，应按急性肾损伤处理。脑功能保护参见脑型菌痢的治疗。④抗凝治疗，DIC 一旦确诊，应在有效控制感染、改善微循环、去除病灶的基础上，及早给予肝素抗凝治疗。⑤肾上腺皮质激素的使用，可减轻中毒症状、降低周围血管阻力、加强心肌收缩、减轻脑水肿、保护细胞和改善代谢。

（3）脑型治疗：脑水肿时用 20% 甘露醇静脉快速滴注脱水治疗，及时使用血管扩张剂、糖皮质激素来改善脑血管痉挛。维护呼吸功能，防止呼吸衰竭，保持气道畅通，予以氧气吸入；出现呼吸衰竭时使用洛贝林、尼可刹米等静脉滴注或静脉注射，必要时行气管插管或切开，呼吸机辅助呼吸。

（三）慢性菌痢

1. 一般治疗　生活规律，进食清淡、易消化食物，忌食生、冷、硬、油腻及刺激性食物；有肠功能紊乱者可用镇静、解痉药物；有肠道菌群失调者，可用乳酸菌或双歧杆菌制剂；如合并慢性消化道疾病，予以积极治疗。

2. 病原治疗　根据病原菌药敏试验结果选择有效的抗菌药物。可联合应用2种不同类型的药物。疗程适当延长至10～14天，必要时可重复几个疗程。有肠道菌群失调者，可加用微生态制剂如乳酸杆菌、双歧杆菌等辅助治疗。

【常用护理诊断/问题】

1. 体温过高　与痢疾杆菌释放内毒素，作用于体温调节中枢有关。

2. 排便形态的改变：腹泻　与肠道炎症、溃疡形成导致肠蠕动过快、肠痉挛有关。

3. 组织灌注无效　与中毒性菌痢导致微循环障碍有关。

4. 舒适度的改变：腹痛　与细胞毒素作用与肠壁自主神经引起肠痉挛有关。

5. 有体液不足的危险　与高热、腹泻、摄入不足有关

6. 气体交换受损　与呼吸衰竭不能进行有效呼吸有关。

7. 潜在并发症：惊厥、脑疝。

【护理措施】

（一）一般护理

1. 隔离　严格执行接触隔离措施，隔离至症状消失1周或2次粪便培养阴性。注意粪便、便器和尿布的消毒处理。

2. 休息　急性期病人如腹泻频繁、全身症状明显者应卧床休息，保持病室安静，协助病人料理日常生活；对中毒性菌痢病人，绝对卧床休息，病人平卧位或休克卧位，小儿去枕平卧，头偏向一侧，专人监护；频繁腹泻伴发热、疲乏无力、严重脱水者应协助病人床边排便，以减少体力消耗。

3. 饮食　腹泻伴明显呕吐的病人需暂禁食，静脉补充营养。能经口进食者，予以清淡、易消化、少渣、高维生素的流质或软食，避免进食生、冷、硬、油煎、多渣或刺激性食物，少食多餐。症状好转后逐渐过渡至正常饮食。

4. 氧气吸入　对重症病人，给予氧气吸入，氧流量2～4L/min，必要时4～6L/min，持续监测其血氧饱和度和动脉血气分析，观察氧疗效果。

（二）病情观察

1. 对休克型病人应严密监测生命体征、神志、面色、尿量，观察有无面色苍白、四肢湿冷、血压下降、脉搏细速、烦躁不安、尿少等休克表现，发现异常情况及时通知医生并配合抢救。

2. 密切观察病人粪便次数、颜色、性状、量，观察病人有无畏寒、发热、腹痛等症状。采集有黏液、脓血的新鲜粪便及时送检。慢性病人还需注意其体重、全身营养状况等。疑似中毒性菌痢的病人，如未排便，需用肛拭子采集标本。

3. 对重症病人严格记录出入量，监测血生化，及时发现有无脱水甚至周围循环衰竭、电解质紊乱及酸中毒等表现，并积极配合医生处理。

（三）症状、体征的护理

1. 高热　见本章第二节"发热护理"。

2. 腹泻　观察粪便的性状、颜色、次数、量等情况。对腹泻频繁的病人，注意肛周皮肤保护：排便后用温水清洗肛门，并涂皮肤保护膜和保护药；每天温水或1:5000高锰酸钾液坐浴，防止肛周感染。伴明显里急后重者，嘱病人勿用力排便，以免脱肛。一旦发生，应立即回纳。

问题与思考

临床上一旦诊断为感染性休克，应尽快进行液体复苏，因有效循环血量不足是感染性休克的突出矛盾，补充血容量是抢救休克最基本而重要的手段之一。

思考：抗休克治疗有效的指针有哪些？

3. 循环衰竭的护理 病人取休克体位或平卧位，小儿去枕平卧，头偏向一侧。注意保暖，适当调高病室温度，减少病人身体暴露，畏寒明显时加盖被子，足底放热水袋，但温度不超过 50℃，防烫伤。迅速建立两条以上的静脉通道，遵医嘱予以扩容、纠正酸中毒、使用血管活性药物等抗休克治疗。当病人出现以下情况，提示抗休克治疗有效。病人神志清楚、面色红润、发绀消失、肢端温暖、收缩压 > 90mmHg、脉压 > 30mmHg、脉搏 < 100 次 /min、尿量 > 30ml/h 血红蛋白恢复至基础水平，血液浓缩现象消失。此时注意调整输液速度与量。

4. 呼吸衰竭的护理

（1）体位：病人取舒适的半卧位或坐位，必要时趴在病床小桌板上，以减少体力消耗，降低耗氧量。

（2）保持呼吸道通畅，协助病人翻身、拍背，痰液黏稠不易咳出时予以雾化吸入，必要时机械吸痰。备好气管插管或气管切开包，简易呼吸气囊或呼吸机。密切监测病人呼吸频率、节律、深度；观察有无发绀、球结膜水肿，有无肺性脑病的表现等。一旦发现呼吸停止、深昏迷、突然烦躁等，经一般处理仍不能维持气体交换功能时，需立即行气管插管或气管切开，呼吸机辅助呼吸。

（3）氧气吸入：予以鼻塞或面罩持续氧气吸入，监测血氧饱和度及血气分析情况。

（4）遵医嘱及时、准确使用呼吸兴奋剂，根据病人呼吸频率、节律、神志变化及动脉血气分析结果进行动态调整。

（四）用药护理

1. 遵医嘱给予有效抗菌药物，注意给药时间要准确，尤其是时间依赖型抗生素。

2. 使用喹诺酮类抗菌药物时观察同前。

3. 休克病人进行扩容时注意监测病人血压、呼吸、心率及尿量，防止补液过快过多导致急性左心衰及肺水肿。使用血管活性药物时，注意药物的浓度与速度，密切观察输液局部有无渗漏，防坏死。

4. 使用呼吸兴奋剂时，静脉滴注速度不宜过快，如出现恶心、呕吐、烦躁、惊厥、面色潮红等现象，需减慢滴速并通知医生处理。

（五）心理护理

告知病人及家属疾病的相关知识，鼓励家属探视，关心支持病人，消除其紧张与不安；对慢性菌痢病人指导其合理用药、去除不良诱因，促进早日康复，以消除其焦虑心理。呼吸衰竭的病人因呼吸困难、有濒死感等，常会产生紧张、焦虑甚至恐惧等负性情绪，加强心理支持，经常巡视病人，了解和关心病人的心理状况，鼓励其说出或写出心理感受，指导病人应用放松技术、引导性想象技术、分散注意力等，以缓解其不良情绪。

（六）健康指导

1. 疾病预防指导 做好饮水、食品、粪便的卫生管理及防蝇灭蝇工作，改善卫生条件。严格食品卫生管理，凡从事食品加工、生产及饮食服务人员，接触食品前必须勤洗手。从事饮食服务性行业者应定期健康检查，发现慢性带菌者应暂时调换工作，并接受治疗。培养良好的个人卫生习惯，餐前便后洗手，不饮生水，禁食不洁食物。

2. 疾病知识指导 告知病人本病发生的原因、临床表现、预防及治疗措施，尤其要向家属说明粪便消毒对于控制此病流行的重要性。嘱病人按时、按量、按疗程坚持服药。对慢性病病人告知其勿暴饮暴食、过度紧张和劳累、受凉、情绪波动、进食生冷食物等，避免诱发急性发作，一旦发病应及时就诊。

细菌性痢疾是由痢疾杆菌引起的经消化道传播的急性肠道传染病。急慢性病人及带菌者是本病传染源,人群普遍易感。以夏秋季发生率高。以直肠、乙状结肠的炎症与溃疡为主要病变,以腹痛、腹泻、里急后重和黏液脓血便为主要表现,严重者可有感染性休克和中毒性脑病。本病以病原治疗和对症治疗为主,首选喹诺酮类药物。需严格执行接触隔离,腹泻频繁的病人,注意肛周皮肤保护;呼吸衰竭与循环衰竭时积极配合医生抢救。休克病人进行扩容时,防止补液过快过多导致急性左心衰及肺水肿。使用血管活性药物时,注意药物的浓度与速度,密切观察输液局部有无渗漏,防坏死。

四、霍乱

掌握	霍乱的临床表现、护理措施。
熟悉	霍乱的流行病学特征、治疗原则及护理诊断。
了解	霍乱的病原学特征、发病机制及实验室检查的意义。

霍乱(cholera)是由霍乱弧菌引起的烈性肠道传染病。属国际检疫传染病,在我国,霍乱属甲类传染病。起病急、传播迅速。典型临床表现系霍乱肠毒素引起的剧烈腹泻、呕吐,易导致机体出现严重的脱水、电解质紊乱、酸碱失衡,甚至周围循环衰竭和急性肾损伤。

【病原学】

霍乱弧菌为革兰氏染色阴性杆菌,呈弧形或逗点样。菌体末端有一鞭毛,O_{139}群霍乱弧菌在菌体外还有荚膜。此种细菌运动活跃,在暗视野行悬滴镜检可见运动,呈穿梭状;病人粪便直接涂片时可见弧菌,呈"鱼群状"排列。霍乱弧菌属兼性厌氧菌,在普通培养基上生长良好,在碱性肉汤或蛋白胨水中可迅速繁殖。

霍乱弧菌具有菌体(O)抗原和鞭毛(H)抗原,前者耐热,后者不耐热。H抗原为霍乱弧菌所共有;O抗原特异性高,有群和型特异性两种抗原,是霍乱弧菌分群、型的基础。而群的特异性抗原可达200余种。

霍乱弧菌可产生肠毒素、神经氨酸毒素、血凝素,菌体裂解后还可释放内毒素。而霍乱肠毒素是主要的致病毒素,能使机体肠腺大量分泌水和电解质,形成霍乱腹泻症状;该毒素不耐热、56℃ 30分钟可灭活,不耐酸,有抗原性,可激发机体产生中和抗体。霍乱弧菌在自然环境中存活时间较长,但对热、干燥、酸及一般消毒剂敏感。干燥2小时或加热55℃ 10分钟可灭活,100℃立即被杀死,在正常胃酸中只能存活4分钟。

【流行病学】

从1817年发现至今,霍乱发生了七次世界性大流行,前六次大流行与古典生物型有关。发生于1961年的第七次大流行是由埃尔托生物型引起,一直流行至今,波及9个国家,我国有29个省、市、自治区被波及,有形成第八次世界大流行的趋势。目前需警惕O_{139}群霍乱弧菌在我国大流行的可能。

(一)传染源

为病人和带菌者。病人在发病期间,连续排菌可达5~14周。中、重型病人排菌量大,污染面广,是重要的传染源;而轻型病人、隐性感染者、潜伏期病人、带菌者不易被发现,在疾病的传播上起着非常重要的作用。

（二）传播途径

霍乱弧菌可通过水、食物、日常生活接触和苍蝇等途径传播；如果水源或食物被污染，可引起暴发流行；霍乱弧菌还可通过污染鱼、虾等水产品引起传播。

（三）人群易感性

人群普遍易感，病后可获得一定免疫力，能产生抗菌抗体和抗肠毒素抗体，但持续时间短，可再次感染。

（四）流行特征

霍乱有明显的地方性及流行性，有沿海沿江分布的地理特点，尤其是埃尔托生物型更为显著。在热带地区无明显的季节性，在我国以夏秋季为主，早可在4月份而晚可迟到12月份，7~9月为高峰期。O_{139}霍乱为新流行株，其流行特征以成人发病为主，男性多于女性。在霍乱流行地区，人群对O_1群霍乱有免疫力，但不能保护人群免受O_{139}感染。现有的霍乱菌苗对O_{139}群霍乱无保护作用。

【发病机制与病理变化】

（一）发病机制

霍乱弧菌进入人体后是否发病取决于机体的免疫力、霍乱弧菌的数量和致病力。正常胃酸能杀灭一定数量的霍乱弧菌。但当各种原因引起胃酸分泌减少、胃酸被严重稀释或食入大量的霍乱弧菌时，霍乱弧菌通过胃而进入小肠。通过鞭毛运动及弧菌产生的蛋白酶作用，穿过肠黏膜上的黏液层，在毒素协同调节菌苗（TcpA）和霍乱弧菌血凝素的作用下，黏附于小肠上段肠黏膜上皮细胞刷状缘上，在小肠中迅速繁殖，并产生霍乱肠毒素。霍乱肠毒素进入肠黏膜细胞内，激活腺苷酸环化酶，促进三磷酸腺苷转变为环磷酸腺苷。当细胞内环磷酸腺苷浓度升高时，则刺激肠黏膜隐窝细胞过度分泌水、氯化物及碳酸盐。同时抑制绒毛细胞对钠和氯离子的吸收，使大量水分和电解质聚集在肠腔，形成该病特有的剧烈水样腹泻。

霍乱肠毒素还能促使肠黏膜杯状细胞分泌黏液增多，使腹泻水样便中含大量黏液。剧烈吐泻导致失水使胆汁分泌减少，因而腹泻排出的粪便呈白色"米泔水"样。另外，除肠毒素外，内毒素亦有致病作用。

（二）病理改变

主要为严重脱水的表现，而脏器实质性损害不明显。

1. 水、电解质紊乱　病人因剧烈的呕吐和腹泻，体内水分和电解质大量丧失，导致脱水、电解质紊乱。严重的脱水可引起血容量骤减、血液浓缩，甚至出现周围循环衰竭，若不及时纠正，可引起肾前性少尿甚至急性肾损伤。由于钾、钠、钙及氯化物的丧失，可引起肌肉痉挛，低钾、低钠、低钙血症，严重的低血钾可导致心律失常，进一步加重肾损伤。

2. 代谢性酸中毒　腹泻丢失大量碳酸氢根，加之失水导致周围循环衰竭，组织因缺氧进行无氧代谢导致乳酸堆积、急性肾损伤时酸性物质排出减少等，加重代谢性酸中毒。

【临床表现】

潜伏期长短不一，短者数小时，长者可达7天，一般为1~3天。古典生物型与O_{139}型引起的霍乱症状重，而埃尔托生物型引起的霍乱症状较轻，隐性感染多见。典型病人多突然起病，病程经过分为3期。

（一）泻吐期

1. 腹泻　是本病的首发症状，临床特点为无痛性剧烈腹泻，无里急后重感，多数不伴腹痛，排便后自觉轻快感。腹泻初期粪便为黄色稀便，含粪质；后为黄色稀水样便，无粪臭；严重者排出白色混浊的"米泔样"粪便。有肠道出血者可排出洗肉水粪便。出血多者可呈柏油样粪便，以埃尔托生物型引起者多见。排便次数可达数十次，重者大便失禁。

2. 呕吐　一般在腹泻之后发生，呈喷射性呕吐，不伴恶心。呕吐物起初为胃内容，后为水样，严重者可呕吐"米泔水"样物。轻者可无呕吐。

（二）脱水期

病人频繁的腹泻、呕吐，使体内大量水分和电解质丧失，出现水、电解质及酸碱失衡，重者出现周围循环衰竭、急性肾损伤。持续时间长短取决于治疗是否及时、正确，一般持续数小时至 2~3 天。

1. **脱水**　可分为轻、中、重三度。轻度脱水失水约 1000ml，儿童 70~80ml/kg，病人出现口唇与皮肤干燥，皮肤弹性稍差。中度脱水失水 3000~3500ml，儿童 80~100ml/kg，病人出现皮肤弹性差，眼窝凹陷，声音稍嘶哑，血压有所下降，尿量减少。重度脱水失水 4000ml 及以上，儿童 100~120ml/kg，病人出现皮肤干皱、缺乏弹性，声音嘶哑，眼眶下陷、两颊深凹，尿量明显减少，意识淡漠或神志不清的"霍乱面容"。如不及时抢救，可危及病人生命。

2. **代谢性酸中毒**　病人呼吸增快，重者可出现库斯莫尔（Kussmaul）深大呼吸，意识障碍，如嗜睡、感觉迟钝、昏睡甚至昏迷。

3. **低血钾**　频繁腹泻使钾盐大量丢失，病人出现肌张力减弱、膝反射减弱或消失、腹胀，甚至中毒性鼓肠、心律失常等。

4. **肌肉痉挛**　频繁吐泻导致钠盐丧失，低钠引起腓肠肌和腹直肌痉挛。病人出现痉挛部位疼痛和肌肉强直状态。

5. **循环衰竭**　为严重失水引起的低血容量性休克。病人四肢湿冷、脉搏细速甚至不能触及、血压下降甚至测不出。随之因脑供血不足而渐进出现烦躁、呆滞、嗜睡、昏睡甚至昏迷。

（三）恢复期或反应期

经过积极治疗，病人腹泻停止，脱水纠正，大多数病人症状消失，生命体征恢复在正常范围，尿量增加，体力渐恢复。少数病人可出现反应性低热，与循环改善后肠毒素吸收增加有关，一般体温波动在 38~39℃ 之间，持续 1~3 天后可自行恢复正常。

除了典型病例外，还有一种罕见类型"干性霍乱"，起病急，病情进展迅速，病人尚未出现明显的泻吐症状就进入中毒性休克而死亡。

【实验室及其他检查】

（一）一般检查

1. **血液检查**　血液浓缩使病人红细胞计数、血红蛋白水平升高；白细胞可高达（10~30）×10⁹/L，以中性粒细胞及单核细胞增多为主。血清钾、钠、氯降低，血气 pH 下降，而尿素氮、肌酐水平升高。

2. **尿液检查**　多呈酸性，比重在 1.010~1.025 之间，可见少量蛋白、红细胞、白细胞和管型。

3. **粪便检查**　可见黏液和少许红细胞、白细胞。

（二）血清学检查

霍乱弧菌感染后机体可产生抗菌抗体和抗肠毒素抗体，急性期和恢复期血清抗体滴度对比 4 倍以上增高有诊断意义。此检查主要用于流行病学调查和粪便培养阴性可疑病人的诊断。

（三）病原学检查

1. **粪便直接涂片染色**　取粪便涂片染色后镜检，可发现革兰氏阴性稍弯曲弧菌，无荚膜、芽胞，呈鱼群状排列。

2. **动力试验和制动试验**　将新鲜粪便滴于玻片上，在暗视野镜检，可见运动活泼呈穿梭状的弧菌，即为动力试验阳性。如有穿梭样运动时，加上 1 滴 O₁ 群抗血清，如细菌停止运动，提示样本中有 O₁ 群霍乱弧菌；如细菌仍活动，再加上 1 滴 O₁₃₉ 抗血清，如细菌活动消失，证明样本中含 O₁₃₉ 霍乱弧菌。

3. **增菌培养后分离培养**　凡怀疑霍乱病人的粪便，除作显微镜检查外，均应做增菌培养。粪便标本应在使用抗菌药物之前留取，并尽快送到实验室作培养。培养基一般选用 pH 为 8.4 的碱性蛋白胨水，36~37℃培养 6~8 小时后表面能形成菌膜。再转种到霍乱弧菌能生长的庆大霉素琼脂、硫代硫酸 - 枸橼酸 - 胆盐 - 蔗糖（TCBS）琼脂、碱性营养琼脂等培养基上，18~24 小时后菌落生长，然后与 O₁ 群、O₁₃₉ 群特异性的单克隆抗体或诊断血清进行玻片凝集实验。

4. **分子生物学检测**　通过 PCR 技术来快速诊断霍乱。特异性和敏感性较高，需有专用 PCR 实验室，临床应用受限。

5. 血清免疫学检查　人体感染此菌后,能产生抗菌抗体和抗肠毒素抗体。前者中的抗凝集素抗体一般在发病第 5 天出现,病程 8~21 天到高峰。此检查主要用于流行病学的追溯诊断和粪便培养阴性的可疑病人的诊断。双份血清滴度 4 倍以上升高具有诊断意义。

【诊断要点】

根据流行病学资料、临床表现及实验室检查进行综合分析,霍乱流行地区,在流行季节有腹泻和呕吐的病人应怀疑有霍乱的可能,均需做粪便细菌学检查。

(一)确诊病例

符合以下各项之一者,即可诊断为霍乱:

1. 有腹泻症状,粪便培养霍乱弧菌阳性。

2. 霍乱流行期间,在疫区内有典型的霍乱腹泻和呕吐症状,严重脱水与周围循环衰竭,肌肉痉挛者,粪便培养未发现霍乱弧菌,但又无其他原因可查者,可做双份血清凝集试验,效价呈 4 倍以上增长。

3. 无霍乱的临床表现,但粪便培养阳性,且在粪便培养阳性的前后 5 天内曾有腹泻表现,有密切接触史。

(二)疑似病例

符合下列两项之一者,可诊断为疑似病例。

(1)有典型霍乱临床症状的首发病例,病原学检查未确定之前。

(2)霍乱流行期间有明确接触病人史,有腹泻、呕吐症状,无其他原因可解释者。

对疑似病例仍应进行隔离,每日做粪便培养,连续 2 次培养阴性者,可解除隔离,否定该诊断并做更正报告。

【治疗原则】

治疗原则为:严密隔离,及时快速补液,抗菌及对症治疗。重症病人加强监护。

(一)严密隔离

按甲类传染病管理。确诊病例和疑似病例分开隔离,病人排泄物、呕吐物应彻底消毒。病人症状消失后,隔日一次粪便培养,连续 3 次培养阴性方可解除隔离。

(二)补液治疗

迅速合理补充液体和电解质是治疗霍乱的关键。

1. 口服补液　WHO 推荐在有霍乱流行的发展中国家使用口服补液盐。口服补液不但适用于轻、中度脱水病人,也适用于重度脱水病人,因其能减少重度脱水病人的静脉补液量,这对年老体弱、心肺功能不良、需及时补钾的病人尤为重要。因口服补液能防止补液量不足或过多引起的心肺功能紊乱及医源性低钾血症,亦可纠正霍乱病人水和电解质的丢失。

2. 静脉补液　适用于重度脱水、中度脱水但不能口服的病人、极少数轻度脱水的病人。补液原则为:早期、迅速、足量,先盐后糖,先快后慢,见尿补钾,纠酸补钙。对年老体弱、婴幼儿、心肺功能不全的病人,补液不宜过快过多,严密切观察病人反应。

(1)补液种类:541 溶液、2:1 溶液、林格乳酸钠溶液。一般首选 541 溶液。

(2)补液量及速度:补液总量根据病人失水程度而定。轻度脱水:口服为主,如呕吐严重不能口服者,静脉补充 3000~4000ml/d;中度脱水,补充 4000~8000ml/d;重度脱水,补充 8000~12 000ml/d。补液速度为:最初 1~2 小时需快速滴注。成人轻度脱水 5~10ml/min;中度脱水输入 2000~3000ml,待血压、脉搏恢复正常后,降至 5~10ml/min;重度脱水者,开放两条以上的静脉通道,开始按 40~80ml/min 速度输入,半小时后改为 20~30ml/min 输入,直到病人休克症状纠正后,减慢输液速度。补足累计损失量后,可按每天生理需要量加排出量为原则进行补充。在补液同时,需补钾和纠正酸中毒。

（三）抗菌治疗

辅助治疗手段，用于病情严重或不能自愈的病人、年老体弱的病人。目的在于缩短病程、减少腹泻次数、迅速清除病原菌。常用药物有喹诺酮类抗菌药物，环丙沙星、诺氟沙星、多西环素等。

（四）对症治疗

重症病人液体补足后血压仍较低时，可加血管活性药物如多巴按、间羟胺及肾上腺皮质激素。出现左心衰、急性肺水肿时暂停补液，予以强心、利尿、镇静治疗。对严重低钾血症者应静脉补充氯化钾。出现急性肾损伤者及时纠正酸中毒和电解质紊乱，必要时行血液透析。

【常用护理诊断/问题】

1. 腹泻　与霍乱肠毒素作用于肠道有关。

2. 体液不足　与频繁剧烈的腹泻、呕吐导致大量的水分丢失有关。

3. 活动无耐力　与频繁呕吐、腹泻致低血钾有关。

4. 潜在并发症：急性肾损伤、电解质紊乱、急性肺水肿。

5. 有传播感染的危险　与病人大便排菌量大有关。

6. 恐惧　与突然起病、病情发展迅速、严重脱水及实施严格隔离有关。

【护理措施】

（一）一般护理

1. 隔离　按甲类传染病管理，严密隔离。

2. 休息　嘱病人卧床休息，便器置于床边易取处，协助病人床上排尿便，减少体力消耗。

3. 饮食　剧烈泻吐者暂禁饮食，症状较轻或待症状好转后予以少量多次饮水；病情控制后逐步过渡到温热低脂流质饮食，如果汁、米汤、淡盐水等，避免饮用牛奶、豆浆等产气食物，以免引起肠胀气，增加病人不适感。

（二）病情观察

密切观察病情变化。每 0.5～1 小时测量并记录病人的生命体征；观察病人神志变化，有无烦躁、表情淡漠、嗜睡等情况；严格记录 24 小时出入量；观察和记录病人呕吐物及排泄物的颜色、量、性状、次数；观察病人皮肤黏膜弹性、尿量、血压、神志等变化以判断脱水程度，尤其需警惕重度脱水病人发生周围循环衰竭；密切随访病人血生化及血气分析结果，以评估病人有无水、电解质、酸碱失衡情况，为下一步治疗提供依据。

（三）症状护理

1. 腹泻　观察粪便的性状、颜色、次数、量等情况，协助病人床旁或床上排便，注意肛周皮肤情况，排便后用温水清洗肛门，并涂润滑剂保护。

2. 周围循环灌注不足的护理　补液治疗是抢救病人的关键，需至少开放两条以上的静脉通路，条件允许时可进行中心静脉穿刺，便于快速补液和测量中心静脉压力。根据病人病情及脱水程度计算补液量和速度，制订切实可行的补液计划，尤其是中、重度病人，最好使用输液泵调控补液速度。在补液过程中，密切观察病人的血压是否回升、尿量是否正常、皮肤弹性是否好转等情况，以观察补液效果。同时需观察有无因补液过快出现急性肺水肿表现，一旦发生，及时配合医生抢救。注意给病人保暖，鼻塞或面罩氧气吸入。

3. 肌肉痉挛　可局部热敷、按摩、针灸等方法镇痛，必要时按医嘱给予药物治疗。

（四）用药护理

需用抗菌药物的病人，护士应现用现配并按时进行静脉输入，注意观察药物作用及不良反应；使用血管活性药的病人应根据病人的情况调整药物的速度，并注意观察药物的不良反应。静脉补充氯化钾时，需观察有无血管刺激症状，注意控制滴速。

（五）心理护理

霍乱病人大多突然发病、病情进展迅速、剧烈的吐泻，加上被严密隔离，病人会产生焦虑、恐惧心理。需向病人及家属解释疾病的发生、发展过程，进行严密隔离的重要性和必要性。护士经常巡视病房，多与病人沟通、交流，让病人充分表达自己的心理感受，鼓励病人树立战胜疾病的信心。

（六）健康指导

1. 疾病预防指导　向病人及家属宣传本病通过消化道传播，预防此病需加强饮水、饮食与粪便管理；严禁用未经无害化处理的粪便施肥，消灭苍蝇等传播媒介；养成良好的个人卫生习惯，不吃生的或未煮熟的水产品，不喝生水，饭前便后要洗手；霍乱流行期间，停止一切宴请；有泻、吐症状者及时到医院肠道门诊就诊。

2. 疾病知识指导　向病人及家属讲解霍乱的有关知识，如病因、临床过程及治疗方法等，尤其需讲清楚隔离治疗的重要性和必要性，消除病人的紧张、孤独感，积极配合隔离与治疗。

学习小结

霍乱是由霍乱弧菌引起的烈性肠道传染病。属甲类传染病。病人和带菌者是本病的主要传染源，经消化道传播，人群普遍易感，有明显的地域性及季节性，在我国以夏秋季为主。主要临床特征为严重泻吐导致脱水、代谢性酸中毒、低血钾、肌肉痉挛甚至循环衰竭。迅速合理补充液体和电解质是治疗霍乱的关键，至少开放两条以上的静脉通路，根据病人病情及脱水程度制订切实可行的补液计划，使用输液泵调控补液速度。密切观察病人的血压是否回升、尿量是否正常、皮肤弹性是否好转等情况，以观察补液效果。

五、流行性脑脊髓膜炎

学习目标

掌握	流行性脑脊髓膜炎的临床表现及护理措施。
熟悉	流行性脑脊髓膜炎的流行病学特征、治疗原则、主要护理诊断。
了解	流行性脑脊髓膜炎的病原学、发病机制及实验室检查的意义。

流行性脑脊髓膜炎（epidemic cerebrospinal meningitis，meningococcal meningitis）简称流脑，是由脑膜炎奈瑟菌引起的急性化脓性脑膜炎，主要经呼吸道传播，冬春季多见。临床表现为突起高热、剧烈头痛、频繁呕吐、皮肤黏膜瘀点瘀斑及脑膜刺激征阳性，重症病人可出现感染性休克和脑实质损害。部分病人可暴发起病，迅速死亡。

【病原学】

脑膜炎奈瑟菌又称脑膜炎球菌，属奈瑟菌属。为革兰氏染色阴性球菌，呈肾形，多数凹面相对成对或四联排列。无芽胞、不活动，但有荚膜，根据其荚膜多糖抗原的不同，可分为13个血清群（A、B、C、D、X、Y、Z、29E、W135、H、I、K、L），90%以上是由前三群引起。脑膜炎球菌为专性需氧菌，在巧克力、血培养基、卵黄培养基上生长良好，而在普通培养基上基本不生长。该菌对干燥、寒冷、湿热、阳光、紫外线及一般消毒剂敏感；含自溶酶，在人体外容易自溶而死亡，留取标本后需及时送检并迅速接种。

人是本病唯一的宿主，脑膜炎球菌存在于病人和带菌者的鼻咽部、血液、脑脊液和皮肤黏膜瘀点中。细菌裂解后释放内毒素而致病。

【流行病学】

（一）传染源

为带菌者及病人。本病隐性感染率高，因无症状，不易被发现，是重要的传染源。

（二）传播途径

病原菌主要通过咳嗽、打喷嚏等借空气飞沫传播；但密切接触如同床睡觉、接吻、怀抱等对2岁以下的婴幼儿仍可能传播。

（三）人群易感性

人群普遍易感，感染后对本菌群可获得持久免疫力，对其他菌群有短暂的交叉免疫力。5岁以下儿童，尤其是6个月至2岁的婴幼儿发病率最高。

（四）流行病学特征

全球、全年散发，但在温带地区可有地方性流行，冬春季发病居多。我国流脑的发病率持续下降，但近年来，有上升趋势。

【发病机制与病理变化】

（一）发病机制

病原菌从人体鼻咽部侵入，在鼻咽部繁殖而成为无症状带菌者，部分表现为轻微的上呼吸道感染症状而获得持久免疫力。少数病人因细菌毒力强、机体抵抗力低等原因，细菌侵入局部毛细血管和小动脉而进入血液循环，形成菌血症，可无明显的症状或出现少量的皮肤出血点。极少数病人发展为败血症。细菌通过血脑屏障侵犯脑脊髓膜，释放内毒素等引起脑膜和脊髓膜化脓性炎症及颅内压升高，出现惊厥、昏迷等症状，重者脑疝形成，迅速死亡。细菌释放的内毒素可引起循环障碍和休克。另外，脑膜炎球菌内毒素更易激活凝血系统导致DIC及继发性纤溶亢进，进一步加重微循环障碍、出血和休克，导致多器官功能衰竭而死亡。

（二）病理变化

上呼吸道感染阶段，主要为上呼吸道黏膜充血、水肿、渗出；败血症期主要为血管内皮损伤，血管周围出血，血管壁炎症、坏死和血栓形成，临床表现为皮肤黏膜瘀点、瘀斑，肺、心、胃肠道等可有广泛出血。脑膜炎期主要为脑膜和脊髓膜血管内皮细胞在炎症介质的作用下发生充血、出血、水肿和坏死；血管通透性增加，大量纤维蛋白、中性粒细胞及血浆外渗，引起脑脊液混浊。颅底部化脓性炎症和粘连可引起视神经、展神经、动眼神经、听神经等损伤。暴发型脑膜炎病变主要在脑实质，引起脑组织缺氧、变性、水肿、充血、出血、坏死。

【临床表现】

潜伏期最短1天，最长7天，一般为2～3天。根据病人病情不同可分为4种类型。

（一）普通型

最常见，约占发病者的90%。

1. 前驱期（上呼吸道感染期）　主要表现为上呼吸道感染症状，如低热、鼻塞、咽痛、全身不适等，持续1～2天。

2. 败血症期　突起畏寒、寒战、高热，体温迅速升至40℃以上，头痛及全身肌肉酸痛，呕吐，食欲减退，精神萎靡，意识淡漠等。少数病人出现关节炎或关节痛。70%以上的病人皮肤黏膜出现瘀点、瘀斑。本期持续1～2天。

3. 脑膜炎期　除高热及其他中毒症状外，出现剧烈头痛、频繁喷射性呕吐、烦躁不安及脑膜刺激征阳性，重者谵妄、抽搐及意识障碍等。部分囟门未闭的婴幼儿前囟膨隆，张力增大。本期持续2～5天。

4. 恢复期　病人体温降至正常，神志清楚，精神状态改善，皮肤瘀点、瘀斑消失或结痂愈合。神经系统症状消失，脑实质损害征象好转。病人多在1～3周内治愈。

（二）暴发型

儿童多见，起病急，病情凶险，如不及时治疗可于24小时内危及生命。分为三型。

1. 休克型　急性起病，寒战、高热或体温不升，头痛、呕吐，严重的中毒症状，精神萎靡。短期内出现全身皮肤瘀点、瘀斑并迅速融合成片，瘀斑中间可出现坏死。病人面色苍白、唇指发绀、皮肤花斑、四肢厥冷、脉搏细速、血压下降，呼吸急促。多无脑膜刺激征。如不及时抢救，病情可迅速恶化。

2. 脑膜脑炎型　主要表现为脑膜及脑实质损害，病人高热、头痛、呕吐、惊厥、意识障碍，迅速陷入昏迷。颅内压增高，脑膜刺激征阳性，锥体束征阳性，严重者出现脑疝，导致中枢性呼吸衰竭。

3. 混合型　病死率高达80%，可先后或同时出现休克型与脑膜脑炎型的临床症状。

（三）轻型

病人出现轻微上呼吸道感染症状，皮肤黏膜上可见散在少量的出血点。少数病人可出现脑膜刺激征，脑脊液变化不明显，咽拭子培养出脑膜炎双球菌。

（四）慢性败血症型

此型不多见，主要见于成年病人。病程可迁延数月。表现为反复出现畏寒、发热，皮肤瘀点、瘀斑或皮疹，常伴有关节疼痛，少数病人出现脾大、脑膜炎、肾炎等，每次发作可持续1~6天。需反复做血培养或皮肤瘀点涂片。

【实验室及其他检查】

（一）血常规检查

白细胞总数增高明显，达（10~20）×10^9/L甚至更高，中性粒细胞计数升高为主，可达80%~90%，如并发DIC，血小板计数显著下降。

（二）脑脊液检查

疾病早期，脑脊液外观无变化，随着病情进展，可出现脑脊液压力增高，外观浑浊甚至呈脓性改变；白细胞计数显著升高，超过1000×10^6/L，以多核细胞为主；脑脊液中蛋白质水平显著增高、糖及氯化物明显减少。

（三）病原学检查　病原学检查为本病的确诊依据，主要有两种方法。

1. 涂片检查　取脑脊液或皮肤瘀点处组织液进行涂片检查，前者阳性率约60%，后者阳性率约为70%，具有重要的早期诊断价值。

2. 细菌培养　取血液、脑脊液或皮肤瘀点处组织液进行培养，但阳性率低，需在抗菌治疗前采取标本，标本需保暖、及时送检。

（四）免疫学检查

用对流免疫电泳法、乳胶凝集试验、免疫荧光法、酶联免疫吸附、反向间接血凝试验等测定脑脊液和血液中的脑膜炎双球菌特异性抗原，阳性率可达90%以上，主要用于早期诊断。

【诊断要点】

（一）流行病学资料

在冬春季发病，1周内有流脑病人密切接触史或当地有此病流行。

（二）典型的临床特征

突起高热、剧烈头痛、呕吐，意识改变，皮肤黏膜瘀点、瘀斑，脑膜刺激征阳性。

（三）实验室检查

外周血白细胞和中性粒细胞计数显著增高，脑脊液检查压力增高且符合化脓性脑膜炎的表现。细菌培养出脑膜炎奈瑟菌可确诊。

【治疗原则】

（一）普通型

1. 病原治疗　一旦高度怀疑流脑时，在30分钟内应给予抗菌治疗，早期、足量应用细菌敏感且能透过血脑屏障的抗菌药物。常用药物为青霉素与头孢菌素。

（1）青霉素：耐药少，可首选。因不易透过血脑屏障，需大剂量使用，成人800万U/次，每8小时1次。儿童20万～40万U/kg，分3次加入5%葡萄糖液中静脉滴注，疗程5～7天。

（2）头孢菌素：第三代头孢菌素对脑膜炎球菌有良好的抗菌效果，易通过血脑屏障（头孢哌酮除外）。首选头孢曲松钠，12岁以上儿童和成人剂量为2g，儿童50～100mg/kg，每12小时静脉滴注一次，疗程为7天。

2. 对症治疗　高热时物理降温，必要时药物降温。惊厥抽搐者使用镇静剂，如地西泮0.25～0.5mg/kg肌肉注射或静脉注射。有颅内压增高时，使用20%甘露醇1～2g/kg快速静脉滴注脱水治疗，如有必要每4～6小时可重复使用。但需警惕肾功能损害。

（二）暴发型流脑的治疗

1. 休克型

（1）迅速抗休克治疗：①补充血容量，常用液体为低分子右旋糖酐和5%碳酸氢钠（以5ml/kg计算）。②及时纠正酸中毒，用5%碳酸氢钠纠正酸中毒，可提高心肌收缩力，改善微循环，防止DIC。③使用血管活性药物，在扩容、纠正酸中毒处理后，休克仍未纠正时可使用血管活性药物。首选山莨菪碱，成人每次10～20mg静脉注射，儿童每次0.5～1mg/kg，15～30分钟一次，当病人面色红润、四肢转暖、血压回升后逐渐减量停药。也可用多巴胺、间羟胺等药物。④有心衰症状时使用强心药物，必要时使用肾上腺皮质激素，以减轻中毒症状、加强心肌收缩力、抑制血小板聚集等。氢化可的松成人200～500mg/d，儿童8～10mg/kg每天静脉注射，休克纠正后及时停药，一般不超过3天。

（2）在抗休克治疗的同时，及早、足量应用有效抗菌药物治疗病原菌。

（3）DIC的治疗：休克与DIC可相互促进，故需早期使用肝素治疗，剂量为0.5～1mg/kg，4～6小时可重复使用一次，以减少凝血后出血，有助于纠正休克。应用肝素时，根据凝血时间调整剂量，要求凝血时间维持在正常值的2.5～3倍为宜。当病人高凝状态纠正后，应输入新鲜血液或血浆及维生素K，以补充被消耗的凝血因子和血小板。

2. 脑膜脑炎型　减轻脑水肿，降低颅内压，防止脑疝及呼吸衰竭。

（1）病原菌治疗：同休克型脑膜炎的治疗。

（2）减轻脑水肿、降低颅内压：及早发现脑水肿，及时应用脱水剂，常用20%甘露醇（用法同前），亦可用甘露醇与50%葡萄糖液交替使用，必要时还可使用白蛋白、呋塞米、肾上腺皮质激素等。

（3）预防与处理呼吸衰竭：在积极治疗脑水肿的同时，保持病人呼吸道通畅，予以氧气吸入；中枢性呼吸衰竭时，予以可拉明、洛贝林等呼吸兴奋剂，必要时行气管插管或气管切开。

3. 混合型治疗　此型病人病情复杂且严重，积极抗休克治疗的同时预防和治疗脑水肿，二者兼顾但有所侧重。同时进行积极有效的抗菌治疗。

【常用护理诊断/问题】

1. 体温过高　与脑膜炎球菌感染导致败血症有关。

2. 组织灌注无效　与内毒素导致微循环障碍有关。

3. 营养失调：低于机体需要量　与高热、呕吐及摄入不足有关

4. 潜在并发症：惊厥、脑疝、呼吸衰竭。

5. 皮肤完整性受损　与内毒素损伤皮肤血管内皮、意识障碍有关。

6. 有受伤的危险　与意识障碍、惊厥有关。

【护理措施】

（一）一般护理

1. 隔离　发现病人，就地隔离治疗。

2. 休息　病人绝对卧床休息，治疗护理操作集中进行，尽量减少对病人的刺激，避免诱发惊厥。

3. 饮食 进食清淡易消化的流质或半流质饮食，不能进食者，需静脉补充液体和电解质，保持病人营养供给。

（二）病情观察

密切观察病情变化，监测生命体征、意识状态、瞳孔变化、皮肤情况等，有无抽搐、惊厥先兆，记录出入液量。当病人出现意识障碍、烦躁不安、剧烈头痛、喷射性呕吐、脉搏减慢、血压升高等时，提示有脑水肿、颅内高压；当病人出现双侧瞳孔不等大时，提示有脑疝可能。

（三）症状、体征的护理

1. 呼吸衰竭的护理 严密监测病人生命体征、意识状态，尤其是呼吸的频率、节律和深度。予以氧气吸入；准备好抢救用物及药品：吸痰器、气管插管或气管切开包、呼吸兴奋剂、呼吸机等。对痰液黏稠不易咳出或无力咳嗽的病人，给予翻身拍背、雾化吸入，必要时吸痰，保持呼吸道通畅；出现呼吸衰竭时，使用呼吸兴奋剂。必要时配合医生气管插管或气管切开，行机械通气。

2. 皮肤瘀点、瘀斑的护理 观察病人皮肤瘀点瘀斑的部位、程度、范围、进展或好转情况。保护病人皮肤，勿在瘀点、瘀斑部位进行穿刺。如局部破溃，用无菌生理盐水清洗，涂抗生素软膏保护，防继发感染。嘱病人勿搔抓瘀点、瘀斑处，剪短其指甲并包裹，防抓破皮肤而感染。

3. 其他 有颅内压增高的病人，卧床时适当抬高床头；行腰椎穿刺的病人，需去枕平卧 4～6 小时；意识障碍的病人呕吐时，头偏向一侧，防误吸或窒息；昏迷病人，保持床单位清洁平整，内衣裤柔软、宽大，定时翻身、拍背，使用气垫床、局部保护等，预防压力性损伤；对烦躁不安的病人应拉起床挡，必要时约束，或使用镇静剂，防坠床。有尿潴留的病人，及时予以导尿术，防止病人躁动而引起颅内压增高。

（四）用药护理

1. 使用青霉素者，需密切观察病人有无青霉素过敏反应，尤其是过敏性休克。

2. 使用甘露醇脱水时，需快速静脉输入。密切观察病人的呼吸、心率、血压、瞳孔的变化，呕吐有无缓解或消失，脑膜刺激征表现有无改善；同时注意监测病人电解质情况。

3. 使用肝素预防 DIC 时，需密切观察病人有无过敏反应或出血情况，监测病人的凝血功能。

（五）心理护理

对于神志清楚而病情重的病人，利用集中治疗护理的时间，与病人交流，加强心理支持，鼓励病人树立战胜疾病的信心。

（六）健康指导

1. 疾病预防指导 加强病人及家属的卫生宣教，搞好环境和个人卫生，室内通风换气，勤晒衣被，经常消毒儿童玩具。流行期间尽量不到人多的地方；体质虚弱者，外出戴口罩；对密切接触者可使用复方磺胺甲噁唑口服进行预防。流行季节前对流行区 6 个月至 15 岁的易感人群应用脑膜炎球菌多糖体菌苗进行预防接种，可明显降低发病率。流脑的密切接触者及家庭内密切接触的儿童可用药物预防并医学观察 7 天。

2. 疾病知识指导 向病人及家属介绍流脑的相关知识，如发病原因、临床过程、预后等。指导病人及家属坚持切实可行的功能锻炼、按摩等，以减少脑神经损害、肢体运动障碍、失语、癫痫等后遗症的发生。提高病人自我管理能力，以提高其生活质量。

（罗　玲）

学习小结

流行性脑脊髓膜炎是由脑膜炎奈瑟菌引起的急性化脓性脑膜炎，带菌者及病人是本病的传染源。病原菌主要通过空气飞沫传播，人群普遍易感，6 个月至 2 岁的儿童发病率高，多见于冬春季节，感染后对本群可获得持久免疫力。典型临床表现为突起高热、剧烈头痛、频繁呕吐、皮肤黏膜瘀点瘀斑及脑膜刺激征阳性，重症病人可出现感染性休克和脑实质损害。青霉素为临床首选用药。发现病人，就地隔离治疗。病人绝对卧床休息，尽量减少对病人的刺激，避免诱发惊厥。监测生命体征，密切观察意识状态、瞳孔变化、皮肤情况等，有无抽搐、惊厥先兆。观察呼吸的频率、节律和深度，准备好呼吸兴奋剂、吸痰器、气管插管或气管切开包、呼吸机等。

第五节　寄生虫感染病人的护理

一、疟疾

学习目标

掌握	疟疾的临床表现、护理措施。
熟悉	疟疾的流行病学特征、主要的护理诊断、治疗原则。
了解	疟疾的病原学特征、发病机制及实验室检查。

疟疾(malaria)是由人类疟原虫感染引起的寄生虫病，主要由雌性按蚊叮咬传播。临床特征为间歇性寒战、高热，继之大汗后缓解，反复发作，病人常伴有脾大与贫血。

【病原学】

疟疾的病原体为疟原虫，感染人类的疟原虫有间日疟、三日疟、恶性疟和卵形疟原虫4种。其生活史包括两个阶段，即在人体内进行的无性繁殖阶段和在按蚊体内进行的有性繁殖阶段。雌性按蚊通过叮咬人吸血时将感染性子孢子注入人体，经血循环至肝，在肝细胞内从裂殖子发育成裂殖体，感染的肝细胞破裂后释放出大量裂殖子，裂殖子侵入红细胞后发育为早期滋养体，后发育为成熟的裂殖体，裂殖体内含裂殖子，释放入血后再感染其他红细胞。间日疟和卵形疟含有速发型子孢子和迟发型子孢子，最终均发育成裂殖体。部分疟原虫裂殖子在红细胞内增殖发育为配子体，当雌性按蚊吸血时，配子体被吸入其体内，开始有性繁殖，最终形成有感染能力的子孢子，当按蚊再次叮咬人体时，子孢子就进入人体，并继续上述周期。人是中间宿主，蚊为终末宿主。

【流行病学】

(一)传染源

疟疾病人及带虫者。

(二)传播途径

雌性按蚊是主要传播媒介，经蚊虫叮咬传播。少数病例可因输入带有疟原虫的血液或经母婴传播后发病。在我国，最重要的传播媒介是中华按蚊，山区的疟疾传播以微小按蚊为主。

（三）人群易感性

人群普遍易感，感染后可产生一定免疫力，但持续时间不长，而且各型之间无交叉免疫。多次发作或感染后，症状较轻或无症状。

（四）流行特征

疟疾主要在热带和亚热带地区流行，其次是温带地区。间日疟流行最广，恶性疟主要流行于热带，我国主要以间日疟流行为主，而云南和海南以间日疟和恶性疟混合性为主，夏、秋季较多见。

【发病机制及病理变化】

受感染的雌性按蚊叮咬人体时感染性子孢子随蚊虫的唾液进入人体，在红细胞内发育时一般不引起症状。当成批红细胞被裂殖子胀破后，大量的裂殖子及其代谢产物及变性血红蛋白进入血液，作为致热源，刺激机体产生强烈的保护性反应，引起典型的临床症状，寒战、高热，继之大量出汗。进入血中的裂殖子部分被单核吞噬细胞系统消灭，部分可再侵入其他红细胞，进行新一轮裂体增殖，周而复始，引起间歇性的发作。大量被疟原虫感染的红细胞在血管内裂解，可引起高血红蛋白血症，出现腰痛、酱油色尿，重者可引起中度以上贫血、黄疸，甚至发生急性肾损伤。由于各种疟原虫裂殖体成熟所需时间不同，其发作的周期性也随之不同。疟原虫在人体内增殖引起强烈的吞噬反应，以致全身单核吞噬细胞系统显著增生，表现为脾大，周围血中单核细胞增多。

【临床表现】

不同类型的疟疾其潜伏期各不同，间日疟和卵形疟13～15天，三日疟24～30天，恶性疟7～12天。

（一）典型发作

典型症状为突发寒战、高热和大量出汗。寒战常可持续20分钟～1小时。随后体温迅速上升至40℃以上，面色潮红、结膜充血、脉搏有力，伴头痛、全身酸痛、乏力、口渴，但神志清楚。发热持续2～6小时。继之全身大量出汗，体温骤降至正常，持续0.5～1小时。病人自觉明显好转。疟疾初发时，发热可不规则。一般发作数次以后，才呈间歇性发作。反复发作会造成大量红细胞破坏而出现不同程度的贫血、脾大。

（二）脑型疟

是恶性疟的严重类型，表现为剧烈头痛、发热，常伴有不同程度的意识障碍。病情凶险，死亡率较高。

（三）特殊类型疟疾

1. 输血后疟疾　多发生于输入含疟原虫的血液后7～10天，临床表现同典型发作，治疗后不再复发。

2. 母婴传播疟疾　多见于出生后1周左右发病，无规律的发热，但胃肠道症状明显，贫血、脾大，易发展为恶性疟，预后较差。治疗后不再复发。

（四）复发与再燃

复发是由寄生在肝细胞内的迟发型子孢子引起的，见于间日疟和卵形疟，于病愈后的3～6个月再次发作。

再燃是由于血液中残存的疟原虫引起。多见于病愈后的1～4周出现，可反复多次发作。

（五）并发症

黑尿热与急性肾损伤见于恶性疟病人，短期内大量被疟原虫感染的红细胞在血管内裂解，引起急性血管内溶血，表现为急起寒战、高热、腰痛、恶心、呕吐、肝脾迅速增大、进行性贫血、黄疸、尿量骤减、酱油色尿，严重者可发生急性肾损伤。

【实验室及其他检查】

（一）血常规检查

单核细胞相对增多而白细胞计数基本正常。疟疾多次发作后红细胞与血红蛋白下降，恶性疟尤为明显。

（二）疟原虫检查

1. 血液涂片　血液厚、薄涂片经吉姆萨染色后，在显微镜下找到疟原虫，是确诊的依据。

2. 骨髓穿刺涂片　阳性率高于外周血涂片。

（三）其他检查

酶联免疫吸附试验、放射免疫测定等，检测血液中疟原虫的特异性抗原与抗体，仅用作本病的流行病学调查。

【诊断要点】

（一）流行病学资料

发病前曾到过疟疾流行区、有蚊叮咬史、近期有输血史等。

（二）临床表现

有典型疟疾的临床表现，体检发现贫血貌、脾大等。但应注意发病初期及恶性疟，其发作不规则，诊断具有一定困难。

（三）实验室检查

血液或骨髓穿刺涂片找到疟原虫，是确诊的依据。

【治疗原则】

（一）抗疟原虫治疗

药物的选择需根据感染疟原虫的种类、原虫密度大小、病情轻重、抗疟药的敏感性与耐药性进行。

1. 杀灭红细胞内疟原虫的药物

（1）青蒿素及其衍生物：根据病情给予口服、肌内注射或静脉注射，剂量遵医嘱。

（2）氯喹：用于对氯喹敏感的疟原虫感染病人，是控制发作的首选药物。

（3）其他药物：盐酸甲氟喹、磷酸咯萘啶、哌喹、奎宁等。

2. 杀灭红细胞内疟原虫配子体和迟发型子孢子的药物

（1）磷酸伯氨喹：通过杀灭红细胞内疟原虫配子体和肝细胞内迟发型子孢子而起到病因预防和防止复发的目的。

（2）他非诺喹：能杀灭红细胞内疟原虫配子体和迟发型子孢子，预防疟疾复发效果良好。

3. 特殊情况的抗疟治疗

（1）耐药的疟原虫感染者治疗：耐氯喹的疟原虫感染可选用青蒿琥酯和甲氟喹，我国首选青蒿琥酯。耐氯喹恶性疟可选用青蒿素类联合、甲氟喹联合青蒿琥酯、奎宁联合多西环素或克林霉素。

（2）妊娠期患疟疾的治疗：妊娠早期，对氯喹敏感者选用氯喹，耐氯喹或恶性疟感染者可用奎宁联合克林霉素。妊娠中、晚期，青蒿琥酯联合克林霉素，或奎宁联合克林霉素。

（3）脑型疟疾的病原治疗：我国首选青蒿琥酯静脉注射。

（二）对症支持治疗

高热者给予物理降温，或加用解热镇痛药物如对乙酰氨基酚、布诺芬等以加快退热速度，超高热者可短期应用肾上腺皮质激素；抽搐者应用镇静剂；脑水肿者使用甘露醇脱水或低分子右旋糖酐改善脑循环；监测血糖，以及时发现和纠正低血糖；黑尿热者立即停用诱发溶血的抗疟药，改用青蒿素、氯喹、乙胺嘧啶，同时通过补充体液、碱化尿液，加用糖皮质激素等措施控制溶血。

【常用护理诊断／问题】

1. 体温过高　与疟原虫感染、大量致热原释放入血有关。

2. 活动无耐力　与红细胞大量破坏导致贫血有关。

3. 潜在并发症：惊厥、脑疝和黑尿热。

【护理措施】

（一）一般护理

1. 隔离　病室应防蚊、灭蚊。

2. 休息　发作期应卧床休息，减轻不适，热退后 24 小时内应以卧床休息为主，起床宜慢，避免因虚脱而跌倒。

3. 饮食　注意补充水分和电解质，评估病人营养状况，根据病人情况制订饮食计划，对消瘦或体质量正常而能进食者给予高热量的流质或半流质饮食；呕吐、不能进食者静脉补充营养。发作间歇期给予适当热量、高蛋白、高维生素、富含铁的食物，预防与纠正贫血。

（二）病情观察

监测病人生命体征的变化，尤其是体温变化和热型；观察有无贫血的症状、体征；监测病人神志变化及其程度，有无剧烈头痛、呕吐、抽搐、昏迷等颅内高压的表现，注意观察病人的呼吸频率、节律与深浅，及早发现呼吸抑制；有无突起寒战、高热、进行性贫血、尿量骤减、腰疼、黄疸、酱油色尿等黑尿热及急性肾损伤的表现。

（三）症状、体征的护理

1. 寒战　注意保暖，加盖棉被、给予热水袋、口服热饮料。

2. 黑尿热　应立即停用奎宁或伯氨喹等导致黑尿热的药物，减少不必要的搬动，避免诱发心衰，给予氧气吸入，遵医嘱应用氢化可的松、5% 碳酸氢钠等药物，以减轻溶血和肾损害。记录 24 小时出入量，尤其观察尿量变化，及时发现肾损伤的早期征象。贫血严重的病人，可遵医嘱少量多次输入新鲜全血。

3. 颅内高压的护理　病人烦躁不安时拉起床挡，遵医嘱予以脱水、镇静治疗，保证病人安全。予以氧气吸入。呕吐者及时清除呕吐物，将病人头偏向一侧，防误吸或窒息。

（四）用药护理

遵医嘱及时足量使用抗疟药物并观察其疗效与不良反应。

1. 氯喹　口服可引起头晕、食欲减退、恶心、呕吐、腹泻、皮肤瘙痒等，告知病人饭后服用，以减少胃肠道不适；如静脉注射速度较快，可导致心律失常、低血压甚至休克，需严格控制输液速度，40～50 滴 /min 为宜。

2. 联合用药　伯氨喹与氯喹联合应用可防止疟疾复发，但应注意观察病人有无头晕、恶心、呕吐、发绀等不良反应及有无血管内溶血表现，一旦发生，立即停药并嘱病人多饮水或遵医嘱进行静脉补液以促进药物排泄。

3. 甘露醇　应用甘露醇降低颅内压时需快速静脉输入，在输注的过程中密切观察病人心功能的情况，并注意补充电解质。

（五）心理护理

病人常突然起病，症状重，加之需隔离，会产生紧张、恐惧、寂寞等负性情绪，护士应经常巡视病房，多与病人沟通交流，解除其恐惧心理，鼓励家属探视，增加安全感。

（六）健康指导

1. 疾病预防指导　加强防蚊、灭蚊措施。清除按蚊幼虫滋生场所，使用杀虫剂，使用蚊帐，房间使用灭蚊剂，暴露部位涂驱蚊剂等。对疟疾高发区健康人群及流行季节出入流行区的易感人群，应预防性服药。疟疾重组融合蛋白疫苗在非洲已进入三期临床试验，效果有待进一步验证。

2. 疾病知识指导　向病人及家属讲解本病的发生、主要症状、治疗方法、药物不良反应、复发原因等，指导并督促病人坚持服药，以彻底治愈。出院后定期门诊随访，如有发作，应速到医院检查与治疗。1～2 年内有疟疾发作史及血中查到疟原虫者，于流行季节前 1 个月，给予抗复发治疗，以后每 3 个月随访 1 次，直至 2 年内无复发为止。

疟疾是由雌性按蚊叮咬人体而引起的寄生虫病，好发于热带和亚热带地区。病人及带虫者是本病的主要传染源，通过蚊虫叮咬感染人体，人群普遍易感，临床特征为间歇性寒战、高热，继之大汗后缓解，反复发作。血液或骨髓穿刺涂片找到疟原虫，是确诊的依据。治疗以抗疟治疗和对症治疗为主。寒战时保暖；贫血严重的病人，吸氧，少量多次输新鲜血；使用奎宁或伯氨喹等出现黑尿热时及时停药，减少不必要的搬动，避免诱发心衰，给予氧气吸入，遵医嘱应用氢化可的松、5% 碳酸氢钠等药物，以减轻溶血和肾损伤；颅内高压的病人注意安全；加强防蚊、灭蚊措施。

二、阿米巴病

学习目标	
掌握	肠阿米巴病的临床表现及护理措施；阿米巴肝脓肿的护理。
熟悉	肠阿米巴病的治疗原则和流行病学；阿米巴肝脓肿的临床表现、治疗原则。
了解	肠阿米巴病的病原学、发病机制与实验室检查；阿米巴肝脓肿的发病机制与病理变化、实验室检查。

（一）肠阿米巴病

肠阿米巴病（intestinal amebiasis）又称阿米巴痢疾，是由溶组织内阿米巴寄生于结肠引起的一种寄生虫病。典型临床表现为腹痛、腹泻、排暗红色腥臭味的粪便（果酱样大便）。感染者约 10% 出现临床症状，多数为无症状的病原携带状态。本病易复发或转为慢性。

【病原学】

溶组织内阿米巴生活史有两个期：滋养体和包囊。

1. 滋养体　滋养体是溶组织内阿米巴的致病形态，分大小两个类型。其胞质分内层和外层。大滋养体直径 20～40μm，在运动时其外质向外伸展形成伪足，可作定向运动，见于急性期病人的粪便或肠壁组织中，能吞噬组织和红细胞的能力，故称组织型滋养体。小滋养体直径 6～10μm，伪足少，不能吞噬红细胞，一般不致病，故称肠腔型滋养体，是大滋养体和包囊的中间型。滋养体对外界环境的抵抗力弱，离体后很快死亡，也易被胃液杀灭。

2. 包囊　包囊是溶组织内阿米巴的感染形态，呈无色透明的类圆形，直径 10～16μm，外周有一层透明的囊壁。未成熟包囊有 1～2 个核，成熟包囊有 4 个核；包囊起传播作用，感染人体后，在小肠碱性消化液的作用下，囊壁变薄，虫体活动，从囊壁小泡逸出形成滋养体而致病。包囊对外环境的抵抗力强，能耐受人体胃酸的作用，但对热和干燥很敏感，50℃几分钟即死亡。

【流行病学】

1. 传染源　慢性病人、恢复期病人及无症状的包囊携带者是主要的传染源。

2. 传播途径　粪 - 口途径传播。人体通过进食被包囊污染的水、瓜果和食物而感染。水源污染可引起地方性流行。也可通过苍蝇、蟑螂等间接传播。

3. 人群易感性　人群普遍易感，但婴儿和儿童发病机会少。营养不良、免疫力低下及接受免疫抑制剂治疗者感染率较高。病后人体产生的抗体无保护作用，故可反复感染。

4. 流行特征　全球均有发病，热带、亚热带地区多见。感染率高低与经济状况、卫生条件及生活习惯相关,农村高于城市,男性高于女性,成人高于儿童。秋季多发,夏季次之。我国个别地区有散发病例。

【发病机制与病理改变】

1. 发病机制 包囊随污染的食物或饮水进入胃内,未被胃酸杀死的包囊进入小肠下段,在胰蛋白酶的作用下脱囊逸出小滋养体,随粪便移行到盲肠、结肠、直肠等部位寄生。在适宜条件下(肠腔受损、抵抗力下降、饮食不当等),小滋养体发育成大滋养体并凭借伪足侵入肠壁组织,吞噬红细胞及组织细胞,引起肠壁损伤,形成溃疡性病灶。滋养体还可分泌具有肠毒素样活性的物质,可引起肠蠕动增快、肠痉挛,临床表现为腹痛、腹泻。

2. 病理改变 病变部位主要在结肠,好发部位依次为盲肠、升结肠、直肠、乙状结肠、阑尾和回肠末端。典型病理改变为组织坏死为主,少量炎症浸润,初期表现为散在的、细小的浅表糜烂,逐渐形成多个孤立而色泽较淡的小脓肿。脓肿破溃后形成边缘不整、口小底大的烧瓶样溃疡,基底为肠壁的基层,腔内充满棕黄色坏死物质。溃疡不断加深,破坏黏膜下层时,导致大片黏膜坏死脱落;如溃疡进一步深入,累及肌层及浆膜层,可导致肠穿孔,溃疡累及血管时可发生肠出血。慢性期病变时,组织损伤与修复并存,可导致肠息肉、肉芽肿或呈瘢痕性狭窄等。肠组织内的滋养体可随血流进入肝、肺、脑等部位,引起相应脏器的组织损伤和迁徙性脓肿。

【临床表现】

潜伏期长短不一,一般约3周,最短4天,亦可长达1年以上。

1. 急性阿米巴痢疾

(1)轻型:占90%以上。无临床症状或仅有轻微的腹痛、腹泻,粪便中可查到溶组织阿米巴滋养体和包囊。当感染者机体抵抗力下降时,可发生典型的痢疾症状。

(2)普通型:起病缓慢,全身中毒症状较轻,无发热或低热。典型症状为腹痛、腹泻,每天排出黏液血便3～10次,呈暗红色果酱样,有腥臭味,量中等,伴有腹胀或轻、重度腹痛,腹痛和腹部压痛以右下腹较明显。粪便镜检可发现滋养体。如病人未经治疗或治疗不彻底易复发或转为慢性。

(3)重型:起病急,全身中毒症状重,寒战、高热,剧烈腹痛,排黏液血便或血水样便,奇臭,每日达10余次,便量多,有里急后重。可伴恶心、呕吐、脱水、电解质紊乱甚至循环障碍、肠出血、肠穿孔、腹膜炎等。本型比较少见,常见于体质虚弱、重度营养不良、孕妇或免疫功能极其低下者,如抢救不及时,1～2周内可因毒血症或并发症死亡。粪便镜检可发现大量滋养体。

2. 慢性阿米巴痢疾 急性阿米巴痢疾病人未经彻底治疗,临床表现持续存在或间断发作达到或超过2个月者,则转为慢性阿米巴痢疾。病程可持续数月至数年不等。表现为食欲减退、消瘦、贫血、乏力、腹痛、腹泻或便秘交替出现。粪便中带少量黏液及血液,腐臭,每天3～5次,可检出滋养体和包囊。临床症状可持续存在或间断发作,间歇期可无任何症状,间歇期长短不一。常因疲劳、饮食不当、受凉等引起发作。

3. 其他类型阿米巴病 极少见,可发生在泌尿道、生殖系统、皮肤等处。亦可因肠出血、肠穿孔、阑尾炎、结肠肉芽肿等并发症起病,容易被误诊。

【实验室及其他检查】

1. 血常规检查 轻型、慢性阿米巴痢疾病人的白细胞总数和分类均正常,重型及普通型阿米巴痢疾伴有细菌感染时白细胞总数和中性粒细胞百分比增高。

2. 粪便检查 肉眼观察粪便呈暗红色果酱样,含血及黏液,腥臭味。镜检可发现滋养体和包囊,生理盐水涂片可见较多的红细胞、少量白细胞和夏科 - 莱登晶体。若检测到包囊(慢性)或吞噬红细胞、有活动能力的滋养体(急性)可以确诊。因滋养体被排出后半小时就会发生形态的改变,丧失活动能力,因此留取便标本后及时送检。

3. 免疫学检查

(1)特异性抗体检测:检测人体血清中特异性抗体 IgG、IgM 来诊断此病。血清中 IgG 抗体阴性,一般可排除本病；特异性 IgM 抗体阳性提示近期或现症感染，阴性不排除本病。

（2）特异性抗原检测：单克隆抗体、多克隆抗体检测粪便中滋养体抗原，检测阳性可明确诊断。

4. 分子生物学检查　DNA 探针杂交技术、聚合酶链反应（PCR）可检测病人粪便、脓液或血液中溶组织阿米巴滋养体 DNA，具有较高的特异性和灵敏度。

5. 结肠镜检查　可见病人肠壁上有大小不等的散在溃疡，溃疡中心区有渗出，表面覆有黄色脓液，边缘整齐，周围有一圈红晕，溃疡间黏膜正常。取溃疡边缘部分活检可见滋养体。

【诊断要点】

1. 流行病学资料　有进食不洁饮食史，有与慢性腹泻病人密切接触史。

2. 临床表现　起病较慢，有腹痛、腹泻、粪便呈果酱色，粪便量多，有腥臭味。病人无明显的发热或仅有低热，无明显的里急后重感，腹胀、腹痛、右下腹压痛较明显。

3. 实验室及肠镜检查　粪便中找到阿米巴滋养体和包囊可确诊。血清阿米巴 IgG 抗体阳性有助于诊断。肠镜检查刮取溃疡面标本镜检发现病原体可确诊。

【治疗原则】

1. 病原治疗

（1）硝基咪唑类：①甲硝唑，国内外首选药，成人每次 0.4g 口服，每天 3 次，10 天为 1 疗程；重者可静脉滴注，成人每次 0.5g，间隔 8 小时一次，连续使用 10 天。②替硝唑，口服，成人每天 2g，1 次服用，连服 5 天为 1 疗程。重者静脉滴注。

（2）二氯尼特：是目前最有效的杀包囊药物。成人每次 0.5g，每天 3 次，10 天为 1 疗程。

2. 抗菌治疗　巴龙霉素或喹诺酮类抗菌药物治疗，可抑制肠道共生细菌而影响阿米巴生长，尤其是在合并细菌感染时使用。

【常用护理诊断/问题】

1. 腹泻　与肠阿米巴病有关。

2. 腹痛　与阿米巴滋养体吞噬肠壁组织致肠壁损伤有关。

3. 潜在并发症：肠出血、肠穿孔、肠梗阻。

4. 营养失调：低于机体需要量　与进食少、肠道吸收功能低下、腹泻等有关。

【护理措施】

1. 一般护理

（1）隔离：接触隔离措施，病室内消灭苍蝇和蟑螂。病人症状消失后连续 3 次粪便检查，滋养体和包囊阴性后方可解除隔离。

（2）休息：急性病人应卧床休息，症状消失后恢复日常活动。

（3）饮食：指导病人进食流质或少渣软食，避免进食刺激性食物，慢性病人应加强营养。腹泻严重者遵医嘱补充水分和电解质。重症病人予以静脉补液、输血等支持治疗。

2. 病情观察　观察病人生命体征的变化；观察排便次数、量、性状、颜色、气味；严密监测有无突然发生的腹痛、腹肌紧张、腹部压痛等肠穿孔表现；有无因严重腹泻引起失水和电解质紊乱甚至休克的表现。

3. 症状、体征的处理　频繁腹泻者便后用软纸擦拭，必要时温水清洗肛周皮肤并擦干。腹泻伴明显腹痛者，遵医嘱给予颠茄合剂或肌注阿托品等解痉治疗，亦可通过腹部热敷等方法缓解不适。

理论与实践

阿米巴滋养体对外界抗力弱，低温、消毒液、尿液等均可使其失去活性，为了提高粪便标本的阳性率，采样与送检就显得特别重要。

4. 粪便标本采集的护理　为提高大便标本的检查阳性率,标本采集与送检需注意以下几点。

(1)滋养体在黏液脓血部分容易发现,采集标本时需采取脓血部分送检。

(2)因滋养体被排出后半小时就会发生形态的改变,丧失活动能力,采集大便标本时留取新鲜大便并及时送检。

(3)滋养体在低温环境中很快失去活力,在低温环境下留取标本时,需让病人将大便排于温水清洗过的便盆中,标本留取后亦需保暖并立即送检,以防滋养体死亡。

(4)尿液、消毒液亦可使滋养体失去活力,留取标本的容器应清洁干燥。

(5)服用油类、钡剂、铋剂者,停药3天后留取粪便标本送检。

5. 用药护理　护士需观察病人用药后的疗效及不良反应。硝基咪唑类主要以胃肠道反应为主,如恶心、腹痛、腹泻、口中金属味等。偶有一过性白细胞减少、头昏、眩晕、共济失调等神经系统障碍。妊娠3个月内、哺乳期妇女、有血液病史和神经系统疾病者禁用。用本药前后不能饮酒。

6. 健康指导

(1)疾病预防指导:做好卫生宣传教育工作,加强粪便管理,消灭苍蝇和蟑螂。餐饮业工作者应定期体检,发现慢性病人或排包囊者,应接受治疗,治疗期间应调换工作。养成良好的个人卫生习惯,饭前便后要洗手,不饮生水,不吃未洗净的蔬菜、瓜果。对病人采取接触隔离,指导督促病人坚持用药,症状消失后连续3次粪便检查,滋养体和包囊阴性后方可解除隔离。

(2)疾病知识指导:向病人解释阿米巴病的发生、临床经过、可能出现的并发症、常用治疗药物及其不良反应等。尤其向病人及家属讲解隔离和坚持用药的重要性,告知病人在治疗期间加强营养,禁饮酒,避免受凉、劳累等。出院后3个月应每月复查大便1次,以防复发。

(二)阿米巴肝脓肿

阿米巴肝脓肿(amebic liver abscess)又称阿米巴肝病,是因溶组织内阿米巴通过门静脉到达肝脏,引起肝细胞溶化坏死,形成脓肿。可继发于肠阿米巴病,亦可单独发病。临床表现为长期发热、体重下降、肝区疼痛、肝大、贫血等。

【发病机制与病理变化】

阿米巴肝脓肿可发生在溶组织内阿米巴感染数月或数年后。寄生在肠壁的溶组织内阿米巴滋养体经门静脉、淋巴管或直接蔓延侵入肝脏。当机体抵抗力强时,侵入的原虫被机体消灭而不造成损害。如机体抵抗力较差、营养不良、肝淤血及细菌感染时,少数存活的阿米巴原虫继续繁殖,引起门静脉分支栓塞,造成肝细胞缺血、缺氧,大滋养体从被破坏的血管内逸出,释放的蛋白溶解酶及原虫的分裂等作用破坏肝细胞,导致局部液化性坏死而形成微小脓肿,逐渐融合形成单个大的肝脓肿。

病理变化表现为肝组织溶解液化和脓肿形成。脓肿通常为单个大脓肿,也可多发,多位于肝右叶顶部,少数可累及左右两叶。脓肿内有大量的巧克力酱样坏死物质,含有红细胞、白细胞、脂肪、坏死肝组织及夏科-莱登晶体。脓肿可不断扩大,逐渐浅表化,可能穿破邻近体腔或脏器。慢性脓肿可继发细菌感染,细菌感染后脓液失去其典型特征,呈黄色或黄绿色,临床上可出现毒血症表现。

【临床表现】

临床表现与病程长短、脓肿大小与位置、是否合并细菌感染等有关,起病缓慢,初期表现为发热,多表现为弛张热型,可持续数月,常伴有食欲减退、恶心、呕吐、腹胀、盗汗及体重下降等。随着脓肿的不断增大,肝脏逐渐肿大,肝区持续性疼痛,性质多样,呈钝痛、胀痛、刺痛或灼痛,深呼吸及体位变化时疼痛加重。当脓肿逐渐增大,向肝脏顶部发展时,可刺激膈肌,疼痛放射至肩部。当脓肿靠近胸廓时,病人的肋间隙饱满,局部有明显的叩击痛。脓肿位于左叶时,病人较早出现中上腹或左上腹疼痛,亦可放射至左肩,类似溃疡穿孔的表现,中或左上腹部可打及包块。脓肿位于右肝下部时,病人可出现右上腹痛或腰痛;如脓肿压迫右肺下部发生肺炎、反应性胸膜炎时,病人会出现气急、咳嗽、胸腔积液、胸痛等。少数病人脓肿压迫胆小管、肝内胆管或肝组织受损范围过大可出现轻度黄疸。部分病人病程较长,因长期消耗可出现消瘦、贫血、低蛋白血症、水肿等。

【实验室及其他检查】

1. 血常规检查　急性期白细胞计数及中性粒细胞百分比增多,平均为 $50 \times 10^9/L$。文献报道老年病人或隐匿期病人,白细胞数低于 $10 \times 10^9/L$ 者占 20%。病程较长的病人白细胞总数大多正常,但血红蛋白降低明显。

2. 粪便检查　粪便中可检查出滋养体和包囊,以包囊为主。

3. 免疫学检查　包括抗原与抗体检测。血中出现抗原提示肠外阿米巴病;血清抗阿米巴滋养体的特异性抗体 IgG 阴性基本可排出本病,阳性有助于诊断。

4. 影像学检查　B 超、CT、MRI 均可发现肝内液性占位病变。尤其是 B 超,不仅可提供脓肿大小、部位与数量,还可在 B 超引导下行穿刺抽脓与脓腔灌洗。

【诊断要点】

1. 流行病学资料　病人居住地有无阿米巴病的流行,是否到过疫区,有无肠阿米巴病史等。

2. 临床表现　不规则发热、肝区疼痛,肝大伴压痛与叩击痛。

3. 实验室检查　白细胞总数升高。

4. 影像学检查　影像学检查发现肝脏液性占位性病变,脓肿穿刺抽出典型巧克力脓液可诊断本病。

【治疗原则】

1. 病原治疗

(1)硝基咪唑类:①甲硝唑,国内外首选药,成人 1 次 0.4g 口服,每天 3 次,10 天为 1 疗程;重者可静脉滴注,成人每次 0.5g,间隔 8 小时一次(每天 3 次),连续使用 10 天。②替硝唑,口服,成人每天 2g,1 次服用,连服 5 天为 1 疗程。重者静脉滴注。

(2)氯喹:少数对上述药物无效者,可换用氯喹。成人每次 0.5g,每天 2 次,连服 2 天后改为每次 0.25g,每天 2 次,2~3 周为 1 疗程。

2. 肝穿刺引流　脓肿直径在 3cm 以上者,可行肝穿引流,亦可向脓腔内注入抗阿米巴药物,可增强疗效;如脓液黏稠,抽吸困难者,可向脓腔内注入生理盐水或 α 糜蛋白酶,使脓液变稀。

3. 外科治疗　对内科治疗无效的病人、对肝脓肿穿破引起化脓性腹膜炎的病人,可采取外科手术治疗。

【常用护理诊断/问题】

1. 疼痛:肝区疼痛　有肝组织液化、坏死、脓肿形成有关。

2. 体温过高　与肝脓肿形成,致热源释放入血有关。

3. 潜在并发症:营养失调、感染中毒性休克、腹膜炎等。

【护理措施】

1. 一般护理

(1)休息:病人以卧床休息为主,减少机体的消耗。建议病人取左侧卧位,以缓解肝区疼痛,嘱咐病人勿剧烈活动,以免脓肿破溃。病情好转后逐渐恢复日常活动。

(2)饮食:评估病人的营养状况,营养状况较差者给予高营养、高维生素、易消化的食物。重度营养不良的病人予以静脉补充营养。

2. 病情观察　观察病人的生命体征,尤其是体温的变化;观察病人肝大的情况,有无叩击痛;观察病人疼痛的部位、性质、程度、持续时间、有无放射;有无脓肿穿破周围组织引起的咳嗽、呼吸困难、腹痛、腹胀、腹肌紧张等。

3. 症状体征的护理　疼痛的护理,用疼痛评估工具评估病人疼痛的情况,根据情况进行相应的处理。发热病人的护理参见本章第二节关于"发热"的护理。

4. 肝穿刺引流的护理

（1）术前护理：穿刺前根据医嘱为病人抽血检查血常规、凝血活动度、肝功能、肾功能，完成心电图、B超、胸部X线片等检查。教会病人呼气-吸气-屏气动作，术前准确测量生命体征。肝脏穿刺术是一项创伤性操作，在整个操作中，病人始终处于清醒状态，术前对此项操作不了解，担心术后疼痛及并发症，大多数病人均怀有恐惧、焦虑的心理，护士在术前应对病人做好充分的心理护理，向病人讲明该项操作的重要性、可靠性和安全性，消除紧张、恐惧心理。

（2）术后护理：术后卧床休息24小时，6～8小时绝对卧床；心电监护病人生命体征24小时；观察纱布有无渗血；提供生活照顾；告知病人穿刺30分钟后会有轻微疼痛，1小时后疼痛基本消失，如果1小时后疼痛加剧，则需警惕出血；穿刺3天后方可沐浴；1周内勿用力负重、咳嗽、粪便等。

5. 用药的护理　同肠阿米巴病药物治疗的护理。对合并细菌感染者，根据药敏试验选择敏感的抗菌药物。

6. 健康指导　同肠阿米巴病的健康指导。

学习小结

阿米巴病是由溶组织内阿米巴寄生于结肠或肝脏引起的一种疾病。肠阿米巴病表现为腹痛、腹泻、排果酱样大便。阿米巴肝脓肿表现为长期发热、体重下降、肝区疼痛、肝大、贫血等。主要通过粪-口途径传播，人群普遍易感。急性阿米巴痢疾可分为轻型、普通型和重型，其中90%以上是轻型；如治疗不彻底易转为慢性。病原治疗首选硝基咪唑类药物，肝脓肿的治疗以肝穿刺引流为主。护理要点一是观察病人的大便颜色、性质、量及大便标本的采集与送检，二是肝穿刺引流的护理。

三、弓形虫病

学习目标

掌握	弓形虫病的临床表现、护理措施、健康指导。
熟悉	弓形虫病的流行病学特征、主要的护理诊断、治疗要点。
了解	弓形虫病的病原学特征、发病机制及实验室检查。

弓形虫病（toxoplasmosis）是指由刚地弓形虫引起的人畜共患性疾病。本病为全身性疾病，呈世界性分布。在人体多为隐性感染，临床表现复杂，主要侵犯眼、脑、心、肺、肝、淋巴结等，极易造成误诊。孕妇感染后，病原可通过胎盘感染胎儿，导致胎儿先天性畸形、智力发育不全或死亡，是人类先天性感染中最为严重的疾病之一。

【病原学】

弓形虫最早在刚地梳趾鼠体内发现，是一种能寄生于人体几乎所有有核细胞内的原虫，因滋养体似弓形或半月形而被命名为弓形虫，属于球虫目、弓形虫科、弓形虫属。猫科动物是其唯一终末宿主，其他哺乳动物、鱼类、鸟类、昆虫类和人类为其中间宿主。弓形虫的发育过程包括滋养体、包囊、裂殖体、配子体和卵囊五种形态，中间宿主体内只出现滋养体和包囊，终末宿主体内五种形态俱存。

弓形虫具有双宿主生活周期，分两个发育阶段。前者于各中间宿主和终末宿主组织内发育，后者仅在终末宿主小肠黏膜上皮细胞内发育。

不同发育期弓形虫的抵抗力显著不同。滋养体对温度和消毒剂较敏感，加热54℃能存活10分钟；在1%

甲酚皂溶液(来苏尔)或盐酸溶液中 1 分钟即可死亡。包囊的抵抗力较强,4℃可存活 68 天,胃液内可耐受 3 小时,但不耐干燥,56℃10 分钟即可死亡。卵囊对酸、碱和常用消毒剂的抵抗力较强,但对热的抵抗力较弱。

【流行病学】

(一)传染源

随粪便排出弓形虫卵囊的猫科动物是最重要的传染源,其次为感染弓形虫的其他哺乳动物、鸟类等温血动物。我国猪的弓形虫感染率较高,是重要传染源。弓形虫也可通过胎盘感染胎儿,因此,感染的母亲也是传染源。

(二)传播途径

有先天性和获得性两种。前者是指胎儿经母体胎盘而感染;后者经人体消化道黏膜、损伤皮肤、输血、器官移植等途径而传播。接触被卵囊污染的土壤、水源亦是重要的传播途径。节肢动物携带卵囊也具有一定的传播意义。

(三)人群易感性

人类对弓形虫普遍易感,胎儿、婴幼儿、肿瘤、艾滋病病人及长期接受免疫抑制剂者最易被感染。免疫缺陷者可使隐性感染复燃而出现急性症状。职业、生活方式、饮食习惯与弓形虫感染密切相关。兽医、屠宰人员、孕妇及免疫功能低下者为高危人群。

(四)流行特征

弓形虫病呈世界性分布,在温血动物中广泛存在,人群抗体阳性率为 25%~50%,且抗体阳性率随年龄增加呈上升趋势。全球约 10 亿人感染弓形虫,发展中国家约 2.5 亿人感染,多数为隐性感染。我国为弓形虫病流行地区,人群感染相当普遍,与饲养动物、饮食习惯等有关。在食品加工过程中,如生熟部分造成交叉感染可增加弓形虫感染机会。少数民族地区及农村感染率更高,分布无明显季节差异,一般呈散发,偶见家庭聚集现象。

【发病机制及病理变化】

(一)发病机制

弓形虫经人体消化道黏膜、损伤的皮肤、胎盘等途径随血液或淋巴液直接进入血循环,造成虫血症。初次感染因机体尚无特异免疫功能,血流中的弓形虫很快侵入各组织器官,在细胞内以速殖子形式迅速分裂增殖,直至宿主细胞破裂后,逸出的速殖子再侵入邻近细胞,如此反复,致使局部组织坏死,同时伴随以单核细胞浸润为主的急性炎症反应。包囊内缓殖子是引起慢性感染的主要症状,包囊因缓殖子增殖而体积增大,挤压器官,造成功能障碍。游离的虫体可刺激机体产生迟发型过敏反应,并形成肉芽肿。

宿主感染弓形虫后,包囊长期寄生于中枢神经系统或横纹肌内,当宿主免疫功能正常情况下可不出现明显临床症状和体征,仅弓形虫病原学阳性;只有当宿主有免疫缺陷或免疫功能低下时才可引起弓形虫病。但即使是隐性感染,也可导致弓形虫病复发或致死的传播性感染。

(二)病理变化

肠系膜淋巴结肿大,有点状出血、坏死灶。肺内可见坚硬的白色结节、坏死斑。脾大、坏死、血管周围有浸润现象,眼内可见局部坏死灶,脑部表现为局灶性或弥漫性脑膜炎。

【临床表现】

多数是没有症状的带虫者,仅少数人发病。临床上轻型多为隐性感染,重者可出现多器官功能损害。

(一)先天性弓形虫病

主要发生在初次感染的孕妇,呈急性经过。母体感染如发生在妊娠初期,常使胎儿发生广泛病变导致流产、早产、死产或畸形等;妊娠中期感染,多出现死胎、早产和严重的脑、眼疾患;妊娠晚期感染,胎儿发育可以正常,但可有早产,或出生数月或数年后才逐渐出现症状,如心脏畸形、心脏传导阻滞、耳聋、小头畸形或智力低下。

（二）获得性弓形虫病

因虫体侵袭部位和机体反应性不同,病人呈现不同的临床表现。轻者多为隐性感染,主要表现为淋巴结肿大;重者则表现为脑、眼、心、肺、肝等部位的症状和体征。弓形虫脑病在临床上表现为脑炎、脑膜炎、脑膜脑炎、癫痫、精神异常等,可出现头痛、眩晕、谵妄、肌痛、淋巴结肿大等,脑脊液中可查见弓形虫速殖子。弓形虫眼病主要为复发性、局限性、坏死性视网膜脉络膜炎,临床上表现为视物模糊、眼痛、畏光、盲点和流泪等,眼底表现为后极部视网膜水肿。弓形虫心肌心包炎可出现心悸、胸痛、呼吸困难、颈静脉曲张等,偶可闻及心包摩擦音;重者可出现胸前或胸骨后钝痛、锐痛,疼痛向颈部和肩部放射,如不及时治疗可出现心力衰竭。弓形虫肺炎在临床上可表现为咳嗽、咳痰、胸痛、气短、肺部啰音等,X线检查提示炎症浸润灶。弓形虫肝病在临床上表现为食欲减退、肝区疼痛、腹水、轻度黄疸、肝硬化、脾大等。

（三）并发症

主要并发症为继发性细菌感染。胎儿、婴幼儿、肿瘤、艾滋病病人及长期使用免疫抑制剂者患弓形虫病后,极易继发细菌感染,出现寒战、高热、毒血症状。

【实验室及其他检查】

（一）病原检查

直接涂片或动物接种找到病原体。

（二）免疫学检查

1. 检测血清中的抗虫体表膜抗体　是检测的首选方法。
2. 检测血清或体液中的弓形虫循环抗原　能检出血清中 0.4μg/ml 的抗原,是弓形虫急性感染的可靠指标。
3. 皮肤试验　弓形虫素皮内试验较为特异,感染后阳性出现较晚,但持续时间很久,适用于流行病学调查。

【诊断要点】

（一）流行病学资料

弓形虫病流行病学史,包括有猫、犬等宠物饲养或接触史;或有食生或半生猪、羊、牛、犬等动物肉类及其制品史;或有皮肤黏膜损伤、器官移植、输血史;或有免疫功能低下或缺陷史;或母亲妊娠期有上述暴露史等。

（二）临床表现

母亲妊娠期感染弓形虫后可出现胎儿流产、早产、死产或畸形等,儿童期可呈现中枢神经系统损害表现,成人期可出现视网膜脉络膜炎等。免疫功能正常者感染弓形虫后多为隐性感染;当免疫功能低下或缺陷时,弓形虫可侵犯人体的脑、眼、心、肺、肝等器官而引起相应临床表现,极易造成误诊或漏诊。

（三）实验室检查

包括弓形虫抗体(IgG 和 IgM)、循环抗原(CAg)、核酸等的检测,血液、体液、穿刺液等经涂片或病理切片或动物接种分离检查弓形虫。

【治疗原则】

（一）病原治疗

成人弓形虫感染多呈无症状带虫状态,一般不需抗虫治疗。只有出现以下几种情况才进行抗虫治疗:①急性弓形虫病;②免疫功能缺损,如艾滋病、恶性肿瘤、器官移植等病人发生弓形虫感染;③确诊为孕妇急性弓形虫感染;④先天性弓形虫病(包括无症状感染者)。目前公认的药物有乙胺嘧啶、磺胺嘧啶、阿奇霉素、乙酰螺旋霉素、克林霉素等。

（二）支持治疗

可采用加强免疫功能的措施,如给予胸腺素等药物。对眼弓形虫病和弓形虫脑炎等可应用肾上腺皮质激素以防治脑水肿。

【常用护理诊断/问题】

1. 疼痛　与弓形虫寄生于脑、眼、心、肺、肝等部位引起的疼痛有关。

2. 焦虑　与担心早产儿预后、小儿发育不良等有关。

3. 潜在并发症：意识障碍、心力衰竭、肺炎、肝硬化。

【护理措施】

（一）一般护理

1. 隔离　对于免疫功能低下和免疫缺陷的病人，保证其不与犬、猫等动物接触，以免感染；孕妇怀孕期间和儿童也要避免接触此类动物及其粪便，以免被感染。

2. 休息　早产、流产的孕妇术后要注意卧床休息，保持环境安静。

3. 饮食　指导病人合理进食，饮食以适量蛋白质、高维生素、清淡、易消化为宜，忌辛辣刺激食物。

（二）病情观察

1. 对于在妊娠期间接触过猫类动物的孕妇，应严密监测胎儿心率、胎动、生长发育等情况，警惕早产、流产、死产的发生，一旦发现，及时告知医生并协助处理。

2. 对于先天性感染弓形虫的婴幼儿，注意观察有无眼部疾患、脑积水、小头畸形、智力低下等。

3. 对于获得性感染弓形虫者，应注意观察有无弓形虫脑病、弓形虫眼病、弓形虫心病、弓形虫肺病、弓形虫肝病的临床表现，并注意与其他未感染弓形虫的疾病相鉴别。

（三）症状、体征的护理

1. 疼痛　评估病人疼痛的部位、性质、持续时间等，遵医嘱正确使用镇痛药，并注意观察药物的疗效。可通过分散注意力来减少病人对疼痛的感受强度。

2. 其他　早产、流产的孕妇，术后要特别注意卧床休息；有脑积水的患儿，注意观察有无颅内压增高的征象，特别是意识、瞳孔的变化；意识障碍者，平卧位头偏一侧，保持呼吸道通畅，协助家属做好日常生活护理；对视功能障碍者，为其创造安全、安静的休息环境；咳嗽、咳痰者，促进有效排痰；呼吸困难者，采取适当的体位，并给予吸氧。

（四）用药护理

遵医嘱正确使用驱虫药物，并注意观察药物的疗效及其不良反应。乙胺嘧啶可引起巨细胞性贫血、白细胞减少症，以及味觉的改变或丧失，舌头疼痛、红肿、烧灼感及针刺感，口腔溃疡、白斑，食管炎所致的吞咽困难、恶心、呕吐、腹痛、腹泻等。当大剂量应用乙胺嘧啶（如每天用25mg，连服一个月以上）时，则会造成叶酸的缺乏。注意观察磺胺嘧啶有无发热、药疹、光敏反应、关节及肌肉疼痛、中性粒细胞和血小板减少症、甲状腺肿大或功能减退等不良反应。

（五）心理护理

对于流产的孕妇，护士应给予同情和理解，帮助病人和家属接受现实，顺利度过悲伤期；病人疼痛发作时应有专人陪伴，允许病人表达内心感受，给予心理支持，鼓励病人战胜疾病的信心。

（六）健康指导

1. 疾病预防指导　要加强对弓形虫病的重视，提高自我保护和预防感染的意识。尤其是对孕妇、儿童、动物饲养员、宠物医生、屠宰工及免疫功能低下或缺陷者等重点人群的宣传，定期检测血清抗体。养成良好的饮食卫生习惯，不饮生水，不吃未煮熟的肉，不混用生、熟食品用的刀具和菜板。养宠物的人员要禁止给犬、猫喂食生肉等含有弓形虫包囊的动物脏器组织，家猫最好用干饲料和烧煮过的食物喂养。及时清理动物粪便，定期清扫动物窝棚，但孕妇不要参与清扫。

2. 疾病相关知识指导　孕妇应定期检测血清抗体，首次检测的孕期为10～12周，阴性者须在20～22周时复查，不论首次检查还是复查，如能确定有孕期感染，均应考虑治疗性人工流产。复查阴性者，应于足月时再行第3次检测。

弓形虫病是重要的机会性致病寄生虫病。猫科动物是主要传染源。该病多为隐性感染，孕妇、儿童等免疫功能低下或缺陷者仅轻度感染即可以引起严重的后果，对优生优育的危害最为突出。先天性弓形虫病患儿则可见发育畸形、智力障碍、脑炎、脑膜炎甚至死亡等。获得性弓形虫病主要为脑、眼、心、肺、肝等临床表现。护理要点是警惕早产、流产、死产的发生；先天性感染弓形虫的婴幼儿，有无眼部疾患、脑积水、小头畸形、智力低下等。孕妇勿接触和饲养猫。

四、日本血吸虫病

掌握	日本血吸虫病的临床表现及护理措施。
熟悉	日本血吸虫病的治疗原则和流行环节。
了解	日本血吸虫的病原学、发病机制及实验室检查。

日本血吸虫病（schistosomiasis japonicum）是由日本血吸虫寄生在门静脉系统所引起的疾病。由皮肤接触含尾蚴的水而感染。急性期主要表现为发热、肝大和压痛、腹泻、血中嗜酸性粒细胞增多；慢性期以腹泻、肝脾大为主；晚期则发展为肝硬化，主要表现为门脉高压、巨脾和腹水。

【病原学】

寄生于人体的血吸虫主要有5种，但在我国流行的只有日本血吸虫。日本血吸虫为雌雄异体，寄生在人或其他哺乳类动物的门静脉系统，雌雄成虫在血管内交配，雌虫在肠壁黏膜下层的末梢静脉内产卵，大部分虫卵滞留于宿主肝及肠壁内，部分虫卵穿破肠壁进入肠腔，随粪便排出体外。虫卵入水后如温度适宜则孵化成毛蚴。毛蚴在水中遇中间宿主钉螺时即侵入其体内发育成具有传染性的尾蚴，从钉螺体内逸出至水中，每天数十条至百余条。当人、畜接触含尾蚴的水时，尾蚴快速从皮肤或黏膜侵入体内，发育成幼虫，随血流经右心、肺、左心进入体循环，部分移至肝门脉系统分支，发育为成虫，后又逆血流移行至肠系膜下静脉中产卵，完成其生活史。在日本血吸虫的生活史中，人是终末宿主，钉螺是唯一中间宿主。

【流行病学】

在我国流行的血吸虫病为日本血吸虫病，约有2000多年历史。

（一）传染源

病人和受感染的动物，如牛、羊、猪、犬、猫及鼠类等。

（二）传播途径

接触传播，主要通过皮肤或黏膜接触含尾蚴的疫水而感染。极少数因直接饮用含尾蚴的水，通过口腔黏膜侵入而感染。

（三）人群易感性

人群普遍易感，感染后可获得部分免疫力。

（四）流行特征

本病的流行有明显的地区、性别、职业、年龄和季节特征。在我国主要分布在江苏、浙江、安徽、江西、湖北、湖南、广东、广西、福建、四川、云南及上海；男性多于女性，尤其是男性青壮年农民、渔民感染率最高；夏、秋季节感染机会多。

【发病机制与病理变化】

（一）发病机制

主要发病机制是因血吸虫发育的不同阶段产物（尾蚴、幼虫、成虫、虫卵）能引起宿主一系列的免疫反应。感染初期，尾蚴侵入皮肤能引起局部过敏反应；幼虫移行于肺，虫体及其代谢产物引起过敏反应导致肺点状出血和细胞浸润。成虫的分泌物和代谢产物可与相应的抗体形成免疫复合物出现在血液中或沉积在器官里，引起免疫复合物病变。虫卵通过释放可溶性虫卵抗原，吸引大量单核巨噬细胞和嗜酸性粒细胞等聚集在虫卵周围，形成肉芽肿。血吸虫病引起的肝纤维化是在肉芽肿基础上产生的。

（二）病理变化

虫卵肉芽肿反应是本病的基本病理改变。尾蚴钻入皮肤部位，引起局部组织水肿，毛细血管扩张、充血，细胞浸润，局部产生红色丘疹，称为尾蚴性皮炎；幼虫移行于肺，引起肺点状出血和细胞浸润，严重者可发生出血性肺炎；成虫及其代谢产物可引起轻度贫血、嗜酸性粒细胞增多；虫卵引起本病最主要的病理损害，形成典型的虫卵肉芽肿和组织纤维化病变。

【临床表现】

本病潜伏期较长，大多数病人为 30～60 天，平均为 40 天。临床表现复杂多样，根据病人感染的程度、时间、免疫状态、治疗是否及时等，分为四种类型。

（一）急性血吸虫病

发生于夏秋季，7～9 月常见。男性青壮年及儿童多见。一般在接触疫水后数小时至 2～3 天内，局部皮肤出现粟粒大小的红色丘疹或疱疹，奇痒，3～5 天后自然消退。

1. 发热　病人均有不同程度的发热，热度高低及持续时间与感染程度呈正相关，表现为间歇热、弛张热，一般病人在下午或晚上体温较高，可达 39℃甚至 40℃，清晨热退。重症病人可出现消瘦、贫血、营养不良，神志淡漠，甚至谵妄、昏迷等表现。

2. 过敏反应　可出现皮炎，荨麻疹，血管神经性水肿，淋巴结肿大，支气管哮喘等。

3. 消化系统症状　病人在发热期间可出现食欲减退，腹痛、腹泻，腹泻初期为稀水样大便，每天 3～10 次不等，之后为黏液、脓血便。退热后腹泻次数明显减少。

4. 肝脾大　绝大多数病人出现肝大，以左肝增大明显，重者可出现肝硬化伴腹水。半数以上病人轻度脾大。

5. 呼吸系统症状　部分病人可出现咳嗽、气喘、胸痛等表现，重者可出现剧烈咳嗽、痰中带血等。多在感染后 2 周内出现。

（二）慢性血吸虫病

急性症状消退而未经治疗或反复轻度感染而获得部分免疫力，病程超过半年以上，称为慢性血吸虫病，流行区绝大多数病人为慢性。多数无任何症状和体征。部分病人表现为隐匿性间质性肝炎或慢性血吸虫性结肠炎。临床表现为反复发作的腹痛、腹泻，黏液脓血便伴里急后重，病程较长者可出现肠梗阻、消瘦、贫血、乏力、劳动力下降等。肝大以左叶较明显，早期肝脏表面光滑、质中。随病情进展至肝硬化时，肝脏质硬、表面凹凸不平、有结节。脾亦逐渐增大。

（三）晚期血吸虫病

感染血吸虫尾蚴后，未及时抗病原治疗，虫卵不断损害肝脏，发展为肝硬化。儿童时期反复感染者常有生长发育障碍。根据病人主要临床表现，晚期血吸虫病可分为 4 型。

1. 巨脾型　最多见，脾脏进行性肿大，下缘可达盆腔。脾脏表面光滑、质硬，有轻压痛，可伴有脾功能亢进的表现。肝可逐渐缩小，因门静脉高压，可出现上消化道大出血、腹水等。

2. 腹水型　约 25% 的病人出现腹水，多数病人腹水进行性加剧，导致病人腹部膨隆、腹壁静脉曲张、脐疝、下肢重度水肿。病人自觉腹胀、呼吸费力、食欲减退、极度乏力等。病人常伴有贫血、消瘦，可因食管下端和胃底静脉曲张大出血加重肝衰竭、诱发肝性脑病而死亡。

3. 结肠肉芽肿型　以结肠病变为主,病程3～6年,亦可长达10年。病人出现腹痛、腹泻、便秘,或腹泻与便秘两者交替出现。大便呈水样、血性或黏液脓血样。有些病人出现肠梗阻,病人感觉腹胀,左下腹可触及肿块、有压痛。本型易发生癌变。

4. 侏儒型　很少见。因幼年时期反复感染血吸虫,导致脑垂体功能减退,生长发育障碍所致。临床表现为病人身材矮小、面容苍老、男性睾丸细小、女性无月经、缺乏第二性征,俗称“小老人”。但智力发育正常。

（四）异位血吸虫病

1. 肺血吸虫病　虫卵沉积引起的肺间质性病变。呼吸道症状大多较轻微,表现为轻度咳嗽、痰少、胸部隐痛,重者可出现气急、哮喘、胸闷、咯血等。

2. 脑血吸虫病　发病率为1.7%～4.3%,以青壮年病人居多,临床上分为急性与慢性两种类型。急性型似急性脑膜脑炎,出现意识障碍、瘫痪、抽搐、脑膜炎刺激征及锥体束征阳性;慢性型以局限性癫痫发作为主。

相关链接

异位血吸虫病

血吸虫成虫或虫卵寄生在门静脉系统以外的其他组织、器官中,由此造成的损害称为异位损害或异位血吸虫病。引起异位损害的途径非常复杂,有的至今尚未阐明,主要途径有:①急性期门静脉充血扩张,虫卵可经肝窦至肝静脉,经体循环散布于体内各处;②虫卵经门体侧支循环,经门静脉系统到体循环;③成虫异位寄生,就地产卵。比较常见的异位损害部位是脑、肺,其次是阑尾、胃、肾、心脏及皮肤。根据发生部位不同,临床表现各异。

【实验室及其他检查】

（一）血常规检查

急性期白细胞计数增高,达10×10^9/L以上,嗜酸性粒细胞计数增高显著,可达20%～40%,最高者可高达90%以上。慢性期嗜酸性粒细胞计数也增高,但一般不超过20%。晚期病人可因脾功能亢进,出现全血细胞减少。

（二）粪便检查

粪便中查到虫卵或孵化出毛蚴可确诊。

（三）肝功能检查

急性期病人血清中球蛋白水平显著增高,ALT、AST水平轻度增高。晚期病人血清白蛋白水平明显降低、球蛋白水平增高,出现A/G值下降或倒置。慢性血吸虫病人肝功能大多正常。

（四）免疫学检查

采用单克隆抗体检测病人血中循环抗原的微量法来诊断血吸虫病,其敏感性与特异性均较高。包括皮内试验、环卵沉淀试验、间接血凝试验、酶联免疫吸附试验、循环抗原酶免疫法等。

（五）直肠黏膜活组织检查

镜检可见肠黏膜充血水肿、黄斑、息肉、溃疡及瘢痕。活检检出活虫卵有确诊价值。以距离肛门8～10cm背侧黏膜处取活组织阳性率最高。

（六）肝影像学检查

B超与CT检查可判断肝纤维化及肝硬化的程度。

【诊断要点】

（一）流行病学资料

居住在疫区，有血吸虫疫水接触史。

（二）临床表现

有急性、慢性、晚期血吸虫病的症状与体征：发热、皮炎、荨麻疹、腹痛、腹泻、肝脾大等。

（三）实验室及其他检查

大便中检出活虫卵或孵出毛蚴可确诊。免疫学检查特异性、敏感性均高，血液循环抗原检测阳性提示体内有活的成虫。

【治疗原则】

（一）病原治疗

首选药物是吡喹酮，本药具有高效、低毒、可口服、疗程短等优点，可用于各型各期血吸虫病病人的治疗。晚期血吸虫病病人，如肝功能好者，按慢性血吸虫病治疗；若肝功能差、年老体弱或有并发症者，可按总量 60mg/kg，3 天内分次服完。

（二）对症治疗

1. 急性期血吸虫病　高热、中毒症状严重者给予补液，补充水、电解质及进行营养支持。

2. 慢性和晚期血吸虫病　主要是对症治疗各种并发症，改善体质，加强营养。对于巨脾、门脉高压、食管胃底静脉曲张等可选择适当时机手术治疗，包括断流手术和分流手术。有侏儒症时可短期、间歇、小剂量给予性激素和甲状腺素制剂。

【常用护理诊断/问题】

1. 体温过高　与血吸虫急性感染后虫卵和毒素作用有关。

2. 营养失调：低于机体需要量　与血吸虫病引起结肠、肝脏病变有关。

3. 腹泻　与直肠、结肠病变有关。

4. 活动无耐力　与长期发热、食欲下降有关。

5. 潜在并发症：上消化道大出血、肝性脑病、阑尾炎等。

【护理措施】

（一）一般护理

1. 休息　急性血吸虫病及晚期肝硬化失代偿期病人，均应卧床休息；慢性期病人根据自身情况可适当活动，以不觉劳累为宜。

2. 饮食　评估病人营养状况，急性期给予热量适当、高蛋白、高维生素、易消化饮食。避免油腻、脂肪含量高、产气多的食物。高热、中毒症状严重者，鼓励其多饮水，必要时静脉补充，保持水电解质平衡。慢性病人可予营养丰富易消化食物，少量多餐，避免进食粗糙、油炸、冷、硬、过热、多纤维刺激性食物。

（二）病情观察

急性期病人注意观察其体温变化，有无全身中毒情况；腹泻病人注意观察大便次数、性状、颜色及量，有无腹痛情况，并做好记录。晚期病人定时测量体重和腹围，监测肝脏功能变化，观察病人有无腹水、下肢水肿、贫血、消瘦、肝脾大的情况，有无呕血、便血及失血性周围循环衰竭等上消化道大出血情况，有无神志不清、胡言乱语、行为异常、烦躁不安等肝性脑病的表现。

（三）症状、体征的护理

1. 高热　监测病人的体温与热型。采取有效降温措施，以物理降温为主，如用冰帽、冰袋冷敷、温水擦浴、乙醇擦浴等，对物理降温仍高热不退者可遵医嘱使用药物降温。鼓励病人多饮水，保证 2000ml/d 液体的摄入，维持水电解质平衡。

2. 腹水　病人出现明显腹水时记录 24 小时出入量；严格限制钠盐的摄入，每天食盐量不超过 2g，每天液体入量不超过 1000ml；每日测量体重、腹围；遵医嘱使用利尿剂并密切观察效果。

3. 巨脾　对于脾脏明显肿大的病人，嘱其勿剧烈活动；如需外出，建议采取双手环抱与腹部，避免外力撞击而导致脾破裂出血。

相关链接

类赫氏反应

约 50% 的病人于服用吡喹酮后当天可发生寒战、高热、大汗，重者出现血压下降、休克、意识障碍等类赫氏反应的表现。此反应系血吸虫成虫大量死亡释出异性蛋白刺激机体所致。凡急性血吸虫病病人给予首剂吡喹酮后出现三联征（即寒战继之高热，症状加重；心率呼吸加快；血压下降），即可诊断，但应注意与青霉素过敏、输液反应及原有急性血吸虫病症状加重相鉴别。类赫氏反应有加重病情甚至导致死亡的可能，因此为防止和减轻此反应，杀虫治疗时可同时给予肾上腺皮质激素。

（四）用药护理

应用吡喹酮治疗时，指导病人按时、按量、按疗程服药，并观察服药后的不良反应，如头晕、头痛、乏力、恶心、腹痛，一般不需要处理。如出现严重心律失常，应立即停药，及时报告医生。有明显头晕、嗜睡等神经系统反应者，治疗期间与停药后 24 小时内勿进行驾驶、机械操作等工作。哺乳期妇女服药期间及停药后 72 小时内不宜哺乳。

（五）心理护理

急性血吸虫病病人大多发病急、全身中毒症状明显，重者可出现肝硬化腹水，病人会产生紧张、焦虑甚至恐惧心理。需向病人及家属解释疾病的发生、发展过程，治疗效果，让病人理解治疗过程。对于晚期血吸虫病病人，并发症多，病情重，护士经常巡视病房，多与病人交流，让病人充分表达自己的心理感受，允许家属陪伴，鼓励病人树立战胜疾病的信心。

（六）健康指导

1. 疾病预防指导　控制传染源：在流行区对病人、病畜进行普查普治。切断传播途径：加强灭螺，防止水源被人粪和（或）畜粪污染，做好粪便的无害化处理。保护易感人群：加强疫区居民的健康指导，告知他们血吸虫病的有关知识，做到预防为主。加强个人防护，尽量避免接触疫水；必须接触时应涂抹防护剂或穿长筒胶鞋、防护裤、戴手套。必要时可预防性服药。

2. 疾病相关知识指导　向病人及家属讲解血吸虫病的传染源、传播途径、临床表现、主要的治疗方法、常见并发症等。让他们对疾病有所了解，能积极配合治疗；注意生活规律，根据病人情况适当补充营养，避免使用损肝药物，限制吸烟、饮酒。定时复查，一旦发生并发症应及时就医。

（罗　玲）

学习小结

日本血吸虫病是由日本血吸虫寄生在门静脉系统引起的疾病。急性期表现为发热、肝大、腹泻、血中嗜酸性粒细胞增多；慢性期以腹泻、肝脾大为主；晚期导致血吸虫性肝硬化，引起门静脉高压的临床表现。病人及受感染的动物是其传染源，通过接触疫水而感染人，钉螺是其中间宿主；本病具有严格地区性。病原治疗首选吡喹酮，嘱病人按时、按量、按疗程服药；急性期给予热量适当、高蛋白、高维生素易消化饮食；加强灭螺与个人防护，尽量避免接触疫水，必要时可预防性服药。

1. 典型疟疾的临床表现有哪些？

2. 病人出现黑尿热如何护理？

3. 肠阿米巴病病人粪便标本采集的护理措施有

哪些？

4. 阿米巴肝脓肿穿刺引流的护理有哪些？

5. 如何指导日本血吸虫病人进食？

第十章　神经系统疾病病人的护理

神经系统按解剖结构可分为中枢神经系统和周围神经系统。中枢神经系统包括脑和脊髓，脑又分为大脑、间脑、脑干和小脑；脊髓是四肢和躯干的初级反射中枢，具有传导功能和反射功能。周围神经系统包括 12 对脑神经和 31 对脊神经，主管传递神经冲动。12 对脑神经具有躯体和内脏的运动纤维和感觉纤维，主要支配头面部的感觉和运动。除第Ⅶ对脑神经核的下部和第Ⅻ对脑神经受对侧大脑半球支配外，其他均受双侧大脑半球的支配。脊神经共有 31 对，其中颈神经 8 对，胸神经 12 对，腰神经 5 对，骶神经 5 对，尾神经 1 对。每对脊神经由后根（感觉根）和前根（运动根）所组成。临床上根据不同部位的感觉障碍水平，判断脊髓病变的平面，有利于定位诊断。

神经系统疾病是指脑、脊髓、周围神经及骨骼肌由于血管性病变、感染、变性、肿瘤、外伤、中毒、免疫障碍、遗传因素、先天发育异常、营养缺陷和代谢障碍等所致的疾病。神经系统疾病严重影响人类健康，加重社会负担，其中发病率逐年增高的脑血管病是导致我国人口死亡和致残的首要原因。

第一节　神经系统疾病常见症状体征的护理

学习目标	
掌握	神经系统常见症状体征及相应的护理措施。
熟悉	神经系统常见症状体征的护理评估要点、护理诊断 / 问题及护理目标。
了解	神经系统常见症状体征的常见病因及临床分型。

一、常见症状体征

（一）意识障碍

意识是指机体对自身和环境的刺激所做出的应答反应能力。意识障碍（disorders of consciousness）是指人对外界环境刺激缺乏反应的一种精神状态。

【病因及临床类型】

任何病因引起的大脑皮质、皮质下结构、脑干网状上行激活系统等部位的损害或功能抑制，均可出现意识障碍。

1. 以觉醒度改变为主的意识障碍　包括嗜睡、昏睡、浅昏迷、深昏迷。
2. 以意识内容改变为主的意识障碍　包括意识模糊和谵妄状态。
3. 特殊类型的意识障碍　包括去皮层综合征和无动性缄默症。

（二）头痛

头痛（headache）是指外眦、外耳道与枕外隆突连线之上部位的疼痛，为临床常见症状。引起头痛的病因很多，致病因素作用于颅内外痛觉敏感组织时即可引起头痛，颅内的血管神经、脑膜及颅外的骨膜、血管、头皮、头颈肌肉、鼻窦黏膜等均属头痛的敏感组织。这些敏感组织受炎性或出血病变刺激、血管牵拉、移位、挤压、扩张、痉挛、肌肉的紧张性收缩均可引起头痛。

头痛的分类复杂，主要分为原发性头痛和继发性头痛。

1. 原发性头痛

（1）偏头痛：较常见，女性多发，由颅内外血管收缩与舒张功能障碍等因素引起，常为发作性单侧颞部搏动性头痛，少数为双侧痛，伴恶心、呕吐。典型的偏头痛在发作前先有视觉症状，如视物模糊、视物闪光或视野缺损等。在安静休息、睡眠或服用镇痛药物后头痛可缓解，但常反复发作，病人多有偏头痛家族史。

（2）紧张性头痛：原发性头痛中最常见，亦称神经性或精神性头痛，无固定部位，典型的头痛为持续性闷痛或胀痛，常伴有心悸、失眠、多梦、多虑、紧张等症状。

2. 继发性头痛

（1）高颅压或低颅压性头痛：颅内肿瘤、血肿、脓肿、囊肿等占位性病变可使颅内压力增高，刺激、挤压颅内血管、神经及脑膜等疼痛敏感组织而出现头痛。常为突然发生的持续加重的整个头部胀痛，阵发性加剧，伴有喷射性呕吐及视力障碍。低颅压性头痛在直立时明显，卧位减轻或消失，常为胀痛。

（2）颅外局部因素所致头痛：可急性发作，也可为慢性持续性头痛。主要包括眼源性头痛、耳源性头痛、鼻源性头痛等。

（三）言语障碍

言语障碍（language disorders）可分为失语症和构音障碍。失语症是指已获得的语言功能再度失去，是由脑损害所致的语言交流能力障碍；构音障碍则是神经肌肉的器质性病变造成发音器官的肌无力及运动不协调所致。

1. 失语症　由大脑皮质与语言功能有关的区域受损害所致，是优势大脑半球损害的重要症状之一。根据对病人自发语言、听语理解、口语复述、匹配命名、阅读及书写能力的观察和检查，可将失语症分为 Broca 失语（运动性失语或表达性失语）、Wernicke 失语（感觉性失语或听觉性失语）、传导性失语、命名性失语（遗忘性失语）、完全性失语（混合性失语）等，还有失写及失读等。

2. 构音障碍　是指发音不清而用词正确。主要与发音肌肉的瘫痪和软腭、声带麻痹（如面瘫、迷走神经和舌下神经麻痹等所致）、共济失调或肌张力增高（如帕金森）等因素有关。

（四）感觉障碍

感觉障碍（sensation disorders）是指机体对各种形式刺激（如痛、温度、触、位置、振动等）无感知、感知减退或异常的一组综合征。

1. 临床上将感觉障碍分为抑制性症状和刺激性症状两大类。

（1）抑制性症状：感觉传导通路受到破坏或功能受到抑制时，出现感觉缺失或感觉减退。

（2）刺激性症状：感觉传导通路受刺激或兴奋性增高时出现刺激性症状。主要表现为感觉过敏、感觉过度、感觉异常、感觉倒错和疼痛。

2. 感觉障碍的定位　不同部位的损害产生不同类型的感觉障碍。

（1）末梢型感觉障碍：表现为袜子或手套型痛觉、温度觉、触觉减退，见于多发性周围神经病。

（2）节段型感觉障碍：脊髓某些节段的神经根病变可产生受累的感觉缺失；脊髓空洞症导致的节段性痛觉缺失、触觉存在，称为分离性感觉障碍。

（3）传导束型感觉障碍：感觉传导损害时出现受损以下部位的感觉障碍，其性质可为感觉缺失、感觉分离。

（4）交叉型感觉障碍：为脑干病变引起，如延髓外侧或脑桥病变时，常出现病变同侧的面部和对侧肢体的感觉缺失或减退。

（5）皮质型感觉障碍：病变损害大脑皮质感觉中枢的某一部位，常产生对侧上肢或下肢分布的感觉障碍，称为单肢感觉缺失。

（五）运动障碍

运动障碍（movement disorders）可分为瘫痪、僵硬、不随意运动及共济失调等。

1. 瘫痪　肢体因肌力下降而不能运动称为瘫痪。

（1）按病变部位：分为上运动神经元性瘫痪（中枢性瘫痪、硬瘫）及下运动神经元性瘫痪（周期性瘫痪、软瘫）。锥体束或大脑中央前回神经元病变引起的瘫痪称上运动神经元瘫痪；脑干神经核和脊髓前角及其发出的神经纤维病变引起的瘫痪称为下运动神经元瘫痪。

（2）按肌张力：不伴有肌张力增高者称为弛缓性瘫痪（又称软瘫、周围性瘫痪）；伴有肌张力增高者称痉挛性瘫痪（又称硬瘫、中枢性瘫痪）；肌张力完全丧失而不能运动者为完全性瘫痪，而保存部分运动者为不完全性瘫痪。

（3）按临床表现：分为偏瘫（一侧面部和肢体瘫痪）、交叉性瘫痪（病变侧脑神经麻痹和对侧肢体瘫痪）、四肢瘫、截瘫、单瘫、局限性瘫痪等。

2. 僵硬　肌张力增高所引起的肌肉僵硬、活动受限或不能活动。多由中枢神经、周围神经、肌肉及神经接头的病变所引起，包括痉挛、僵直、强直等几种不同的表现。

3. 不随意运动　由锥体外系统病变所引起的不随意或难控制的无规律、无目的的面、舌、肢体、躯干等骨骼肌的不自主活动。常见的有震颤、舞蹈、手足徐动、扭转痉挛、投掷动作等。所有不随意运动的症状随睡眠而消失。

4. 共济失调　指由本体感觉、前庭迷路、小脑系统损害所引起的机体维持平衡和协调不良所产生的临床综合征。表现为站立不稳、行走时双足分开较宽、醉汉步态等。根据病变部位可分为小脑性共济失调、大脑性共济失调和脊髓性共济失调。

二、护理

（一）护理评估

1. 病史评估　了解病人患病及诊疗经过，包括起病形式（如急性、慢性；发作性还是持续性）；主要症状及伴随症状，如意识障碍、头痛、言语障碍、感觉障碍、运动障碍等表现及其特点，有无诱因、症状加剧和缓解的相关因素或规律性等；既往检查、治疗经过及效果，目前用药情况，包括药物名称、剂量、用法和不良反应如何；了解病人相关病史及与神经系统疾病有关的疾病史，如是否有高血压、糖尿病、心脏病、头部外伤、脑肿瘤、脑炎、血液病、中毒及癫痫等；了解病人的生活史与家族史，如职业、居住地、文化水平与语言背景、性格特点、饮食运动方式及特殊嗜好、生活自理能力及依赖程度、直系家属中是否有类似发病情况。

2. 身体评估

（1）一般检查：包括病人的生命体征、意识状态、精神状况、认知状况、言语功能及面容表情、身体发育、营养状况等。

意识评估可采用国际通用的 Glasgow 昏迷量表（表 10-1-1），通过病人的睁眼反应、言语反应、对针刺的运动反应综合判断，总分 3～15 分，分数越低病情越重，通常 8 分以上恢复机会较大，7 分以下预后较差，3～5 分并伴有脑干反射消失的病人有潜在死亡危险。另外，需结合瞳孔大小、光反射是否灵敏、角膜反射等来判断意识障碍的严重程度。

（2）头颈部：除评估头颅大小、形状、有无畸形、肿块及压痛外，要重点评估 12 对脑神经的功能情况，

表 10-1-1　Glasgow 昏迷评定量表

检查项目		临床表现	评分	检查项目		临床表现	评分
A	睁眼	自动	4	C	运动	按指令动作	6
		呼之	3			对针刺能定位	5
		疼痛	2			对针刺能躲避	4
		不睁眼	1			针刺后肢体屈曲	3
B	言语	定向正常	5			针刺后肢体过伸	2
		应答错误	4			无动作	1
		言语错乱	3				
		言语难辨	2				
		不语	1				

包括嗅觉;视力、视野、眼底;双眼裂是否对称,有无眼睑下垂,双眼球活动是否正常;面部感觉是否对称,是否异常,张口下颌是否偏移;额纹和鼻唇沟是否对称,有无变浅,有无口角歪斜,皱眉、闭眼、露齿、鼓腮、吹口哨等动作能否完成;声音有无嘶哑、饮水是否呛咳、悬雍垂是否居中;伸舌是否居中;咽反射是否正常;转颈、耸肩是否正常。

（3）四肢及躯干:评估双侧上下肢感觉功能,按照左右、远近及不同神经支配区对比的原则比较浅感觉（痛觉、温度觉、触觉）;深感觉（运动觉、位置觉、振动觉）;复合感觉（定位觉、图形觉、两点辨别觉、实体觉）是否正常。评估四肢的运动功能,重点包括肌张力、肌力、共济失调、不自主运动及伴随症状等。①肌张力:肌张力是指肌肉在静止松弛状态下的紧张度。检查主要触摸肌肉的硬度和被动活动时有无阻力。②肌力:病人主动活动时肌肉产生的收缩力。肌力下降的程度按 0~5 级的分级法进行评价（表 10-1-2）。③共济失调:观察病人指鼻试验、轮替运动、闭目站立、穿衣、写字、步态、语言是否正常。④不自主运动:如有不自主运动,要观察其其形式、部位、程度及对休息、活动、情绪的影响。评估脊柱有无畸形、压痛及叩击痛。

表 10-1-2　肌力分级

分级	表现
0 级	完全瘫痪,肌肉无收缩
1 级	肌肉能收缩,但不能产生动作
2 级	肢体能在床面上移动,但不能抬起
3 级	肢体能抗地心引力而抬离床面,但不能抗阻力
4 级	能做抗阻力的运动,但未达正常
5 级	正常肌力

（4）神经反射:检查深浅反射是否正常,有无病理反射及脑膜刺激征。

3. 实验室及其他检查的评估

（1）血液检查:颅内感染、脑血管疾病、脑寄生虫病等会出现血常规检查的异常;血糖、血脂检测有助于脑血管疾病的病因诊断;乙酰胆碱受体抗体测定对重症肌无力的确诊有重要价值;血清肌酸激酶、乳酸脱氢酶等对肌肉疾病的诊断有重要意义;周期性瘫痪需要检查血钾;肝豆状核变性时血清铜蓝蛋白测定有诊断价值。

（2）脑脊液检查:可测定脑脊液压力、常规、生化、细胞学和免疫检查,协助了解颅内压力,是否存在中枢神经系统感染性疾病,判断预后。

（3）影像学检查:包括 X 线、CT、MRI、脑血管造影、放射性核素检查等,是神经系统疾病重要的辅助检查方法。脑血管造影（DSA）是脑血管疾病诊断的金标准。

（4）头颈部血管超声检查:包括颈动脉彩色多普勒超声检查和经颅多普勒超声检查,可以客观检测和评价颈动脉及脑血管的血流动力学变化，是否存在狭窄、闭塞或痉挛等。

（5）神经电生理检查：包括脑电图检查、肌电图检查和诱发电位检查。脑电图检查对癫痫、颅内占位病变、中枢神经系统感染性疾病的诊断有重要价值；肌电图有助于对周围神经、神经肌肉接头和肌肉疾病的诊断；诱发电位检查可用于视觉、听觉的客观检查及视神经炎、多发性硬化、脑干及脊髓病变的判断，对意识障碍及癔症病人是一种客观检查手段。

（6）脑、神经、肌肉活组织检查：通过活体组织病理检查，可明确病因，得出特异性的诊断。需严格掌握适应证，受取材部位和大小限制。注意无菌操作，并观察局部有无肿胀、疼痛、渗血等，预防并发症。

4. 心理与社会评估　评估病人的疾病知识、心理状况和社会支持系统。如病人是否了解疾病的发生、病程、预后及保健知识；疾病是否影响病人的日常生活、学习和工作，是否出现恐惧、抑郁或焦虑心理；病人的家庭组成、经济状况、文化教育背景，家属社会对疾病了解程度及对病人的支持程度；病人出院后可获得的帮助支持和居住地的医疗服务、康复服务情况。

（二）常用护理诊断／问题

1. 急性意识障碍　与脑组织受损、功能障碍有关。

2. 疼痛：头痛　与颅内外血管舒缩功能障碍、脑部器质性病变、炎症对脑膜刺激等因素有关。

3. 语言沟通障碍　与大脑语言中枢病变或发音器官的神经肌肉受损有关。

4. 感知紊乱　与脑、脊髓病变及周围神经受损有关。

5. 躯体活动障碍　与大脑、小脑、脊髓病变及神经肌肉受损、肢体瘫痪或协调能力异常有关。

（三）护理目标

1. 意识障碍期间，病人未发生误吸、窒息、感染、压疮等并发症；病人的基本生活需求得到满足。

2. 病人叙述能避免诱发头痛或加重头痛的因素，能运用缓解头痛的方法，头痛的发作次数减少或程度减轻。

3. 病人和家属能采取有效的沟通方式进行沟通；病人能配合语言训练，语言功能逐渐恢复。

4. 病人能配合感知训练，感知障碍减轻；未因感知障碍而发生损伤。

5. 病人能配合运动功能训练，日常生活活动能力逐渐增强；未因躯体活动障碍而发生受伤、压疮、深静脉血栓及肢体挛缩畸形等。

（四）护理措施

1. 一般护理　保持环境安静、避免强光及噪音等刺激性因素、温湿度适宜；根据病人病情选择适宜的体位和休息活动计划；颅内压升高者，可适当抬高床头 $15° \sim 30°$。昏迷或谵妄躁动者，竖起床挡或采取保护性约束，防坠床、自伤、伤人、骨折；急性昏迷病人暂禁食，必要时给予鼻饲流质（按鼻饲营养要求喂食，喂食前后抬高床头防止反流），病情好转后给予高营养饮食，保证营养的供给，补充足够水分。保持床单位整洁、干燥、无渣屑，减少对皮肤的机械性刺激。卧床病人，协助定时翻身、拍背，按摩关节和骨隆突部位，进行肢体的被动运动；依据病人病情，协助满足病人的基本生活需求，如保持口腔清洁、洗漱、进食、如厕、沐浴和穿脱衣服等。做好尿便护理，保持大便通畅，排便时勿用力，避免颅内压升高。

2. 病情观察　密切观察病人的生命体征、瞳孔大小、对光反射及角膜反射、言语、感觉和运动功能，判断意识障碍、头痛、言语障碍、感觉障碍、运动障碍是否好转或恶化，是否因疾病进展、长期卧床、药物毒副作用而出现其他新的症状、体征或辅助检查的变化。

3. 症状体征的护理

（1）意识障碍：密切观察生命体征、出入量、意识障碍程度、瞳孔变化、肢体感觉运动障碍变化情况、有无抽搐、脑膜刺激征、上消化道出血和脑疝发生、预防长期卧床并发症的发生，如呼吸道感染、窒息、压疮、泌尿系感染、便秘、坠床、肌肉萎缩、静脉栓塞等并发症。①预防坠积性肺炎和窒息：保持呼吸道通畅、定时翻身、叩背、促进排痰；备好吸引器，及时吸引口鼻分泌物；病情允许时将头偏于一侧，防止窒息；取下活动义齿。②预防压疮:保持床单平整、柔软、干燥;保持皮肤清洁干燥;每2小时翻身1次,动作轻柔,避免拖、拉、推等。③预防泌尿系感染:女性病人便后用温水清洁会阴,避免感染。留置导尿管者做好导尿管护理,以防泌尿系感染。④预防便秘:便秘时病人排便用力,可能会加重高颅压,诱发脑出血或脑疝。定期排便,若便秘3天以上可使用开塞露或缓泻剂,保持排便通畅。⑤预防肌肉萎缩及静脉栓塞:置肢体于功能位,避免肢体痉挛;做好肢体的全关节被动活动。

(2)头痛:观察头痛的急缓、部位、性质、程度、持续性还是发作性等,新近发生的与以往发作不同的头痛要高度注意,排除脑血管意外的可能。头痛发生时,指导病人冷敷(将盛有冰的袋子或杯子置于痛侧颞部或头痛明显处)、按摩、压迫镇痛(用手指指腹或有弹性的带子压迫头痛处)及精神放松训练,听轻音乐、引导式想象等方法缓解疼痛。慢性头痛者要指导病人记录头痛发生的诱因和先兆,和病人一起总结诱发或加重头痛的因素;指导病人合理作息,规律饮食,适度锻炼、避免可能的诱发因素。

(3)言语障碍:评估病人的言语障碍情况,根据病人言语障碍的类型选择有效的方式进行沟通,如运动性失语,可借助文字、实物、手势进行沟通,或用简短的"是"或"不是"的问题让病人回答。脑卒中所致失语症,由卒中单元制订个体化的全面语言康复计划并组织实施;构音障碍的康复以发音训练为主,遵循由易到难的原则。护士每天深入病房、接触病人时可协助进行床旁训练,如协助练习发音肌群运动(如缩唇、叩齿、鼓腮、舌运动等);复述单字、词汇及实物命名训练等。耐心鼓励病人讲话并及时予以肯定、不耻笑病人,消除病人害羞心理。告知语言的康复训练是一个长期漫长的过程,帮助病人树立信心。

(4)感觉障碍:感觉康复训练在训练中,建立感觉-运动训练一体化的概念。可进行肢体的拍打、按摩、理疗、针灸、被动运动和各种冷、热、电的刺激。如每天用温水擦洗感觉障碍的身体部位,以促进血液循环;被动活动关节时反复适度地挤压关节,牵拉肌肉、韧带,让病人注视患肢并认真体会其位置、方向及运动感觉,让病人闭目寻找停滞在不同位置的患肢部位。亦可采用木钉盘训练法,将砂纸、棉布、毛织物、铁皮等缠绕在木钉外侧,通过病人抓木钉时感受的不同质地材料对患肢末梢的刺激,促进感知功能的恢复。感觉障碍常常使病人缺乏正确的判断而产生紧张、恐惧心理或烦躁情绪,严重影响病人的运动能力和兴趣,应关心、体贴病人,主动协助日常生活活动;多与病人沟通,取得病人信任,使其正确面对,积极配合治疗和训练。

(5)运动障碍:为抑制和减轻肢体痉挛姿势的出现与发展,预防并发症、促进康复、减轻致残程度和提高生活质量,运动障碍病人要早期康复训练。一般认为,缺血性脑卒中病人只要意识清楚,生命体征平稳,病情不再发展后48小时即可进行;脑出血病人可在病后10~14天开始;其他疾病所致运动障碍的康复应尽早进行,康复训练开展得越早,康复的可能性越大,预后越好。主要包括重视患侧刺激、保持抗痉挛体位、体位变换(翻身)、床上运动训练等。①重视患侧刺激:由于病人患侧瘫痪,病人的头常偏向健侧,导致来自患侧的声音、光线等对患侧的刺激减少。需要从早期重视对患侧的刺激,如护理人员从事各种治疗和护理时尽可能多接近患侧。尽量不在患肢静脉输液;慎用热水袋热敷等。②保持抗痉挛体位:摆放抗痉挛体位是为了防止或对抗肢体痉挛、减轻水肿、增加舒适。如为预防患侧肢体痉挛,手指关节应伸展、稍屈曲;肘关节微屈,上肢肩关节稍外展;伸髋、伸膝关节;踝关节稍背屈,防止足下垂。不同的姿势可以准备数个不同大小和形状的软枕以支持。避免被褥过重或过紧。③体位变换(翻身):翻身是通过躯干旋转,刺激全身的反应与活动,是抑制痉挛和减少患侧受压最有治疗意义的活动。长时间卧床病人,每2~3小时翻身一次。交替采取健侧卧位、患侧卧位及仰卧位。向患侧翻身,靠病人健侧用力;向健侧翻身时,病人健手拉患手翻转身体,护士或家属协助患腿翻转。④床上运动训练:常用的有Bobath握手、桥式运动、关节被动运动(对患侧每个关节进行全方位的被动运动)、起坐训练等。被动关节运动训练时告诉病人活动的部位、方向,缓慢进行,在尽量减少辅助量的情况下进行辅助主动运动,鼓励病人自我训练,以不出现疼痛、疲劳为度。恢复期通过转移动作训练、坐位训练、站立训练、步行和实用步行训练、平衡共济训练、日常生活训练等促进运动功能恢复。指导病人合理采用针灸、理疗、按摩等综合性辅助治疗,以促进运动功能的恢复。关心、尊重运动障碍病人，鼓励病人表达自己的感受，指导克服焦躁、悲观情绪，适应病人角色的转变；避免任何不良刺激和伤害病人自尊的言行；正确对待康复训练过程中病人出现的注意力不集中、缺乏主动性、畏难悲观情绪、急于求成等，鼓励病人克服困难，增强自我照顾能力与自信心。

4. 用药护理　遵医嘱正确使用药物，注意观察药物的疗效和不良反应。居家服药者要告知病人和家属药物的名称、剂量和使用方法、注意事项、不良反应，如镇痛药物有依赖性和成瘾性，不能自行加大药物剂量和长期用药；长期服用卡马西平需要每月检查血常规和肝功能等。

（五）护理评价

1. 意识障碍期间，病人未发生误吸、窒息、感染、压疮等并发症；病人的基本生活需求得到满足。

2. 病人叙述能避免诱发头痛或加重头痛的因素，头痛的发作次数减少或程度减轻。

3. 病人和家属能采取有效的沟通方式进行沟通；病人能配合语言训练，语言功能逐渐恢复。

4. 病人能配合感知训练，感知障碍减轻；未因感知障碍而发生损伤。

5. 病人能配合运动功能训练，日常生活活动能力逐渐增强；未因躯体活动障碍而发生受伤、压疮、深静脉血栓及肢体挛缩畸形等。

（柳秋实）

学习小结

神经系统疾病常见的症状包括意识障碍、头痛、言语障碍、感觉障碍和运动障碍；护理时需要首先对患者进行病史评估、身体评估、实验室及其他检查评估以及心理和社会评估，结合患者的主要护理问题，制定相应护理目标，做好一般护理、病情观察、症状体征的护理和用药护理等，并给予及时持续的护理评价。

复习参考题

1. 简述神经系统疾病常见的症状体征有哪些？

2. 简述如何使用评定量表对患者的意识进行评估？

3. 请解释如何对神经系统运动障碍患者进行康复训练？

第二节　周围神经疾病病人的护理

学习目标

掌握	三叉神经痛、面神经炎、急性炎症性脱髓鞘性多发性神经病的临床表现和护理措施。
熟悉	三叉神经痛、面神经炎、急性炎症性脱髓鞘性多发性神经病病人的护理诊断/护理问题、治疗原则。
了解	三叉神经痛、面神经炎和急性炎症性脱髓鞘性多发性神经病的病因和发病机制、诊断要点。

案例 10-1

病人，男性，27 岁。因四肢麻木无力 6 天入院。病人无明显诱因于 6 天前出现四肢麻木无力，以远端为主,不能行走及持物。查体:神志清,精神差,脑神经查体无异常,颈软,四肢肌张力低,双上肢肌力2级,双下肢0级。轻度肌肉压痛。双踝以下痛觉、触觉减退,病理反射未引出,踝反射消失,共济活动正常。实验室检查:脑脊液:潘氏试验(+),白细胞1×10^6/L,蛋白定量0.1g/L。神经电生理:双侧尺神经、正中神经、胫神经、腓总神经MCV潜伏期延长,速度减慢,F波未引出。

思考:

1. 该病人最可能的医疗诊断是什么?

2. 该病人在辅助检查中最有助于诊断的检查结果是什么?

3. 该病人最严重的并发症是什么?如何进行病情观察?

周围神经系统是指位于脊髓和脑干的软膜外的所有神经结构,即从脊髓腹侧和背侧发出的脊神经根组成的脊神经,以及从脑干腹外侧发出的脑神经,但不包括嗅神经和视神经,它们是中枢神经系统的特殊延伸。按其所支配的周围器官的性质可分为分布于体表和骨骼肌的躯体神经系统和分布于内脏、心血管和腺体的内脏神经系统。

周围神经系统疾病是指原发于周围神经系统的功能障碍或结构改变。常见的病因有炎症、压迫、外伤、代谢、遗传、变性、免疫、中毒、肿瘤等。常见的疾病包括三叉神经痛、面神经炎、急性炎症性脱髓鞘性多发性神经病。

一、三叉神经痛

原发性三叉神经痛(primary trigeminal neuralgia, PTN)是一种原因未明的三叉神经分布区内闪电样反复发作的剧痛。如因脑干肿瘤、延髓空洞症等明确病因引起的称为症状性(继发性)三叉神经痛。

【病因及发病机制】

目前被广泛接受的导致三叉神经痛的原因是血管压迫。三叉神经进入脑桥处是一段长约数毫米的裸区,无髓鞘包绕,为中枢神经与周围神经的移行区,此区域易受搏动性的血管压迫,即微血管压迫或神经血管冲突致病。

【临床表现】

本病多发生在中老年人,多数在40岁以上,女性略多于男性。多为一侧发作。以突发性疼痛为主要发作特点。

1. 疼痛的性质和特点　突发(无先兆,如闪电)、剧烈(电击、针刺、刀割、撕裂、烧灼样)、短暂(数秒至2分钟不等),发作间期完全正常。

2. 疼痛的部位　以面部三叉神经分布区内突发的剧痛为特点,以面颊部、上下颌或舌疼痛最明显。

3. 疼痛有"触发点"　口角、鼻翼、颊部和舌等处最敏感,轻触即可诱发,故有"触发点"或"扳机点"之称。严重者洗脸、刷牙、说话、咀嚼都可诱发,以致不敢做这些动作。

4. 病程　可呈周期性,原发性三叉神经痛者起始时发作次数较少,间歇期长,随病程进展而使发作逐渐频繁,间歇期缩短,甚至终日疼痛不止。本病可缓解,但极少自愈。

5. 原发性三叉神经痛者神经系统检查多无阳性体征,继发性三叉神经痛多伴其他脑神经及脑干受损的症状和体征。

【实验室及其他检查】

颅脑CT或MRI可鉴别继发性三叉神经痛;脑干三叉神经诱发电位是评价三叉神经功能的电生理方法。

【诊断要点】

根据疼痛发作的典型症状和分布范围,不难诊断,但应注意与牙痛、偏头痛及舌咽神经痛等区别,注意鉴别原发性与继发性三叉神经痛。

【治疗原则】

迅速有效镇痛是治疗本病的关键。首选药物治疗或辅以针刺治疗,无效时可用神经阻滞疗法或手术治疗。

1. 药物治疗　卡马西平为首选药物,可使 2/3 的病人疼痛缓解。苯妥英钠是二线用药,有效率 25%。其他药物有氯硝西泮、氯丙嗪、氟哌啶醇。

2. 其他治疗　微血管减压术是较常用的三叉神经痛治疗方法,应用药物保守治疗效果不佳的病人,多数会采用微血管减压术治疗。亦可行三叉神经周围支无水乙醇封闭、射频热凝治疗或三叉神经感觉根切断术。

【常用护理诊断/问题】

1. 疼痛　与三叉神经损害有关。

2. 焦虑　与疼痛反复发作有关。

【护理措施】

1. 一般护理　指导病人避免诱发因素,生活规律,合理休息,适度娱乐;选择清淡、无刺激的软食,严重者进食流食;帮助病人尽可能减少刺激因素,如保持周围环境安静、室内光线柔和等。手术病人术后行去枕平卧 6 小时后实施健侧卧位,有助于减轻切口水肿。

2. 病情观察　观察病人服药后疼痛的部位、性质、持续时间、发作频率、程度的变化情况,观察药物的不良反应。手术治疗病人,观察术后疼痛消失和改善情况及是否出现低颅压、听力障碍、脑脊液漏、周围性面瘫及感染等并发症。

3. 疼痛护理　了解疼痛的原因与诱因;与病人讨论减轻疼痛的方法与技巧,鼓励病人通过听轻音乐、阅读书籍、运用指导式想象等转移注意力,以达到精神放松,减轻疼痛。

4. 用药护理　指导病人按正确剂量服药,不随意增加或减少药量,观察药物不良反应,如卡马西平可有头晕、嗜睡、恶心、步态不稳等不良反应,偶可发生皮疹、白细胞减少、共济失调、肝损害等,严重者需停药。

5. 心理护理　三叉神经痛病人会因疼痛反复发作且疼痛剧烈,导致紧张、恐惧、焦虑、抑郁等,严重影响病人的生活和工作。护理人员要加强与病人的沟通交流,耐心倾听病人的倾诉,对病人存在的生活困扰和痛苦给予安慰、同情和理解。向病人及家属介绍药物治疗及其他的治疗方法,帮助病人增强治疗的信心。

6. 健康指导　帮助病人及家属掌握本病有关治疗和训练方法。洗脸、刷牙动作轻柔,吃软食,禁吃较硬的食物,以免诱发。遵医嘱合理用药,识别药物不良反应。不要随意更换药物或停药。服用卡马西平每 2 个月应检查 1 次肝功能和血常规,发现眩晕、步态不稳及皮疹时及时就医。

二、面神经炎

面神经炎(facial neuritis)或称 Bell 麻痹(Bell palsy)、特发性面神经麻痹(idiopathic facial paralysis),是指面神经管内神经非特异性炎症引起的周围性面瘫,是一种最常见的面神经瘫痪疾病。

【病因及发病机制】

多数考虑本病由病毒感染导致神经水肿所致。由于骨性面神经管狭小,仅能容纳面神经通过,一旦面神经发生水肿,则容易受压产生神经功能阻滞致病。

【临床表现】

本病发生于任何年龄,任何季节,多见于 20～40 岁,男性多于女性。急性发病,数小时至数天达高峰。病前多有受凉史,特别是狭窄缝隙的冷风是常见诱因。

1. 耳后疼痛或乳突压痛　首发症状是病侧耳后、茎突区域的疼痛,程度轻,多能忍受。

2. 周围性面瘫　病后1~2天病变侧面部表情肌出现瘫痪,逐渐加重,可至全瘫。瘫痪明显时,额纹消失,不能皱额蹙眉,眼裂闭合不能或闭合不完全,病侧鼻唇沟浅,口角歪向健侧,不能吹口哨,不能鼓腮等;进食时患侧口角漏水,食物常滞留在唇齿之间;由于下眼睑松弛外翻,泪点外转,泪液不能正常引流而外溢。

3. Hunt综合征　影响膝状神经节者,除上述表现外,还可出现患侧乳突部疼痛,舌前2/3味觉缺失,听觉过敏,耳廓与外耳道感觉减退,外耳道鼓膜疱疹。

【实验室及其他检查】

MRI和CT为非常规检查,但可排除脑桥小脑角肿瘤及颅底占位等病变。面神经电生理传导检查可判断本病预后。

【诊断要点】

根据急性起病、临床表现为周围性面瘫,面神经炎的诊断不难,但需注意与吉兰-巴雷综合征、中耳炎、腮腺炎、肿瘤、脑膜炎等引起的继发性面神经麻痹相鉴别。

【治疗原则】

改善局部血液循环,减轻面神经水肿,缓解神经受压,促进功能恢复。

1. 物理治疗　早期超短波深部透热治疗可减轻面神经水肿。2周后可应用低频疗法、低频电刺激及针刺治疗刺激面肌收缩、改善循环、防止肌肉萎缩。该疗法能引起面肌痉挛,不宜病程初期用,一旦麻痹恢复立即终止。

2. 药物治疗　急性期应尽早使用糖皮质激素,可用泼尼松30mg口服,1次/d,或地塞米松静脉滴注10mg/d,疗程1周左右,并用大剂量维生素B_1、维生素B_{12}肌内注射。

3. 手术治疗　2~3月后,对自愈较差的高危病人可行面神经管减压术。

【常用护理诊断/问题】

自我形象紊乱　与面神经受损而致口角歪斜等有关。

【护理措施】

1. 一般护理　充分休息,避免外出。尽量避免患侧面部吹风,禁止使用冷水洗脸。多补充高维生素食物,特别是B族维生素丰富的食物,以促进髓鞘生长。保持口腔清洁,及时漱口,清除口腔患侧滞留食物。眼睑闭合不全者加强眼部保护,夜间睡眠时可带眼罩或涂抹眼膏保护角膜。

2. 病情观察　观察面神经受损症状、体征的康复情况。

3. 症状体征的护理　尽早开始做面肌的主动和被动运动,如对着镜子做皱眉、抬额、闭眼、龇牙、鼓腮、吹口哨等动作,每日数次,每次5~15分钟,辅以面肌按摩。

4. 用药护理　观察糖皮质激素的疗效及不良反应、观察抗病毒药物有无肾损害、尿量有无变化。

5. 心理护理　由于病人面部形象有改变,病人担忧、焦虑、自卑,应告知病人此病的预后,细致耐心地开导,尊重病人,避免伤害病人自尊心的行为。

6. 健康指导　夏季防止睡眠时狭窄缝隙的冷风直接吹入,预防感冒。用可接受的方式适当遮挡、修饰面容。坚持面肌的被动或主动运动锻炼。帮助病人了解预后,面神经电生理传导检查结果可协助判断预后。如患侧诱发的肌电动作电位波幅为健侧的30%或以上者,在2个月内可完全恢复;10%~30%需2~8个月恢复,可有一定程度后遗症;如为10%以下者则需6个月到1年才能恢复,且常伴有中重度(面肌痉挛)后遗症。

三、急性炎症性脱髓鞘性多发性神经病

急性炎症性脱髓鞘性多发性神经病(acute inflammatory demyelinating polyradicu-loneuropathies, AIDP)又称吉兰-巴雷综合征(Guillain-Barré syndrome, GBS),为急性或亚急性起病的大多可恢复的多发性脊神经根(可伴

脑神经)受累的一组疾病。是一种表现为四肢对称性、弛缓性瘫痪的自身免疫病。各年龄组均可发病,以儿童、青少年、中年多见,男性发病率略高于女性,一年四季都可发病。

【病因与发病机制】

本病病因不明,2/3 病例发病前 4 周内有呼吸道或胃肠道前驱感染史,空肠弯曲菌是当前 GBS 最常见的前驱感染病原体,少数病人有手术史或疫苗接种史。多数认为本病是感染引起的细胞和体液免疫介导的迟发性自身免疫性疾病。主要病变是周围神经广泛的炎症性节段性脱髓鞘和小血管周围淋巴细胞及巨噬细胞的炎症反应。

【临床表现】

急性或亚急性起病,2 周左右达到高峰。

1. 运动障碍 首发症状常为四肢对称性弛缓性无力,可自远端向近端发展或相反,亦可远、近端同时受累,并可累及躯干,严重病例可因累及肋间肌及膈肌而致呼吸麻痹。

2. 感觉障碍 发病时多有肢体感觉异常,如麻木、刺痛和不适应,感觉缺乏或减退呈手套袜子样分布。

3. 脑神经损害 脑神经损害以双侧周围性面瘫多见,尤其在成年人;也可有舌咽神经、迷走神经麻痹,表现为吞咽及构音困难。

4. 自主神经症状 自主神经症状有多汗、皮肤潮红、手足肿胀及营养障碍。严重病例可有心动过速、直立性低血压等。

【实验室及其他检查】

1. 脑脊液(CSF)检查 典型改变为细胞数正常,而蛋白质水平明显增高(为神经根的广泛炎症所致),称蛋白-细胞分离现象,为本病的重要特点。蛋白质水平增高在起病后 3 周末达到高峰。

2. 肌电图 早期可见 F 波或 H 反射延迟(提示神经近端或神经根损害)。

【诊断要点】

急性或亚急性起病,病前有感染史,四肢对称弛缓性瘫痪,可有脑神经损害,常有脑脊液蛋白-细胞分离现象,可诊断。

【治疗原则】

1. 对症治疗 呼吸肌麻痹是本病的主要危险,呼吸肌麻痹抢救成功与否是提高治愈率、降低病死率的关键,而呼吸机的正确使用是成功抢救呼吸肌麻痹的保证。因此,应严密观察病情,延髓支配肌肉麻痹伴饮水呛咳、呼吸困难或严重的肺部感染者,应尽早气管切开和人工辅助呼吸,保持呼吸道通畅。鼻饲营养者注意补充维生素、能量,防止电解质紊乱。

2. 免疫治疗 静脉注射免疫球蛋白(IVIG)是目前国际公认的治疗 GBS 有效的免疫治疗方法。对病情进展、有可能出现呼吸肌麻痹者,尽早使用,有效率 50%~70%。多数推荐剂量为 400mg/(kg·d),连用 5 天,总剂量 2g/kg。主要机制为抑制抗体、补体,中和自身的抗体,抑制炎症反应。

3. 血浆置换(PE)疗法 可迅速清除血循环中抗周围神经髓鞘自身抗体,与 IVIG 效果相当。不良反应为低血压、出血、感染。弊端为费用高、设备昂贵。有心功能不全、严重感染、凝血功能障碍者禁忌使用。

4. 糖皮质激素 目前使用存在很大争议。

【常用护理诊断/问题】

1. 低效性呼吸型态 与呼吸无力、神经肌肉受累、呼吸不完全有关。

2. 生活自理缺陷 与肢体瘫痪有关。

3. 焦虑/恐惧 与健康状态改变、语言交流困难、运动量下降有关。

4. 吞咽困难 与吞咽神经、迷走神经麻痹有关。

5. 清理呼吸道无效 与呼吸肌麻痹、肺部感染致分泌物增多有关。

6. 潜在并发症:呼吸肌麻痹。

【护理措施】

1. 一般护理

（1）保持呼吸道通畅：多数病人痰液不能自行排出，易引起窒息和肺部感染。鼓励有能力咳嗽的病人，取半坐卧位，深呼吸和有效咳嗽。对不能自主咳嗽者，床边备吸引装置，病人取侧卧位或平卧位，头偏向一侧，协助翻身、拍背或体位引流，及时清除口、鼻腔和呼吸道分泌物，必要时予雾化吸入，予以吸痰，保持呼吸道通畅。

（2）给氧：持续低流量给氧，并保持输氧管道通畅。

（3）饮食：给予高蛋白、高维生素、高热量且易消化食物，吞咽困难者饮食选用糊状，糊状食物可在口腔停留不易引起呛咳，病人取半坐位或坐位。进食如有吞咽困难、发生呛咳、无法自行饮食者给予鼻饲，保证机体足够的营养，维持正氮平衡。

2. 病情观察

（1）给予心电监测，动态监测生命体征、血氧饱和度、血氧分压的变化。

（2）在疾病进展期严密观察呼吸频率、节律、深度、呼吸肌功能状况，询问病人有无胸闷、气短、憋喘等症状，当病人出现呼吸费力、出汗、口唇发绀等缺氧症状，血气分析血氧分压低于70mmHg时，应立即报告医生，遵医嘱尽早使用人工呼吸机。

（3）气管切开的病人密切观察切开局部有无渗血，皮下有无气肿，固定气管套带松紧是否合适，给予气管切开处常规换药1次/d。

（4）重症GBS病人因为瘫痪、气管切开和机械通气，卧床时间较长，要密切观察并预防各种并发症的发生，如肺部感染、压疮、营养失调、下肢静脉血栓、肢体挛缩和肌肉失用性萎缩、便秘、尿潴留等。

（5）观察脑脊液蛋白-细胞分离随时间的变化情况。观察免疫治疗和血浆置换的效果和不良反应。

3. 症状体征的护理

（1）呼吸肌麻痹的护理：详见第二章第十四节关于"吸氧"的护理。

（2）感觉障碍和运动障碍：瘫痪肢体早期进行按摩和被动运动，改善肢体血液循环，并置于良肢位。病情稳定后，鼓励并协助病人肢体主动运动，促进肌力恢复。恢复期应鼓励病人从床上活动逐渐过渡到下床活动，注意做好保护。制订训练计划，定期评价康复效果。详见本章第一节"感觉障碍""运动障碍"的护理。

4. 用药护理　应用免疫球蛋白时应注意静脉点滴的速度不宜太快，应用时观察病人有无头痛、肌痛、发热、寒战、皮疹、急性肾功能不全等过敏反应。

5. 心理护理　本病发病急，病情进展快，恢复期较长，病人常产生焦虑、恐惧、失望等情绪。长期情绪低落给疾病的康复带来不利。护士应及时了解病人的心理状况，积极主动关心病人，鼓励病人积极治疗和康复锻炼。

6. 健康指导　指导病人出院后按时服药，营养充分，坚持每天被动或主动的肢体锻炼。病愈后仍坚持适当的运动，加强机体抵抗力，避免受凉及感冒。

（柳秋实）

学习小结

三叉神经痛是一种原因未明的三叉神经分布区内闪电样反复发作的剧痛，迅速有效镇痛是治疗本病的关键。首选卡马西平治疗，无效时可用神经阻滞疗法或手术治疗。护理重点是避免诱发因素，正确服用卡马西平等药物，观察药物不良反应，给予心理支持。面神经炎是指面神经管内神经非特异性炎症引起的周围性面瘫。治疗原则为改善局部血液循环，减轻面神经水肿，促进功能恢复。护理要点是指导面肌主动和被动运动,指导用药,给予生活指导、心理支持。急性炎症性脱髓鞘性多发性神经病,病因不明,与自身免疫有关,大部分可自愈,属于自限性疾病。急性期病情发展快,首发症状常为四肢对称性弛缓性无力,可因发生呼吸肌麻痹而致呼吸骤停。重症病人治疗以静脉注射人血免疫球蛋白(IVIG)为主,可选用血浆置换。护理除了一般护理、瘫痪肢体的康复护理、用药护理、心理护理外,最重要的是观察呼吸状况,一旦发生呼吸肌麻痹,及时进行气管插管进行机械通气。

复习参考题

1. 简述三叉神经痛的发作特点。

2. 如何对急性炎症性脱髓鞘性多发性神经病病人进行护理?

3. 面神经炎病人周围性面瘫的表现是什么?如何进行康复护理?

第三节　脑血管疾病病人的护理

学习目标

掌握	TIA、脑梗死、脑出血、蛛网膜下腔出血的临床表现、护理措施。
熟悉	TIA、脑梗死、脑出血、蛛网膜下腔出血的治疗原则、护理诊断/问题。
了解	TIA、脑梗死、脑出血、蛛网膜下腔出血的病因和发病机制、辅助检查的意义、诊断要点。

案例 10-2

病人,男性,66岁。退休工人。右利手。突发右侧肢体无力伴发麻2小时。病人今晨起床时头昏,压抑感。在阳台上打拳数分钟后上厕所,因便秘用力屏气后数次自觉一阵麻感自右侧头面部放射扩散至右半身和右侧肢体。2小时后有头痛、右上肢上举困难,无法下床。急送入医院。既往近10年高血压史,血压控制不佳,最高155/90mmHg。否认糖尿病和心脏病史。无药物过敏。家族史:父死于高血压脑出血。查体:BP 175/100mmHg;神经系统检查:神志清,对答切题。无偏盲,双侧瞳孔等大3mm,直接和间接光反应敏捷。右鼻唇沟浅,伸舌向右,余脑神经检查无异常。右侧上肢(肩、肘、腕、手部)肌力均为3级。右下肢(髋、膝、踝、足部)肌力均为2级。右侧肢体肌张力略高于左侧。右侧二头肌、三头肌、右侧膝、踝反射均高于左侧。右侧Babinski征阳性。右侧偏身痛觉、温觉、触觉和振动觉较左侧减弱。

思考:

1. 该病人最可能的医疗诊断是什么?

2. 请总结该病人的主要阳性临床表现。

3. 该病人是否需要将血压降至正常,为什么?

4. 该病人的主要护理问题是什么?如何护理?

脑血管疾病(cerebral vascular disease,CVD)是由各种血管源性脑病变引起的脑功能障碍。根据神经功能缺失症状持续时间,可分为短暂性脑缺血发作(不足24小时)和脑卒中(超过24小时)。根据病理性质分为缺血性卒中(脑梗死,包括脑血栓形成和脑栓塞)和出血性卒中(包括脑出血和蛛网膜下腔出血)。

脑血管疾病的发生发展与脑血管疾病的危险因素密切相关。可干预的因素包括高血压、高血脂、心脏病、糖尿病、高同型半胱氨酸血症、吸烟、酗酒、体力活动少、高盐饮食、超重、感染等。必须积极干预这些危险因素才能减少脑血管疾病发生。

理论与实践

一级预防即发病前预防。通过对脑血管疾病可干预危险因素早期进行控制,可显著降低脑卒中的发病风险。

1. 防治高血压、高血脂、高血糖 低脂、低盐饮食、规律体育锻炼、保持心理平衡、长期坚持口服降压、降血脂、降血糖药物,将血压、血脂、血糖维持在达标范围。

2. 防治心脏病 心房颤动、心脏瓣膜病、心力衰竭等均为脑血管的危险因素,心源性栓子可能随血流栓塞脑血管,引起栓塞性脑卒中。高危个体需要应用抗凝和抗血小板聚集药物。

3. 戒烟限酒 吸烟是脑卒中的独立危险因素,必须积极戒烟并适度饮酒。

4. 控制体重 通过合理饮食、规律锻炼,将体重指数控制在<28kg/m²。

一、短暂性脑缺血发作

短暂性脑缺血发作(transient ischemic attack, TIA)是颅内血管病变引起的一过性或短暂性、局灶性脑或视网膜功能障碍。临床表现为突然起病,一般持续15~20分钟,多在1小时内恢复,最长不超过24小时,可反复发作,不遗留神经功能缺损的症状和体征。TIA是发生脑梗死的重要危险因素之一。

【病因与发病机制】

TIA的发病机制有多种学说,但尚无一种学说能解释所有病例,很可能不同的病例有不同的发病机制。多数认为本病的病因是动脉粥样硬化,发病机制是微栓子学说,即认为TIA的反复发作可能是动脉粥样斑块微小栓子脱落进入脑动脉,导致供应脑部的小动脉发生微栓塞。由于栓子很小,易于溶解或冲走,故症状很快消失。

【临床表现】

以中老年多见(50~70岁),男性多于女性。具体特点有:①起病突然;②局灶脑或视网膜缺血症状;③短暂,一般为10~15分钟,多在1小时内恢复,持续时间不超过24小时;④完全恢复而无后遗症;⑤可反复发作,发作间期完全正常。

根据受影响的动脉系统,TIA分为颈动脉系统和椎-基底动脉系统两类。

1. 颈动脉系统TIA 常见症状为对侧单肢无力或麻木;特征性症状是短暂的单眼盲(眼动脉缺血);优势半球(通常为左侧)缺血时可有失语。

2. 椎-基底动脉系统TIA 最常见症状发作性眩晕、恶心、呕吐(似晕船);典型表现为交叉瘫或交叉感觉障碍(病变同侧脑神经麻痹、对侧肢体瘫痪或感觉障碍);还可发生复视、眼球震颤、构音障碍、吞咽困难、共济失调。亦可出现双眼一过性黑矇、跌倒发作(突然四肢无力跌倒,但神志清楚,能立即站起);一过性遗忘(海马缺血)。

【实验室及其他检查】

通过辅助检查寻找TIA病因,如进行血糖、血脂、血流变、凝血与纤溶功能检查;经颅多普勒(TCD)了解脑底动脉血流速度;颈部血管超声了解颈动脉有无斑块和狭窄;数字减影血管造影(DSA)可见颅内血管瘤、血管狭窄状况;颈椎X线明确有无颈椎病等寻找TIA病因,防止反复发作,预防脑梗死。

【诊断要点】

诊断 TIA 的主要依据是详细询问病史。中老年人,突然发作,局灶性脑损害症状或体征,持续 10～15 分钟,24 小时内完全恢复,可反复发生,应考虑 TIA 的可能。

【治疗原则】

TIA 反复发生可发展为完全性脑卒中,必须积极治疗。

1. 病因治疗 如调整血压、降低血脂、纠正心律失常、纠正血液成分的异常、治疗心脏病、脑动脉炎等。

2. 药物治疗

(1)抗血小板聚集剂:可减少脑梗死发作。首选肠溶阿司匹林,出血性疾病病人禁用、溃疡病人慎用。其他的有双嘧达莫、噻氯匹定、氯吡格雷等。

(2)其他药物:如抗凝药物、钙通道阻滞剂及中药等。对有心源性栓子或心房纤颤的病人,或频繁发作的 TIA 或持续时间长,每次发作症状逐渐加重,同时又无明显抗凝治疗禁忌者(无出血倾向、无严重高血压、无肝肾疾病、无溃疡病等)可及早进行抗凝治疗,可选用肝素或低分子肝素,密切观察抗凝剂的出血不良反应。尼莫地平、氟桂利嗪等钙通道阻滞剂可扩张脑血管,防止脑动脉痉挛。中药常用活血化瘀药,如复方丹参、川芎嗪、葛根素、金纳多等。

3. 外科手术治疗 血管造影证实有颈动脉明显狭窄或闭塞者,可选用颈动脉血管成形术(PTA)和颈动脉内膜切除术(CEA)。

【常用护理诊断/问题】

1. 知识缺乏:缺乏 TIA 防治知识。

2. 有受伤的危险 与眩晕、复视、共济失调有关。

3. 潜在并发症:脑卒中。

【护理措施】

1. 一般护理 发作时卧床休息,枕头不宜太高,床头抬高(以 15°～20° 为宜),避免脑缺血。如厕、沐浴及外出有人陪同,仰头或转头动作缓慢,防止颈部过度活动致急性发作,因为 TIA 病人有一过性黑矇、眩晕,容易发生跌倒受伤。

2. 病情观察 由于短暂性脑缺血发作起病急、病程较短,故而应做好病情观察工作,密切观察病人的症状、体征,如意识、血压、心率、脉搏、呼吸、头晕、头痛、恶心、呕吐、肢体麻木、下肢无力等,并观察短暂性脑缺血发作的特点、频率、间隔时间、病情是否加重等,准确而详细的记录;频繁发作的病人应注意观察和记录每次发作的持续时间、间隔时间和伴随症状,观察肢体无力或发麻有无加重,有无头痛、头晕等其他症状出现,防止发生脑卒中。

3. 用药护理 遵医嘱正确用药。告知病人药物作用、不良反应、注意事项,如阿司匹林有胃肠道刺激,应饭后服用;抗凝药物有出血倾向,注意观察皮肤、黏膜、尿便、呕吐物、颅内出血情况。

4. 心理护理 短暂性脑缺血发作起病急,症状明显,病人常缺乏足够的心理准备,病人会出现紧张、恐惧、焦虑等。护理人员应与病人耐心交流,告知病人预防和控制疾病的知识。

5. 健康指导

(1)疾病知识指导:评估病人及家属对 TIA 的认识程度,告知 TIA 有发生脑卒中的危险性,明确长期检查服用药物及控制高危因素的重要性,戒烟限酒。选择低盐、低脂、低糖、充足蛋白质和富含维生素的饮食。避免暴饮暴食。坚持规律的体育锻炼,有助于增加脑血流量、改善微循环,控制血糖、血脂水平。

(2)定期复查:了解血糖、血脂、血压、血凝及心脏功能状况。

二、脑梗死

脑梗死(cerebral infarction)又称缺血性脑卒中,包括脑血栓形成、腔隙性梗死和脑栓塞等,是由于脑供血障碍引起脑缺血、缺氧所致的局限性脑组织的缺血坏死或软化。临床最常见的有脑血栓形成和脑栓塞。

（一）脑血栓形成

脑血栓形成（cerebral thrombosis，CT）是脑血管疾病中最常见的类型，指颅内外供应脑组织的动脉血管壁发生病理改变，使血管腔变狭窄或在此基础上形成血栓，造成脑局部急性血流中断，脑组织缺血、缺氧、软化、坏死，引起偏瘫、失语等相应的神经症状和体征。

【病因与发病机制】

最常见的病因为脑动脉粥样硬化。高血压、高血脂和糖尿病加速动脉粥样硬化，脑动脉炎、脑血管畸形、血液系统疾病等也可引起。任何大脑血管均可发生血栓，但以颈内动脉、大脑中动脉多见，基底动脉和椎动脉分支次之。

【临床表现】

多见于有高血压、糖尿病或冠心病病史的中老年人。病前可有头昏、头痛前驱症状，部分病例有 TIA 史。常在睡眠或安静休息时发病，病人通常意识清楚，生命体征一般无明显改变，少见颅压高。神经系统表现取决于血栓闭塞的血管、梗死灶的大小和部位，可在数小时至 3 天内逐渐加重。

1. 颈内动脉血栓形成　典型表现为三偏征（病变对侧偏瘫、偏身感觉障碍和对侧同向偏盲）、失语（优势半球受累）等。

2. 椎 - 基底动脉血栓形成　多有眩晕、恶心、呕吐、眼球震颤、交叉瘫、复视、共济失调、吞咽及发音困难等。

【实验室及其他检查】

1. 头颅 CT 检查　发病 24 小时内多正常，24 小时以后梗死区出现低密度灶。对脑干及小脑的梗死灶显示不清。发病后尽快进行 CT 检查，有助于早期鉴别脑梗死与脑出血。

2. MRI　可在发病数小时确定病灶，对脑干、小脑病灶显示清。

3. 其他检查　经颅多普勒（TCD）测定局部血流量；数字减影血管造影（DSA）可显示血栓形成部位、程度；血及尿液检查、血糖、血脂、血流变、心电图等检查有助于识别患病原因。

【诊断要点】

由于急性脑血栓形成病人治疗时间窗窄，及时评估病情做出诊断非常重要。中老年病人，有高血压、高血脂、糖尿病、TIA 发作史；安静状态下发病；偏瘫、失语、感觉障碍等局灶性神经系统症状体征在数小时或数天内达到高峰，多无意识障碍；CT 或 MRI 可明确诊断。

【治疗原则】

卒中病人需要收入卒中单元。卒中单元是一种组织化管理住院脑卒中病人的医疗模式，以专业化的脑卒中医生、护士和康复人员为主，为病人提供系统综合的规范化管理。目前治疗脑卒中主要包括早期溶栓、抗血小板和抗凝治疗等。

1. 早期溶栓治疗　在脑缺血后 3～6 小时可通过再灌注，抢救半暗带组织，逆转缺血损伤区。如果病人 CT 出现梗死灶则不适宜溶栓治疗。常用的溶栓药有尿激酶、链激酶、重组组织型纤溶酶原激活剂（rt-PA）等。

2. 抗血小板聚集和抗凝治疗　不符合溶栓适应证且无禁忌证的病人应在发病后尽早给予口服阿司匹林 150～300mg/d，急性期后可改为预防剂量。溶栓治疗者，阿司匹林等抗血小板聚集药物应在溶栓 24 小时后使用。目前不推荐在早期使用抗凝药物。

3. 调控血压　急性期血压维持在发病前稍高的水平，切忌过度降压使脑灌注压降低，加重脑缺血。准备溶栓者，血压应控制在收缩压 <180mmHg，舒张压 <100mmHg。血压过低时，积极寻找和处理原因，或补充血容量，必要时给予多巴胺等升压药物。

4. 防治脑水肿　大面积脑梗死，在病后 3～5 天脑水肿达到高峰。为避免颅内压增高，应尽早防治。常用 20% 甘露醇快速静脉滴注，肾功能不全者可使用呋塞米。还可使用 10% 复方甘油、白蛋白等。

5. 控制血糖 血糖水平升高或降低对病人的预后都不利。血糖超过 10mmol/L 时,可给予胰岛素治疗。加强血糖监测,血糖值可控制在 7.7～10mmol/L。

6. 其他治疗 如高压氧舱治疗、脑保护治疗、中医药治疗等。

相关链接

卒中中心建设指南

为了规范卒中救治医疗机构的准入标准,2015 年,国家卫生和计划生育委员会神经内科医疗质量控制中心卒中领域专家委员会初步形成了中国卒中中心(Primary Stroke Center, PSC)建设的指南。指南对 PSC 的功能、中心配备(基础设施、成员、诊断技术、治疗技术、护理技术、二级预防、康复治疗、监测和随访技术、教学科研)、资质和质量管理指标做出明确规定。其中,护理技术包括:①根据指南正确安置和摆放病人体位,评估受压区域压疮风险和跌倒风险,用日常生活能力量表(activities of daily living, ADL)监测神经功能,评价体液平衡,监测体温及评价吞咽困难;②让病人亲属和照顾者参与培训和家庭护理,并提供有关卒中症状、检查和治疗、康复、卒中后服务等信息;③每周集中一次针对病人和(或)家属的卒中预防、诊断、治疗和康复等健康教育。

【常用护理诊断/问题】

1. 躯体活动障碍 与偏瘫或平衡能力降低有关。

2. 吞咽障碍 与意识障碍或延髓麻痹有关。

3. 语言沟通障碍 与大脑语言中枢功能受损有关。

4. 有失用综合征的危险 与肢体瘫痪并未及时进行有效康复训练有关。

5. 有皮肤完整性受损的危险 与长期卧床导致局部皮肤组织受压过久有关。

6. 便秘 与长期卧床有关。

【护理措施】

1. 一般护理

(1)休息与活动:颅内压升高者抬高床头 15°～30°,避免和处理导致颅内压升高的因素,如激动、用力、咳嗽、便秘等。

(2)饮食护理:病人由于呕吐、吞咽困难会导致脱水及营养不良,影响神经功能恢复。可经口饮食者,给予低盐、低脂、高营养饮食;吞咽困难、饮水呛咳时,给予流质或半流质小口慢慢喂食,必要时给予鼻饲流质。有糖尿病者予以糖尿病饮食。

(3)生活护理:协助病人完成生活护理如穿衣、洗漱、沐浴、如厕等,保持皮肤清洁、干燥,及时更换衣服、床单。把病人的用物放在易拿取的地方,恢复期尽力要求病人完成生活自理活动。

2. 病情观察 密切观察生命体征、瞳孔及意识等变化。一旦出现颅内压升高、严重血压异常、血糖异常、体温异常等,需要紧急处理。预防长期卧床的并发症,详见本章第一节意识障碍病人护理。

3. 症状体征的护理 对瘫痪病人应每 2～3 小时翻身一次,保持肢体于抗痉挛体位,翻身时做一些主动或被动活动锻炼,按照从翻身→起坐→站立→行走的顺序循序渐进增加肢体活动量。指导失语病人简单而有效的交流技巧,加强其语言功能训练。具体见运动和感觉障碍病人护理内容。

4. 用药护理 使用低分子右旋糖酐,可有过敏反应如发热、皮疹等,应注意观察。用溶栓、抗凝药物时严格注意药物剂量,观察有无出血倾向。用甘露醇时观察疗效和不良反应,如头痛、呕吐是否减轻;是否有静脉炎发生、是否有眼窝凹陷、皮肤干燥等脱水表现。用血管扩张剂,注意观察病人是否有低血压发生。

5. 心理护理 病人常因偏瘫产生消极、自卑心理,甚至性情急躁,发脾气,导致血压升高、病情加重。护士应关心病人,教会病人简单的哑语。嘱家属给予病人物质和精神上的支持,鼓励或组织病友之间养生经验的交流,增强病人战胜疾病的信心。

6. 安全护理 病人床边设置床挡;下床活动时防止跌倒,走廊、厕所装扶手;地面干燥,除去障碍物;行走时穿平底防滑鞋,避免穿拖鞋;行走时注意力集中,步态不稳者,应有家属陪同。

7. 健康指导

(1)疾病相关知识指导:积极治疗原发病,如高血压、高脂血症、糖尿病等。重视对 TIA 的处理,坚持服用阿司匹林等。指导老年人睡前喝一杯水,防血液浓缩诱发血栓形成;晨间睡醒时不要急于起床,最好安静 10 分钟后缓缓起床,以防直立性低血压致脑血栓形成。

(2)定期复查:高血压、高脂血症、糖尿病等高危病人定期复查。

(二)脑栓塞

脑栓塞(cerebral embolism)是指各种栓子(血流中异常的固体、液体、气体)沿血液循环进入脑动脉,造成急性血流中断而引起相应供血区脑组织缺血、坏死及脑功能障碍。发病年龄不同,如风湿性心脏病、先心病引起者以中青年居多,冠心病及大动脉病变引起者以老年人为主。

【病因与发病机制】

1. 心源性栓子 最常见,占 95%。常见于心房纤颤、风湿性心瓣膜病、心梗附壁血栓等。另外心脏黏液瘤、细菌性心内膜炎、二尖瓣脱垂等均可发生。在发生脑栓塞的病人中约一半以上为风湿性心脏病二尖瓣狭窄合并心房纤颤。

2. 非心源性栓子 如主动脉弓及其发出的大血管的动脉粥样硬化斑块和附壁血栓的脱落,肺部感染性脓栓,癌性栓子,寄生虫虫卵栓子,脂肪栓子(长骨骨折或手术后),气体栓子等。

【临床表现】

起病急骤,多无明显诱因,常在数秒钟或很短的时间内症状发展到高峰,是脑血管疾病中发展最快的。

症状轻重取决于与栓塞部位、大小及侧支循环的建立。重者昏迷抽搐。神经症状取决于栓塞血管所支配的供血区的神经功能。常见的有偏瘫、偏身感觉障碍、对侧同向性偏盲、失语等。可有风湿性心脏病等原发病的体征和其他部位栓塞征。

【实验室及其他检查】

1. 头颅 CT 检查 可确定栓塞的部位和范围。发病后 24～48 小时内病变部位呈低密度影像。

2. 其他检查 脑栓塞强调病因的检查。需要做超声心动图明确是否存在心脏瓣膜、心内膜、心肌病变;24 小时动态心电图有助于发现冠心病及心律失常;颈部血管超声可发现粥样硬化斑块等;怀疑癌栓者要做胸片、B超等;怀疑亚急性心内膜炎需做血常规、红细胞沉降率、血培养等。

【诊断要点】

明确诊断需要结合病史、临床表现及头颅 CT 和 MRI 检查。既往有风湿性心脏病、心房纤颤及大动脉粥样硬化、严重骨折病史;突发偏瘫、失语等神经功能缺损,症状在数秒至数分钟内达到高峰;CT 和 MRI 检查确定栓塞,明确诊断。注意与脑血栓形成和脑出血的鉴别。

【治疗原则】

脑栓塞治疗包括脑部病变及引起栓塞的原发病两方面。

1. 脑部病变的治疗与脑血栓形成相同,禁忌溶栓治疗。

2. 原发病的治疗在于根除栓子来源,防止脑栓塞复发。防治心脏病等各种原发病是预防脑栓塞发生的一个重要环节。由于心源性脑栓塞的充血性梗死区极易出血,故抗凝治疗必须慎用。

【常用护理诊断/问题】与【护理措施】

参见本节"脑血栓形成"部分。

三、脑出血

脑出血（intracerebral hemorrhage，ICH）是指原发性非外伤性脑实质内出血，占急性脑血管病的20%～30%。根据2005年中国脑血管疾病防治指南，年发病率为（60～80）/10万，急性期病死率为30%～40%。常发生于50～70岁的高血压病人。绝大多数是由高血压伴发脑小动脉病变，在血压骤升时破裂所致，又称高血压性脑出血。

【病因与发病机制】

1. 病因　最常见的病因是高血压并发脑动脉硬化，约占60%。颅内动脉瘤、动静脉畸形、脑动脉炎、血液病、抗凝治疗或溶栓治疗也可引起。

2. 发病机制　大脑实质的供血来自直接从大脑中动脉发出的深穿支，管壁薄、中层发育差，承受压力大，易出血。最容易发生出血的血管为供应内囊区的豆纹动脉。长期高血压作用使小动脉硬化，发生小动脉瘤和微夹层动脉瘤。在兴奋、激动、用力等诱因下，血压骤然升高导致血管破裂。出血后，血肿压迫脑组织发生水肿、移位、软化、坏死等。颅内压的持续升高，脑组织受挤压移位，可发生脑疝。

【临床表现】

1. 诱因　多在情绪紧张、兴奋、劳累、用力排便致血压升高时发病。

2. 病情进展　起病突然，数分钟至数小时内病情发展到高峰，严重者昏迷。

3. 急性颅内压增高的表现　头痛、喷射性呕吐、意识障碍等。为保证脑组织的供血，血压会进一步升高。

4. 神经系统体征　症状视出血部位而异。最常见的出血部位是内囊附近。按出血灶与内囊的关系，分成外侧型和内侧型，外侧型是壳核出血（占脑出血60%），内侧是丘脑出血（占脑出血10%）。血肿压迫内囊，出现典型的"三偏征"，即病灶对侧偏瘫、偏身感觉障碍和对侧同向偏盲。亦常发生病人头和眼转向出血病灶侧，呈"凝视病灶"状（凝视瘫肢对侧）。优势半球出血可伴有失语。

【实验室及其他检查】

1. 头颅CT　为首选检查，脑出血后立即出现高密度影。

2. 头颅MRI　明确CT不能诊断的出血。

3. 脑血管造影　有助于寻找出血动脉。

【诊断要点】

50岁以上，长期高血压病史，情绪激动或体力活动时突然发病，迅速出现头痛、呕吐等颅内压增高的表现和偏瘫、失语等局灶性神经功能缺损的症状，血压明显升高，可伴有意识障碍，应高度怀疑脑出血。头颅CT可明确诊断。

【治疗原则】

急性期治疗的主要原则是：控制脑水肿、减低颅内压；调整血压；防止再出血、防治并发症。

1. 降低颅内压，控制脑水肿　首选甘露醇，20%甘露醇需快速静脉点滴，15～30分钟内滴完。用药后20～30分钟起效，作用维持4～6小时。密切观察有无水电解素乱、严重脱水的发生。心、肾功能不全者要慎用甘露醇，可给予甘油果糖注射液125ml或250ml，缓慢静脉滴注，每天2～4次，注意用量过大、输液过快会发生溶血反应。可同时经静脉注射呋塞米。

2. 调整血压　维持血压在150～160mmHg/90～100mmHg。当收缩压超过200mmHg或舒张压高于105mmHg时，可给予作用温和的降压药物如呋塞米、硫酸镁，或口服卡托普利、美托洛尔等。

3. 止血药和凝血药　目前认为多数止血药对脑出血无效。出血形成的血肿对局部可以起到压迫止血的效果。但合并上消化道出血或有凝血障碍者仍可使用。常用药物有6-氨基己酸、对氨基苄胺、氨甲环酸等。

4. 手术治疗　对大脑半球出血量在 30ml 以上和小脑出血量在 10ml 以上,要考虑手术治疗。开颅清除血肿,对破入脑室者可行脑室穿刺引流。

【常用护理诊断/问题】

1. 意识障碍　与脑出血、脑水肿致脑组织受压有关。

2. 生活自理能力缺陷　与意识障碍、偏瘫有关。

3. 有皮肤完整性受损的危险　与意识障碍、偏瘫、偏身感觉障碍致长期卧床有关。

4. 有失用综合征的危险　与意识障碍、偏瘫致长期卧床有关。

5. 潜在并发症:脑疝、上消化道出血等。

【护理措施】

1. 一般护理

(1)休息与活动:绝对卧床休息 2~4 周,危重病人 1~2 天内避免搬动,防止再出血。头抬高 15°~30°,防止脑水肿。谵妄、躁动病人加保护性床挡,必要时给予约束带适当约束。急性期限制探视,保持环境安静,避免各种刺激。保持大便通畅,排便前给予通便药物。

(2)饮食护理:发病 24 小时内应禁食,发病 24 小时后,如神志不清、不能进食者,给予鼻饲流质,保证营养供给,做好鼻饲饮食的护理;若生命体征平稳、无颅内压增高、无上消化道大出血,可以适当进食。喂食时将食物送至口腔健侧近舌根处,进食时半卧位、颈部前屈。

2. 病情观察　并发症的观察与护理:

(1)脑疝:①严密观察病情变化如血压、脉搏、呼吸、神志、瞳孔的变化,并做好详细记录。如病人出现意识障碍加重、剧烈头痛、频繁呕吐、极度烦躁、血压升高、脉搏变慢、呼吸不规则、瞳孔改变(当脑疝早期,可出现两侧瞳孔不等大、针尖样瞳孔。当瞳孔散大,对光反射消失时,往往进入脑疝晚期)等,提示有脑疝的可能,应及时通知医生,配合抢救。②迅速给予吸氧和建立静脉通路,遵医嘱给予快速脱水、降颅压药物,如使用 20% 甘露醇 125ml 滴注,在 15 分钟内滴完;立即清除呕吐物和口鼻分泌物,防止舌根后坠,保持呼吸道通畅,防止窒息;备好气管切开包,气管插管和脑室引流包。

(2)上消化道出血:注意观察病人有无呕吐咖啡样或血样胃内容物、柏油样便、血压下降、脉搏增快、面色苍白、尿量减少等,每次鼻饲前要抽吸胃液,判断胃液性状。如有消化道出血征象,应立即通知医生。

3. 症状体征的护理　中枢性高热者给予冰袋或冰帽物理降温,对不宜降温者可行人工冬眠。保持肢体功能位(抗痉挛体位),防止或减轻瘫痪肢体痉挛。足部避免重物压迫,防止足下垂。对于病情稳定的脑出血病人,在发病后的 10~14 天开始进行康复训练(详见本章第一节神经系统症状体征护理中运动障碍护理部分)。

4. 用药护理　为保证甘露醇药物效果,需将其快速输入体内,尽量选择粗大的上肢静脉,每日更换注射部位,局部热敷预防静脉炎发生。用药过程中密切观察病人是否有憋喘、不能平卧、咳嗽、皮肤发绀及 SaO_2 降低等急性心衰表现;密切观察尿量变化,一旦发生尿量减少或无尿,警惕急性肾衰竭的发生,应立即通知医生。

5. 心理护理　见"脑血栓形成"。

6. 健康指导

(1)积极控制高血压:通过饮食、运动、控制体重、药物保持血压稳定。

(2)预防血压骤然升高:保持情绪稳定和心态平衡,避免过分喜、怒、焦虑、恐惧、悲伤等;建立健康的生活方式,保证充分睡眠,适当运动,避免过度劳累和突然过猛用力;保持大便通畅;戒烟酒。

(3)康复指导:对病人及家属进行康复功能锻炼指导,促进生活自理。

(4)就医指导:当病人出现脑出血的早期表现如头痛、呕吐、瘫痪、失语等,应尽快送医院就诊。

四、蛛网膜下腔出血

蛛网膜下腔出血（subarachnoid hemorrhage，SAH）是指多种原因所致脑表面或脑底血管破裂，血液流入蛛网膜下腔，引起相应临床症状的一种脑卒中。各年龄组都可发病，青壮年更常见，女性多于男性。

【病因与发病机制】

1. 病因　最常见的是先天性颅内动脉瘤（50%～80%），其次是脑血管畸形，以及高血压、动脉粥样硬化、血液病、脑动脉炎等。

2. 发病机制　脑动脉瘤好发于动脉交叉部，特别是大脑前动脉与前交通动脉，颈内动脉和后交通动脉分叉处最常见。在剧烈运动、过劳、情绪激动、用力排便、咳嗽、饮酒等诱因作用下，血管可发生破裂出血，血液流入蛛网膜下腔，刺激脑膜，引起颅压增高。

【临床表现】

起病急骤，常于数分钟症状达高峰。以头部极其剧烈的疼痛开始，病人常描述为劈裂样头痛，伴呕吐。脑膜刺激征阳性，表现为颈项强直，Kernig 征及 Brudzinski 征阳性。再出血发生率高，常发生在发病后24 小时至 2 周内。

【实验室及其他检查】

1. CT 检查　是确诊本病的首选方法。24～48 小时内约 90% 可见脑沟、脑池或外侧裂、脑室内等有高密度影。

2. 脑脊液检查　蛛网膜下腔出血最具诊断价值和特征性的检查是腰椎穿刺脑脊液化验。血性 CSF 为本病特征之一，但腰穿有诱发脑疝和再出血的可能，需谨慎。

3. 脑血管造影　是最有意义的辅助检查，宜在发病 3 日或 3 周后进行。可进一步查找病因及确定手术方案。目前多采用数字减影法全脑血管造影（DSA）。

【诊断要点】

活动中或情绪激动时突然出现剧烈头痛、呕吐、脑膜刺激征阳性，CT 检查蛛网膜下腔内高密度影可以确诊。脑脊液检查为均匀一致血性，可明确诊断。可行 DSA 检查，明确病因。

【治疗原则】

治疗原则是：防止再出血；防治迟发性脑血管痉挛。

1. 防止再出血

（1）消除诱因：绝对卧床休息 4～6 周；尽量避免增高血压和颅内压的因素，如用力排便、咳嗽、情绪激动等。对头痛和躁动不安者应用镇痛、镇静剂，避免抽搐导致再出血。

（2）止血药物：抗纤维蛋白溶解剂，可防止动脉瘤周围的血块溶解，引起再度出血。常用 6- 氨基己酸（EACA）、氨甲苯酸（PAMBA）、氨甲环酸等。

2. 防治迟发性脑血管痉挛　发病后立即持续静脉微泵注射尼莫地平，使用 7～10 天后，改为口服。

3. 脑脊液置换疗法　可腰椎穿刺放脑脊液，每次缓慢放出 10～20ml，每周 2 次，可降低颅内压，减轻疼痛，但需注意诱发脑疝、颅内感染、再出血的危险。

4. 其他对症治疗　如降低颅内压；控制血压、镇痛、镇静等。

5. 手术治疗　对颅内动脉瘤、颅内动静脉畸形，可采用手术切除、血管内介入治疗。

【常用护理诊断/问题】

1. 疼痛：头痛　与蛛网膜下腔出血致颅内压增高、血液刺激脑膜、脑血管痉挛有关。

2. 潜在并发症：再出血、迟发性脑血管痉挛。

【护理措施】

1. 一般护理　严格绝对卧床休息 4～6 周，限制探视，减少刺激，保证充分休息。避免剧烈活动和用力排便。避免精神刺激。

2. 病情观察　密切监护神志、瞳孔、生命体征、头痛、呕吐、抽搐等症状和体征变化。一旦发生，通知医生，及时处理。严密监护并发症的发生。

（1）再出血：是致命并发症，表现为病情稳定时，突然再次出现剧烈头痛、呕吐、抽搐发作、脑膜刺激征阳性等。可能与出血破裂处形成的血凝块中的纤维蛋白被溶解有关。

（2）迟发性脑血管痉挛：血液流入蛛网膜下腔后，刺激脑膜和血管引起。迟发性脑血管痉挛可发生在出血后4～15天，导致脑梗死。

3. 症状体征的护理　头痛、烦躁的病人给予镇痛、镇静药物。

4. 用药护理　在尼莫地平静脉滴注过程中，病人可能出现头晕、头痛、血压下降等，应监测血压变化，减慢滴速。使用抗纤维蛋白溶解剂时，需观察是否有血栓形成的情况，如下肢静脉血栓、肺栓塞、脑血栓、急性心肌梗死、肾静脉血栓等。

5. 心理护理　耐心向病人解释头痛的原因，说明休息及避免各种诱因的重要性。告知病人再出血的高风险，积极配合治疗和护理。

6. 健康指导　告知病人再次出血的严重性。指导病人避免诱发因素，如剧烈活动、用力喷嚏、用力咳嗽、用力排便、情绪激动、饮酒等。配合医生及早做脑血管造影或必要时手术治疗。

（柳秋实）

学习小结

TIA是微小栓子脱落导致脑短暂性血液供应不足所致供血区神经功能障碍。临床症状持续时间不超过24小时，完全恢复，可反复发作。必须针对病因、坚持服用抗血小板聚集剂等药物积极治疗。护理需注意观察症状发作是否加重、药物不良反应、防止受伤；坚持饮食控制和规律体育锻炼。脑梗死是脑血栓形成或脑栓塞引起脑供血障碍造成的脑组织坏死。目前治疗脑卒中最有效的方法为卒中单元，其次为早期溶栓、抗血小板和抗凝治疗等。脑栓塞还需侧重于根除栓子来源。护理方面重点在于生活护理、对症护理、肢体康复、病情观察、药物护理、预防并发症等。脑出血绝大多数是由高血压伴发脑小动脉硬化，在血压急剧升高时小动脉瘤破裂引起。起病突然，进展速度，颅内压急剧升高。最常见的典型症状是三偏征。急性期治疗的主要原则是控制脑水肿、减低颅内压；调整血压；防止再出血、防治并发症。护理重点是绝对卧床休息2～4周；给予日常生活护理；注意甘露醇等药物的护理；血压的控制以及观察脑疝、上消化道出血等并发症的发生，配合急救。急性期过后尽早进行康复训练。蛛网膜下腔出血最常见的原因是先天性颅内动脉瘤，好发于脑底动脉环的交叉部，临床进展快，以头部极其剧烈的疼痛开始，脑膜刺激征阳性，再出血概率高。治疗要点是制止继续出血；防止继发性脑血管痉挛。护理要严格绝对卧床休息4～6周，控制可能导致再出血的诱因，及时观察再出血和迟发性脑血管痉挛的表现，做好药物护理和心理指导。

复习参考题

1. 神经系统常见症状有哪些？如何进行护理？

2. TIA、脑梗死、脑出血、蛛网膜下腔出血的最常见病因是什么？

3. 脑出血和脑血栓形成的临床表现有哪些相同和不同之处？

第四节　帕金森病病人的护理

案例 10-3

病人，女性，55 岁。肥胖。因右上肢不自主抖动 3 年入院。病人于 3 年前出现右手写字时抖动，静止时也出现，当时家人发现其行走时右腿颠簸。第二年发现步态也有异常，步距偏小，行走时身体前冲，转身缓慢，语调变低。此后逐渐出现全身乏力及僵硬感，同时左上肢也出现静止性颤抖，病人为求进一步诊断来院就诊。神经系统专科查体：神志清，四肢肌力 5 级，双上肢肌张力齿轮样增高，右侧显著，可见 4 ~ 6Hz 搓丸样静止性震颤，双下肢肌张力高，右侧显著。四肢动作缓慢。四肢腱反射(++)，双侧病理征(−)。感觉、共济运动正常。步距小、步态前冲，姿势稳定性差。

思考：

1. 请列出该病人主要的医疗诊断。

2. 什么是齿轮样肌张力增高？该病人为何会出现此症状？

3. 如何对该病人进行安全护理？

帕金森病(Parkinson disease，PD)又称震颤麻痹(paralysis agitans)，是中老年常见的运动障碍性锥体外系疾病，以静止性震颤、肌强直、运动迟缓和步态姿势异常为特征。主要以黑质多巴胺能神经元变性缺失和路易小体形成为特征的一种慢性疾病。多数病人为 50 岁以后发病，男性稍多于女性。

【病因及发病机制】

1. 帕金森的确切病因至今未明，可能是多个因素相互作用的结果，如年龄老化、遗传因素、环境因素等。

（1）年龄老化：PD 多见于中老年人，提示衰老与发病有关。资料表明，随年龄增长，正常成年人脑内黑质多巴胺能神经元渐进性减少，纹状体内多巴胺递质水平逐渐下降。实际上，只有当黑质多巴胺能神经元数目减少达 50% 以上，纹状体多巴胺含量减少达 80% 以上时，临床上才会出现帕金森病的运动障碍症状。正常神经系统老化并不会达到这一水平，因此，年龄老化只是 PD 发病的危险因素之一。

（2）遗传因素：本病在一些家族中呈聚集现象。自 90 年代后期第一个帕金森病致病基因 α- 突触核蛋白(α-synuclein，PARK1)发现以来，目前至少有 6 个致病基因与家族性帕金森病相关。但帕金森病中仅 5% ~ 10% 有家族史，大部分还是散发病例。遗传因素也只是 PD 发病的因素之一。

（3）环境因素：已发现环境中与 1- 甲基 -4- 苯基 -1，2，3，6- 四氢吡啶(MPTP)分子结构相类似的工业或农业毒素，如某些除草剂、杀虫剂、鱼藤酮、异喹啉类化合物等，可导致多巴胺能神经元死亡，故环境因素被认为是可能发病因素之一。

（4）其他：除以上因素外，脑外伤、吸烟、饮咖啡等因素也可能增加或降低罹患 PD 的危险性。吸烟与 PD 的发生呈负相关，这在多项研究中均得到了一致的结论。咖啡因也具有类似的保护作用。严重的脑外伤则可能增加患 PD 的风险。

2. 发病机制复杂 PD 与黑质纹状体内的多巴胺（DA）含量显著减少有关。目前较公认的学说为多巴胺学说和氧化应激学说。

【临床表现】

起病缓慢，呈进行性加重。

1. 静止性震颤 约 70% 的病人以震颤为首发症状，多起于一侧上肢，然后波及同侧下肢，对侧上下肢，最后累及下颌、口唇、舌及头部。震颤频率为 4～6Hz，静止时明显，随意运动过程中减轻或暂时消失，情绪激动时增强，入睡后消失。手指表现为粗大的节律性震颤（"搓丸"样或数钱样动作），以掌指关节及拇指不自主震颤为显著。

相关链接

原发性震颤

原发性震颤是一种不伴有其他神经阳性体征的震颤，原因不明，首发于一侧手臂或手部，几乎均有头部震颤，表现为动作时细小点头或摇头震颤，静止或睡眠时消失，疲劳、情绪激动时加重。一般无肌肉强直、运动迟缓等症状，进展缓慢，预后良好。

2. 肌强直 早期多从单侧肢体开始，病人感觉关节僵硬及肌肉发紧。当关节做被动运动时，增高的肌张力始终保持一致，而感到均匀的阻力，类似弯曲软铅管的感觉，称为铅管样强直。如病人合并有震颤，则在伸屈肢体时感到在均匀的阻力上出现断续的停顿，如齿轮转动一样，称为齿轮样强直。颈肌、躯干肌强直而使躯体呈前屈姿势，整个人比发病前变矮。

3. 运动迟缓 表现为随意运动不能或减少，是本病致残的主要原因。病人反应慢，动作迟缓；面部表情运动少，呈"假面具脸"状；书写时手抖，并有越写越小的倾向，称为"写字过小征"。

4. 步态姿势异常 由伴随主动运动的反射性姿势调节障碍所致，可出现于帕金森病的早期。病人起步困难，好像被粘在地上一样，称为冻结现象。慌张步态（festinating gait）是帕金森病人的特有体征，表现为起步困难，但一迈步后，即以极小的步伐向前冲去，越走越快，不能及时停步或转弯。病人因平衡功能减退，姿势反射消失而出现步态姿势不稳，容易跌倒，甚至发生骨折，严重影响生活质量，也是致残的原因之一。

5. 非运动障碍症状 自主神经症状较普遍，如大量出汗、皮脂溢出增多、流涎、直立性低血压、顽固性便秘、排尿障碍、性功能障碍等。也可有感觉障碍，如嗅觉障碍、麻木、疼痛、痉挛、不安腿综合征等。少数有抑郁、焦虑、幻觉、淡漠、睡眠紊乱等精神症状，认知功能减退常在晚期出现。近年来人们越来越多的注意到非运动障碍症状，它们对病人生活质量的影响甚至超过运动障碍症状。

【实验室及其他检查】

血、脑脊液常规检查均正常，CT、MRI 检查无特异性改变，脑脊液和尿中高香草酸含量降低、相关基因突变、多巴胺能受体功能及多巴胺能神经元功能等检查可能对诊断有一定意义。

【诊断要点】

帕金森病的诊断主要依靠病史、临床症状及体征。其支持性诊断标准要求病人至少符合下面 8 项中的三项或以上才可诊断为帕金森病：单侧起病、静止性震颤、疾病逐渐进展、发病后多为持续性的不对称性受累、对左旋多巴的治疗反应非常好（70%～100%）、应用左旋多巴导致严重异动症、左旋多巴的治疗效果持续 5 年以上（含 5 年）、临床病程 10 年以上（含 10 年）。

【治疗原则】

1. 综合治疗 药物治疗是帕金森病最主要的治疗手段。左旋多巴制剂仍是最有效的药物。手术治疗是药物治疗的一种有效补充。康复治疗、心理治疗及良好的护理也能在一定程度上改善症状。目前应用的治疗手段主要是改善症状，提高工作能力和生活质量，但尚不能阻止病情的进展。

2. 药物治疗　目前仍以药物治疗为主。

（1）用药原则：用药宜从小剂量开始逐渐加量。以较小剂量达到较满意疗效，不求全效。用药在遵循一般原则的同时也应强调个体化。根据病人的病情、年龄、职业及经济条件等因素采用最佳的治疗方案。药物治疗时不仅要控制症状，也应尽量避免药物不良反应的发生，并从长远的角度出发尽量使病人的临床症状能得到较长期的控制。

（2）左旋多巴：复方左旋多巴目前仍是治疗帕金森病最基本、最有效的药物。临床常用多巴丝肼，应从小剂量开始，逐渐缓慢增加剂量直至获较满意疗效，不求全效。剂量增加不宜过快，用量不宜过大。餐前 1 小时或餐后 1.5 小时服药。

（3）抗胆碱能药物：可协助维持纹状体的递质平衡，适用于震颤明显的年轻人。如苯海索（安坦），排泄迅速、无蓄积、毒性小可长期应用。

（4）金刚烷胺：能提高左旋多巴的疗效。

（5）多巴胺受体激动剂：如溴隐亭，偶有头晕、胃肠道反应、直立性低血压、精神症状等副作用。

3. 外科手术治疗　60 岁以下，药物治疗效果不佳或不良反应严重者可尝试立体定向手术破坏丘脑腹外侧核后部，制止对侧肢体震颤；破坏其前部则可制止对侧肢体强直。但不能根治疾病，术后仍需应用药物治疗。

4. 康复治疗　帕金森病病人多存在步态障碍、姿势平衡障碍、语言和（或）吞咽障碍等，可以根据不同的行动障碍进行相应的康复或运动训练。如健身操、太极拳、慢跑等运动。若能每日坚持，则有助于提高病人的生活质量，减少并发症，并能延长药物的有效期。

【常用护理诊断／问题】

1. 生活自理缺陷　与震颤、肌强直、运动迟缓有关。

2. 躯体活动障碍　与神经、肌肉受损，运动迟缓，姿势步态异常有关。

3. 自尊低下　与震颤、流涎、面肌强直、屈曲姿势等身体形象改变有关。

4. 潜在并发症：受伤、营养不良、压力性损伤、感染。

【护理措施】

1. 一般护理

（1）饮食护理：给予高热量、多维生素、低盐、低脂、适量蛋白质的易消化饮食，根据病情及时调整。吞咽困难者根据病人吞咽能力、口味需要，提供黏稠不易反流的食物，每吃一口吞咽 2～3 次。无法自主进食者，需及早给予鼻饲营养或辅助静脉营养。

（2）生活护理：疾病早期，病人运动功能无障碍，应鼓励自我护理。给病人足够的时间完成日常生活活动，如穿脱衣、吃饭、如厕等。保持皮肤清洁，勤换被褥、衣服。日常生活用品固定放置于病人触手可及处。端碗、持筷有困难者，为其准备金属餐具或多提供适合用手拿取的食物。穿脱衣服，扣纽扣，系腰带、鞋带有困难者，均需给予帮助。晚期生活无法自理的病人，加强日常生活照顾，防止出现坠床、压疮、肺部感染、营养不良、肌肉萎缩等并发症。

2. 病情观察　观察病人有无进行性加重的震颤、运动减少、强直和体位不稳等运动障碍和姿势平衡障碍，观察药物的不良反应，同时注意观察有无因长期卧床并发营养不良、压力性损伤、感染等情况。

3. 症状、体征的护理　告知病人运动障碍的主要护理措施就是运动锻炼，锻炼的目的在于防止和推迟关节强直与肢体挛缩；与病人和家属共同制订切实可行的具体锻炼计划。

（1）疾病早期：鼓励病人坚持适当体育锻炼，如养花、下棋、散步、太极拳等。注意保持身体和关节的活动强度与最大活动范围，防止肢体挛缩、关节僵直的发生。

（2）疾病中期：①行走障碍。手杖可帮助病人限制前冲步态及维持平衡。步行时思想要放松，抬高足，跨大步伐；双臂自然摇摆，目视前方；转身时，以弧线前进，身体跟着移动。家属不要拉着病人走，只要伸出一只手牵附即可。②姿势平衡障碍。指导病人两足前后或左右分开 25～30cm，训练重心向左右前后移动，做单足站立、躯干及骨盆旋转、上肢随之摆动、用足跟行走、爬行训练、向后和左右推拉等保持平衡的训练。

（3）疾病晚期：做被动肢体活动和肌肉、关节按摩，促进肢体血液循环，预防肌肉萎缩和关节僵硬。

4. 用药护理　观察药物疗效和不良反应。常见的不良反应有：

（1）左旋多巴制剂：早期有消化道反应（食欲减退、恶心、呕吐、腹痛等）、直立性低血压、失眠、精神症状（幻觉、妄想）等，长期服药后可出现运动障碍（异动症）和症状波动等。运动障碍表现为怪相、摇头，以及双臂、双腿和躯干的各种异常运动，一般在药物减量或停药后可改善或消失。症状波动包括"开关现象"和"疗效减退"两种。开关现象是指每天多次突然波动于严重运动减少和缓解（伴有异动症）两种状态之间。"开"时，帕金森症状减轻，"关"时症状加重。此现象不可预知，需格外重视，为防止或减少开关现象发生，可减少每次剂量，增加服药次数而每天总药量不变或适当加用多巴胺能受体激动剂，减少左旋多巴用量。疗效减退是指药物的作用时间逐渐缩短，表现为症状有规律性的波动，与有效血药浓度有关，可以预知，增加每天总剂量并分开多次服用可以预防疗效减退。活动性消化道溃疡者慎用，闭角型青光眼、精神病病人禁用。

（2）抗胆碱能药物：因其阻断副交感神经而产生口干，如唾液分泌减少出现口干、肠鸣音减少、排尿困难、瞳孔调节功能障碍等不良反应。老年病人慎用，闭角型青光眼及前列腺肥大病病人禁用。

（3）金刚烷胺：不良反应有口渴、失眠、头晕、足踝水肿、心悸、幻觉、精神错乱等。有肾功能不全、癫痫、严重胃溃疡和肝病者慎用，哺乳期妇女禁用。

5. 心理护理　鼓励病人表达恐惧与焦虑，注意倾听，针对性进行心理疏导。纠正病人错误观念，提供正确信息。掌握病人心理特征和心理活动的规律，有的放矢地进行心理护理。

6. 安全护理　做好活动中的安全防护，鼓励病人使用辅助器具，如走路时持拐杖助行。移开环境中障碍物，添加一些有利于病人起坐的设施，如高位坐厕、高脚背椅、室内或走道扶手等。指导病人避免单独使用煤气、热水器及锐利器械；避免进食带骨刺的食物和使用易碎的餐具；外出有人陪伴，佩戴手腕识别牌或外衣口袋内放置写有病人姓名、住址和联系电话的卡片等。

7. 健康指导

（1）疾病知识指导：嘱病人及家属坚持治疗，康复的病人可生活自理甚至继续工作多年，未及时治疗，病情可严重至全身肌肉强硬、主动活动困难，甚至卧床不起，最后因发生心肺等并发症而死亡。保护病人安全，告知病人远离危险物品，勿单独外出等。

（2）疾病监测指导：按医嘱服药，定期门诊复查肝肾功能、血常规、监测血压动态变化。当病人自觉药物控制症状不佳，出现症状波动或有发热、外伤、骨折、运动障碍及精神智能障碍加重时应及时就诊。

（杨言玲）

学习小结

帕金森是常见的老年运动障碍性锥体外系疾病，以静止性震颤、肌强直、运动迟缓和步态姿势异常为特征。为黑质多巴胺能神经元变性缺失和纹状体多巴胺递质变少的一种慢性疾病。治疗以药物为主，首选抗胆碱能药物，复方左旋多巴是治疗帕金森病的最有效药物。护理以增进病人日常生活自理能力及康复训练为主，注意观察左旋多巴制剂、抗胆碱能药物、金刚烷胺的不良反应。

1. 帕金森的发病机制和主要临床表现。　　3. 帕金森病人的症状、体征的护理有哪些?

2. 帕金森病人的用药原则及用药护理。　　4. 简述帕金森病人的健康指导。

第五节　癫痫病人的护理

学习目标

掌握	癫痫的临床表现、常用护理诊断与护理措施。
熟悉	癫痫的分类、治疗原则。
了解	癫痫发生的病因及发病机制。

案例 10-4

病人,女性,19岁。因发作性意识障碍伴四肢抽搐2次入院。病人入院前一天上晚自习时无明显诱因出现头痛、心慌,随后大声尖叫,晕倒在地,呼之不应,四肢抽搐,口吐少许白沫,嘴唇及面部发紫,尿失禁,持续5~6分钟,醒后仍感头痛、心悸,今晨再次出现上述症状,遂来院治疗。体格检查:T 36.5℃、P 76次/min、R 20次/min、BP 109/60mmHg。神志清,双侧眼球运动自如,双瞳孔等大等圆,对光反射灵敏。心肺正常,腹平软、肝脾未触及,双侧病理征(-),自主神经功能检查无异常。脑电图:异常脑电图。

思考:

1. 该病人最可能的诊断是什么?

2. 该病人出现前述症状时应如何护理?

3. 如果要用药物控制抽搐,首选什么药物?

4. 应用抗抽搐药物的原则是什么?

癫痫(epilepsy)是一组由不同病因导致大脑神经元高度同步化异常放电而造成的短暂性中枢神经系统功能失调的临床综合征,可表现为运动、感觉、精神或自主神经功能障碍,伴有或不伴有意识或警觉程度的变化。每次发作或每种发作的过程称为痫性发作(epileptic seizure),反复多次痫性发作则为癫痫,仅有一次发作不诊断为癫痫。

【病因及发病机制】

1. 病因　按病因是否明确可分为以下两类:

(1)特发性(原发性)癫痫:病因未明,可能与遗传因素有关。多在儿童或青年期首次发病,药物治疗效果较好。

(2)症状性(继发性)癫痫:较常见,多继发于脑部疾病,如颅内感染、脑血管病、颅脑外伤、颅内肿瘤、脑先天性畸形等;或继发于多种全身疾病,如中毒、肝性脑病和尿毒症等。癫痫发作是原发疾病的一个症状或者主要症状。各年龄段均可发病,药物治疗效果差。

2. 发病机制　癫痫的发病机制尚未完全阐明,但痫性发作均因大脑神经元异常过度的同步放电引起。神经元放电是神经系统的生理功能,一般在1~10次/s,而癫痫灶中病变神经元的放电频率可达每秒数百次至数千次以上。由于传播途径及范围不同而引起各种形式发作。

3. 诱发因素　如高热、缺少睡眠、疲劳、饥饿、便秘、饮酒、声音或强光刺激、女性妊娠和月经期等。

【临床表现】

癫痫发作时的临床表现极为多样，但均具发作性、短暂性、反复性、刻板性的共性特征。①发作性表现为突发突止；②短暂性是指除非癫痫持续状态，一般 3～5 分钟，很少超过 30 分钟；③反复性是指至少一次以上痫性发作；④刻板性是每个个体的发作类型基本是相同的。痫性发作是癫痫的特征性临床表现，不同个体的症状具有多样性，可以表现为感觉、运动、意识、精神、行为、自主神经系统等功能障碍，可单独或联合出现。癫痫具有多种发作形式，1981 年国际抗癫痫联盟（ILAE）根据临床和脑电图特点制订了痫性发作的分类（表 10-5-1）。

表 10-5-1　国际抗癫痫联盟（1981 年）痫性发作分类

类型	特点
部分性发作	局部开始
（1）单纯部分性	无意识障碍，可分运动、体感或特殊感觉、自主神经和精神症状
（2）复杂部分性	有意识障碍
（3）部分性继发全身发作	继发泛化由部分起始扩展为全面性发作
全面性发作	双侧对称性发作，有意识障碍
（1）强直 - 阵挛发作	
（2）失神发作	
（3）强直性发作	
（4）阵挛性发作	
（5）肌阵挛发作	
（6）失张力发作	
不能分类的发作	

1. 部分性发作　为痫性发作最常见的类型，神经元异常电活动起源于一侧大脑半球的局部区域。根据发作过程有无意识障碍分为单纯部分性发作（发作时无意识障碍）和复杂部分性发作（发作时有意识障碍，发作后不能回忆），两者均可发展为全面性强直阵挛发作。

（1）单纯部分性发作：不伴意识障碍，以局部症状为特征，发作后能复述发作的具体情况，持续时间短，一般不超过 1 分钟。可分为 4 种类型，即部分性运动性发作、部分感觉性发作、自主神经性发作和精神性发作。以发作性一侧肢体、局部肌肉感觉障碍或节律性抽搐为特征，或表现为简单的五官幻觉。

（2）复杂部分性发作：又称精神运动性发作。于发作起始出现各种精神症状或特殊感觉症状，随后出现意识障碍或自动症和遗忘症，对外界刺激无反应，意识障碍可在开始即有，多为意识模糊，常称为精神运动性发作。大多数为颞叶病变引起，又称颞叶癫痫。自动症是指在癫痫发作过程中或发作后意识模糊状态下出现的具有一定协调性和适应性的无意识动作，表现为吸吮、咀嚼、舔唇、流涎、摸索、解扣、搓手等无意识的动作，或机械地继续其发作前正在进行的活动，如行走、奔跑或进餐、自言自语等。有时有精神运动性兴奋，如无理吵闹、唱歌、不断地脱衣、穿衣等。每次发作持续数分钟或更长时间，神志清楚后对发作情况无记忆。

2. 全面性发作　神经元痫性放电起源于双侧大脑半球，发作时伴有意识障碍或以意识障碍为首发症状，意识障碍多为意识丧失。

（1）全面性强直 - 阵挛发作（generalized tonic-clonic seizure，GTCS）：也称大发作，最常见的发作类型之一，以全身对称性抽搐和意识丧失为特征。发作前可先有瞬间疲乏、麻木、恐惧等感觉或出现无意识动作等先兆，发作经过分三期。①强直期：突发意识丧失，尖叫一声倒地，全身肌肉抽搐，头部后仰，上眼睑抬起，眼球上翻；口先强张，而后突闭，可咬伤舌尖；颈部和躯干先屈曲后反张，上肢先上举、后旋再变为内收、前旋，下肢自屈曲转变为强烈伸直。强直期持续 10～20 秒后转入阵挛期。②阵挛期：肌群强直和松弛交替出现,由肢端延及全身。此期持续 0.5～1 分钟。最后一次强直痉挛后,抽搐突然停止,所有肌肉松弛,进入惊厥后期。强直期和阵挛期病人血压升高,心率加快,汗液、唾液和支气管分泌物增多(口吐白沫,若舌或颊部被咬破,则口吐血沫)等;呼吸暂时中断,皮肤自苍白转为发绀,瞳孔散大、对光反射及深、浅反射消失、病理反射阳性。两期均可发生舌咬伤。③惊厥后期:呼吸首先恢复;脸色由发绀变为正常;心率、血压、瞳孔等恢复正常,肌张力松弛,意识逐渐恢复,自发作开始至意识恢复历时 5～10 分钟;醒后病人感到头昏、头痛、疲乏无力、全身酸痛,对抽搐全无记忆。

(2)失神发作:也称小发作,主要表现为意识短暂丧失,持续 5～10 秒。表现为突发突止的意识障碍,每日发作数次至数百次不等。病人可停止当时的活动,呆立不动,两眼凝视,手中持物可坠落,不抽动、不跌倒。清醒后继续原先活动,对发作无记忆。

(3)强直性发作:多见于弥漫性脑损害的儿童,睡眠中发作较多。表现为发作性全身或者双侧肌肉的强烈持续收缩,肌肉僵直,躯体伸展背屈或者前屈,不伴阵挛期。常持续数秒至数十秒,一般不超过 1 分钟。发作时 EEG 显示双侧的低波幅快活动或高波幅棘波节律爆发。

(4)阵挛性发作:几乎都发生于婴幼儿。主动肌的间歇性收缩叫阵挛,导致肢体有节律性抽动,之前无强直期。表现为快速、短暂、触电样肌肉收缩。发作期 EEG 为快波活动或者棘 - 慢 / 多棘 - 慢波综合节律。

(5)肌阵挛发作:表现为快速、短暂、触电样肌肉收缩,可遍及全身,也可限于某个肌群,常成簇发生。发作期典型的 EEG 表现为爆发性出现的全面性多棘慢波综合。

(6)失张力发作:是由于双侧部分或者全身肌肉张力突然丧失,导致不能维持原有的姿势,出现低头、张口、肢体卜坠或跌倒等表现,发作持续数秒至 1 分钟,时间短者意识障碍不明显,长者可有短暂意识障碍。EEG 表现为多棘慢波节律、低波幅电活动或者电抑制。

3. 癫痫持续状态 若癫痫持续发作之间意识尚未完全恢复又频繁再发,或癫痫发作持续 30 分钟以上不能自行停止时称为癫痫持续状态。发作间期仍处于昏迷状态,如不及时终止发作,可因呼吸、循环及脑衰竭而死亡。可见于任何类型的癫痫,通常由于不适当停用抗癫痫药物、治疗不规范、感染、精神刺激、过度劳累、饮酒等诱发。

【实验室及其他检查】

1. 脑电图(EEG) 是诊断本病重要的辅助检查方法。典型表现是棘波、尖波、棘 - 慢或尖 - 慢复合波等病理波。

2. 实验室检查 血常规、血糖、血寄生虫等可有助于了解有无贫血、低血糖、脑寄生虫等。

3. CT、MRI 检查 虽对诊断癫痫无帮助,但有助于发现继发性癫痫的病因,如脑部器质性改变、占位性病变、脑萎缩等。

【诊断要点】

癫痫的诊断主要依靠详细询问病史和发作时的表现,脑电图是诊断重要的辅助检查方法。诊断原则应首先确定是否为癫痫,其次判断癫痫的类型及病因。

【治疗原则】

1. 病因治疗 彻底治疗脑寄生虫病、低血糖、低血钙、脑瘤等。

2. 发作时的治疗 以预防外伤及其并发症为原则,而不是立即用药,因为任何药物可能已来不及发挥控制本次发作的作用。为预防再次发作,可选用地西泮、苯妥英钠、异戊巴比妥钠等药物。

3. 抗癫痫药物治疗

(1)药物治疗原则:①确定是否用药。半年内发作 2 次以上者,一经诊断即应用药;首次发作或半年以上发作 1 次者,可酌情选用或不用药。②尽可能单一用药。从单一药物开始,一种药物增加到最大且已达到有效血药浓度而仍不能控制发作者再加用第二种药物。③剂量由小到大。小剂量开始,逐步增加至最低有效量。④正确选用药物。根据癫痫发作的类型、药物不良反应和病人个体差异等合理选用药物。

⑤长期规律服药,逐渐减量。经药物治疗,控制发作后必须坚持长期服药。一般2~3年后,脑电图随访痫性活动消失者可以开始逐渐减量,不能随意减量或突然停药。

(2)抗癫痫药物的选择:强直-发作阵挛发作、部分性发作和部分性发作继发全面性发作首选卡马西平;全面强直-发作阵挛发作、典型失神发作、肌阵挛发作、阵挛性发作首选丙戊酸钠;小儿癫痫首选苯巴比妥。新型抗癫痫药托吡酯、拉莫三嗪、加巴喷丁、菲氨酯等,可单一剂量用于难治性癫痫,或与传统抗癫痫药物联合应用。

4. 癫痫持续状态的治疗

(1)迅速控制抽搐:①首选地西泮10~20mg,儿童0.3~0.5mg/kg,以不超过2mg/min的速度缓慢静脉注射,复发者可在30分钟内重复应用,或用100~200mg地西泮溶于5%葡萄糖250~500ml中,于12小时内缓慢静脉滴注。②其他药物如异戊巴比妥、苯妥英钠、水合氯醛等。

(2)其他治疗:保持呼吸道通畅,吸氧,必要时气管切开。高热时物理降温,及时纠正血酸碱度和电解质变化;发生脑水肿时注射甘露醇和呋塞米,预防和控制感染等。

【常用护理诊断/问题】

1. 有窒息的危险 与癫痫发作时喉头痉挛、气道分泌物增多有关。

2. 有受伤的危险 与癫痫发作时意识突然丧失或判断力受损有关。

3. 潜在并发症:脑水肿、酸中毒、电解质紊乱

【护理措施】

1. 一般护理 保持生活规律,避免劳累、感冒、情绪激动,保证病人充足睡眠。保持环境安静,避免声光刺激。给予清淡饮食,少进辛辣食物,忌烟酒,避免过饱。限制饮水量,24小时不超过1500ml,不能进食者给予鼻饲。注意安全,病人不可单独离开病区活动,禁止从事危险活动。出现先兆即刻卧床休息,必要时加床栏。测肛温或腋温,禁止测量口腔温度。

2. 病情观察 判断癫痫发生的类型,观察头眼偏向、四肢姿势、发作起始部位、持续时间、发作间隔等;发作时病人生命体征、瞳孔、神志变化。发作时有无外伤、窒息等。

3. 症状、体征的护理

(1)癫痫发作:立即让病人平卧,解开衣领、衣扣,头偏向一侧,保持呼吸通畅,及时给氧;对呼吸功能不恢复者,及时做人工辅助通气。迅速移开周围硬物、锐器,取出义齿。出现发作先兆时,使用张口器置入病人上下臼齿之间(也可用牙垫或手帕甚至衣角卷成小布卷),防止舌咬伤。不可对抽搐肢体用暴力按压,以免造成骨折、脱臼等。尽快建立静脉通路,按医嘱给予强有力的抗惊厥药物,终止癫痫持续状态。维持生命功能,预防和控制并发症。详细记录发作经过、时间和主要表现。发作后立即评估定向力、记忆力、言语、有无外伤、大小便失禁等。

(2)癫痫持续状态的护理:专人守护,床旁加床栏,防止受伤。对易受擦伤的关节处用棉花及软垫加以保护。极度躁动病人必要时给予约束带,但注意约束带切勿过紧,以免影响血液循环。使用镇静剂、给予氧气吸入、快速静脉滴注脱水剂。严密监测意识、生命体征,应特别注意处理脑水肿、酸中毒、呼吸循环衰竭及高热等。

4. 用药护理 遵医嘱用药,观察疗效和不良反应。不可随意停药、加药或更改药量。苯妥英钠的不良反应常可致牙龈增厚、毛发增多、乳腺增生、皮疹、中性粒细胞减少和眼球震颤、小脑性共济失调等。卡马西平有中性粒细胞减少、骨髓抑制的不良反应。丙戊酸钠、苯巴比妥、扑痫酮等均有不同程度的肝脏损害。服药前后应做血、尿常规和肝、肾功能检查。轻者可以坚持服药,做好监测,严重者应停药。

5. 心理护理 鼓励病人说出害怕及担忧的心理感受。指导病人自我调节,克服自卑心理。鼓励家属向病人表达不嫌弃、亲切关怀的情感,解除病人的精神负担。指导病人承担力所能及的社会工作,提高自信心和自尊感。

6. 健康指导

（1）疾病知识指导：保持良好生活规律，避免疲劳、便秘、睡眠不足和情绪激动；食物清淡，不宜辛、辣、咸、过饱，戒除烟酒。鼓励适当体力锻炼。禁止从事危险活动，如攀高、游泳、驾驶及在炉火旁或高压电机旁作业等。随身携带个人资料，写上姓名、地址、病史、联系电话等，以备癫痫发作时及时了解及联系。

（2）疾病监测指导：坚持长期服药，定期门诊复查。病情加重或不稳定者随时门诊复查。治疗期间应定期到医院进行血药浓度、脑电图、血象和肝肾功能的检查，以了解病情控制情况和药物不良反应。

（杨言玲）

学习小结

癫痫是一组反复的大脑神经元超同步放电所致中枢神经系统发作性功能障碍。具有突然发生和反复发作的特点。癫痫发作可分为部分性发作和全面性发作。治疗除病因治疗外，预防发作时并发症及服用药物预防可控制发作。护理重点是在发作时的处理，如保持呼吸道通畅、避免舌咬伤、避免按压抽搐肢体致骨折等，保证病人安全；观察药物的不良反应。

复习参考题

1. 什么是癫痫持续状态？

2. 癫痫病人的用药原则及用药护理。

3. 简述癫痫发作时的护理？

4. 简述癫痫病人的健康指导。

第六节　偏头痛病人的护理

学习目标

掌握	偏头痛的临床表现、常用护理诊断与护理措施。
熟悉	偏头痛的分型与治疗原则。
了解	偏头痛的病因及发病机制。

偏头痛（migraine）是临床最常见的原发性头痛类型，以发作性中重度、搏动样头痛为主要表现，头痛多为偏侧，可伴有恶心、呕吐。光、声刺激或日常活动均可加重头痛，安静环境、休息可缓解头痛。偏头痛人群中患病率为 5%～10%。

【病因及发病机制】

1. 病因　可能与下列因素有关：

（1）遗传：约 60% 的偏头痛病人有家族史，某些特殊类型为常染色体显性遗传。

（2）内分泌与代谢因素：女性较男性易患偏头痛，常始于青春期，月经期发作加频，妊娠期或绝经后发作减少或停止。这提示内分泌和代谢因素参与偏头痛的发病。

（3）精神与饮食因素：紧张、劳累、焦虑、抑郁、睡眠障碍、气候变化，部分摄食奶酪、红酒、巧克力或服用利血平和血管扩张剂等药物均可诱发偏头痛的发生。

2. 发病机制

（1）血管源学说：认为偏头痛先兆症状与颅内外血管的舒缩障碍有关。

（2）神经学说：认为偏头痛发作时神经功能的变化是首要的，血流量的变化是继发的。

（3）三叉神经血管学说：该学说认为三叉神经节损害可能是偏头痛产生的神经基础。

【临床表现】

1. 有先兆的偏头痛　约占偏头痛病人的10%。主要特点是头痛先兆期有短暂的神经先兆症状，最常见有闪光、暗点、视野缺损、视物变形和物体颜色改变等视觉先兆；其次为一侧肢体或（和）面部麻木、感觉异常等躯体感觉性先兆。先兆症状多于头痛前1小时发生，可持续数分钟至1小时；继之进入头痛期，即出现一侧眶后或额颞部搏动性头痛，可扩展至一侧头部或全头部，常伴有恶心、呕吐、畏光、畏声、易激惹、面色苍白、出汗等症状。头痛可因活动或摇动头颈部而加重，睡眠后减轻。头痛后期常有疲劳、倦怠、烦躁和食欲差等症状。发作频率从每周至每年1次至数次不等。

2. 无先兆的偏头痛　是偏头痛最常见的类型，约占偏头痛病人的80%。缺乏典型先兆，头痛多位于双侧颞部和眶周，呈搏动性，发病时为一侧，也可波及对侧或双侧交替发作。头痛持续时间较先兆偏头痛长，程度较先兆偏头痛轻。如头痛严重且持续72小时以上不缓解，称为偏头痛持续状态。有先兆和无先兆偏头痛均存在压迫同侧颈动脉或颞浅静脉可使头痛程度减轻。

3. 特殊类型的偏头痛　根据发作时的神经系统症状和体征，常见以下几种类型：①眼肌麻痹型偏头痛；②偏瘫型偏头痛；③基底动脉型偏头痛；④偏头痛等位症。

【诊断要点】

根据长期反复发作史及家族史、典型的临床特征、神经系统检查及排除脑血管疾病、颅内动脉瘤等器质性疾病，可作出诊断。麦角胺治疗有效有助于明确诊断。

【治疗原则】

目的是减轻或终止头痛发作，缓解伴发症状，预防头痛再发。

1. 发作期治疗　轻症偏头痛发作单用阿司匹林、对乙酰氨基酚、吲哚美辛、布洛芬等非甾体类抗炎药治疗；无效时可选择麦角制剂等药物治疗。

2. 预防性治疗　首先应消除或避免偏头痛的诱因，其后可酌情给予β受体阻滞剂、钙通道阻滞剂、抗癫痫及抗抑郁等药物治疗。普萘洛尔、阿米替林和丙戊酸三种在结构上无关的药物，是主要的预防性治疗药物，一种药物无效可选用另一种药物。

【常用护理诊断/问题】

1. 头痛　与颅内外血管舒缩功能障碍有关。

2. 焦虑　与偏头痛长期反复发作有关。

3. 睡眠型态紊乱　与偏头痛长期反复发作引起焦虑状态有关。

【护理措施】

详见本章第一节中关于头痛的护理。

（杨言玲）

学习小结

偏头痛是反复发作的一侧或双侧搏动性头痛，女性多见，常有家族史。有先兆偏头痛起病初最常见有闪光、暗点、视野缺损、视物变形和物体颜色改变等视觉先兆；继之出现一侧眶后或额颞部搏动性头痛。治疗和护理的目的是减轻或终止头痛发作，缓解伴发症状，预防头痛再发。

复习参考题

1. 偏头痛的临床分型有哪些？

2. 偏头痛的治疗目的是什么？

3. 简述偏头痛的常用护理诊断。

第七节　神经系统常用诊疗技术及护理

一、腰椎穿刺术

腰椎穿刺术（lumbar puncture）是神经科临床常用的检查方法之一，对神经系统疾病的诊断和治疗有重要价值、简便易行，亦比较安全；但如适应证掌握不当，轻者可加重原有病情，重者甚至危及病人安全。

【适应证】

1. 脑血管病、中枢神经系统炎症、脑肿瘤、脊髓病变等疾病的诊断。

2. 颅内出血性疾病、炎症性病变、颅脑手术后的病人通过腰椎穿刺引流炎性或血性脑脊液治疗疾病。

【禁忌证】

1. 穿刺部位的皮肤和软组织有局灶性感染或有脊柱结核时，穿刺有可能将细菌带入蛛网膜下腔或脑内。

2. 颅内病变伴有明显颅高压或已有脑疝先兆，特别是疑有后颅窝占位性病变者，腰椎穿刺能促使或加脑疝形成，引起呼吸骤停或死亡。

【操作方法】

1. 指导病人侧卧于硬板床上，背部与床面垂直，头向前胸部屈曲，两手抱膝紧贴腹部，使躯干呈弓形；或由助手在术者对面用一手抱住病人头部，另一手挽住双下肢腘窝处并用力抱紧，使脊柱尽量后凸以增宽椎间隙，便于进针。

2. 确定穿刺点，以髂后上棘连线与后正中线的交会处为穿刺点，一般取第 3～4 腰椎棘突间隙，有时也可在上一或下一腰椎间隙进行。

3. 常规消毒皮肤后戴无菌手套，铺巾，用 2% 利多卡因自皮肤到椎间韧带逐层做局部浸润麻醉。

4. 术者用左手固定穿刺点皮肤，右手持穿刺针以垂直背部的方向缓慢刺入，成人进针深度为 4～6cm，儿童则为 2～4cm。当针头穿过韧带与硬脑膜时，可感到阻力突然消失有落空感。此时可将针芯慢慢抽出（以防脑脊液迅速流出，造成脑疝），即可见脑脊液流出。

5. 在放液前先接上测压管测量压力。正常侧卧位脑脊液压力为 0.69～1.764kPa 或 40～50 滴 /min。若想了解蛛网膜下腔有无阻塞，可做 Queckenstedt 试验。即在测定初压后，由助手先压迫一侧颈静脉约 10 秒，然后再压另一侧，最后同时按压双侧颈静脉；正常时压迫颈静脉后，脑脊液压力立即迅速升高一倍左右，解除压迫后 10～20 秒，迅速降至原来水平，称为梗阻试验阴性，示蛛网膜下腔通畅。若压迫颈静脉后，不能使脑脊液压力升高，则为梗阻试验阳性，示蛛网膜下腔完全阻塞；若施压后压力缓慢上升，放松后又缓慢下降，示有不完全阻塞。凡颅内压增高者，禁做此试验。

6. 撤去测压管，收集脑脊液 2～5ml 送检；如需作培养时，应用无菌操作法留标本。

7. 术毕，将针芯插入后一起拔出穿刺针，覆盖消毒纱布，用胶布固定。

【护理】

1. 穿刺前护理

（1）病人准备：告知病人腰椎穿刺的目的、方法与注意事项，征得病人和家属的签字同意。指导病人排空尿便，放松情绪，配合检查。

（2）用物准备：备好穿刺包及压力表包等用物，用普鲁卡因局麻时先做好过敏试验。

（3）环境准备：病室安静清洁，减少不必要的走动。

2. 穿刺中护理

（1）指导和协助病人保持腰椎穿刺的正确体位。

（2）观察呼吸、脉搏及面色变化，询问有无不适感。

（3）协助医生留取所需的脑脊液标本。

3. 穿刺后护理

（1）协助病人去枕平卧4～6小时，告知卧床期间不可抬高头部，可适当转动身体。

（2）观察病人有无头痛、腰背痛，有无脑疝及感染等穿刺后并发症。穿刺后头痛最常见，多发生在穿刺后1～7天，可能为脑脊液量放出较多或CSF外漏所致颅内压降低。应给予静脉滴注生理盐水，多饮水，并延长卧床休息时间。

（3）保持穿刺部位的纱布干燥，观察有无渗液、渗血，24小时内不宜淋浴。

二、脑血管造影术

数字减影脑血管造影（digital subtraction angiography，DSA）是经肱动脉或股动脉插管，在颈总动脉和椎动脉注入含碘造影剂，然后在动脉期、毛细血管期和静脉期分别摄片，即可显示颅内动脉、毛细血管和静脉的形态、分布和位置。

【适应证】

1. 明确与治疗脑血管病如颅内动脉瘤、动静脉畸形、动脉狭窄闭塞、颅内血栓形成或栓塞等。

2. 查找自发性脑内血肿或蛛网膜下腔出血病因。

3. 观察颅内占位性病变的血供与邻近血管的关系及某些肿瘤的定性。

【禁忌证】

1. 碘剂过敏者。

2. 严重心、肝、肾疾病及病情危重不能耐受手术者。

3. 有严重出血倾向或出血性疾病的病人。

4. 穿刺部位有感染者。

【操作过程】

1. 选择穿刺点，在耻骨联合-髂前上棘连线的中点、腹股沟韧带下1～2cm股动脉搏动最强点进行穿刺。

2. 聚维酮碘皮肤消毒，利多卡因局部麻醉。

3. 将穿刺针与皮肤呈30°～45°角刺入股动脉，将导丝送入血管20cm左右，撤出穿刺针，迅速沿导丝置入导管鞘或导管，撤出导丝。

4. 在电视屏幕监护下将导管送入各个头臂动脉。

5. 进入靶动脉后注入少量造影剂确认动脉，然后造影。

【护理】

1. 造影前护理

（1）完善检查如血分析、肝肾功能、血凝等，做碘过敏试验。

（2）按外科术前准备皮肤及指导手术衣的正确穿着。

（3）术前6小时禁食禁水，术前半小时排空尿便，指导训练床上排尿，必要时持续导尿。

（4）术前半小时建立静脉通道并给予术前用药。

（5）完善术前评估：病人生命体征、是否取下活动性义齿、女性是否月经期、双足背动脉搏动情况等。

2. 造影中、造影后护理

（1）密切观察病人意识、瞳孔、生命体征；观察病人有无头痛、呕吐、抽搐、失语、打哈欠、打鼾及肢体活动感觉障碍等颅内压高和神经功能缺失症状，如有异常应立即告知医生，并协助处理。

（2）术后穿刺部位压迫止血30分钟，固定后局部用1kg沙袋加压及穿刺侧肢体制动6～8小时，24小时后拆除加压绷带，其间卧床休息。

（3）指导病人24小时内多饮水促进造影剂排泄，观察造影剂过敏反应如颜面及全身皮肤潮红、荨麻疹、血压下降等症状及体征。

（4）注意穿刺部位有无渗血、血肿，同时应观察足背动脉搏动和远端皮肤颜色、温度等（术后2小时内每15分钟1次，2小时后每2小时监测1次，连续6次）。指导病人有咳嗽、打喷嚏、排尿等引起腹压增加的情况时，适当按压穿刺部位。

（5）术后2小时后病人无不适可进食，卧床期间协助生活护理。

（杨言玲）

参考文献

<<<<<< [1] 贾建平, 陈生弟. 神经病学. 7 版. 北京: 人民卫生出版社, 2013.

<<<<<< [2] 国家卫生和计划生育委员会神经内科医疗质量控制中心. 中国卒中中心建设指南. 中国卒中杂志, 2015, 10(6): 499-507.

<<<<<< [3] 中华医学会神经病学分会. 中国急性缺血性脑卒中诊治指南 2014. 中华神经科杂志, 2015, 48(4): 246-257.

<<<<<< [4] 成守珍. 内科护理学学习指导与习题集. 北京: 人民卫生出版社, 2008.

<<<<<< [5] 黄延萍. 内科护理学习题集. 西安: 第四军医大学出版社, 2015.

<<<<<< [6] 葛均波, 徐永健. 内科学. 8 版. 北京: 人民卫生出版社, 2013.

<<<<<< [7] 慢性阻塞性肺疾病急性加重(AECOPD)诊治专家组. 慢性阻塞性肺疾病急性加重(AECOPD)诊治中国专家共识(2014 年修订版). 国际呼吸杂志, 2014, 34(01): 1-11.

<<<<<< [8] 中华医学会呼吸病学分会肺癌学组 / 中国肺癌防治联盟. 原发性支气管肺癌早期诊断中国专家共识(草案). 中华结核和呼吸杂志, 2014, 37(03): 172-176.

<<<<<< [9] 黄维, 毕齐. 短暂性脑缺血发作新进展. 中国卒中杂志, 2014, 9(10): 874-879.

<<<<<< [10] 杨宝峰. 药理学. 8 版. 北京: 人民卫生出版社, 2013.

<<<<<< [11] 尤黎明, 吴瑛. 内科护理学. 5 版. 北京: 人民卫生出版社, 2013.

<<<<<< [12] 魏秀红, 张彩虹. 内科护理学. 北京: 中国医药科技出版社, 2016.

<<<<<< [13] 葛均波, 徐永健. 内科学. 8 版. 北京: 人民卫生出版社, 2016.

<<<<<< [14] 郭爱敏, 周兰姝. 成人护理学. 北京: 人民卫生出版社, 2013.

<<<<<< [15] 中华医学会. 消化系统常见疾病诊疗指南. 中国临床医生, 2009, 37(10): 69-74.

<<<<<< [16] 黄晓军, 吴德沛. 内科学 血液内科分册. 北京: 人民卫生出版社, 2015.

<<<<<< [17] 朱霞明, 刘明红, 葛永芹. 国内名院 / 名科 / 知名专家临床护理实践与思维系列丛书: 血液科临床护理思维与实践. 北京: 人民卫生出版社, 2016.

<<<<<< [18] 丁淑贞, 郝春燕. 临床护理一本通: 血液科临床护理. 北京: 中国协和医科大学出版社, 2016.

<<<<<< [19] 李兰娟, 任红. 传染病学. 8 版. 北京: 人民卫生出版社, 2013.

<<<<<< [20] 李明子, 罗玲. 内科护理学. 北京: 北京大学医学出版社, 2015.

<<<<<< [21] 中华医学会肝病学分会, 感染病学分会. 慢性乙型肝炎防治指南(2015 更新版). 中华临床感染病杂志, 2015, 08(6): 481-503.

索　引

06检